1
2
3
4
5
6
7

U. Engelhardt, G. Hildenbrand, C. Zumfelde-Hüneburg (Hrsg.)

Leitfaden Qigong

**Ute Engelhardt, Gisela Hildenbrand,
Christa Zumfelde-Hüneburg (Hrsg.)**

Leitfaden
Qigong

Gesundheitsfördernde und therapeutische Übungen der chinesischen Medizin

2. Auflage

Unter Mitarbeit von: Peter Berne, Manfred Geißler, Wolfram Gentz, Michael Hoffmann, Horst Hofmann, Christine Krafft, Dagmar Lienau, Susanne Martin, Heide Perzlmaier, Ingrid Reuther, Edeltraut Rohrmoser, Stephan Schubert, Stefan Uhrig

ELSEVIER
URBAN & FISCHER

URBAN & FISCHER München

Zuschriften an:
Elsevier GmbH, Urban & Fischer Verlag, Hackerbrücke 6, 80335 München
E-Mail medizin@elsevier.com

Wichtiger Hinweis für den Benutzer

Die Erkenntnisse in der Medizin unterliegen laufendem Wandel durch Forschung und klinische Erfahrungen. Herausgeber und Autoren dieses Werkes haben große Sorgfalt darauf verwendet, dass die in diesem Werk gemachten therapeutischen Angaben (insbesondere hinsichtlich Indikation, Dosierung und unerwünschter Wirkungen) dem derzeitigen Wissensstand entsprechen. Das entbindet den Nutzer dieses Werkes aber nicht von der Verpflichtung, anhand weiterer schriftlicher Informationsquellen zu überprüfen, ob die dort gemachten Angaben von denen in diesem Werk abweichen und seine Verordnung in eigener Verantwortung zu treffen.
Für die Vollständigkeit und Auswahl der aufgeführten Medikamente übernimmt der Verlag keine Gewähr.
Geschützte Warennamen (Warenzeichen) werden in der Regel besonders kenntlich gemacht (®). Aus dem Fehlen eines solchen Hinweises kann jedoch nicht automatisch geschlossen werden, dass es sich um einen freien Warennamen handelt.

Bibliografische Information der Deutschen Nationalbibliothek
Die Deutsche Nationalbibliothek verzeichnet diese Publikation in der Deutschen Nationalbibliografie; detaillierte bibliografische Daten sind im Internet über http://www.d-nb.de/ abrufbar.

2. Auflage 2014

Der Urban & Fischer Verlag ist ein Imprint der Elsevier GmbH.

24 25 26 27 7 6 5 4

Planung: Marko Schweizer, München
Lektorat und Projektmanagement: Annekathrin Sichling
Redaktion: Willi Haas, München
Herstellung: Kadja Gericke, Arnstorf; Marion Kraus, München
Satz: abavo GmbH, Buchloe/Deutschland; TnQ, Chennai/Indien
Druck und Bindung: Rodona Industria Gráfica, S.L., Pamplona/Spanien
Umschlaggestaltung: SpieszDesign, Neu-Ulm

ISBN Print 978-3-437-56341-6
ISBN e-Book 978-3-437-16846-8

Aktuelle Informationen finden Sie im Internet unter **www.elsevier.de** und **www.elsevier.com**.

Vorwort zur 2. Auflage

Nachdem sich dieses ursprünglich im Jahr 2007 erschienene Buch als „Leitfaden Qigong" etabliert hat und weiterhin auf breite Resonanz stößt, ist eine zweite Neuauflage erforderlich geworden.

Die Überarbeitung dieses Leitfadens zielt darauf ab, ihn für den Leser noch praxisnäher und übersichtlicher zu gestalten sowie einige Fehler aus der ersten Auflage zu korrigieren bzw. Fehlendes zu ergänzen. Dazu haben wir folgende Veränderungen vorgenommen:

Im ▶ Kapitel 6 „Anwendungsgebiete für Qigong" kamen drei neue Beiträge hinzu. Die beiden eher klinisch-medizinisch orientierten Artikel sind „Qigong bei der Behandlung von Tinnitus" von Michael Hoffmann, TCM-Therapeut und HNO-Arzt, sowie „Qigong in der Augenheilkunde" von Stefan Uhrig, Augenarzt und TCM-Therapeut. Den Schluss von ▶ Kapitel 6 bildet der dritte neue Beitrag „Qigong für Musiker und Sänger" von Peter Berne, Dirigent und Gesangspädagoge. Wir hoffen, mit diesen drei Beiträgen den Einblick in die möglichen Anwendungsgebiete des Qigong bei uns im Westen erweitert zu haben.

Auch die anderen Beiträge in ▶ Kapitel 6 zu den Anwendungsgebieten für Qigong wurden überarbeitet: insbesondere der über „Qigong in der psychosozialen Betreuung von Krebskranken" von Heide Perzlmaier und Dagmar Lienau sowie der Beitrag über „Qigong in der Rehabilitation" von Stefan Schubert et al.

Aus der Vielfalt der Forschungsarbeiten, die zur Wirkung von Qigong in den letzten Jahren veröffentlicht wurden, haben wir einen Querschnitt von uns als besonders relevant erscheinenden Studien im Vorspann zum Kapitel „Praktische Therapieempfehlungen – häufige Krankheitsbilder" ergänzt.

Im ▶ Kapitel 7 „Praktische Übungen" wurden die Fotos für die „Acht-Brokat-Übungen" im Stehen ausgetauscht, wobei wir an dieser Stelle Herrn Stephan Eder für seine Bereitschaft, für diese Fotos zur Verfügung zu stehen, besonders danken wollen.

Außerdem wurde im ▶ Kapitel 7 eine neue Übungsbeschreibung für die Zusatzübung „Wasserfall" oder „das Qi wecken" mit neuen Abbildungen eingefügt.

Wir hoffen, durch diese Veränderungen und Erweiterungen dem zunehmenden Interesse an den Qigong-Übungen gerecht zu werden. Unser besonderer Dank gilt Frau Franziska Gisin, Frau Hedwig Henschel und Frau Frauke Reese, die den Text kritisch gegengelesen und zahlreiche Fehler gefunden haben, sowie vielen Kursteilnehmern, deren Verbesserungen ebenso in die Neuauflage eingeflossen sind. Frau Roswitha Schläpfer und Frau Karin Richter möchten wir für ihre Bemühungen um die Fotos in ▶ Kapitel 6 danken. Außerdem sei Herrn Marko Schweizer und Frau Annekathrin Sichling vom Verlag Urban & Fischer für ihre tatkräftige Unterstützung gedankt.

Im Winter 2014
Ute Engelhardt
Gisela Hildenbrand
Christa Zumfelde-Hüneburg

Vorwort zur 1. Auflage

Die Übungen, die heute unter dem Namen Qigong zusammengefasst werden, gehören einerseits zu den „Fünf Säulen" oder Haupttherapieformen der chinesischen Medizin (neben Akupunktur, Arzneimitteltherapie, Diätetik und chinesische manuelle Therapie Tuina). Andererseits wurden sie in China auch in verschiedenen philosophischen und religiösen Strömungen praktiziert und waren Teil der alltäglichen Lebensführung in der Bevölkerung. In den letzten 30 Jahren findet Qigong auch bei uns im Westen immer regeren Zuspruch. Die meisten Bücher in westlicher Sprache stellen in der Regel eine ausgewählte Übung oder ein einzelnes Übungssystem dar.

Vor diesem Hintergrund war es unser Anliegen, ein übergreifendes Buch zur praktischen Anwendung des Qigong im Rahmen der chinesischen Medizin zu erstellen. Es richtet sich demnach vor allem an den in chinesischer Medizin vorgebildeten Therapeuten und an Qigong-Praktizierende, die Qigong innerhalb der chinesischen Heilkunde anwenden möchten. Die anderen Bereiche, denen Qigong ebenfalls zuzuordnen ist – wie Kunst, Daoismus und Philosophie – sind nicht Schwerpunkte des Buches, weshalb wir sie nur am Rande erwähnt haben.

Anhand von in China und inzwischen auch bei uns in Deutschland weitverbreiteter Qigong-Übungen (wie die „Sechs Laute", das „Spiel der Fünf Tiere") wollten wir in diesem Zusammenhang zeigen, wie sie bei unterschiedlichen Krankheitsbildern therapeutisch angepasst und angewendet werden können. Denn bei den verschiedenen Übungsmethoden des Qigong werden Wirkfaktoren, die die körperlichen, seelischen und geistigen Bereiche des menschlichen Lebens ansprechen, zwar unterschiedlich gewichtet, aber sie sind immer in ihrer Gesamtheit vorhanden. Deshalb lassen sich die gleichen Qigong-Übungen durch unterschiedliche Betonung der Wirkfaktoren bei verschiedenen Erkrankungen einsetzen.

Der Inhalt dieses Leitfadens umfasst zunächst einführende Kapitel, in denen ein historischer Überblick und ein Einblick in die verschiedenen Arten des Qigong (▸ Kap. 1) gegeben sowie seine grundlegenden Konzepte (▸ Kap. 2) und Übungsprinzipien (▸ Kap. 3) beschrieben werden. Anschließend folgt der Teil zur therapeutischen Anwendung des Qigong (▸ Kap. 4 und ▸ Kap. 5). Bei der Auswahl der Erkrankungen haben wir uns zum einen von klinischen Erfahrungen (z. B. bei Schmerzen) und bereits vorliegenden klinischen Studien (z. B. bei asthmatischen Erkrankungen, Bluthochdruck oder Migräne) leiten lassen, zum anderen haben wir zahlreiche eher allgemeine und weitverbreitete Beschwerden ausgewählt (wie Appetitlosigkeit, Erkältungskrankheiten etc.), bei denen sich die Anwendung von Qigong bewährt hat. Die therapeutischen Hinweise sind so gehalten, dass einerseits eher allgemeine Empfehlungen zur Auswahl von Übungen gegeben werden, andererseits aber aus einem bestimmten Repertoire von relativ bekannten Qigong-Übungen (▸ Kap. 7) einzelne Teile oder Formen empfohlen werden, wobei bestimmte Wirkfaktoren bei der Ausübung besonders zu berücksichtigen sind. Diese Betonung der Wirkfaktoren lässt sich auch auf andere Qigong-Übungen übertragen.

In ▸ Kapitel 6 haben wir vor allem Anwendungsgebiete des Qigong berücksichtigt, die sich in westlichen Ländern bereits bewährt haben und die auf hier bekannten Qigong-Methoden zurückgreifen. Sie konzentrieren sich weitgehend auf Gesundheitsförderung, therapeutische Anwendung sowie Unterstützung und Bereicherung in der Lebensgestaltung, wie z. B. die Möglichkeiten des Qigong in den verschiedenen Lebensaltern.

Im letzten Kapitel (▶ Kap. 7) wird schließlich eine Auswahl relativ bekannter und gebräuchlicher Qigong-Übungen beschrieben. Diese können nur einen Eindruck vom Charakter der Übungen vermitteln und auf diese Weise beim Üben als Gedankenstütze dienen. Werden Qigong-Übungen zu therapeutischen Zwecken erlernt, ist immer eine Anleitung durch einen qualifizierten Lehrer erforderlich.

Aufgrund der Uneinheitlichkeit der Terminologie für die chinesische Medizin im deutschsprachigen Raum und der daraus resultierenden Unschärfe der Begriffe haben wir uns dazu entschlossen, für die wichtigsten chinesischen Fachbegriffe sowohl eine relativ gebräuchliche deutsche Übersetzung als auch den lateinischen Begriff zu verwenden; außerdem geben wir die chinesische Pinyin-Umschrift an.

Zur Realisation dieses Buches haben viele beigetragen. Unser Dank als Herausgeber gilt zunächst den Mitautoren, deren Erfahrungen auf Spezialgebieten die Konzeption des Buches ermöglicht haben. Weiterhin möchten wir den Qigong-Übenden, die sich für die Fotos zur Verfügung gestellt haben, herzlich danken: Frau Waltraud Gawlik, Herrn Simon Goedicke, Frau Andrea Güstrau, Herrn Dariusch Hekmatt, Herrn Michael Hölzl, Frau Dagmar Mebus, Frau Heide Perzlmaier und Frau Angelika Rauch. Wir bedanken uns auch bei Frau Agnes Fatrai für ihre tatkräftige Unterstützung bei der redaktionellen Bearbeitung der Texte, Herrn Dr. med. Rainer Nögel für seine medizinischen Ratschläge und Korrekturen sowie Frau Waltraud Gawlik und Herrn Sepp Leeb für die hilfreiche Durchsicht der Manuskripte. Außerdem danken wir Frau Christl Kiener und Frau Petra Münzel-Kaiser sowie den hier nicht namentlich genannten Mitarbeitern des Verlages Urban & Fischer, Elsevier, für die fachkundige Begleitung.

Die Herausgeber
Ute Engelhardt
Gisela Hildenbrand
Christa Zumfelde-Hüneburg

Herausgeber und Autoren

Engelhardt, Ute, Dr. phil.
Sinologin und Lehrbeauftragte am Institut für Sinologie der Universität München, Vizepräsidentin der Internationalen Gesellschaft für chinesische Medizin (Societas Medicinae Sinensis, SMS) sowie Chefredakteurin der Zeitschrift *Chinesische Medizin.*

Im Bereich des Qigong und des Yangsheng tätig als Kursleiterin und Referentin. Zu ihren Veröffentlichungen gehören *Die klassische Tradition der Qi-Übungen (Qigong),* 1987/1998, und *Chinesische Diätetik,* 2006 (3. Auflage).

Hildenbrand, Gisela, Priv. Doz. Dr. med.
Mitbegründerin und Vorstandsvorsitzende der Medizinischen Gesellschaft für Qigong Yangsheng.

Im Bereich des Qigong und Yangsheng tätig als Kursleiterin und Referentin und in der Redaktion der *Zeitschrift für Qigong Yangsheng,* Herausgeberin von Fachbüchern zum Qigong Yangsheng.

Zumfelde-Hüneburg, Christa, Dr. med.
Fachärztin für Anästhesiologie, spezielle Schmerztherapie, Naturheilverfahren, Akupunktur. Niedergelassen in eigener Praxis seit 1986. Vorstandsbeisitzende in der Medizinischen Gesellschaft für Qigong Yangsheng.

Im Bereich des Qigong Yangsheng tätig als Kursleiterin und Referentin. Forschungsarbeiten über Atemphysiologie und Kalorimetrie bei Qigong, 1994, 1996.

Berne, Peter
Dirigent, Pädagoge. War Studienleiter der Wiener Staatsoper, Gastprofessor für Operninterpretation an der Universität der Künste in Berlin, dem Königlichen Konservatorium in Kopenhagen und der Sibelius-Akademie in Helsinki. Ausbildung zum Qigong-Lehrer bei der Medizinischen Gesellschaft für Qigong Yangsheng. Unterrichtet (neben Gastkursen an zahlreichen europäischen Musikhochschulen und Opernhäusern) seit 2009 italienische Oper und Qigong an der Hochschule „Felix-Mendelssohn-Bartholdy“ in Leipzig.

Geißler, Manfred, Dipl.-Psych.
Psychologischer Psychotherapeut.

Mitarbeit in der Leitung der Medizinischen Gesellschaft für Qigong Yangsheng; tätig als Kursleiter und in der Redaktion der *Zeitschrift für Qigong Yangsheng.*

Gentz, Wolfram, Dr. med.
Facharzt für Psychiatrie und Neurologie, Psychotherapeut. Mit dem Schwerpunkt Akupunktur und chinesische Medizin niedergelassen in eigener Praxis in München. Veröffentlichung von Artikeln über den Einsatz der chinesischen Medizin in der Behandlung von psychischen Erkrankungen.

Hoffmann, Michael, Dr. med. Dipl. Chem.
Facharzt für Hals-Nasen-Ohrenheilkunde, Allergologie, Homöopathie und Akupunktur. Mit dem Schwerpunkt chinesische Medizin niedergelassen in eigener Praxis in Lübeck seit 1991. Qigong- und Taijiquan-Ausbildung während mehrerer Aufenthalte in China seit 1996. Veröffentlichung von Artikeln über den Einsatz von

chinesischer Medizin in der Behandlung von HNO-Erkrankungen; Mitherausgeber und Mitautor des Buches *Chinesische Medizin in der Hals-Nasen-Ohrenheilkunde* (Elsevier 2011).

Hofmann, Horst
Oberstudienrat für Mathematik und Physik.

Kursleiter für Qigong Yangsheng, Lehrerfortbilder, zahlreiche Veröffentlichungen zum Einsatz von Qigong Yangsheng in der Schule, entwickelte das Konzept eines *Ganzheitlichen Unterrichtsmanagements (GUM).*

Krafft, Christine
Dipl.-Kunsttherapeutin und Tuina-Therapeutin.

Im Bereich des Qigong Yangsheng tätig als Kursleiterin und Therapeutin an der Klinik Dr. Franz Dengler, Baden-Baden. Veröffentlichungen über klinische Fallbeispiele bei der Zeitschrift *Qigong Yangsheng.*

Lienau, Dagmar, Dipl.-Psych.
Approbierte Psychotherapeutin, Ausbildung in Integrativer Gestaltpsychotherapie und Traumatherapie.

Übungsleiterin für Qigong Yangsheng, Mitglied in der Medizinischen Gesellschaft für Qigong Yangsheng, seit 1995 Arbeit in einer ambulanten Krebsberatungsstelle.

Martin, Susanne, Dipl.-Psych.
Psychotherapeutin, Ausbildung in Systemischer Therapie und NLP-Master-Practitioner; Tätigkeit im Rheumazentrum Schlangenbad (Reha-Klinik), danach Wechsel in die HSK-Klinik für Psychosomatische Medizin und Psychotherapie.

Im Bereich des Qigong Yangsheng tätig als selbstständige Kursleiterin, in der Klinik Integration von Qigong als übendes, körperorientiertes Verfahren in die therapeutische Arbeit.

Perzlmaier, Heide, Dipl.-Soz. Päd. (FH)
Seit 1996 Schwerpunkt der Tätigkeit in der psychosozialen Beratung mit Krebspatienten.

Im Bereich des Qigong und Yangsheng tätig als Kursleiterin, seit 2003 Dozentin bei der Internationalen Gesellschaft für chinesische Medizin (Societas Medicinae Sinensis, SMS).

Reuther, Ingrid, Dr. med.
Fachärztin für Anästhesie, Akupunktur. Niedergelassen in eigener TCM-Praxis.

Im Bereich des Qigong Yangsheng tätig als Kursleiterin und Referentin. Koordinatorin des schulenübergreifenden Arbeitskreises *Qigong in der Medizin.* Promotion 1997 über *Qigong Yangsheng als komplementäre Therapie bei Asthma.*

Rohrmoser, Edeltraut
Seit Gründung der Medizinischen Gesellschaft für Qigong Yangsheng Mitglied, Kursleiterin und Referentin. Veröffentlichungen in Fachbüchern zum Themenschwerpunkt Qigong Yangsheng in der Pädagogik; spezielles Arbeitsgebiet mit lern- und verhaltensauffälligen Kindern und Jugendlichen.

Schubert, Stephan, Dipl.-Psych.
Psychotherapeut, angestellt in einem neuroorthopädischen Krankenhaus und Zentrum für Rehabilitation mit neurologischer, orthopädischer und psychosomatischer Klinik. Dort seit 2000 ermächtigt zur psychotherapeutischen Versorgung von Patienten im Rahmen der Schmerzambulanz.

Als Kursleiter im Bereich des Qigong Yangsheng vor allem tätig im Klinikrahmen.

Uhrig, Stefan, Dr. med.,
Facharzt für Augenheilkunde, Zusatzbezeichnung Akupunktur. Niedergelassen in eigener Praxis seit 1991. Im Bereich des Qigong und der Chinesischen Medizin tätig als Kursleiter und Referent; Mitherausgeber und Mitautor des Buches *Chinesische Medizin in der Augenheilkunde* (2. Auflage, Tipani Verlag 2012) sowie Autor und Mitautor mehrerer Beiträge zum Thema Chinesische Augenheilkunde.

Abbildungsnachweis

Der Verweis auf die jeweilige Abbildungsquelle befindet sich bei allen Abbildungen im Werk am Ende des Legendentextes in eckigen Klammern.

Urheber der Fotos Abb. 7.3–7.6 und 7.44–7.92 ist Dr. Ute Engelhardt, München [M744].

Alle weiteren, nicht besonders gekennzeichneten Grafiken und Abbildungen © Elsevier GmbH, München.

Urheber aller restlichen Fotos in Kapitel 7 ist Susanne Kracke, München [K341].

E101–007	Nentwig Christian G. et al. Die Rückenschule. Hippokrates Verlag in MVS Medizinverlage Stuttgart, 1990
G116	Medizinisch-Literarische Verlagsgesellschaft, Imprint der Mediengruppe Oberfranken-Fachverlage GmbH & Co. KG, Verlagsleiter Bernd Müller
K341	Susanne Kracke, München
K346	Roswitha Schläpfer, Köln
K37	József Tolnai, Halásztelek/Ungarn
M744	Dr. phil. Ute Engelhardt, München
M745	Priv. Doz. Dr. med. Gisela Hildenbrand, Frankfurt am Main
M746	Dr. med. Ingrid Reuther, Bad Neuenahr-Ahrweiler
M747	Dr. med. Christa Zumfelde-Hüneburg, Bonn

Inhaltsverzeichnis

1 Einführung

Ute Engelhardt

„Yao richtete folgende Frage an Shun: Was ist das Wertvollste auf Erden? Shun antwortete: Das Leben ist das Wertvollste." („Zehn Fragen", *Shiwen*, aus dem Mawangdui-Korpus, 168 v. Chr.)

Der Wunsch nach Gesundheit und Wohlbefinden, Lebenskraft und geistiger Klarheit bis ins hohe Alter nimmt bei den Menschen aller Kulturen eine tragende Rolle ein. In China zählen Methoden, die der Kultivierung des Lebens, dem Erhalt der Gesundheit und der Stärkung der Lebenskräfte dienen, zu den am meisten geschätzten Kulturgütern. Schon von frühester Zeit an legte man dort besonderen Wert auf Nähren *(yang)* und Bewahren: Man nährte sein Leben *(yangsheng)*, seine Wesensnatur *(yangxing)*, seine Gestalt *(yangxing)*, seine Persönlichkeit *(yangshen)*, aber auch seinen Willen *(yangzhi)* und sein Bewusstsein *(yangxin)*. Die Konfuzianer nährten oder pflegten vor allem ihre Tugenden und ihre menschlichen Qualitäten, und in den Kreisen der Heilkundigen und Daoisten wurde besonders „das Leben genährt" bzw. „das Leben kultiviert" *(yangsheng)*. Dies geschah mittels bestimmter Techniken, von denen viele in die heute praktizierten Qigong-Methoden integriert sind.

Im alten China umfasste die Kultivierung des Lebens oder „Lebenspflege" *(yangsheng)* eine Vielzahl von Verhaltensweisen, Regeln und Techniken: Atemübungen, Aufnahme von kosmischem Qi, Diätetik, Arzneimitteleinnahme, Visualisations- und Kontemplationsübungen, gymnastische Methoden, sexuelle Praktiken und allgemeine Gesundheitsregeln für den Alltag sowie kalendarische Ge- und Verbote. Ebenso zählen dazu Vorschläge zum Gebrauch der Sprache, zur Beschäftigung mit den Künsten und zum Umgang mit der Natur.

Praktiken zur „Lebenspflege" *(yangsheng)*, aus denen sich die Methoden des Qigong entwickelt haben, waren schon seit dem 3. Jh. v. Chr. und damit seit Beginn der eigentlichen Entstehung der chinesischen Medizin ein integraler Bestandteil derselben. Bis heute zählen diese Praktiken neben Akupunktur, Arzneimitteltherapie, Diätetik und der manuellen Therapie Tuina zu den „Fünf Säulen" oder Haupttherapieformen der chinesischen Medizin. Allerdings waren sie nicht auf den medizinischen Bereich beschränkt, sondern spielten sowohl im Rahmen aller philosophischen und religiösen Strömungen als auch in der Kriegskunst und in der alltäglichen Lebensführung der breiten Bevölkerung seit alters her eine wichtige Rolle. Ihre Ausübung war also nicht auf spezifische Gruppen beschränkt.

1.1 „Lebenspflege" *(yangsheng)*: Begriffsklärung und historischer Überblick

1.1.1 Zum Begriff Yangsheng

Der Begriff „Lebenspflege" *(yangsheng)* erscheint erstmals im Titel des 3. Kapitels von *Zhuangzi* („Meisterschaft in der Lebenspflege", *Yangsheng zhu*), das zu den authentischen Kapiteln dieses Werkes zählt und dem Philosophen Zhuang Zhou (4. Jh. v. Chr.) selbst zugeschrieben wird. Die körperlichen Praktiken sieht Zhuangzi allerdings gegenüber den meditativen Methoden eher als minderwertig an und schreibt dazu im 15. Kapitel:

„Schnaubend ein- und ausatmen, das Alte ausstoßen, um das Neue aufzunehmen, sich wie ein Bär gleitend bewegen und wie ein Vogel ausbreiten, dies alles verhilft nur zu einem langen Leben. Darin erschöpfen sich die Bemühungen der

Adepten, die die ‚Übungen zum Leiten und Dehnen‘ (daoyin) praktizieren, ihre Gestalt nähren (yangxing) und dadurch ein langes Leben wie (der legendäre „Unsterbliche“) Pengzu zu erlangen hoffen.“

In dieser Passage finden sich bereits Bezeichnungen von Atemmethoden, gymnastischen Tierübungen und Körpertechniken, die auch in späteren Schriften immer wieder genannt werden. In zahlreichen medizinischen Manuskripten aus der Zeit der Streitenden Reiche (403–221 v. Chr.) und der Qin-Zeit (221–206 v. Chr.) werden diese Yangsheng-Techniken wieder aufgegriffen und z. T. detailliert beschrieben (▶ Abb. 1.1, ▶ Abb. 1.2). Wie aus den Mawangdui-Dokumenten (168 v. Chr.) und den Manuskripten aus Zhang Jiashan (186 v. Chr.) ersichtlich, wurden sie damals vor allem zur Prophylaxe sowie zur Behandlung von Krankheiten angewendet. In der breiten Auswahl an Übungen scheinen in dieser frühen Zeit sexuelle Praktiken und die Aufnahme von Qi (*fuqi,* auch *shiqi* „Essen von Qi“) eine besondere Rolle gespielt zu haben (Despeux, 1989; Harper, 1998; Engelhardt, 1997, 1998, 2000, 2001; Stein, 1999; Lo, 2001).

Alle diese Schriften scheinen auf allgemein verbreitete Praktiken zurückgegriffen zu haben, die z. T. regionale Unterschiede aufwiesen und in Gelehrtenkreisen und bei Medizinern regen Zuspruch fanden. Vor allem wegen der damaligen Vorstellung, man könne tatsächlich physische Unsterblichkeit erlangen, wurden sie später allerdings von einigen Literaten auch kritisiert. So zweifelte z. B. Wang Chong (27– ca. 100 n. Chr.) an den Bemühungen einiger Daoisten *(daojia), „ihre Wesensnatur* (yangxing) *mit Gymnastik und Leiten des Qi* (daoqi) *zu nähren und auf diese Weise Generationen (von Sterblichen) zu transzendieren und unsterblich zu werden“* („Abwägung von Lehrmeinungen“, *Lunheng*, Kap. 7).

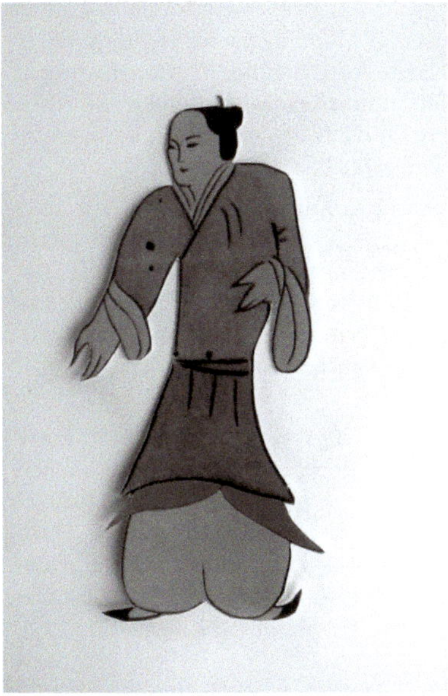

Abb. 1.1 „Sich wie ein Bär gleitend bewegen“, Darstellung aus dem *Daoyintu* (Mawangdui, 168 v. Chr.)

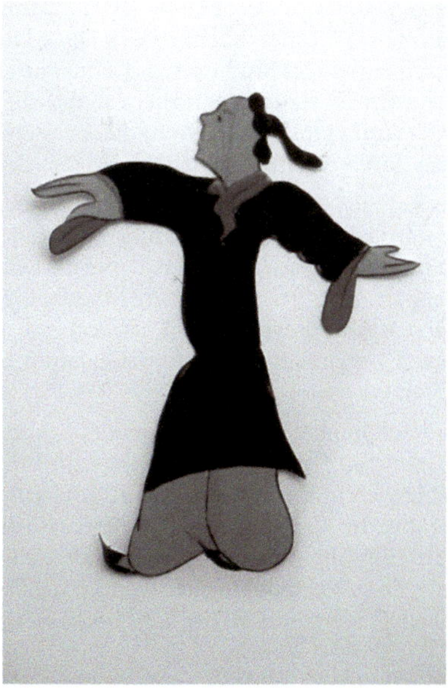

Abb. 1.2 „Sich wie ein Vogel/Kranich ausbreiten“, Darstellung aus dem *Daoyintu* (Mawangdui, 168 v. Chr.)

1.1.2 Yangsheng zwischen Han- und Tang-Zeit

Nach der Han-Dynastie (206 v. Chr. – 220 n. Chr.), unter der die „Lebenspflege" *(yangsheng)* und die chinesische Medizin ihre erste Blütezeit erlebten, begann eine Phase, die durch eine Zersplitterung des Reiches, durch innere Kämpfe und durch Einfälle zentralasiatischer Völker gekennzeichnet war. China blieb mehr als 300 Jahre lang geteilt und wurde erst unter der Sui-Dynastie (589) wieder geeinigt. In diesen unruhigen Zeiten wandten sich viele junge Männer von einer aussichtsreichen Karriere als Beamter ab und widmeten sich stattdessen den schönen Dingen des Lebens, wie Poesie, philosophischem Diskurs, Musik und „Lebenspflege" *(yangsheng)*. Entsprechend entstanden in dieser sehr individualistisch ausgerichteten Epoche zahlreiche Werke zur „Lebenspflege" *(yangsheng)*, von denen uns leider nur sehr wenige erhalten sind.

Ein exemplarischer Vertreter dieser Zeit war der Literat und Musiker Xi Kang (223–262), der sich intensiv mit den Praktiken zur „Lebenspflege" *(yangsheng)* auseinandersetzte. Er war einer der berühmten „Sieben Weisen aus dem Bambushain" *(zhulin qixian)* und schrieb unter anderem die „Abhandlung über die Lebenspflege" *(Yangsheng lun)* und später eine Antwort auf eine Kritik seiner ersten Schrift mit dem Titel „Erwiderung der Kritik (des Xiang Xiu) an der Abhandlung über die Lebenspflege" *(Da Nan yangsheng lun)* (Engelhardt, 2004; Henricks, 1983; Holzman, 1957).

Die relativ kurze „Abhandlung über die Lebenspflege" *(Yangsheng lun)* ist trotz ihres Titels kein Handbuch zur „Lebenspflege" *(yangsheng)*, sondern hinterfragt auf einer allgemeinen, philosophischen Ebene, wem es möglich ist, die Unsterblichkeit zu erreichen und wem nicht – ein Thema, das damals viele Menschen beschäftigt zu haben scheint.

Im Gegensatz zu vielen seiner Zeitgenossen tritt Xi Kang vehement für den Glauben an eine reale Unsterblichkeit ein. Diese kann seiner Meinung nach allerdings weder durch einseitiges Studium *(xue)* noch durch eigene Anstrengung *(li)* erlangt werden. Vielmehr ist sie eine natürliche Gabe, die sich in Form eines „außergewöhnlichen Qi" *(yiqi)* manifestiert. Wem dieses besondere Qi nicht beschieden ist, kann trotzdem durch regelmäßige Übung ein langes Leben erreichen.

Im Rahmen der „Lebenspflege" *(yangsheng)* betont Xi Kang wie Zhuangzi, von dem er stark beeinflusst war, vor allem die Kultivierung des Geistes. So stellt er z. B. gleich zu Beginn seiner „Abhandlung über die Lebenspflege" (Yangsheng lun) fest, dass *„das Verhältnis der geistigen Kräfte (jingshen) zum Körper vergleichbar ist mit dem eines Fürsten zu seinem Land."* Entsprechend räumt er Begierdelosigkeit und Gleichgültigkeit gegenüber Ruhm und Reichtum einen hohen Stellenwert ein (Engelhardt, 2004).

Die Betonung des Geistigen in der „Lebenspflege" *(yangsheng)* wird etwa 100 Jahre später von Zhang Zhan (frühes 4. Jh.) in seinem „Kompendium der wesentlichen Prinzipien und Methoden zur Kultivierung des Lebens" *(Yangsheng yaoji)* weitergeführt. Im Vorwort seines Werkes würdigt Zhang Zhan zunächst Xi Kang, kritisiert allerdings auch seine rein philosophische Argumentation als das „Fernliegende". Er selbst möchte sich dem „Naheliegenden" zuwenden, nämlich der praktischen Anwendbarkeit der Techniken zur Lebenspflege (Stein, 1999).

1.1.3 Sui- und Tang-Zeit

In der Sui- und Tang-Zeit (581–907) standen die gymnastischen *Daoyin*-Übungen („Übungen zum Leiten und Dehnen“) sowie Atemtechniken im Zentrum der „Lebenspflege“ *(yangsheng)*. Sie wurden sowohl in medizinischen als auch in daoistischen Kreisen überliefert.

Besonders hervorzuheben ist in diesem Zusammenhang die 610 von Chao Yuanfang und anderen verfasste „Abhandlung über Ursprung und Verlauf von Krankheiten“ *(Zhubing yuanhou lun)*, die das erste erhaltene Werk ist, das sich eingehend mit den Ursachen und der Entstehung von Krankheit (Ätiopathogenese) und ihrer systematischen Einordnung und Beschreibung (Nosologie) beschäftigt. Außerdem ist sie auch das erste medizinische Werk, das in offiziellem kaiserlichem Auftrag erstellt wurde. Nach ausführlicher Darstellung der einzelnen Krankheitsbilder werden darin jedoch keine konkreten Ratschläge für eine Arzneimittel- oder Akupunkturtherapie gegeben, sondern spezielle Yangsheng-Techniken empfohlen. Dies sind vor allem *Daoyin*-Methoden, Atemübungen, Visualisationen, Massagetechniken und allgemeine diätetische Ratschläge für eine gesunde Lebensführung. Bemerkenswert an diesem Werk ist demnach vor allem das Bestreben, Yangsheng-Methoden ganz gezielt gegen bestimmte Krankheiten einzusetzen (Engelhardt, 2002).

Auch der berühmte Arzt Sun Simiao (581–682) (▶ Abb. 1.3) widmete ein Kapitel seiner „Rezepte, die tausend Goldstücke wert sind“ (*Qianjin fang*, Kap. 27) ausschließlich dem „Nähren der Wesensnatur“ *(yangxing)* und stellt darin das gesamte Spektrum der Lebenspflege dar: diätetische Maßnahmen, gymnastische Übungen, Massage, Atemtechniken, Verbote und sexuelle Praktiken. Unter den Atemtechniken finden sich auch die „Sechs Laute“, und im Abschnitt über Massage und *Dao-*

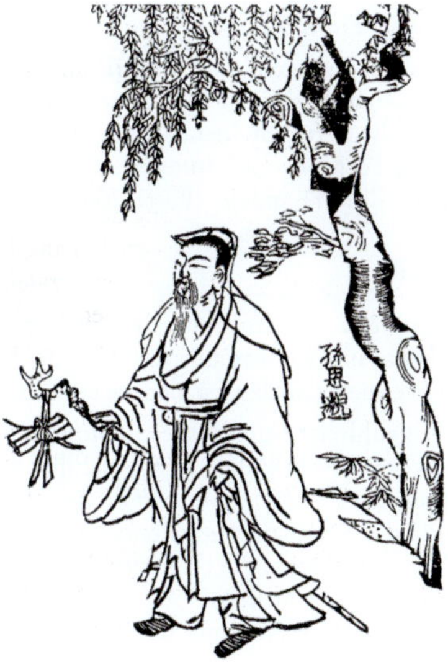

Abb. 1.3 Der Arzt und Alchemist Sun Simiao in einer Darstellung als Unsterblicher (aus: „Vollständige Biographien von Unsterblichen“, *Liexian quanzhuan*, S. 366)

yin-Übungen lassen sich erstmals indische Einflüsse erkennen. Daneben werden Sun Simiao auch noch einige kürzere Texte zur Lebenspflege zugeschrieben (wie z. B. die „Kopfkissen-Rezepturen zum Sammeln und Nähren", *Sheyang zhenzhong fang)* (Despeux, 1987; Engelhardt, 1989).

Erwähnenswert ist weiterhin Sima Chengzhen (647–735), ein Daoist und Patriarch der Shangqing-Schule, der wichtige Werke zur „Lebenspflege" *(yangsheng)* verfasste, wie etwa die „Abhandlung über die essenzielle Bedeutung der Aufnahme des Qi" *(Fuqi jingyi lun)*. Dabei verband er verschiedene daoistische Praktiken mit grundlegendem medizinischem Wissen (aus dem „Inneren Klassiker des Gelben Fürsten", *Huangdi neijing)*, um die „Aufnahme von Qi" *(fuqi)* als zentrale Methode zu beschreiben. Diese Technik war auf der ersten Stufe der religiösen Vervollkommnung wichtig zur Reinigung und zur Behandlung von Krankheiten (Engelhardt, 1997; Kohn, 1987).

1.1.4 Song-Zeit

Von der Song-Zeit (960–1279) an lassen sich einige Veränderungen bei den Yangsheng-Praktiken feststellen. Zum einen wandten sich wieder vermehrt Literaten und Poeten diesem Thema zu, und zum anderen wurden Elemente der „Inneren Alchemie" *(neidan)* integriert. Ein berühmter Gelehrter und Poet, der sich vor allem in Zeiten des Rückzugs und der Krankheit dem Yangsheng widmete, war Su Dongpo (auch Su Shi, 1037–1101). Er gilt als einer der vielseitigsten Gelehrten der Song-Zeit und hinterließ zahlreiche Schriften zu medizinischen Themen und zur Lebenspflege. Häufig handelt es sich dabei um kürzere Notizen mit anekdotischem Charakter, die er gesammelt und für sich eingesetzt hat. In einem Brief berichtet er z. B. seinem Bruder von den eigenen Schwierigkeiten, kontinuierlich zu üben: *„Tief befürchte ich die Unstetigkeit der menschlichen Natur und dass ich meinem Vorhaben (konsequent zu üben) nicht bis zum Ende folgen kann. Deshalb schreibe ich (diesen Brief), um dir davon zu berichten."* („Gesammelte Texte des Herrn Su", *Su Shi wenji,* Kap. 73, Übers. Bartl 2003: 91)

Ein großer Teil seiner Aufzeichnungen besteht in Übungsanweisungen zu Qi-Techniken wie z. B. Atemmethoden, Praktiken zur Aufnahme von kosmischem Qi oder Visualisationen. Dabei spielte es für ihn keine Rolle, ob es sich um daoistische oder buddhistische Meditation, Techniken der Inneren Alchemie *(neidan)* oder Rezepte aus der volkstümlichen Tradition handelte (Bartl, 2003).

1.1.5 Späte Kaiserzeit

Mit der Entwicklung des Neokonfuzianismus und der Zunahme des Synkretismus unter Daoismus, Buddhismus und Konfuzianismus unter der Ming- und Qing-Dynastie kamen im Yangsheng vermehrt auch verschiedene ethische Elemente zum Tragen.

In der Ming-Zeit wurden zahlreiche umfangreiche und umfassende Sammelwerke zur Lebenspflege geschrieben, wie z. B. die „Acht Ausführungen über die Befolgung der Prinzipien zur Lebenspflege" (*Zunsheng bajian,* dat. 1591) von Gao Lian, der sich auf klassische Werke des Konfuzianismus beruft und die Kultivierung der moralischen Anlagen und die Kultivierung der Lebenskraft als gleich wichtig betrachtet (Stein, 1998). Er behandelt verschiedenste Aspekte im Leben eines Literaten, wie die Einrichtung des Schreibzimmers, diätetische Maßnahmen, Atemmethoden und Einnahme von Arzneimitteln.

Außerdem lässt sich unter der Ming-Dynastie feststellen, dass die Yangsheng-Techniken, und hier besonders die *Daoyin*-Übungen, wieder stärker in die Heilkunde Eingang finden. So enthält das bis heute umfassendste Werk zur Akupunktur, die

„Summe der Aku-Moxi-Therapie“ (*Zhenjiu dacheng*, von Yang Jizhou, dat. 1601) zahlreiche Qi-Techniken und Methoden des „Leitens und Dehnens“ *(daoyin)* (wie z. B. die „Acht-Brokat-Übungen“, ▶ Kap. 7.3).

Viele der heute ausgeübten Bewegungsformen, wie das „Spiel der Fünf Tiere“ (▶ Abb. 1.4, ▶ Kap. 7.7) oder die „Sechs Laute“, lassen sich auf Übungsbeschreibungen aus der Ming-Zeit zurückverfolgen. Dagegen kam es in der darauf folgenden Qing-Zeit zu keinen größeren Erneuerungen auf diesem Gebiet.

Im 20. Jahrhundert entwickelte sich die „Lebenspflege“ *(yangsheng)* hin zum modernen Qigong.

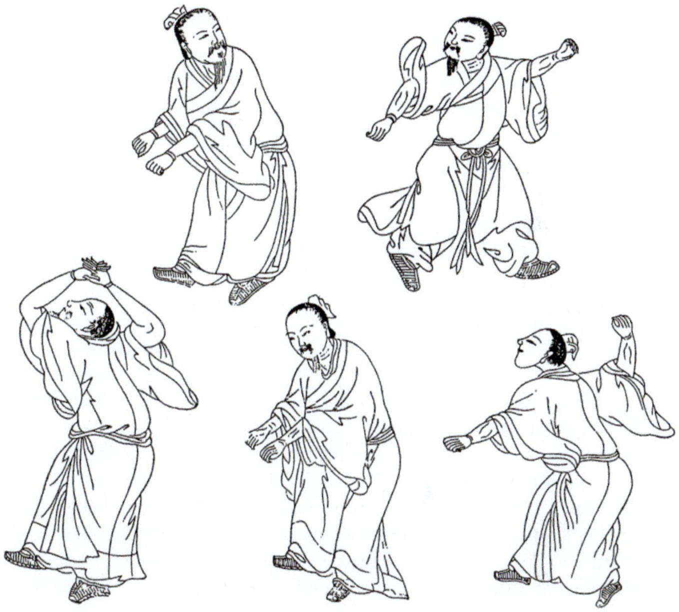

Abb. 1.4 Darstellung des „Spiels der Fünf Tiere“ aus der Ming-zeitlichen „Schrift der Unsterblichen über die Langlebigkeit“, *Wanshou xianshu* von Luo Hongxian (1504–1564)

1.2 Qigong: Begriffsklärung und historischer Überblick

1.2.1 Zum Begriff Qigong

Der Begriff Qigong bedeutet so viel wie „Arbeit am Qi“ oder „Übungen mit dem Qi“. Qigong ist somit der moderne Oberbegriff für alle Übungen, mit denen man das Qi im eigenen Körper selbst beeinflussen kann. Dies geschieht im Wesentlichen durch bestimmte Körperhaltungen, Bewegungen und Atemtechniken sowie durch meditative Konzentration.

Der Begriff Qigong lässt sich erstmals in einem Tang-zeitlichen Werk zur Aufnahme des Qi *(fuqi)* nachweisen, wo er im Sinne von „Wirkungen des Qi“ verwendet wird (Despeux, 1997/2003). Einige Jahrhunderte später wird der Begriff in einem Text der Song-Zeit mit der Bedeutung „Wirkkraft des Qi“ verwendet (Engelhardt, 1997: 16). Seit etwa 1950 bezeichnet Qigong als Oberbegriff und eigene Disziplin nicht nur die traditionellen Yangsheng-Praktiken, sondern auch Kampfkünste und therapeutische Methoden (▶ Kap. 1.3.1). Dabei impliziert der Begriff beides: „Übung mit dem Qi“ und „Wirkkraft des Qi“.

Mit Qi ist in diesem Zusammenhang das gesamte energetische Potenzial des Menschen oder seine „Lebensenergie“ gemeint; es ist die Grundvoraussetzung allen Lebens. Etwas vereinfacht lässt sich sagen, dass der Begriff Qi grundsätzlich die aktiven energetischen Prozesse im Menschen bezeichnet. Der ungehinderte Fluss des Qi und der harmonische Umgang damit wurden in China stets als Grundvoraussetzung für Gesundheit und Vitalität angesehen. So heißt es schon in dem Werk *Zhuangzi* (aus dem 3. Jh. v. Chr, Kap. 22):

„Das Leben des Menschen ist eine Ansammlung von Qi: Wenn es sich sammelt, bedeutet es Leben; wenn es sich zerstreut, bedeutet es Tod.“

Qi darf man in diesem Zusammenhang nicht als materielle Substanz des Körpers verstehen, sondern als Energien oder Kräfte, die die vitalen Funktionen ermöglichen.

1.2.2 Neuere Geschichte des Qigong

Die neuere Geschichte des Qigong ist eine sehr bewegte, die in engem Zusammenhang mit den gesellschaftlichen und politischen Entwicklungen im China des 20. Jahrhunderts steht. Die Notwendigkeit, einen neuen Begriff für diese z. T. althergebrachten Praktiken zu finden, hatte vor allem politische Hintergründe. Der alte Begriff „Yangsheng“ war nämlich, wie oben bereits beschrieben, stark im konfuzianischen Gelehrtentum und in religiösen Strömungen wie dem Daoismus verwurzelt. Als in den 1950er-Jahren die kommunistische Regierung Chinas darum bemüht war, Hygiene, Volksgesundheit und teilweise auch die Traditionelle Chinesische Medizin in den „Dienst des Volkes“ zu stellen und weiterzuentwickeln, entschied sie sich für eine Kombination mit der westlichen Medizin. Demnach sollten die neuen Methoden frei von jeglichem „Aberglauben“ und als Therapie mit der westlichen Medizin kompatibel sein. Entsprechend wurden von 1955 bis 1960 die ersten offiziellen Institutionen für Qigong gegründet und damit auch die ersten Qigong-Sanatorien und -Forschungsinstitute ins Leben gerufen.

Einer der wichtigsten Pioniere in dieser Zeit war Liu Guizhen (1920–1983), der schon mit 20 Jahren unter einem Magengeschwür und anderen chronischen Krankheiten litt und deshalb Atem- und Meditationsübungen (die sogenannten „Übungen zum Inneren Nähren“, *Neiyanggong*) erlernte, durch die er schließlich Heilung fand. Später begründete er sein eigenes therapeutisches Übungssystem und durfte mit Genehmigung des Gesundheitsministers 1954 in Tangshan und 1956 in Beidaihe ein Qigong-Sanatorium eröffnen. Anhand von klinischen Studien belegte Liu Guizhen die therapeutische Wirkung des Qigong bei verschiedenen chronischen Krankheiten (Wang Buxiong, 1989; Despeux, 1997/2003; Palmer, 2007).

Während der Kulturrevolution erlitt das moderne Qigong einen großen Rückschlag: Es wurde als Aberglaube offiziell verboten, und die meisten Zentren wurden geschlossen und großteils zerstört.

1.2.3 Qigong nach der Kulturrevolution

Erst in den 1980er Jahren kamen die Qigong-Übungen, wie auch die traditionelle chinesische Medizin, wieder zur Blüte. Viele Qigong-Meister durften nun wieder ihre eigenen Praktiken entwickeln, wobei in dieser Zeit körperliche Bewegungen eher im Vordergrund standen. So entstand in dieser Zeit z. B. das „Neue Qigong" *(Xin qigong liaofa)* von Frau Guo Lin, das vor allem bei der Behandlung von Krebserkrankungen eingesetzt wurde, oder auch das „Wildgans-Qigong" *(Dayan qigong)* von Frau Yang Meijun, das in den frühen 1980er-Jahren offiziell propagiert wurde und sich schnell in weiten Bevölkerungsschichten verbreitete.

Qigong wurde nun von verschiedenen Seiten für ihre Zwecke instrumentalisiert, allen voran von der chinesischen Regierung, die zwischen 1980 und 1990 Behandlungszentren eröffnete, an Universitäten und Schulen Lehrpläne für Qigong erstellte und internationale Kongresse veranstaltete. Im Zentrum ihres Bestrebens lag, Qigong mit Wissenschaft *(kexue)* zu verbinden. Dabei gingen sie von einem sehr mechanistischen Verständnis von Körper und Qi auf der Basis des Materialismus aus (Miura, 1989: 336; Palmer, 2007).

Seit dem Jahr 1985 wurden die Verbreitung des Qigong und die landesweit durchgeführten wissenschaftlichen Forschungen intensiviert. Dies war der Beginn des „Qigong-Fiebers", das seinen Höhepunkt in den Jahren 1987 bis 1989 hatte. Millionen von Chinesen praktizierten in dieser Zeit Qigong, und zwar nicht nur an traditionellen Orten wie Parks (▶ Abb. 1.5), sondern auch in großen Sportstadien.

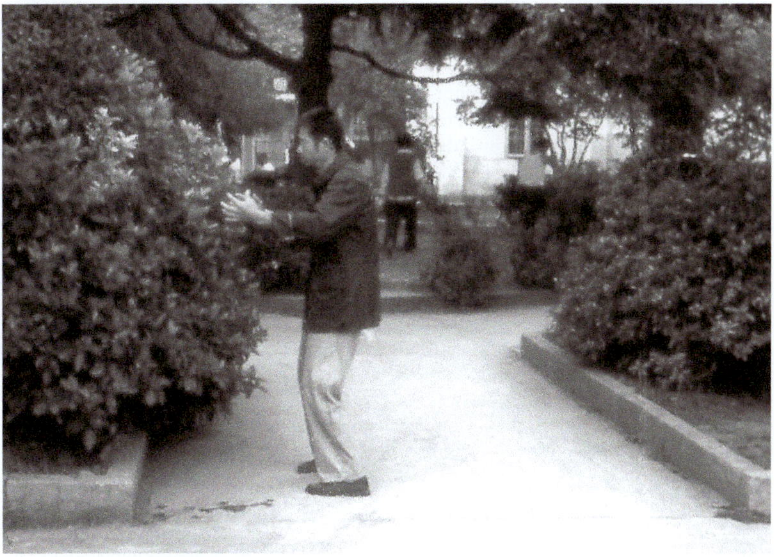

Abb. 1.5 Das Üben von Qigong in Parks [M745]

Ein weiterer Grund für das wechselhafte Schicksal des Qigong im letzten Jahrhundert ist seine Nähe zur Parapsychologie, die vor allem auf die intensiven Beziehungen Chinas mit der Sowjetunion zurückgeht. In den 1980er-Jahren wurden Qigong-Techniken gezielt eingesetzt, um besondere psychische oder paranormale Fähigkeiten *(teyi gongneng)* zu erlangen. Dies fand sowohl in den Medien als auch bei der Bevölkerung großen Zuspruch, sodass sich um einige dieser „Qigong-Meister" zahlreiche sektenähnliche Zentren bildeten.

Ein besonders bekanntes Beispiel für eine solche Bewegung ist das *Falungong* („Übungen des Dharma-Rades"). Die Anhänger dieser im Jahre 1993 von Li Hongzhi (geboren 1952) begründeten Richtung gaben die Zahl seiner *Falungong*-Schüler mit 100 Millionen an. Lis phänomenaler Erfolg ist ein Indiz für das religiöse und spirituelle Vakuum, das im Zuge des rasanten wirtschaftlichen Aufschwungs in China entstand und von sektenähnlichen Gruppierungen gefüllt wurde, die auf ein Repertoire aus religiösen Elementen und Yangsheng- bzw. Qigong-Praktiken zurückgriffen. Bei der größten Demonstration seit dem Tiananmen-Massaker 1989 belagerten im April 1999 mehr als 15.000 der *Falungong*-Anhänger Chinas Machtzentrum Zhongnanhai und forderten die offizielle Anerkennung von *Falungong*. Zunächst lenkte die Regierung ein und erklärte sich zu Zugeständnissen bereit, aber drei Monate später wurden Tausende von *Falungong*-Anhängern festgenommen, strafrechtlich verfolgt und zur Zwangsarbeit aufs Land verschleppt. Dieses harte Vorgehen zog eine ganze Reihe weiterer Restriktionen gegen das Qigong nach sich (Palmer, 2007). So wurden außer *Falungong* auch eine Reihe anderer Qigong-Arten wie das Zhong-Qigong oder das Duft-Qigong verboten. Einige Jahre später wurden nach einer Prüfung durch eine nationale Kommission klassische Qigong-Übungen wie die „Acht Brokate", die „Sechs Laute", das „Spiel der Fünf Tiere" u. a. als die offiziell anerkannten Übungen vorgestellt.

Insgesamt kann das wechselhafte Schicksal des modernen Qigong in China als Versuch gesehen werden, eine typisch chinesische Tradition aufrechtzuerhalten und sie an die moderne Welt mit ihren raschen politischen, wirtschaftlichen und gesellschaftlichen Veränderungen anzupassen. Der Umstand, dass sich das Qigong bzw. die Yangsheng-Praktiken seit jeher in einem Spannungsfeld zwischen Religion, Philosophie, Medizin und Politik befanden, kann die Anpassung an tief greifende Veränderungen sowohl erleichtern als auch erschweren.

1.3 Verschiedene Arten des Qigong

1.3.1 Einteilungen

Um der Vielschichtigkeit des Qigong gerecht zu werden, ordnet man die Übungen je nach Herkunft, Inhalt oder Ziel. Eine häufig verwendete Einteilung richtet sich nach der Herkunft der Übungen und unterscheidet sechs Kategorien:

- Daoistisches Qigong
- Buddhistisches Qigong
- Konfuzianisches Qigong
- Medizinisches Qigong
- Kampfkunst-Qigong
- Volkstümliches Qigong

Wie aus dem historischen Überblick ersichtlich wird, ist es häufig nicht leicht, eine Übung nur einer dieser Kategorien zuzuordnen. So können z. B. die „Acht-Brokat-Übungen" sowohl zum daoistischen, konfuzianischen und medizinischen als auch zum Qigong der Kampfkunst und zum volkstümlichen Qigong gerechnet werden.

Eine andere Form der Unterteilung richtet sich nach Inhalt oder Erscheinungsform der Übungen (▶ Abb. 1.6).

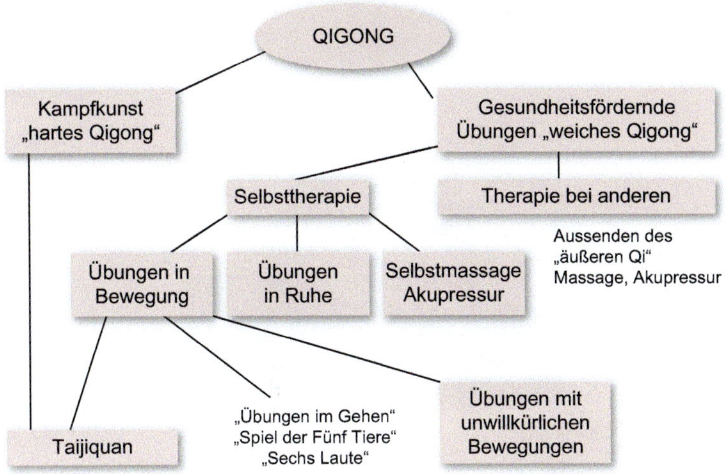

Abb. 1.6 Schaubild einer gängigen Unterteilung der Qigong-Übungen nach Inhalt oder Erscheinungsform [M744]

Hier lässt sich zunächst das sogenannte „harte“ *(ying qigong)* vom „weichen Qigong“ *(ruan qigong)* unterscheiden. Beim „harten Qigong“, dem als Kampfkunst eingesetzten Qigong, dient das Qi im Wesentlichen zur äußeren Panzerung. Im Extremfall kann dies in akrobatischen Höchstleistungen gipfeln, wenn sich z. B. ein Mann von einem Lastwagen überfahren lässt.

Beim „weichen Qigong“ wird das Qi vor allem zur Gesundheitserhaltung oder für therapeutische Zwecke eingesetzt. Diese weichen Qigong-Übungen lassen sich wiederum unterteilen in Techniken zur Selbsttherapie und Techniken zur Therapie anderer.

Das Spektrum der Qigong-Praktiken zur Selbsttherapie ist breit und vielfältig. Die zahlreichen Qigong-Übungen, die sich z. T. vom 4. Jh. v. Chr. bis heute erhalten haben oder in jüngster Vergangenheit auf der Grundlage der reichen Überlieferung neu entwickelt wurden, lassen sich weiter in „Übungen in Ruhe“ und „Übungen in Bewegung“ unterteilen.

1.3.2 „Übungen in Ruhe“ und „Übungen in Bewegung“

Die „Übungen in Ruhe“ *(jinggong)* können je nach Bedarf entweder im Liegen, Sitzen oder Stehen ausgeführt werden (▶ Kap. 7.1.1). Allen diesen Übungen ist gemeinsam, dass keine äußerlich sichtbaren Bewegungen ausgeführt werden. Auf dieser Grundlage folgen Übungen, bei denen die Atmung, die Visualisation oder die mentale Konzentration eingesetzt werden. Dies darf jedoch nicht dahingehend missverstanden werden, dass die „Übungen in Ruhe“ zu totalem Stillstand oder völliger Bewegungslosigkeit führen. Während er nach außen hin zwar den Eindruck der Ruhe vermittelt, widmet sich der Übende innerlich ganz der Bewegung des Qi-Flusses (▶ Abb. 1.7).

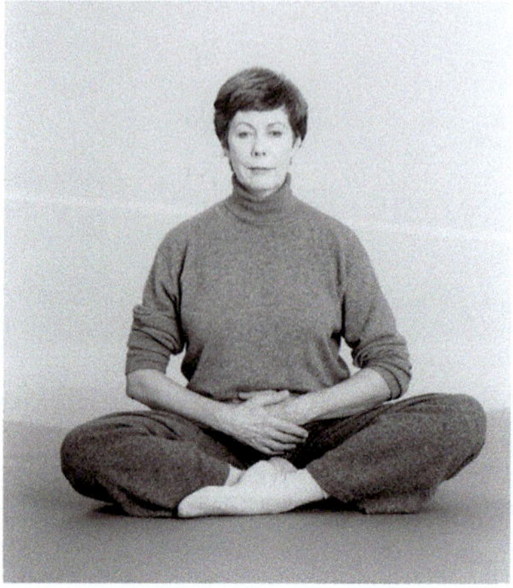

Abb. 1.7 Sitzen in Stille [K341]

Traditionell wurden derartige Übungen in Ruhe bei den Daoisten „Sitzen und Vergessen“ *(zuowang)*, bei den Buddhisten „Sitzen in Dhyana“ *(chanzuo)* und bei den Neokonfuzianern „Sitzen in Ruhe“ *(jingzuo)* genannt.

Die „Übungen in Bewegung“ *(donggong)* unterscheiden sich von den „Übungen in Ruhe“ durch die in den Raum greifenden Bewegungen. Dabei wirkt die Bewegung unterstützend auf den Qi-Fluss ein. Die körperlichen Bewegungen werden zumeist langsam und fließend vollzogen; sie wirken weder schlaff noch ruckartig. Mit jeder Bewegung geht eine meist bildhafte Vorstellung einher, die die äußere Gestalt und Bewegung anleitet oder sich auf den inneren Fluss bezieht. Häufig werden in diesem Zusammenhang Bilder aus der Natur eingesetzt. Inzwischen gibt es eine Unzahl verschiedener „Übungen in Bewegung“. An dieser Stelle seien nur einige der bekanntesten genannt wie die „Acht-Brokat-Übungen“ im Stehen (▶ Kap. 7.3), „Das Spiel der Fünf Tiere“ (▶ Kap. 7.7), die „Übungen im Gehen“ (▶ Kap. 7.6), die „Sechs Laute“ (▶ Kap. 7.5) und die „Kranich-Übungen“ (▶ Kap. 7.2). So vielfältig die verschiedenen Arten der „Übungen in Bewegung“ sind, so breit ist auch ihr therapeutisches Wirkungsfeld. Allgemein werden sie in China bei fast allen chronischen Krankheiten als zusätzliche Therapie eingesetzt, vor allem bei Erkrankungen des Verdauungstrakts, der Atemwege, bei neurologischen Krankheiten sowie bei Herz-, Kreislauf- und Gelenkbeschwerden (▶ Kap. 5).

Unter diese Kategorie fallen auch die „Übungen zum Leiten und Dehnen“ *(daoyin)*, die von Daoisten häufig vor Ritualen oder vor langen Phasen der Meditation geübt wurden. Allerdings werden sie seit ihrem Aufkommen auch therapeutisch zur Behandlung von Krankheiten und damit im medizinischen Bereich eingesetzt.

Der Vollständigkeit halber soll hier noch eine Untergruppe der „Übungen in Bewegung“ erwähnt werden, die seit alters her bekannt war und Mitte bis Ende der 1980er-Jahre einen wahren Qigong-Boom eingeleitet hat. Es sind dies die „Übungen mit unwillkürlichen Bewegungen“ *(zifagong)*, bei denen Bewegungen ohne feste Vorgaben von Formen oder Bewegungsmustern aus inneren Impulsen heraus entstehen. Durch die dadurch hervorgerufenen Bewegungen sollen etwaige Qi-Blockaden in den Leitbahnen gelöst werden. Zugleich soll sich in den sehr individuell geprägten Bewegungen die spezifische Krankheit bzw. die Behinderung des Qi-Flusses des betreffenden Patienten offenbaren. Diese spezielle Qigong-Art fand in den frühen 1980er-Jahren sehr rasch so zahlreiche Anhänger, dass sie zu einer Massenbewegung wurde. Auf ihrem Höhepunkt im Jahr 1986 sollen diese Übungen bis zu 15 Millionen Menschen praktiziert haben. Allerdings gerieten diese Methoden auch bald in den Ruf, unerwünschte Wirkungen hervorzurufen. Aus diesem Grund ist es bei solchen Praktiken von vorrangiger Bedeutung, dass die Lehrer sehr gut ausgebildet sind, was im Zuge der Massenbewegung kaum möglich war. Deshalb kam es Ende der 1980er-Jahre zu einem Rückgang des *Zifagong*, teils auf offiziellen Druck hin, teils als natürliche Reaktion auf eine zu einseitig verstandene Methode.

1.3.3 Übungswege

In allen Übungen des Qigong spielen Ruhe und Bewegung, Körperhaltung, Atmung und geistige Aktivität eine wichtige Rolle. Wegen der Offensichtlichkeit oder Betonung einer dieser Aspekte wird häufig von verschiedenen Übungswegen gesprochen, und die Übungen werden kategorisiert in „Übungen in Ruhe“, „Übungen in Bewegung“, „Körperhaltungsübungen“, „Atemübungen“ sowie „geistige Übungen“.

- Bei „Übungen in Ruhe“ *(jinggong)* und „Übungen in Bewegung“ *(donggong)* beziehen sich Ruhe und Bewegung auf äußerlich Sichtbares.
- Bei „Körperhaltungsübungen“ liegt der Schwerpunkt auf dem Einnehmen von bestimmten Körperhaltungen. Sie werden auch „Körperregulierungsübungen“ genannt *(tiaoxing)*.
- Mit „Atemübungen“ oder „Atemregulierungsübungen“ *(tiaoqi, tiaoxi)* bezeichnet man Übungen, bei denen der Schwerpunkt auf dem Training und der Regulierung des Atems liegt.
- Von „geistigen Übungen“ oder auch „den Geist regulierenden Übungen“ *(tiaoshen)* spricht man, wenn die geistigen, gedanklichen Kräfte wie Vorstellungskraft *(yi)*, Konzentration und Imagination besonders betont werden. Sie werden auch „Übungen zur Regulierung des Herzens“ *(tiaoxin)*, im Sinne von Bewusstsein und innerer Einstellung, genannt.

1.3.4 Taijiquan

Auch das Taiji, oder Taijiquan, ist in seiner heutigen Praxis streng genommen den „Übungen in Bewegung“ des Qigong zuzurechnen. Wegen seiner in der Selbstverteidigung fußenden Tradition gehört es aber auch zu den Kampfkünsten, dem „harten Qigong“.

Taijiquan ist eine im heutigen China weitverbreitete volkstümliche Bewegungskunst, die von verschiedenen Familien entwickelt und tradiert wurde. Taijiquan bedeutet wörtlich: „mit leerer Faust gemäß dem *taiji* kämpfen“.

Die Übergänge zwischen Taiji und Qigong sind häufig fließend. So gibt es heute viele Taiji-Qigong-Formen und -Übungen, die den Begriff „Taiji“ im Namen tragen, da sie das Taiji als Polarität von Yin und Yang besonders offensichtlich üben (▶ Abb. 1.8).

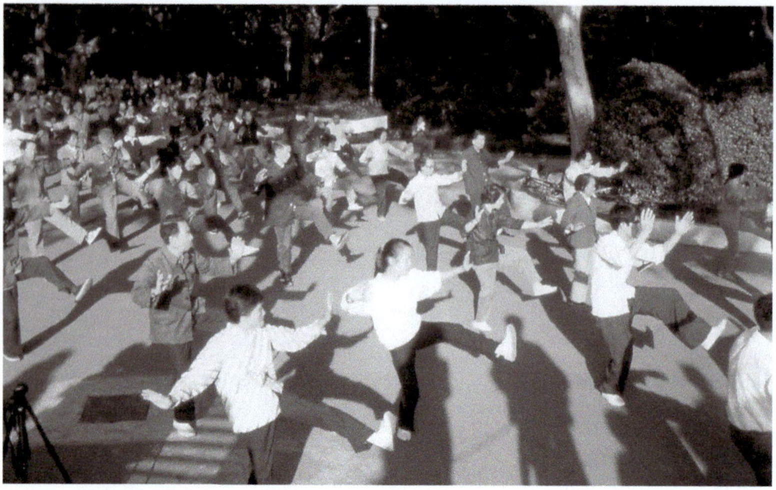

Abb. 1.8 Taiji-Gruppe in einem Park [M745]

1.3.5 Selbstmassage

Ein weiterer wichtiger Bereich des Qigong zur Selbsttherapie ist die „Selbstmassage" oder auch „Akupressur". Bei der Selbstmassage wird mit den Fingern oder mit den Mittelpunkten der Handflächen auf all jene Akupunkturpunkte eingewirkt, die für die Finger leicht zugänglich sind. Selbstmassageübungen sind in zahlreichen Qigong-Methoden integriert, oder sie werden gesondert als unterstützende Verfahren eingesetzt, um Stauungen oder Blockaden im Qi-Fluss gezielt zu beseitigen. Dies ist vor allem dann angezeigt, wenn der Übende nach der Ausführung der Qigong-Übungen an bestimmten Körperstellen besondere Empfindungen, etwa ein leichtes Drücken oder Brennen, wahrnimmt. Außerdem lässt sich bei bestimmten Krankheitsbildern mit der Selbstmassage an indizierten Akupunkturpunkten ergänzend zu anderen Qigong-Übungen die Wirkung verbessern (▶ Abb. 1.9; Angaben in ▶ Kap. 5). Schließlich gibt es spezielle Qigong-Übungen, bei denen die Massage bestimmter Akupunkturpunkte mit gezielten Bewegungen und einer besonderen Atemführung verbunden ist. Die Akupressurmaßnahmen sind hier also bereits fest in das gesamte Übungskonzept integriert, z. B. bei den „Acht-Brokat-Übungen" im Sitzen (▶ Kap. 7.4). Dort wird in der 3. Form, „Klopfe mit den Fingern auf die *Yuzhen*-Punkte", mit dem Zeigefinger auf die beiden *Yuzhen*-Bereiche („Nackenstütze aus Jade", Bl 9/V 9) geklopft, um diese anzuregen.

Allerdings kann die Massage auf Akupunkturpunkten auch Teil der Untergruppe „Therapie bei anderen" sein, wenn ein Therapeut als Ergänzung zu bestimmten Qigong-Übungen gezielt auf Akupunkturpunkte einwirkt. Zu dieser Kategorie gehört auch das sogenannte „Aussenden oder Entwickeln des äußeren Qi" *(fa waiqi)*, das bereits aus daoistischen Texten (als *buqi)* bekannt ist. Dazu lässt der Therapeut sein eigenes Qi meist mittels der Hände auf den Patienten übergehen, um diesem Qi zuzuführen oder Blockaden in seinen Leitbahnen zu lösen.

Häufig wird diese Art des Qigong auch mit Akupunktur kombiniert, um die Wirkung des Nadelstichs durch das Qigong zu verstärken. Grundvoraussetzung für das

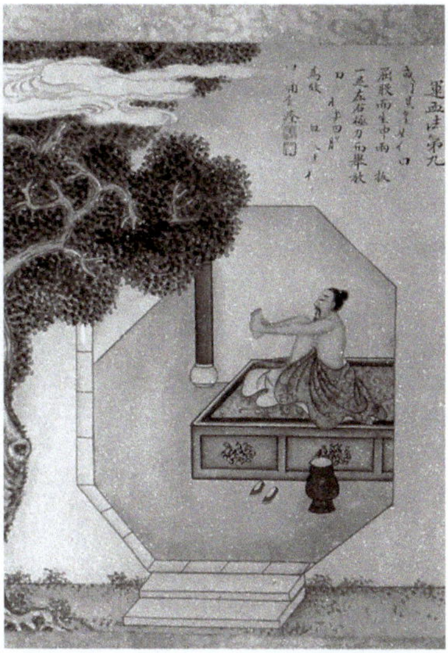

Abb. 1.9 Qing-zeitliche Illustration mit dem Titel „Zirkulierenlassen des Xue“ aus den „Geheimen Methoden der Massage und des Daoyin zur Kultivierung des Lebens“

Aussenden von Qi ist, dass der Therapeut mithilfe spezieller Qigong-Übungen sein eigenes Qi stark entwickelt hat.

1.4 Stellung des Qigong innerhalb der chinesischen Medizin

Nachdem im historischen Teil (▸ Kap. 1.1, ▸ Kap. 1.2) die enge Verbindung zwischen Medizin und Yangsheng bzw. Qigong aufgezeigt wurde, soll an dieser Stelle kurz auf die jeweiligen Schwerpunkte der einzelnen therapeutischen Verfahren der chinesischen Medizin hingewiesen werden:

- Die **Akupunktur** eignet sich besonders zur Ausleitung von schädigenden Qi-Einflüssen (Schrägläufigkeiten, Heteropathien, *xie*) sowie zur Lösung von Blockaden und zur Förderung des Qi-Flusses im Leitbahnbereich.
- Die **Arzneimitteltherapie** kann ebenfalls schädigende Qi-Einflüsse (Schrägläufigkeiten, Heteropathien, *xie*) herauslösen, eignet sich aber darüber hinaus sehr gut zur Stützung des Qi und des Yin.
- Die **chinesische Diätetik** eignet sich vor allem zu einer gleichmäßigen und sanften Stützung des gesamten menschlichen Organismus durch die Ernährung. Nach der Theorie der chinesischen Medizin wirkt sie vor allem auf die „Mitten“-Funktionskreise (Fk Milz und Magen, oo. lienalis et stomachi, *pi wei*) und kräftigt somit nachhaltig die „erworbene Konstitution“.
- Die **Tuina-Methode** (wörtlich „drücken oder schieben und greifen“) beinhaltet Massagetechniken (auch Akupressur) und manuelle Praktiken, die eingesetzt werden, um die Leitbahnen durchgängig zu machen, den Qi- und Xue-Fluss zu regulieren und die einzelnen Funktionskreise aufeinander abzustimmen. Besonders bewährt hat sich dieses Verfahren bei verschiedensten Beschwerden des Bewegungsapparats und in der Kinderheilkunde.

- **Qigong-Übungen** wirken insgesamt regulierend auf den Qi-Fluss des menschlichen Organismus und können übermäßig emporgestiegenes Qi wirkungsvoll absenken oder zu stark abgesunkenes Qi emporheben. Grundsätzlich gilt, dass Qigong-Übungen im Vergleich zu Akupunktur oder chinesischer Phytotherapie die unspezifischste Methode der chinesischen Medizin sind, gleichzeitig aber die am breitesten wirksame. In Qigong-Übungen verbinden sich zahlreiche Übungsinhalte und Wirkfaktoren, die übergreifend die körperlichen, seelischen und geistigen Bereiche des menschlichen Lebens ansprechen. In den verschiedenen Übungsmethoden werden diese Wirkfaktoren unterschiedlich gewichtet und unterschiedlich stark hervorgehoben, sind aber immer in ihrer Gesamtheit vorhanden (zu den Wirkfaktoren ▶ Kap. 2.1, ▶ Kap. 2.3, ▶ Kap. 2.4). Deshalb lassen sich die gleichen Qigong-Übungen durch unterschiedliche Betonung der Wirkfaktoren bei verschiedenen Erkrankungen einsetzen (▶ Kap. 5).

2 Die wichtigsten Elemente des Qigong und ihre Wirkweisen

Ute Engelhardt, Gisela Hildenbrand

Die Übungen des Qigong – hier immer als Selbstübung verstanden – basieren auf der allgemeinen menschlichen Fähigkeit, das dem Menschen innewohnende Potenzial und damit seine Lebenskraft in den verschiedensten Facetten zu nutzen, zu entwickeln und zu kultivieren. Dieses Potenzial wird in der chinesischen Medizin unter dem Begriff des Qi zusammengefasst (▶ Kap. 1.2.1), das viele Aspekte umfasst und zugleich die Grundvoraussetzung allen Lebens ist. Ziel aller Qigong-Übungen ist es, diese Fähigkeiten und Möglichkeiten einerseits zu beanspruchen und einzusetzen und andererseits zu fördern, das heißt zu regulieren, stärken, entwickeln, verfeinern und kultivieren. Dabei werden sowohl körperliche als auch seelische und geistige Kräfte zum Einsatz gebracht und zugleich geübt und entwickelt. Auf diese Weise können durch Qigong-Übungen z. B. Muskeln und Sehnen, das Gedächtnis oder auch die Stimme trainiert werden, zugleich kann aber auch die Ausgewogenheit von Qi und Xue wiederhergestellt werden, die in der chinesischen Medizin als Grundvoraussetzung für Gesundheit gilt. Die hohe Akzeptanz und die rasche Verbreitung von Qigong-Übungen, auch im westlichen Kulturkreis, lässt sich möglicherweise mit der Vielschichtigkeit und den vielfältigen Wirkfaktoren erklären, die in den Übungen zusammenkommen und die Menschen auf vielen verschiedenen Ebenen ansprechen.

Alle Qigong-Übungen werden mit drei Hauptkomponenten, den sogenannten **„drei Mitteln"**, ausgeführt, die dem Menschen von Natur aus zur Verfügung stehen:

- dem Körper, das heißt Körperhaltung und Bewegung
- dem Atem
- den psychisch-geistigen Kräften

Mit ihrer Hilfe kann das Qi ohne äußere Einwirkung (von z. B. Nadeln oder Arzneimitteln) kultiviert und entwickelt werden. Außerdem ermöglichen es die „drei Mittel" dem Übenden, Qi in seinem Körper zu leiten, Blockaden im Qi-Fluss zu lösen und auf diese Weise Krankheiten vorzubeugen oder sie zu behandeln.

Im Folgenden werden die Charakteristika von Körperhaltungen, Bewegungen, Atemführung und geistiger Aktivität vor dem Hintergrund ihrer Wirkfaktoren erläutert.

2.1 Körperhaltungen

Qigong-Übungen werden in unterschiedlichen Körperhaltungen praktiziert: im Stehen, Sitzen, Liegen und Gehen. Die Ruhehaltungen sind im Qigong sehr vielfältig, sie sind jedoch alle dadurch gekennzeichnet, dass sie natürlich und locker sind und zugleich aus Sicht der westlichen Medizin eine optimale Haltung der Wirbelsäule gewährleisten, den inneren Organen Raum bieten, die Atmung unterstützen und gute Bedingungen für die Durchblutung schaffen. Aus Sicht der chinesischen Medizin bieten sie optimale Möglichkeiten zur Entfaltung des Qi- und Xue-Flusses sowohl in den Funktionskreisen als auch in den Leitbahnen.

Eine wichtige Basishaltung ist das „Stehen wie eine Kiefer" (▶ Abb. 2.1, Beschreibung der Übung ▶ Kap. 7.1.1). Diese Haltung entspannt die Wirbelsäule und macht sie „beweglich wie eine Perlenkette, die zwischen Himmel und Erde hängt". Körperhaltung und geistige Haltung sollen dabei in Einklang sein. Dies entspricht der Stellung des Menschen „zwischen Himmel und Erde" und seiner Eingebundenheit in die Gesetzmäßigkeiten der Natur.

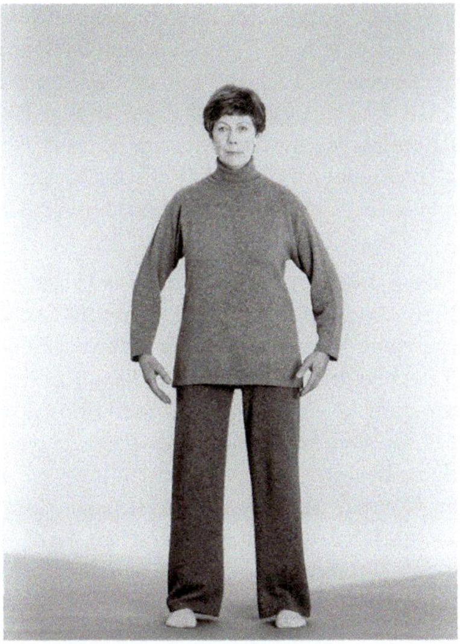

Abb. 2.1 „Stehen wie eine Kiefer“ [K341]

2.1.1 Körperhaltungen und ihre Wirkweisen aus Sicht der chinesischen Medizin

Betrachtet man die Körperhaltungen des Qigong in Verbindung mit den Konzepten der chinesischen Medizin, wird deutlich, dass sie in vielfältiger Weise dazu dienen, bestimmte Akupunkturstellen und Leitbahnen zu beeinflussen. Auf diese Weise wirken sie im Sinne einer Auflösung von Stauungen und Blockaden und fördern einen ungehinderten Fluss von Qi und Xue in den Leitbahnen.

Diese praktische Anwendung der Konzepte der chinesischen Medizin in den Übungen lässt sich anhand einiger Beispiele demonstrieren:

Die Übung „Massiere die *Shenshu*-Punkte“ („Acht-Brokat-Übungen“ im Stehen ▶ Kap. 7.3, „Acht-Brokat-Übungen“ im Sitzen ▶ Kap. 7.4), eine häufig gebrauchte Form der Abschlussübung, sowie alle Übungen in der Grundhaltung „Stehen wie eine Kiefer“ (▶ Kap. 7.1.1) beeinflussen in deutlicher Weise die *Shenshu*-Punkte („Einflusspunkte des Nieren-Funktionskreises“, Bl 23/V 23). Die Wirkung dieser Akupunkturbereiche umfasst vor allem die Regulation und Stärkung des Qi des Fk Niere (qi renale, *shenqi*) und damit die Stärkung von Lenden-Kreuz-Bereich, Becken, Beinen und Füßen. In die gleiche Richtung wirkt eine Übung, die in abgewandelter Form in nahezu allen Übungsmethoden integriert ist: das Dehnen der Blasen-Leitbahn (c. vesicalis, *pangguang jing*) durch Beugen des in sich geraden Rumpfes („Acht-Brokat-Übungen“ im Stehen ▶ Kap. 7.3.2, Kranich-Übungen ▶ Kap. 7.2.2). Das Stärken der Fk Niere und Blase (oo. renalis et vesicalis, *shen pangguang*) fördert den Idealzustand „untere Fülle – obere Leere“ oder „untere Festigkeit – obere Leichtigkeit“, d.h. ein festes Fundament, körperlich und geistig, verbunden mit dem Gefühl von Leichtigkeit im oberen Körperbereich, wo sich geistige Tätigkeiten und Atem abspielen.

Ein weiteres Beispiel ist die Übung „Der Hirsch wendet den Kopf" aus dem „Spiel der Fünf Tiere" (▶ Kap. 7.7.4, ▶ Abb. 2.3). Durch eine leicht nach außen spannende „Pfeilhand" wird eine deutliche Wirkung auf den Akupunkturpunkt *houxi* („Der hintere Wasserlauf", Dü 3/IT 3) ausgeübt. Der „innere Blick", die Vorstellungskraft *(yi)*, geht zum Bereich *weilü* (Steißbeinende) und weiter zu den *yongquan* („Die emporsprudelnde Quelle", Ni 1/R 1, Fußsohle). Auf diese Weise werden die Leitbahn der Steuerung (s. regens, *dumai*) und die Nieren-Leitbahn (c. renale, *shen jing*) beeinflusst.

Die Beispiele zeigen, dass die Körperhaltungen des Qigong dazu beitragen, die in der chinesischen Medizin beschriebenen Störungen und Erkrankungen, wie z. B. Qi-Blockaden oder energetische Schwäche des Fk Niere (depletio des o. renalis, *shen xu*), zu beseitigen (Krankheitsbilder ▶ Kap. 5). Diese Analyse der Körperhaltungen bezüglich ihrer Wirkung auf bestimmte Leitbahnen und Akupunkturstellen darf jedoch nicht missverstanden werden. Keinesfalls geht es nur darum, einzelne Akupunkturpunkte gezielt zu beeinflussen. Vielmehr gilt es, die Körperhaltung als Teil der Gesamtübung von Körper, Atmung und geistigen Kräften so zu gestalten, dass der freie Fluss von Qi und Xue optimal unterstützt wird. Qigong-Übungen sind prinzipiell „vollständige" Übungen, d. h. sie dienen der Regulation des Gesamtsystems menschlicher Lebensfunktionen.

2.1.2 Körperhaltungen des Qigong aus Sicht der westlichen Medizin

Nicht nur aus Sicht der chinesischen Medizin, sondern auch aus Sicht der westlichen Medizin stellen die Körperhaltungen des Qigong Idealhaltungen dar, die physiologische Funktionen in optimaler Weise unterstützen (Zumfelde-Hüneburg, 1996, 1998). Bei ihren Untersuchungen weist Christa Zumfelde-Hüneburg besonders auf vier As-

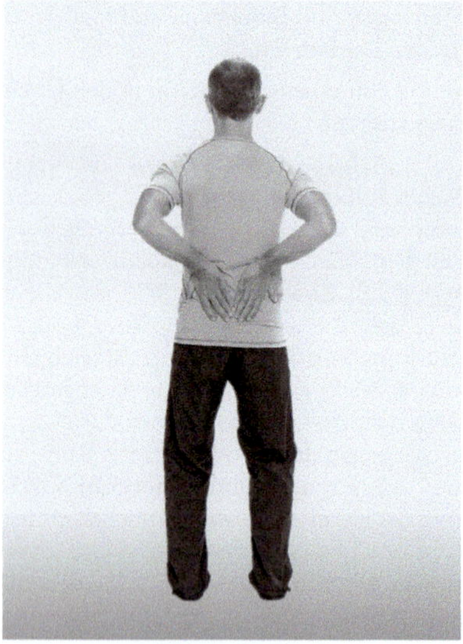

Abb. 2.2 „Massiere die *Shenshu*-Punkte" (aus den „Acht-Brokat-Übungen" im Stehen) [K341]

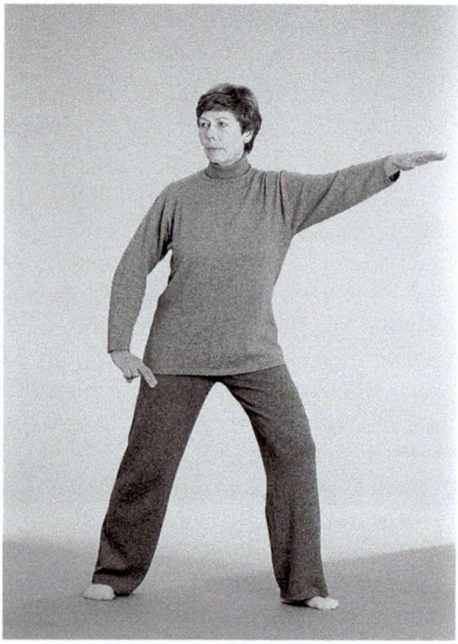

Abb. 2.3 „Der Hirsch wendet den Kopf" (aus dem „Spiel der Fünf Tiere") [K341]

pekte der Qigong-Körperhaltungen hin, die sie aus anatomischer und physiologischer Sicht zu optimalen Haltungen machen (Zumfelde-Hüneburg, 1998):

Bandscheibenbelastung

Ein wesentlicher Anteil der elastischen Stabilität der Wirbelsäule beruht auf den Bandscheiben. Diese bestehen aus faserreichem Knorpelgewebe mit einem Gallertkern im Zentrum, der wie ein Wasserkissen wirkt: Wird der Druck auf die Bandscheibe zu groß, wird diese wie ein Schwamm ausgepresst; lässt der Druck auf die Bandscheibe nach, kann sie sich regenerieren und wieder mit Wasser füllen. Qigong-Haltungen (Becken entspannt, untere Körperöffnungen ein wenig geschlossen, Gesäßkraft nach unten gerichtet) führen zu einer optimalen Entlastung der Bandscheiben. Patienten mit Rückenschmerzen – gleich welcher Ursache – erfahren deshalb durch Qigong-Übungen häufig eine deutliche Erleichterung.

„Stehen im Lot"

Das „Stehen im Lot", wie es im Qigong geübt wird, bedeutet, dass die Schwerpunkte der einzelnen Körperbereiche auf einer Belastungslinie liegen (▶ Abb. 2.4), was einer optimalen Haltung bezüglich der Beanspruchung des Halteapparats entspricht (Illi, 1993).

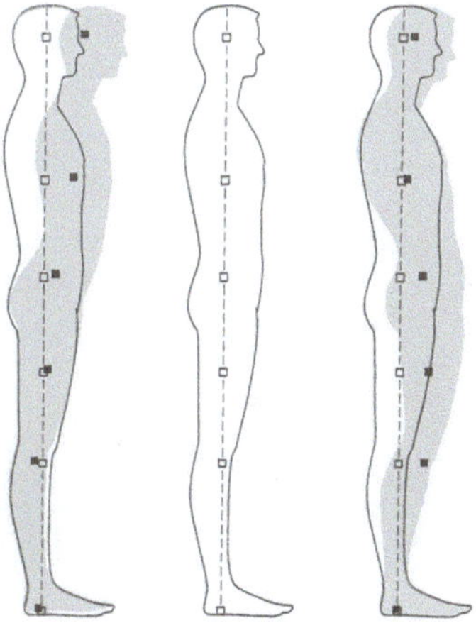

Abb. 2.4 „Stehen im Lot", sodass die Schwerpunkte der einzelnen Körperbereiche auf einer Belastungslinie liegen [G116]

Beugen des Rumpfes

In zahlreichen Übungen des Qigong wird der Rumpf nach vorne gebeugt, um u.a. die Blasen-Leitbahn (c. vesicalis, *pangguang jing*) anzusprechen und durchgängig zu machen (z.B. „Mit beiden Händen die Füße umfassen, um den Fk Niere [o. renalis, *shen*] und die Hüften zu stärken" aus den „Acht-Brokat-Übungen" im Stehen, ▶ Kap. 7.3.2). Dabei wird stets auf einen geraden Rücken geachtet. Bei dieser Art des Bückens werden die Bandscheiben am wenigsten belastet. Bückt man sich mit rundem Rücken, werden die Vorderkanten der Bandscheiben stärker belastet, und der Bandscheibenkern weicht nach hinten aus. Im Extremfall kann er sich vorwölben und auf einen Nerv drücken. Beim Bücken mit geradem Rücken bleibt die Belastung gleichmäßig auf der Bandscheibe verteilt (Krämer, 1986).

Blutversorgung des Kopfes durch die Arteria vertebralis

In Qigong-Haltungen wird eine Kopfhaltung praktiziert, bei der Kinn und Brustbein ein wenig angenähert sind, vergleichbar mit der Kopfvorneigung von ca. 10 Grad (▶ Abb. 2.5). Diese Kopfhaltung wird unterstützt durch die Entspannung der Augen (indem man z. B. den Blick in die Ferne schweifen lässt und durch das Bewahren der Aufmerksamkeit im Dantian [Jiao, 2005a]). Durch die Entspannung der Augen senkt sich der Blick etwas, sodass sich die leichte Kopfvorneigung ganz natürlich einstellt. Von dieser Kopfhaltung wird nur bei wenigen Übungsformen abgewichen, und auch dort nur kurzzeitig, um besondere Schwerpunkte zu üben. Bei leichter Kopfneigung von etwa 10 Grad ist die Durchblutung der Arteria vertebralis am besten (Krämer, 1990).

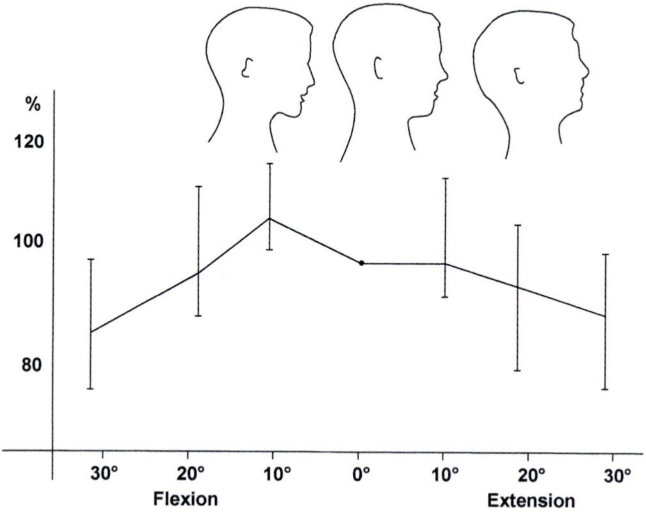

Abb. 2.5 Blutversorgung des Kopfes [E101–007]

Darüber hinaus stellen Körperhaltungen auch Gebärden dar, die heilsame geistige Inhalte ausdrücken können, wie z. B. den „Respekt“ vor „Himmel und Erde“ oder vor der Natur („Stehen wie eine Kiefer“, s. o. und ▶ Kap. 7.1.1). Auch können sie im Sinne einer Ehrerbietung praktiziert werden, wie die in vielen Kulturen bekannten Gebetshaltungen (z. B. „Wasche die *Laogong*-Punkte“, ▶ Kap. 7.4.2).

Weiterhin können Körperhaltungen auch Symbole darstellen, wie einen Kreis, der als Symbol für Schutz, Rahmen, Sicherheit, Ganzheit und Wiederkehr stehen kann. Außerdem können sie symbolhaft übergeordnete Begriffe darstellen wie z. B. „Weite“ in der 2. Form des „Spiels des Kranichs“ (▶ Kap. 7.7.2) oder „Sammlung“ im „Sitzen in Stille“ aus den „Acht-Brokat-Übungen“ im Sitzen (▶ Kap. 7.4.2).

2.2 Körperbewegungen

Im Qigong sind die Bewegungen grundsätzlich natürlich, locker und fließend. Körperhaltungen, die bei einem Bewegungsablauf geübt werden, sind häufig Dehnvorgänge, die den Fluss von Qi und Xue sowie die Beweglichkeit der Gelenke und Muskeln verbessern oder wiederherstellen (z. B. die „Acht-Brokat-Übungen" im Stehen, ▶ Kap. 7.3). Der Gedanke, dass krankhafte Störungen „durch Dehnen aus dem Körper herausgelöst" *(yin)* werden können, geht bereits auf ein Manuskript aus dem 2. Jh. v. Chr. („Buch über das Dehnen", *Yinshu*) zurück (Engelhardt, 1998: 16).

2.2.1 Bewegungen als Manifestationen von Yin und Yang

Eine wesentliche Rolle spielen Kreis- und Spiralbewegungen als Ausdruck der zyklischen Natur der Lebensprozesse. Qigong-Bewegungen können als ein Nachzeichnen der grundlegenden Naturgesetzmäßigkeit des Wandels von Yin und Yang verstanden werden.

Den Wechsel zwischen Yin und Yang ahmt man z. B. durch die Verlagerung des Körperschwerpunkts nach: Der belastete Fuß entspricht Yang, der unbelastete Yin. Auch in den Bewegungen der Hände lässt sich dieses Prinzip erkennen, wobei die Hand, die sich nach vorne oder oben bewegt, Yang zugeordnet ist, während die sich nach hinten oder unten bewegende Hand Yin entspricht. Erst dieser ständige Wechsel zwischen Belastung und Leere, zwischen Yin und Yang ermöglicht einen harmonischen und langsamen Bewegungsfluss des Körpers. Ohne äußere Einwirkungen und mit minimalem Kraftaufwand kann sich so eine Dynamik entfalten, die sich auch durch andere komplementäre Begriffe charakterisieren lässt: Öffnen und Schließen, Entfalten und Verdichten, Bewegung und Ruhe, Weichheit und Härte, Einatmen und Ausatmen.

Die Bedeutung der „Mitte" (*Dantian*) und der Verbindung von Innen und Außen, bei der es sich ebenfalls um eine Yin-Yang-Polarität handelt, wird verdeutlicht, wenn sich die Hände in vielfacher Weise vom Nabelbereich ausgehend entfalten und dorthin zurückgeführt werden. Die Bewegungen werden in der Vorstellung wie gegen einen sanften Widerstand ausgeführt, etwa so, als bewegte man sich in Wasser. Dadurch wird die Aufmerksamkeit auf die bewegten Körperareale gelenkt, was zu deren physiologischer Aktivierung führt („das Qi folgt"); zugleich wird stets das Bewahren in der (Körper-)„Mitte" geübt.

2.2.2 Bewegungen und Vorstellungskraft *(yi)*

Die Bewegungen werden stets von der Vorstellungskraft *(yi)* (▶ Kap. 2.4) angeleitet; ohne diesen wesentlichen Aspekt spricht man von „leeren" Bewegungen, die nicht in der Lage sind, eine optimale regulierende Wirkung auf den Gesamtorganismus auszuüben. Grundsätzlich werden die Bewegungen im Qigong langsam ausgeführt, da man für die Verbindung von Aufmerksamkeit und Qi eine gewisse Zeit der Entwicklung benötigt. Außerdem ist die Langsamkeit zuträglich für die angestrebte Vollständigkeit der Bewegung, die kein Körperteil unbeteiligt lässt. Dies gilt besonders für den Beginn des Übens; mit entsprechender Übungsfertigkeit sind auch schnellere Bewegungen nicht leer und erfassen den Körper als Ganzes.

Für die einzelnen Bewegungsformen dienen oftmals Naturphänomene mit „mustergültigen" Bewegungen als Vorbild: ziehende Wolken, fließendes Wasser, wogende Ähren. Diese Bilder sind entweder in den Übungsbezeichnungen enthalten (wie z. B. „Wasserfall", ▶ Kap. 7.1), oder sie werden mittels der Vorstellungskraft *(yi)* als bildhafte Vorstellung in die Bewegung einbezogen. Ein besonders reichhaltiges Repertoire an Bewegungsvorbildern bietet die Tierwelt (praktische Übungen: „Kranich-Übungen", ▶ Kap. 7.2, „Spiel der Fünf Tiere", ▶ Kap. 7.7). Heilsame geistige Inhalte können nicht nur über die Körperhaltungen, sondern auch über die Bewegungen ausgedrückt werden. Körperbewegungen haben häufig auch symbolischen Charakter und können z. B. Weite und Schutz, Wandlungsfähigkeit und Sicherheit ausdrücken.

2.2.3 Qi-Fluss

Eine Analyse der Bewegungen zeigt, dass sich in jeder Qigong-Bewegung das Grundmuster von Steigen und Sinken, Öffnen (Entfalten) und Schließen (Verdichten) in unzähligen Ausformungen findet. Für die therapeutische Anwendung des Qigong vor dem Hintergrund der chinesischen Medizin ist dies von größter Bedeutung, denn durch die Betonung einzelner Faktoren kann eine unterschiedliche Wirkung erzielt werden.

Werden z. B. bei Arm- und Beinbewegungen oder bei der gesamten Körperhaltung die **steigenden Elemente** betont, so kann dies zu einem Anheben des Qi führen. Liegt z. B. Diarrhö (▶ Kap. 5.4.3) aufgrund energetischer Schwäche des Fk Milz (depletio des o. lienalis, *pixu*) vor und gilt es, einerseits die Fk Milz und Magen (oo. lienalis et stomachi, *pi wei*) zu stärken und gleichzeitig dem Absinken des Qi des Fk Milz (qi lienale, *piqi*) entgegenzuwirken, sollten die steigenden oder anhebenden Elemente betont werden. Bei der 3. Übung der „Acht-Brokat-Übungen" im Stehen, „Einen Arm heben, um die Fk Milz und Magen aufeinander abzustimmen" (▶ Kap. 7.3.2), ahmt man mit der Armbewegung die Trennung nach, die in der „Mitte" (Fk Milz und Magen, oo. lienalis et stomachi, *pi wei*) stattfindet: Das klare Qi des Fk Milz (qi lienale, *piqi*) wird nach oben, die trüben Säfte werden über den Fk Magen (o. stomachi, *wei*) nach unten geleitet. Durch eine Betonung der heben-

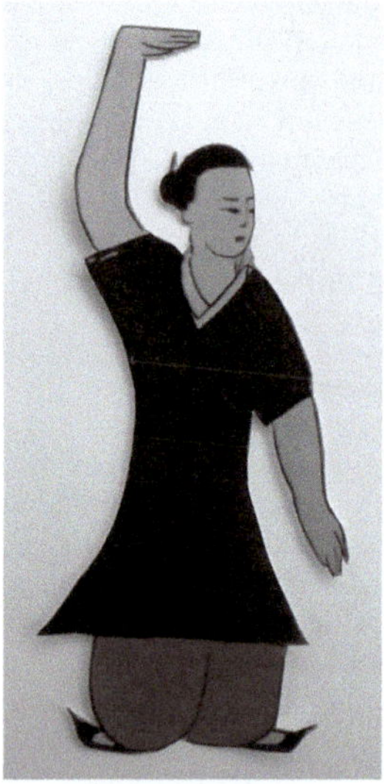

Abb. 2.6 Ausgewogenheit zwischen steigenden und sinkenden Elementen (aus dem *Daoyintu*)

den Bewegung der oberen Hand kann hier das Qi des Fk Milz (qi lienale, *piqi*) bewusst nach oben zur Entfaltung gebracht werden (▶ Abb. 2.6).

Betont man bei der Bewegung und Körperhaltung eher die **sinkenden Elemente,** so kann man das Qi absenken. Bei Kopfschmerzen aufgrund „oberer Fülle" (▶ Kap. 5.1.2) sollte bei allen Qigong-Übungen den sinkenden Elementen besondere Aufmerksamkeit geschenkt werden, um einer energetischen Überladung (repletio, *shi*) im oberen Körperbereich entgegenzuwirken und das Aufsteigen des Yang des Fk Leber (yang hepatici, *ganyang*) zu verhindern.

Werden die **öffnenden Elemente** betont, also die Hände nach außen geöffnet, größere Armbewegungen oder Schrittbewegungen vollzogen, kann dies eine weitende und ausleitende Wirkung haben. Eine Betonung der öffnenden Elemente kann dazu beitragen, die Oberfläche (extima, *biao*) zu öffnen, um Schrägläufigkeiten (Heteropathien, *xie*) auszuleiten, was beim Beginn von Erkältungskrankheiten erforderlich sein kann (▶ Kap. 5.2.1). Außerdem können durch öffnende Bewegungen repletive Zustände gelindert werden.

Durch eine Betonung der **schließenden Elemente,** also durch bewusstes Zurückführen der Hände zur Körpermitte sowie durch kleinere Armbewegungen oder Schrittbewegungen, kann man Qi zuführen oder stützen, was vor allem bei energetischer Schwäche (depletio, *xu*) des Qi angezeigt ist. Dabei umfasst das Schließen auch die Vorstellung vom Bewahren, Nähren und Sammeln der eigenen Kräfte, die für Qigong-Übungen essenziell ist. Um den nährenden, zuführenden und sammelnden Aspekt zu betonen, kann man bei energetischer Schwäche (depletio, *xu*) des Qi zunächst auch mit einfachen Entspannungsübungen oder Übungen zur Sammlung der Vorstellungskraft *(yi)* auf das untere Dantian beginnen (▶ Kap. 7.1.2), die im Liegen oder Sitzen auszuführen sind. Hierfür eignen sich z. B. die „Acht-Brokat-Übungen" im Sitzen (▶ Kap. 7.4), von denen auch einzelne Übungen, dann allerdings mit häufigeren Wiederholungen, geübt werden können. Insbesondere die Zwischenübungen haben einen stützenden und nährenden Effekt.

Eine Kombination von öffnenden und schließenden Bewegungen ist grundsätzlich dazu geeignet, den Fk Lunge (o. pulmonalis, *fei*) zu stärken, das Abwehr-Qi (qi defensivum, *weiqi*) zu kräftigen und das Öffnen und Schließen der Poren zu regulieren.

2.3 Atmung

„Die beste Atemmethode ist, den Atem zu vergessen."

Dieser häufig zitierte Merksatz besagt, dass beim Umgang mit dem Atem Natürlichkeit der wesentlichste Aspekt ist und dass der Atem von selbst zu seiner optimalen Funktionsweise findet, wenn er nicht gestört wird.

2.3.1 Die Atmung im Qigong aus Sicht der chinesischen Medizin

Nach der Theorie der chinesischen Medizin wird die Einatmung mit Yin und die Ausatmung mit Yang in Zusammenhang gebracht. Wie bereits erwähnt, liegt jeder Bewegung im Qigong das Prinzip von Yin und Yang zugrunde: beim Belasten und Entlasten des Fußes, bei öffnenden und schließenden bzw. hebenden und senkenden Handbewegungen oder eben bei Ein- und Ausatmung. Erst das ausgewogene Wechselspiel von Yin und Yang verleiht den Qigong-Übungen ihre fließende Dynamik, wobei Atmung und Bewegung sich ganz von selbst aufeinander abstimmen.

Für die Einatmung und damit für die Assimilation von Qi ist der Fk Niere (o. renalis, *shen*) zuständig, der deshalb auch als „Wurzel des Qi" bezeichnet wird. Im Qigong wird dies häufig in dem Grundsatz zusammengefasst, „die Assimilation des Qi kehrt zurück zum Fk Niere (o. renalis, *shen*)". Nach der Theorie der chinesischen Medizin gilt der Fk Lunge (o. pulmonalis, *fei*) als Träger der rhythmischen Ordnung im gesamten Körper. Somit ist er auch allgemein zuständig für den Atemrhythmus und konkret für die Ausatmung und damit das Austreten des Qi.

Während also die Einatmung dem Fk Niere (o. renalis, *shen*) und die Ausatmung dem Fk Lunge (o. pulmonalis, *fei*) zugeordnet ist, wird die Phase zwischen Aus- und Einatmung dem Fk Milz (o. lienalis, *pi*) zugeordnet. Die Bedeutung des Zeitraums zwischen einem Atemzug wird in daoistischen Werken durch ein klassisches Zitat hervorgehoben:

„Frage: In welchem Zeitraum liegt das Geschick des Menschen? …
Antwort: Zwischen Aus- und Einatmung.
Erwiderung: Gut, das würde ich als Dao bezeichnen."

(„Erklärungen der Echten", *Zhen'gao* 6/6b)

Im Allgemeinen wird durch die Nase, also das dem Fk Lunge (o. pulmonalis, *fei*) zugeordnete Sinnesorgan, ein- und ausgeatmet. Nur bei bestimmten Atemtechniken atmet man durch den Mund aus. Die Zungenspitze sollte stets locker am Gaumen liegen. Auf diese Weise dient die Zunge als eine Art „Brücke" zwischen der Leitbahn der Steuerung (s. regens, *dumai*) und der Aufnehmenden Leitbahn (s. respondens, *renmai*). Zum anderen führt dies zur Entspannung des Unterkiefers. Ein „natürlicher", ungestörter Atem wird als sanft, fein, gleichmäßig, tief und lang beschrieben. Eine keuchende und geräuschvolle Atmung hingegen gilt auch in der chinesischen Medizin als Anzeichen für eine Unausgewogenheit von Qi bzw. für eine Erkrankung.

Insgesamt kommt der Atmung die Aufgabe zu, den ständigen rhythmischen Austausch zwischen Innen und Außen zu gewährleisten; sie kann die Harmonie zwischen Innen und Außen regulieren und dabei die vitalen, aktiven Kräfte des Menschen, deren Grundlage das Qi bildet, regenerieren. Zugleich bringt sie das klare, reine Qi in Umlauf und lässt das unreine, trübe Qi austreten (Engelhardt 1996).

2.3.2 Die Atmung im Qigong aus Sicht der westlichen Medizin

Auch aus der Sicht der westlichen Medizin sind die Vorteile einer „natürlichen" Atmung augenfällig: Die Erwärmung der Atemluft in der Nase ist gewährleistet, die Kapazität der Lungen wird ausgenutzt, die Amplitude der Zwerchfellbewegung vergrößert sich, die Bauchorgane werden in sanfter Weise massiert. Störfaktoren für den Atem gibt es in vielfältiger Form, z. B. schlechte Körperhaltungen, Verspannungen, Emotionen. Dabei sind kurzzeitige Abweichungen von einer optimalen Atmung normales Alltagsgeschehen. Langanhaltende und nicht durch Zeiten der Regeneration ausgeglichene Störungen des Atems hingegen beeinträchtigen die Lebensfunktionen erheblich.

Bei den Übungen des Qigong werden durch Körperhaltung, Bewegung und Vorstellungskraft *(yi)* optimale Voraussetzungen für den Atem geschaffen. Dabei spielt die Vorstellungskraft *(yi)* eine besonders wichtige Rolle, da ihr zentralster Inhalt, Qi zum Dantian zu lenken und dort zu bewahren, die Entwicklung einer tiefen Bauchatmung fördert. Eine tiefe, langsame Bauchatmung ökonomisiert den Atem, und die Atemarbeit wird bei gleicher Leistung gesenkt. Christa Zumfelde-Hüneburg zeigte dies in zwei Untersuchungen zu atemphysiologischen Parametern und ihren Veränderungen, die sich beim Praktizieren der Übungsmethode „Tuna" und der Entwicklung einer tiefen, langsamen Bauchatmung ergaben (Zumfelde-Hüneburg 1994, 1996, 1998).

2.3.3 Die Vielfalt der Atemmethoden im Qigong

Auf der Basis des essenziellen Aspektes der Natürlichkeit können nun bestimmte Atemtechniken geübt werden.

Atmung bei Übungen in Bewegung

Bei Methoden, die zur Kategorie der Übungen in Bewegung zählen, wird vorwiegend mit natürlichem Atem geübt, der allerdings im Übungsverlauf von selbst in eine tiefe Bauchatmung übergehen kann. Entspannung und eine ausgewogene Körperhaltung sind hierfür die wichtigsten Voraussetzungen. Bei den meisten Bewegungsmustern kann man die Atmung mit den Körperbewegungen koordinieren. Hierbei ist zu beachten, dass keine rigiden Übungsanforderungen bezüglich einer solchen Koordination gestellt werden sollten. Übt man mit Entspannung und Natürlichkeit, so stellt sich häufig von selbst eine Koordination von Atem und Bewegung ein. Dabei ist zu beobachten, dass steigende und schließende Bewegungen meist mit dem Einatmen, sinkende und öffnende mit dem Ausatmen verbunden werden. Allerdings kann sich auch eine andere Koordination ergeben. Diese sich natürlich einstellende Koordination kann individuell variieren und ist abhängig von vielen inneren und äußeren Faktoren. Da die Natürlichkeit einen besonders hohen Stellenwert besitzt, erzielt man die besten Wirkungen, wenn es gelingt, eine gute Wahrnehmung für die inneren physiologischen Bedürfnisse zu entwickeln und ihnen nicht zuwider zu handeln. Dies gilt ganz besonders für den Aspekt der Atmung.

Atmung bei Übungen in Ruhe

Bei Übungen in Ruhe können auch andere grundlegende Atemmethoden zur Anwendung kommen (▶ Kap. 7.1.3): Einige können unter dem Begriff „Ruhiges Atmen" zusammengefasst werden; hierzu gehören „Einatmen durch die Nase, Ausatmen durch den Mund", was die Vertiefung der Atmung und die Entspannung im Körper fördert, oder die verschiedenen Methoden des „Atemzählens", was zu einer Konzentration und Beruhigung der geistigen Tätigkeiten führt. Mit „Bauchatmung" werden Techniken bezeichnet, die als Schwerpunkt eine Verlagerung der Atembewegung vom Brust- in den Bauchraum anstreben; je nach der Koordination von Ein-/Ausatmen und Ausdehnung/Zusammenziehen des Bauches unterscheidet man zwischen „Normaler Bauchatmung" und „Entgegengesetzter Bauchatmung". In Zusammenhang mit der Bauchatmung werden verschiedene Methoden des sogenannten „Atemanhaltens" geübt, das weniger ein Anhalten als eine sich natürlich verlängernde Pause nach Aus- bzw. Einatmen ist; hierfür werden in Gedanken gesprochene Worte oder Sätze unterschiedlicher Länge zu Hilfe genommen. Eine weitere Kategorie von Atemmethoden stellt das „Atmen unter Leitung der Vorstellungskraft *(yi)*" dar. Die Vorstellungskraft *(yi)* (▶ Kap. 2.4) hat im gesamten Übungsgeschehen grundsätzlich eine anleitende Funktion, wird jedoch bei diesen Übungsmethoden in ganz besonderer

Weise zur Lenkung, Verdichtung und Verbreitung des Atems angewandt. Hierzu gehören „Fersenatmung“, „Dantian-Atmung“ und „Körperatmung“ (▶ Kap. 7.1.3).

Eine weitere Kategorie stellen Methoden dar, die mit dem **Sprechen von Lauten,** lautlos oder hörbar, einhergehen (praktische Übungen: „Sechs Laute“, ▶ Kap. 7.5). Diese kurz umrissenen grundlegenden Techniken können in vielfältiger Weise mit anderen Übungselementen kombiniert werden: mit unterschiedlichen Körperhaltungen, Selbstmassage, Bewegungen und Vorstellungsbildern.

2.3.4 Zur Wirkweise der Atmung

Grundsätzlich lässt sich sagen, dass im Qigong die Atmung zunächst den Impuls gibt, das innere Qi rhythmisch in den Leitbahnen zu verteilen oder es in bestimmten Kreisläufen zirkulieren zu lassen. Zugleich begleitet die Atmung den Qi-Fluss und unterstützt die Wirkung des Qi. Gerade in Bezug auf das Steigen und Sinken des Qi im Körper lässt sich dieser Zusammenhang anschaulich darstellen: So kann z. B. die Ausatmungsphase das Sinken des Qi verstärken, während die Einatmungsphase das Steigen des Qi fördert. Konzentriert man sich nicht nur auf die Ausatmung, sondern zusätzlich z. B. auf den unteren Körperbereich und vollzieht eine absenkende Körperbewegung, so kann die absenkende Wirkung nochmals verstärkt werden. Die Bewegung des inneren Qi kann somit durch die Interaktion zwischen Atmung, meditativer Konzentration und körperlicher Bewegung gezielt geleitet werden (Jiao, 2005a: 103).

Abschließend sollen die Wirkrichtungen der wichtigsten Atemmethoden im Qigong genauer betrachtet werden. Die natürliche oder harmonische Atmung ist die gebräuchlichste Atmungsweise und auch für Anfänger geeignet. Durch die gleichmäßige, natürliche Rhythmisierung der Atmung kann sie das für das Qigong essenzielle Wechselspiel von Öffnen und Schließen, Anheben und Absenken, Zuführen und Ausleiten optimal begleiten und lässt zugleich auch Nuancierungen in die eine oder andere Wirkrichtung zu.

Die Atemtechniken, bei denen die Einatmung betont wird, und die Atemtechniken zum „Sperren des Qi“ können vornehmlich zur Assimilation des Qi dienen und wirken insgesamt eher suppletiv. Die rhythmisierende Wirkung tritt dabei in den Hintergrund. Zum Ausleiten von schrägläufigem (heteropathischem, *xie*) Qi und zum Durchgängigmachen der Leitbahnen haben sich die Atemtechniken bewährt, bei denen die Betonung auf der Ausatmung liegt. Die bewusste Betonung von Ein- oder Ausatmung erfordert aber eine gewisse Stabilität und Erfahrung in Atemübungen.

2.4 Vorstellungskraft *(yi)*

Im Zusammenwirken der Übungselemente, die sich im Qigong verbinden, spielt die Vorstellungskraft *(yi)* bzw. die Gesamtheit geistiger Aktivitäten die anleitende Rolle. Genau hierin unterscheiden sich Qigong-Bewegungen von vielen anderen Arten der Bewegung. Auch in Qigong-Übungen ohne äußerliche Bewegung sind es die geistigen Aktivitäten, die den besonderen inneren Zustand hervorbringen.

Um die geistigen Kräfte und Aktivitäten während des Übens zu beschreiben, wird in den Übungsanweisungen des Qigong vor allem von der „Vorstellungskraft“ *(yi)* gesprochen. Das chinesische Zeichen für *yi* besteht aus den Bestandteilen „Herz“ und „Klang/Laut“ und kann deshalb auch als „Klang des Herzens“ interpretiert werden. Im Zusammenhang mit Qigong hat der Begriff *yi* mehrere Bedeutungen wie Gedanke, Vorstellung, Aufmerksamkeit oder Intention und wird allgemein für verschiedene geistige Aktivitäten gebraucht.

Der Zusammenhang zwischen Vorstellungskraft *(yi)* und Qi wird schon in Tangzeitlichen Texten erwähnt, wie z. B. in der „Lehrformel über das Abstreifen des Körpers mittels des Qi" *(Weiqi jing):*

„Dem Qi gilt es in der Weise zu folgen, dass zwischen ihm und der Vorstellungskraft (yi) kein Widerstreit entsteht" (Despeux, 1995: 64).

In der Beschreibung der Übung „Lan Caihe (einer der Acht Unsterblichen) spaziert singend durch die Stadt" *(Lan Caihe xingge cheng)* findet sich folgende Verbindung von innerer Vorstellungsübung und äußerer Bewegung: *„Bei einer Blockade der Qi-Leitbahnen der linken Körperhälfte die linke Hand bewegen und gleichzeitig mithilfe der Vorstellungskraft (yi) das innere Qi zirkulieren lassen, während die Hand angehoben wird."* (Despeux, 1995:189)

Die in Qigong-Übungen angewandten geistigen Kräfte können je nach Inhalt und Gebrauch die unterschiedlichsten Wirkungen unterstützen oder hervorbringen.

2.4.1 Inhalte der Vorstellung

Im Wesentlichen lassen sich vier Kategorien unterscheiden:

- Das Bewahren der Vorstellungskraft *(yi)* in Körperregionen
- Das Richten der Vorstellung bzw. der Aufmerksamkeit auf reale Dinge
- Das Sichvorstellen oder Vergegenwärtigen von Dingen oder Begebenheiten
- Das Richten der Vorstellungskraft *(yi)* auf die Bedeutung von Dingen oder Wörtern.

Das Bewahren der Vorstellungskraft *(yi)* in Körperregionen

Hier wird die Aufmerksamkeit auf und in den eigenen Körper gelenkt, was der Zerstreuung (einem Verbrauch) von Qi entgegenwirkt.

Eine zentrale Rolle spielt das Bewahren der Vorstellungskraft *(yi)* in den Dantian *(yishou dantian)*. Die Dantian (Elixierfelder) gelten als besondere Kumulationsbereiche der Lebenskraft. Die geistigen Kräfte dort zu sammeln und zu bewahren, bewirkt auch ein Bewahren, Stabilisieren und Mehren des Qi. Zu Lage und Zahl der Dantian gibt es unterschiedliche Überlieferungen und Ansichten; allen Traditionen gemeinsam ist jedoch, dass die Körpermitte die größte Bedeutung hat.

Das vordere Dantian („Mitte des Nabels" [Ren 8/Rs 8, *shenque, qizhong*]) und damit der Nabel steht in enger Beziehung zum Fk Milz (o. lienalis, *pi*) und zum Qi der erworbenen Konstitution (qi ascitum, *houtian zhi qi*); das hintere Dantian („Pforte des Lebensloses" [Du 4/Rg 4, *mingmen*] und Bereich der *Shenshu* [„Einflusspunkt des Nieren-Funktionskreises", Bl 23/V 23]) steht in Beziehung zum Fk Niere (o. renalis, *shen*) und damit zum Qi der angeborenen Konstitution (qi nativum, *xiantian zhi qi*). Das untere Dantian in der Mitte des Beckens ist wesentlich für die Entwicklung einer tiefen Bauchatmung, die wiederum die Grundlage für alle nährenden und aufbauenden Aspekte des Übens ist (weitere Ausführungen zu den Dantian ▶ Kap. 2.5.2).

Das Bewahren der Vorstellung in den Dantian hat also eine weitreichende Wirkung auf Funktionskreise und Atmung. Das Übungsprinzip „innen 7 – außen 3" besagt, dass unabhängig von allen weiteren Übungsanforderungen das Bewahren der geistigen Kräfte in der Körpermitte von großer Bedeutung und Wirkkraft ist.

Die Vorstellungskraft *(yi)* wird auch auf andere Bereiche gerichtet, die in der Akupunktur und der chinesischen Massage eine wichtige Rolle spielen. Bei Qigong-Übungen sind dies vor allem die Handflächenmitten („Mitte des Handtellers“, Pe 8/Pc 8, *laogong*) und die Fußsohlenmitten („Die emporsprudelnde Quelle“, Ni 1/R 1, *yongquan*). Sie stehen in enger Beziehung zu den Fk Herz und Niere (oo. cardialis et renalis, *xin shen*) und wirken regulierend und verbindend für das Oben und Unten sowie für das Steigen und Sinken von Qi. Die *Laogong*-Bereiche („Mitte des Handtellers“, Pe 8/Pc 8) werden bei allen Vorstellungen des Tragens, Umfassens oder Stützens mit den Händen, wie z. B. in der ersten Übung der „Acht-Brokat-Übungen“ im Stehen (▶ Kap. 7.3.2) angesprochen. Die *Yongquan*-Bereiche („Die emporsprudelnde Quelle“, Ni 1/R 1) werden durch die bei jedem Stand wichtige Vorstellung der Verwurzelung angesprochen.

Auch das Konzept der Leitbahnen kommt in den Vorstellungsübungen zum Tragen: Man verbindet Bewegungen mit bestimmten Kraftvorstellungen, die sich im Verlauf der Leitbahnen ausdehnen und so deren Regulation bewirken. Ein Beispiel ist die Vorstellung von „schneidender“ Handkantenkraft bei der 2. Form des Spiels des Kranichs (▶ Kap. 7.7.2), die eine Regulation der Herz-Leitbahn (c. cardialis, *xin jing*) bewirkt. Auch in der 4. Form der Kranich-Übungen (▶ Kap. 7.2.2) werden durch eine Dehnung im Kleinfingerbereich die Herz- und Dünndarm-Leitbahnen (cc. cardialis et intestini tenuis, *xin xiaochang jing*) angesprochen.

Eine weitere Möglichkeit, die Vorstellung in Körperregionen zu lenken, ist das Bewahren der Vorstellungskraft *(yi)* am Krankheitsort. Die gedankliche Aktivität am Krankheitsort kann von unterschiedlicher Qualität sein, z. B. ein Verdichten, ein Entfalten, ein Umkreisen, ein Wärmen oder ein Kühlen. Diese Art der Anwendung erfordert jedoch eine gute Kenntnis des Krankheitsgeschehens und der Wirkungen, die mit der Vorstellungskraft *(yi)* dort ausgelöst werden können; weiterhin muss berücksichtigt werden, wie gut der Übende mit der Vorstellungskraft *(yi)* umgehen kann.

Das Richten der Vorstellung auf reale Dinge

Das Richten der Aufmerksamkeit auf Gegenstände im Raum dient der Beruhigung des Geistes und damit dem Sammeln und Bewahren von Qi. Das Richten der Aufmerksamkeit auf reale Dinge eignet sich für Übungen in körperlicher Ruhe. Die Wahl der Gegenstände ergibt sich aus dem Ziel, nämlich der Beruhigung des Geistes. Im Allgemeinen betrachtet man eine Malerei oder eine Plastik, aber auch eine Wiese, einen Baum oder einen See und bewahrt die Aufmerksamkeit dort. Neben der Wahl des für den Übenden geeigneten Objekts sind die Entspannung der Augen, ein ausreichender Abstand und die Höhe des Blicks von Bedeutung.

Das Richten der Vorstellungskraft *(yi)* auf Vorstellungsbilder

„Sich etwas vorstellen“ ist eine Fähigkeit geistiger Aktivität. Handelt es sich bei den vorgestellten Dingen oder Begebenheiten um etwas Bekanntes, Erlebtes oder Erfahrenes, das sich der Übende in Erinnerung zurückruft, vergegenwärtigt, gleichsam im Geist von Neuem lebendig werden lässt, spricht man von Imagination (in Abgrenzung zur Fantasie). In Qigong-Übungen werden Vorstellungsbilder gewählt, die den Übungszustand in vielerlei Hinsicht unterstützen, wie z. B. das In-die-Ruhe-Treten (▶ Kap. 2.4.5) durch eine stabile ausgewogene Körperhaltung, einen harmonischen Bewegungsfluss und eine zuversichtliche Geisteshaltung. Sehr häufig werden „Vorbilder“ aus der Natur genommen, die die gewünschten Eigenschaften haben, wie z. B. der Berg (ruhig, stabil), die Kiefer (feste Wurzeln) oder der Tiger (kraftvolle geschmeidige Bewegung).

Das Richten der Vorstellungskraft *(yi)* auf die Bedeutung von Dingen und Wörtern

Das Verstehen von Bedeutungen, das Sichvergegenwärtigen von dem, was hinter einem Wort steht, stellt ebenfalls eine Art der geistigen Tätigkeit dar, die in Qigong-Übungen häufig angewendet wird. Dabei wird die Vorstellung auf die Bedeutung von Wörtern gerichtet, die den Übungszustand fördern, wie z. B. Ruhe, Stille, Entspannung und Zuversicht. Dabei ist es wichtig, die Bedeutung solcher Wörter im Rahmen des Qigong zu kennen: Ruhe ist nicht absolute Ruhe, sondern ein besonderer Zustand von Bewegung; Entspannung ist nicht Schlaffheit, sondern Entspannung mit innerer Festigkeit.

Seit alters her wurden Gedichte und Merksprüche verfasst, um wichtige Begriffe und Bilder gleichsam unvergesslich zu machen und sie mit ästhetischer Kraft wirken zu lassen.

„Von Himmel und Erde lass' Dich zu allen Zeiten geleiten
Lass' Yin und Yang Dein Handeln bereiten, begleiten
Das Dao als Bewegung und Ruhe
Sei all Deinen Sphären zugegen
Dann gelingt Dir das, was man nennt:
‚Das Leben Nähren und Pflegen'."

(Gedicht von *Jiao Guorui*, Dahmer 2007)

2.4.2 Kraft der Symbole und der Ästhetik

Ein wesentlicher Wirkfaktor des Vorgestellten ist sein Symbolgehalt. Dies wird an zahlreichen Bezeichnungen von Übungen deutlich, die starke Embleme der chinesischen Kultur enthalten: Berge, Wasser, Kranich, Kiefer, Hirsch, Taiji, Drache, Kreis. In China ist der Kranich Symbol für Langlebigkeit, Friedfertigkeit und Reinheit, die Kiefer für Lebenskraft, Langlebigkeit und Widerstandsfähigkeit. Eine der am häufigsten gebrauchten Vorstellungen in Qigong-Übungen ist die von Wasser. Eine eindrucksvolle Beschreibung der reichen Symbolik, die in diesem Vorstellungsbild wirksam werden kann, ist einem Kommentar zu Konfuzius' Ausspruch *„Die Gütigen erfreuen sich am Berg, die Weisen erfreuen sich am Wasser"* (Lunyu 6.21) zu entnehmen. Er bezieht sich auf die moralischen Werte, die diesem Element zugeschrieben werden:

„An den Wassern eines Flusses misst ein Edler seine Eigenschaften. Er gibt nach überall hin und ohne Selbstsucht: Darin gleicht er der Tugend. Wohin er kommt, dort entsteht Leben: Darin gleicht er der Menschlichkeit. Wenn er nach unten fließt, passt er sich an und folgt den Linienzügen der Landschaft: Darin gleicht er der Klugheit. Ohne Zögern stürzt er sich in hundert Klafter tiefe Schluchten: Darin gleicht er der Tapferkeit. Er durchwirkt das Schwache und durchdringt das Feine: Darin gleicht er der Erkenntniskraft. Ohne sich zu beklagen, nimmt er üble Dinge in sich auf: Darin gleicht er der Verträglichkeit. Was unrein in ihn kommt, das tritt frisch und sauber wieder aus ihm heraus, darin gleicht er der Verwandlungskraft…

In zehntausend Windungen strebt er nach Osten, darin gleicht er der Entschlossenheit." (Schlombs, Ströber, 1992)

Bei der Verwendung von Vorstellungsbildern, seien es Dinge, Worte oder Begebenheiten, ist immer ihre Symbolkraft in Rechnung zu ziehen. Sie kann kulturspezifisch sein und individuell unterschiedlich erfahren werden. Als Beispiel für kulturell unterschiedliche Assoziationen kann der Drache angeführt werden, der in westlichen Ländern eine eher bedrohliche Ausstrahlung hat, in China aber ein vielschichtiges Symbol für Glück und Lebenskraft darstellt.

Die in Qigong-Übungen verwendeten Vorstellungsbilder zeichnen sich auch durch eine starke ästhetische Kraft aus. Die heilsame Kraft, die im Betrachten, Hören und Sichvorstellen von Ästhetischem liegt (seien es Berge, Malereien oder Kraniche), wird bei den Übungen in vielfacher Weise eingesetzt: bei der Wahl der Vorstellungsbilder, in der Empfehlung, diese Übungen durch das Lesen und Rezitieren von Gedichten einzuleiten und zu begleiten, und auch in der allgemeinen Empfehlung, Künste auszuüben und zu genießen. Berühmte Dichter und Gelehrte wie Bai Juyi oder Su Dongpo haben Gedichte verfasst, die konkrete Übungen oder auch ihre Wirkung, den Qigong-Zustand, zum Inhalt haben.

2.4.3 Innere Betrachtung

Innere Betrachtung *(neiguan)* ist eine andere Form, die geistigen Kräfte einzusetzen. Hierbei geht es nicht um die Betrachtung oder das Sichvorstellen von Dingen, sondern um das Betrachten des Inneren des Körpers. Der Blick wird gleichsam nach innen gewendet, die geistige Kraft wird zur Wahrnehmung, zum „Hinhören" eingesetzt, um so die inneren Vorgänge, die Strukturen, Spannungs- und Entspannungsverhältnisse und Bewegungen im Inneren des Körpers zu „erforschen".

In gewissem Maße wird die innere Betrachtung in allen Qigong-Übungen praktiziert; bei verschiedenen Methoden ist sie jedoch der Schwerpunkt des Übens. Die innere Betrachtung dient u. a. einer verbesserten Wahrnehmung der in einem selbst vorgehenden physiologischen Prozesse und damit auch einer verbesserten Wahrnehmung von Regulierungsbedürfnissen.

2.4.4 Zum praktischen Umgang mit der Vorstellungskraft *(yi)*

Die Vorstellungskraft *(yi)* hat die führende Rolle in Qigong-Übungen. In der praktischen Anwendung werden das Maß, die Auswahl von Bildern, die Intensität und Dynamik sowie die Wirkorte entsprechend der Situation des Übenden angepasst.

Trotz der zentralen Bedeutung der Vorstellungskraft *(yi)* kann es notwendig sein, ihre Rolle geringer zu gewichten, wenn ein Übender z. B. zu endlosen Assoziationen oder einer überstarken Deutung der Vorstellungsbilder neigt, oder wenn sich unangenehme Assoziationen einstellen oder durch eine bestimmte Vorstellung eine Einengung empfunden wird. Vorstellungsübungen sind letztlich nur Hilfsmittel, um in einen guten Übungszustand zu kommen; diesen zu erreichen, gibt es viele Mittel und Wege.

Bei der Auswahl von Vorstellungsbildern ist zu fragen, ob sich mit ihnen die Ziele, wie beispielsweise das Eintreten in die Ruhe, Anleitung zu Körperhaltung und Bewegung, Unterstützung von Entspannung und Kraftverteilung, erreichen lassen. Dies hängt von den Eigenschaften des Vorgestellten und den damit verbundenen Assoziationen ab. Das Vorgestellte soll dem Übenden etwas „sagen", d. h. in seinem Erfahrungsschatz vorhanden sein und angenehme Empfindungen in ihm auslösen.

Eine wichtige Voraussetzung für eine positive Wirkung der Vorstellungskraft *(yi)* ist, dass sie im richtigen Maß und in angemessener Intensität eingesetzt wird. In Qigong-Übungen geht man spielerisch damit um, man nimmt das Vorstellungsbild ernst, aber auch nicht zu ernst. Man übt mit der Vorstellung „einen Ball halten, keinen Ball halten", um keine Verspannung durch zu strenges Üben hervorzurufen.

Vorstellungsbilder werden nicht statisch, sondern dynamisch angewandt, so wie es die Dynamik von Yin und Yang erfordert; an Bildern wird nicht festgehalten, sondern sie können aufeinander folgen. So vielfältig die Inhalte der Vorstellung auch sind, sie spiegeln stets die Polarität von Yin und Yang wider: die festen Wurzeln der Kiefer – ihr emporragender Wuchs, die mächtige Kraft eines Tigers – seine feine, geschmeidige Beweglichkeit, die Weite ausgespannter Kranichflügel – der feste Stand des Kranichs auf der Erde.

2.4.5 In die Ruhe treten *(rujing)*

Das In-die-Ruhe-Treten *(rujing)* ist ein wichtiger Bestandteil aller Qigong-Übungen. Die Wirkung der Übungen hängt wesentlich von der Qualität der geistigen Ruhe während des Übens ab.

Es gibt verschiedene Möglichkeiten, das In-die-Ruhe-Treten zu fördern. Wichtig ist es, ein richtiges Verständnis von Ruhe und Bewegung im Rahmen des Qigong zu haben. Ruhe und Bewegung sind dabei relative Begriffe. Dies wird schon daran deutlich, dass sowohl Übungen in körperlicher Ruhe *(jinggong)* als auch Übungen in körperlicher Bewegung *(donggong)* beides üben: Ruhe und Bewegung.

Das In-die-Ruhe-Treten ist ein besonderer Bewegungszustand der Qigong-Übungen, bei dem man in der Ruhe die Bewegung und bei der Bewegung die Ruhe nicht vergisst. Dies ist nichts weiter als die praktische Anwendung der Yin-Yang-Polarität, die ebenso in allen anderen Aspekten des Übens wie z.B. Anspannung – Entspannung zum Ausdruck gebracht werden soll.

Wenn auch Ruhe und Bewegung gleichermaßen wichtig sind, so ist doch zu bedenken, dass Leben sich immer in Bewegung vollzieht und dass es keine absolute Ruhe gibt. Deshalb wird Ruhe auch als eine besondere Form von Bewegung bezeichnet.

Der Zustand der Ruhe ist kein Dämmerzustand, sondern ein Zustand geistiger Klarheit. Beschreibungen eines guten Qigong-Zustands sind „Ruhe und Wachheit wachsen gleichermaßen" oder „man hört eine Nadel auf den Boden fallen und erschrickt nicht bei einem Trommelschlag".

Es gibt viele Methoden, um in die Ruhe zu treten, wobei man diejenige üben sollte, die den besten Übungszustand hervorbringt.

Die gebräuchlichsten Methoden sind das Bewahren der Vorstellung im Dantian, das Bewahren der Vorstellung in der äußeren Umgebung, das Zählen der Atemzüge, das Dem-Atem-Zuhören, das Zählen oder Sprechen in Gedanken, das Denken an die Bedeutung von Wörtern oder das Hören von leiser Musik, die für das eigene Ohr angenehm ist. Alle Methoden der Entspannung begünstigen das Eintreten in die Ruhe, da zwischen Ruhe und Entspannung eine enge Beziehung besteht. Diesen Methoden ist gemeinsam, dass sie zur Konzentration der Gedanken führen und Nebengedanken mit der Zeit verringern. Das Eintreten in die Ruhe ist ein geistiger Prozess, der sich durch Wiederholung einüben lässt und der mit der Zeit immer leichter gelingt. Deshalb ist es sinnvoll, eine Methode über längere Zeit beizubehalten und nicht ständig das Vorgehen zu wechseln.

Am Anfang sollte man nicht zu hohe Anforderungen an den Ruhezustand stellen, da diese psychische Anspannungen auslösen können und diese den Ruhezustand verhindern. Es genügt, wenn sich etwas mehr Ruhe als vor dem Üben eingestellt hat.

2.5 Wichtige Körperzentren im Qigong: Dantian und Akupunkturbereiche

In der Praxis des Qigong spielen bestimmte Körperregionen eine große Rolle. Sie werden als Dantian („Zinnoberfeld", „Elixierfeld") bezeichnet und sind Orte, an denen man die Vorstellungskraft *(yi)* bewahren und das Qi sammeln kann. Neben den Dantian kommt auch einigen Akupunkturpunkten eine besondere Bedeutung bei den Übungen des Qigong zu, da auch sie als Orte für das Bewahren der Vorstellungskraft *(yi)* dienen oder durch bestimmte Körperhaltungen oder Bewegungen besonders aktiviert werden können.

An dieser Stelle sollen die wichtigsten Dantian und die in den Übungen erwähnten Akupunkturstellen sowie ihre Bezüge zu Funktionskreisen bzw. Leitbahnen aufgeführt werden. Grundsätzlich beachtenswert ist, dass die Dantian keine kleinen Punkte sind, auf die man die Vorstellung mit großer Kraft oder Anstrengung richtet, sondern Bereiche, die man sich ungefähr und eher vage vorstellt. Auch die Akupunkturstellen, deren genaue Lokalisation für die Akupunkturtherapie sehr wichtig ist, sollte man sich hier als größere Areale vorstellen. Die Angaben zur Lokalisation der Dantian sind als Anhaltspunkte zu sehen, nicht als exakt festgelegte Beschreibung ihres Ortes. Deshalb spricht man im Qigong auch lieber von Akupunkturstellen oder -bereichen als von Akupunkturpunkten. Dantian sind Körperareale, in denen bei längerer Übungspraxis inneres Qi in Form von Wärme oder Bewegung empfunden werden kann. Der Ort dieser Wahrnehmungen kann von Person zu Person und auch bei der selben Person von Tag zu Tag variieren.

2.5.1 Zum Begriff Dantian

Das chinesische Wort *dantian* setzt sich aus zwei Zeichen zusammen, dem Zeichen *dan* für „Zinnober", auch „Elixier", und dem Zeichen *tian* für „Feld". „Zinnober" *(dan)* steht in diesem Zusammenhang vor allem für die rote Farbe und für die leichte Wandelbarkeit einer Substanz, wie dies in einem alchemischen Elixier der Fall ist.

„Feld" *(tian)* kann allgemein als Ort oder als landwirtschaftliches Feld verstanden werden, das es zu bearbeiten und zu kultivieren gilt (▶ Abb. 2.7). Es handelt sich dabei nicht um eine bestimmte anatomische Struktur. Unter Dantian sind also zentrale Bereiche des Körpers zu verstehen, in denen Qi, Struktivpotenzial *(jing)* oder auch geistige Kräfte (konstellierende Kraft, *shen*) bewahrt, kultiviert und umgewandelt werden können.

Der Begriff *dantian* erscheint erstmals in zwei Inschriften, die mit der Vergöttlichung von Laozi in Verbindung stehen und auf das Jahr 165 zurückgehen („Inschrift für Laozi", *Laozi ming*, und „Stele für Wangzi Qiao", *Wangzi Qiao bei*). Der „Zentrale Klassiker des Allerhöchsten Herrn Lao" *(Taishang Laojun zhongjing)* aus der späten Han-Zeit (24–220 n. Chr.) ist einer der ältesten Texte, der eine genaue Beschreibung des unteren Dantian enthält:

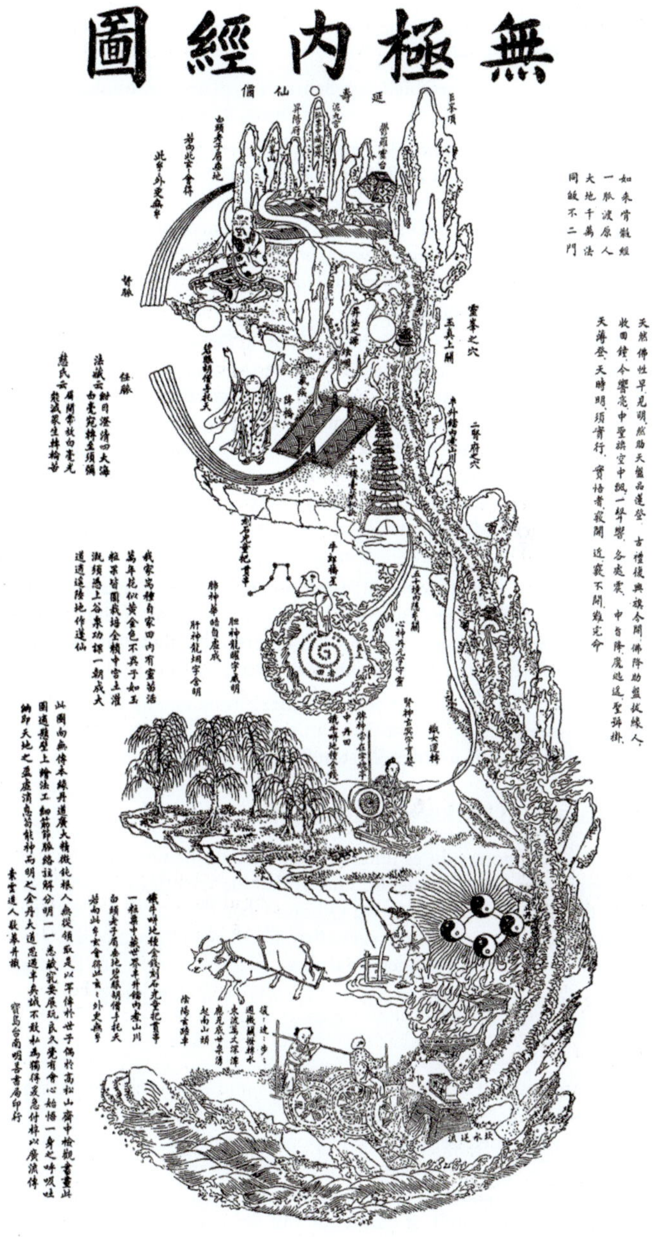

Abb. 2.7 „Karte der inneren Struktur des Menschen" – *Neijing tu* mit Kessel und Bauer im Bereich des unteren Dantian (Reproduktion einer Steinstele aus dem daoistischen Baiyunguan „Weiße-Wolken-Tempel" in Peking)

Es soll demnach den gesamten Kosmos in sich vereinen und gilt als Behausung für das Struktivpotenzial *(jing)* und somit auch für die Fortpflanzungsfähigkeit (*Taishang Laojun zhongjing*, Kap. 1).

Etwa 100 Jahre später ist in verschiedenen Schriften von drei „Zinnoberfeldern" oder Dantian die Rede, so z.B. im *Baopuzi* (von Ge Hong, 320 n. Chr.), wo es heißt:

„Das Eine hat Familiennamen und Vornamen, Kleider und Farben. Bei Männern ist es 0,9 Zoll groß, bei Frauen 0,6 Zoll. Es kann sich 2,4 Zoll unterhalb des Nabels im unteren Dantian befinden oder im mittleren Dantian, dem Goldenen Portal des Purpurpalastes unterhalb des Herzens. Oder es befindet sich zwischen beiden Augenbrauen, wo sich 1 Zoll (nach innen gedacht) die Helle Halle (mingtang), 2 Zoll (nach innen) das Höhlenzimmer (dongfang) und 3 Zoll (nach innen) das obere Dantian befindet." (*Baopuzi*, Kap. 18: 323)

Später, im 4.–10. Jahrhundert, spielen die Dantian im Daoismus der *Shangqing*-Schule eine wichtige Rolle. Dort dienen sie als Orte der Meditation und Visualisation, in denen auch Gottheiten wohnen, die visualisiert und angerufen werden können. In der daoistischen Tradition der inneren Alchemie *(neidan)* werden die Dantian als Bereiche gesehen, in denen stufenweise Prozesse der Wandlung und Verfeinerung stattfinden. Hier steht Zinnober *(dan)* symbolisch für eine umzuwandelnde Substanz. In der Bedeutung von „Elixier" weist das Wort *dan* auf das innere Elixier hin, das im Körper gebildet wird und dem Menschen Gesundheit und Langlebigkeit verleiht (Darga, 2004: 90).

Wo die Dantian genau angesiedelt sind, wird in verschiedenen Texten und Epochen unterschiedlich angegeben. Dies gilt vor allem für das untere Dantian. So variiert in diesen Beschreibungen etwa der Abstand des unteren Dantian zum Nabel, oder es wird der gesamte Unterbauch als Dantian bezeichnet.

Alle drei genannten Zinnoberfelder stehen in Beziehung zueinander und beeinflussen einander. Prozesse, die in einem Dantian stattfinden, wirken sich auf die anderen Dantian ebenso aus wie auf den Zustand des gesamten Körpers.

2.5.2 Zur Lage und Wirkweise der Dantian

Auch im modernen Qigong gibt es unterschiedliche Lehrmeinungen, was Lokalisation und Wirkweise der Dantian angeht. Hier sollen die wichtigsten kurz beschrieben werden. Allerdings sollte man sich beim Qigong-Üben die Lokalisation der Dantian nicht zu genau und nicht zu konkret vorstellen. Dort, wo es warm wird, wo sich etwas bewegt, von wo eine ausgewogene Haltung ausgeht – dort ist das Dantian.

Zunächst lassen sich im Beckenbereich drei Dantian unterscheiden:

Vorderes Dantian

Das vordere Dantian liegt im Bereich des Nabels und entspricht der Akupunkturstelle „Mitte des Nabels" (Ren 8/Rs 8, *shenque, qizhong*). Damit befindet es sich im Verlauf der Aufnehmenden Leitbahn (s. respondens, *renmai*). Es hat einen besonderen Bezug zu den Fk Milz und Magen (oo. lienalis et stomachi, *pi wei*). Entsprechend wird das vordere Dantian dem Qi der erworbenen Konstitution (qi ascitum, *houtian zhi qi*) zugeordnet und ist damit eng mit der Nahrungsaufnahme und -umwandlung verknüpft. Bei mangelnder Entfaltung des Qi des Fk Milz (qi lienale, *piqi*) lässt sich z.B. durch das Bewahren der Vorstellungskraft *(yi)* auf dem vorderen Dantian einem weiteren Absinken des Qi des Fk Milz (qi lienale, *piqi*) entgegenwirken, wie dies bei Neigung zu Diarrhö der Fall sein kann (▶ Kap. 5.4.3).

Darüber hinaus ist es relativ einfach, die Vorstellungskraft *(yi)* auf das vordere Dantian zu lenken, weshalb das vordere Dantian und damit der Nabel auch als „Handgriff für die Türe zum Qigong" bezeichnet wird.

Unteres Dantian

Das untere Dantian (▶ Abb. 2.8, ▶ Kap. 2.5.2) befindet sich im Inneren des Bauches, weshalb es auch als „mittleres Dantian" bezeichnet wird. Es wird entweder 2–3 Zoll (Fingerbreiten) unterhalb des Nabels zwischen den Akupunkturpunkten „Das erste der Passtore" (Ren 4/Rs 4, *guanyuan*) und „Meer des Qi" (Ren 6/Rs 6, *qihai*) im Inneren des Bauches angesiedelt. Oder es wird zwischen Nabel und der Akupunkturstelle „Das Yang-Passtor der Lenden" (Du 3/Rg 3, *yaoyangguan,* unterhalb des Dornfortsatzes des 4. Lendenwirbels) am Kreuzungsort mit der Breiten Trossstraße (s. impedimentalis, *chongmai*) lokalisiert (Jiao, 2005a: 129).

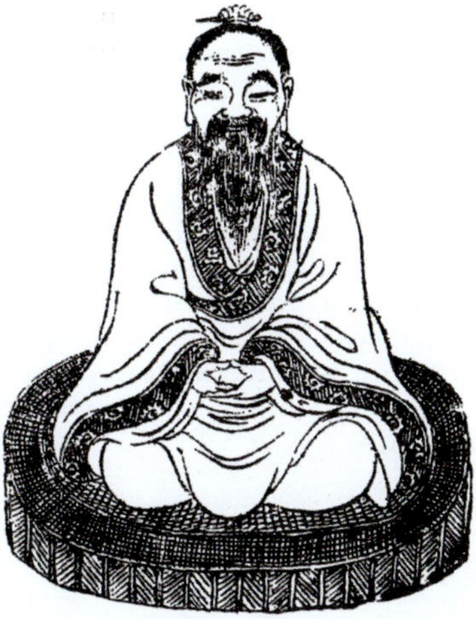

Abb. 2.8 Das untere Dantian (Darstellung aus dem *Neiwai gong tushuo jiyao,* dat. 1918)

Das untere Dantian befindet sich in der Nähe von „Zusammenkunft des Yin" (Ren 1/Rs 1, *huiyin*), dem Verbindungspunkt der Leitbahn der Steuerung (s. regens, *dumai*) und der Aufnehmenden Leitbahn (s. respondens, *renmai*). Dies hat eine wichtige Bedeutung für die Verbindung dieser beiden Leitbahnen, wie es z. B. bei der 8. Form der „Acht-Brokat-Übungen" im Sitzen geübt wird (▶ Kap. 7.4.2).

Das untere Dantian gilt als Sitz des Struktivpotenzials *(jing)* und steht in engem Zusammenhang mit den Fk Milz und Magen (oo. lienalis et stomachi, *pi wei*) sowie mit dem Fk Niere (o. renalis, *shen*). Aufgrund seiner zentralen Bedeutung gilt das Bewahren der Vorstellungskraft *(yi)* im unteren Dantian als wichtige Basisübung des Qigong (▶ Kap. 7.1.1). Die Lebenskraft bzw. das Qi im unteren Dantian kann sich auf folgende Weise äußern: z. B. als Empfindungen von Kraft, Stabilität, Wärme, Konzentration, Zentrierung, „Sich-verankert-Fühlen"; dann spricht man davon, dass das Dantian „in Fülle" ist. Darüber hinaus kommt dem unteren Dantian eine große Bedeutung bei der Entwicklung der Bauchatmung zu (▶ Kap. 2.4.1).

2

Hinteres Dantian

Das hintere Dantian entspricht der Akupunkturstelle „Pforte des Lebensloses" (Du 4/Rg 4, *mingmen*), die sich zwischen 2. und 3. LWK auf der Leitbahn der Steuerung (s. regens, *dumai*) befindet. Es kann in erweiterter Form auch die Akupunkturstellen „Einflusspunkt des Nieren-Funktionskreises" (Bl 23/V 23, *shenshu*) mit einschließen, die wichtige Bereiche des Fuß-Taiyang (Blasen-Leitbahn, c. vesicalis, *pangguang jing*) sind. Das hintere Dantian hat eine besondere Beziehung zum Fk Niere (o. renalis, *shen*) und damit zum Qi der angeborenen Konstitution (qi nativum, *xiantian zhi qi*). Über diesen Bereich lässt sich das Yang des Fk Niere (yang renale, *shenyang*) stärken, z. B. mit der Übung „Massiere die *Shenshu*-Punkte" bei den „Acht-Brokat-Übungen" im Stehen oder im Sitzen (▶ Kap. 7.3.2, ▶ Kap. 7.4.2).

Im Rumpfbereich unterscheidet man seit dem 3./4. Jh. n. Chr. außer dem unteren Dantian im Becken noch zwei weitere Dantian:

Mittleres Dantian

Das mittlere Dantian (▶ Abb. 2.9) befindet sich im Brustbereich und wird häufig hinter dem Bereich des Akupunkturpunkts „Vorhof der Brust" (Ren 17/Rs 17, *tanzhong*) auf dem Brustbein zwischen den beiden Brustwarzen lokalisiert. Es gilt als Sitz des Qi und wird in alten Texten auch als „Gelbe Halle" (*huangting*), „Purpurpalast" *(zigong)* oder „Mittlerer Palast" *(zhonggong)* bezeichnet. Das mittlere Dantian hat einen besonderen Bezug zur Atmung, denn eine flache und unruhige Atmung führt häufig zu Stagnationen in diesem Bereich. Durch die Grundhaltung im Qigong, bei der die Brust ein wenig zurückgenommen wird und gleichsam „ein großes weites Tal" bildet, lassen sich Qi-Stagnationen in diesem Bereich lösen. Durch eine Durchgängigkeit im Bereich des mittleren Dantian kann überdies das Anheben und Absenken des Qi-Mechanismus wirksam unterstützt werden, was bei Atemwegserkrankungen bedeutsam ist (▶ Kap. 5.2.1).

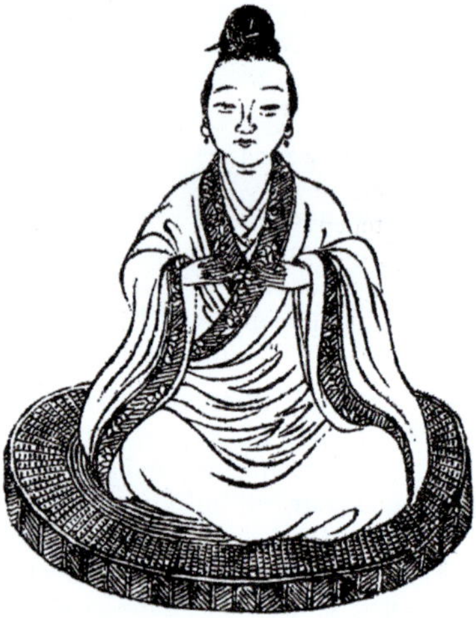

Abb. 2.9 Frau mit Händen auf dem mittleren Dantian (Darstellung aus dem *Neiwai gong tushuo jiyao*, dat. 1918)

Oberes Dantian

Das obere Dantian wird im Kopf zwischen den beiden Augenbrauen lokalisiert, was äußerlich dem Extrapunkt „Siegelhalle“ (Ex-HN 3/Ex 1, *yintang*) entspricht. Es gilt als Sitz der geistigen Kräfte (konstellierende Kraft, *shen*). In alten Texten wird es auch als „Schlammpille“ *(niwan)* bezeichnet und oftmals in neun Paläste unterteilt. Ihm kommt eine beruhigende und klärende Wirkung auf die geistigen Kräfte (konstellierende Kraft, *shen*) und auf die Augen zu. Da im Anfangsstadium des Übens das Bewahren der Vorstellungskraft *(yi)* im oberen Dantian und damit im Kopfbereich zu „oberer Fülle“ führen kann, sollte dies erst mit ausreichender Übungspraxis durchgeführt werden.

2.5.3 Wichtige Akupunkturbereiche

Außer den Dantian kommt auch bestimmten wichtigen Akupunkturpunkten eine besondere Bedeutung bei den Übungen des Qigong zu, da auch sie als Orte für das Bewahren der Vorstellungskraft *(yi)* dienen oder durch festgelegte Körperhaltungen oder Bewegungen besonders angesprochen und stimuliert werden können. Im Vergleich zur Akupunkturtherapie ist die Lokalisation der einzelnen Bereiche zwar eher vage, aber ihre Wirkung ist vergleichbar mit der von Akupunkturpunkten. Nur die Aktivierung oder Stimulation ist eine andere.

Besondere Bedeutung kommt im Qigong den Fußsohlenmitten („Die emporsprudelnde Quelle“, Ni 1/R 1, *yongquan*) zu. Die *Yongquan*-Bereiche sind bei jedem Qigong-Stand wesentlich für das Verwurzeln nach unten. Lenkt man die Vorstellungskraft *(yi)* auf diese Bereiche, so kann das Qi des Fk Niere (qi renale, *shenqi*) gestärkt und somit „das Qi zur Wurzel (d. h. in den unteren Körperbereich) zurückgeführt“ werden. Darüber hinaus kann das Bewahren der Vorstellungskraft *(yi)* in den *Yongquan*-Bereichen ein Absenken des Qi bewirken. Diese einerseits absenkende und zugleich anhebende und stützende Wirkweise entspricht dem Bild einer „emporsprudelnden Quelle“ *(yongquan)*.

Das Zusammenspiel der *Yongquan*-Bereiche mit den Handflächenmitten („Mitte des Handtellers“, Pe 8/Pc 8, *laogong*) gilt im Qigong als Möglichkeit zur Regulation der Fk Herz und Niere (oo. cardialis et renalis, *xin shen*) und damit als Verbindung zwischen Oben und Unten sowie zwischen Steigen und Sinken von Qi. Die *Laogong*-Bereiche werden bei allen Haltungen und Bewegungen des Tragens, Umfassens oder Stützens und Schiebens mit den Händen, wie z. B. in der ersten Übung der „Acht-Brokat-Übungen“ im Stehen (▶ Kap. 7.3.2), angesprochen.

Aber auch andere Akupunkturbereiche können bei den Qigong-Übungen auf vielfältige Weise angesprochen werden. Dieser Zusammenhang soll anhand der 4. Form aus den „Acht-Brokat-Übungen“ im Stehen, „Nach hinten blicken, um die Fünf Überanstrengungen und Sieben Schädigungen zu lindern“ (▶ Kap. 7.3.2), verdeutlicht werden:

Durch die leicht dehnenden Handhaltungen kann insbesondere der Akupunkturpunkt „Pforte des Shen“ (He 7/C 7, *shenmen*) angesprochen werden, was Unruhe, Reizbarkeit und Schlaflosigkeit lindern kann.

Durch die bewusste Verbindung von Hand- und Fußzentren („Mitte des Handtellers“, Pe 8/Pc 8, *laogong*, und „Die emporsprudelnde Quelle“, Ni 1/R 1, *yongquan*) können bei dieser Übung die Fk Herz und Niere (oo. cardialis et renalis, *xin shen*) miteinander verbunden und reguliert werden, was sich ebenfalls bei Unruhe, Ängstlichkeit und Schlaflosigkeit positiv auswirkt.

Das Wenden des Kopfes und die damit verbundene leichte Dehnung des Hals-Nacken-Bereichs kann wiederum einen regulierenden Einfluss auf die Blasen-Leitbahn (c. vesicalis, *pangguang jing*) und besonders die *Tianzhu*-Bereiche („Säule des Himmels“, Bl 10/V 10) ausüben.

Zugleich hat diese Übung eine positive Wirkung auf die Nackenmuskulatur und dient der allgemeinen Entspannung und Absenkung des Qi.

3 Übungsprinzipien

Gisela Hildenbrand

Die Übungen des Qigong zielen darauf ab, die im Menschen vorhandenen Kräfte und Fähigkeiten in möglichst optimaler Weise zu erhalten, zu nutzen und zu kultivieren. Beim Üben werden sowohl körperliche als auch seelische und geistige Kräfte einerseits beansprucht und andererseits geübt und entwickelt. Die Methoden, die sich unter dem Namen „Qigong" versammeln, sind aufgrund ihrer Herkunft, Entwicklungsgeschichte und Zielsetzung sehr vielfältig. Bei den unterschiedlichen Formen und Übungsweisen mit ihren jeweiligen Schwerpunkten und Charakteristika stellt sich die Frage nach dem Gemeinsamen. Es sind dies die für alle Qigong-Übungen gültigen grundlegenden Prinzipien. Diese Prinzipien können als „Schlüssel" in das Haus des Qigong verstanden werden. Häufig werden die Übungsprinzipien in kurzen Begriffen oder Merksätzen formuliert:

- Entspannung, Ruhe, Natürlichkeit
- Vorstellungskraft *(yi)* und Qi folgen einander
- Bewegung und Ruhe gehören zusammen
- „Oben leicht – unten fest"
- Das richtige Maß
- Schritt für Schritt üben

Die Übungsprinzipien sind einfach zu verstehende Begriffe bzw. Anweisungen. Sie in der Übung umzusetzen und lebendig werden zu lassen, ist jedoch ein wohl nie endender Lernprozess. Dass man hierbei Schritt für Schritt vorgehen sollte, ohne zu sehr auf Ziele und Erreichtes zu schauen, wird schon daraus deutlich, dass die sechs Prinzipien einerseits Eingangsvoraussetzungen für das Üben sind, zum anderen aber auch ein hohes Ziel darstellen. Deshalb beginnt man einfach mit dem Maß an z. B. Entspannung oder Ruhe, das einem im Augenblick zur Verfügung steht. Während des Übens kann sich die Entspannung dann eventuell weiterentwickeln und vielleicht beim nächsten Üben schon in einer anderen Qualität zur Verfügung stehen.

3.1 Entspannung, Ruhe, Natürlichkeit

Entspannung

Mit Entspannung ist sowohl die Entspannung des Körpers als auch die des Geistes gemeint. Körperliche Entspannung bedeutet in Qigong-Übungen nicht Schlaffheit, sondern Entspannung mit dem Gefühl innerer Festigkeit und Kraft. Entspannung und innere Festigkeit gehören also zusammen und sollen im richtigen Verhältnis zueinander stehen: Entspannung soll nicht zu Kraftlosigkeit führen, Festigkeit soll nicht zu Steifheit oder Starre werden. Das Verhältnis von Entspannung und Anspannung ist nicht statisch, sondern ein ständiger Prozess der Feineinstellung während des Übens. Ist dies einigermaßen gelungen, fühlt man sich durch die Übung gestärkt und erfrischt und kann so erfahren, dass Entspannung eine Form von Kraft darstellt.

Ruhe

Mit Ruhe ist die geistige Ruhe während des Übens gemeint. Sie bedeutet nicht ein Ausschalten aller Gedanken, sondern ein Beruhigen, ein Sammeln und Bündeln der vielen umherstreunenden Gedanken zu jenen Gedanken und Vorstellungen, welche die Übung aktiv anleiten und Inhalt des Übens sind.

Entspannung hilft, in die geistige Ruhe zu kommen, in geistiger Ruhe kann man sich weiter entspannen – Entspannung und Ruhe sind eng miteinander verbunden, sie fördern und unterstützen sich gegenseitig.

Natürlichkeit

Natürlichkeit soll allen Aspekten der Qigong-Übungen innewohnen. Körperhaltung und -bewegung, Atmung, Bewahren und Lenken der Vorstellungskraft *(yi)* sollen in natürlicher Weise, niemals zwanghaft, geübt werden. Natürlichkeit bedeutet, die eigenen Bedürfnisse, Fähigkeiten und Besonderheiten zu berücksichtigen und mit den Übungsanweisungen harmonisch zu verbinden. Dazu benötigt man eine gewisse Kenntnis und Wahrnehmung seiner tatsächlichen Eigenschaften und Bedürfnisse; Qigong zu üben stellt somit auch eine Wahrnehmungsschulung für das eigene Leben dar. Die individuellen Bedingungen können die Körperhaltung, die Übungsweise, den Umgang mit den geistigen Kräften (konstellierende Kraft, *shen)* oder die Wahl der Vorstellungsbilder betreffen.

Wie lässt sich Natürlichkeit erreichen? Hierzu dienen die beiden erstgenannten Übungsanforderungen: Entspannung und geistige Ruhe. In geistiger Ruhe und Gelassenheit lässt sich am besten die Wahrnehmung dessen, was der eigenen Natur entspricht, schulen.

3.2 Vorstellungskraft *(yi)* und Qi folgen einander

Dieses Übungsprinzip beruht auf der engen Verbindung und der gegenseitigen Beeinflussung von geistigen und physiologischen Vorgängen. Der Einsatz der Vorstellungskraft *(yi)*, die geistige Leitung des gesamten Übungsgeschehens, ist der eigentliche Kernpunkt des Qigong. Die geistigen Kräfte (konstellierende Kraft, *shen*) sollen also während des Übens nicht zerstreut umherschwirren, sondern sich in den Übungsanforderungen ausdrücken.

Viele alltägliche Beispiele zeigen, dass geistige Aktivitäten, Gedanken und Vorstellungen Einfluss auf die physiologischen Vorgänge im Körper haben. Der Gedanke an eine unangenehme oder bedrohliche Situation löst die unterschiedlichsten Reaktionen aus, etwa kalten Schweiß, Klumpengefühl im Magen, Engegefühl in der Brust, Herzklopfen. Die Erinnerung an ein Ärgernis treibt uns nachträglich noch die Röte ins Gesicht, der Kamm schwillt vor Zorn. Die Erinnerung an einen schönen Sommerabend hingegen entspannt die Gesichtszüge, der Gedanke an eine köstliche Speise lässt das Wasser im Mund zusammenlaufen. Das Qi, wir können hier sagen, die wahrnehmbaren und fühlbaren Aktivitäten der Lebenskraft (z. B. Wärme, innere Kraft, Wohlbefinden, Gefühl des Durchströmtseins als Ausdruck physiologischer Prozesse), folgt also der Vorstellungskraft *(yi)*.

In den Übungen des Qigong wird von der Vorstellungskraft *(yi)* in positiver Weise Gebrauch gemacht: Die Vorstellung, „einen Ball (oder einen Mond) zu tragen" (▶ Kap. 7.1.1), lenkt die Aufmerksamkeit in die Handflächen. Nach längerem Üben lässt sich fühlen, dass das Qi der Vorstellungskraft *(yi)* folgt, die Handflächen erwärmen sich und füllen sich mit dem Gefühl innerer Kraft. Die Vorstellung „Stehen wie eine Kiefer" (▶ Kap. 7.1.1) lenkt die Aufmerksamkeit zu den Füßen und Beinen, fördert einen sicheren und festen Stand.

Das Bewahren und Lenken der Aufmerksamkeit zu bestimmten Körperregionen ist die eine Art, die geistigen Kräfte (konstellierende Kraft, *shen*) einzusetzen. Das Üben mit Vorstellungsbildern spielt eine ebenso wichtige Rolle. Hierbei sind es vor allem Naturerscheinungen wie Berge, Bäume, Wasser, Wolken, Kranich oder Tiger oder auch Symbole wie z. B. der Kreis, mit deren Eigenschaften und Bedeutungen man beim Üben in eine innere Resonanz treten möchte.

Die Kraft der Vorstellung, die Einbildungskraft, ist eine sehr große Kraft. Die durch Vorstellung bewirkten physiologischen und psychischen Veränderungen sollten nicht unterschätzt werden. Deshalb geht man in den Qigong-Übungen sorgsam damit um. Die Vorstellungskraft *(yi)* wird nicht zu stark eingesetzt, etwa um schnelle Erfolge zu erzielen oder sensationelle Veränderungen im Organismus zu erleben. Vorstellungsübungen werden stets in Entspannung, Ruhe und Gelassenheit geübt. Vorstellungsübungen sollen auch nicht zu konkret geübt werden. Die vorgestellten Dinge werden nicht zu exakt gedacht, sondern nur vage, unscharf, ungefähr. „Stehen wie eine Kiefer" (▶ Kap. 7.1.1) heißt nicht, „die Nadeln der Kiefer zu zählen"; beim „Himmelstützen" (▶ Kap. 7.3.2) fragt man nicht, wie schwer er ist. Ein Zeichen für den richtigen Umgang mit der Vorstellungskraft *(yi)* ist das Wohlbefinden während und nach der Übung.

3.3 Bewegung und Ruhe gehören zusammen

> Ruhe hat zwei Aspekte: den äußeren Ruhezustand des Körpers und die innere Ruhe des Geistes.
> Bewegung hat zwei Aspekte: die äußere Bewegung des Körpers und die innere Bewegung des Qi.

Bewegung und Ruhe haben in Qigong-Übungen verschiedene Bedeutungsebenen. Zum einen unterteilt man Qigong-Übungen in die beiden Kategorien „Übungen in Ruhe" *(jinggong)* und „Übungen in Bewegung" *(donggong)*, wobei sich Ruhe und Bewegung auf das Äußere beziehen. Zum anderen verknüpft man in jeder Qigong-Übung Ruhe und Bewegung organisch miteinander: äußere Ruhe mit innerer Bewegung des Qi, äußere Bewegung mit innerer Ruhe des Geistes. Bewegung und Ruhe sind immer in Relation zueinander zu betrachten. Dabei ist Ruhe keine absolute Ruhe, sondern vielmehr ein besonderer Zustand von Bewegung, da es ja kein Ding im Universum gibt, das nicht einer Veränderung und damit einer Bewegung unterworfen wäre.

Mit Qigong-Übungen möchte man die körperlichen, seelischen und geistigen Funktionen, d. h. die „Bewegungen" und Veränderungen im Menschen, fördern. Die chinesische Medizin beachtet besonders den Aspekt der Bewegung, definiert Krankheiten als Störungen im Bewegungsfluss und Heilungsprozesse als Wiederherstellung harmonischer Bewegung. Harmonische Lebensbewegungen, ungehinderte Lebensbewegungen entfalten sich am besten bei innerer, geistiger Ruhe. Deshalb gilt die innere Ruhe als Grundlage einer jeden Qigong-Übung.

Hinsichtlich der Methodik einer Qigong-Übung kann entweder die Bewegung oder die Ruhe den Hauptaspekt bilden. Bei Übungen in Ruhe stehen äußere Ruhe und innere Bewegung im Vordergrund: In der Ruhe sucht man Bewegung. Bei Übungen in Bewegung werden äußere Bewegung und innere Ruhe betont: In der Bewegung sucht man Ruhe.

3.4 „Oben leicht – unten fest"

„Obere Leichtigkeit – untere Festigkeit" beschreibt einen Zustand, der sich am besten auf bildhafte Weise verstehen lässt:

- „Feste Wurzeln – Blätter im Wind"
- „Fester Stand – leichter Geist"

- „Unten 7 – oben 3"
- „Festes Fundament – freie Entfaltung".

Die Grenzlinie zwischen „oben" und „unten" ist dabei die Nabelhöhe. In den Übungen des Qigong legt man großen Wert auf die Entwicklung der unteren Stabilität, dem festen Fundament. Zahlreiche Übungselemente dienen diesem Ziel: das Bewahren der Vorstellungskraft *(yi)* im Körperzentrum (Dantian, „Zinnoberfeld"), die Vorstellung einer festen Verwurzelung mit der Erde, die Übung des Sammelns der Kraft im Becken, die Körperhaltung mit lockerem, gesenktem Becken und mit nach unten gerichteter Gesäßkraft und die allgemein gültige Verteilung der Vorstellungskräfte „unten 7 – oben 3". Diese besagt, dass alle nach unten gerichteten Kräfte eine größere Gewichtung haben als die nach oben gerichteten.

Die Zahlen 7 und 3 haben dabei symbolische Bedeutung, das Maß der Gewichtung ist flexibel den speziellen Bedingungen des Übenden anzupassen. Man braucht beim Üben nicht an die obere Leichtigkeit zu denken, sie ergibt sich auf natürliche Weise von selbst, sobald sich untere Stabilität eingestellt hat.

Die große Bedeutung von oberer Leichtigkeit und unterer Festigkeit wird klar, wenn man sich mögliche Auswirkungen des gegenteiligen Zustands, nämlich der „oberen Fülle" und „unteren Leere", vor Augen führt: Zeichen von „oberer Fülle" sind z. B. schwerer Kopf, schlechtes Gedächtnis, schlechtes Einschlafen, Erwachen mit bleierner Müdigkeit und Abgeschlagenheit, Kopfdruck, Kopfschmerz, Schwindel, Gefühl von verstopften und zugeschwollenen Ohren, innere Unruhe, Nervosität, schweres Atmen, Enge- und Druckgefühl in der Brust, leichte Erregbarkeit, Neigung zu Ärgerlichkeit, Zornesausbrüchen und schlechter Laune, Gefühl der Last auf Schultern und Rücken und Druckgefühl um den Kopf herum.

Zeichen „unterer Leere" sind u. a. unsicherer Gang, instabiler Stand, Beschwerden, Schmerzen und Schwächegefühl im Lenden-Kreuz-Bereich sowie in Knien und Beinen.

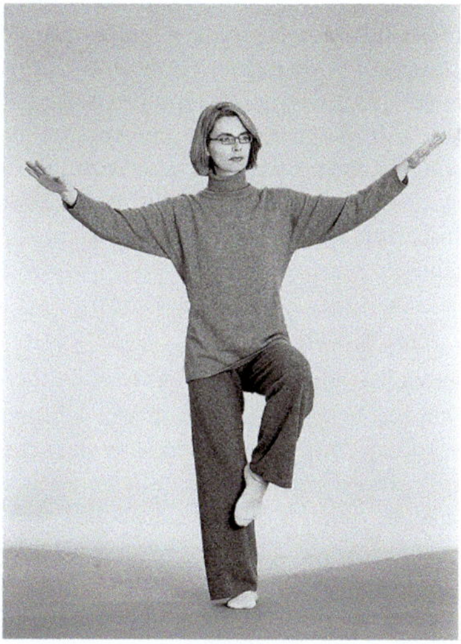

Abb. 3.1 „Der Kranich steht auf einem Bein" (aus dem „Spiel der Fünf Tiere") [K341]

Durch das Üben von „oben leicht – unten fest", kann man den vielfältigen Beschwerden von „oberer Fülle" und „unterer Leere", die besonders im höheren Lebensalter auftreten, vorbeugen.

Die angenehmen Empfindungen von „unterer Fülle" und „oberer Leere" können sich einstellen: Beim Aufstehen fühlt man sich erfrischt wie nach einem erholsamen Urlaub, das Reaktionsvermögen ist gut, der Kopf klar, Ohren und Augen funktionieren gut, die Atmung ist frei, man fühlt sich voller Lebensenergie und hat ein festes Fundament (▶ Abb. 3.1).

3.5 Das richtige Maß

Das richtige Maß bezieht sich auf alle Aspekte des Übens: Körperhaltung, Bewegung, Atmung, Vorstellungskraft *(yi)*, Übungsintensität und -dauer. Üben auf zu niedrigem Niveau ruft wenig Wirkung hervor. Zu intensives, zu hartes Üben kann zwar Effekte hervorrufen, aber keine optimalen Wirkungen oder sogar schädliche Auswirkungen haben.

Körperhaltung

Die Körperhaltung soll locker, natürlich und angenehm sein. In jeder Übungsmethode gibt es darüber hinaus spezielle Anforderungen für die Körperhaltung. Kleine Abweichungen, die den speziellen Eigenschaften und augenblicklichen Bedingungen des Übenden entsprechen, sind wichtig im Sinne der Natürlichkeit. Die Körperhaltung muss der eigenen Kraft angemessen sein. Die Basiskörperhaltungen wie z. B. „Stehen wie eine Kiefer" (▶ Kap. 7.1.1) oder andere Pfahl-Haltungen können in verschieden hoher Position mit entsprechend unterschiedlicher Schrittbreite geübt werden. In vielen Übungen kann die Armhöhe variiert werden. So ergibt sich ein breites Spektrum für das Maß an Anstrengung und Kraftaufwand. Zu jeder Übung lassen sich Varianten entwickeln, die von Menschen in geschwächtem Zustand oder bei partiellen Einschränkungen geübt werden können.

Das richtige Maß an körperlicher Anstrengung lässt sich im Allgemeinen daran erkennen, dass ein feiner feuchter Film auf der Haut erscheint. Am Beispiel der Übung mit dem Laut *„ke"* (aus der „Sechs-Laute-Methode", ▶ Kap. 7.5.2), die den Fk Herz (o. cardialis, *xin*) stärken soll, ist eine notwenige Anpassung leicht einsichtig. Das Führen der Hände über den Kopf ist zwar bei gesunden Personen von großem Wert im Sinne einer Stärkung des Fk Herz (o. cardialis, *xin*), bei Schwäche oder Erkrankungen jedoch kontraindiziert: Hier wird in einer Variante geübt, bei der die Arme nicht über Herzhöhe gehoben werden.

Vorstellungskraft *(yi)*, Gedanken

Die geistigen Kräfte (konstellierende Kraft, *shen*) spielen die führende Rolle bei den Qigong-Übungen, sie sind „Dirigent" aller anderen Übungsaspekte. Man achtet zwar auf die Vorstellungskraft *(yi)*, aber man betont sie nicht; man vergisst das Bewahren der Vorstellungskraft *(yi)* nicht, beachtet es aber auch nicht zu sehr. Es ist wie „denken und doch nicht denken", wie „sich etwas vorstellen und doch nicht vorstellen". Das richtige Maß an Vorstellungskraft *(yi)* bezieht sich zum einen auf die Intensität der Vorstellung, zum anderen auf den Grad der Konkretisierung des Vorstellungsbilds. Setzt man die Vorstellungskraft *(yi)* zu stark ein, kommt es leicht zu Verkrampfung, Steifheit und Starre, sowohl im Körper als auch im Geist. Sind die Vorstellungen zu konkret, dann verengt sich leicht der Blickwinkel, es mangelt an Leichtigkeit und Lebendigkeit. Zu starke und zu konkrete Vorstellungen sind dem freien Fluss des Qi nicht förderlich, sondern begünstigen Stauungen und Stagnation des Qi; es entwickelt sich leicht das Gefühl, etwas sei in unserem Körper stecken geblieben. Wenn die Vorstellungskraft *(yi)* nicht in ausreichendem Maße eingesetzt wird und die Vorstellung zu verschwommen ist, wird der fördernde Einfluss auf die innere Bewegung des Qi nur gering sein. Bei Übungen in Ruhe ist besonders auf das richtige Maß für die Vorstellungskraft *(yi)* zu achten, da sich die Kraft der Vorstellung bei Ruhe besonders stark auswirken kann.

Atmung

Das Wichtigste in Bezug auf die Atmung ist, ihre Natur nicht zu stören. Den „Atem zu vergessen" gilt als Basisanforderung, d. h., man schenkt der Atmung keine besondere Aufmerksamkeit. Übt man Körperhaltung und Bewegung unter Anleitung der Vorstellung, dabei Entspannung, geistige Ruhe, Natürlichkeit und das Prinzip der unteren Stabilität beachtend, entwickelt sich ganz von selbst eine ruhige, tiefe Bauchatmung. Auf natürliche Weise entwickelt sich ein harmonisches Zusammenspiel zwischen Haltung, Bewegung, Atmung und geistiger Tätigkeit. Niemals soll der Atem zwanghaft geführt und beeinflusst werden, sonst gerät er leicht ins Stocken. Konkrete Anweisungen bezüglich des Atems sollen erst dann praktiziert werden, wenn sich durch längere Übungspraxis schon eine „natürliche Atmung" entwickelt hat. „Natürliche Atmung" bedeutet eine stabile, langsame, tiefe, feine und gleichmäßige Atmung.

Übungsdauer

Im Allgemeinen gilt, dass die Übungsdauer mindestens 15 Minuten betragen sollte, da es eine gewisse Zeit benötigt, zu Entspannung und geistiger Ruhe zu kommen. Man sollte nie bis zur Erschöpfung oder bis zum Überdruss praktizieren. Etwas Anstrengung und eine gewisse Ausdauer zählt allerdings zu den kleinen Bitterkeiten, die es durchzustehen gilt.

3.6 Schritt für Schritt üben

Zu Beginn der Übungspraxis ist es ratsam, die grundlegenden Übungen, insbesondere die drei Vorbereitungshaltungen und die Abschlussübungen, gut einzuüben. Damit wird ein sicheres Fundament für alle anderen Übungen geschaffen. Ungeduldiges Üben, das Anstreben schneller Effekte, häufiger Wechsel der Methoden, das alles ist wenig hilfreich. Auf die Dauer ist das langsame Schreiten schneller als das ungeduldige und hastige Gehen.

3.7 Abschließende Bemerkungen

Die oben genannten Prinzipien haben Gültigkeit für alle unterschiedlichen Übungsmethoden des Qigong. Sie werden ergänzt durch die speziellen Anforderungen, die eine bestimmte Übungsmethode charakterisieren. Leicht geschieht es, dass die besonderen Eigenschaften und Anforderungen einer Methode in den Vordergrund gerückt, dabei ihre Grundlagen, die allgemeinen Übungsprinzipien, aber vernachlässigt werden. So wird z. B. bei der „Sechs-Laute-Methode" dem Sprechen des Lautes bzw. dem Atmen oft besonders große Aufmerksamkeit geschenkt. Allerdings sind Anforderungen für die Übung von ebenso großer Bedeutung, die gleichsam das Gefäß des Atems ausmachen, ihm Raum und Leichtigkeit verschaffen. Dies sind z. B. die Ausgewogenheit der Körperhaltung, das Anspannungs-Entspannungs-Verhältnis und die Verankerung des Atems in Bereichen, die dem Fk Niere (o. renalis, *shen*) zugeordnet sind.

Es ist wichtig, eine passende Qigong-Methode auszuwählen, die den Bedürfnissen und Fähigkeiten des Übenden entspricht. Ebenso wichtig, wenn nicht noch bedeutsamer als die Auswahl der Methode ist es jedoch, ein Verständnis für die allen Methoden zugrunde liegenden Übungsprinzipien zu entwickeln und dieses Verständnis in die Praxis umzusetzen.

„Wenn du eine Übung nicht richtig beherrschst, kannst du auch die weiteren hundert nicht meistern; wenn du eine Übung richtig beherrschst, kannst du auch alle dreitausendsechshundert meistern.“

4 Diagnostische Methoden der chinesischen Medizin und therapeutische Anwendung

Christa Zumfelde-Hüneburg, Ute Engelhardt

Qigong kann als Methode zur Selbstregulation sowie auch zur Selbsttherapie eingesetzt werden. Vor jedem therapeutischen Bemühen sollte die westliche Diagnostik stehen, um mögliche Therapieoptionen nicht zu versäumen.

Wird Qigong therapeutisch genutzt, ist die chinesische Diagnostik zur Anpassung und Auswahl der Übungen erforderlich; sie kann sich auf einfache Grundprinzipien beschränken.

Die chinesische Diagnose beruht zum einen auf einer möglichst umfassenden Sammlung von Aussagen über aktive Lebensäußerungen, die der Therapeut vom Patienten erfragt. Zum anderen werden auch die optische Wahrnehmung sowie der Geruchs- und Tastsinn des Therapeuten in die Untersuchung des Patienten und den diagnostischen Vorgang mit einbezogen.

An dieser Stelle soll kurz das Vorgehen bei einer chinesischen Diagnose skizziert werden; zugleich werden die Schwerpunkte, die für eine Anwendung von Qigong bedeutsam sind, herausgestellt.

4.1 Die vier diagnostischen Verfahren

Die diagnostischen Verfahren der chinesischen Medizin stützen sich auf Betrachtung, Befund durch Riechen und Hören, Betastung und Befragung.

Betrachtung

Zunächst wird die gesamte körperliche Erscheinung in Augenschein genommen. Dazu gehört die Einschätzung der psychisch-geistigen Kräfte, die sich an Gestalt, Körperhaltung, Blick und Gesichtsausdruck orientieren kann. Die Gesichtsfarbe kann Aufschluss geben, ob eine „Hitze"-Symptomatik (calor, *re*) (rotes Gesicht) oder eher eine „Kälte"-Symptomatik (algor, *han*) (blasses Gesicht) vorliegt.

Bei der therapeutischen Anwendung von Qigong ist die Betrachtung der Körperform besonders wichtig: Festigkeit und Elastizität des Gewebes weisen auf stabile „Mitten"-Funktionskreise (Fk Milz und Magen, oo. lienalis et stomachi, *pi wei*) hin, während die Ausbildung von Ödemen auf einen geschwächten Fk Milz (o. lienalis, *pi*) schließen lässt. Kräftige Muskeln und Sehnen zeigen eine üppige Entfaltung des Fk Leber (o. hepaticus, *gan*) an. Ein eher asthenischer Typus mit schmalen Schultern deutet auf eine schwache Entfaltung des Fk Lunge (o. pulmonalis, *fei*) hin, während ein kräftiger Knochenbau ein Zeichen für starke angeborene Ressourcen im Fk Niere (o. renalis, *shen*) ist.

Eine Besonderheit bei der chinesischen Diagnose ist die Betrachtung der Zunge. Zungenkörper und Zungenbelag geben Aufschluss über den momentanen energetischen Zustand im menschlichen Körper. Zum Beispiel weist eine deutlich gerötete Zunge auf eine erhöhte energetische Dynamik hin und ist damit ein Zeichen für „Hitze" (calor, *re*). Eine noch intensivere Rötung ist meistens ein Zeichen für eine Schädigung der Säfte *(jinye),* die auf eine Konsumierung von Yin durch lange „Hitze"-Prozesse (calor, *re*) zurückzuführen ist. Dies ist häufig bei älteren Menschen der Fall. Eine blasse Zunge hingegen weist auf eine Schwäche des Xue und gleichzeitig auf eine Herabsetzung der dynamischen Prozesse wie bei „Kälte" (algor, *han*) hin.

Jeder Teil der Zunge ist bestimmten Funktionskreisen zugeordnet, und Veränderungen können auf Störungen der jeweiligen Funktionskreise hindeuten. So wird

z. B. eine gerötete Zungenspitze als Hinweis auf eine Störung im Fk Herz (o. cardialis, *xin*) gewertet.

Therapeuten, die über Kenntnisse in der Zungendiagnose verfügen, können diese mit in die therapeutische Anwendung von Qigong einfließen lassen.

Befund durch Riechen und Hören

Hier wird besonders auf den Geruch des Schweißes und des Urins sowie auf die Stimme des Patienten geachtet. Eine dröhnende und laute Stimme weist auf eine energetische Überladung (repletio, *shi*) hin, während eine leise, schwache Stimme ein Zeichen für eine energetische Schwäche (depletio, *xu*) ist.

Betastung

Die Betastung kann sich auf den gesamten Körper beziehen. Im Vordergrund steht jedoch die **Pulstastung.** Sie erfolgt an sechs verschiedenen Stellen, jeweils drei an einem Handgelenk, von denen jede bestimmten Funktionskreisen zugeordnet ist.

Bei der Pulstastung geht es nicht nur wie in der westlichen Medizin um die Pulsfrequenz. Vielmehr werden auch Tiefe, Kraft, Fülle und Form des Pulses an den Pulstaststellen bewertet.

Man unterscheidet bis zu 30 verschiedene Pulsqualitäten, die Aufschluss über den momentanen energetischen Zustand (bzw. eine mögliche Entgleisung) geben. So deutet etwa ein „saitenförmiger" Puls (chordal, *xian*), der als schmal, verlängert und gespannt wie die Saite eines Musikinstruments beschrieben wird, auf eine Irritation oder „Wind"-Schädigung (ventus, *feng*) im Fk Leber (o. hepaticus, *gan*) oder Schmerz oder „Schleim" (*pituita*)-Blockaden hin.

Befragung

Der Patient wird eingehend nach seinem aktuellen Befinden befragt. Dazu gehören Temperaturempfinden, Schweiße, Durst, Schlaf, Appetit, Stuhlgang etc. So weist z. B. starker, anhaltender Durst auf eine „Hitze"-Schädigung (calor, *re*) hin, während Durstlosigkeit Zeichen einer „Kälte"-Schädigung (algor, *han*) oder einer „Feuchtigkeits"-Belastung (humor, *shi*) ist.

Anhand dieser Befunderhebung wird nun eine chinesische Diagnose erstellt. Diese erfolgt in drei Schritten, nämlich nach

- den Acht Leitkriterien
- den krankheitsauslösenden Faktoren (Agenzien) und
- den betroffenen Leitbahnen oder Funktionskreisen.

Für das Qigong ist eine umfassende Diagnose im Sinne der chinesischen Medizin nicht unbedingt erforderlich. Dennoch kann eine Differenzierung nach den Acht Leitkriterien *(bagang)* bei der Auswahl der Übungen und bei der Bestimmung von Ausmaß und Intensität sehr hilfreich sein. Um Qigong wirkungsvoll zur Selbstregulation und Therapie einzusetzen und unerwünschte Effekte zu vermeiden, ist es von Vorteil, die krankheitsauslösenden Faktoren zu kennen und über gewisse Kenntnisse über die Leitbahntheorien, die Theorie der Fünf Wandlungsphasen *(wuxing)* und die Akupunkturpunkte zu verfügen.

4.2 Zuordnung nach den Acht Leitkriterien *(bagang)*

Die Acht Leitkriterien *(bagang)* sind vier Paare, denen krankhafte Anzeichen zugeordnet werden:
- Yin – Yang
- Inneres (intima, *li*) – Oberfläche (extima, *biao*)
- „Kälte" (algor, *han*) – „Hitze" (calor, *re*)
- Energetische Schwäche (depletio, *xu*) – energetische Überladung (repletio, *shi*)

Yin – Yang

Die tragende Rolle bei den Acht Leitkriterien nimmt das Prinzip von Yin und Yang ein. Das Gleichgewicht von Yin und Yang ist das Hauptkriterium jedes gesunden Zustands und immer als dynamischer Prozess zu sehen. Bei der Diagnose werden nun bestimmte Krankheitszeichen Yin oder Yang zugeordnet: Ein rotes Gesicht, unruhiges Verhalten, eine laute Stimme und Hitzegefühle weisen auf Yang hin, während ein blasses Gesicht, Bewegungsunlust und eine leise Stimme auf Yin deuten.

Grundsätzlich ist es ein Ziel jeder Qigong-Übung, die Ausgewogenheit von Yin und Yang wiederherzustellen (▶ Kap. 5).

Inneres (intima, *li*) – Oberfläche (extima, *biao*)

Die Unterscheidung zwischen Innen und Außen gibt Aufschluss darüber, wie tief ein pathologisches Geschehen eingedrungen ist. Von einer äußeren Störung spricht man, wenn Haut, Muskeln und Leitbahnen befallen sind, von einer inneren Störung, wenn Funktionskreise und Knochen betroffen sind.

„Kälte" (algor, *han*) – „Hitze" (calor, *re*)

Bei der Differenzierung nach „Kälte" (algor, *han*) und „Hitze" (calor, *re*) weist „Kälte" (algor, *han*) grundsätzlich auf eine abgeschwächte Funktionsdynamik und damit eine allgemeine Verlangsamung der physiologischen Prozesse hin, während „Hitze" (calor, *re*) ein Zeichen für eine übersteigerte Dynamik und eine Beschleunigung der physiologischen Prozesse ist.

Einige der wichtigsten Anzeichen für „Hitze" (calor, *re*) sind:
- Durst
- Gelber Zungenbelag
- Beschleunigte Pulse

Typische Anzeichen für „Kälte" (algor, *han*) sind:
- Fehlen von Durst
- Weißer Zungenbelag
- Verlangsamte Pulse

Energetische Schwäche (depletio, *xu*) – energetische Überladung (repletio, *shi*)

Bei der Unterscheidung zwischen energetischer Schwäche (depletio, *xu*) und energetischer Überladung (repletio, *shi*) bedeutet energetische Schwäche (depletio, *xu*) eine Schwäche der Geradläufigkeit (Orthopathie, *zheng*), während energetische Überladung (*repletio, shi*) ein Übermaß an Schrägläufigkeit (Heteropathie, *xie*) anzeigt.

Die wichtigsten Anzeichen für energetische Schwäche (depletio, *xu*) sind:

- Schwitzen und erschöpfte Pulse (depletio, *xu*)
- Dumpfe Schmerzen

Typische Anzeichen für energetische Überladung (repletio, *shi*) sind:

- Angefüllte Pulse (repletio, *shi*)
- Starke Schmerzen

Die Zuordnung nach den Acht Leitkriterien *(bagang)* spielt für Diagnose und anschließende Therapie eine entscheidende Rolle: Bei einer Störung aufgrund von „Kälte" (algor, *han*) muss gewärmt werden, energetische Schwäche (depletio, *xu*) muss suppletiert werden. Oberstes Ziel ist es, das energetische Gleichgewicht wiederherzustellen und Yin und Yang zu harmonisieren, damit ausreichend Qi und Xue vorhanden sind und ungehindert fließen können.

4.3 Die Bestimmung krankheitsauslösender Faktoren (Agenzien)

Agenzien *(bingyin)* sind jene Störfaktoren, die das energetische Gleichgewicht beeinträchtigen.

Als äußere Agenzien werden die Sechs klimatischen Exzesse *(liuyin)* bezeichnet: „Kälte" (algor, *han*), „Wind" (ventus, *feng*), „Trockenheit" (ariditas, *zao*), „Feuchtigkeit" (humor, *shi*), „Sommerhitze" (aestus, *shu*) und „Glut" (ardor, *huo*). Anzeichen für eine äußere Affektion mit „Wind" (ventus, *feng*) sind: rascher Wechsel des Krankheitsbilds, Kopfschmerzen, gerötete Augen, Verspannungen, Neuralgien.

Die inneren krankheitsauslösenden Faktoren werden auch als die Sieben Emotionen *(qiqing)* bezeichnet. Sie sind als „innere Bewegungen" zu verstehen, die bei zu starker Intensität zu endogenen Störungen führen können; z. B. kann ein Übermaß an Zorn (ira, *nu*) den Fk Leber (o. hepaticus, *gan*) schädigen, ein Übermaß an Furcht (timor, *kong*) den Fk Niere (o. renalis, *shen*).

Schließlich sind noch die neutralen Agenzien zu nennen, zu denen Diätfehler, sexuelle Ausschweifungen und äußere Verletzungen zählen.

4.4 Die Bestimmung der betroffenen Funktionskreise bzw. Leitbahnen

Störungen können verschiedene Ebenen betreffen: Es können nur die Leitbahnen betroffen sein, es kann Qi oder Xue betroffen sein, oder es können Funktionskreise erkrankt sein. Die Funktionskreise in der chinesischen Medizin stimmen teilweise mit unseren westlichen Vorstellungen der Organe überein. Die physiologischen Funktionen sind in der chinesischen Medizin jedoch deutlich weiter gefasst. Beispielsweise wird dem Fk Niere (o. renalis, *shen*) in der chinesischen Medizin neben seiner Bedeutung als Wasser bzw. Ausscheidungen regulierender Funktionskreis eine große Rolle bei Knochen- und Gelenkschmerzen, Wachstumsstörungen, Störungen der Sexualfunktionen sowie Krankheiten der Ohren zugeschrieben.

Auf dieser dritten Stufe des diagnostischen Verfahrens werden die klinischen Daten entsprechend der Funktionskreis-Beschreibungen gedeutet. Emporschlagendes Yang des Fk Leber (yang hepatici, *ganyang*) wäre eine mögliche Diagnose bei migräneartigen Kopfschmerzen, die mit vermehrtem Durst, gerötetem Kopf und geröteten Augen sowie mit Verstopfung einhergehen können.

Qigong als Übungs- und Therapiemethode kann wesentlich dazu beitragen, die Qi- und Xue-Zirkulation zu harmonisieren. Es wirkt, verglichen mit Akupunktur oder chinesischer Phytotherapie, eher unspezifisch, hat jedoch ein sehr breites Wirkspektrum.

Ziel der Qigong-Übungen ist es, Störungen, die in den Körper eingedrungen sind, zu beseitigen, die Ausgewogenheit von Yin und Yang wiederherzustellen, die Leitbahnen durchgängig zu machen, Qi und Xue zu harmonisieren, um das „Echte Qi" (qi merum, *zhenqi*), nämlich die Gesamtheit aller physiologischen, psychischen und geistigen Funktionen, zu stärken (▶ Kap. 5).

5 Praktische Therapieempfehlungen – häufige Krankheitsbilder

Ute Engelhardt, Christa Zumfelde-Hüneburg; 5.6 unter Mitarbeit von Wolfram Gentz

Therapeutische Anwendungsmöglichkeiten des Qigong

Qigong-Übungen können eingesetzt werden, um Krankheiten vorzubeugen oder um sie zu behandeln. Das therapeutische Ziel aller Qigong-Übungen wird im Rahmen der chinesischen Medizin meistens wie folgt formuliert: Durch das regelmäßige Üben von Qigong ist es möglich, Schrägläufigkeiten (Heteropathien, *xie*), die in den Körper eingedrungen sind, zu beseitigen, die Ausgewogenheit von Yin und Yang wiederherzustellen, die Leitbahnen durchgängig zu machen sowie Qi und Xue zu harmonisieren, um das „Echte Qi“ (qi merum, *zhenqi*) zu stärken (d. h. die Gesamtheit der physiologischen und geistig-psychischen Funktionen). Entsprechend breit gefächert sind die Anwendungsmöglichkeiten des Qigong bei Krankheiten.

Allerdings bietet eine Aussage in so allgemeiner Form wenig konkreten Anhalt, welche Besonderheiten beim Üben in den Vordergrund gestellt werden müssen, um einen Patienten mit einer spezifischen Erkrankung zu behandeln.

Um die Frage „Welche Qigong-Übungen können bei welchen Erkrankungen helfen?“ zu beantworten, ist es notwendig, sich die Inhalte der Qigong-Übungen vor Augen zu führen: Alle Qigong-Übungen werden mit den „drei Mitteln“ (▶ Kap. 2) ausgeführt, die dem Menschen von Natur aus zur Verfügung stehen:

- mit dem Körper, das heißt mit Körperhaltung und Bewegung
- mit dem Atem
- mit den geistig-psychischen Kräften.

Betrachtet man z. B. die Übungen unter dem Aspekt von Körperbewegung und Haltung, kann man darin einerseits Konzepte der chinesischen Medizin wie Vorstellungen von den Leitbahnen, Akupunkturpunkten etc. erkennen. Andererseits werden Gebärden mit symbolischer oder religiöser Bedeutung ausgeführt (wie z. B. Kreis oder verehrende Gesten) oder Naturphänomene nachgeahmt (z. B. „Stehen wie ein Baum“ oder Tier-Übungen).

Je nachdem, ob sich die Geistesinhalte schwerpunktmäßig auf heilkundliche, religiöse oder philosophische Inhalte beziehen, können die Übungen eine Resonanz im Übenden erzeugen, die sich entsprechend auf die Funktionskreise oder Leitbahnen, auf sein Gemüt, seinen Geist oder seine Erkenntnis auswirken.

Der Einfluss, den die Atembewegung auf den Qi-Fluss hat, kann mit verschiedenen Techniken therapeutisch genutzt werden. So hat z. B. eine betonte Ausatmung einen absenkenden und nach außen öffnenden Effekt bezüglich des Qi sowie eine entspannende und beruhigende Wirkung auf den geistigen Zustand.

Infolge der Vielfalt der oben genannten Wirkkomponenten ist die Wirkung jeder Qigong-Übung entsprechend komplex.

Spezifität und Vollständigkeit von Qigong-Übungen

In diesem Zusammenhang stellt sich die grundsätzliche Frage, ob bei einer bestimmten Diagnose eine spezifisch wirksame Qigong-Übung eingesetzt werden sollte oder ob auch eine beliebige Übung durch Betonung bestimmter Übungsinhalte und Wirkmechanismen die erwünschten spezifischen Wirkungen hervorrufen kann. Man spricht in diesem Zusammenhang von Spezifität und Vollständigkeit von Qigong-Übungen (Reuther, 2001, 2004). Diese häufig aufgeworfene Frage nach Spezifität und Vollständigkeit von Qigong-Übungen lässt sich aus verschiedenen Blickwinkeln betrachten: historisch, inhaltlich (z. B. aus der Sicht der Wirkfaktoren), aus der Sicht der Anwendbarkeit und aus der Sicht der sprachlichen Vermittlung.

Grundsätzlich gilt, dass Qigong-Übungen im Vergleich zu Akupunktur oder chinesischer Phytotherapie die unspezifischste Methode der chinesischen Medizin darstellen, gleichzeitig aber die am breitesten wirksame. In Qigong-Übungen verbinden sich zahlreiche Übungsinhalte und Wirkfaktoren, die übergreifend die körperlichen, seelischen und geistigen Bereiche des menschlichen Lebens ansprechen. In den verschiedenen Übungsmethoden werden diese Wirkfaktoren unterschiedlich gewichtet und unterschiedlich deutlich hervorgehoben, sie sind aber immer in ihrer Gesamtheit vorhanden (zu den Wirkfaktoren ▶ Kap. 2.1, ▶ Kap. 2.2, ▶ Kap. 2.3, ▶ Kap. 2.4). Deshalb lassen sich die gleichen Qigong-Übungen durch unterschiedliche Betonung der Wirkfaktoren bei verschiedenen Erkrankungen einsetzen.

Betrachtet man z.B. die 3. Form der „Acht-Brokat-Übungen" im Stehen, „Einen Arm heben, um die Fk Milz und Magen aufeinander abzustimmen", unter dem Aspekt der Entfaltung des Qi in den Funktionskreisen, so trifft die Benennung zu, und die Übung lässt sich zum Regulieren und Harmonisieren der Funktionskreise Milz und Magen (oo. lienalis et stomachi, *pi wei*) einsetzen: Die anhebende Bewegung des einen Arms entspricht dem Qi des Fk Milz (qi lienale, *piqi*), das sich ungehindert nach oben entfalten soll, während die absenkende Bewegung des anderen Arms dem Qi des Fk Magen (qi stomachi, *weiqi*) entspricht, das sich nach unten bewegen soll. Betrachtet man die gleiche Übung jedoch unter dem Aspekt der Leitbahnen, so werden durch die leichte Dehnung der Arme nach unten bzw. nach oben vor allem die Arm-Leitbahnen und hier besonders die Herzbeutel-Leitbahn (c. pericardialis, *xinbao jing*) angesprochen. Daher lässt sich diese Übung auch gezielt bei Verspannungen der Arme oder Schultern einsetzen, die z.B. eher auf Einstauungen des Qi des Fk Leber (qi hepatici, *ganqi*) zurückzuführen sind als auf eine Störung in den Fk Milz oder Magen (o. lienalis oder o. stomachi, *pi* oder *wei*). Über die Dehnung der Herzbeutel-Leitbahn (c. pericardialis, *xinbao jing*) kann es auch zu einer Regulierung des Fk Herz (o. cardialis, *xin*) kommen. Somit ist die Übung auch bei Störungen des Fk Herz (o. cardialis, *xin*) geeignet und kann z.B. Druck und Engegefühl im Brustkorb, Schlafstörungen, Konzentrationsschwäche usw. positiv beeinflussen.

Neben solchen spezifischen Elementen finden sich in jeder einzelnen Übung aber auch alle Grundprinzipien – auch die 6 Schlüsselpunkte genannt (▶ Kap. 3) – sowie die Konzepte von Yin und Yang, sodass jede Übung in sich vollständig ist, also allgemein regulierend wirkt.

Dies könnte erklären, dass bei allen drei in Deutschland durchgeführten Qigong-Pilotstudien zu den Krankheitsbildern Asthma, Spannungskopfschmerzen und Hypertonie (Reuther, 1997, 1998a+b; Friedrichs, 2003a+b, 2004; Ritter, 2000, 2001) stets die ersten 7 Formen der „15 Ausdrucksformen des Taiji-Qigong" mit den Patienten eingeübt wurden und dass in allen drei Studien mit eher unspezifischen Übungen positive Ergebnisse für drei verschiedene Krankheitsbilder erzielt werden konnten.

Studien zum Qigong

Grundsätzlich wird häufig über positive und wohltuende Einflussnahme von Qigong auf unterschiedlichste Beschwerden berichtet (Schläpfer, Sandleben, 1997). Innere Ruhe und Gelassenheit sowie ein „Ruhigerwerden" des Atems sind auch bei Anfängern früh zu beobachten. Neben diesen allgemeinen Beobachtungen stellt sich die Frage nach verifizierbaren und messbaren Größen. Physiologische Veränderungen lassen sich mit nichtinvasiven Methoden leicht an Messungen von Blutdruck, Herzfrequenz, Sauerstoffsättigung, Atemfrequenz und Kalorimetrie nachweisen. Wirkungen von Qigong auf verschiedene Krankheitsbilder konnten bisher in verschiedenen Studien nachgewiesen werden. Bei der Auswahl der Krankheitsbilder waren maßgebend die Häufigkeit, die Homogenität des Krankheitsbilds sowie leicht erfassbare Zielgrößen. In diesem Zusammenhang möchten wir einen kurzen Überblick geben.

Atemphysiologische und kalorimetrische Untersuchungen haben gezeigt, dass mit der Qigong-Atemtechnik „Tuna" die Atemfrequenz bei gleichzeitiger Steigerung der Atemtiefe deutlich zurückgeht. Dadurch wird die Atmung ökonomisiert, denn der Volumenanteil des funktionellen Totraums nimmt mit zunehmender Atemtiefe ab, während die alveoläre Ventilation zunimmt. Trotz der isometrischen Anspannung der unteren Extremität während der kalorimetrischen Messung kam es bei der Tuna-Übung zu keiner Steigerung der Stoffwechselsituation. Die Probanden haben sich während der Tuna-Übung sehr wohl gefühlt (Zumfelde-Hüneburg, 1994, 1996).

Ingrid Reuther wies an 30 Asthma-Patienten nach, dass eine begleitende Therapie mit Qigong den Medikamentenverbrauch und asthmarelevante Symptome reduzieren kann. Der Peak-Flow konnte gesteigert und die Variabilität des Peak-Flow als Maß für die günstigere Einstellung gesenkt werden. Unterrichtet und geübt wurden die ersten 7 der „15 Ausdrucksformen des Taiji-Qigong" (Reuther, 1997, 1998b; Reuther, Aldrigde, 1998a). Die gleichen Übungen und das gleiche Studiendesign nutzte Elisabeth Friedrichs bei Patienten mit Spannungskopfschmerz und/oder Migräne. Zielgrößen waren die Zahl der Schmerztage, die Schmerzintensität und das Wohlbefinden sowie die subjektive Behinderungseinschätzung. Die Reduktion der Schmerztage und die Besserung der Nebenzielgrößen bei insgesamt 95 Teilnehmern belegt die Wirkungen einer nichtspezifisch auf die Krankheit bezogenen Methode (Friedrichs, 2003a+b, 2004).

In einer randomisierten kontrollierten Pilotstudie zur Beurteilung der Wirkung von Qigong auf Bluthochdruck im Vergleich zur westlichen Entspannungsmethode PMR (Progressive Muskelrelaxation nach Jacobson) wurden ebenfalls die ersten 7 der „15 Ausdrucksformen des Taiji-Qigong" eingesetzt. Die blutdrucksenkende Wirkung konnte nachgewiesen werden. Regelmäßigkeit und Übungshäufigkeit haben großen Einfluss auf die Effizienz beider hier eingesetzter Methoden (Ritter, 2000, 2001).

„Die Effekte von *Baduanjin*-Qigong (Acht-Brokat-Übungen) in der Prävention von Verlust der Knochendichte bei Frauen im mittleren Lebensalter" publizierten Hsing Hsia Chen et al., 2006. Signifikante Unterschiede gegenüber der Kontrollgruppe in den Interleukin-6-Spiegeln und in der Knochendichte wurden schon nach zwölf Wochen – drei Mal wöchentliches Üben – gefunden.

Im Jahr 2007 erschienen u. a. folgende Publikationen: „Taijiquan bei Kniegelenksarthrose", (J.-M. Brismee et. al., 2007) „Qigong versus Krafttraining bei Patienten mit länger bestehenden Nackenschmerzen" (B. Lansinger et al., 2007) sowie im Jahr 2011 „Qigong zur Stressreduktion bei Menschen, die viel am Computer arbeiten" (Skoglund et al., 2011).

Als weitere Beispiele für die zahlreichen Studien auf diesem Gebiet in den letzten Jahren seien die Ergebnisse ähnlicher Forschungsarbeiten zum Taiji oder Taijiquan (auch T'ai Chi) genannt, das heute unter den Oberbegriff Qigong gerechnet wird (▶ Kap. 1.3.4); diese wurden in den Jahren 2010 und 2012 im renommierten *New England Journal of Medicine* veröffentlicht.

Die Studie aus dem Jahr 2012 untersuchte den Einfluss eines angepassten Taiji-Programms auf die Haltungsstabilität von Parkinson-Patienten. Hier zeigte sich, dass zweimal wöchentlich über 24 Wochen praktiziertes Taiji im Vergleich zu Widerstands-/Krafttraining und Stretching hinsichtlich Schrittlänge und Richtungskontrolle (primäres Endziel) signifikant besser abschnitt, wobei die positiven Wirkungen auch noch drei Monate nach Beendigung des Programms nachweisbar waren. Die Autoren kommen damit zu dem Schluss, dass Taiji die Verschlechterung der Balance und die Sturzneigung bei Parkinson reduzieren kann (Fuzhong Li et al., 2012).

Etwas älter, aber ähnlich positiv ist das Studienergebnis zu Taiji und Fibromyalgie aus dem Jahr 2010. Hier wurden Patienten randomisiert einer Taiji- und einer Stretching-Gruppe zugeordnet. Das 60-minütige Übungsprogramm wurde zweimal wöchentlich über zwölf Wochen durchgeführt. Das primäre Endziel war eine Änderung der Punktzahl des FIQ (Fibromyalgia Impact Questionnaire), sekundäre Ziele waren Veränderungen des mentalen und körperlichen Befindens, ebenfalls erfasst mit einem üblichen Standardfragebogen. Die Verbesserungen in der Taiji-Gruppe, dargestellt durch eine Verminderung der Punktzahl des FIQ, waren nach zwölf Wochen signifikant besser ($p < 0{,}001$). Dieser deutliche positive Effekt war auch nach 24 Wochen immer noch hochsignifikant ($p < 0{,}001$). Auch bezüglich des sekundären Endziels erbrachte das Üben von Taiji einen deutlichen Benefit ($p = 0{,}001$ für die Verbesserung des körperlichen, $p = 0{,}03$ für die Steigerung des mentalen Befindens); dieses Ergebnis bestand ebenfalls in der Tendenz noch nach 24 Wochen, war aber nicht mehr signifikant. Die Autoren kommen zu dem Ergebnis, dass Taiji das Beschwerdebild bei Fibromyalgie positiv beeinflussen kann und langfristig angelegte Studien mit größeren Studiengruppen dieses Ergebnis bestätigen könnten (Chenchen Wang et al., 2010).

Anhand dieser Studien kann gezeigt werden, wie wirkungsvoll die eingesetzten Übungsmethoden sind, obwohl sie nicht speziell für eine bestimmte Krankheit konzipiert wurden. Die genannten Krankheitsbilder haben sowohl im Sinne der westlichen als auch der chinesischen Medizin sehr unterschiedliche Erklärungsmuster und reagierten positiv auf das Üben von Qigong oder Taiji. Eine mögliche Erklärung dafür ist, dass Qigong-Übungen durch ihre Gesamtregulation die Selbstheilungskräfte unterstützen und der Entstehung von Krankheiten entgegenwirken.

Anmerkungen zum folgenden Kapitel

Im Kapitel „Praktische Therapieempfehlungen – häufige Krankheitsbilder" sind wir so vorgegangen, dass bei jedem Krankheitsbild zunächst die wichtigsten Krankheitsmuster nach der chinesischen Medizin (mit typischen Anzeichen und therapeutischem Ansatz) beschrieben werden und anschließend konkrete Hinweise zur Ausführung von Qigong-Übungen folgen. Diese Hinweise sind so gehalten, dass einerseits eher allgemeine Empfehlungen zur Auswahl von Übungen gegeben werden, andererseits aber aus einem bestimmten Repertoire von relativ bekannten Qigong-Übungen (Übungsbeschreibungen in ▶ Kap. 7) einzelne Teile oder Formen empfohlen werden, wobei bestimmte Wirkfaktoren bei der Ausübung besonders zu berücksichtigen sind. Diese Betonung der Wirkfaktoren lässt sich auch auf andere Qigong-Übungen übertragen. Im Anschluss daran werden indizierte Akupunkturpunkte zur ergänzenden Selbstmassage aufgeführt. Die Selbstmassage ist eine häufig unterschätzte Methode innerhalb des Qigong, die einfach in der Handhabung ist und relativ rasch Wohlgefühl und positive Wirkung vermittelt.

Im vorliegenden Buch haben wir uns bei der Auswahl der Erkrankungen zum einen von klinischen Erfahrungen (z. B. bei Schmerzen) oder bereits vorliegenden klinischen Studien (z. B. bei asthmatischen Erkrankungen, Bluthochdruck oder Migräne) leiten lassen, zum anderen haben wir zahlreiche eher allgemeine und weitverbreitete Beschwerden ausgewählt (wie Appetitlosigkeit, Erkältungskrankheiten etc.), bei denen sich die Anwendung von Qigong bewährt hat.

Empfehlungen zur Selbstmassage

Abschließend sollen an dieser Stelle einige Hinweise zur Selbstmassage an den jeweils empfohlenen Akupunkturpunkten gegeben werden: Generell massiert man mit kreisenden Bewegungen (sowohl im Uhrzeigersinn als auch entgegengesetzt) des Zeige- und Mittelfingers, gelegentlich auch des Daumens. Auf einige Orte (wie z. B. „Die emporsprudelnde Quelle", Ni 1/R 1, *yongquan*) kann man auch mit dem Mittelpunkt der Handfläche reibend einwirken. Die Punkte im Kopfbereich massiert man mit leichtem Druck und eher langsamen Kreisbewegungen, an den Extremitäten und am Rumpf kann man sowohl den Druck verstärken als auch das Kreisen schneller ausführen. Nach einer solchen Punktmassage kann man entlang der Leitbahn ausstreichen oder das behandelte Areal mit den Fingerballen oder der lockeren Faust abklopfen. Bei allen Massagebewegungen sollte man nicht nur die Finger und den Arm benutzen, sondern immer den ganzen Körper, und sich dabei z. B. vorstellen, dass die Kräfte von den Akupunkturpunkten „Die emporsprudelnde Quelle" (Ni 1/R 1, *yongquan*) über das untere Dantian bis zu den Fingern gelangen.

5.1 Schmerzen

Christa Zumfelde-Hüneburg, Ute Engelhardt

5.1.1 Schmerzen aus Sicht der chinesischen Medizin

Schmerzen sind grundsätzlich auf Blockaden des Qi- und Xue-Flusses oder auf eine energetische Schwäche (depletio, *xu*) von Qi und/oder Xue zurückzuführen. Die Blockaden können auf verschiedenen Faktoren basieren:

- „Hitze" (calor, *re*)
- „Kälte" (algor, *han*)
- „Feuchtigkeit"/„Schleim" (humor/pituita, *shi tan*)
- „Wind" (ventus, *feng*)
- Energetischer Schwäche (depletio, *xu*) von Qi und Xue
- Energetischer Überladung (repletio, *shi*)
- Xue-Stasen

Die Lokalisation des Schmerzes gibt einen Hinweis auf die betroffene Leitbahn, in einigen Fällen auch auf den Funktionskreis (▶ Kap. 5.1.2, ▶ Kap. 5.1.3).

Der Schmerzcharakter bzw. die Schmerzqualität gibt Aufschluss über die Pathogenese. Für die Praxis des Qigong ist die Frage bedeutsam, welche Leitbahnen und/ oder Funktionskreise betroffen sind.

Typische Anzeichen

(hier nach Schmerzcharakter/-qualität aufgeführt, zur Lokalisation s. u.)

- Brennender Schmerz, der sich unter Wärme verschlechtert (Hinweis auf „Hitze" [calor, *re*] oder „Glut" [ardor, *huo*])
- Ortsfester Schmerz, der sich unter Kälte verschlechtert (Hinweis auf „Kälte" [algor, *han*])
- Mit „Völle"- oder „Reifen"-Gefühl einhergehender, eher dumpfer Schmerz (Hinweis auf „Feuchtigkeit"/„Schleim" [humor/pituita, *shi tan*])

- Nicht ortsfester, wechselhafter Schmerz (Hinweis auf „Wind"-Affektionen [ventus, *feng*])
- Dumpfer, flächiger Schmerz, der ggf. durch Berührung und Ruhe gelindert werden kann (Hinweis auf eine energetische Schwäche [depletio, *xu*])
- Schneidender Schmerz, der sich ggf. durch Berührung verschlechtert, aber bei Bewegung verbessert (Hinweis auf eine energetische Überladung [repletio, *shi*])
- Starker, stechender, ortsfester Schmerz (wie ein Messerstich) (Hinweis auf Xue-Stasen)

Therapeutischer Ansatz

- Qi- und Xue-Fluss regulieren
- Die Schrägläufigkeit (Heteropathie, *xie*) eliminieren
- Zum Beispiel die „Mitten"-Funktionskreise (Fk Milz und Magen, oo. lienalis et stomachi, *pi wei*) kräftigen, wenn eine „Feuchtigkeit"-/„Schleim"-Belastung (humor/pituita, *shi tan*) vorliegt
- Stasen auflösen

Hinweise zur Ausführung von Qigong-Übungen

Zur Therapie mit Qigong ist es wichtig, die Übungen an die Konstitution des Patienten anzupassen. Um Qi und Xue zu regulieren, empfehlen sich bei guter Konstitution kräftige und dehnende Bewegungen, bei schwacher Konstitution eher feine und subtile Bewegungen.

Beruhen die Schmerzen vor allem auf energetischer Schwäche (depletio, *xu*), sollte zunächst mit einfachen Entspannungsübungen oder Übungen zur Sammlung der Vorstellungskraft *(yi)* auf das untere Dantian begonnen werden, die im Liegen oder Sitzen auszuführen sind (▶ Kap. 7.1.1). Dabei sollte der nährende (zuführende und sammelnde) Aspekt betont werden.

„Kranich-" und „Acht-Brokat-Übungen"

In diesem Zusammenhang sind z.B. die „Kranich-Übungen" (▶ Kap. 7.2) oder die „Acht-Brokat-Übungen" im Sitzen (▶ Kap. 7.4) zu nennen, bei denen einerseits der nährende Aspekt auf das untere Dantian im Vordergrund steht, zugleich auch sehr vorsichtig eine Durchgängigkeit in den jeweils angesprochenen Leitbahnen angestrebt wird.

„Sechs Laute"

Die „Sechs Laute" (▶ Kap. 7.5) sind besonders zu empfehlen, da sie den freien Fluss des Qi in den Leitbahnen fördern. Durch die Vibrationen, die durch den zugeordneten Laut hervorgerufen werden, und durch die entsprechenden körperlichen Bewegungen werden verschiedene Resonanzschichten und Leitbahnen im Körper angesprochen. Die „Sechs Laute" können zur Stärkung der Funktionskreise in der Reihenfolge der Wandlungsphasen praktiziert werden oder auch mit der Betonung der Funktionskreise, die jeweils an einer chronischen Schmerzkrankheit beteiligt sind, wie Fk Leber (o. hepaticus, *gan*), Fk Niere (o. renalis, *shen*) und Fk Milz (o. lienalis, *pi*).

Bezug zu speziellen Akupunkturpunkten (am Beispiel von Schmerzen im Brustraum)

In der Übung „Der Schritt des Kranichs" aus dem „Spiel der Fünf Tiere" (▶ Kap. 7.7.2) werden im Sitzbogenschritt die Hände von der Körpermitte aus zu beiden Seiten des Körpers geführt mit der Vorstellung, „einen Fächer" zu entfalten.

Die Finger werden dabei nacheinander geöffnet, wobei der Zeigefinger (Dickdarm-Leitbahn, c. intestini crassi, *dachang jing*) die Führung übernimmt. In der Ruhehaltung haben die Arme eine nach unten gehende Kraft, die Finger sind etwas geöffnet, das Qi wird bis zu den Fingerspitzen und über sie hinaus geleitet. Man kann sich dabei vorstellen, der Kranich öffne vor dem Fliegen sein Federkleid und lasse den Morgentau von seinem Gefieder tropfen. Beim Entfalten der Hände ist der Zeigefinger führend, dadurch ist die Wirkung auf die Dickdarm-Leitbahn (c. intestini crassi, *dachang jing*) betont. Durch die nach vorn gestreckte Haltung des vorderen Beines wird die Magen-Leitbahn (c. stomachi, *wei jing*) reguliert.

In der geöffneten Standhaltung stellt man sich die Brust etwas geweitet und geöffnet vor. Die Vorstellungskraft *(yi)* wird auf den Punkt „Vorhof der Brust" (Ren 17/Rs 17, *tanzhong*) gelenkt, die Atmung wird freier, das Qi des Fk Lunge (qi pulmonale, *feiqi*) wird reguliert und abgesenkt. Druck auf der Brust kann abnehmen. Dabei achtet man auf die „obere Schließung", d.h. die Arme werden nicht zu weit auseinandergeführt, sondern es bleibt ein Gefühl des Innehaltens im Schulter-Brust-Bereich. Beim Öffnen leitet man das Qi nach unten bis in die Punkte „Die emporsprudelnde Quelle" (Ni 1/R 1, *yongquan*).

Im 5. Teil der „Kranich-Übungen", dem „Fliegen" (▶ Kap. 7.2.2), wird durch die entfaltende Bewegung und durch die Vorstellungskraft *(yi)* vom unteren Dantian aus besonderer Bezug zum mittleren Dantian (dem Akupunkturpunkt „Vorhof der Brust", Ren 17/Rs 17, *tanzhong*) genommen. Der „Vorhof der Brust" (Ren 17/Rs 17, *tanzhong*) ist der Zusammenkunftspunkt (foramen conventorium, *huixue*) des Qi; durch die leichte Öffnung und Weitung im Brustbereich wird dieser Punkt geöffnet. So können Qi und Xue im thorakalen Bereich reguliert und Schmerzen gelindert werden.

Bezug zur Atmung

Das Sprechen von Lauten wie z.B. bei den „Sechs Lauten" (▶ Kap. 7.5) hilft, neben der Vertiefung der Atmung auch Einfluss auf die Funktionskreise zu nehmen. So kann eine vertiefte Atmung den Fk Lunge (o. pulmonalis, *fei*) stärken, der wiederum durch seine kontrollierende Funktion auf den Fk Leber (o. hepaticus, *gan*) einwirken kann. Der Fk Leber (o. hepaticus, *gan*) steht in der chinesischen Medizin für Sehnen und Gelenke und die Spannung der Muskulatur, die jeden chronischen Schmerz begleitet.

Untersuchungen zu physiologischen Veränderungen während der Qigong-Übungsmethode „Tuna" (▶ Kap. 7.1.3) zeigen, dass das Lenken der Vorstellungskraft *(yi)* auf das untere Dantian zu einer deutlichen Reduktion der Atemfrequenz führt. „Tuna" ist eine Verkürzung des Ausdrucks *tugu naxin,* der so viel bedeutet wie „das Alte ausstoßen, das Neue aufnehmen". Die Atmung wird ökonomischer, da eine ausreichende alveoläre Ventilation mit weniger Atemarbeit durchgeführt werden kann. Gleichzeitig erniedrigt sich – wie kalorimetrische Untersuchungen gezeigt haben – der Energieumsatz. Die Stoffwechsellage wird vom sympathischen, d.h. dem verbrauchenden Aspekt zum parasympathischen, d.h. dem speichernden Aspekt hin verschoben. Sympathikus heißt Aktivieren, Verbrauchen, der Yang-Aspekt steht im Vordergrund; Parasympathikus heißt Speichern, Nähren, der Yin-Aspekt überwiegt (Zumfelde-Hüneburg 1994, 1996).

Tab. 5.1 Empfehlenswerte Akupunkturpunkte zur Selbstmassage

Deutsche Bezeichnung	Lateinische Bezeichnung	Deutsche Übersetzung des chinesischen Namens	Pinyin	Lokalisation	Wirkung
Di 4	IC 4	„Vereinte Täler"	*hegu*	An der radialen Seite, etwa in der Mitte des 2. Mittelhandknochens	Lindert Schmerzen, macht die Leitbahnen durchgängig, zerstreut „Wind" (ventus, *feng*), öffnet die Oberfläche (extima, *biao*)
Ma 36	S 36	„Dritter Weiler am Fuß"	*zusanli*	3 *cun* unterhalb der Kniescheibenunterkante, 1 *cun* von der Schienbeinkante nach außen, auf Höhe der Tuberositas tibiae	Reguliert und stützt die Fk Milz und Magen (oo. lienalis et stomachi, *pi wei*), harmonisiert Qi und Xue
Le 3	H 3	„Die mächtige große Straße"	*taichong*	Zwischen dem Mittelfußknochen der 1. und 2. Zehe in einer Vertiefung ca. 1,5 *cun* proximal des Grundgelenks	Stützt die Fk Leber und Gallenblase (oo. hepaticus et felleus, *gan dan*), senkt das Yang ab, reguliert und kühlt das Xue
Lu 7	P 7	„Reihe von Lücken"	*lieque*	1,5 *cun* proximal der Handgelenksfalte am distalen Speichenköpfchen	Zerstreut „Wind" (ventus, *feng*), wandelt „Schleim" (pituita, *tan*) um, öffnet die Oberfläche (extima, *biao*); senkt das Qi im Fk Lunge (qi pulmonale, *feiqi*) ab
Gb 20	F 20	„Teich des Windes"	*fengchi*	In der Vertiefung zwischen den Nackenmuskeln M. sternocleidomastoideus und M. trapezius (Höhe von Du 16/Rg 16)	Zerstreut „Wind" (ventus, *feng*), kühlt „Hitze" (calor, *re*), klärt Sicht und Gehör
Gb 21	F 21	„Brunnen der Schulter"	*jianjing*	In der Vertiefung am höchsten Punkt der Schulter, in der Mitte zwischen Du 14/Rg 14 und dem Akromion	Reguliert Qi-Mechanismus und Säftehaushalt; zerstreut „Wind" (ventus, *feng*) und kühlt „Hitze" (calor, *re*)
3E 5	T 5	„Äußeres Passtor"	*waiguan*	2 *cun* proximal der Handgelenksfalte, in der Mitte des Unterarms zwischen Elle und Speiche, gegenüber Pe 6/Pc 6	Öffnet die Oberfläche (extima, *biao*), macht die Leitbahnen frei, zerstreut „Hitze" und „Kälte" (calor und algor, *re han*)

5.1.2 Kopfschmerzen/Migräne

Nach der chinesischen Medizin können Kopfschmerzen auf verschiedene energetische Entgleisungen bzw. Störungen zurückgehen. Da alle Yang-Leitbahnen am Kopf beginnen oder enden, ist im oberen Körperbereich häufig eine energetische Überladung (repletio, *shi*) zu beobachten. Diese basiert vor allem auf einem Emporschlagen des Yang des Fk Leber (yang hepatici, *ganyang*), das aufgrund von „Wind" (ventus, *feng*), „Hitze" (calor, *re*) oder „Glut" (ardor, *huo*) unkontrolliert emporsteigt.

Aber auch eine energetische Schwäche (depletio, *xu*) im Yin des Fk Niere (yin renale, *shenyin*) kann im Sinne der Mutter-Sohn-Regel zu einer energetischen Schwäche (depletio, *xu*) des Yin des Fk Leber (yin hepatici, *ganyin*) führen (auch zu Defizienz des Xue des Fk Leber, xue hepatici, *ganxue*), sodass das Yin des Fk Leber (yin hepatici, *ganyin*) nicht mehr ausreichend in der Lage ist, das Yang des Fk Leber (yang hepatici, *ganyang*) zu kontrollieren, und dieses bisweilen unkontrolliert nach oben steigt (z.B. häufig bei Xue-Stasen oder menstrueller Migräne, die auch durch Stress ausgelöst sein kann).

„Feuchtigkeit"- oder „Schleim"-Belastungen (humor oder pituita, *shi* oder *tan*) in den „Mitten"-Funktionskreisen (Fk Milz und Magen, oo. lienalis et stomachi, *pi wei*) können auch mit Kopfschmerzen einhergehen und darüber hinaus zu Schwindel, Übelkeit und Erbrechen oder zu „Feuchtigkeit-Hitze" (calor humidus, *shire*) im Kopfbereich führen.

Typische Anzeichen

(hier nach Lokalisation aufgeführt, für den Schmerzcharakter vgl. oben, ▶ Kap. 5.1)

- Kopfschmerzen im Stirnbereich (Hinweis auf eine Affektion der Magen- und Dickdarm-Leitbahnen [cc. stomachi et intestini crassi, *wei dachang jing*, splendor-yang-/*yangming*-Leitbahnen])
- Kopfschmerzen im Nackenbereich (Hinweis auf eine Affektion der Dünndarm- und Blasen-Leitbahnen [cc. intestini tenuis et vesicalis, *xiaochang pangguang jing*, *yang-maior-/taiyang*-Leitbahnen])
- Kopfschmerzen im Schläfenbereich (Hinweis auf eine Affektion der Drei-Wärmebereiche- und Gallenblasen-Leitbahnen [cc. tricalorii et fellea, *sanjiao dan jing*, yang-minor-/*shaoyang*-Leitbahnen])
- Kopfschmerzen auf der Scheitelhöhe (Hinweis auf eine Affektion der Herzbeutel- und Leber-Leitbahnen [cc. pericardialis et hepatica, *xinbao gan jing*, yin-flectens-/*jueyin*-Leitbahnen], ein innerer Ast der Leber-Leitbahn [c. hepatica, *gan jing*] geht bis zur Scheitelhöhe)

Therapeutischer Ansatz

- Das Yang des Fk Leber (yang hepatici, *ganyang*) besänftigen und absenken, was vor allem bei einem akuten Kopfschmerzanfall oder bei Patienten mit ständig nach oben schlagendem Yang des Fk Leber (yang hepatici, *ganyang*) notwendig ist.
- Den Fk Niere (o. renalis, *shen*) stärken, den Fk Leber (o. hepaticus, *gan*) harmonisieren. Dieser Ansatz trifft vor allem für das Intervall zu oder wenn die Kopfschmerzen nicht zu stark ausgeprägt sind.
- Schrägläufigkeiten (Heteropathien, *xie*) wie „Wind" (ventus, *feng*), „Hitze" (calor, *re*) oder „Glut" (ardor, *huo*) bzw. „Feuchtigkeit"- oder „Schleim"-Belastung (humor oder pituita, *shi* oder *tan*) beseitigen.

Hinweise zur Ausführung von Qigong-Übungen

In diesem Zusammenhang eignen sich besonders Qigong-Übungen, die den Grundsatz „Oben leer, unten fest" betonen und den Fk Niere (o. renalis, *shen*) stärken. Zugleich sollte bei der Ausführung sämtlicher Übungen grundsätzlich den sinkenden Elementen (▶ Kap. 2.2.3) besondere Aufmerksamkeit geschenkt werden, um einer energetischen Überladung (repletio, *shi*) im oberen Körperbereich entgegenzuwirken und das Aufsteigen des Yang des Fk Leber (yang hepatici, *ganyang*) zu verhindern.

Entspannungsübungen

Einfache Entspannungsübungen oder Übungen in Ruhe, die im Stehen, Sitzen und Liegen ausgeführt werden können, sollten bei Kopfschmerzen besondere Berücksichtigung finden. So z.B. die „Drei-Linien-Übung" (▶ Kap. 7.1.2), die darauf abzielt, das Qi mit der Vorstellungskraft *(yi)* über die Yang-Leitbahnen nach unten zu leiten. Weiterhin ist der „Wasserfall" (▶ Kap. 7.1) zu empfehlen, bei dessen Ausführung die Vorstellungskraft *(yi)* auf die Akupunkturpunkte „Die emporsprudelnde Quelle" (Ni 1/R 1, *yongquan*) gelenkt wird.

„Kranich-Übungen"

Die „Kranich-Übungen" (▶ Kap. 7.2) zielen sehr stark auf den Grundsatz „Oben leer, unten fest" ab, da sich die Körperbewegungen nur sehr langsam vom unteren Dantian (▶ Kap. 2.5.2) nach oben entwickeln und immer wieder zu ihm zurückkehren.

„Sechs Laute"

Von den „Sechs Lauten" (▶ Kap. 7.5) sind in diesem Zusammenhang besonders der Laut *xu* zu empfehlen, der dem Fk Leber (o. hepaticus, *gan*) zugeordnet wird, sowie der den Fk Milz und Magen (oo. lienalis et stomachi, *pi wei*) entsprechende Laut *hu*, um die „Mitten"-Funktionskreise (Fk Milz und Magen, oo. lienalis et stomachi, *pi wei*) zu kräftigen und um die „Feuchtigkeit"- oder „Schleim"-Belastung (humor oder pituita, *shi* oder *tan*) zu eliminieren. Der Laut *chuyu* stärkt den Fk Niere (o. renalis, *shen*). Alle sechs Laute können zunächst in der Reihenfolge der Wandlungsphasen praktiziert werden, anschließend können die genannten drei Laute nochmals jeweils 6-mal wiederholt werden.

„Übungen im Gehen"

„Übungen im Gehen" sind hier ebenfalls angezeigt, wenn die Aufmerksamkeit hauptsächlich auf den Vorgang des Gehens und somit auf die Füße gelenkt wird. Mit den „Übungen im Gehen" mit Bezug zum Fk Leber (o. hepaticus, *gan*) (▶ Kap. 7.6) kann der freie und gleichmäßige Fluss des Qi gewährleistet und damit auch das emporschlagende Yang des Fk Leber (yang hepatici, *ganyang*) besänftigt werden.

Diese Methode kann insbesondere in der kopfschmerzfreien Zeit praktiziert werden.

„Spiel der Fünf Tiere"

Geeignet sind hier die ersten Formen aus dem „Spiel der Fünf Tiere" (▶ Kap. 7.7), insbesondere das „Spiel des Hirschs", das „Spiel des Kranichs" und das „Spiel des Tigers", um die Fk Leber, Lunge und Niere (oo. hepaticus, pulmonalis et renalis, *gan fei shen*) zu stärken.

Studie zur Wirkung des Qigong bei Kopfschmerzen/Migräne

Im Rahmen einer kontrollierten Pilotstudie haben sich die **„15 Ausdrucksformen des Taiji-Qigong“** als komplementäre Therapie bei Migräne bewährt (vgl. dazu die Dissertation von Elisabeth Friedrichs, 2003a+b, 2004).

Tab. 5.2 Empfehlenswerte Akupunkturpunkte zur Selbstmassage

Deutsche Bezeichnung	Lateinische Bezeichnung	Deutsche Übersetzung des chinesischen Namens	Pinyin	Lokalisation	Wirkung
Gb 20	F 20	„Teich des Windes“	*fengchi*	In der Vertiefung zwischen M. sternocleidomastoideus und M. trapezius (Höhe von Du 16/ Rg 16)	Zerstreut „Wind“ (ventus, *feng*), kühlt „Hitze“ (calor, *re*), klärt Sicht und Gehör
Ex-HN 5	Ex 2	„Die Sonne“	*taiyang*	Zwischen lateralem Augenbrauenrand und äußerem Lidwinkel, ca. 1 *cun* seitlich in einer geräumigen Vertiefung	Klärt die Augen, leitet „Wind“ (ventus, *feng*) und „Wind-Hitze“ (calor venti, *fengre*) aus, kühlt „Hitze“ (calor, *re*)
Ni 1	R 1	„Die emporsprudelnde Quelle“	*yongquan*	In einer Vertiefung an der Grenze zwischen 1. und 2. Drittel der zentralen Fußsohle (zwischen 2. und 3. Metatarsophalangeal-Gelenk)	Reguliert und stützt den Qi-Mechanismus, macht die Sinnesöffnungen frei, wirkt sedierend
Le 3	H 3	„Die mächtige große Straße“	*taichong*	Zwischen dem Mittelfußknochen der 1. und 2. Zehe in einer Vertiefung ca. 1,5 *cun* proximal des Grundgelenks	Stützt die Fk Leber und Gallenblase (oo. hepaticus et felleus, *gan dan*), senkt das Yang ab, reguliert und kühlt das Xue
Di 4	IC 4	„Vereinte Täler“	*hegu*	An der radialen Seite, etwa in der Mitte des 2. Mittelhandknochens	Lindert Schmerzen, macht die Leitbahnen durchgängig, zerstreut „Wind“ (ventus, *feng*), öffnet die Oberfläche (extima, *biao*), Fernpunkt bei frontalen Kopfschmerzen

Tab. 5.2 Empfehlenswerte Akupunkturpunkte zur Selbstmassage *(Forts.)*

Deutsche Bezeichnung	Lateinische Bezeichnung	Deutsche Übersetzung des chinesischen Namens	Pinyin	Lokalisation	Wirkung
Mi 6	L 6	„Die Verbindung der drei Yin“	*sanyinjiao*	3 *cun* oberhalb des Innenknöchels am Hinterrand des Schienbeins	Stützt die Fk Milz und Niere (oo. lienalis et renalis, *pi shen*), wandelt „Feuchtigkeit“ (humor, *shi*) um, löst den Fk Leber (o. hepaticus, *gan*)
Ni 3	R 3	„Mächtiger Wasserlauf“	*taixi*	Auf der Mitte der Verbindungslinie zwischen Innenknöchel und der Achillessehne	Stützt und reguliert das Qi der Fk Niere und Leber (qi renale et hepatici, *shen gan qi*), kühlt „Hitze“ (calor, *re*), kräftigt Knie und Lenden
Bl 60	V 60	„Olympus“	*kunlun*	In der Mitte der horizontalen Strecke zwischen Außenknöchel und Achillessehne	Stützt den Fk Leber (o. hepaticus, *gan*), bewegt das Qi des Fk Niere (qi renale, *shenqi*), leitet „Wind“ (ventus, *feng*) aus, macht die Netzleitbahnen (reticulares, *luomai*) durchgängig, Fernpunkt bei Nackenkopfschmerz
Bl 23	V 23	„Einflusspunkt des Nieren“-Funktionskreises“	*shenshu*	1,5 *cun* lateral des Dornfortsatzes des 2. LWK	Stützt den Fk Niere (o. renalis, *shen*), kräftigt die Lenden, klärt Sicht und Gehör

5.1.3 Schmerzen im Bewegungsapparat einschließlich Rückenschmerzen

Im Allgemeinen werden Schmerzen im Bewegungsapparat den Fk Niere und Leber (oo. renalis et hepaticus, *shen gan*) zugeordnet, die für Knochen, Sehnen, Muskeln und Gelenke verantwortlich sind. Weitere Unterscheidungen erfolgen auch hier anhand des Verlaufs der Leitbahnen, anhand des Schmerzorts und der Differenzierung nach den Acht Leitkriterien *(bagang)*.

Die häufigsten Schrägläufigkeiten (Heteropathien, *xie*), die die Fk Niere und Leber (oo. renalis et hepaticus, *shen gan*) beeinträchtigen, sind „Feuchtigkeit-Kälte"(algor humidus, *hanshi*), „Wind" (ventus, *feng*) und auch „Feuchtigkeit" (humor, *shi*). Auch energetische Schwäche (depletio, *xu*) kann hier eine Rolle spielen. Schmerzen im Bewegungsapparat können auch nach Traumen/äußeren Verletzungen auftreten, die zu Qi-Blockaden und/oder Xue-Stasen geführt haben.

Typische Anzeichen

(hier nach Lokalisation aufgeführt, für den Schmerzcharakter vgl. oben, ▶ Kap. 5.1)

Die Lokalisation des Schmerzes gibt Hinweise auf die betroffenen Leitbahnen. Bestimmte Körperbereiche werden bestimmten Funktionskreisen zugeordnet, wie der untere Rücken, die Knie und die Füße dem Fk Niere (o. renalis, *shen*).

5

Beispiele:

- Schmerzen im unteren Rückenbereich (Hinweis auf eine energetische Schwäche [depletio, *xu*] im Fk Niere [o. renalis, *shen*] und/oder auf eine Affektion der Blasen- und Nieren-Leitbahnen [cc. vesicalis et renalis, *pangguang shen jing*] oder der Leitbahn der Steuerung [s. regens, *dumai*])
- Schmerzen im HWS-Bereich mit Schwindel und unscharfer Sicht (Hinweis auf Xue-Stasen evtl. unter Beteiligung von „Schleim" [pituita, *tan*])
- Schmerzen in den oberen Extremitäten mit wiederkehrenden Taubheitsgefühlen/Parästhesien (Hinweis auf eine „Wind"-Affektion [ventus, *feng*] oder auf eine energetische Schwäche [depletio, *xu*] des Xue)
- Schmerzen und Schwäche in den Extremitäten (Hinweis auf eine energetische Schwäche [depletio, *xu*] des Qi und des Xue)

Therapeutischer Ansatz

- Qi- und Xue-Fluss in Bewegung bringen und Stasen auflösen
- Den Fk Niere (o. renalis, *shen*) stützen
- Schrägläufigkeiten (Heteropathien, *xie*) wie „Feuchtigkeit-Kälte"(algor humidus, *hanshi*) oder auch „Feuchtigkeit"- (humor, *shi*) oder „Wind"-Belastungen (ventus, *feng*) beseitigen
- Die „Mitten"-Funktionskreise (Fk Milz und Magen, oo. lienalis et stomachi, *pi wei*) kräftigen, wenn eine „Schleim"-Belastung (pituita, *tan*) vorliegt

Hinweise zur Ausführung von Qigong-Übungen

Um den Qi- und Xue-Fluss zu regulieren und gleichzeitig den Fk Niere (o. renalis, *shen*) zu stärken, wenn z. B. der untere Rücken mitbetroffen ist, empfiehlt sich eine wärmende Massage der entsprechenden Leitbahnen, auch der Nieren- und Blasen-Leitbahnen (cc. renalis et vesicalis, *shen pangguang jing*). Dies kann mit lokaler Wärmeapplikation z. B. durch Moxa geschehen oder auch in Form von Selbstmassage (z. B. Kreisendes Reiben auf „Einflusspunkt des Nieren-Funktionskreises" [Bl 23/V 23, *shenshu*], ▶ Kap. 7.3.2, ▶ Kap. 7.4.2).

Übungen in Bewegung sind essenziell, sollten regelmäßig mehrmals täglich praktiziert werden, allerdings im richtigen Maß von Intensität, Dauer und Krafteinsatz. Extreme Bewegungen wie Rotation im LWS-Bereich oder zu starkes Beugen des Rumpfes sind zu vermeiden. Nicht zu empfehlen sind anfänglich die schwierigeren Schritte wie der Sitzbogenschritt, der viel Stützkraft in einem Bein erfordert, oder der Pferdschritt in mittlerer oder tiefer Position.

„Spiel der Fünf Tiere"

Als Qigong-Übungen eignen sich hier „Der Schritt des Bären" oder „Der Schritt des Tigers" aus dem „Spiel der Fünf Tiere" (▶ Kap. 7.7.1, ▶ Kap. 7.7.3). Beim „Schritt des Tigers" wird die Vorstellungskraft *(yi)* im hinteren Dantian, der „Pforte des Lebensloses" (Du 4/Rg 4, *mingmen*), bewahrt. Man kräftigt mit dem „Spiel des Tigers" hauptsächlich die Knochen. Übt man das „Spiel des Bären" und das „Spiel des Tigers" im Wechsel, werden das vordere Dantian (die „Mitte des Nabels", Ren 8/ Rs 8, *shenque, qizhong*) und damit die Aufnehmende Leitbahn (s. respondens, *renmai*) (Sammelort des Yin) besonders angesprochen sowie das hintere Dantian (die „Pforte des Lebensloses", Du 4/Rg 4, *mingmen*) als wichtiger Einflussort der Leitbahn der Steuerung (s. regens, *dumai*) in ausgewogener Weise gestärkt.

Anhand der 4. Form des Hirschs aus dem „Spiel der Fünf Tiere" (▶ Kap. 7.7.4) wird die Beziehung zwischen Leitbahnen, Akupunkturpunkten und Körperstrukturen deutlich. In der Hauptruhehaltung wird der Punkt „Der hintere Wasserlauf" (Dü 3/ IT 3, *houxi*) besonders angesprochen. Er ist ein der Wandlungsphase Holz zugeordneter Einflusspunkt („Holzpunkt" entsprechend der Mutter-Sohn-Regel) und gleichzeitig der Verbindungspunkt für die Leitbahn der Steuerung (s. regens, *dumai*). Die Vorstellungskraft *(yi)* wird zum *„weilü"* gelenkt (Steißbeinende, Akupunkturpunkt „Wachstum und Stärke" [Du 1/Rg 1, *changqiang*]). Praktiziert man die Übung regelmäßig, kann das Qi entlang der Leitbahn der Steuerung (s. regens, *dumai*) wieder frei zirkulieren. Gerade bei chronischen wirbelsäulennahen Beschwerden ist diese Übung indiziert und wird als hilfreich empfunden.

Pferdschritt-Übungen

Erst nach längerer Übungspraxis sollten langsam die Pferdschritt-Übungen dazukommen, da gerade sie den Fk Niere (o. renalis, *shen*) stärken und so zur unteren Stabilität beitragen. Auch die Pferdschritt-Übungen aus den „Acht-Brokat-Übungen" im Stehen (2., 5., 7. Form) (▶ Kap. 7.3.2) haben durch die Anforderungen an die Körperkraft diesen Wirkungsschwerpunkt. Mit der 8. Form, „Mit beiden Händen die Füße umfassen, um den Fk Niere und die Hüften zu stärken", kann der Fk Niere (o. renalis, *shen*) gestützt werden.

Außerdem wird zu Beginn jeder der „Acht-Brokat-Übungen" im Stehen (▶ Kap. 7.3.2), wenn die Hände auf Brustbeinhöhe gehoben und die Handflächen nach unten gewendet sind, durch die nach vorne aufspannende Kraft der Punkt „Der hintere Wasserlauf" (Dü 3/IT 3, *houxi*) stimuliert. Durch die widerstreitende Kraft korrespondiert er mit dem „Punkt aller Strapazen" (Du 14/Rg 14, *dazhui*). Auch in dieser Haltung kann das Qi in der Leitbahn der Steuerung (s. regens, *dumai*) freier fließen.

„Sechs Laute"

Von den „Sechs Lauten" (▶ Kap. 7.5) sollten zunächst alle Laute geübt werden, und anschließend können noch einmal besonders der Laut *hu*, der den Fk Milz und Magen (oo. lienalis et stomachi, *pi wei*) zugeordnet wird, sowie der dem Fk Niere (o. renalis, *shen*) entsprechende Laut *chuyu* praktiziert werden.

Bei energetischer Schwäche (depletio, *xu*) sollte zunächst mit einfachen Entspannungsübungen oder Übungen zur Sammlung der Vorstellungskraft *(yi)* auf das untere Dantian begonnen werden, die im Liegen oder Sitzen auszuführen sind.

5

Tab. 5.3 Empfehlenswerte Akupunkturpunkte zur Selbstmassage

Deutsche Bezeichnung	Lateinische Bezeichnung	Deutsche Übersetzung des chinesischen Namens	Pinyin	Lokalisation	Wirkung
Di 4	IC 4	„Vereinte Täler"	*hegu*	An der radialen Seite, etwa in der Mitte des 2. Mittelhandknochens	Lindert Schmerzen, macht die Leitbahnen durchgängig, zerstreut „Wind" (ventus, *feng*), öffnet die Oberfläche (extima, *biao*)
Bl 60	V 60	„Olympus"	*kunlun*	In der Mitte der horizontalen Strecke zwischen Außenknöchel und Achillessehne	Stützt den Fk Leber (o. hepaticus, *gan*), bewegt das Qi des Fk Niere (qi renale, *shenqi*), leitet „Wind" (ventus, *feng*) aus, macht die Netzleitbahnen (reticulares, *luomai*) durchgängig, stärkt den Bewegungsapparat
Ni 3	R 3	„Mächtiger Wasserlauf"	*taixi*	Auf der Mitte der Verbindungslinie zwischen Innenknöchel und der Achillessehne	Stützt und reguliert das Qi der Fk Niere und Leber (qi renale et hepatici, *shen gan qi*), kühlt „Hitze" (calor, *re*), kräftigt Knie und Lenden
Bl 23	V 23	„Einflusspunkt"- des Nieren-Funktionskreises"	*shenshu*	1,5 *cun* lateral des Dornfortsatzes des 2. LWK	Stützt den Fk Niere (o. renalis, *shen*), kräftigt die Lenden, klärt Sicht und Gehör
Bl 40	V 40	„Die Mitte des Staugewässers"	*weizhong*	In der Mitte der Kniegelenksfalte, wo ein Puls tastbar ist	Stützt und reguliert die Fk Leber und Niere (oo. hepaticus et renalis, *gan shen*), bändigt das Yang, kühlt „Hitze" (calor, *re*), stärkt Knie und Lenden
Dü 3	IT 3	„Der hintere Wasserlauf"	*houxi*	Proximal des Kleinfinger-Grundgelenks (Grenze „weißes/rotes" Fleisch)	Öffnet die Leitbahn der Steuerung (s. regens, *dumai*), klärt das Bewusstsein, zerstreut „Wind-Hitze" (calor venti, *fengre*)

Tab. 5.3 Empfehlenswerte Akupunkturpunkte zur Selbstmassage *(Forts.)*

Deutsche Bezeichnung	Lateinische Bezeichnung	Deutsche Übersetzung des chinesischen Namens	Pinyin	Lokalisation	Wirkung
Gb 41	F 41	„Am Rand der Tränen des Fußes“	*zulinqi*	Distal des 4. und 5. Tarsometatarsal-Gelenks in einer Vertiefung lateral der Sehne des M. extensor digiti longus	Zerstreut energetische Überladung (repletio, *shi*) der Fk Leber und Gallenblase (oo. hepaticus et felleus, *gan dan*), macht die Gürtelleitbahn (s. zonalis, *daimai*) durchgängig

5.1.4 Bi-Syndrom *(bizheng)*

Im Begriff Bi-Syndrom *(bizheng)* findet man einerseits ein Erklärungsmodell, wie Schrägläufigkeiten (Heteropathien, *xie*) schmerzhafte Blockaden hervorrufen können, andererseits wird er auch als Krankheitsbezeichnung verwendet. Das chinesische Zeichen *bi* bedeutet hier „Verschluss, Abwesenheit von Kommunikation“ und damit auch schmerzhafte Obstruktionen, die die Leitbahnen langsam befallen. Hierbei ist das Qi in den Leitbahnen und Gelenken durch äußere Schrägläufigkeiten (Heteropathien, *xie*) in seinem freien Fluss gehindert.

Nach klassischer Theorie müssen für das Bi-Syndrom *(bizheng)* im Leitbahnbereich drei äußere Schrägläufigkeiten (Heteropathien, *xie*), nämlich „Kälte“ (algor, *han*), „Feuchtigkeit“ (humor, *shi*) und „Wind“ (ventus, *feng*) zusammentreffen, wobei sich aus eingestauter „Kälte“ (algor, *han*) auch „Hitze“ (calor, *re*) entwickeln kann. Diagnostisch kommt es darauf an, zu untersuchen, welche Schrägläufigkeiten (Heteropathien, *xie*) bei diesem Krankheitsbild überwiegen:

- „Kälte“-Bi (algor, *han*)
- „Feuchtigkeit“-Bi (humor, *shi*)
- „Wind“-Bi (ventus, *feng*)
- „Feuchtigkeit-Kälte“-Bi (algor humidus, *shihan*) (häufigste Kombination)
- „Hitze“-Bi (calor, *re*)

Typische Anzeichen

(hier nach Schmerzcharakter/-qualität aufgeführt, zur Lokalisation vgl. oben, ▶ Kap. 5.1.2, ▶ Kap. 5.1.3)

- **„Kälte“-Bi** (algor, *han*): ortsfester Schmerz, der sich unter Kälte verschlechtert (Hinweis auf „Kälte“[algor, *han*]), meist sind einzelne Gelenke betroffen, der Schmerz ist sehr stark und wird durch Wärmeanwendung erleichtert.
- **„Feuchtigkeit“-Bi** (humor, *shi*): mit „Völle“- oder „Reifen“-Gefühl einhergehender, eher dumpfer Schmerz (Hinweis auf „Feuchtigkeit“/„Schleim“ [humor/pituita, *shi tan*]), einhergehend mit Schwellung der Gelenke oder auch mit Schmerzen zu Beginn einer Bewegung; anhaltende Bewegung führt zur Linderung der Schmerzen.

- **„Wind"-Bi** (ventus, *feng*): nicht ortsfester, wechselhafter Schmerz (Hinweis auf „Wind"-Affektionen [ventus, *feng*]); der Schmerz wandert; die betroffenen Gelenke wechseln
- **„Feuchtigkeit-Kälte"-Bi** (algor humidus, *shihan*): stechende oder dumpfe Schmerzen in Muskeln, Sehnen oder Gelenken; die Schmerzen nehmen bei feuchtem und/oder kaltem Wetter zu
- **„Hitze"-Bi** (calor, *re*): brennender Schmerz, der sich unter Wärme verschlechtert (Hinweis auf „Hitze" [calor, *re*] oder „Glut" [ardor, *huo*]), starke Schmerzen, Beweglichkeit eingeschränkt, Gelenke rot und geschwollen

Therapeutischer Ansatz

- Die Schrägläufigkeiten (Heteropathien, *xie*) vertreiben, die die Leitbahnen befallen haben; die lokalen Qi- und Xue-Einstauungen in den Leitbahnen eliminieren
- Die betroffenen Funktionskreise behandeln, um das Eindringen der Schrägläufigkeiten (Heteropathien, *xie*) zu verhindern, z. B. die „Mitten"-Funktionskreise (Fk Milz und Magen, oo. lienalis et stomachi, *pi wei*) kräftigen, wenn eine „Feuchtigkeit"/„Schleim"-Belastung (humor/pituita, *shi tan*) vorliegt
- Qi- und Xue-Fluss regulieren

Hinweise zur Ausführung von Qigong-Übungen

„Kälte"-Bi (algor, *han*)

Hier sind grundsätzlich wärmende Übungen angezeigt, mit Bezug zum Fk Niere (o. renalis, *shen*) (wie z. B. die 7. und 8. Form der „Acht-Brokat-Übungen" im Stehen [▶ Kap. 7.3.2] oder der 6. Teil der „Kranich-Übungen" [▶ Kap. 7.2.2]) und/oder dehnende Bewegungen entlang der Leitbahnen (wie z. B. bei allen Formen der „Acht-Brokat-Übungen"). Wenn die Konstitution es erlaubt, können die Übungen länger und mit größerer Kraftintensität praktiziert werden, bis ein umfassendes Wärmeempfinden eintritt. Auch tiefe Pferdschritt-Haltungen, als Pfahlübungen praktiziert, eignen sich hier. Bei schwächerer Konstitution sind die „Acht-Brokat-Übungen" im Sitzen oder die ersten Schritte aus dem jeweiligen Tierspiel aus dem „Spiel der Fünf Tiere" auf dem Stuhl sitzend zu praktizieren.

„Feuchtigkeit"-Bi (humor, *shi*)

Durch ihre die Leitbahnen öffnende und durchgängig machende Wirkung eignen sich in diesem Zusammenhang besonders die „Sechs Laute". Die „Feuchtigkeit" (humor, *shi*) ausleitende Wirkung kann außerdem mit Übungen gesteigert werden, die den Fk Milz (o. lienalis, *pi*) stärken, der mit „Feuchtigkeit" (humor, *shi*) assoziiert wird. Liegt „Feuchtigkeit"-Bi (humor, *shi*) vor, ist es wichtig, mit den Übungen jeweils langsam, mit geringer Intensität und kleinerem Bewegungsausmaß zu beginnen und dann erst allmählich zu steigern. Die Übungen „Spiel des Bären" aus dem „Spiel der Fünf Tiere" (▶ Kap. 7.7.1), die 3. Übung „Einen Arm heben, um die Fk Milz und Magen aufeinander abzustimmen" aus den „Acht-Brokat-Übungen" im Stehen (▶ Kap. 7.3.2), das Sprechen des Lautes *hu* aus den „Sechs Lauten" (▶ Kap. 7.5.2) und das „Reiben des Dantian" sind hier besonders geeignet, den Fk Milz (o. lienalis, *pi*) zu stärken.

„Wind"-Bi (ventus, *feng*)

Hier gibt es keine feste Regel für Qigong-Übungen, da die Schmerzen „wandern", d.h. die Lokalisation täglich wechseln kann. Wichtig ist, die Übung jeweils individuell an die Situation anzupassen. „Wind" (ventus, *feng*) wird dem Fk Leber (o. hepaticus, *gan*) zugeordnet.

Das Sprechen von Lauten wie z.B. bei den „Sechs Lauten" (▶ Kap. 7.5) hilft, neben der Vertiefung der Atmung auch Einfluss auf Leitbahnen und Funktionskreise zu nehmen und mögliche Schrägläufigkeiten (Heteropathien, *xie*) wie „Wind" (ventus, *feng*) herauszulösen. Durch die vertiefte Atmung wird der Fk Lunge (o. pulmonalis, *fei*) gestärkt, der wiederum durch seine kontrollierende Funktion auf den Fk Leber (o. hepaticus, *gan*) einwirken kann. Zugleich kann das Sprechen des Lautes *xu* den Fk Leber (o. hepaticus, *gan*) stärken und wird dabei durch die Bewegungen unterstützt.

„Hitze"-Bi (calor, *re*)

Hier sind Bewegungsübungen weniger geeignet, da sie „Hitze" (calor, *re*) verstärken können. Übungen in Ruhe sind angezeigt wie die erste Form der „Acht-Brokat-Übungen" im Sitzen „Beruhige den Geist, sitze auf der Erde" (▶ Kap. 7.4.2).

Energetische Schwäche (depletio, *xu*)

Beruhen die Schmerzen vor allem auf energetischer Schwäche (depletio, *xu*), sollte zunächst mit einfachen Entspannungsübungen oder Übungen zur Sammlung der Vorstellungskraft *(yi)* auf das untere Dantian begonnen werden, die im Liegen oder Sitzen auszuführen sind. Dabei sollte der nährende (zuführende und sammelnde) Aspekt betont werden. In diesem Zusammenhang sind z.B. die „Kranich-Übungen" (▶ Kap. 7.2) oder die „Acht-Brokat-Übungen" im Sitzen (▶ Kap. 7.4) zu nennen, bei denen einerseits der nährende Aspekt auf das untere Dantian im Vordergrund steht, zugleich auch sehr vorsichtig eine Durchlässigkeit in den jeweils angesprochenen Leitbahnen angestrebt wird.

Tab. 5.4 Empfehlenswerte Akupunkturpunkte zur Selbstmassage

Deutsche Bezeichnung	Lateinische Bezeichnung	Deutsche Übersetzung des chinesischen Namens	Pinyin	Lokalisation	Wirkung
Di 4	IC 4	„Vereinte Täler"	*hegu*	An der radialen Seite, etwa in der Mitte des 2. Mittelhandknochens	Lindert Schmerzen, macht die Leitbahnen durchgängig, zerstreut „Wind" (ventus, *feng*), öffnet die Oberfläche (extima, *biao*)
Gb 20	F 20	„Teich des Windes"	*fengchi*	In der Vertiefung zwischen M. sternocleidomastoideus und M. trapezius (Höhe von Du 16/Rg 16)	Zerstreut „Wind" (ventus, *feng*), kühlt „Hitze" (calor, *re*), klärt Sicht und Gehör

Tab. 5.4 Empfehlenswerte Akupunkturpunkte zur Selbstmassage *(Forts.)*

Deutsche Bezeichnung	Lateinische Bezeichnung	Deutsche Übersetzung des chinesischen Namens	Pinyin	Lokalisation	Wirkung
Gb 31	F 31	„Marktplatz der Winde"	*fengshi*	An der Außenseite des Oberschenkels 7 *cun* oberhalb der Kniegelenksfalte bei stehendem Patienten und herabhängendem Arm an der Stelle, wo die Mittelfingerspitze die Hosennaht erreicht	Zerstreut „Wind" (ventus, *feng*), treibt „Wind-Feuchtigkeit" (humor venti, *fengshi*) und „Wind-Kälte" (algor venti, *fenghan*) aus, löst Paresen, Lähmungen
Gb 34	F 34	„Quelle am sonnenbeschienenen Grabhügel"	*yanglingquan*	In einer Vertiefung vor und unter dem Wadenbeinköpfchen	Kräftigt das Qi im mittleren und unteren Wärmebereich (mittleres und unteres Calorium, *zhongjiao xiajiao*), stützt die Fk Milz, Niere, Leber und Gallenblase (oo. lienalis, renalis, hepaticus et felleus, *pi shen gan dan*), festigt Knochen und Bewegungsapparat, beseitigt „Feuchtigkeit" (humor, *shi*), „Wind" (ventus, *feng*) und „Hitze" (calor, *re*)
Bl 23	V 23	„Einflusspunkt des Nieren-Funktionskreises"	*shenshu*	1,5 *cun* lateral des Dornfortsatzes des 2. LWK	Stützt den Fk Niere (o. renalis, *shen*), kräftigt die Lenden
Ma 40	S 40	„Üppige Fülle"	*fenglong*	In der Mitte zwischen Unterkante der Kniescheibe und Spitze des Außenknöchels, 2 *cun* lateral der Schienbeinvorderkante	Beseitigt „Schleim" (pituita, *tan*) und „Feuchtigkeit" (humor, *shi*), stärkt das Qi der Fk Milz und Magen (qi lienale et stomachi, *pi wei qi*), senkt das Yang ab

Tab. 5.4 Empfehlenswerte Akupunkturpunkte zur Selbstmassage *(Forts.)*

Deutsche Bezeichnung	Lateinische Bezeichnung	Deutsche Übersetzung des chinesischen Namens	Pinyin	Lokalisation	Wirkung
Mi 9	L 9	„Die Quelle am Yin-Grabhügel"	*yinlingquan*	Bei gebeugtem Knie in der Vertiefung hinter und unter dem medialen Kondylus des Schienbeins	Reguliert „Feuchtigkeit-Kälte" (algor humidus, *shihan*), die in „Hitze" (calor, *re*) übergeht, führt das Qi in den unteren Wärmebereich (unteres Calorium, *xiajiao*)
3E 5	T 5	„Äußeres Passtor"	*waiguan*	2 *cun* proximal der Handgelenksfalte, in der Mitte des Unterarmes zwischen Elle und Speiche, gegenüber Pe 6/Pc 6	Öffnet die Oberfläche (extima, *biao*), zerstreut „Hitze" (calor, *re*), leitet „Kälte" (algor, *han*) aus, beseitigt Qi-Blockaden, macht Haupt- und Netzleitbahnen (cardinales und reticulares, *jingmai luomai*) durchgängig
Le 3	H 3	„Die mächtige große Straße"	*taichong*	Zwischen dem Mittelfußknochen der 1. und 2. Zehe in einer Vertiefung ca. 1,5 *cun* proximal des Grundgelenks	Senkt das Yang ab, reguliert und kühlt das Xue, stützt die Fk Leber und Gallenblase (oo. hepaticus et felleus, *gan dan*)

5.2 Atemwegserkrankungen

Ute Engelhardt, Christa Zumfelde-Hüneburg

Bei der Differenzierung von Atemwegserkrankungen lassen sich grundsätzlich energetische Überladung (repletio, *shi*) und energetische Schwäche (depletio, *xu*) unterscheiden:

Bei energetischer Überladung (repletio, *shi*) ist die Atmung meistens oberflächlich, schnell, mit Beengungsgefühlen in der Brust, und die Ausatmung kann von einem lauten Geräusch begleitet werden; es besteht Husten; die Pulse können schlüpfrig (lubricus, *hua*) oder saitenförmig (chordal, *xian*) oder angefüllt (replet, *shi*) sein.

Bei energetischer Schwäche (depletio, *xu*) ist die Atmung in der Regel kurz und schnell, mit wenig Begleitgeräuschen, und die Pulse sind eher schwach (invalidus, *ruo*).

Eine energetische Überladung (repletio, *shi*) im Bereich der Atemwege beruht häufig auf folgenden pathogenen Faktoren: „Wind-Kälte“ (algor venti, *fenghan*) oder „Wind-Hitze“ (calor venti, *fengre*) und/oder „Schleim“ (pituita, *tan*) im Bereich des Fk Lunge (o. pulmonalis, *fei*).

Bei einer energetischen Schwäche (depletio, *xu*) liegen in der Regel Qi- oder Yin-Schwäche im Fk Lunge (o. pulmonalis, *fei*) oder energetische Schwäche (depletio, *xu*) in den Fk Lunge und Niere (oo. pulmonalis et renalis, *fei shen*) vor.

Bei der Behandlung von Zuständen mit energetischer Überladung (repletio, *shi*) konzentriert man sich auf die Therapie der Manifestation („Verzweigungen“, cacumen, *biao*), das heißt, man vertreibt Schrägläufigkeiten (Heteropathien, *xie*). Bei der Therapie der energetischen Schwäche (depletio, *xu*) steht die Behandlung der „Wurzel“ (strips, *ben*) im Vordergrund, das bedeutet man stützt (suppletiert, *bu*) die Fk Lunge und Niere (oo. pulmonalis et renalis, *fei shen*).

5.2.1 Erkältungserkrankungen

Beginnende Erkältung mit „Wind-Kälte“-Anzeichen (algor venti, *fenghan*)

Typische Anzeichen

- Kälteabneigung (das Qi kann sich in der Oberfläche [extima, *biao*] nicht entfalten)
- „Frösteln“ (Widerstreit zwischen schrägläufigem Qi und dem Abwehr-Qi [heteropathisches Qi und qi defensivum, *xieqi weiqi*])
- Niesen (Widerstreit zwischen schrägläufigem und geradläufigem Qi [heteropathisches und orthopathisches Qi, *xieqi zhengqi*])
- Husten (das Qi des Fk Lunge [qi pulmonale, *feiqi*] kann sich nicht richtig absenken)
- Schweißlosigkeit (Hinweis auf energetische Überladung [repletio, *shi*] in der Oberfläche [extima, *biao*])

Im Verlauf der Erkrankung können dazukommen:

- Kopfschmerz/Nackenschmerz (schrägläufiges [heteropathisches, *xie*] Qi hat sich in den Leitbahnen festgesetzt, bevorzugt am Akupunkturpunkt „Teich des Windes“ [Gb 20/F 20, *fengchi*], der leicht druckdolent wird)
- Gliederschmerzen (Zunahme des schrägläufigen [heteropathischen, *xie*] Qi im Leitbahnsystem bzw. gestörte Verteilung des Abwehr-Qi [qi defensivum, *weiqi*])
- Fieber (die Schrägläufigkeit [Heteropathie, *xie*] blockiert die Zirkulation des Abwehr-Qi [qi defensivum, *weiqi*])
- Kratzen im Hals, belegte Stimme (schrägläufiges [heteropathisches, *xie*] Qi im Leitbahnsystem)
- Verstopfte oder laufende Nase mit hellem, klarem Sekret (das Qi des Fk Lunge [qi pulmonale, *feiqi*] wird gebunden, schrägläufiges [heteropathisches, *xie*] Qi oder Qi des Fk Leber [qi hepatici, *ganqi*] staut sich im Schleimhautbereich, oder trübe Säfte *[jinye]* steigen nach oben bzw. die Funktionen des Fk Lunge [o. pulmonalis, *fei*] sind gestört, und die Säfte *[jinye]* können nicht mehr abgesenkt werden)
- Zunge: dünner, weißlicher Belag
- Pulse: oberflächlich (superficial, *fu*)

Therapeutischer Ansatz

- Die Oberfläche (extima, *biao*) öffnen, um die „Wind-Kälte“-Schrägläufigkeit (algor-venti-Heteropathie, *fenghan xie*) auszuleiten

- Die absenkende und verteilende Funktion des Fk Lunge (o. pulmonalis, *fei*) fördern
- Erwärmen, um der „Kälte"-Affektion (algor, *han*) entgegenzuwirken

Hinweise zur Ausführung von Qigong-Übungen

Hier sind grundsätzlich Übungen angezeigt, die „Wind" (ventus, *feng*) und „Kälte" (algor, *han*) vertreiben und den Fk Lunge (o. pulmonalis, *fei*) stärken. Es empfiehlt sich, die Übungen relativ intensiv und über längere Zeit zu praktizieren, bis sich ein Gefühl von Wärme einstellt und auf der Haut ein leichter Schweißfilm entsteht.

Jedoch sind Überanstrengungen, die z. B. durch Schweißausbrüche erkennbar sind, zu vermeiden.

Es eignen sich in diesem Zusammenhang dynamisierende Qigong-Übungen bzw. Übungen in Bewegung. Öffnende und schließende Bewegungen sind grundsätzlich dazu geeignet, den Fk Lunge (o. pulmonalis, *fei*) zu stärken, das Abwehr-Qi (qi defensivum, *weiqi*) zu kräftigen und das Öffnen und Schließen der Poren zu regulieren.

5

„Acht-Brokat-Übungen"

Bei den „Acht-Brokat-Übungen" im Stehen (▶ Kap. 7.3) werden kräftige Bewegungen geübt, die dazu dienen, das Yang zu dynamisieren und den Körper zu erwärmen. Insbesondere haben die Pferdschritt-Übungen (2., 5., 7. Form) durch die Anforderungen an die Körperkraft diesen Wirkungsschwerpunkt. Setzt man sie bei beginnender Erkältung ein, sollte man gut auf die eigene Konstitution achten und die Erwärmung des Körpers nicht durch besonders tiefe Pferdschritte zu erreichen versuchen, sondern eher durch eine sanfte Ausführung mit häufiger Wiederholung der entsprechenden Übungen. Betont dehnende Bewegungen, wie z. B. in der 2. und 3. Form, unterstützen das Öffnen der Oberfläche (extima, *biao*).

Die „Acht-Brokat-Übungen" im Sitzen (▶ Kap. 7.4) bieten eine ausgewogene Zusammenstellung von Übungen-in-Ruhe und Übungen-in-Bewegung. In der 5., 6. u. 7. Form wird besonders der Fk Niere (o. renalis, *shen*) angesprochen, was der Erwärmung dient. Die 6. und 7. Form haben durch die Betonung von dehnenden Bewegungen eine durchleitende und nach außen öffnende Wirkung.

„Sechs Laute"

Bei den „Sechs Lauten" (▶ Kap. 7.5) gibt es verschiedene Übungsweisen. Zur Erwärmung des Körpers eignet sich besonders die Verbindung von Lautübung mit hörbarem Ton und körperlicher Bewegung. Von den Sechs Lauten sollte vor allem der Laut *xie* geübt werden, der dem Fk Lunge (o. pulmonalis, *fei*) zugeordnet ist. Auch die Übung „Harmonisieren der Atmung", die am Anfang und Ende sowie zwischen den einzelnen Lauten praktiziert wird, kann als Einzelübung herangezogen werden. Durch ihre einfachen öffnenden und schließenden Bewegungen kann sie dazu dienen, den Fk Lunge (o. pulmonalis, *fei*) zu stärken, das Abwehr-Qi (qi defensivum, *weiqi*) zu kräftigen und das Öffnen und Schließen der Poren zu regulieren.

„Spiel der Fünf Tiere"

Jedes „Spiel der Fünf Tiere" (▶ Kap. 7.7) besteht aus fünf Bewegungsmustern. Vom 1. bis 5. Bewegungsmuster nehmen Schrittgröße, Bewegungsamplitude, Komplexität der Bewegung und erforderliche Körperkraft zu. Um eine Erwärmung zu fördern, können bei genügender Körperkraft vermehrt die Formen 3 bis 5 ausgewählt werden, oder diese Formen können öfters wiederholt werden.

Beim „Spiel des Bären" liegt der Schwerpunkt auf dem Sammeln und Nähren; es eignet sich daher besonders gut zur Erwärmung des Körpers. Erreicht wird dies durch die typischen kreisenden und spiralförmigen Bewegungen sowie durch Vorstellungsübungen bzgl. Gestalt, Habitus und Symbolik des Bären.

Beim „Spiel des Hirschs" liegt die Betonung auf der Polarität Anspannung – Entspannung sowie auf dem Dehnen des Körpers. Tiefe innere Entspannung bei äußerlich gedehntem Körper bewirkt ein inneres Nähren in Verbindung mit einer ausgeprägten Durchlässigmachung und Durchdringung.

„Kranich-Übungen"

Um eine Erwärmung zu fördern, können bei den „Kranich-Übungen" (▶ Kap. 7.2), bei ausreichender Körperkraft, verstärkt die Übungen 3 bis 6 wiederholt werden. Weiterhin empfiehlt es sich bei der Durchführung jeder Einzelübung, den entfaltenden, zerstreuenden und somit ausleitenden Aspekt zu betonen.

„Übungen im Gehen"

Mit den „Übungen im Gehen" mit Bezug zum Fk Leber (o. hepaticus, *gan*) (▶ Kap. 7.6) wird der freie Fluss des Qi gewährleistet und dynamisiert. Außerdem lässt sich Einfluss auf das Leitbahnsystem nehmen und bei längerem Üben auch etwas Schweiß induzieren.

Tab. 5.5 Empfehlenswerte Akupunkturpunkte zur Selbstmassage

Deutsche Bezeichnung	Lateinische Bezeichnung	Deutsche Übersetzung des chinesischen Namens	Pinyin	Lokalisation	Wirkung
Di 4	IC 4	„Vereinte Täler"	*hegu*	An der radialen Seite, etwa in der Mitte des 2. Mittelhandknochens	Zerstreut „Wind" (ventus, *feng*), öffnet die Oberfläche (extima, *biao*), kräftigt und verteilt das Qi des Fk Lunge (qi pulmonale, *feiqi*), stabilisiert das Abwehr-Qi (qi defensivum, *weiqi*), lindert Schmerzen, macht die Leitbahnen durchgängig
Di 20	IC 20	„Empfangen der Wohlgerüche"	*yingxiang*	Am unteren Rand des Nasenflügels in einer Vertiefung	Macht die Nase durchgängig, zerstreut „Wind" (ventus, *feng*)
Gb 20	F 20	„Teich des Windes"	*fengchi*	In der Vertiefung zwischen M. sternocleidomastoideus und M. trapezius (Höhe von Du 16/Rg 16)	Zerstreut „Wind" (ventus, *feng*), klärt Sicht und Gehör

Tab. 5.5 Empfehlenswerte Akupunkturpunkte zur Selbstmassage *(Forts.)*

Deutsche Bezeichnung	Lateinische Bezeichnung	Deutsche Übersetzung des chinesischen Namens	Pinyin	Lokalisation	Wirkung
Lu 7	P 7	„Reihe von Lücken"	*lieque*	1,5 *cun* proximal der Handsgelenksfalte am distalen Speichenköpfchen	Zerstreut „Wind" (ventus, *feng*), wandelt „Schleim" (pituita, *tan*) um, verteilt das Abwehr-Qi (qi defensivum, *weiqi*) und öffnet die Oberfläche (extima, *biao*); senkt das Qi des Fk Lunge (qi pulmonale, *feiqi*) ab
Lu 9	P 9	„Großer Wasserschlund"	*taiyuan*	Am radialen Ende der Handgelenksfurche in der Vertiefung radial der Pulstaststelle	Stützt das Qi der Fk Lunge und Milz (qi pulmonale et lienale, *fei pi qi*), reguliert den Flüssigkeitshaushalt, befeuchtet „Trockenheit" (ariditas, *zao*) und wandelt „Schleim" (pituita, *tan*) um
Du 20	Rg 20	„Zusammenkunft aller Leitbahnen"	*baihui*	An der höchsten Stelle des Kopfes, am Schnittpunkt der Medianen mit der Verbindungslinie zwischen den höchsten Punkten der Ohrmuscheln, 7 *cun* vom hinteren und 5 *cun* vom vorderen Haaransatz entfernt	Macht Sinnesöffnungen frei, stützt und reguliert den Fk Leber (o. hepaticus, *gan*), zerstreut „Wind" (ventus, *feng*), senkt das Yang des Fk Leber (yang hepatici, *ganyang*) ab, führt das echte Yang (yang merum, *zhenyang*) nach oben

Erkältung mit „Wind-Hitze"-Anzeichen (calor venti, *fengre*)

Befindet sich die „Wind-Kälte"-Schrägläufigkeit (algor-venti-Heteropathie, *feng-han xie*) noch an der Oberfläche (extima, *biao*), während sich im Inneren schon „Hitze" (calor, *re*) entwickelt hat, so finden wir neben einigen Symptomen für „Kälte" (algor, *han*) auch Anzeichen von innerer „Hitze" (calor, *re*) wie Reizbarkeit, Hitzegefühl und Durst. Später kann die „Hitze"-Symptomatik (calor, *re*) zunehmen und zu „Schleim-Hitze" (calor pituitae, *tanre*) führen.

Typische Anzeichen

- Schwitzen (heftiger Widerstreit zwischen schrägläufigem Qi und Abwehr-Qi [heteropathisches Qi und qi defensivum, *xieqi weiqi*] sowie beginnender „Hitze"-Prozess [calor, *re*])
- Hitzegefühl und kalte Extremitäten („Wind-Kälte" [algor venti, *fenghan*] ist noch an der Oberfläche [extima, *biao*], im Inneren hat sich schon „Hitze" [calor, *re*] gebildet)
- Geröteter Pharynx (der „Hitze"-Prozess [calor, *re*] setzt sich im Fk Lunge [o. pulmonalis, *fei*] fest), z. B. auch Tonsillitis
- Fieber mit Abneigung gegen Kälte (die Schrägläufigkeit [Heteropathie, *xie*] blockiert die Zirkulation des Abwehr-Qi [qi defensivum, *weiqi*])
- Dicke und gelbliche Sekrete (Anzeichen für „Hitze"-Prozess [calor, *re*])
- Hitzestau im Kopf („Hitze" [calor, *re*] sammelt sich am ehesten in dem Bereich, in dem „alles Yang zusammentrifft", nämlich im Kopf)
- Zunge: an der Spitze gerötet; Belag: dünn, weißlich oder gelblich
- Pulse: oberflächlich (superficial, *fu*), beschleunigt (celer, *shu*), schlüpfrig (lubricus, *hua*)

Therapeutischer Ansatz

- Die Oberfläche (extima, *biao*) öffnen, um die Schrägläufigkeit (Heteropathie, *xie*) auszuleiten
- Kühlen und ausleiten, um der „Wind-Hitze"-Affektion (calor venti, *fengre*) entgegenzuwirken
- „Feuchtigkeit" (humor, *shi*) und „Schleim" (pituita, *tan*) umwandeln und ausleiten
- Die absenkende Funktion des Qi des Fk Lunge (qi pulmonale, *feiqi*) wiederherstellen

Hinweise zur Ausführung von Qigong-Übungen

Hier sollten grundsätzlich Übungen ausgewählt werden, die auf keinen Fall die „Hitze"-Symptomatik (calor, *re*) verstärken. Man vermeidet zu tiefe Standhaltungen wie z. B. Pferdschritt in tiefer Position sowie zu starke Anstrengungen vor allem im oberen Körperbereich.

Bei erhöhter Temperatur oder bei Fieber sollten im Allgemeinen keine Qigong-Übungen in Bewegung praktiziert werden, da diese eine Überanstrengung darstellen können und sich die Symptomatik durch die zusätzliche Bewegung verschlechtern und Rezidive eintreten können.

„Sechs Laute"

Mithilfe der „Sechs Laute" (▶ Kap. 7.5) kann man einerseits die Oberfläche (extima, *biao*) öffnen und andererseits die Leitbahnen durchlässig machen, ohne zu stark zu erwärmen. Hier wiederum ist besonders der Laut *xie* zu empfehlen, da er speziell auf den Fk Lunge (o. pulmonalis, *fei*) wirkt und diesen kühlt, indem er die absenkende Funktion des Qi des Fk Lunge (qi pulmonale, *feiqi*) wiederherstellt. Außerdem kann die Übung „Harmonisieren der Atmung", die am Anfang und Ende sowie zwischen den einzelnen Lauten praktiziert wird, als Einzelübung praktiziert werden. Durch ihre einfachen öffnenden und schließenden Bewegungen kann sie dazu dienen, den Fk Lunge (o. pulmonalis, *fei*) zu stärken, das Abwehr-Qi (qi defensivum, *weiqi*) zu kräftigen und das Öffnen und Schließen der Poren zu regulieren. Durch eine Betonung der öffnenden und absenkenden Bewegungen kann die Oberfläche (extima, *biao*) geöffnet und die absenkende Funktion des Qi des Fk Lunge (qi pulmonale, *feiqi*) gestärkt werden.

„Spiel der Fünf Tiere“

Aus dem „Spiel der Fünf Tiere“ (▶ Kap. 7.7.2) lässt sich in der ersten Form des Kranichs das Weiten und Ausleiten durch eine entsprechende Wahl der Vorstellungsbilder betonen.

„Acht-Brokat-Übungen“ im Sitzen

Aus den „Acht-Brokat-Übungen“ im Sitzen (▶ Kap. 7.4.2) eignet sich die 3. Übung, „Klopfe mit den Fingern auf die *Yuzhen*-Punkte“, um die Sinne zu öffnen und den Kopf zu klären. Mit dieser Übung werden die Blasen-Leitbahn (c. vesicalis, *pangguang jing*) und die Leitbahn der Steuerung (s. regens, *dumai*) speziell angesprochen und auf diese Weise die Yang-Leitbahnen insgesamt reguliert.

„Kranich-Übungen“

Bei den „Kranich-Übungen“ (▶ Kap. 7.2) empfiehlt es sich, zur Stärkung des Fk Lunge (o. pulmonalis, *fei*) die öffnenden und schließenden Aspekte zu betonen, wobei zum Kühlen und Ausleiten der „Wind-Hitze“-Affektion (calor venti, *fengre*) das Weiten und Öffnen im Vordergrund stehen sollte.

Tab. 5.6 Empfehlenswerte Akupunkturpunkte zur Selbstmassage

Deutsche Bezeichnung	Lateinische Bezeichnung	Deutsche Übersetzung des chinesischen Namens	Pinyin	Lokalisation	Wirkung
3E 5	T 5	„Äußeres Passtor“	*waiguan*	2 *cun* proximal der Handgelenksfalte, in der Mitte des Unterarms zwischen Elle und Speiche, gegenüber Pe 6/Pc 6	Öffnet die Oberfläche (extima, *biao*), zerstreut „Hitze“ (calor, *re*), leitet „Kälte“ (algor, *han*) aus, beseitigt Qi-Blockaden, macht Haupt- und Netzleitbahnen (cardinales und reticulares, *jingmai luomai*) durchgängig
Di 4	IC 4	„Vereinte Täler“	*hegu*	An der radialen Seite, etwa in der Mitte des 2. Mittelhandknochens	Zerstreut „Wind“ (ventus, *feng*), öffnet die Oberfläche (extima, *biao*), kräftigt und verteilt das Qi des Fk Lunge (qi pulmonale, *feiqi*), stabilisiert das Abwehr-Qi (qi defensivum, *weiqi*), lindert Schmerzen, macht die Leitbahnen durchgängig

Tab. 5.6 Empfehlenswerte Akupunkturpunkte zur Selbstmassage *(Forts.)*

Deutsche Bezeichnung	Lateinische Bezeichnung	Deutsche Übersetzung des chinesischen Namens	Pinyin	Lokalisation	Wirkung
Di 11	IC 11	„Gekrümmter Teich"	*quchi*	Bei 90° gewinkeltem Ellbogen in Verbindung der Ellbogenfalte zum Epicondylus lateralis in einer Vertiefung davor	Harmonisiert und kühlt das Xue, leitet „Wind" (ventus, *feng*) aus, öffnet die Oberfläche (extima, *biao*), kühlt „Hitze" (calor, *re*)
Di 20	IC 20	„Empfangen der Wohlgerüche"	*yingxiang*	Am unteren Rand des Nasenflügels in einer Vertiefung	Macht die Nase durchgängig, zerstreut „Wind-Hitze" (calor venti, *fengre*)
Gb 20	F 20	„Teich des Windes"	*fengchi*	In der Vertiefung zwischen M. sternocleidomastoideus und M. trapezius (Höhe von Du 16/Rg 16)	Zerstreut „Wind" (ventus, *feng*), kühlt „Hitze" (calor, *re*), klärt Sicht und Gehör
Lu 11	P 11	„Junges Shang"	*shaoshang*	0,1 *cun* neben dem radialen Nagelfalz des Daumens	Kühlt und leitet „Hitze " des Fk Lunge (calor pulmonale, *feire*) aus, macht die Kehle frei, leitet „Wind" (ventus, *feng*) aus
Lu 10	P 10	„Fischbauchgrenze	*yuji*	Auf dem Daumenballen in der Mitte der ersten Metakarpale an der Grenze zwischen „weißem" und „rotem" Fleisch	Kühlt Hitze im Fk Lunge (calor pulmonale, *feire*), wandelt „Feuchtigkeit" (humor, *shi*) und „Schleim" (pituita, *tan*) um und leitet sie aus, macht die Kehle frei
Ni 7	R 7	„Der zurückfließende Strom"	*fuliu*	Am Vorderrand der Achillessehne, 2 *cun* über Ni 3/R 3 in einer Vertiefung	Stützt das Yin des Fk Niere (yin renale, *shenyin*), reguliert Säftehaushalt, Bau-Qi (qi constructivum, *yingqi*) und Xue, kühlt „Hitze" (calor, *re*) und „Feuchtigkeit-Hitze" (calor humidus, *shire*)

5.2.2 Asthmatische Erkrankungen

Atembeschwerden, die auf energetischer Schwäche (depletio, *xu*) beruhen, sind in der Regel charakterisiert durch eine energetische Schwäche (depletio, *xu*) im Fk Lunge (o. pulmonalis, *fei*) oder in den Fk Lunge und Niere (oo. pulmonalis et renalis, *fei shen*). Der Fk Lunge (o. pulmonalis, *fei*) dominiert das Absenken des Qi des Fk Lunge (qi pulmonale, *feiqi*) und damit die Ausatmung, der Fk Niere (o. renalis, *shen*) ist die Wurzel des Qi und dominiert die Einatmung.

Die komplexen Krankheitsbilder, die in der chinesischen Medizin unter dem Oberbegriff *xiaochuan* (wörtlich „Keuchen" und „Kurzatmigkeit") zusammengefasst werden, basieren in der Regel auf latenten „Schleim"-Belastungen (pituita, *tan*) im Brustbereich, die durch das Eindringen von Schrägläufigkeiten (Heteropathien, *xie*) wie z.B. „Wind-Kälte"-Schrägläufigkeiten (algor-venti-Heteropathien, *fenghan xie*) in Bewegung geraten. Dies führt zu „Schleim"-Blockaden (pituita, *tan*) in den „Wegen des Qi", sodass das Absenken des Qi des Fk Lunge (qi pulmonale, *feiqi*) behindert wird, was wiederum Symptome wie Husten oder Keuchatmung nach sich ziehen kann.

Grundsätzlich unterscheidet man zwischen akuten und chronischen Stadien sowie zwischen asthmatischen Erkrankungen, die auf energetischer Überladung (repletio, *shi*) oder auf energetischer Schwäche (depletio, *xu*) basieren.

Typische Anzeichen

- Lautes Keuchen („Schleim"-Blockaden [pituita, *tan*] behindern das Absenken des Qi des Fk Lunge [qi pulmonale, *feiqi*])
- Kurzatmigkeit (es wird nicht genügend aktive Qi-Kraft bereitgestellt)
- Husten (das Qi des Fk Lunge [qi pulmonale, *feiqi*] kann sich nicht richtig absenken)
- Verschlechterung nachts (das Yin ist betroffen)
- Engegefühl und/oder Völlegefühl in der Brust („Schleim"-Blockaden [pituita, *tan*] behindern den Qi-Fluss im Brustbereich)
- Dyspnoe und Keuchen meist auf Exhalation (die Ausatmung als die dem Fk Lunge [o. pulmonalis, *fei*] zugeordnete Atmungsfunktion ist behindert)
- Innere Unruhe

Therapeutischer Ansatz

- Die häufig als Auslöser wirkenden Schrägläufigkeiten (Heteropathien, *xie*) ausleiten, indem man die Oberfläche (extima, *biao*) leicht öffnet
- Den Fk Lunge (o. pulmonalis, *fei*) stärken und auf diese Weise seine absenkende und verteilende Funktion fördern
- Den Fk Niere (o. renalis, *shen*) stützen, damit sein Yang den Fk Lunge (o. pulmonalis, *fei*) erwärmen und so die Qi-Absenkung fördern kann; zugleich muss der Fk Niere (o. renalis, *shen*) kräftig genug sein, um das abgesenkte Qi zu halten
- Die „Mitten"-Funktionskreise (Fk Milz und Magen, oo. lienalis et stomachi, *pi wei*) stützen, da eine „Schleim"-Belastung (pituita, *tan*) im Brustbereich auf eine energetische Schwäche (depletio, *xu*) in diesem Bereich zurückzuführen ist
- Die geistigen Kräfte (konstellierende Kraft, *shen*) beruhigen

Hinweise zur Ausführung von Qigong-Übungen

Es eignen sich hier besonders Übungen, die durch ein ausgewogenes Verhältnis von emporhebenden und absenkenden Bewegungen die Durchgängigkeit des Qi-Mechanismus fördern und somit die absenkende Funktion des Fk Lunge (o. pulmonalis, *fei*) und die emporsteigende und stützende Funktion des Fk Niere (o. renalis, *shen*) unterstützen. Außerdem sind Übungen zu bevorzugen, die besonders die untere Fülle und die obere Leichtigkeit betonen, da sie den Fk Niere (o. renalis, *shen*) stärken und dem Fk Lunge (o. pulmonalis, *fei*) beim Absenken des Qi helfen.

Um Schrägläufigkeiten (Heteropathien, *xie*) auszuleiten und die Oberfläche (extima, *biao*) leicht zu öffnen, empfiehlt es sich, die Übungen so lange durchzuführen, bis etwas Schweiß oder ein feuchter Film auf der Haut entsteht.

„Kranich-Übungen"

Die „Kranich-Übungen" (▶ Kap. 7.2) können durch ihre Betonung des Zusammenspiels zwischen dem unteren und mittleren Dantian (▶ Kap. 2.5.2) mittels anhebender und absenkender Armbewegungen die Durchgängigkeit des Qi-Mechanismus unterstützen. Um eine Öffnung der Oberfläche (extima, *biao*) zu fördern, können, bei ausreichender Körperkraft, vermehrt die Übungen 3 bis 6 wiederholt werden.

„Sechs Laute"

Von den „Sechs Lauten" (▶ Kap. 7.5.2) ist hier besonders der Laut *xie* zu empfehlen, der dem Fk Lunge (o. pulmonalis, *fei*) zugeordnet ist, sowie der dem Fk Niere (o. renalis, *shen*) entsprechende Laut *chuyu*. Allerdings ist es angeraten, zunächst alle sechs Laute zu üben und anschließend nochmals gezielt die Laute *xie* und *chuyu* zu wiederholen.

„Spiel der Fünf Tiere"

Aus dem „Spiel der Fünf Tiere" (▶ Kap. 7.7.2) sind die Kranich-Übungen zu empfehlen, da dabei besonders das Öffnen und Schließen und das Steigen und Sinken auf der Grundlage einer stabilen „unteren Fülle" geübt wird. Im Schritt des Kranichs ist es leicht, die natürliche Atmung mit der Bewegung zu koordinieren. Die Aufmerksamkeit ruht auf dem unteren Dantian oder – nach längerer Übungspraxis – auch im mittleren Dantian („Vorhof der Brust" [Ren 17/Rs 17, *tanzhong*], ▶ Kap. 2.5.2). Das führt bei angemessener Anwendung zu einer Weitung des Brustkorbs und freier Atmung. Außerdem werden die Dickdarm- und Magen-Leitbahnen (cc. intestini crassi et stomachi, *dachang wei jing*) angeregt, über die sich Qi und Xue wirksam bewegen und harmonisieren lassen.

In der 4. Form des Kranichspiels, „Der Kranich landet am Strand", geht es vor allem darum, das Qi nach unten zu leiten. Dieses Sammeln und Verdichten im spiraligen Sitzschritt lässt sich noch durch eine Übungsvariante betonen, bei der man in der tiefen Ruhehaltung die Arme vor dem Unterbauch schließt und den Rumpf beugt, um damit die Leitbahn der Steuerung (s. regens, *dumai*) von „Wachstum und Stärke" (Du 1/Rg 1, *changqiang*) bis „Wassergraben" (Du 26/Rg 26, *shuigou, renzhong*) zu dehnen.

„Acht-Brokat-Übungen" im Sitzen

Bahnt sich eine **Verschlechterung der asthmatischen Situation** an, sind Übungen in Ruhe, die das Absenken des Qi betonen und die geistigen Kräfte (konstellierende Kraft, *shen*) beruhigen, zu empfehlen, wie „Beruhige den Geist, sitze auf der Erde" oder „Massiere die *Shenshu*-Punkte" aus den „Acht Brokaten" im Sitzen (▶ Kap. 7.4), bei der die Aufmerksamkeit auf das untere Dantian gelenkt wird, oder „Tuna" (▶ Kap. 7.1.3) im Sitzen.

Auch die Zwischenübungen aus den „Acht Brokaten" im Sitzen wie „Mit den Zähnen klappern", „Die Backen blähen", „Mit der Zunge im Mund rollen" oder „Den

Speichel schlucken“ sorgen für ausreichende Befeuchtung und können dazu dienen, das Qi des Fk Lunge (qi pulmonale, *feiqi*) abzusenken (▶ Kap. 7.4.2).

Studie zur Wirkung des Qigong bei Asthma

In einer kontrollierten Pilotstudie, in der die „15 Ausdrucksformen des Taiji-Qigong“ als komplementäre Therapie bei Asthma eingesetzt wurden, zeigten sich signifikante Besserungen der Atemfunktionen (▶ Kap. 5 und vgl. dazu Reuther, 1997, 1998a, 1998b).

Tab. 5.7 Empfehlenswerte Akupunkturpunkte zur Selbstmassage

Deutsche Bezeichnung	Lateinische Bezeichnung	Deutsche Übersetzung des chinesischen Namens	Pinyin	Lokalisation	Wirkung
Lu 7	P 7	„Reihe von Lücken“	*lieque*	1,5 *cun* proximal der Handgelenksfalte am distalen Speichenköpfchen	Zerstreut „Wind“ (ventus, *feng*), wandelt „Schleim“ (pituita, *tan*) um, verteilt das Abwehr-Qi (qi defensivum, *weiqi*) und öffnet die Oberfläche (extima, *biao*); senkt das Qi des Fk Lunge (qi pulmonale, *feiqi*) ab
Ren 22	Rs 22	„Bresche des Himmels“	*tiantu*	0,5 *cun* oberhalb des Brustbeins, in der Mitte der Fossa suprasternalis	Stärkt und reguliert das Qi der Fk Milz und Lunge (qi lienale et pulmonale, *pi fei qi*), macht die Kehle frei
Pe 6	Pc 6	„Inneres Passtor“	*neiguan*	2 *cun* proximal der Handgelenksfalte zwischen den Sehnen der Mm. palmaris longus und flexor carpi radialis	Stützt die Fk Herz und Milz (oo. cardialis et lienalis, *xin pi*), reguliert das Qi, sediert, leitet „Feuchtigkeit“, „Wind“ und „Hitze“ (humor, ventus und calor, *shi feng re*) aus
Lu 11	P 11	„Junges Shang“	*shaoshang*	0,1 *cun* neben dem radialen Nagelfalz des Daumens	Kühlt und leitet „Hitze“ des Fk Lunge (calor pulmonale, *feire*) aus, macht die Kehle frei, leitet „Wind“ (ventus, *feng*) aus
Ma 40	S 40	„Üppige Fülle“	*fenglong*	In der Mitte zwischen Unterkante der Kniescheibe und Spitze des Außenknöchels, 2 *cun* lateral der Schienbeinvorderkante	Zerstreut „Wind-Feuchtigkeit“ (humor venti, *fengshi*) und auch „Wind-Hitze“ (calor venti, *fengre*), löst Krämpfe, wirkt sedierend, senkt das Yang ab

Tab. 5.7 Empfehlenswerte Akupunkturpunkte zur Selbstmassage *(Forts.)*

Deutsche Bezeichnung	Lateinische Bezeichnung	Deutsche Übersetzung des chinesischen Namens	Pinyin	Lokalisation	Wirkung
Ni 1	R 1	„Die emporsprudelnde Quelle“	*yongquan*	In einer Vertiefung an der Grenze zwischen 1. und 2. Drittel der zentralen Fußsohle (zwischen 2. und 3. Metatarsophalangeal-Gelenk)	Reguliert und stützt den Qi-Mechanismus, macht die Sinnesöffnungen frei, wirkt sedierend
Ma 36	S 36	„Dritter Weiler am Fuß“	*zusanli*	3 *cun* unterhalb der Kniescheibenunterkante, 1 *cun* von der Schienbeinkante nach außen, auf Höhe der Tuberositas tibiae	Reguliert und stützt die Fk Milz und Magen (oo. lienalis et stomachi, *pi wei*), harmonisiert Qi und Xue
Bl 23	V 23	„Einflusspunkt des Nieren-Funktionskreises“	*shenshu*	1,5 *cun* lateral des Dornfortsatzes des 2. LWK	Stützt den Fk Niere (o. renalis, *shen*) und stärkt ihn, um das Qi zu empfangen, klärt Sicht und Gehör
Ren17	Rs 17	„Vorhof der Brust“	*tanzhong*	Auf der vorderen Medianlinie in Höhe des 4. ICR zwischen den Brustwarzen	Reguliert das Qi, senkt „Gegenläufigkeiten“ (Kontravektionen, *ni*) ab, nimmt Druck von der Brust, entspannt die Leibesmitte

5.3 Erkrankungen des Herzens und des Kreislaufs

Ute Engelhardt, Christa Zumfelde-Hüneburg

5.3.1 Hypotonie, Müdigkeit, allgemeine Schwäche

Hier liegt in der Regel eine grundsätzliche energetische Schwäche (depletio, *xu*) vor, die im Wesentlichen drei Bereiche betreffen kann:

A Qi und Xue der „Mitte“ (Fk Milz und Magen, oo. lienalis et stomachi, *pi wei*) sind geschwächt

B Qi oder Yang des Fk Herz (o. cardialis, *xin*) ist defizient und/oder

C Das Yang des Fk Niere (yang renale, *shenyang*) ist energetisch geschwächt (deplet, *xu*)

Typische Anzeichen

A Qi und Xue der „Mitte“ (Fk Milz und Magen, oo. lienalis et stomachi, *pi wei*) sind defizient

- Müdigkeit (Hinweis auf eine unzureichende Entfaltung des Yang des Fk Milz [yang lienale, *piyang*] bzw. auf „Feuchtigkeit“ [humor, *shi*] in diesem Bereich)

- Verminderter Appetit
- Neigung zu Diarrhö
- Gedunsenheit

(alle vier obigen Symptome sind Hinweise auf eine unzureichende Entfaltung des Yang des Fk Milz [yang lienale, *piyang*])

- Kältegefühl und/oder kalte Extremitäten (das Yang des Fk Milz [yang lienale, *piyang*] kann seine wärmende Funktion nicht ausreichend entfalten)
- Schwindel (leichtes Schwindelgefühl, das sich bei Müdigkeit verstärkt, weist auf energetische Schwäche (depletio, *xu*) des Qi hin; „Schleim" [pituita, *tan*] kann den Kopfbereich beeinträchtigen und das klare Yang des Fk Milz [yang lienale, *piyang*] daran hindern, zum Kopf emporzusteigen)
- Blasser Teint
- Blasser Zungenkörper
- Pulse: zart (minutus, *xi*) und schwach (invalidus, *ruo*)

B Qi oder Yang des Fk Herz (o. cardialis, *xin*) ist defizient

- Palpitationen
- Kurzatmigkeit
- Schweiße

(alle drei obigen Symptome sind Hinweise darauf, dass das Yang und das Qi des Fk Herz [o. cardialis, *xin*] ihre Funktion nicht ausreichend entfalten können)

C Das Yang des Fk Niere (yang renale, *shenyang*) ist energisch geschwächt (deplet, *xu*)

- Kältegefühle, besonders im unteren Rückenbereich und in den Füßen (das Yang des Fk Niere [yang renale, *shenyang*] kann seine wärmende Funktion nicht ausreichend entfalten)
- Klarer, reichlicher Urin (das Yang und das Qi des Fk Niere [o. renalis, *shen*] können ihre Funktion nicht ausreichend entfalten)
- Kurzatmigkeit (das Yang des Fk Niere [yang renale, *shenyang*] ist geschwächt und kann nicht ausreichend mit dem Fk Lunge [o. pulmonalis, *fei*] kommunizieren)

Für A–C gilt:

- Blasser, weicher Zungenkörper (Hinweis auf eine unzureichende Entfaltung des Yang des Fk Milz [yang lienale, *piyang*] bzw. des Fk Herz [yang cardiale, *xinyang*] oder des Fk Niere [yang renale, *shenyang*])
- Dicker, klebriger Zungenbelag (Hinweis auf „Feuchtigkeit" [humor, *shi*] im Fk Milz [o. lienalis, *pi*])
- Pulse: erschöpft (deplet, *xu*) oder tief (mersus, *chen*)

Therapeutischer Ansatz

- Die „Mitten"-Funktionskreise (Fk Milz und Magen, oo. lienalis et stomachi, *pi wei*) stützen, um auf diese Weise die Hervorbringung von Qi und Xue zu fördern
- Das Qi bzw. das Yang des Fk Herz (o. cardialis, *xin*) stärken, um ihre bessere Entfaltung zu gewährleisten
- Das Yang des Fk Niere (yang renale, *shenyang*) kräftigen, um die wärmende und stützende Funktion von unten zu erhalten

Hinweise zur Ausführung von Qigong-Übungen

In diesem Zusammenhang eignen sich besonders Qigong-Übungen, die einerseits den nährenden (zuführenden und sammelnden) Aspekt betonen und andererseits für die notwendige Entfaltung von Qi und Xue sorgen.

Steht der nährende (zuführende und sammelnde) Aspekt im Vordergrund, sollte zunächst mit einfachen Entspannungsübungen oder Übungen zur Sammlung der Vorstellungskraft *(yi)* auf das untere Dantian begonnen werden, die im Liegen oder Sitzen auszuführen sind.

Mit Rücksicht auf die oben angegebenen Symptome sind anfänglich Übungen im Sitzen vorzuziehen. Ruhe-Übungen ohne jegliche körperliche Bewegung sind hier weniger zu empfehlen, da dadurch die Müdigkeit zunehmen kann. Eine ideale Verbindung von Ruhe und Bewegung, bei der kein großer Kraftaufwand gefordert ist, stellen die „Acht-Brokat-Übungen" im Sitzen dar (▶ Kap. 7.4). Von den Übungen in Bewegung, die man auf einem Stuhl oder auf dem Boden sitzend praktiziert, eignen sich aus dem „Spiel der Fünf Tiere" jeweils die ersten drei Formen, die „Acht-Brokat-Übungen" im Stehen oder die „Kranich-Übungen" – aber sitzend praktiziert.

„Acht Brokat-Übungen" im Stehen

Um für eine ausreichende Entfaltung von Qi und Xue zu sorgen, sind die „Acht-Brokat-Übungen" im Stehen (▶ Kap. 7.3) zu empfehlen. Durch ihre kräftigen, dehnenden Bewegungen sind sie sehr gut geeignet, Qi und Xue nach oben zu entfalten, das Yang zu dynamisieren und den Körper zu erwärmen. Insbesondere haben die Pferdschritt-Übungen (2., 5., 7. Form) durch ihre Anforderungen an die Körperkraft diesen Wirkungsschwerpunkt. Mit einer Betonung der hebenden Hand bei der 3. Form, „Einen Arm heben, um die Fk Milz und Magen aufeinander abzustimmen", lässt sich gezielt das Yang des Fk Milz (yang lienale, *piyang*) nach oben entfalten. Die 5. Form, „Kopf und Hinterteil wiegen, um das Feuer des Fk Herz zu vertreiben", fördert durch die leichte Dehnung entlang der Herz-Leitbahn (c. cardialis, *xin jing*) die Durchlässigkeit in diesem Bereich: Zugleich kann durch die kreisende Bewegung des Rumpfes um die „Pforte des Lebensloses" (Du 4/Rg 4, *mingmen*) das Yang des Fk Niere (yang renale, *shenyang*) gestärkt werden. Mit der 8. Form, „Mit beiden Händen die Füße umfassen, um den Fk Niere und die Hüften zu stärken", kann der Fk Niere (o. renalis, *shen*) gestützt werden.

„Sechs Laute"

Von den „Sechs Lauten" (▶ Kap. 7.5) ist in diesem Zusammenhang besonders der Laut *hu* zu empfehlen, der den Fk Milz und Magen (oo. lienalis et stomachi, *pi wei*) zugeordnet ist, sowie der dem Fk Herz (o. cardialis, *xin*) entsprechende Laut *ke* und der dem Fk Niere (o. renalis, *shen*) zugeordnete Laut *chuyu*. Allerdings sollten die Laute erst dann geübt werden, wenn im unteren Körperbereich eine gewisse „Festigkeit" erreicht wurde. Außerdem sollten bei dieser Übung die nährenden, stützenden Aspekte betont werden. Das bedeutet, dass Ein- und Ausatmung etwa gleich lang und der Laut eher leise bis lautlos geübt werden sollte. Weiterhin sollte nach dem Ausstoßen jedes Lautes die Zungenspitze gleich wieder locker oben an den Gaumen gelegt werden.

„Kranich-Übungen"

Auch mit den „Kranich-Übungen" (▶ Kap. 7.2) lässt sich durch ihre betonte Sammlung auf das untere Dantian und die Möglichkeit der gezielten zuführenden und sammelnden Ausführung eine gute Basis schaffen, um anschließend einer betonten Entfaltung nach oben Rechnung zu tragen.

Tab. 5.8 Empfehlenswerte Akupunkturpunkte zur Selbstmassage

Deutsche Bezeichnung	Lateinische Bezeichnung	Deutsche Übersetzung des chinesischen Namens	Pinyin	Lokalisation	Wirkung
Ma 36	S 36	„Dritter Weiler am Fuß"	*zusanli*	3 *cun* unterhalb der Kniescheibenunterkante, 1 *cun* von der Schienbeinkante nach außen, auf Höhe der Tuberositas tibiae	Reguliert und stützt die Fk Milz und Magen (oo. lienalis et stomachi, *pi wei*), harmonisiert Qi und Xue
Mi 6	L 6	„Die Verbindung der drei Yin"	*sanyinjiao*	3 *cun* oberhalb des Innenknöchels am Hinterrand des Schienbeins	Stützt die Fk Milz und Niere (oo. lienalis et renalis, *pi shen*), wandelt „Feuchtigkeit" (humor, *shi*) um, löst den Fk Leber (o. hepaticus, *gan*)
He 7	C 7	„Pforte des Shen"	*shenmen*	Am ulnaren Ende der Handgelenksfalte, radial der Sehne des M. flexor carpi ulnaris	Stützt das Qi des Fk Herz (qi cardiale, *xinqi*), senkt das Yang ab, macht die Netzleitbahnen (reticulares, *luomai*) durchgängig
Bl 23	V 23	„Einflusspunkt des Nieren-Funktionskreises"	*shenshu*	1,5 *cun* lateral des Dornfortsatzes des 2. LWK	Stützt den Fk Niere (o. renalis, *shen*), kräftigt die Lenden, klärt Sicht und Gehör
Du 26	Rg 26	„Wassergraben"	*shuigou, renzhong*	Auf der Mitte zwischen den Nasen-Oberlippenfalten	Reguliert und stabilisiert die Fk Milz und Magen (oo. lienalis et stomachi, *pi wei*), besänftigt „Wind" (ventus, *feng*), wandelt „Schleim" (pituita, *tan*) um, macht die Sinnesöffnungen frei
Ren 6	Rs 6	„Meer des Qi"	*qihai*	1,5 *cun* unterhalb des Nabels	Stützt und reguliert den Fk Niere (o. renalis, *shen*), konsolidiert das echte Yin (yin merum, *zhenyin*) und mobilisiert das echte Yang (yang merum, *zhenyang*)

5.3.2 Bluthochdruck (Hypertonie)

Hypertonie ist grundsätzlich dadurch gekennzeichnet, dass im oberen Körperbereich eine energetische Überladung (repletio, *shi*) und im unteren Körperbereich eine energetische Schwäche (depletio, *xu*) herrscht. Die energetische Überladung (repletio, *shi*) in der oberen Körperhälfte ist häufig dem Yang des Fk Leber (yang hepatici, *ganyang*) zuzuschreiben, das aufgrund von „Wind" (ventus, *feng*), „Hitze" (calor, *re*) oder „Glut" (ardor, *huo*) unkontrolliert emporschlägt. Die energetische Schwäche (depletio, *xu*) im unteren Körperbereich bezieht sich auf das Yin oder Xue des Fk Leber (o. hepaticus, *gan*) und/oder des Fk Niere (o. renalis, *shen*), die als Widerlager nicht mehr ausreichen, wodurch das Yang des Fk Leber oder des Fk Herz (yang *hepatici* oder yang cardiale, *gan xin yang*) überhandnehmen kann.

5

Typische Anzeichen

- Kopfdruck, Kopfschmerzen (das Yang des Fk Leber [yang hepatici, *ganyang*] schlägt übermäßig empor)
- Schwindel (Hinweis auf eine mögliche „Schleim"-Belastung [pituita, *tan*] oder Emporsteigen des Yang des Fk Leber [yang hepatici, *ganyang*])
- Gerötetes Gesicht, gerötete Augen („Hitze" [calor, *re*] oder „Wind" [ventus, *feng*] im Fk Leber [o. hepaticus, *gan*])
- Vermehrte Schweiße (Hinweis auf „Hitze" [calor, *re*])
- Hitzesensationen (Hinweis auf „Hitze" [calor, *re*])
- Palpitationen (das Yang und das Qi des Fk Herz [o. cardialis, *xin*] können ihre Funktion nicht ausreichend entfalten)
- Ohrgeräusche (Tinnitus) (ausgelöst durch nach oben schlagendes Yang des Fk Leber [yang hepatici, *ganyang*], meist in Verbindung mit einem hohen Ton, stressabhängig und wechselnd in der Intensität; oder durch energetische Schwäche [depletio, *xu*] im Fk Niere [o. renalis, *shen*], meist in Verbindung mit tieferem Ton und gleichbleibend in der Intensität)
- Nervosität, Unruhe, Schlafstörungen (nach oben schlagendes Yang des Fk Leber [yang hepatici, *ganyang*] kann im Sinne der Fünf Wandlungsphasen das Yang des Fk Herz [yang cardiale, *xinyang*] mit beeinträchtigen)
- Zunge: gerötet, v. a. im vorderen Drittel, oft auch dort rote Punkte, nach lang anhaltender starker emotionaler Belastung gerötete Risse an den Seitenrändern
- Pulse: saitenförmig (chordal, *xian*), beschleunigt (celer, *shu*), exundant (exundans, *hong*)

Therapeutischer Ansatz

- Das Yang des Fk Leber (yang hepatici, *ganyang*) besänftigen und absenken
- Das Yin oder Xue des Fk Leber (o. hepaticus, *gan*) und/oder des Fk Niere (o. renalis, *shen*) als Widerlager zum emporlodernden Yang stützen
- Die „Mitten"-Funktionskreise (Fk Milz und Magen, oo. lienalis et stomachi, *pi wei*) kräftigen, wenn eine „Schleim"-Belastung (pituita, *tan*) damit einhergeht
- Die geistigen Kräfte (konstellierende Kraft, *shen*) beruhigen, den Fk Herz (o. cardialis, *xin*) sedieren

Hinweise zur Ausführung von Qigong-Übungen

In diesem Zusammenhang eignen sich besonders Qigong-Übungen, die auf Ruhe und Ausgewogenheit abzielen und insgesamt wenig dynamisierend wirken. Gut geeignet sind auch solche, die den Grundsatz „Oben leer, unten fest" besonders betont und ruhig umsetzen. Bei der Ausführung sämtlicher Übungen sollte grundsätzlich den sinkenden Elementen (▶ Kap. 2.2.3) besondere Aufmerksamkeit geschenkt werden, um das Yang des Fk Leber (yang hepatici, *ganyang*) zu besänftigen und abzusenken und damit auch die geistigen Kräfte (konstellierende Kraft, *shen*) zu beruhigen.

Bei allen Körperhaltungen und Bewegungen sollten die Arme bewusst nicht höher als auf Brust-, maximal Schulterhöhe gehoben werden. Tiefe Pferdschritt-Übungen sind zu vermeiden, da dabei das Qi leicht unkontrolliert nach oben steigen kann. Auch sollte der Rumpf nur so weit nach vorne gebeugt werden, dass der Kopf nicht unter Taillenhöhe kommt.

5

„Kranich-Übungen"

Die „Kranich-Übungen" (▶ Kap. 7.2) berücksichtigen sehr stark den Grundsatz „Oben leer, unten fest", da sich die Körperbewegungen nur sehr langsam vom unteren Dantian nach oben entwickeln und immer wieder zu ihm zurückkehren.

„Sechs Laute"

Von den „Sechs Lauten" (▶ Kap. 7.5) ist in diesem Zusammenhang besonders der Laut *xu* zu empfehlen, der dem Fk Leber (o. hepaticus, *gan*) zugeordnet wird, sowie der dem Fk Herz (o. cardialis, *xin*) entsprechende Laut *ke*. Allerdings sollten die Laute erst dann geübt werden, wenn im unteren Körperbereich eine gewisse „Festigkeit" erreicht wurde.

„Übungen im Gehen"

Mit den „Übungen im Gehen" mit Bezug zum Fk Leber (o. hepaticus, *gan*) (▶ Kap. 7.6) kann der freie und gleichmäßige Fluss des Qi gewährleistet und damit auch das emporschlagende Yang des Fk Leber (yang hepatici, *ganyang*) besänftigt werden.

Entspannungsübungen

Einfache Entspannungsübungen oder Übungen in Ruhe, die im Stehen, Sitzen und Liegen ausgeführt werden können, sollten bei Hypertonie besondere Berücksichtigung finden, wie z. B. die „Drei-Linien-Übung" (▶ Kap. 7.1.2), die darauf ausgerichtet ist, das Qi abzusenken. Weiterhin ist der „Wasserfall" (▶ Kap. 7.1) zu empfehlen, bei dessen Ausführung die Vorstellungskraft *(yi)* auf die Akupunkturpunkte „Die emporsprudelnde Quelle" (Ni 1/R 1, *yongquan*) gelenkt werden sollte.

Studie zur Wirkung des Qigong bei essenzieller Hypertonie

In einer randomisierten, kontrollierten Pilotstudie zeigten sich günstige Wirkungen beim Üben der „15 Ausdrucksformen des Taiji-Qigong" als komplementäre Therapie bei essenzieller Hypertonie (▶ Kap. 5 und vgl. Ritter, 2000, 2001) .

Tab. 5.9 Empfehlenswerte Akupunkturpunkte zur Selbstmassage

Deutsche Bezeichnung	Lateinische Bezeichnung	Deutsche Übersetzung des chinesischen Namens	Pinyin	Lokalisation	Wirkung
Ni 1	R 1	„Die emporsprudelnde Quelle"	*yongquan*	In einer Vertiefung an der Grenze zwischen 1. und 2. Drittel der zentralen Fußsohle (zwischen 2. und 3. Metatarsophalangeal-Gelenk)	Reguliert und stützt den Qi-Mechanismus, macht die Sinnesöffnungen frei, wirkt sedierend
Le 3	H 3	„Die mächtige große Straße"	*taichong*	Zwischen dem Mittelfußknochen der 1. und 2. Zehe in einer Vertiefung ca. 1,5 *cun* proximal des Grundgelenks	Stützt die Fk Leber und Gallenblase (oo. hepaticus et felleus, *gan dan*), senkt das Yang ab, reguliert und kühlt das Xue
Ni 3	R 3	„Mächtiger Wasserlauf"	*taixi*	Auf der Mitte der Verbindungslinie zwischen Innenknöchel und der Achillessehne	Stützt und reguliert das Qi der Fk Niere und Leber (qi renale et hepatici, *shen gan qi*), kühlt „Hitze" (calor, *re*)
Bl 60	V 60	„Olympus"	*kunlun*	In der Mitte der horizontalen Strecke zwischen Außenknöchel und Achillessehne	Stützt den Fk Leber (o. hepaticus, *gan*), bewegt das Qi des Fk Niere (qi renale, *shenqi*), leitet „Wind" (ventus, *feng*) aus, macht die Netzleitbahnen (reticulares, *luomai*) durchgängig, stärkt den Bewegungsapparat
Bl 62	V 62	„Ursprung der Emporziehenden Yang-Leitbahn"	*shenmai*	Am unteren Rand des Außenknöchels in einer Vertiefung	Harmonisiert das Qi des Fk Leber (qi hepatici, *ganqi*), klärt das Bewusstsein, entkrampft den Bewegungsapparat
Gb 20	F 20	„Teich des Windes"	*fengchi*	In der Vertiefung zwischen M. sternocleidomastoideus und M. trapezius (Höhe von Du 16/ Rg 16)	Zerstreut „Wind" (ventus, *feng*), kühlt „Hitze" (calor, *re*), klärt Sicht und Gehör
Gb 40	F 40	„Das Feld am Hügel"	*qiuxu*	Vor und unterhalb des Außenknöchels in einer Vertiefung lateral der Sehne des M. extensor digitorum longus	Löst Stauungen und Stagnation in den Fk Leber und Gallenblase (oo. hepaticus et felleus, *gan dan*), macht Netzleitbahnen (reticulares, *luomai*) durchgängig

Tab. 5.9 Empfehlenswerte Akupunkturpunkte zur Selbstmassage *(Forts.)*

Deutsche Bezeichnung	Lateinische Bezeichnung	Deutsche Übersetzung des chinesischen Namens	Pinyin	Lokalisation	Wirkung
Du 20	Rg 20	„Zusammenkunft aller Leitbahnen"	*baihui*	An der höchsten Stelle des Kopfes, am Schnittpunkt der Medianen mit der Verbindungslinie zwischen den höchsten Punkten der Ohrmuscheln, 7 *cun* vom hinteren und 5 *cun* vom vorderen Haaransatz entfernt	Macht Sinnesöffnungen frei, stützt und reguliert den Fk Leber (o. hepaticus, *gan*), zerstreut „Wind" (ventus, *feng*), senkt das Yang des Fk Leber (yang hepatici, *ganyang*) ab, führt das echte Yang (yang merum, *zhenyang*) nach oben
Le 2	H 2	„Der Zwischenraum des Gehens"	*xingjian*	Distal vom Zehengrundgelenk, zwischen der 1. und 2. Zehe	Harmonisiert den Fk Leber (o. hepaticus, *gan*), hält das Xue, leitet „Glut" (ardor, *huo*) aus
Gb 34	F 34	„Quelle am sonnenbeschienenen Grabhügel"	*yanglingquan*	In einer Vertiefung vor und unter dem Wadenbeinköpfchen	Kräftigt das Qi im mittleren und unteren Wärmebereich (mittleres und unteres Calorium, *zhongjiao xiajiao*), stützt die Fk Milz, Niere, Leber und Gallenblase (oo. lienalis, renalis, hepaticus et felleus, *pi shen gan dan*), beseitigt „Feuchtigkeit" (humor, *shi*), „Wind" (ventus, *feng*) und „Hitze" (calor, *re*)
Pe 6	Pc 6	„Inneres Passtor"	*neiguan*	2 *cun* proximal der Handgelenksfalte zwischen den Sehnen der Mm. palmaris longus und flexor carpi radialis	Stützt die Fk Herz und Milz (oo. cardialis et lienalis, *xin pi*), leitet „Feuchtigkeit", „Wind" und „Hitze" (humor, ventus und calor, *shi feng re*) aus, reguliert das Qi, sediert

5.3.3 Koronare Herzerkrankungen

Was die klinischen Symptome und die Ätiologie angeht, werden koronare Herzerkrankungen in der chinesischen Medizin den Kategorien „Qi-Blockaden im Thoraxbereich" („Thorax-Bi", occlusiones, *xiongbi*), „Brustschmerzen" *(xintong)*, „Qi-Obstruktion des Herzens" (occlusiones, *xinbi*) sowie „Schmerzen aufgrund von ‚Zurückweichen' (flexus) des Fk Herz (o. cardialis, *xin*)" *(juexin tong)* und

„echte Herz-Schmerzen“ *(zhenxin tong)* zugeordnet. Sie sind gekennzeichnet durch Blockaden des Qi und Xue-Stasen, die häufig mit „Schleim“-Prozessen (pituita, *tan*) und „Kälte“ (algor, *han*) einhergehen. Außerdem kann eine energetische Schwäche (depletio, *xu*) des Yin der Fk Herz und Niere (yin cardiale et renale, *xin shen yin*) oder des Yang der Fk Milz und Herz (yang lienale et cardiale, *pi xin yang*) vorliegen. Ein ätiologischer Faktor ist außer „Kälte“ (algor, *han*), Diätfehlern („Schleim“, pituita, *tan*) und Unausgewogenheit der Emotionen (Einstauungen des Qi des Fk Leber [qi hepatici, *ganqi*]) auch das Alter (Rückgang des Yang des Fk Herz [yang cardiale, *xinyang*]).

Typische Anzeichen

- Beklemmungsgefühl/Schmerzen auf der Brust (der Brustkorb steht unter dem Einfluss der Fk Herz und Lunge [oo. cardialis et pulmonalis, *xin fei*]; häufig liegen Xue-Stasen im Fk Herz [o. cardialis, *xin*] vor, was zumeist auf einer Defizienz des Yang des Fk Herz [yang cardiale, *xinyang*] beruht)
- Schweregefühl auf der Brust (Hinweis auf „Schleim“-Prozesse [pituita, *tan*])
- Palpitationen (das Yang und das Qi des Fk Herz [o. cardialis, *xin*] können ihre Funktion nicht ausreichend entfalten)
- Kurzatmigkeit (das Yang und das Qi des Fk Herz [o. cardialis, *xin*] und/oder Fk Niere [o. renalis, *she*] können ihre Funktion nicht ausreichend entfalten)
- Schlafstörungen (Einschlafstörungen können hier auf einen Mangel des Xue des Fk Herz [xue cardiale, *xinxue*] hinweisen, während Durchschlafstörungen auf einer Defizienz des Yin des Fk Niere [yin renale, *shenyin*] beruhen können)
- Kurzatmigkeit (der Fk Niere [o. renalis, *shen*] kommuniziert nicht ausreichend mit dem Fk Lunge [o. pulmonalis, *fei*])

Therapeutischer Ansatz

- Den Qi- und Xue-Fluss dynamisieren und Stasen auflösen
- Das Yin der Fk Herz und Niere (yin cardiale et renale, *xin shen yin*) stützen
- oder das Yang der Fk Milz, Herz und Niere (yang lienale, cardiale et renale, *pi xin shen yang*) erwärmen
- Gegebenenfalls das Yang des Fk Leber (yang hepatici, *ganyang*) besänftigen und absenken (▶ Kap. 5.3.2 unter Hypertonie)
- Die „Mitten“-Funktionskreise (Fk Milz und Magen, oo. lienalis et stomachi, *pi wei*) kräftigen, wenn eine „Schleim“-Belastung (pituita, *tan*) vorliegt
- „Schleim“ (pituita, *tan*) umwandeln und ausleiten

Hinweise zur Ausführung von Qigong-Übungen

Steht energetische Schwäche (depletio, *xu*) im Vordergrund, sollte zunächst mit einfachen Entspannungsübungen oder Übungen zur Sammlung der Vorstellungskraft *(yi)* auf das untere Dantian begonnen werden, die im Liegen oder Sitzen auszuführen sind.

„Spiel der Fünf Tiere“

Eine gute Balance zwischen Bewegung und Stützen der Fk Milz, Herz und Niere (oo. lienalis, cardialis et renalis, *pi xin shen*) bieten die Übungen aus dem „Spiel des Bären“ innerhalb des „Spiels der Fünf Tiere“ (▶ Kap. 7.7.1). Insbesondere sind die ersten drei Formen für den therapeutischen Gebrauch geeignet. Bei diesem Krankheitsbild sind grundsätzlich alle ersten Formen aus dem „Spiel der

Fünf Tiere“ zu empfehlen, da sie bei wenig körperlicher Belastung Qi und Xue bewegen und die Armbewegungen im mittleren Körperbereich ausgeführt werden.

„Acht-Brokat-Übungen“ im Stehen

Zielt die Therapie stärker auf eine Dynamisierung des Qi- und Xue-Flusses sowie auf eine Erwärmung des Yang der Fk Milz, Herz und Niere (yang lienale, cardiale et renale, *pi xin shen yang*), sind dynamisierende Qigong-Übungen zu empfehlen wie die „Acht-Brokat-Übungen“ im Stehen (▶ Kap. 7.3). Sie sind durch kräftige, dehnende Bewegungen gekennzeichnet, die geeignet sind, Qi und Xue zu bewegen, das Yang zu dynamisieren und den Körper zu erwärmen. Allerdings sollen die Pferdschritt-Übungen (2., 5., 7. Form) nur in mittelhoher Position geübt werden. Die 5. Form, „Kopf und Hinterteil wiegen, um das Feuer des Fk Herz zu vertreiben“, fördert durch die leichte Dehnung entlang der Herz-Leitbahn (c. cardialis, *xin jing*) die Durchlässigkeit in diesem Bereich, während mit der 8. Form, „Mit beiden Händen die Füße umfassen, um den Fk Niere und die Hüften zu stärken“, der Fk Niere (o. renalis, *shen*) gestützt werden kann.

„Sechs Laute“

Von den „Sechs Lauten“ (▶ Kap. 7.5) ist in diesem Zusammenhang besonders der Laut *ke* zu empfehlen, der dem Fk Herz (o. cardialis, *xin*) zugeordnet wird, sowie der dem Fk Niere (o. renalis, *shen*) entsprechende Laut *chuyu*. Da, wie oben ausgeführt, bei koronaren Herzerkrankungen die Funktionen mehrerer Funktionskreise gestört sein können, empfiehlt es sich, zunächst alle sechs Laute zu üben und anschließend nochmals gezielt die Laute *ke* und *chuyu* zu wiederholen.

„Kranich-Übungen“

Auch die „Kranich-Übungen“ (▶ Kap. 7.2) können durch ihr betontes Zusammenspiel zwischen dem unteren und mittleren Dantian (▶ Kap. 2.5.2) mittels anhebender und absenkender Armbewegungen die Durchgängigkeit der Leitbahnen im Brustbereich und in den Armen unterstützen und zugleich die Fk Milz und Niere (oo. lienalis et renalis, *pi shen*) stärken.

Tab. 5.10 Empfehlenswerte Akupunkturpunkte zur Selbstmassage

Deutsche Bezeichnung	Lateinische Bezeichnung	Deutsche Übersetzung des chinesischen Namens	Pinyin	Lokalisation	Wirkung
He 7	C 7	„Pforte des Shen“	*shenmen*	Am ulnaren Ende der Handgelenksfalte radial der Sehne des M. flexor carpi ulnaris	Stützt das Qi des Fk Herz (qi cardiale, *xinqi*), senkt das Yang ab, macht die Netzleitbahnen (reticulares, *luomai*) durchgängig, kühlt „Hitze“ (calor, *re*)

Tab. 5.10 Empfehlenswerte Akupunkturpunkte zur Selbstmassage *(Forts.)*

Deutsche Bezeichnung	Lateinische Bezeichnung	Deutsche Übersetzung des chinesischen Namens	Pinyin	Lokalisation	Wirkung
Ma 40	S 40	„Üppige Fülle"	*feng-long*	In der Mitte zwischen Unterkante der Kniescheibe und Spitze des Außenknöchels, 2 *cun* lateral der Schienbeinvorderkante	Zerstreut „Wind-Feuchtigkeit" (humor venti, *fengshi*) und auch „Wind-Hitze" (calor venti, *fengre*), löst Krämpfe, wandelt „Schleim" (pituita, *tan*) um, stillt Schmerzen, bewegt das Qi der Fk Milz und Magen (qi lienale et stomachi, *pi wei qi*)
Pe 5	Pc 5	„Zwischenträger"	*jianshi*	3 *cun* proximal der Handgelenksfalte zwischen den Sehnen der Mm. palmaris longus et flexor carpi radialis	Stützt und reguliert die Fk Herz und Herzbeutel (oo. cardialis et pericardialis, *xin xinbao*), besänftigt „Wind" (ventus, *feng*), treibt „Schleim" (pituita, *tan*) aus, harmonisiert den Fk Magen (o. stomachi, *wei*)
Mi 6	L 6	„Die Verbindung der drei Yin"	*sanyinjiao*	3 *cun* oberhalb des Innenknöchels am Hinterrand des Schienbeins	Stützt die Fk Milz und Niere (oo. lienalis et renalis, *pi shen*), wandelt „Feuchtigkeit" (humor, *shi*) um, löst den Fk Leber (o. hepaticus, *gan*)
Ren 17	Rs 17	„Vorhof der Brust"	*tanzhong*	Auf der vorderen Medianlinie in Höhe des 4. ICR zwischen den Brustwarzen	Reguliert das Qi, senkt „Gegenläufigkeiten" (Kontravektionen, *ni*) ab, nimmt Druck von der Brust, entspannt die Leibesmitte

5.4 Verdauungsbeschwerden

Ute Engelhardt, Christa Zumfelde-Hüneburg

Verdauungsbeschwerden können sehr vielfältig in Erscheinung treten und betreffen in der Regel die Funktionskreise Milz, Magen, Leber und Dickdarm (oo. lienalis, stomachi, hepaticus et intestini crassi, *pi wei gan dachang*). Im Mittelpunkt steht der Fk Milz (o. lienalis, *pi*), der für Bewegung und Umsetzung von Nahrung und Flüssigkeiten zuständig ist.

5.4.1 Appetitlosigkeit

Appetitlosigkeit ist ein allgemeines, unspezifisches Symptom, das bei vielen Disharmonien in den Fk Milz und Magen (oo. lienalis et stomachi, *pi wei*) auftreten kann. Es kann oft ein Anzeichen für eine energetische Störung der „Mitte" (Fk Milz und Magen, oo. lienalis et stomachi, *pi wei*) sein und ist in der chinesischen Medizin nach entsprechender Differenzierung gut zu therapieren, insbesondere auch mit Qigong-Übungen. Durch viele Basisübungen (wie z.B. „Bewahren der Vorstellungskraft *[yi]* im unteren Dantian“) kann das Qi der „Mitte“ (Qi der Fk Milz und Magen, qi lienale et stomachi, *zhongqi*) gezielt gestärkt werden. Alle Bewegungsmuster entfalten sich aus der „Mitte“ (Fk Milz und Magen, oo. lienalis et stomachi, *pi wei*) und kehren dorthin wieder zurück.

Differenzialdiagnostisch lassen sich vor allem folgende Krankheitsmuster unterscheiden:

A Energetische Schwäche (depletio, *xu*) des Qi bzw. des Yang des Fk Milz (qi lienale bzw. yang lienale, *piqi piyang*)

B „Feuchtigkeit“ (humor, *shi*) im Fk Milz (o. lienalis, *pi*)

C beispielsweise Energetische Schwäche (depletio, *xu*) des Xue der Fk Milz und Leber (xue lienale et hepatici, *pi gan xue*)

A Energetische Schwäche (depletio, *xu*) des Qi bzw. des Yang des Fk Milz (qi lienale bzw. yang lienale, *piqi piyang*)

Typische Anzeichen

- Appetitlosigkeit
- Müdigkeit, besonders nach dem Essen (Hinweis auf eine mangelnde Entfaltung des Qi des Fk Milz [qi lienale, *piqi*])
- Völlegefühl nach dem Essen (die Transformation findet nicht ausreichend statt)
- Neigung zu Diarrhö (das Qi des Fk Milz [qi lienale, *piqi*] kann sich nicht ausreichend nach oben entwickeln)
- Gedunsenheit/Ödembildung (das Qi des Fk Milz [qi lienale, *piqi*] reicht nicht aus, die Flüssigkeitsversorgung zu kontrollieren und das Gewebe zu halten)
- Allgemeine Schwäche, Mattigkeit/rasche Erschöpfbarkeit
- Blasse Haut
- Zunge: weich, blass, eventuell gedunsen, Zahneindrücke
- Pulse: erschöpft (deplet, *xu*)

Bei einer energetischen Schwäche des Yang des Fk Milz (depletioyang lienale, *piyang xu*) kommt hinzu:

- Kälteempfindlichkeit, Verfrorenheit
- Verlangen nach warmen Getränken
- Kalte Extremitäten
- Zunge: blass, feucht, gedunsen, Zahneindrücke, eventuell weißer Belag
- Puls: untergetaucht (mersus, *chen*), verlangsamt (tardus, *chi*)

Wenn sich das Qi des Fk Milz (qi lienale, *piqi*) gegenläufig absenkt, sind zusätzlich folgende Anzeichen zu beobachten:

- „Abwärtsdrängen“ im Bauchraum
- Prolaps bzw. Senkung von Magen/Niere/Blase/Uterus/Vagina
- Drängende häufige Miktion
- Zunge: blass
- Puls: erschöpft (deplet, *xu*), schwach (invalidus, *ruo*)

Therapeutischer Ansatz

Das Qi des Fk Milz (qi lienale, *piqi*) stützen, erwärmen und nach oben zur Entfaltung bringen.

Hinweise zur Ausführung von Qigong-Übungen

Hier eignen sich Übungen, die die „Mitte" (Fk Milz und Magen, oo. lienalis et stomachi, *pi wei*) stützen und harmonisieren, damit sie ihre transformierende und verteilende Funktion wieder aufnehmen kann. Die Übung „Reibe das Dantian" stärkt das untere Dantian und auch das vordere Dantian (entspricht dem Akupunkturpunkt „Mitte des Nabels" , Ren 8/Rs 8, *shenque, qizhong,* ▶ Kap. 2.5.2), das dem nachgeburtlichen Qi zugeordnet und somit eng mit der Nahrungsaufnahme und -umwandlung verknüpft ist.

Steht der wärmende Aspekt im Vordergrund, sollten die Qigong-Übungen mehrmals am Tag praktiziert werden. Bei Übungen in Bewegung kann auch das längere Stehen in Ruhehaltungen den wärmenden Aspekt unterstützen.

„Acht-Brokat-Übungen" im Stehen

Von den „Acht-Brokat-Übungen" im Stehen (▶ Kap. 7.3) ist vor allem die 3. Form, „Einen Arm heben, um die Fk Milz und Magen aufeinander abzustimmen", zu empfehlen. Hier ahmt man mit der Armbewegung die Trennung und Klärung nach, die in der „Mitte" (Fk Milz und Magen, oo. lienalis et stomachi, *pi wei*) stattfindet: Das klare Qi des Fk Milz (qi lienale, *piqi*) wird nach oben, die trüben Säfte werden durch den Fk Magen (o. stomachi, *wei*) nach unten geleitet. Durch eine leichte Betonung der oberen Hand kann hier das Qi des Fk Milz (qi lienale, *piqi*) bewusst zur Entfaltung gebracht werden. Zusätzlich ist auch die 1. Übung, „Mit beiden Händen den Himmel stützen, um die Drei Wärmebereiche zu regulieren", zu empfehlen, da hiermit die Verteilung der Wärme in den Drei Wärmebereichen (Drei Calorien, *sanjiao*) reguliert werden kann. Denn gerade die „Mitte" (Fk Milz und Magen, oo. lienalis et stomachi, *pi wei*) benötigt genügend – jedoch nicht zu viel – Wärme, um ausreichende Bewegung und Umwandlung zu gewährleisten. Eine umfassende Erwärmung lässt sich außerdem mit den Pferdschritt-Übungen (2., 5., 7. Form) und ihren Anforderungen an die verstärkte Körperkraft erreichen.

„Spiel der Fünf Tiere"

Aus dem „Spiel der Fünf Tiere" (▶ Kap. 7.7.1) eignen sich insbesondere die Übungen aus dem „Spiel des Bären" dazu, den Fk Milz (o. lienalis, *pi*) zu stärken und zu erwärmen, da die Aufmerksamkeit während der Übungen vermehrt auf dem unteren Dantian und dem vorderen Dantian (entspricht dem Akupunkturpunkt„Mitte des Nabels", Ren 8/Rs 8, *shenque, qizhong,* ▶ Kap. 2.5.2) ruht. Außerdem bewirkt das Leiten der Vorstellungskraft *(yi)* nach unten ein Sinken des Qi, wie es dem schweren, gesetzten Charakter des Bären entspricht. Dies führt letztlich zu einer inneren Aufrichtung mit einer nach oben gerichteten Entfaltung des Qi. Die äußeren Bewegungen werden mit großer, runder Kraft praktiziert. Spiralige, nach unten kreisende, schraubende und bohrende Kraftentfaltungen ergeben sich aus feinen inneren Bewegungen. Die Richtung der Kraftvorstellung in den Armen ändert sich ständig und fördert damit die Transformation von Qi *(qihua)*. Grundsätzlich kann jedoch jede der ersten drei Formen aus dem „Spiel der Fünf Tiere" gezielt zum Nähren und Stärken eingesetzt werden.

„Kranich-Übungen"

Eine emporhebende Wirkung auf das Qi des Fk Milz (qi lienale, *piqi*) kann auch mit den „Kranich-Übungen" (▶ Kap. 7.2) erzielt werden, wobei die Vorstellungskraft *(yi)* grundsätzlich auf der Verbindung von unterem mit mittlerem Dantian ruhen sollte. Dies ist besonders bei den Übungen 3–5, „Die Flügel ausbreiten", „Um sich blicken" und „Fliegen", angezeigt.

„Sechs Laute"

Von den „Sechs Lauten" (▶ Kap. 7.5) ist besonders der Laut *hu* zu empfehlen, der dem Fk Milz (o. lienalis, *pi*) entspricht und die Umwandlung und Transformation unterstützt. Auch hier kann bei den Armbewegungen das Emporsteigen der oberen Hand betont werden, um die Entfaltung des Qi und des Yang des Fk Milz (o. lienalis, *pi*) zu betonen. Außerdem kann der Laut *xi,* der den Drei Wärmebereichen (Drei Calorien, *sanjiao*) entspricht, vermehrt geübt werden, da sich mit ihm die Wärmeverteilung in den Drei Wärmebereichen (Drei Calorien, *sanjiao*) regulieren lässt.

„Übungen im Gehen"

Mit den „Übungen im Gehen" mit Bezug zum Fk Leber (o. hepaticus, *gan*) (▶ Kap. 7.6) kann der freie und gleichmäßige Fluss des Qi gewährleistet werden, bei intensiver und dauerhafter Praxis lassen sich auch ganzkörperliche Wärmeempfindungen hervorrufen.

Übungen bei sich gegenläufig absenkendem Qi des Fk Milz (qi lienale, *piqi*)

Senkt sich jedoch das Qi des Fk Milz (qi lienale, *piqi*) gegenläufig ab, sind Qigong-Übungen angezeigt, die einerseits den nährenden (zuführenden und sammelnden) Aspekt betonen und andererseits für die erforderliche Entfaltung des Qi nach oben sorgen. Um den nährenden (zuführenden und sammelnden) Aspekt zu betonen, sollte zunächst mit einfachen Entspannungsübungen oder Übungen zur Sammlung der Vorstellungskraft *(yi)* auf das untere Dantian begonnen werden, die im Liegen oder Sitzen auszuführen sind (▶ Kap. 7.1.1). Aus dem „Spiel des Bären" (▶ Kap. 7.7.1) eignet sich vor allem die 4. Form, „Sich anlehnen und widersetzen", in der die spiraligen Kräfte zur Aufrichtung des Körpers besonders deutlich durch das Holen der Kraft von unten nach oben geübt werden. Erst erfolgt das Sinken und Sammeln der Kraft, dann das Aufrichten und Öffnen. Durch die widerstreitenden Kräfte wird das Öffnen und Schließen des Qi geübt, zusätzlich auch die nach oben gerichtete Kraft, die einen Gegenpol zur nach unten gehenden Kraft der Fäuste darstellt. Damit werden die widerstreitenden Kräfte des Steigens und Sinkens des Qi gefördert.

Bei allen Übungen, die in tiefen Haltungen praktiziert werden, achte man besonders auf das Schließen des Beckens. Für alle Übungen gilt, dass die Vorstellungskraft *(yi)* im Bereich des Nabels (vorderes Dantian, „Mitte des Nabels", Ren 8/Rs 8, *shenque, qizhong*) bewahrt wird. Das alleine hat schon eine hebende und tragende Funktion.

5

Tab. 5.11 Empfehlenswerte Akupunkturpunkte zur Selbstmassage

Deutsche Bezeichnung	Lateinische Bezeichnung	Deutsche Übersetzung des chinesischen Namens	Pinyin	Lokalisation	Wirkung
Ma 36	S 36	„Dritter Weiler am Fuß"	*zusanli*	3 *cun* unterhalb der Kniescheibenunterkante, 1 *cun* von der Schienbeinkante nach außen, auf Höhe der Tuberositas tibiae	Reguliert und stützt die Fk Milz und Magen (oo. lienalis et stomachi, *pi wei*), harmonisiert Qi und Xue
Mi 6	L 6	„Die Verbindung der drei Yin"	*sanyinjiao*	3 *cun* oberhalb des Innenknöchels am Hinterrand des Schienbeins	Stützt die Fk Milz und Niere (oo. lienalis et renalis, *pi shen*), wandelt „Feuchtigkeit" (humor, *shi*) um, löst den Fk Leber (o. hepaticus, *gan*)
Ren12	Rs 12	„Sammlungspunkt des Magen-Funktionskreises"	*zhongwan, weimu*	4 *cun* oberhalb des Nabels sowie 4 *cun* unterhalb des Schwertfortsatzes des Brustbeins	Reguliert den Fk Magen (o. stomachi, *wei*), harmonisiert das Qi der Fk Milz und Magen (qi lienale et stomachi, *pi wei qi*), kanalisiert „Feuchtigkeit" (humor, *shi*)
Mi 3	L 3	„Das größte Weiße"	*taibai*	Auf der Innenseite des proximalen Endes des 1. Metatarsalknochens an der Grenze von „weißem" zu „rotem" Fleisch	Stärkt den Fk Milz (o. lienalis, *pi*), harmonisiert den Fk Drei Wärmebereiche (o. tricalorii, *sanjiao*), reguliert den Qi-Fluss, unterstützt die Transformation
Ren 6	Rs 6	„Meer des Qi"	*qihai*	1,5 *cun* unterhalb des Nabels	Stützt und reguliert das Qi im ganzen Körper

B „Feuchtigkeit" (humor, *shi*) im Fk Milz (o. lienalis, *pi*)

Typische Anzeichen

- Appetitlosigkeit
- Zunehmendes Völlegefühl
- Übelkeit bis Brechreiz
- Fehlender Durst
- Fader, süßer Mundgeschmack

(Obige Beschwerden weisen darauf hin, dass sich „Feuchtigkeit" [humor, *shi*] in der „Mitte" [Fk Milz und Magen, oo. lienalis et stomachi, *pi wei*] festgesetzt hat)

- Benommenheit oder Schweregefühl im Kopf („Feuchtigkeit" [humor, *shi*] bindet das klare Yang und hält es davon ab, zum Kopf emporzusteigen)
- Weiche, dünne Stühle/Neigung zu Diarrhö
- Mattigkeit/Abgeschlagenheit („Feuchtigkeit" [humor, *shi*] blockiert die freie Entfaltung des Qi)

- Zunge: klebriger, dicker, weißer Belag
- Pulse: schlüpfrig (lubricus, *hua*), verlangsamt (tardus, *chi*)

Therapeutischer Ansatz

- „Feuchtigkeit" (humor, *shi*) beseitigen und wärmen
- Das Qi des Fk Milz (qi lienale, *piqi*) stützen

Hinweise zur Ausführung von Qigong-Übungen

„Feuchtigkeit" (humor, *shi*) kann von außen durch klimatische Faktoren in den Fk Milz (o. lienalis, *pi*) eindringen oder auch durch chronische energetische Schwäche (depletio, *xu*) des Qi des Fk Milz (qi lienale, *piqi*) entstehen. Daher eignen sich alle Übungen, die unter „A Energetische Schwäche (depletio, *xu*) des Qi bzw. des Yang des Fk Milz (qi lienale bzw. yang lienale, *piqi piyang*)", bereits aufgeführt wurden.

Die Qigong-Übungen sollten stärkend und dynamisierend ausgeführt werden, sodass ausreichend Wärme entsteht, die wiederum die „Feuchtigkeit" (humor, *shi*) umwandeln kann.

„Acht-Brokat-Übungen" im Stehen

Bei den „Acht-Brokat-Übungen" im Stehen (▶ Kap. 7.3) eignet sich besonders die 3. Form, „Einen Arm heben, um die Fk Milz und Magen aufeinander abzustimmen", dazu, die „Mitte" (Fk Milz und Magen, oo. lienalis et stomachi, *pi wei*) zu stützen. Mit der 7. und 8. Form, „Die Fäuste ballen und zornig schauen, um das Qi zu mehren" und „Mit beiden Händen die Füße umfassen, um den Fk Niere und die Hüften zu stärken", können die Fk Leber und Niere (oo. hepaticus et renalis, *gan shen*) gekräftigt werden. Außerdem lässt sich mit allen Pferdschritt-Übungen (2., 5., 7. Form) und ihren Anforderungen an verstärkte Körperkraft eine umfassende Erwärmung erreichen.

„Spiel der Fünf Tiere"

Aus dem „Spiel der Fünf Tiere" (▶ Kap. 7.7.1) sind alle Formen des „Spiels des Bären" geeignet. Weiterhin wird in der 2. Form aus dem „Spiel des Tigers", „Der Tiger stürmt aus seiner Höhle", in der Hauptruhehaltung die vordere Hand mit Bezug zum „Punkt der Halteleitbahn am Kopf" (Ma 8/S 8, *touwei*) in Kopfhöhe gehalten. Über diesen Punkt lässt sich „Feuchtigkeit" (humor, *shi*) im Kopfbereich eliminieren, außerdem ist er bei Schweregefühl oder bei Kopfschmerzen indiziert, die bei feuchtem Wetter auftreten.

„Sechs Laute"

Von den „Sechs Lauten" (▶ Kap. 7.5) sind in diesem Zusammenhang besonders zu empfehlen: der Laut *xu* für den Fk Leber (o. hepaticus, *gan*), der Laut *hu* für die „Mitte" (Fk Milz und Magen, oo. lienalis et stomachi, *pi wei*) sowie der Laut *chuyu* für den Fk Niere (o. renalis, *shen*). Zur Anregung und Erwärmung dieser Funktionskreise sollten die Laute mit Betonung der nährenden, stützenden Aspekte geübt werden. Das bedeutet, dass Ein- und Ausatmung etwa gleich lang sein und der Laut eher leise bis lautlos geübt werden sollte. Weiterhin sollte nach dem Ausstoßen jedes Lautes die Zungenspitze wieder locker oben an den Gaumen gelegt werden.

Tab. 5.12 Empfehlenswerte Akupunkturpunkte zur Selbstmassage

Deutsche Bezeichnung	Lateinische Bezeichnung	Deutsche Übersetzung des chinesischen Namens	Pinyin	Lokalisation	Wirkung
Mi 6	L 6	„Die Verbindung der drei Yin"	*sanyinjiao*	3 *cun* oberhalb des Innenknöchels am Hinterrand des Schienbeins	Stützt die Fk Milz und Niere (oo. lienalis et renalis, *pi shen*), wandelt „Feuchtigkeit" (humor, *shi*) um, löst den Fk Leber (o. hepaticus, *gan*)
Mi 9	L 9	„Die Quelle am Yin-Grabhügel"	*yinlingquan*	Bei gebeugtem Knie in der Vertiefung hinter und unter dem medialen Kondylus des Schienbeins	Leitet „Feuchtigkeit" (humor, *shi*) aus und reguliert die Wasserwege, führt das Qi in den unteren Wärmebereich (unteres Calorium, *xiajiao*)
Ren 12	Rs 12	„Sammlungspunkt des Magen-Funktionskreises"	*zhongwan, weimu*	4 *cun* oberhalb des Nabels sowie 4 *cun* unterhalb des Schwertfortsatzes des Brustbeins	Reguliert den Fk Magen (o. stomachi, *wei*), harmonisiert das Qi der Fk Milz und Magen (qi lienale et stomachi, *pi wei qi*), kanalisiert „Feuchtigkeit" (humor, *shi*), leitet „Gegenläufigkeiten" (Kontravektionen, *ni*) ab
Ma 36	S 36	„Dritter Weiler am Fuß"	*zusanli*	3 *cun* unterhalb der Kniescheibenunterkante, 1 *cun* von der Schienbeinkante nach außen, auf Höhe der Tuberositas tibiae	Reguliert und stützt die Fk Milz und Magen (oo. lienalis et stomachi, *pi wei*), harmonisiert Qi und Xue
Ma 40	S 40	„Üppige Fülle"	*feng-long*	In der Mitte zwischen Unterkante der Kniescheibe und Spitze des Außenknöchels, 2 *cun* lateral der Schienbeinvorderkante	Beseitigt „Schleim" (pituita, *tan*) und „Feuchtigkeit" (humor, *shi*), stärkt das Qi der Fk Milz und Magen (qi lienale et stomachi, *pi wei qi*), senkt das Yang ab
Mi 4	L 4	„Enkel des Herzogs"	*gongsun*	In einer Vertiefung distal und unterhalb der Basis des 1. Metatarsalknochens an der Grenze von „weißem" zu „rotem" Fleisch	Kräftigt die Fk Milz und Magen (oo. lienalis et stomachi, *pi wei*), stärkt den Qi-Fluss

C Energetische Schwäche (depletio, *xu*) des Xue der Fk Milz und Leber (xue lienale et hepatici, *pi gan xue*)

Typische Anzeichen

- Appetitlosigkeit
- Schwindel (Hinweis auf energetische Schwäche [depletio, *xu*] des Xue und des Yin des Fk Leber [o. hepaticus, *gan*])

- Müdigkeit (Hinweis auf eine mangelnde Entfaltung des Qi des Fk Milz [qi lienale, *piqi*])
- Weiche Stühle/Neigung zu Diarrhö (das Qi des Fk Milz [qi lienale, *piqi*] kann sich nicht nach oben entwickeln)
- Verschwommene Sicht (Hinweis auf energetische Schwäche [depletio, *xu*] des Xue und des Yin des Fk Leber [o. hepaticus, *gan*])
- Trockene Augen
- Taubheit und Kribbeln in den Extremitäten
- Muskelschwäche und Krampfneigung
- Schlaflosigkeit (die Geistseele *hun* kann sich nicht ausreichend im Xue des Fk Leber [xue hepatici, *ganxue*] verwurzeln)
- Blasser Teint
- Zunge: blass, weich
- Pulse: zart (minutus, *xi*), saitenförmig (chordal, *xian*), erschöpft (deplet, *xu*)

Therapeutischer Ansatz

- Das Xue und das Yin des Fk Leber (o. hepaticus, *gan*) stützen
- Den Fk Milz (o. lienalis, *pi*) kräftigen

Hinweise zur Ausführung von Qigong-Übungen

Hier eignen sich besonders Qigong-Übungen, die insgesamt den nährenden (zuführenden und sammelnden) Aspekt betonen und die Fk Leber und „Mitte" (oo. hepaticus, lienalis et stomachi, *gan pi wei*) stützen. Zugleich sollten die Übungen gleichmäßig dynamisierend wirken und für die notwendige Entfaltung von Qi und Xue sorgen. Steht der nährende (zuführende und sammelnde) Aspekt im Vordergrund, sollte man zunächst mit einfachen Entspannungsübungen oder Übungen zur Sammlung der Vorstellungskraft *(yi)* auf das untere Dantian beginnen, die im Liegen oder Sitzen auszuführen sind.

„Acht-Brokat-Übungen"

In diesem Zusammenhang eignen sich die „Acht-Brokat-Übungen" im Sitzen (▶ Kap. 7.4), wobei auch einzelne Übungen, dann mit häufigeren Wiederholungen, geübt werden können. Insbesondere die Zwischenübungen haben einen stützenden und nährenden Effekt.

Bei den „Acht-Brokat-Übungen" im Stehen (▶ Kap. 7.3) eignet sich besonders die 3. Form, „Einen Arm heben, um die Fk Milz und Magen aufeinander abzustimmen", um die „Mitte" (Fk Milz und Magen, oo. lienalis et stomachi, *pi wei*) zu stützen. Mit der 7. Form, „Die Fäuste ballen und zornig schauen, um das Qi zu mehren", kann der Fk Leber (o. hepaticus, *gan*) gekräftigt werden.

„Spiel der Fünf Tiere"

Aus dem „Spiel der Fünf Tiere" (▶ Kap. 7.7) sind jeweils die 1. Formen geeignet; sie stärken die Funktionskreise mit sanften und kleinen Bewegungen und wirken einer Zerstreuung des Qi entgegen. Im Sinne der Hervorbringungsreihenfolge der Fünf Wandlungsphasen können auf den Schritt des Bären der Schritt des Kranichs, des Tigers, des Hirschs und des Affen folgen.

„Kranich-Übungen"

Wenn man bei den „Kranich-Übungen" (▶ Kap. 7.2) die zuführenden und sammelnden Aspekte betont, lässt sich das Qi des Fk Milz (qi lienale, *piqi*) stützen und das Xue nähren.

„Sechs Laute"

Von den „Sechs Lauten" (▶ Kap. 7.5) sind in diesem Zusammenhang besonders zu empfehlen: der Laut *xu* für den Fk Leber (o. hepaticus, *gan*) und der Laut *hu* für die „Mitte" (Fk Milz und Magen, oo. lienalis et stomachi, *pi wei*) sowie der Laut *chuyu* für den Fk Niere (o. renalis, *shen*). Bei der Ausführung sollten die nährenden und sammelnden Aspekte betont werden.

5

Tab. 5.13 Empfehlenswerte Akupunkturpunkte zur Selbstmassage

Deutsche Bezeichnung	Lateinische Bezeichnung	Deutsche Übersetzung des chinesischen Namens	Pinyin	Lokalisation	Wirkung
Mi 6	L 6	„Die Verbindung der drei Yin"	*sanyinjiao*	3 *cun* oberhalb des Innenknöchels am Hinterrand des Schienbeins	Stützt die Fk Milz und Niere (oo. lienalis et renalis, *pi shen*), wandelt „Feuchtigkeit" (humor, *shi*) um, löst den Fk Leber (o. hepaticus, *gan*)
Ma 36	S 36	„Dritter Weiler am Fuß"	*zusanli*	3 *cun* unterhalb der Kniescheibenunterkante, 1 *cun* von der Schienbeinkante nach außen, auf Höhe der Tuberositas tibiae	Reguliert und stützt die Fk Milz und Magen (oo. lienalis et stomachi, *pi wei*), harmonisiert Qi und Xue
Ren 6	Rs 6	„Meer des Qi"	*qihai*	1,5 *cun* unterhalb des Nabels	Konsolidiert das echte Yin (yin merum, *zhenyin*) und mobilisiert das echte Yang (yang merum, *zhenyang*), stützt das Qi im ganzen Körper
Ren 12	Rs 12	„Sammlungspunkt des Magen-Funktionskreises"	*zhongwan, weimu*	4 *cun* oberhalb des Nabels sowie 4 *cun* unterhalb des Schwertfortsatzes des Brustbeins	Reguliert den Fk Magen (o. stomachi, *wei*), harmonisiert das Qi der Fk Milz und Magen (qi lienale et stomachi, *pi wei qi*), kanalisiert „Feuchtigkeit" (humor, *shi*), leitet „Gegenläufigkeiten" (Kontravektionen, *ni*) ab
Mi 10	L 10	„Meer des Xue"	*xuehai*	2 *cun* proximal des Oberrandes der Kniescheibe über dem medialen Kniescheibenrand	Reguliert das Xue, klärt „Hitze" des Xue (calor xue, *xuere*)

5.4.2 Aufstoßen, Sodbrennen

Beide Symptome können bei den verschiedensten Krankheitsbildern auftreten. Aufstoßen und Sodbrennen weisen im Rahmen der chinesischen Medizin darauf hin, dass das Qi des Fk Magen (qi stomachi, *weiqi*) gegenläufig emporsteigt.

Grundsätzlich lassen sich hier zwei Entgleisungsmuster unterscheiden:

A Der Fk Leber (o. hepaticus, *gan*) bedrängt den Fk Magen (o. stomachi, *wei*)

B Hitze im Fk Magen (calor im o. stomachi, *weire*)

A Der Fk Leber (o. hepaticus, *gan*) bedrängt den Fk Magen (o. stomachi, *wei*)

Diese Konstellation geht häufig mit Schmerzen im Oberbauch einher. Durch anhaltende emotionale Belastungen wie Stress, Frustration, Zorn staut sich das Qi des Fk Leber (qi hepatici, *ganqi*) ein, bedrängt den Fk Magen (o. stomachi, *wei*) und beeinträchtigt auf diese Weise die physiologische Abwärtsbewegung des Qi des Fk Magen (qi stomachi, *weiqi*).

Typische Anzeichen

- Schmerz und Spannung im oberen Bauchraum (Hinweis auf eingestautes Qi des Fk Leber [qi hepatici, *ganqi*])
- Spannungsgefühl unter dem Rippenbogen (Hinweis auf eingestautes Qi des Fk Leber [qi hepatici, *ganqi*])
- Aufstoßen (das Qi des Fk Magen [qi stomachi, *weiqi*] steigt gegenläufig empor)
- Seufzen
- Reizbarkeit (Hinweis auf eingestautes Qi des Fk Leber [qi hepatici, *ganqi*])
- Schmerz in Zusammenhang mit emotionaler Anspannung
- Zunge: Farbe normal, leicht gerötete Ränder
- Puls: saitenförmig (chordal, *xian*)

Therapeutischer Ansatz

- Den Fk Leber (o. hepaticus, *gan*) besänftigen
- Das Qi regulieren
- Das Absenken des Qi des Fk Magen (qi stomachi, *weiqi*) wiederherstellen

Hinweise zur Ausführung von Qigong-Übungen

Dynamisierende Übungen sowie Übungen im Gehen können dazu dienen, das eingestaute Qi des Fk Leber (qi hepatici, *ganqi*) zu lösen und den freien Qi-Fluss zu gewährleisten.

„Spiel der Fünf Tiere"

Aus dem Spiel der „Fünf Tiere" (▶ Kap. 7.7.4) eignet sich insbesondere das „Spiel des Hirschs", um das Qi des Fk Leber (qi hepatici, *ganqi*) aus der Stagnation zu lösen und seinen freien Fluss wiederherzustellen. Bei guter Konstitution sind die 4. und 5. Übung („Der Hirsch wendet den Kopf" und „Der Hirsch springt") zu empfehlen. In der Übung „Der Hirsch wendet den Kopf" übt man in der Hauptruhehaltung deutlich die Ausdehnung nach vorn und das Drücken nach unten. Mit der Vorstellungskraft *(yi)* leitet man das Qi über den „Punkt aller Strapazen" (Du 14/Rg 14, *dazhui*) nach unten. Die starke Ausdehnung und Anspannung steht in Balance zu innerer

Ruhe und Gelassenheit. Bei der 5. Form, „Der Hirsch springt“, achte man vor dem Springen auf sorgfältiges Absenken und Schließen des Qi; dies entspricht dem Yin-Aspekt der Übung. Beim Springen übt man das Öffnen nach vorn, verbunden mit einem Steigen, das den Yang-Aspekt der Übung darstellt. Das gesunkene und verdichtete Qi entfaltet sich im Sprung in alle vier Extremitäten. Das „Spiel des Hirschs“ ist förderlich für eine entspannte und freundliche Gemütslage.

„Acht-Brokat-Übungen“ im Stehen

Die 3. Form aus den „Acht-Brokat-Übungen“ im Stehen (▶ Kap. 7.3.2), „Einen Arm heben, um die Fk Milz und Magen aufeinander abzustimmen“, hilft, die „Mitte“ (Fk Milz und Magen, oo. lienalis et stomachi, *pi wei*) zu stärken, die Abwärtsbewegung des Qi des Fk Magen (qi stomachi, *weiqi*) und die Aufwärtsbewegung des Qi des Fk Milz (qi lienale, *piqi*) zu unterstützen. Dazu sollte jedoch der Hauptanteil der Vorstellungskraft *(yi)* auf der absenkenden Armbewegung ruhen.

„Übungen im Gehen“

Mit den „Übungen im Gehen“ mit Bezug zum Fk Leber (o. hepaticus, *gan*) (▶ Kap. 7.6) kann der freie und gleichmäßige Fluss des Qi gewährleistet und damit auch dem Einstauen des Qi des Fk Leber (qi hepatici, *ganqi*) entgegengewirkt werden.

„Kranich-Übungen“

Die „Kranich-Übungen“ (▶ Kap. 7.2) gehen sehr stark von einer Sammlung auf dem unteren Dantian aus und entwickeln sich nur sehr langsam vom Unterbauch nach oben. Dies kann dazu beitragen, dass das Qi des Fk Magen (qi stomachi, *weiqi*) abgesenkt und zugleich der Fk Leber (o. hepaticus, *gan*) besänftigt wird.

„Sechs Laute“

Von den „Sechs Lauten“ (▶ Kap. 7.5) sind in diesem Zusammenhang besonders der Laut *xu* zu empfehlen, der dem Fk Leber (o. hepaticus, *gan*) zugeordnet wird, sowie der dem Fk Milz (o. lienalis, *pi*) entsprechende Laut *hu*.

Tab. 5.14 Empfehlenswerte Akupunkturpunkte zur Selbstmassage

Deutsche Bezeichnung	Lateinische Bezeichnung	Deutsche Übersetzung des chinesischen Namens	Pinyin	Lokalisation	Wirkung
Ren12	Rs 12	„Sammlungspunkt des Magen-Funktionskreises“	*zhongwan, weimu*	4 *cun* oberhalb des Nabels sowie 4 *cun* unterhalb des Schwertfortsatzes des Brustbeins	Reguliert den Fk Magen (o. stomachi, *wei*), harmonisiert das Qi der Fk Milz und Magen (qi lienale et stomachi, *pi wei qi*), kanalisiert „Feuchtigkeit“ (humor, *shi*), leitet „Gegenläufigkeiten“ (Kontravektionen, *ni*) ab
Ma 36	S 36	„Dritter Weiler am Fuß“	*zusanli*	3 *cun* unterhalb der Kniescheibenunterkante, 1 *cun* von der Schienbeinkante nach außen, auf Höhe der Tuberositas tibiae	Reguliert und stützt die Fk Milz und Magen (oo. lienalis et stomachi, *pi wei*), harmonisiert Qi und Xue

Tab. 5.14 Empfehlenswerte Akupunkturpunkte zur Selbstmassage *(Forts.)*

Deutsche Bezeichnung	Lateinische Bezeichnung	Deutsche Übersetzung des chinesischen Namens	Pinyin	Lokalisation	Wirkung
Gb 34	F 34	„Quelle am sonnenbeschienenen Grabhügel"	*yanglingquan*	In einer Vertiefung vor und unter dem Wadenbeinköpfchen	Reguliert und stärkt die Fk Leber und Gallenblase (oo. hepaticus et felleus, *gan dan*), fördert den harmonischen Fluss des Qi des Fk Leber (qi hepatici, *ganqi*), besänftigt das Yang des Fk Leber (yang hepatici, *ganyang*) und „Wind" (ventus, *feng*), macht die Leitbahnen durchgängig, entspannt Sehnen und Muskeln
Le 14	H 14	„Zusammenkunftspunkt des Leber-Kreises"	*qimen, ganmu*	Im 6. Zwischenrippenraum senkrecht unter der Brustwarze, 4 *cun* lateral der Mittellinie	Stärkt und mobilisiert das Qi des Fk Leber (qi hepatici, *ganqi*), reguliert die Fk Leber und Milz (oo. hepaticus et lienalis, *gan pi*)
Le 3	H 3	„Die mächtige große Straße"	*taichong*	Zwischen dem Mittelfußknochen der 1. und 2. Zehe in einer Vertiefung ca. 1,5 *cun* proximal des Grundgelenks	Senkt das Yang ab, reguliert und kühlt das Xue, stützt die Fk Leber und Gallenblase (oo. hepaticus et felleus, *gan dan*)
Mi 6	L 6	„Die Verbindung der drei Yin"	*sanyinjiao*	3 *cun* oberhalb des Innenknöchels am Hinterrand des Schienbeins	Stützt die Fk Milz und Niere (oo. lienalis et renalis, *pi shen*), wandelt „Feuchtigkeit" (humor, *shi*) um, löst den Fk Leber (o. hepaticus, *gan*)
Mi 4	L 4	„Enkel des Herzogs"	*gongsun*	In einer Vertiefung distal und unterhalb der Basis des 1. Metatarsalknochens an der Grenze von „weißem" zu „rotem" Fleisch	Kräftigt die Fk Milz und Magen (oo. lienalis et stomachi, *pi wei*), stärkt den Fluss von Qi und Xue
Pe 6	Pc 6	„Inneres Passtor"	*neiguan*	2 *cun* proximal der Handgelenksfalte zwischen den Sehnen der Mm. palmaris longus und flexor carpi radialis	Stützt die Fk Herz und Milz (oo. cardialis et lienalis, *xin pi*), reguliert das Qi, sediert, leitet „Feuchtigkeit", „Wind" und „Hitze" (humor, ventus und calor, *shi feng re*) aus

5

B „Hitze“ im Fk Magen (calor im o. stomachi, *weire*)

Typische Anzeichen

- Brennender Oberbauchschmerz (oft bei Nüchternheit)
- Saures Aufstoßen
- Saurer, bitterer Mundgeschmack (das Qi des Fk Magen [qi stomachi, *weiqi*] steigt gegenläufig nach oben)
- Nervosität
- Sodbrennen
- Vermehrter Durst, bevorzugt kalte Getränke
- Zahnfleischbluten
- Obstipationsneigung
- Zunge: gerötet mit trockenem, gelbem Zungenbelag
- Puls: beschleunigt (celer, *shu*), auch saitenförmig (chordal, *xian*)

Therapeutischer Ansatz

- Den Fk Magen (o. stomachi, *wei*) kühlen
- Die Abwärtsbewegung des Qi des Fk Magen (qi stomachi, *weiqi*) wiederherstellen

Hinweise zur Ausführung von Qigong-Übungen

Alle dynamisierenden und nach oben steigenden Qi-Bewegungen sind zu vermeiden, um die „Hitze“ des Fk Magen (calor des o. stomachi, *weire*) nicht weiter zu verstärken.

„Acht-Brokat-Übungen“ im Sitzen

Übungen in Ruhe mit Betonung der absenkenden Funktion sind hier besonders geeignet. Die „Acht-Brokat-Übungen“ im Sitzen (▶ Kap. 7.4.2) – insbesondere die 1. Übung, „Beruhige den Geist, sitze auf der Erde“ – fördert einen guten Übungszustand mit wahrnehmbaren Veränderungen wie vermehrtem Speichelfluss, zunehmender Feuchtigkeit in den Augen und Wärmeempfindung im Dantian-Bereich. Man schluckt den Speichel in angemessenen Zeitabständen hinunter und verfolgt mit der Vorstellungskraft *(yi)* seinen Weg zum Dantian. Das Gleiche gilt für die Zwischenübungen „Mit den Zähnen klappern“, „Mit der Zunge im Mund rollen“, „Die Backen blähen“ und „Den Speichel schlucken“. Liegt eine energetische Schwäche (depletio, *xu*) des Yin vor, die in der Folge zu „Hitze“ im Fk Magen (calor im o. stomachi, *weire*) führt, ist die Speichelmenge oft vermindert. Mit diesen Zwischenübungen lässt sich einer energetischen Schwäche (depletio, *xu*) des Yin entgegenwirken.

„Sechs Laute“

Mit den „Sechs Lauten“ (▶ Kap. 7.5) vermag man einerseits, die Oberfläche (extima, *biao*) leicht zu öffnen und „Hitze“ (calor, *re*) auszuleiten, zum anderen macht man damit die Leitbahnen durchgängig, ohne zu stark zu erwärmen. In diesem Zusammenhang ist eine Ausführung ohne äußere Bewegung möglich, um die Funktionskreise durch leichte Vibration gezielt zu stärken. Empfehlenswert sind: *hu* für den Fk Milz (o. lienalis, *pi*), denn ist der Fk Milz (o. lienalis, *pi*) gestärkt, kann das Yang des Fk Magen (yang stomachi, *weiyang*) besser gehalten werden und steigt nicht gegenläufig nach oben; der Laut *xi* für die Drei Wärmebereiche (Drei Calorien, *sanjiao*), da er die Wärme in den Drei Wärmebereichen (Drei Calorien, *sanjiao*) reguliert; und schließlich der Laut *chuyu* für den Fk Niere (o. renalis, *shen*), der dem Wasser und dem Yin zugeordnet ist, die Körperflüssigkeiten reguliert und auf diese Weise „Hitze“ (calor, *re*) vermindern kann.

Übungen zur Stärkung der absenkenden Funktion des Fk Magen (o. stomachi, *wei*)

Die absenkende Funktion des Fk Magen (o. stomachi, *wei*) lässt sich stärken mit den jeweils 3. Formen aus den **„Acht-Brokat-Übungen“ im Stehen** („Einen Arm heben, um die Fk Milz und Magen aufeinander abzustimmen“, ▶ Kap. 7.3.2) und aus den **„Kranich-Übungen“** („Die Flügel ausbreiten“, ▶ Kap. 7.2.2), wobei die absenkenden Elemente betont werden sollten.

„Spiel der Fünf Tiere“

Aus dem „Spiel der Fünf Tiere“ (▶ Kap. 7.7.2) entfaltet die 1. Form des „Spiels des Kranichs“ eine kühlende und weitende Wirkung ohne steigende Tendenz, wenn die öffnenden Bewegungen der Arme mit sinkender Armkraft geübt werden.

5

Tab. 5.15 Empfehlenswerte Akupunkturpunkte zur Selbstmassage

Deutsche Bezeichnung	Lateinische Bezeichnung	Deutsche Übersetzung des chinesischen Namens	Pinyin	Lokalisation	Wirkung
Mi 6	L 6	„Die Verbindung der drei Yin“	*sanyinjiao*	3 *cun* oberhalb des Innenknöchels am Hinterrand des Schienbeins	Stützt die Fk Milz und Niere (oo. lienalis et renalis, *pi shen*), wandelt „Feuchtigkeit“ (humor, *shi*) um, löst den Fk Leber (o. hepaticus, *gan*)
Ren 12	Rs 12	„Sammlungspunkt des Magen-Funktionskreises“	*zhongwan, weimu*	4 *cun* oberhalb des Nabels sowie 4 *cun* unterhalb des Schwertfortsatzes des Brustbeins	Reguliert den Fk Magen (o. stomachi, *wei*), harmonisiert das Qi der Fk Milz und Magen (qi lienale et stomachi, *pi wei qi*), kanalisiert „Feuchtigkeit“ (humor, *shi*), leitet „Gegenläufigkeiten“ (Kontravektionen, *ni*) ab
Ren 13	Rs 13	„Ort des Mageneingangs“	*shangwan*	5 *cun* oberhalb des Nabels; 3 *cun* unterhalb des Schwertfortsatzes des Brustbeins	Kräftigt das Qi der „Mitte“ (Fk Milz und Magen, qi lienale et stomachi, *pi wei qi*), stützt und reguliert die Fk Milz, Magen, Leber und Drei Wärmebereiche (oo. lienalis, stomachi, hepaticus et tricalorii, *pi wei gan sanjiao*), stabilisiert den Säftehaushalt, kühlt das Xue, senkt „Feuchtigkeit-Hitze“ (calor humidus, *shire*) ab
Ma 44	S 44	„Innere Vorhalle“	*neiting*	Auf dem Fußrücken zwischen der 2. und 3. Zehe, 0,5 *cun* proximal der Schwimmhaut	Wandelt „Feuchtigkeit-Hitze“ (calor humidus, *shire*) um und kühlt

Tab. 5.15 Empfehlenswerte Akupunkturpunkte zur Selbstmassage *(Forts.)*

Deutsche Bezeichnung	Lateinische Bezeichnung	Deutsche Übersetzung des chinesischen Namens	Pinyin	Lokalisation	Wirkung
Ma 45	S 45	„Die unterdrückte Heiterkeit"	*lidui*	0,1 *cun* neben dem lateralen Nagelfalzwinkel der 2. Zehe	Mobilisiert das Qi, senkt „Gegenläufigkeiten" (Kontravektionen, *ni*) ab, kühlt „Hitze" (calor, *re*)
Di 11	IC 11	„Gekrümmter Teich"	*quchi*	Bei 90° gewinkeltem Ellbogen in Verbindung der Ellbogenfalte zum Epicondylus lateralis in einer Vertiefung davor	Harmonisiert und kühlt das Xue, leitet „Wind" (ventus, *feng*) aus, öffnet die Oberfläche (extima, *biao*), kühlt „Hitze" (calor, *re*)
Pe 6	Pc 6	„Inneres Passtor"	*neiguan*	2 *cun* proximal der Handgelenksfalte zwischen den Sehnen der Mm. palmaris longus und flexor carpi radialis	Stützt die Fk Herz und Milz (oo. cardialis et lienalis, *xin pi*), reguliert das Qi, sediert, leitet „Feuchtigkeit", „Wind" und „Hitze" (humor, ventus und calor, *shi feng re*) aus

5.4.3 Neigung zu Diarrhö

Veränderungen im Stuhlverhalten können von geringer Bedeutung sein und durch eine Anpassung der Nahrung und Lebensführung therapiert werden. Sie können aber auch ein Anzeichen für schwerwiegende Erkrankungen sein, die immer eine schulmedizinische Abklärung erforderlich machen.

Hier werden weiche Stühle und Durchfälle als Krankheitsbilder aufgeführt, die chronisch sind und begleitend durch Qigong therapiert werden können. Grundsätzlich ist eine Diarrhö-Neigung ein klares Zeichen dafür, dass das Qi des Fk Milz (qi lienale, *piqi*) nicht ausreichend aufsteigen kann.

Folgende Muster können unterschieden werden:

A Energetische Schwäche des Fk Milz (depletio des o. lienalis, *pixu*)

B Energetische Schwäche des Yang des Fk Niere (depletio des yang renale, *shenyang xu*)

C Der Fk Leber (o. hepaticus, *gan*) bedrängt den Fk Milz (o. lienalis, *pi*)

D „Feuchtigkeit-Hitze" (calor humidus, *shire*) in den Fk Dick- und Dünndarm (oo. intestinorum, *chang*)

A Energetische Schwäche des Fk Milz (depletio des o. lienalis, *pixu*)

Typische Anzeichen

- Weiche Stühle
- Wässrig dünner Stuhl, manchmal mit Schleimbeimengung oder schlecht verdauter Nahrung (Hinweis auf die mangelnde Umsetzungsfähigkeit des Fk Milz [o. lienalis, *pi*])

- Erhöhte Stuhlfrequenz
- Appetitmangel
- Blähungen (Hinweis auf einen Widerstreit des Qi der Fk Milz und Leber [qi lienale et hepatici, *pi gan qi*])
- Müdigkeit
- Blasser Teint
- Zunge: blass, Zahneindrücke, weißlicher Belag
- Puls: erschöpft (deplet, *xu*)

Therapeutischer Ansatz

Das Qi des Fk Milz (qi lienale, *piqi*) stützen, erwärmen und nach oben zur Entfaltung bringen.

Hinweise zur Ausführung von Qigong-Übungen

Hier sind Qigong-Übungen angezeigt, die die Fk Milz und Magen (oo. lienalis et stomachi, *pi wei*) stärken und gleichzeitig dem Absinken des Qi des Fk Milz (qi lienale, *piqi*) entgegenwirken.

„Acht-Brokat-Übungen" im Stehen

Bei der 3. Übung aus den „Acht-Brokat-Übungen" im Stehen (▶ Kap. 7.3.2), „Einen Arm heben, um die Fk Milz und Magen aufeinander abzustimmen", ahmt man mit der Armbewegung die Trennung nach, die in der „Mitte" (Fk Milz und Magen, oo. lienalis et stomachi, *pi wei*) stattfindet: Das klare Qi des Fk Milz (qi lienale, *piqi*) wird nach oben, die trüben Säfte werden über den Fk Magen (o. stomachi, *wei*) nach unten geleitet. Durch eine leichte Betonung der oberen Hand kann hier das Qi des Fk Milz (qi lienale, *piqi*) bewusst zur Entfaltung gebracht werden.

„Kranich-Übungen"

Eine emporhebende Wirkung auf das Qi des Fk Milz (qi lienale, *piqi*) kann auch mit den „Kranich-Übungen" (▶ Kap. 7.2) erzielt werden, wobei die Vorstellungskraft *(yi)* grundsätzlich auf der Verbindung von unterem mit mittlerem Dantian ruhen sollte. Bei der 3. Übung, „Die Flügel ausbreiten", lässt sich durch eine Betonung der hebenden Armbewegung auch ein Anheben des Qi des Fk Milz (qi lienale, *piqi*) erreichen.

„Spiel der Fünf Tiere"

Aus dem „Spiel des Bären" im Rahmen des „Spiels der Fünf Tiere" (▶ Kap. 7.7.1) können vor allem die 2. und 4. Form geübt werden. Die Betonung der spiraligen Kräfte in der 2. Form, „Der Bär schwankt, rüttelt und schüttelt", ist eine gute Vorbereitung für die 4. Form, „Sich anlehnen und widersetzen". Hierbei wird eine von unten nach oben tragende und stemmende Kraft geübt. Das Aufrichten des Körpers aus der tiefen Haltung geschieht mit dem Gedanken einer spiraligen Bewegung, die jedoch äußerlich kaum sichtbar wird. Durch das Bewahren der Vorstellungskraft *(yi)* im vorderen Dantian, „Mitte des Nabels" (Ren 8/Rs 8, *shenque, qizhong*), wird hauptsächlich eine Stärkung und Kultivierung des Qi der „Mitte" (Qi der Fk Milz und Magen, qi lienale et stomachi, *pi wei qi*) und damit des mittleren Wärmebereichs (mittleres Calorium, *zhongjiao*) erreicht; dies beugt jeder Form von Absenkung vor.

„Sechs Laute"

Von den „Sechs Lauten" (▶ Kap. 7.5) ist hier besonders der Laut *hu*, der dem Fk Milz (o. lienalis, *pi*) zugeordnet ist, zu empfehlen. Bei den Armbewegungen sollte das Emporsteigen der oberen Hand betont werden, um dem Qi des Fk Milz (qi lienale, *piqi*) zur Entfaltung nach oben zu verhelfen. Außerdem kann der Laut *xi*, der den Drei Wärmebereichen (Drei Calorien, *sanjiao*) entspricht, vermehrt geübt werden, da sich mit ihm eine anhebende und erwärmende Wirkung in den Drei Wärmebereichen (Drei Calorien, *sanjiao*) erzielen lässt.

Tab. 5.16 Empfehlenswerte Akupunkturpunkte zur Selbstmassage

Deutsche Bezeichnung	Lateinische Bezeichnung	Deutsche Übersetzung des chinesischen Namens	Pinyin	Lokalisation	Wirkung
Ma 36	S 36	„Dritter Weiler am Fuß“	*zusanli*	3 *cun* unterhalb der Kniescheibenunterkante, 1 *cun* von der Schienbeinkante nach außen, auf Höhe der Tuberositas tibiae	Reguliert und stützt die Fk Milz und Magen (oo. lienalis et stomachi, *pi wei*), harmonisiert Qi und Xue
Mi 1	L 1	„Verborgene Weiße“	*yinbai*	An der Innenseite der Großzehe, 0,1 *cun* proximal vom Nagelwinkel	Kräftigt den Fk Milz (o. lienalis, *pi*), treibt „Feuchtigkeit“ (humor, *shi*) aus, reguliert das Xue
Mi 6	L 6	„Die Verbindung der drei Yin“	*sanyinjiao*	3 *cun* oberhalb des Innenknöchels am Hinterrand des Schienbeins	Stützt die Fk Milz und Niere (oo. lienalis et renalis, *pi shen*), wandelt „Feuchtigkeit“ (humor, *shi*) um, löst den Fk Leber (o. hepaticus, *gan*)
Ma 25	S 25	„Angel des Himmels“	*tianshu*	2 *cun* lateral des Nabels	Reguliert das Qi, stellt den Qi-Fluss im Fk Dickdarm (o. intestini crassi, *dachang*) wieder her, löst Blockaden auf, transformiert „Feuchtigkeit“ (humor, *shi*)
Ren 12	Rs 12	„Sammlungspunkt des Magen-Funktionskreises“	*zhongwan*, *weimu*	4 *cun* oberhalb des Nabels sowie 4 *cun* unterhalb des Schwertfortsatzes des Brustbeins	Reguliert den Fk Magen (o. stomachi, *wei*), harmonisiert das Qi der Fk Milz und Magen (qi lienale et stomachi, *pi wei qi*), kanalisiert „Feuchtigkeit“ (humor, *shi*), leitet „Gegenläufigkeiten“ (Kontravektionen, *ni*) ab
Du 20	Rg 20	„Zusammenkunft aller Leitbahnen“	*baihui*	An der höchsten Stelle des Kopfes, am Schnittpunkt der Medianen mit der Verbindungslinie zwischen den höchsten Punkten der Ohrmuscheln, 7 *cun* vom hinteren und 5 *cun* vom vorderen Haaransatz entfernt	Macht Sinnesöffnungen frei, stützt und reguliert den Fk Leber (o. hepaticus, *gan*), zerstreut „Wind“ (ventus, *feng*), senkt das Yang des Fk Leber (yang hepatici, *ganyang*) ab, führt das echte Yang (yang merum, *zhenyang*) nach oben

B Energetische Schwäche des Yang des Fk Niere (depletio des yang renale, *shenyang xu*)

Typische Anzeichen

- Frühmorgendliche Diarrhö
- Unverdauter, nicht riechender Stuhl
- Erleichterung nach dem Stuhlgang
- Schmerzen unterhalb des Nabels
- Kälteempfindlicher Unterleib
- Kälte der Extremitäten
- Verschlechterung durch Kälte
- Gedunsenheit
- Schwäche in Rücken und Knien
- Zunge: blass, weißer Belag
- Puls: erschöpft (deplet, *xu*), untergetaucht (mersus, *chen*)

Therapeutischer Ansatz

- Das Yang des Fk Niere (yang renale, *shenyang*) stärken und erwärmen
- Den Fk Milz (o. lienalis, *pi*) stützen

Hinweise zur Ausführung von Qigong-Übungen

Übungen, die das Yang des Fk Niere (yang renale, *shenyang*) stärken und erwärmen, stehen hier im Vordergrund. Qigong-Übungen zum Stützen des Fk Milz (o. lienalis, *pi*) sind unter 5.4.1 A (▶ Kap. 5.4.1) aufgeführt.

„Acht-Brokat-Übungen“

Bei den „Acht-Brokat-Übungen“ im Stehen (▶ Kap. 7.3.2) eignet sich vor allem die 8. Form, „Mit beiden Händen die Füße umfassen, um den Fk Niere und die Hüften zu stärken“, da hier das Steigen und Sinken des Qi-Flusses betont wird. Der Fk Niere (o. renalis, *shen*), die Nieren-Leitbahn (c. renale, *shen jing*) und die Blasen-Leitbahn (c. vesicalis, *pangguang jing*) können mit der Übung gezielt gestärkt werden.

Bei den „Acht-Brokat-Übungen“ im Sitzen sind die 5., 6. und 7. Übung geeignet, ohne viel Kraftverbrauch den Fk Niere (o. renalis, *shen*) zu stärken und zu erwärmen (▶ Kap. 7.4.2). Durch das Reiben der *Laogong*-Punkte lässt sich das Qi in der „Mitte des Handtellers“ (Pe 8/Pc 8, *laogong*) stärken, um von dort aus die Wärme auf den „Einflusspunkt des Nieren-Funktionskreises“ (Bl 23/V 23, *shenshu*) hinzuführen (▶ Kap. 7.3.2, ▶ Kap. 7.4.2).

„Kranich-Übungen“

Eine vergleichbare, wenn auch etwas sanftere Wirkung kann mit dem vermehrten Praktizieren des 6. Teils aus den „Kranich-Übungen“ (▶ Kap. 7.2.2) erreicht werden. Durch das Beugen des Rumpfes nach vorne, während die Vorstellungskraft (*yi*) zunächst auf das hintere Dantian (▶ Kap. 2.5.2) und dann auf „Die emporsprudelnde Quelle“ (Ni 1/R 1, *yongquan*) gelenkt wird, kann der Fk Niere (o. renalis, *shen*) nachhaltig gestärkt und erwärmt werden.

„Spiel der Fünf Tiere“

Das „Spiel des Tigers“ und das „Spiel des Bären“ dienen der Unterstützung der betroffenen Fk Niere und Milz (oo. renalis et lienalis, *shen pi*). In der 4. Kranich-Form, „Der Kranich landet am Strand/Das Wasser berühren wie eine Wildgans“, aus dem „Spiel der Fünf Tiere“ (▶ Kap. 7.7.2) stehen das Sinken und Steigen und durch den tiefen spiraligen „Sitz-Schritt“ auch das Schließen des Qi im Vordergrund. Insgesamt ist die Körperhaltung durch eine von außen nach innen schließende Kraft charakterisiert. Durch die Drehung des Körpers erreicht man eine gute Wirkung im Bereich der Gürtelleitbahn (s. zonalis, *daimai*). Die Gürtelleitbahn (s. zonalis, *daimai*) verbindet und harmonisiert die obere und untere Hälfte des Körpers.

„Sechs Laute“

Der Laut *chuyu* von den „Sechs Lauten“ (▶ Kap. 7.5) ist dem Fk Niere (o. renalis, *shen*) zugeordnet und dient zu seiner Stärkung. Zu Beginn der Übung legt man die Hände auf die Punkte „Einflusspunkt des Nieren-Funktionskreises“ (Bl 23/V 23, *shenshu*) und führt sie über den Rücken nach oben, was zu einer Entfaltung und Erwärmung des Yang des Fk Niere (yang renale, *shenyang*) beitragen kann. Die nährenden und sammelnden Aspekte sollten betont werden.

Tab. 5.17 Empfehlenswerte Akupunkturpunkte zur Selbstmassage

Deutsche Bezeichnung	Lateinische Bezeichnung	Deutsche Übersetzung des chinesischen Namens	Pinyin	Lokalisation	Wirkung
Bl 23	V 23	„Einflusspunkt des Nieren-Funktionskreises“	*shenshu*	1,5 *cun* lateral des Dornfortsatzes des 2. LWK	Stützt den Fk Niere (o. renalis, *shen*), kräftigt die Lumbalregion
Du 4	Rg 4	„Pforte des Lebensloses“	*mingmen*	Unterhalb des Dornfortsatzes des 2. LWK	Kräftigt den Fk Niere (o. renalis, *shen*), stabilisiert das Struktivpotenzial *(jing)* des Fk Niere (o. renalis, *shen*)
Ma 36	S 36	„Dritter Weiler am Fuß“	*zusanli*	3 *cun* unterhalb der Kniescheibenunterkante, 1 *cun* von der Schienbeinkante nach außen, auf Höhe der Tuberositas tibiae	Reguliert und stützt die Fk Milz und Magen (oo. lienalis et stomachi, *pi wei*), harmonisiert Qi und Xue
Ma 25	S 25	„Angel des Himmels“	*tianshu*	2 *cun* lateral des Nabels	Reguliert das Qi, stellt den Qi-Fluss im Fk Dickdarm (o. intestini crassi, *dachang*) wieder her, löst Blockaden auf, transformiert „Feuchtigkeit“ (humor, *shi*)

Tab. 5.17 Empfehlenswerte Akupunkturpunkte zur Selbstmassage *(Forts.)*

Deutsche Bezeichnung	Lateinische Bezeichnung	Deutsche Übersetzung des chinesischen Namens	Pinyin	Lokalisation	Wirkung
Ren 6	Rs 6	„Meer des Qi"	*qihai*	1,5 *cun* unterhalb des Nabels	Stützt und reguliert den Fk Niere (o. renalis, *shen*), konsolidiert das echte Yin (yin merum, *zhenyin*) und mobilisiert das echte Yang (yang merum, *zhenyang*), stärkt das Qi des unteren Wärmebereichs (unteres Calorium, *xiajiao*)
Bl 52	V 52	„Zimmer der Potenz"	*zhishi*	Höhe Dornfortsatz 2. LWK, 3 *cun* seitlich	Kräftigt und erhält das Qi des Fk Niere (qi renale, *shenqi*)

C Der Fk Leber (o. hepaticus, *gan*) bedrängt den Fk Milz (o. lienalis, *pi*)

Chronischer Durchfall mit Spannung und Distension im Oberbauch, Aufstoßen und Blähungen, oft begleitet von emotionalen Schwankungen.

Typische Anzeichen

- Diarrhö im Wechsel mit Obstipation
- Spannung und Distension des Oberbauchs
- Blähungen
- Aufstoßen
- Appetitmangel
- Depression
- Launenhaftigkeit
- Nervöse Anspannung, Reizbarkeit
- Zunge: normal oder leichte Rötung der Ränder
- Puls: saitenförmig (chordal, *xian*)

Therapeutischer Ansatz

- Den Fk Leber (o. hepaticus, *gan*) besänftigen
- Qi regulieren
- Den Fk Milz (o. lienalis, *pi*) stärken

Hinweise zur Ausführung von Qigong-Übungen

Übungen in Bewegung können grundsätzlich dazu beitragen, das eingestaute Qi des Fk Leber (qi hepatici, *ganqi*) zu befreien und den freien Qi-Fluss zu gewährleisten. Das Üben in der freien Natur unterstützt die Harmonisierung des Fk Leber (o. hepaticus, *gan*).

„Spiel der Fünf Tiere"

Beim „Spiel der Fünf Tiere" (▶ Kap. 7.7.4) übt man im Spiel des Hirschs den Wechsel zwischen Anspannung und Entspannung. Die Ruhe des Hirschs ist die Ruhe, die aus tiefer Entspannung kommt. Der Blick ist weit und klar und spiegelt die Ruhe des Geistes wider. Dem gestörten Fk Leber (o. hepaticus, *gan*) sind Unausgeglichenheit und leichte Irritierbarkeit zugeordnet. Im „Spiel des Hirschs" wird das „Ziehen von Sehnen, Knochen und Muskeln" geübt, das eine wohltuende und ausgleichende Wirkung auf die emotionale Lage hat. Die „Hochstimmung" lässt nicht lange auf sich warten.

„Acht-Brokat-Übungen" im Stehen

Aus den „Acht-Brokat-Übungen" im Stehen (▶ Kap. 7.3) ist die 1. Form, „Mit beiden Händen den Himmel stützen, um die Drei Wärmebereiche zu regulieren", eine Übung mit umfassender Wirkung. Die Qi-Transformation *(qihua)* zu regulieren ist wichtig für alle Funktionskreise, Leitbahnen sowie für Qi und Xue. Die Hauptwirkungsrichtung des Qi-Flusses ist hier das Steigen und Sinken, wodurch die Fk Milz und Magen (oo. lienalis et stomachi, *pi wei*) gestärkt und der freie Qi-Fluss im Fk Leber (o. hepaticus, *gan*) gewährleistet werden.

„Übungen im Gehen"

Mit den „Übungen im Gehen" (▶ Kap. 7.6) mit Bezug zum Fk Leber (o. hepaticus, *gan*) lässt sich eingestautes Qi des Fk Leber (qi hepatici, *ganqi*) befreien. Zugleich kann die gleichmäßig fließende Gehbewegung dazu beitragen, das Qi zu regulieren und den Fk Leber (o. hepaticus, *gan*) zu besänftigen.

„Kranich-Übungen"

Die „Kranich-Übungen" (▶ Kap. 7.2) gehen sehr stark von einer Sammlung auf dem unteren Dantian aus und entwickeln sich nur sehr langsam vom Unterbauch nach oben, wodurch der Fk Leber (o. hepaticus, *gan*) besänftigt werden kann.

„Sechs Laute"

Bei den Übungen der „Sechs Laute" (▶ Kap. 7.5) sollten nach dem Üben aller sechs Laute nochmals gezielt die Laute *hu* für den Fk Milz (o. lienalis, *pi*), *xu* für den Fk Leber (o. hepaticus, *gan*) und *xi* für die Drei Wärmebereiche (Drei Calorien, *sanjiao*) praktiziert werden.

Tab. 5.18 Empfehlenswerte Akupunkturpunkte zur Selbstmassage

Deutsche Bezeichnung	Lateinische Bezeichnung	Deutsche Übersetzung des chinesischen Namens	Pinyin	Lokalisation	Wirkung
Ma 36	S 36	„Dritter Weiler am Fuß"	*zusanli*	3 *cun* unterhalb der Kniescheibenunterkante, 1 *cun* von der Schienbeinkante nach außen, auf Höhe der Tuberositas tibiae	Reguliert und stützt die Fk Milz und Magen (oo. lienalis et stomachi, *pi wei*), harmonisiert Qi und Xue
Mi 1	L 1	„Verborgene Weiße"	*yinbai*	An der Innenseite der Großzehe, 0,1 *cun* proximal vom Nagelwinkel	Kräftigt den Fk Milz (o. lienalis, *pi*), treibt „Feuchtigkeit" (humor, *shi*) aus, reguliert das Xue

Tab. 5.18 Empfehlenswerte Akupunkturpunkte zur Selbstmassage *(Forts.)*

Deutsche Bezeichnung	Lateinische Bezeichnung	Deutsche Übersetzung des chinesischen Namens	Pinyin	Lokalisation	Wirkung
Le 3	H 3	„Die mächtige große Straße“	*taichong*	Zwischen dem Mittelfußknochen der 1. und 2. Zehe in einer Vertiefung ca. 1,5 *cun* proximal des Grundgelenks	Stützt die Fk Leber und Gallenblase (oo. hepaticus et felleus, *gan dan*), senkt das Yang ab, reguliert und kühlt das Xue
Le 13	H 13	„Dekorierte Pforte“	*zhangmen*	Am freien Ende der 11. Rippe, bei gebeugtem Ellenbogen und abduziertem Arm berührt die Ellbogenspitze diesen Punkt	Stützt und harmonisiert den Fk Milz (o. lienalis, *pi*), wandelt „Feuchtigkeit“ (humor, *shi*) um, harmonisiert den Fluss des Qi des Fk Leber (qi hepatici, *ganqi*)
Mi 6	L 6	„Die Verbindung der drei Yin“	*sanyinjiao*	3 *cun* oberhalb des Innenknöchels am Hinterrand des Schienbeins	Stützt die Fk Milz und Niere (oo. lienalis et renalis, *pi shen*), wandelt „Feuchtigkeit“ (humor, *shi*) um, löst den Fk Leber (o. hepaticus, *gan*)

D „Feuchtigkeit-Hitze“ (calor humidus, *shire*) in den Fk Dick- und Dünndarm (oo. intestinorum, *chang*)

Chronisch-entzündlichen Darmerkrankungen wie Morbus Crohn oder auch Colitis ulcerosa liegen nach der chinesischen Medizin häufig „Feuchtigkeit-Hitze“ (calor humidus, *shire*) in den Fk Dick- und Dünndarm (oo. intestinorum, *chang*) zugrunde.

Typische Anzeichen

- Diarrhö
- Bauchschmerzen (entzündliche, brennende Schmerzen)
- Brennende Schleimhäute
- Stuhl kann Schleim oder Blut enthalten
- Gelbliche Stühle
- Brennen im Anus
- Übelriechender Flatus
- Hitzegefühl
- Palpitationen
- Durst
- Zunge: dicker, klebriger, gelber Belag
- Puls: schlüpfrig (lubricus, *hua*), beschleunigt (celer, *shu*)

Therapeutischer Ansatz

- „Feuchtigkeit-Hitze“ (calor humidus, *shire*) kühlen
- „Feuchtigkeit“ (humor, *shi*) ausleiten
- Den Fk Milz (o. lienalis, *pi*) stützen

Hinweise zur Ausführung von Qigong-Übungen

Hier gilt es, „Feuchtigkeit" (humor, *shi*) und „Schleim" (pituita, *tan*) aus dem unteren Wärmebereich (unteres Calorium, *xiajiao*) zu beseitigen, ohne dabei zu stark zu erwärmen. Deshalb dürfen dynamisierende Übungen in Bewegung nur in leichter und angemessener Form und möglichst ohne Wärmeempfindungen praktiziert werden. Außerdem sind Übungen angezeigt, die den Fk Milz (o. lienalis, *pi*) stützen, um auf diese Weise gezielt „Feuchtigkeit" (humor, *shi*) bzw. „Schleim" (pituita, *tan*) umzuwandeln. Bevorzugt werden daher Übungen im Sitzen oder Stehen praktiziert.

„Acht-Brokat-Übungen" im Stehen

Die dritte Übung aus den „Acht-Brokat-Übungen" im Stehen (▶ Kap. 7.3.2), „Einen Arm heben, um die Fk Milz und Magen aufeinander abzustimmen", kann dazu beitragen, den Fk Milz (o. lienalis, *pi*) zu stärken und damit „Feuchtigkeit" (humor, *shi*) bzw. „Schleim" (pituita, *tan*) umzuwandeln und auszuleiten und auf diese Weise den Qi-Mechanismus der „Mitte" (Fk Milz und Magen, oo. lienalis et stomachi, *pi wei*) wiederherzustellen.

„Sechs Laute"

Mit dem Üben der „Sechs Laute" (▶ Kap. 7.5) kann man die Oberfläche (extima, *biao*) öffnen, ohne zu stark zu erwärmen. Durch den Laut *hu* lässt sich die „Mitte" (Fk Milz und Magen, oo. lienalis et stomachi, *pi wei*) stützen, damit Klares von Trübem getrennt und „Feuchtigkeit" (humor, *shi*) grundsätzlich entgegengewirkt werden kann. Der Laut *xi* dient zur Regulierung der Drei Wärmebereiche (Drei Calorien, *sanjiao*). Mit der emporhebenden Armbewegung kann das Qi des Fk Milz (qi lienale, *piqi*) im mittleren Wärmebereich (mittleres Calorium, *zhongjiao*) entfaltet werden und durch das darauf folgende betonte Abwärtsstreifen der Hände „Feuchtigkeit" (humor, *shi*) im unteren Wärmebereich (unteres Calorium, *xiajiao*) herausgelöst werden.

„Kranich-Übungen"

Die „Kranich-Übungen" (▶ Kap. 7.2) gehen sehr stark von einer Sammlung und einer leichten Bewegung auf dem unteren Dantian aus und entwickeln sich nur sehr langsam nach oben zum mittleren Dantian. Durch diesen Wirkungsschwerpunkt kann einerseits im unteren Wärmebereich (unteres Calorium, *xiajiao*) sanft bewegt und andererseits durch eine Betonung der Aufwärtsbewegungen (z. B. im 3. oder 5. Teil) das Yang des Fk Milz (yang lienale, *piyang*) angehoben werden, ohne zu stark zu erwärmen.

„Spiel der Fünf Tiere"

Aus dem „Spiel der Fünf Tiere" (▶ Kap. 7.7.1) stützt das „Spiel des Bären" besonders den Fk Milz (o. lienalis, *pi*). Aus dem „Spiel des Hirschs" eignen sich besonders die 1., 3. und 4. Form, außerdem aus dem „Spiel des Kranichs" die 1. und 2. Form, da sie, mit entsprechender Betonung geübt, weitend und ausleitend wirken.

Tab. 5.19 Empfehlenswerte Akupunkturpunkte zur Selbstmassage

Deutsche Bezeichnung	Lateinische Bezeichnung	Deutsche Übersetzung des chinesischen Namens	Pinyin	Lokalisation	Wirkung
Mi 9	L 9	„Die Quelle am Yin-Grabhügel"	*yinlingquan*	Bei gebeugtem Knie in der Vertiefung hinter und unter dem medialen Condylus des Schienbeins	Leitet „Feuchtigkeit" (humor, *shi*) aus, reguliert „Feuchtigkeit-Kälte" (algor humidus, *shihan*), die in „Hitze" (calor, *re*) übergeht, führt das Qi in den unteren Wärmebereich (unteres Calorium, *xiajiao*)
Mi 3	L 3	„Das größte Weiße"	*taibai*	Auf der Innenseite der Großzehe, 1 *cun* proximal des Kopfes des 1. Metatarsale an der Grenze von „weißem" zu „rotem" Fleisch	Stärkt den Fk Milz (o. lienalis, *pi*), beseitigt „Feuchtigkeit" (humor, *shi*) und „Feuchtigkeit-Hitze" (calor humidus, *shire*)
Di 11	IC 11	„Gekrümmter Teich"	*quchi*	Bei 90° gewinkeltem Ellbogen in Verbindung der Ellbogenfalte zum Epicondylus lateralis in einer Vertiefung davor	Harmonisiert und kühlt das Xue, leitet „Wind" (ventus, *feng*) aus, öffnet die Oberfläche (extima, *biao*), kühlt „Hitze" (calor, *re*)
Bl 25	V 25	„Einflusspunkt des Dickdarm-Funktionskreises"	*dachangshu*	1,5 *cun* lateral des Dornfortsatzes des 4. LWK, auf der Höhe des Beckenkamms	Bewegt das Qi der Fk Dickdarm und Magen (qi intestini crassi et stomachi, *dachang wei qi*), reguliert die Fk Dickdarm und Magen (oo. intestini crassi et stomachi, *dachang wei*)
Ma 25	S 25	„Angel des Himmels"	*tianshu*	2 *cun* lateral des Nabels	Reguliert das Qi, stellt den Qi-Fluss im Fk Dickdarm (o. intestini crassi, *dachang*) wieder her, löst Blockaden auf, transformiert „Feuchtigkeit" (humor, *shi*)
Ma 37	S 37	„Obere Enge des weiten Feldes"	*juxu shanglian, shangjuxu*	3 *cun* distal von Ma 36/S 36, 1 *cun* neben der Tibiakante nach fibular	Reguliert die Fk Dickdarm und Magen (oo. intestini crassi et stomachi, *dachang wei*), klärt und kühlt „Feuchtigkeit-Hitze" (calor humidus, *shire*)

5.4.4 Obstipation

Bei Obstipation kann sich in der Regel das Qi des Fk Magen (qi stomachi, *weiqi*) nicht richtig absenken, und die Befeuchtung durch das Yin des Fk Magen (yin stomachi, *weiyin*) reicht nicht aus. Daher ist für eine gute Verdauung ein ausreichendes Maß an befeuchtenden Säften in den Fk Magen und Dickdarm (oo. stomachi et intestini crassi, *wei dachang*) erforderlich. Außerdem können auch die Fk Milz, Leber und Niere (oo. lienalis, hepaticus et renalis, *pi gan shen*) beteiligt sein.

Es werden hier vor allem folgende Krankheitsmuster unterschieden:

A „Hitze" in den Fk Magen und Dickdarm (calor in den oo. stomachi et intestini crassi, *wei dachang re*)

B Einstauungen des Qi des Fk Leber (qi hepatici, *ganqi*)

C Energetische Schwäche (depletio, *xu*) von Qi und Xue

5

A „Hitze" in den Fk Magen und Dickdarm (calor in den oo. stomachi et intestini crassi, *wei dachang re*)

Typische Anzeichen

- Trockener Stuhl
- Seltener Stuhlgang
- Durst (Hinweis auf einen Säftemangel im Fk Magen [o. stomachi, *wei*])
- Trocknung der Schleimhäute (Rhagaden)
- Spärlicher, dunkler Urin
- Gerötetes Gesicht
- Trockener Mund
- Schlechter Mundgeschmack
- Zunge: rot, trocken
- Puls: beschleunigt (celer, *shu*)

Therapeutischer Ansatz

- „Hitze" (calor, *re*) kühlen
- Die Fk Magen und Dickdarm (oo. stomachi et intestini crassi, *wei dachang*) befeuchten und absenken

Hinweise zur Ausführung von Qigong-Übungen

Qigong-Übungen sollten auf keinen Fall die „Hitze"-Symptomatik (calor, *re*) verstärken. Alle dynamisierenden und nach oben steigenden Qi-Bewegungen sind zu vermeiden, um die „Hitze" des Fk Magen (calor des o. stomachi, *weire*) nicht weiter zu verstärken. Übungen in Ruhe mit Betonung der absenkenden Funktion sind hier besonders geeignet.

„Acht-Brokat-Übungen" im Sitzen

Um die Fk Magen und Dickdarm (oo. stomachi et intestini crassi, *wei dachang*) zu befeuchten, eignen sich besonders die Zwischenübungen aus den „Acht-Brokat-Übungen" im Sitzen (▶ Kap. 7.4.2) wie „Mit den Zähnen klappern", „Mit der Zunge im Mund rollen", „Die Backen blähen" und „Den Speichel schlucken". Liegt eine energetische Schwäche (depletio, *xu*) des Yin vor, die in der Folge zu „Hitze" im Fk Magen (calor im o. stomachi, *weire*) führt, ist die Speichelmenge oft vermindert.

Mit diesen Zwischenübungen lässt sich einer energetischen Schwäche (depletio, *xu*) des Yin entgegenwirken.

„Sechs Laute"

Mit den „Sechs Lauten" (▶ Kap. 7.5) vermag man einerseits, die Oberfläche (extima, *biao*) leicht zu öffnen und „Hitze" (calor, *re*) auszuleiten, zum anderen macht man damit die Leitbahnen durchgängig, ohne zu stark zu erwärmen. In diesem Zusammenhang ist eine Ausführung ohne äußere Bewegung möglich, um die Funktionskreise durch leichte Vibration gezielt zu stärken. Empfehlenswert ist der Laut *hu* zur Stärkung des Fk Milz (o. lienalis, *pi*), denn wenn der Fk Milz (o. lienalis, *pi*) gestärkt ist, kann das Yang des Fk Magen (yang stomachi, *weiyang*) besser gehalten werden und steigt nicht gegenläufig nach oben. Durch den Laut *xi* kann die Wärme in den Drei Wärmebereichen (Drei Calorien, *sanjiao*) reguliert werden. Außerdem empfiehlt sich der Laut *chuyu* für den Fk Niere (o. renalis, *shen*), der dem Wasser und dem Yin zugeordnet ist, die Körperflüssigkeiten reguliert und auf diese Weise „Hitze" (calor, *re*) vermindern kann. Allerdings sollten bei der Ausführung der „Sechs Laute" stets die zuführenden, nährenden Elemente betont werden (wie die gleiche Dauer von Aus- und Einatmung, die lautlose Ausführung und nach der Ausatmung das Zurücklegen der Zungenspitze an den Gaumen).

Übungen zur Stärkung der absenkenden und befeuchtenden Funktion des Fk Magen (o. stomachi, *wei*)

Die absenkende und damit befeuchtende Funktion des Fk Magen (o. stomachi, *wei*) lässt sich stärken mit den jeweils 3. Formen aus den **„Acht-Brokat-Übungen" im Stehen** („Einen Arm heben, um die Fk Milz und Magen aufeinander abzustimmen", ▶ Kap. 7.3.2) und aus den **„Kranich-Übungen"** („Die Flügel ausbreiten", ▶ Kap. 7.2.2), wobei die absenkenden Elemente betont werden sollten.

„Spiel der Fünf Tiere"

Aus dem „Spiel der Fünf Tiere" (▶ Kap. 7.7.2) können die weitenden, ausleitenden Bewegungen der 1. und 2. Form des Kranichs der Kühlung von „Hitze" (calor, *re*) dienen.

Tab. 5.20 Empfehlenswerte Akupunkturpunkte zur Selbstmassage

Deutsche Bezeichnung	Lateinische Bezeichnung	Deutsche Übersetzung des chinesischen Namens	Pinyin	Lokalisation	Wirkung
Ma 25	S 25	„Angel des Himmels"	*tianshu*	2 *cun* lateral des Nabels	Reguliert das Qi, stellt den Qi-Fluss im Fk Dickdarm (o. intestini crassi, *dachang*) wieder her, löst Blockaden auf
3E 6	T 6	„Der fliegende Tiger", „Seitlicher Abzugsgraben"	*feihu*, *zhigou*	3 *cun* proximal der Handgelenksfalte, Mitte des Unterarms zwischen Elle und Speiche	Lockert den Qi-Mechanismus, lässt die Säfte (*jinye*) umlaufen, löst Stasen und Verknotungen, entfaltet das Qi des Fk Leber (qi hepatici, *ganqi*)

5

5

Tab. 5.20 Empfehlenswerte Akupunkturpunkte zur Selbstmassage *(Forts.)*

Deutsche Bezeichnung	Lateinische Bezeichnung	Deutsche Übersetzung des chinesischen Namens	Pinyin	Lokalisation	Wirkung
Di 4	IC 4	„Vereinte Täler"	*hegu*	An der radialen Seite, etwa in der Mitte des 2. Mittelhandknochens	In Kombination mit Ma 25/S 25 und 3E 6/T 6 wirksam gegen Obstipation; zerstreut „Wind" (ventus, *feng*), öffnet die Oberfläche (extima, *biao*), macht die Leitbahnen durchgängig und leitet Obstruktionen aus
Di 11	IC 11	„Gekrümmter Teich"	*quchi*	Bei 90° gewinkeltem Ellbogen in Verbindung der Ellbogenfalte zum Epicondylus lateralis in einer Vertiefung davor	Harmonisiert und kühlt das Xue, leitet „Wind" (ventus, *feng*) aus, öffnet die Oberfläche (extima, *biao*), kühlt „Hitze" (calor, *re*)
Ma 44	S 44	„Innere Vorhalle"	*neiting*	Auf dem Fußrücken zwischen der 2. und 3. Zehe, 0,5 *cun* proximal der Schwimmhaut	Wandelt „Feuchtigkeit-Hitze" (calor humidus, *shire*) um und kühlt
Mi 6	L 6	„Die Verbindung der drei Yin"	*sanyinjiao*	3 *cun* oberhalb des Innenknöchels am Hinterrand des Schienbeins	Stützt die Fk Milz und Niere (oo. lienalis et renalis, *pi shen*), wandelt „Feuchtigkeit" (humor, *shi*) um, löst den Fk Leber (o. hepaticus, *gan*)
Bl 25	V 25	„Einflusspunkt des Dickdarm-Funktionskreises"	*dachangshu*	1,5 *cun* lateral des Dornfortsatzes des 4. LWK, auf der Höhe des Beckenkamms	Bewegt das Qi der Fk Dickdarm und Magen (qi intestini crassi et stomachi, *dachang wei qi*), reguliert die Fk Dickdarm und Magen (oo. intestini crassi et stomachi, *dachang wei*)

B Einstauungen des Qi des Fk Leber (qi hepatici, *ganqi*)

Diese Form von Obstipation ist meist mit emotionalen Belastungen verbunden.

Typische Anzeichen

- Verstopfung, vor allem bei emotionalen Belastungen
- Verlangen nach Defäkation, aber schwieriger Stuhlgang
- Aufstoßen
- Spannungen im Abdomen und im Flankenbereich
- Reizbarkeit, Unruhe (Hinweis auf eingestautes Qi des Fk Leber [qi hepatici, *ganqi*])

- Zunge: normale Farbe, leichte Rötung der Ränder
- Puls: saitenförmig (chordal, *xian*)

Therapeutischer Ansatz

- Den Fk Leber (o. hepaticus, *gan*) besänftigen
- Das Qi regulieren und Stagnationen beseitigen
- Den Fk Dickdarm (o. intestini crassi, *dachang*) durchgängig machen

Hinweise zur Ausführung von Qigong-Übungen

Um die Einstauung des Qi des Fk Leber (qi hepatici, *ganqi*) zu beseitigen und den freien Qi-Fluss wiederherzustellen, eignen sich Übungen, die gleichmäßig dynamisierend wirken und für die notwendige Entfaltung von Qi und Xue sorgen. Dabei ist es wichtig, die Übungen an die Konstitution des Patienten anzupassen. Um Qi und Xue zu regulieren, sind bei guter Konstitution kräftige und dehnende Bewegungen möglich, bei schwacher Konstitution eher feine und subtile. Übungen in Bewegung sind zu bevorzugen.

5

„Acht-Brokat-Übungen" im Stehen

Die „Acht-Brokat-Übungen" im Stehen (▶ Kap. 7.3) zielen mit ihren kräftigen, dehnenden Bewegungen auf eine umfassende Dynamisierung des Qi- und Xue-Flusses ab. Besonders mit der 1. und 2. Form lässt sich der Fluss des Qi in alle Richtungen unterstützen. Öffnen und Schließen sowie Steigen und Sinken sind die vier Hauptrichtungen.

„Übungen im Gehen"

Mit den „Übungen im Gehen" mit Bezug zum Fk Leber (o. hepaticus, *gan*) (▶ Kap. 7.6) kann der freie und gleichmäßige Fluss des Qi gewährleistet und damit auch dem Einstauen des Qi des Fk Leber (qi hepatici, *ganqi*) entgegengewirkt werden. Zugleich sollten die absenkenden Bewegungselemente betont werden.

„Spiel der Fünf Tiere"

Grundsätzlich sind aus dem „Spiel der Fünf Tiere" (▶ Kap. 7.7) die Übungen des „Spiels des Hirschs" angezeigt. Ferner wirken die 1. und 2. Form des „Spiels des Kranichs" in ihrer Leichtigkeit und Weite emotional ausgleichend.

In der 3. Form aus dem „Spiel des Kranichs", „Der Kranich steht auf einem Bein", aus dem „Spiel der Fünf Tiere" werden die extremen Pole des Steigens und Sinkens betont. Im „Spiel des Hirschs" hilft der Wechsel zwischen Anspannung und Entspannung in der äußeren Haltung, die nötige innere Ruhe und Gelassenheit zu finden. Emotionale Ausgeglichenheit hilft dem Fk Leber (o. hepaticus, *gan*), sich frei entfalten zu können.

„Tuna"

Atemübungen wie „Tuna" (▶ Kap. 7.1.3) helfen, das Qi des Fk Lunge (qi pulmonale, *feiqi*) zu stärken und nach unten zu bringen. In der Bezwingungsreihenfolge (Reihenfolge der Bändigung, *xiangke*) der Fünf Wandlungsphasen hat der Fk Lunge (o. pulmonalis, *fei*) einen regulierenden Einfluss auf den Fk Leber (o. hepaticus, *gan*).

„Sechs Laute"

Von den „Sechs Lauten" (▶ Kap. 7.5) ist in diesem Zusammenhang besonders der Laut *xu* zu empfehlen, der dem Fk Leber (o. hepaticus, *gan*) zugeordnet wird, sowie der dem Fk Lunge (o. pulmonalis, *fei*) entsprechende Laut *xie*, der den Fk Lunge (o. pulmonalis, *fei*) befeuchten soll.

„Kranich-Übungen"

Die „Kranich-Übungen" (▶ Kap. 7.2) gehen sehr stark von einer Sammlung auf dem unteren Dantian (▶ Kap. 2.5.2) aus und entwickeln sich nur sehr langsam vom Unterbauch nach oben, wodurch der Fk Leber (o. hepaticus, *gan*) besänftigt werden kann, sofern die absenkenden Elemente betont werden.

Tab. 5.21 Empfehlenswerte Akupunkturpunkte zur Selbstmassage

Deutsche Bezeichnung	Lateinische Bezeichnung	Deutsche Übersetzung des chinesischen Namens	Pinyin	Lokalisation	Wirkung
Gb 34	F 34	„Quelle am sonnenbeschienenen Grabhügel"	*yanglingquan*	In einer Vertiefung vor und unter dem Wadenbeinköpfchen	Reguliert und stärkt den Fk Leber (o. hepaticus, *gan*), fördert den harmonischen Qi-Fluss, besänftigt das Yang des Fk Leber (yang hepatici, *ganyang*) und „Wind" (ventus, *feng*), macht die Leitbahnen durchgängig, entspannt Sehnen und Muskeln
Le 3	H 3	„Die mächtige große Straße"	*taichong*	Zwischen dem Mittelfußknochen der 1. und 2. Zehe in einer Vertiefung ca. 1,5 *cun* proximal des Grundgelenks	Senkt das Yang ab, reguliert und kühlt das Xue, stützt die Fk Leber und Gallenblase (oo. hepaticus et felleus, *gan dan*)
Du 20	Rg 20	„Zusammenkunft aller Leitbahnen"	*baihui*	An der höchsten Stelle des Kopfes, am Schnittpunkt der Medianen mit der Verbindungslinie zwischen den höchsten Punkten der Ohrmuscheln, 7 *cun* vom hinteren und 5 *cun* vom vorderen Haaransatz entfernt	Beseitigt „Hitze" aufgrund von energetischer Überladung (calor repletionis, *shire*) aus den Yang-Leitbahnen, beruhigt die konstellierende Kraft (*shen*), macht Sinnesöffnungen frei, stützt und reguliert den Fk Leber (o. hepaticus, *gan*), zerstreut „Wind" (ventus, *feng*), senkt das Yang des Fk Leber (yang hepatici, *ganyang*) ab, führt das echte Yang (yang merum, *zhenyang*) nach oben
Mi 6	L 6	„Die Verbindung der drei Yin"	*sanyinjiao*	3 *cun* oberhalb des Innenknöchels am Hinterrand des Schienbeins	Stützt die Fk Milz und Niere (oo. lienalis et renalis, *pi shen*), wandelt „Feuchtigkeit" (humor, *shi*) um, löst den Fk Leber (o. hepaticus, *gan*)

Tab. 5.21 Empfehlenswerte Akupunkturpunkte zur Selbstmassage *(Forts.)*

Deutsche Bezeichnung	Lateinische Bezeichnung	Deutsche Übersetzung des chinesischen Namens	Pinyin	Lokalisation	Wirkung
Ma 25	S 25	„Angel des Himmels"	*tianshu*	2 *cun* lateral des Nabels	Reguliert das Qi, stellt den Qi-Fluss in den Fk Dünn- und Dickdarm (oo. intestinorum, *chang*) wieder her, löst Blockaden auf
3E 6	T 6	„Der fliegende Tiger", „Seitlicher Abzugsgraben"	*feihu, zhigou*	3 *cun* proximal der Handgelenksfalte, Mitte des Unterarms zwischen Elle und Speiche	Lockert den Qi-Mechanismus, lässt die Säfte (*jinye*) umlaufen, löst Stasen und Verknotungen, entfaltet das Qi des Fk Leber (qi hepatici, *ganqi*)

C Energetische Schwäche (depletio, *xu*) von Qi und Xue

Diese Konstellation ist häufig bei energetischer Schwäche (depletio, *xu*) des Qi des Fk Milz (qi lienale, *piqi*) und/oder des Qi des Fk Lunge (qi pulmonale, *feiqi*) zu finden, die dann auch eine energetische Schwäche (depletio, *xu*) des Xue nach sich ziehen kann. Das schwache Qi des Fk Milz (qi lienale, *piqi*) kann den Stuhl in den Fk Dick- und Dünndarm (oo. intestinorum, *chang*) nicht weiterbewegen, und das geschwächte Qi des Fk Lunge (qi pulmonale, *feiqi*) liefert dem Fk Dickdarm (o. intestini crassi, *dachang*) nicht ausreichend Kraft zur Defäkation. Diese Symptome findet man häufig bei älteren Menschen, bei Frauen nach der Entbindung oder bei Menschen nach langer, schwerer Erkrankung.

Typische Anzeichen

- Verstopfung, große Anstrengung beim Stuhlgang
- Erschöpfung
- Geistige Müdigkeit und Kraftlosigkeit (Hinweis auf eine energetische Schwäche [depletio, *xu*] der „Mitte" [Fk Milz und Magen, oo. lienalis et stomachi, *pi wei*])
- Blasser, glanzloser Teint (Hinweis auf eine energetische Schwäche [depletio, *xu*] der „Mitte" [Fk Milz und Magen, oo. lienalis et stomachi, *pi wei*])
- Blasses Gesicht
- Müdigkeit
- Schwindel
- Verschwommene Sicht (Hinweis auf eine energetische Schwäche [depletio, *xu*] des Xue)
- Zunge: blass, trocken
- Puls: erschöpft (deplet, *xu*), schwach (invalidus, *ruo*) oder zart (minutus, *xi*)

Therapeutischer Ansatz

- Qi stärken und Xue nähren
- Die Fk Lunge und Milz (oo. pulmonalis et *lienalis, fei pi*) stützen

Hinweise zur Ausführung von Qigong-Übungen

Ist die Konstitution stark geschwächt, sollte vorsichtig mit Übungen in Ruhe oder im Sitzen begonnen werden. Es kann mit einfachen Entspannungsübungen oder Übungen zur Sammlung der Vorstellungskraft *(yi)* auf das untere Dantian begonnen werden, die im Liegen oder Sitzen auszuführen sind (▶ Kap. 7.1.1).

„Sechs Laute"

Die „Sechs Laute" (▶ Kap. 7.5) sind in diesem Zusammenhang zu empfehlen, da sich durch das Sprechen der Laute ein stärkender Einfluss auf die Funktionskreise erzielen lässt und die äußeren Bewegungen unterstützend wirken, ohne zu stark zu zerstreuen. Allerdings sollten stets die zuführenden und sammelnden Elemente betont werden (wie gleiche Dauer von Aus- und Einatmung, lautlose Ausführung, nach der Ausatmung sofortiges Zurücklegen der Zungenspitze an den Gaumen). Bevorzugt werden die Laute *hu* für den Fk Milz (o. lienalis, *pi*) und *xie* für den Fk Lunge (o. pulmonalis, *fei*) gesprochen.

„Kranich-Übungen"

Wenn man bei den „Kranich-Übungen" (▶ Kap. 7.2) bei der Ausführung die zuführenden und sammelnden Aspekte betont, lassen sich bei jeder Übung das Qi gezielt auf das untere Dantian zurückführen und auf diese Weise Qi und Xue sowie der Fk Niere (o. renalis, *shen*) und die „Mitte" (Fk Milz und Magen, oo. lienalis et stomachi, *pi wei*) stützen.

„Acht-Brokat-Übungen" im Sitzen

Bei ausgeprägter energetischer Schwäche (depletio, *xu*) von Qi und Xue sind anfänglich die „Acht-Brokat-Übungen" im Sitzen vorzuziehen, da sie ohne zu viel Kraftaufwand und mit großem Nutzen zum Stützen von Qi und Xue praktiziert werden können. Geeignet sind dabei vor allem die 1., 5., 6., 7. und 8. Übung (▶ Kap. 7.4.2).

„Spiel der Fünf Tiere"

Aus dem „Spiel der Fünf Tiere" (▶ Kap. 7.7.1) sind jeweils die 1. Formen, beginnend mit dem Schritt des Bären, dann des Kranichs, des Tigers, des Hirschs und des Affen, am besten geeignet, alle Funktionskreise zu harmonisieren und damit für die Regeneration von Qi und Xue zu sorgen. Dabei können die schließenden Bewegungsabschnitte etwas betont werden.

Tab. 5.22 Empfehlenswerte Akupunkturpunkte zur Selbstmassage

Deutsche Bezeichnung	Lateinische Bezeichnung	Deutsche Übersetzung des chinesischen Namens	Pinyin	Lokalisation	Wirkung
Ma 36	S 36	„Dritter Weiler am Fuß"	*zusanli*	3 *cun* unterhalb der Kniescheibenunterkante, 1 *cun* von der Schienbeinkante nach außen, auf Höhe der Tuberositas tibiae	Reguliert und stützt die Fk Milz und Magen (oo. lienalis et stomachi, *pi wei*), harmonisiert Qi und Xue

Tab. 5.22 Empfehlenswerte Akupunkturpunkte zur Selbstmassage *(Forts.)*

Deutsche Bezeichnung	Lateinische Bezeichnung	Deutsche Übersetzung des chinesischen Namens	Pinyin	Lokalisation	Wirkung
Mi 6	L 6	„Die Verbindung der drei Yin“	*sanyinjiao*	3 *cun* oberhalb des Innenknöchels am Hinterrand des Schienbeins	Stützt die Fk Milz und Niere (oo. lienalis et renalis, *pi shen*), wandelt „Feuchtigkeit“ (humor, *shi*) um, löst den Fk Leber (o. hepaticus, *gan*)
Mi 10	L 10	„Meer des Xue“	*xuehai*	2 *cun* proximal des Oberrandes der Kniescheibe über dem medialen Kniescheibenrand	Reguliert das Xue, beseitigt Stasen
Ren 6	Rs 6	„Meer des Qi“	*qihai*	1,5 *cun* unterhalb des Nabels	Stützt das Qi im ganzen Körper; stützt und reguliert den Fk Niere (o. renalis, *shen*), konsolidiert das echte Yin (yin merum, *zhenyin*) und mobilisiert das echte Yang (yang merum, *zhenyang*)
Bl 25	V 25	„Einflusspunkt des Dickdarm-Funktionskreises“	*dachangshu*	1,5 *cun* lateral des Dornfortsatzes 4. LWK, auf der Höhe des Beckenkamms	Bewegt das Qi des Fk Dickdarm (qi intestini crassi, *dachang qi*), reguliert die Fk Dickdarm, Dünndarm und Magen (oo. intestinorum et stomachi, *chang wei*)
Ma 25	S 25	„Angel des Himmels“	*tianshu*	2 *cun* lateral des Nabels	Reguliert das Qi, stellt den Qi-Fluss in den Fk Dünn- und Dickdarm (oo. intestinorum, *chang*) wieder her, löst Blockaden auf, transformiert „Feuchtigkeit“ (humor, *shi*)
3E 6	T 6	„Der fliegende Tiger“, „Seitlicher Abzugsgraben“	*feihu, zhigou*	3 *cun* proximal der Handgelenksfalte, Mitte des Unterarms zwischen Elle und Speiche	Lockert den Qi-Mechanismus, lässt die Säfte *(jinye)* umlaufen, löst Stasen und Verknotungen, entfaltet das Qi des Fk Leber (qi hepatici, *ganqi*)

5.5 Stoffwechselerkrankungen

Ute Engelhardt, Christa Zumfelde-Hüneburg

5.5.1 Adipositas

Übergewicht kann auf vielfältige Faktoren zurückgehen. Diese reichen von angeborenen Anlagen, Diätfehlern wie übermäßigem Verzehr von süßen und fetten Speisen sowie mangelnder Bewegung bis zu Disharmonien in den Funktionskreisen. Letztere sind vor allem mit zunehmendem Alter zu beobachten, wenn die Fk Milz und Niere (oo. lienalis et renalis, *pi shen*) ihren umwandelnden und dynamisierenden Funktionen nicht mehr ausreichend nachkommen können.

Grundsätzlich sind bei Adipositas vor allem die Fk Milz und Niere (oo. lienalis et renalis, *pi shen*) betroffen. Da bei Essstörungen jedoch auch die Emotionen und die psychische Konstellation eine große Rolle spielen, sind häufig auch die Fk Leber und Herz (oo. hepaticus et cardialis, *gan xin*) beeinträchtigt.

Im Mittelpunkt steht allerdings der Fk Milz (o. lienalis, *pi*), bei dessen energetischer Schwäche (depletio, *xu*) es zu Ansammlung von „Feuchtigkeit" (humor, *shi*) und zu „Schleim" (pituita, *tan*) kommen kann. Entsprechend spielen „Feuchtigkeit" (humor, *shi*) und „Schleim" (pituita, *tan*) bei Adipositas grundsätzlich eine wichtige Rolle.

5

Differenzialdiagnostisch lassen sich vor allem folgende Muster unterscheiden:

A Energetische Schwäche des Fk Milz (depletio des o. lienalis, *pixu*) mit „Feuchtigkeit" (humor, *shi*) bzw. „Schleim" (pituita, *tan*)

B Energetische Schwäche (depletio, *xu*) von Qi und Yang der Fk Milz und Niere (oo. lienalis et renalis, *pi shen*)

C „Hitze" (calor, *re*) im Fk Magen (o. stomachi, *wei*) mit Blockaden von „Feuchtigkeit" (humor, *shi*)

D Eingestautes Qi des Fk Leber (qi hepatici, *ganqi*) und Xue-Stasen

Zu D: Stagniert das Qi des Fk Leber (qi hepatici, *ganqi*) aufgrund von emotionalen Störungen, so kann es auch zu einer energetischen Schwäche (depletio, *xu*) des Fk Milz (o. lienalis, *pi*) kommen, was wiederum zu „Feuchtigkeit" (humor, *shi*) und „Schleim" (pituita, *tan*) führen kann. Bewegungsmangel fördert ebenfalls Fettleibigkeit, denn der Qi-Mechanismus staut sich ein, das raffinierte Qi wird nicht ausreichend bewegt und verteilt, sodass sich „Feuchtigkeit" (humor, *shi*) und „Schleim" (pituita, *tan*) im Inneren ansammeln.

A Energetische Schwäche des Fk Milz (depletio des o. lienalis, *pixu*) mit „Feuchtigkeit" (humor, *shi*) bzw. „Schleim" (pituita, *tan*)

Häufiger Verzehr von kalten, rohen Speisen oder auch ein Übermaß von fetten und süßen Speisen können den Fk Milz (o. lienalis, *pi*) so weit schwächen, dass die Säfte (Nahrungssäfte) nicht mehr ausreichend umgesetzt werden, wodurch Ungeklärtes, Trübes zurückbleibt und „Feuchtigkeit" (humor, *shi*) entsteht. Länger bestehende „Feuchtigkeit" (humor, *shi*) kann sich zu „Schleim" (pituita, *tan*) wandeln und sich als „Fett" ablagern. Bewegungsmangel fördert ebenfalls Fettleibigkeit, denn der Qi-Mechanismus wird auf diese Weise nicht ausreichend unterstützt, weshalb sich das raffinierte Qi nicht hinreichend bewegt und verteilt, sodass sich „Feuchtigkeit" (humor, *shi*), „Schleim" (pituita, *tan*) und „Fett" im Inneren ansammeln können.

Typische Anzeichen

- Fettleibigkeit
- Weiches, gedunsenes, eher schlaffes Gewebe
- Geistige Abgeschlagenheit
- Kraftlosigkeit
- Blasser, stumpfer Teint
- Völlegefühl vor allem nach dem Essen

- Müdigkeit nach dem Essen
- Schwindel, Benommenheit und schwerer Kopf
- Häufige Stuhlentleerungen, weiche Stühle
- Ödeme in den Beinen
- Zunge: blass, gedunsen mit dünnem, weißlichem Belag
- Puls: behäbig (languidus, *huan*), schlüpfrig (lubricus, *hua*)

Therapeutischer Ansatz

- Das Qi und das Yang des Fk Milz (o. lienalis, *pi*) stützen und erwärmen
- „Feuchtigkeit" (humor, *shi*) ausleiten
- „Schleim" (pituita, *tan*) umwandeln

Hinweise zur Ausführung von Qigong-Übungen

Hier eignen sich Übungen, die die „Mitte" (Fk Milz und Magen, oo. lienalis et stomachi, *pi wei*) stärken, harmonisieren und ausreichend wärmen, damit sie ihre transformierende und verteilende Funktion wieder ausreichend aufnehmen kann. Grundsätzlich sind hier alle Übungen zu empfehlen, die im ▶ Kapitel 5.4.1 Appetitlosigkeit, unter den Punkten A, B und C (▶ Kap. 5.4.1) aufgeführt sind.

Wichtig sind in diesem Zusammenhang allgemeine Hinweise:

- Die Qigong-Übungen sollten häufig wiederholt werden, zwei- oder dreimal täglich für 20–30 Minuten möglichst vor den Mahlzeiten.
- Wenn das Qi des Fk Milz (qi lienale, *piqi*) vor den Mahlzeiten ausreichend energetisch gestärkt wird, steht genügend Kraft für die Umsetzung und Verteilung der Nahrung zur Verfügung.

„Acht-Brokat-Übungen" im Stehen

Zum umfassenden Erwärmen und zur Entfaltung des Qi des Fk Milz (qi lienale, *piqi*) sind vor allem die „Acht-Brokat-Übungen" im Stehen (▶ Kap. 7.3.2) zu empfehlen. Hier eignet sich insbesondere die 1. Übung, „Mit beiden Händen den Himmel stützen, um die Drei Wärmebereiche zu regulieren", da mit ihr die Verteilung der Wärme in den Drei Wärmebereichen reguliert werden kann. Empfehlenswert ist auch die 3. Form der „Acht-Brokat-Übungen" im Stehen, „Einen Arm heben, um die Fk Milz und Magen aufeinander abzustimmen", da man mit den Armbewegungen die Trennung vom Klarem und Trüben nachahmt und durch eine leichte Betonung der oberen Hand das Qi und das Yang des Fk Milz (o. lienalis, *pi*) bewusst zur Entfaltung bringen und erwärmen kann. Außerdem lässt sich mit den Pferdschritt-Übungen (2., 5. und 7. Form) und ihren Anforderungen an die verstärkte Körperkraft eine umfassende Erwärmung erreichen.

„Spiel der Fünf Tiere"

Aus dem „Spiel der Fünf Tiere" (▶ Kap. 7.7.1) verhelfen insbesondere die Übungen aus dem „Spiel des Bären" dazu, den Fk Milz (o. lienalis, *pi*) zu stärken und zu erwärmen, da die Aufmerksamkeit während der Übungen vermehrt auf dem unteren Dantian und dem vorderen Dantian (entspricht dem Akupunkturpunkt „Mitte des Nabels", Ren 8/Rs 8, *shenque*, *qizhong*, ▶ Kap. 2.5.2) ruht. Grundsätzlich können jedoch alle 1. Formen aus dem „Spiel der Fünf Tiere" praktiziert werden, um die Bewegung des Qi in allen Funktionskreisen zu harmonisieren.

5

„Sechs Laute“

Von den „Sechs Lauten“ (▶ Kap. 7.5) ist hier besonders der Laut *hu* zu empfehlen, der dem Fk Milz (o. lienalis, *pi*) entspricht und die Umwandlung und Transformation unterstützt. Auch hier kann bei den Armbewegungen das Emporsteigen der oberen Hand betont werden, um die Entfaltung des Qi und des Yang des Fk Milz (o. lienalis, *pi*) zu betonen. Außerdem kann auch der Laut *xi*, der den Drei Wärmebereichen (Drei Calorien, *sanjiao*) entspricht, vermehrt geübt werden, da sich mit ihm die Wärmeverteilung in den Drei Wärmebereichen (Drei Calorien, *sanjiao*) regulieren lässt.

Tab. 5.23 Empfehlenswerte Akupunkturpunkte zur Selbstmassage

Deutsche Bezeichnung	Lateinische Bezeichnung	Deutsche Übersetzung des chinesischen Namens	Pinyin	Lokalisation	Wirkung
Ma 36	S 36	„Dritter Weiler am Fuß“	*zusanli*	3 *cun* unterhalb der Kniescheibenunterkante, 1 *cun* von der Schienbeinkante nach außen, auf Höhe der Tuberositas tibiae	Reguliert und stützt die Fk Milz und Magen (oo. lienalis et stomachi, *pi wei*), harmonisiert Qi und Xue
Ma 40	S 40	„Üppige Fülle“	*fenglong*	In der Mitte zwischen Unterkante der Kniescheibe und Spitze des Außenknöchels, 2 *cun* lateral der Schienbeinvorderkante	Beseitigt „Schleim“ (pituita, *tan*) und „Feuchtigkeit“ (humor, *shi*), stärkt das Qi der Fk Milz und Magen (qi lienale et stomachi, *pi wei qi*), senkt das Yang ab
Mi 9	L 9	„Die Quelle am Yin-Grabhügel“	*yinlingquan*	Bei gebeugtem Knie in der Vertiefung hinter und unter dem medialen Kondylus des Schienbeins	Leitet „Feuchtigkeit“ (humor, *shi*) aus, reguliert die Wasserwege, führt das Qi in den unteren Wärmebereich (unteres Calorium, *xiajiao*)
Mi 6	L 6	„Die Verbindung der drei Yin“	*sanyinjiao*	3 *cun* oberhalb des Innenknöchels am Hinterrand des Schienbeins	Stützt die Fk Milz und Niere (oo. lienalis et renalis, *pi shen*), wandelt „Feuchtigkeit“ (humor, *shi*) um, löst den Fk Leber (o. hepaticus, *gan*)
Ren 12	Rs 12	„Sammlungspunkt des Magen-Funktionskreises“	*zhongwan, weimu*	4 *cun* oberhalb des Nabels sowie 4 *cun* unterhalb des Schwertfortsatzes des Brustbeins	Reguliert den Fk Magen (o. stomachi, *wei*), harmonisiert das Qi der Fk Milz und Magen (qi lienale et stomachi, *pi wei qi*), kanalisiert „Feuchtigkeit“ (humor, *shi*), leitet „Gegenläufigkeiten“ (Kontravektionen, *ni*) ab

B Energetische Schwäche (depletio, *xu*) von Qi und Yang der Fk Milz und Niere (oo. lienalis et renalis, *pi shen*)

Mit zunehmendem Alter lassen die Yang-Kräfte nicht nur im Fk Niere (o. renalis, *shen*), sondern auch im Fk Milz (o. lienalis, *pi*) nach. Dadurch geht die Transformations- und Verteilungsfunktion des Fk Milz (o. lienalis, *pi*) allmählich zurück, wodurch fette, süße und deftige Speisen nicht mehr problemlos umgewandelt werden können. Auf diese Weise können sich vermehrt „Feuchtigkeit" (humor, *shi*), „Schleim" (pituita, *tan*) und „Fett" im Körper ansammeln.

Allerdings lässt sich diese Form der Adipositas auch schon bei Kindern beobachten, wenn konstitutionell eine energetische Schwäche (depletio, *xu*) des Yang der Fk Niere und Milz (yang renale et lienale, *shen pi yang*) vorliegt.

Typische Anzeichen

Alle Anzeichen unter A, zusätzlich:
- Weiches, pastöses Gewebe
- Ödeme verstärkt im Knöchelbereich
- Schmerzen und Ziehen im Lumbalbereich
- Schwäche in den Knien
- Kälteempfindung am ganzen Körper
- Aversion gegen Kälte
- Bei Frauen: verlängerter Menstruationszyklus
- Bei Männern: Pollution oder Impotenz
- Bewegungsfaulheit
- Zunge: blass und gedunsen, Zahneindrücke, eventuell mit dünnem, weißlichem, leicht feuchtem Belag
- Puls: nachgiebig (lenis, *ru*), behäbig (languidus, *huan*)

Therapeutischer Ansatz

Die Fk Milz und Niere (oo. lienalis et renalis, *pi shen*) stärken und wärmen.

Hinweise zur Ausführung von Qigong-Übungen

Um eine wärmende und emporhebende Wirkung des Qi und des Yang der Fk Milz und Niere (yang renale et lienale, *shen pi yang*) speziell vor den Mahlzeiten zu erreichen, sollten möglichst folgende allgemeine Hinweise berücksichtigt werden:
- Die Qigong-Übungen sollten häufig wiederholt werden, zwei- oder dreimal täglich für 20–30 Minuten möglichst vor den Mahlzeiten.
- Wenn das Qi des Fk Milz (qi lienale, *piqi*) und auch das Yang des Fk Niere (yang renale, *shenyang*) vor den Mahlzeiten ausreichend energetisch gestärkt wird, steht genügend Kraft zur Verfügung, um aus der Nahrung ausreichend Qi-Kräfte bereitzustellen.

Zusätzlich zu den Übungen, die die „Mitte" (Fk Milz und Magen, oo. lienalis et stomachi, *pi wei*) und damit den Fk Milz (o. lienalis, *pi*) stärken und wärmen (▶ Kap. 5.4.1, ▶ Kap. 5.5.1), sind hier Übungen zu empfehlen, die den Fk Niere (o. renalis, *shen*) kräftigen.

„Acht-Brokat-Übungen"

Aus den **„Acht-Brokat-Übungen" im Stehen** (▶ Kap. 7.3.2) sind die Pferdschritt-Übungen (2., 5. und 7. Form) geeignet, um den unteren Rückenbereich, die Knie und die Füße zu stärken. Sie haben einen besonders engen Bezug zum Fk Niere (o. renalis, *shen*). Die Aufmerksamkeit kann betont auf das hintere Dantian („Pforte des Lebensloses“, Du 4/Rg 4, *mingmen*) gelenkt werden, besonders in der Übung „Kopf und Hinterteil wiegen, um das Feuer des Fk Herz (o. cardialis, *xin*) zu vertreiben“.

Aus den **„Acht-Brokat-Übungen“ im Sitzen** (▶ Kap. 7.4.2) ist die 4. Übung, „Drehe den Kopf (Schwenke sanft die *Tianzhu*)“, zu empfehlen. Die *Tianzhu*-Punkte („Säule des Himmels“, Bl 10/V 10, *tianzhu*) befinden sich auf der Blasen-Leitbahn (c. vesicalis, *pangguang jing*) und haben damit großen Einfluss auf die Stärkung des Qi allgemein. In der 5. Übung, „Massiere die *Shenshu*-Punkte“, kann man den wärmenden Aspekt betonen, indem man die Übung mehrere Male wiederholt und jedes Mal vorher das „Waschen der *Laogong*-Punkte“ praktiziert. Das vordere Dantian („Mitte des Nabels“ , Ren 8/Rs 8, *shenque, qizhong*), dem Fk Milz (o. lienalis, *pi*) zugeordnet, und das hintere Dantian („Pforte des Lebensloses“, Du 4/Rg 4, *mingmen*), dem Fk Niere (o. renalis, *shen*) zugeordnet, werden so gestärkt.

„Spiel der Fünf Tiere“

Aus dem „Spiel der Fünf Tiere“ (▶ Kap. 7.7.2) wird in der 3. Form aus dem „Spiel des Kranichs“, „Der Kranich steht auf einem Bein“, beim Stehen auf einem Bein eine starke Wirkung auf die Blasen-Leitbahn (c. vesicalis, *pangguang jing*) ausgeübt. Der Kreuz-Lenden-Bereich wird entspannt, die Beinkraft vermehrt und die Stabilität von Stehen und Gehen trainiert. Diese Wirkungen stärken den Fk Niere (o. renalis, *shen*). Die Wirkung auf die Magen-Leitbahn (c. stomachi, *wei jing*) und damit auf die Fk Milz und Magen (oo. lienalis et stomachi, *pi wei*) wird durch das gehobene Bein und das „Wegdrücken des Wassers“ betont. In der 4. Form, „Der Kranich landet am Strand/Das Wasser berühren wie eine Wildgans“, wird das Leiten des Qi nach unten betont. Durch die Drehung des Körpers erreicht man eine gute Wirkung im Bereich der Gürtelleitbahn (s. zonalis, *daimai*).

Grundsätzlich stärken alle Übungen aus dem „Spiel der Fünf Tiere“ den Fk Niere (o. renalis, *shen*) durch das Bewahren der Aufmerksamkeit im hinteren Dantian.

„Kranich-Übungen“

Die Fk Milz und Niere (oo. lienalis et renalis, *pi shen*) können auch mit den „Kranich-Übungen“ (▶ Kap. 7.2) gestützt werden, wenn bei der Ausführung die zuführenden und sammelnden Aspekte betont werden.

Bei der 3. Übung, „Die Flügel ausbreiten“, lässt sich durch eine Betonung der hebenden Armbewegung auch ein Anheben des Qi des Fk Milz (qi lienale, *piqi*) erreichen. Die 6. Übung, das „Aufpicken“, eignet sich zur Stützung des Fk Niere (o. renalis, *shen*): Die Vorstellungskraft *(yi)* wird beim Beugen des Rumpfes auf die „Pforte des Lebensloses“ (Du 4/Rg 4, *mingmen*) und anschließend auf „Die emporsprudelnde Quelle“ (Ni 1/R 1, *yongquan*) gerichtet.

„Sechs Laute“

Aus den „Sechs Lauten“ (▶ Kap. 7.5) empfiehlt sich der Laut *hu* für den Fk Milz (o. lienalis, *pi*) und der Laut *chuyu* für den Fk Niere (o. renalis, *shen*), praktiziert jeweils mit den äußeren Bewegungen.

Tab. 5.24 Empfehlenswerte Akupunkturpunkte zur Selbstmassage

Deutsche Bezeichnung	Lateinische Bezeichnung	Deutsche Übersetzung des chinesischen Namens	Pinyin	Lokalisation	Wirkung
Ma 36	S 36	„Dritter Weiler am Fuß“	*zusanli*	3 *cun* unterhalb der Kniescheibenunterkante, 1 *cun* von der Schienbeinkante nach außen, auf Höhe der Tuberositas tibiae	Reguliert und stützt die Fk Milz und Magen (oo. lienalis et stomachi, *pi wei*), harmonisiert Qi und Xue
Mi 6	L 6	„Die Verbindung der drei Yin“	*sanyinjiao*	3 *cun* oberhalb des Innenknöchels am Hinterrand des Schienbeins	Stützt die Fk Milz und Niere (oo. lienalis et renalis, *pi shen*), wandelt „Feuchtigkeit“ (humor, *shi*) um, löst den Fk Leber (o. hepaticus, *gan*)
Bl 23	V 23	„Einflusspunkt des Nieren-Funktionskreises“	*shenshu*	1,5 *cun* lateral des Dornfortsatzes des 2. LWK	Stützt den Fk Niere (o. renalis, *shen*), besonders das Yang des Fk Niere (yang renale, *shenyang*), kräftigt den unteren Rücken
Ni 3	R 3	„Mächtiger Wasserlauf“	*taixi*	Auf der Mitte der Verbindungslinie zwischen Innenknöchel und der Achillessehne	Stützt und reguliert das Qi des Fk Niere (qi renale, *shenqi*), nährt Yin und Yang des Fk Niere (yin et yang renale, *shen yin yang*), kräftigt Knie und Lumbalregion
Mi 9	L 9	„Die Quelle am Yin-Grabhügel“	*yinlingquan*	Bei gebeugtem Knie in der Vertiefung hinter und unter dem medialen Kondylus des Schienbeins	Leitet „Feuchtigkeit“ (humor, *shi*) aus, reguliert „Feuchtigkeit-Kälte“ (algor humidus, *shihan*), wärmt und bewegt den mittleren Wärmebereich (mittleres Calorium, *zhongjiao*)
Ren 4	Rs 4	„Das erste der Passtore“	*guanyuan*	3 *cun* unterhalb des Nabels	Stützt den Fk Niere (o. renalis, *shen*), konsolidiert das Qi der angeborenen Konstitution (qi nativum, *xiantian zhi qi*), reguliert das Qi, senkt das Yang ab; stärkt das Qi des unteren Wärmebereichs (unteres Calorium, *xiajiao*) und das Yang des Fk Niere (yang renale, *shenyang*)

5

Tab. 5.24 Empfehlenswerte Akupunkturpunkte zur Selbstmassage *(Forts.)*

Deutsche Bezeichnung	Lateinische Bezeichnung	Deutsche Übersetzung des chinesischen Namens	Pinyin	Lokalisation	Wirkung
Ren 12	Rs 12	„Sammlungspunkt des Magen-Funktionskreises“	*zhongwan, weimu*	4 *cun* oberhalb des Nabels sowie 4 *cun* unterhalb des Schwertfortsatzes des Brustbeins	Reguliert den Fk Magen (o. stomachi, *wei*), harmonisiert das Qi der Fk Milz und Magen (qi lienale et stomachi, *pi wei qi*), kanalisiert „Feuchtigkeit“ (humor, *shi*), leitet „Gegenläufigkeiten“ (Kontravektionen, *ni*) ab
Du 4	Rg 4	„Pforte des Lebensloses“	*mingmen*	Unterhalb des Dornfortsatzes des 2. LWK	Kräftigt den Fk Niere (o. renalis, *shen*), stärkt das Struktivpotenzial (*jing*) des Fk Niere (o. renalis, *shen*)

C „Hitze“ (calor, *re*) im Fk Magen (o. stomachi, *wei*) mit Blockaden von „Feuchtigkeit“ (humor, *shi*)

Hier besteht eine Belastung der Fk Magen, Dick- und Dünndarm (oo. stomachi et intestinorum, *wei chang*) durch „Feuchtigkeit-Hitze“ (calor humidus, *shire*), wobei in der Regel „Feuchtigkeit“ (humor, *shi*) überwiegt. Aufgrund dieser Belastung von „Feuchtigkeit-Hitze“ (calor humidus, *shire*) kommt es zu Einstauungen im Bereich der Überstrahlung des Yang (splendor yang, *yangming*), und folgende Anzeichen können auftreten:

Typische Anzeichen

- Fettleibigkeit
- Eher festeres Gewebe
- Spannungsgefühle im Kopf
- Schweregefühle in den Extremitäten
- Drehschwindel
- Rötlicher Teint
- Mundgeruch, klebriger, fader Geschmack im Mund
- Abgeschlagenheit, Müdigkeit
- Durst
- Obstipation oder tendenziell weiche Stühle, oft übelriechend
- Zunge: gerötet, mit gelbem, klebrigem Belag
- Puls: saitenförmig (chordal, *xian*), schlüpfrig (lubricus, *hua*) und beschleunigt (celer, *shu*)

Therapeutischer Ansatz

- Den Fk Magen (o. stomachi, *wei*) sanft kühlen
- „Feuchtigkeit“ (humor, *shi*) ausleiten
- Den Fk Milz (o. lienalis, *pi*) stützen

Hinweise zur Ausführung von Qigong-Übungen

Hier gilt es, „Feuchtigkeit“ (humor, *shi*) bzw. „Schleim“ (pituita, *tan*) zu beseitigen, ohne dabei zu stark zu erwärmen. Deshalb dürfen dynamisierende Übungen in Bewegung nur in leichter und angemessener Form und möglichst ohne starke Wärmeempfindungen praktiziert werden. Außerdem sind Übungen angezeigt, die den Fk Milz (o. lienalis, *pi*) stützen, um auf diese Weise gezielt „Feuchtigkeit“ (humor, *shi*) bzw. „Schleim“ (pituita, *tan*) umzuwandeln.

„Acht-Brokat-Übungen“ im Stehen

Die dritte Übung aus den „Acht-Brokat-Übungen“ im Stehen, „Einen Arm heben, um die Fk Milz und Magen aufeinander abzustimmen“ (▶ Kap. 7.3.2), kann durch eine Betonung der absenkenden Bewegung dazu beitragen, einerseits das Qi des Fk Magen (qi stomachi, *weiqi*) abzusenken und zu kühlen und andererseits die Fk Milz und Magen (oo. lienalis et stomachi, *pi wei*) zu stärken und damit „Feuchtigkeit“ (humor, *shi*) bzw. „Schleim“ (pituita, *tan*) umzuwandeln und auszuleiten. Auf diese Weise lässt sich der Qi-Mechanismus der „Mitte“ (Fk Milz und Magen, oo. lienalis et stomachi, *pi wei*) wiederherstellen.

„Kranich-Übungen“

Eine vergleichbare Wirkung kommt dem 3. Teil, „Die Flügel ausbreiten“, aus den „Kranich-Übungen“ (▶ Kap. 7.2.2) zu. Auch hier sollten die absenkenden Bewegungen betont werden, um „Hitze“ (calor, *re*) im Fk Magen (o. stomachi, *wei*) entgegenzuwirken und den Qi-Mechanismus in der „Mitte“ (Fk Milz und Magen, oo. lienalis et stomachi, *pi wei*) zu regulieren.

„Sechs Laute“

Mit dem Üben der „Sechs Laute“ (▶ Kap. 7.5) lässt sich die Oberfläche (extima, *biao*) öffnen, ohne zu stark zu erwärmen. Durch den Laut *hu* lässt sich die „Mitte“ (Fk Milz und Magen, oo. lienalis et stomachi, *pi wei*) stützen, damit Klares von Trübem getrennt und „Feuchtigkeit“ (humor, *shi*) grundsätzlich entgegengewirkt werden kann. Der Laut *xi* dient zur Regulierung der Drei Wärmebereiche (Drei Calorien, *sanjiao*). Mit der emporhebenden Armbewegung lässt sich die Entfaltung des Qi des Fk Milz (qi lienale, *piqi*) im mittleren Wärmebereich (mittleres Calorium, *zhongjiao*) unterstützen, durch das darauf folgende betonte Abwärtsstreifen der Hände kann „Feuchtigkeit“ (humor, *shi*) im unteren Wärmebereich (unteres Calorium, *xiajiao*) herausgelöst werden.

„Spiel der Fünf Tiere“

Aus dem „Spiel der Fünf Tiere“ (▶ Kap. 7.7.1) stärken die ersten drei Formen des „Spiels des Bären“ den Fk Milz (o. lienalis, *pi*), ohne zu stark zu erwärmen. Auch die 1. und 2. Form des „Spiels des Kranichs“ sind geeignet, sanft auszuleiten, dabei können die abwärts gerichteten Kräfte betont werden.

Tab. 5.25 Empfehlenswerte Akupunkturpunkte zur Selbstmassage

Deutsche Bezeichnung	Lateinische Bezeichnung	Deutsche Übersetzung des chinesischen Namens	Pinyin	Lokalisation	Wirkung
Ma 39	S 39	„Untere Enge des weiten Feldes“	*juxu xialian*	1 *cun* distal von Ma 38/S 38	Leitet „Feuchtigkeit“ (humor, *shi*) aus, klärt „Hitze“ (calor, *re*), beseitigt „Feuchtigkeit-Hitze“ (calor humidus, *shire*)
Ma 37	S 37	„Obere Enge des weiten Feldes“	*juxu shanglian*	3 *cun* distal von Ma 36/S 36, 1 *cun* neben der Schienbeinkante nach fibular	Reguliert die Fk Magen, Dick- und Dünndarm (oo. stomachi et intestinorum, *wei chang*), klärt und kühlt „Feuchtigkeit-Hitze“ (calor humidus, *shire*), erweicht Blockaden und Verhärtungen
Ma 36	S 36	„Dritter Weiler am Fuß“	*zusanli*	3 *cun* unterhalb der Kniescheibenunterkante, 1 *cun* von der Schienbeinkante nach außen, auf Höhe der Tuberositas tibiae	Reguliert und stützt die Fk Milz und Magen (oo. lienalis et stomachi, *pi wei*), harmonisiert Qi und Xue
Ma 44	S 44	„Innere Vorhalle“	*neiting*	Auf dem Fußrücken zwischen der 2. und 3. Zehe, 0,5 *cun* proximal der Schwimmhaut	Wandelt „Feuchtigkeit-Hitze“ (calor humidus, *shire*) um und kühlt; reguliert das Qi
Di 11	IC 11	„Gekrümmter Teich“	*quchi*	Bei 90° gewinkeltem Ellbogen in Verbindung der Ellbogenfalte zum Epicondylus lateralis in einer Vertiefung davor	Kühlt „Hitze“ (calor, *re*), harmonisiert und kühlt das Xue, leitet „Wind“ (ventus, *feng*) aus, öffnet die Oberfläche (extima, *biao*)
Ma 40	S 40	„Üppige Fülle“	*fenglong*	In der Mitte zwischen Unterkante der Kniescheibe und Spitze des Außenknöchels, 2 *cun* lateral der Schienbeinvorderkante	Beseitigt „Schleim“ (pituita, *tan*) und „Feuchtigkeit“ (humor, *shi*), stärkt das Qi der Fk Milz und Magen (qi lienale et stomachi, *pi wei qi*), senkt das Yang ab
Mi 3	L 3	„Das größte Weiße“	*taibai*	Auf der Innenseite der Großzehe, 1 *cun* proximal des Kopfes des 1. Metatarsale an der Grenze von „weißem“ zu „rotem“ Fleisch	Stärkt den Fk Milz (o. lienalis, *pi*), beseitigt „Feuchtigkeit“ (humor, *shi*) und „Feuchtigkeit-Hitze“ (calor humidus, *shire*)
Mi 9	L 9	„Die Quelle am Yin-Grabhügel“	*yinlingquan*	Bei gebeugtem Knie in der Vertiefung hinter und unter dem medialen Kondylus des Schienbeins	Beseitigt „Feuchtigkeit“ (humor, *shi*), reguliert den Fk Milz (o. lienalis, *pi*)

D Eingestautes Qi des Fk Leber (qi hepatici, *ganqi*) und Xue-Stasen

Bei Essstörungen spielen die Emotionen und die psychische Konstellation eine große Rolle. Stagniert das Qi des Fk Leber (qi hepatici, *ganqi*) aufgrund von emotionalen Störungen, so kann es auch zu einer energetischen Schwäche (depletio, *xu*) des Fk Milz (o. lienalis, *pi*) kommen, was wiederum zu „Feuchtigkeit" (humor, *shi*) und „Schleim" (pituita, *tan*) führen kann. Deshalb ist eingestautes Qi des Fk Leber (qi hepatici, *ganqi*) (auch mit Xue-Stasen) bei Adipositas häufig zu beobachten und macht zumeist auch den Suchtcharakter dieser Störung aus.

Bewegungsmangel verhindert den freien Fluss des Qi generell und speziell des Qi des Fk Leber (qi hepatici, *ganqi*). Dies fördert die Fettleibigkeit, denn der Qi-Mechanismus staut sich ein, das raffinierte Qi wird nicht ausreichend bewegt und verteilt, sodass sich „Feuchtigkeit" (humor, *shi*), „Schleim" (pituita, *tan*) und „Fett" vermehrt im Inneren ansammeln.

Typische Anzeichen

- Adipositas
- Schmerzen und Spannungsgefühle in Brüsten und Flanken (Hinweis auf eingestautes Qi des Fk Leber [qi hepatici, *ganqi*])
- Übermäßiger Appetit
- Reizbarkeit, Unruhe (Hinweis auf eingestautes Qi des Fk Leber [qi hepatici, *ganqi*])
- Verzögertes Einsetzen der Regelblutung (Hinweis auf Xue-Stasen)
- Dunkelrote, klumpige Blutung (Hinweis auf Xue-Stasen)
- Tendenz zu Obstipation
- Zunge: gerötet bis livide (bei Xue-Stasen), eventuell eingestaute Unterzungenvenen
- Pulse: saitenförmig (chordal, *xian*)

Therapeutischer Ansatz

- Den Fk Leber (o. hepaticus, *gan*) besänftigen und das Qi regulieren
- Qi und Xue bewegen, Xue-Stasen beseitigen
- Die „Mitte" (Fk Milz und Magen, oo. lienalis et stomachi, *pi wei*) stützen

Hinweise zur Ausführung von Qigong-Übungen

Hier eignen sich besonders Qigong-Übungen, die gleichmäßig dynamisierend wirken und für die notwendige Entfaltung von Qi und Xue sorgen. Dabei ist es wichtig, die Übungen an die Konstitution des Patienten anzupassen. Um Qi und Xue zu regulieren, sind bei guter Konstitution kräftige und dehnende Bewegungen möglich, bei schwacher Konstitution eher feine und subtile.

„Acht-Brokat-Übungen" im Stehen

Die „Acht-Brokat-Übungen" im Stehen (▶ Kap. 7.3) zielen mit ihren kräftigen, dehnenden Bewegungen auf eine umfassende Dynamisierung des Qi- und Xue-Flusses ab. Auch tiefe Pferdschritt-Übungen (2., 5. und 7. Form) sind hier angezeigt.

„Übungen im Gehen"

Mit den „Übungen im Gehen" mit Bezug zum Fk Leber (o. hepaticus, *gan*) (▶ Kap. 7.6) kann der freie und gleichmäßige Fluss des Qi gewährleistet und damit auch dem Einstauen des Qi des Fk Leber (qi hepatici, *ganqi*) entgegengewirkt werden.

„Kranich-Übungen“

Die „Kranich-Übungen“ (▶ Kap. 7.2) gehen sehr stark von einer Sammlung auf dem unteren Dantian (▶ Kap. 2.5.2) aus und entwickeln sich nur sehr langsam vom Unterbauch nach oben. Auf diese Weise lässt sich der Fk Leber (o. hepaticus, *gan*) besänftigen, und zugleich kann der Fk Milz (o. lienalis, *pi*) gestützt werden (vor allem mit der 3. Übung, „Die Flügel ausbreiten“).

„Sechs Laute“

Von den „Sechs Lauten“ (▶ Kap. 7.5) ist in diesem Zusammenhang besonders der Laut *xu* zu empfehlen, der dem Fk Leber (o. hepaticus, *gan*) zugeordnet wird, sowie der dem Fk Milz (o. lienalis, *pi*) entsprechende Laut *hu*.

„Spiel der Fünf Tiere“

Aus dem „Spiel der Fünf Tiere“ (▶ Kap. 7.7.4) sind alle Übungen aus dem „Spiel des Hirschs“ angezeigt, um Stauungen im Fk Leber (o. hepaticus, *gan*) aufzulösen; zudem wirken diese Übungen ausgleichend und aufhellend auf das Gemüt.

Tab. 5.26 Empfehlenswerte Akupunkturpunkte zur Selbstmassage

Deutsche Bezeichnung	Lateinische Bezeichnung	Deutsche Übersetzung des chinesischen Namens	Pinyin	Lokalisation	Wirkung
Le 3	H 3	„Die mächtige große Straße“	*taichong*	Zwischen dem Mittelfußknochen der 1. und 2. Zehe in einer Vertiefung ca. 1,5 *cun* proximal des Grundgelenks	Senkt das Yang ab, reguliert und kühlt das Xue, stützt die Fk Leber und Gallenblase (oo. hepaticus et felleus, *gan dan*)
3E 6	T 6	„Der fliegende Tiger“, „Seitlicher Abzugsgraben“	*feihu, zhigou*	3 *cun* proximal der Handgelenksfalte, Mitte des Unterarms zwischen Elle und Speiche	Lockert den Qi-Mechanismus, lässt die Säfte *(jinye)* umlaufen, löst Stasen und Verknotungen, entfaltet das Qi des Fk Leber (qi hepatici, *ganqi*)
Le 13	H 13	„Dekorierte Pforte“	*zhangmen*	Am freien Ende der 11. Rippe, bei gebeugtem Ellbogen und abduziertem Arm berührt die Ellbogenspitze diesen Punkt	Stützt und harmonisiert die Fk Leber und Milz (oo. hepaticus et lienalis, *gan pi*), wandelt „Feuchtigkeit“ (humor, *shi*) um
Le 14	H 14	„Zusammenkunftspunkt des Leber-Kreises“	*qimen, ganmu*	Im 6. Zwischenrippenraum senkrecht unter der Brustwarze, 4 *cun* lateral der Mittellinie	Stärkt das Qi des Fk Leber (qi hepatici, *ganqi*), harmonisiert die Fk Leber und Magen (oo. *hepaticus* et stomachi, *gan wei*)
Pe 6	Pc 6	„Inneres Passtor“	*neiguan*	2 *cun* proximal der Handgelenksfalte zwischen den Sehnen der Mm. palmaris longus und flexor carpi radialis	Stützt die Fk Herz und Milz (oo. cardialis et lienalis, *xin pi*), reguliert das Qi, sediert, leitet „Feuchtigkeit“, „Wind“ und „Hitze“ (humor, ventus und calor, *shi feng re*) aus

Tab. 5.26 Empfehlenswerte Akupunkturpunkte zur Selbstmassage *(Forts.)*

Deutsche Bezeichnung	Lateinische Bezeichnung	Deutsche Übersetzung des chinesischen Namens	Pinyin	Lokalisation	Wirkung
Mi 6	L 6	„Die Verbindung der drei Yin"	*sanyinjiao*	3 *cun* oberhalb des Innenknöchels am Hinterrand des Schienbeins	Stützt die Fk Milz und Niere (oo. lienalis et renalis, *pi shen*), wandelt „Feuchtigkeit" (humor, *shi*) um, löst den Fk Leber (o. hepaticus, *gan*)
Gb 40	F 40	„Das Feld am Hügel"	*qiuxu*	Vor und unterhalb des Außenknöchels in einer Vertiefung lateral der Sehne des M. extensor digitorum longus	Löst Stauungen und Stagnation in den Fk Leber und Gallenblase (oo. hepaticus et felleus, *gan dan*), macht Netzleitbahnen (reticulares, *luomai*) durchgängig
Gb 41	F 41	„Am Rand der Tränen des Fußes"	*zulinqi*	Distal des 4. und 5. Tarsometatarsal-Gelenks in einer Vertiefung lateral der Sehne des M. extensor digiti longus	Zerstreut energetische Überladung (repletio, *shi*) der Fk Leber und Gallenblase (oo. hepaticus et felleus, *gan dan*), macht die Gürtelleitbahn (s. zonalis, *daimai*) durchgängig

5.5.2 Diabetes

Kennzeichnend für Diabetes, der in der chinesischen Medizin dem Krankheitsbild „aufzehrender Durst" *(xiaoke)* zugerechnet wird, ist ein tief greifender „Hitze"-Prozess (calor, *re*) im Bereich der Überstrahlung des Yang (splendor yang, *yangming*), der zunächst die Säfte *(jinye)* und in der Folge Qi und Yin schädigt. Zugrunde liegt eine energetische Schwäche (depletio, *xu*) des Yin.

Nach der Theorie der chinesischen Medizin lassen sich drei Formen von „aufzehrendem Durst" *(xiaoke)* unterscheiden:

- Der tiefgreifende „Hitze"-Prozess (calor, *re*) bewirkt zunächst eine Trocknung und Schädigung der Säfte *(jinye)* in den Fk Magen und Lunge (oo. stomachi et pulmonalis, *wei fei*), was als „aufzehrender Durst" *(xiaoke)* des oberen Wärmebereichs (oberes Calorium, *shangjiao*) bezeichnet wird.
- Besteht die Erkrankung über einen längeren Zeitraum hinweg, kommt es zu einer energetischen Schwäche (depletio, *xu*) von Qi und Yin der Fk Milz und Magen (oo. lienalis et stomachi, *pi wei*), was „aufzehrender Durst" *(xiaoke)* des mittleren Wärmebereichs (mittleres Calorium, *zhongjiao*) genannt wird.
- Dies kann schließlich zu einer energetischen Schwäche (depletio, *xu*) von Qi und Yin in den Fk Leber und Niere (oo. hepaticus et renalis, *gan shen*) führen, wobei man von einem „aufzehrenden Durst" *(xiaoke)* des unteren Wärmebereichs (unteres Calorium, *xiajiao*) spricht.

In der westlichen Medizin wird ein Patient mit Diabetes Typ 1 mit Insulin substituiert. Die Behandlung eines Patienten mit Diabetes Typ 2 erfolgt durch Gewichtsabnahme und Medikamenteneinnahme, um den Blutzuckerspiegel konstant zu halten.

Aus diesen Gründen sind die oben beschriebenen Anzeichen in dieser Deutlichkeit kaum noch zu finden. Häufig anzutreffen sind nach langjähriger Erkrankung Komplikationen wie beispielsweise diabetische Polyneuropathie oder diabetische Retinopathie.

Die Pathogenese für Diabetes ist relativ kompliziert, sie soll hier nur vereinfacht dargestellt werden. Eine Rolle spielen vor allem konstitutionelle Faktoren (Belastung des Fk Niere [o. renalis, *shen*], maßgeblich für Typ 1), Diätfehler (übermäßiger Verzehr von scharfen, süßen, frittierten, fetten Speisen, maßgeblich für Typ 2, Belastung des Fk Milz [o. lienalis, *pi*]) sowie eingestaute Emotionen (Belastung des Fk Leber [o. hepaticus, *gan*]). Qigong kann hier als begleitende Therapie eingesetzt werden.

Folgende Krankheitsmuster lassen sich nach der chinesischen Medizin unterscheiden:

A Energetische Schwäche (depletio, *xu*) des Fk Niere (o. renalis, *shen*)

B „Feuchtigkeit"/„Schleim" (humor/pituita, *shi tan*) im Fk Milz (o. lienalis, *pi*)

A Energetische Schwäche (depletio, *xu*) des Fk Niere (o. renalis, *shen*)

Bei dieser Form spielen vor allem konstitutionelle Faktoren wie eine angeborene energetische Schwäche (depletio, *xu*) des Fk Niere (o. renalis, *shen*) eine Rolle oder eine bereits lange bestehende Erkrankung. Dieses Krankheitsmuster ist häufig bei Diabetes Typ 1 zu beobachten.

Typische Anzeichen

- Körperliche Abmagerung/Auszehrung
- Durst
- Benommenheit und verschwommene Sicht (Hinweis auf eine energetische Schwäche [depletio, *xu*] des Xue)
- Polyurie
- Schwäche, Schmerzen und Ziehen in den Knien und im Lenden-/Lumbalbereich (Hinweis auf eine energetische Schwäche des Yang des Fk Niere [depletioyang renale, *shenyang xu*])
- Kraftlosigkeit, Abgeschlagenheit
- Schwindel, Ohrgeräusche (Hinweis auf eine energetische Schwäche des Yang des Fk Niere [depletioyang renale, *shenyang xu*])
- Schwindel
- Unwillkürlicher Samenverlust
- Unruhiger Schlaf
- Zunge: rot mit wenig Belag
- Pulse: untergetaucht (mersus, *chen*), zart (minutus, *xi*)

Therapeutischer Ansatz

- Den Fk Niere (o. renalis, *shen*) stützen
- Das Yin befeuchten und nähren

Hinweise zur Ausführung von Qigong-Übungen

In diesem Zusammenhang eignen sich besonders Qigong-Übungen, die insgesamt den nährenden (zuführenden und sammelnden) Aspekt betonen und den Fk Niere

(o. renalis, *shen*) stützen. Steht der nährende (zuführende und sammelnde) Aspekt im Vordergrund, sollte man zunächst mit einfachen Entspannungsübungen oder Übungen zur Sammlung der Vorstellungskraft *(yi)* auf das untere Dantian beginnen, die im Liegen oder Sitzen auszuführen sind.

„Acht-Brokat-Übungen"

Um das Yang des Fk Niere (yang renale, *shenyang*) gezielt zu stützen, bieten sich zusätzlich als Einzelübungen die Übungen 5 und 6 aus den **„Acht-Brokat-Übungen" im Sitzen,** „Massiere die *Shenshu*-Punkte" und „Drehe mit den Händen zwei Räder", an (▶ Kap. 7.4.2).

Bei den **„Acht-Brokat-Übungen" im Stehen** (▶ Kap. 7.3.2) eignet sich besonders die 8. Form, „Mit beiden Händen die Füße umfassen, um den Fk Niere und die Hüften zu stärken". Der Fk Niere (o. renalis, *shen*), die Nieren-Leitbahn (c. renale, *shen jing*) und die Blasen-Leitbahn (c. vesicalis, *pangguang jing*) können auf diese Weise gezielt gestärkt werden.

5

„Spiel der Fünf Tiere"

Aus dem „Spiel der Fünf Tiere" (▶ Kap. 7.7.1) ist insbesondere das „Spiel des Bären" zu empfehlen, da energetische Schwäche (depletio, *xu*) grundsätzlich durch die sanften, sammelnden Bewegungen im „Spiel des Bären" ausgeglichen werden kann. Das „Spiel des Tigers" stärkt insbesondere den Fk Niere (o. renalis, *shen*). Es werden jeweils nur die ersten drei Formen empfohlen, da sie eher aufbauend und kräftigend wirken.

„Kranich-Übungen"

Wenn man bei den „Kranich-Übungen" (▶ Kap. 7.2) die zuführenden und sammelnden Aspekte betont, lassen sich bei jeder Übung das Qi gezielt auf das untere Dantian (▶ Kap. 2.5.2) zurückführen und auf diese Weise Qi und Xue sowie der Fk Niere (o. renalis, *shen*) und die „Mitte" (Fk Milz und Magen, oo. lienalis et stomachi, *pi wei*) stützen. Eine Stützung des Yang des Fk Niere (yang renale, *shenyang*) kann mit dem vermehrten Praktizieren des 6. Teils aus den „Kranich-Übungen", dem „Aufpicken", erreicht werden. Durch das Beugen des Rumpfes nach vorne, währenddessen die Vorstellungskraft *(yi)* zunächst auf das hintere Dantian (▶ Kap. 2.5.2) und dann auf „Die emporsprudelnde Quelle" (Ni 1/R 1, *yongquan*) gelenkt wird, kann der Fk Niere (o. renalis, *shen*) nachhaltig gestärkt und erwärmt werden.

„Sechs Laute"

Von den „Sechs Lauten" (▶ Kap. 7.5) ist in diesem Zusammenhang besonders der Laut *chuyu* für den Fk Niere (o. renalis, *shen*) zu empfehlen. Allerdings sollten die Laute mit Betonung der nährenden und stützenden Aspekte geübt werden (die gleiche Dauer von Aus- und Einatmung, die lautlose Ausführung und nach der Ausatmung das Zurücklegen der Zungenspitze an den Gaumen).

Tab. 5.27 Empfehlenswerte Akupunkturpunkte zur Selbstmassage

Deutsche Bezeichnung	Lateinische Bezeichnung	Deutsche Übersetzung des chinesischen Namens	Pinyin	Lokalisation	Wirkung
Mi 6	L 6	„Die Verbindung der drei Yin"	*sanyinjiao*	3 *cun* oberhalb des Innenknöchels am Hinterrand des Schienbeins	Stützt die Fk Milz und Niere (oo. lienalis et renalis, *pi shen*), wandelt „Feuchtigkeit" (humor, *shi*) um, löst den Fk Leber (o. hepaticus, *gan*)
Ni 3	R 3	„Mächtiger Wasserlauf"	*taixi*	Auf der Mitte der Verbindungslinie zwischen Innenknöchel und der Achillessehne	Stützt und reguliert das Qi des Fk Niere (qi renale, *shenqi*), nährt das Yin und stärkt das Yang des Fk Niere (yang renale, *shenyang*), kräftigt Knie und Lumbalregion
Bl 23	V 23	„Einflusspunkt des Nieren-Funktionskreises"	*shenshu*	1,5 *cun* lateral des Dornfortsatzes des 2. LWK	Stützt den Fk Niere (o. renalis, *shen*), besonders das Yang des Fk Niere (yang renale, *shenyang*), kräftigt Knie und Lumbalregion
Ren 4	Rs 4	„Das erste der Passtore"	*guanyuan*	3 *cun* unterhalb des Nabels	Stützt den Fk Niere (o. renalis, *shen*), konsolidiert das Qi der angeborenen Konstitution (qi nativum, *xiantian zhi qi*), reguliert das Qi, senkt das Yang ab; stärkt Yin und Xue
Du 4	Rg 4	„Pforte des Lebensloses"	*mingmen*	Unterhalb des Dornfortsatzes des 2. LWK	Kräftigt den Fk Niere (o. renalis, *shen*), stabilisiert das Struktivpotenzial (*jing*) des Fk Niere (o. renalis, *shen*)

B „Feuchtigkeit"/„Schleim" (humor/pituita, *shi tan*) im Fk Milz (o. lienalis, *pi*)

Diese Art der „Feuchtigkeit"-/„Schleim"-Belastung (humor/pituita, *shi tan*) ist in der Regel bedingt durch Diätfehler wie übermäßigen Verzehr von scharfen, süßen, frittierten, fetten Speisen. Sie ist maßgeblich für Diabetes Typ 2, der vor allem ältere Patienten betrifft.

Typische Anzeichen

- Mattigkeit/Abgeschlagenheit („Feuchtigkeit" [humor, *shi*] blockiert die freie Entfaltung des Qi)
- Benommenheit oder Schweregefühl im Kopf („Feuchtigkeit" [humor, *shi*] bindet das klare Yang und hält es davon ab, zum Kopf emporzusteigen)
- Oberflächliche Schwellungen und Ödeme
- Weiche, dünne Stühle/Neigung zu Diarrhö
- Appetitlosigkeit
- Zunehmendes Völlegefühl
- Übelkeit bis Brechreiz (Hinweis auf kontravektiv nach oben steigendes Qi des Fk Magen [qi stomachi, *weiqi*])

- Fehlender Durst
- Fader, süßer Mundgeschmack

(Die oben genannten Beschwerden weisen darauf hin, dass sich „Feuchtigkeit" [humor, *shi*] in der „Mitte" [Fk Milz und Magen, oo. lienalis et stomachi, *pi wei*] festgesetzt hat)

- Neigung zu Übergewicht (Hinweis auf energetische Schwäche [depletio, *xu*] des Yang des Fk Milz [yang lienale, *piyang*] und „Feuchtigkeit" bzw. „Schleim" [humor bzw. pituita, *shi* bzw. *tan*])
- Beklemmungs- und Völlegefühle in Brust und Flanken
- Zunge: gedunsen, klebriger, dicker, weißer Belag
- Pulse: schlüpfrig (lubricus, *hua*), verlangsamt (tardus, *chi*)

Therapeutischer Ansatz

- „Feuchtigkeit" bzw. „Schleim" (humor bzw. pituita, *shi* bzw. *tan*) beseitigen
- Die „Mitte" (Fk Milz und Magen, oo. lienalis et stomachi, *pi wei*) stützen

Hinweise zur Ausführung von Qigong-Übungen

„Acht-Brokat-Übungen" im Stehen

Bei den „Acht-Brokat-Übungen" im Stehen (▶ Kap. 7.3.2) eignet sich besonders die 3. Form, „Einen Arm heben, um die Fk Milz und Magen aufeinander abzustimmen", die „Mitte" (Fk Milz und Magen, oo. lienalis et stomachi, *pi wei*) zu stützen. Mit der 7. und 8. Form, „Die Fäuste ballen und zornig schauen, um das Qi zu mehren" und „Mit beiden Händen die Füße umfassen, um den Fk Niere und die Hüften zu stärken", können die Fk Leber und Niere (oo. hepaticus et renalis, *gan shen*) gekräftigt werden. Außerdem lässt sich mit allen Pferdschritt-Übungen (2., 5. und 7. Form) eine umfassende Erwärmung erreichen.

„Spiel der Fünf Tiere"

Aus dem „Spiel der Fünf Tiere" (▶ Kap. 7.7.3) wird in der 2. Form aus dem „Spiel des Tigers", „Der Tiger stürmt aus seiner Höhle", in der Hauptruhehaltung die vordere Hand mit Bezug zum „Punkt der Halteleitbahn am Kopf" (Ma 8/S 8, *touwei*) in Kopfhöhe gehalten. Über diesen Punkt lässt sich „Feuchtigkeit" (humor, *shi*) im Kopfbereich eliminieren, außerdem ist er bei Schweregefühl oder bei Kopfschmerzen indiziert, die bei feuchtem Wetter auftreten.

Günstig sind in diesem Zusammenhang auch die ersten beiden Formen aus dem „Spiel des Bären" zur Stärkung des Fk Milz (o. lienalis, *pi*) sowie die beiden ersten Übungen aus dem „Spiel des Kranichs", die das Öffnen und Schließen besonders betonen und so zur Entfaltung dienen können.

„Sechs Laute"

Von den „Sechs Lauten" (▶ Kap. 7.5) sind in diesem Zusammenhang besonders zu empfehlen: der Laut *hu* für die „Mitte" (Fk Milz und Magen, oo. lienalis et stomachi, *pi wei*) sowie der Laut *chuyu* für den Fk Niere (o. renalis, *shen*). Zur Anregung und Erwärmung dieser beiden Funktionskreise sollten die Laute mit Betonung der nährenden, stützenden Aspekte geübt werden. Das bedeutet, dass Ein- und Ausatmung etwa gleich lang sein und der Laut eher leise bis lautlos geübt werden sollte. Weiterhin sollte nach dem Ausstoßen jedes Lautes die Zungenspitze wieder locker oben an den Gaumen gelegt werden.

„Übungen im Gehen"

Mit den „Übungen im Gehen" mit Bezug zum Fk Leber (o. hepaticus, *gan*) (▶ Kap. 7.6) kann der freie und gleichmäßige Fluss des Qi gewährleistet und damit auch „Feuchtigkeit" bzw. „Schleim" (humor bzw. pituita, *shi* bzw. *tan*) bewegt und umgewandelt werden. Zum Stützen der „Mitte" (Fk Milz und Magen, oo. lienalis et stomachi, *pi wei*) sollten die Abschlussübungen auf dem unteren Dantian intensiv und dauerhaft praktiziert werden.

Tab. 5.28 Empfehlenswerte Akupunkturpunkte zur Selbstmassage

Deutsche Bezeichnung	Lateinische Bezeichnung	Deutsche Übersetzung des chinesischen Namens	Pinyin	Lokalisation	Wirkung
Mi 6	L 6	„Die Verbindung der drei Yin"	*sanyinjiao*	3 *cun* oberhalb des Innenknöchels am Hinterrand des Schienbeins	Stützt die Fk Milz und Niere (oo. lienalis et renalis, *pi shen*), wandelt „Feuchtigkeit" (humor, *shi*) um, löst den Fk Leber (o. hepaticus, *gan*)
Mi 9	L 9	„Die Quelle am Yin-Grabhügel"	*yinlingquan*	Bei gebeugtem Knie in der Vertiefung hinter und unter dem medialen Kondylus des Schienbeins	Leitet „Feuchtigkeit" (humor, *shi*) aus und reguliert die Wasserwege, führt das Qi in den unteren Wärmebereich (unteres Calorium, *xiajiao*)
Ren 12	Rs 12	„Sammlungspunkt des Magen-Funktionskreises"	*zhongwan, weimu*	4 *cun* oberhalb des Nabels sowie 4 *cun* unterhalb des Schwertfortsatzes des Brustbeins	Reguliert den Fk Magen (o. stomachi, *wei*), harmonisiert das Qi der Fk Milz und Magen (qi lienale et stomachi, *pi wei qi*), kanalisiert „Feuchtigkeit" (humor, *shi*), leitet „Gegenläufigkeiten" (Kontravektionen, *ni*) ab
Ma 36	S 36	„Dritter Weiler am Fuß"	*zusanli*	3 *cun* unterhalb der Kniescheibenunterkante, 1 *cun* von der Schienbeinkante nach außen, auf Höhe der Tuberositas tibiae	Reguliert und stützt die Fk Milz und Magen (oo. lienalis et stomachi, *pi wei*), harmonisiert Qi und Xue
Ma 40	S 40	„Üppige Fülle"	*fenglong*	In der Mitte zwischen Unterkante der Kniescheibe und Spitze des Außenknöchels, 2 *cun* lateral der Schienbeinvorderkante	Beseitigt „Schleim" (pituita, *tan*) und „Feuchtigkeit" (humor, *shi*), stärkt das Qi der Fk Milz und Magen (qi lienale et stomachi, *pi wei qi*), senkt das Yang ab
Mi 4	L 4	„Enkel des Herzogs"	*gongsun*	In einer Vertiefung distal und unterhalb der Basis des 1. Metatarsalknochens an der Grenze von „weißem" zu „rotem" Fleisch	Kräftigt die Fk Milz und Magen (oo. lienalis et stomachi, *pi wei*), stärkt den Qi-Fluss

Tab. 5.29 Empfehlenswerte Punkte zur Selbstmassage bei den häufigsten Komplikationen durch Diabetes Typ 1 und 2: Diabetische Polyneuropathie, obere Extremität

Deutsche Bezeichnung	Lateinische Bezeichnung	Deutsche Übersetzung des chinesischen Namens	Pinyin	Lokalisation	Wirkung
Lu 5	P 5	„Moorsee am Fußpunkt“	*chize*	In der Mitte der Ellbogenfalte radial der Bicepssehne	Reguliert das Qi des Fk Lunge (qi pulmonale, *feiqi*) und führt es nach unten
Pe 6	Pc 6	„Inneres Passtor“	*neiguan*	2 *cun* proximal der Handgelenksfalte zwischen den Sehnen der Mm. palmaris longus und flexor carpi radialis	Stützt die Fk Herz und Milz (oo. cardialis et lienalis, *xin pi*), reguliert das Qi, sediert, leitet „Feuchtigkeit“, „Wind“ und „Hitze“ (humor, ventus und calor, *shi feng re*) aus
3E 5	T 5	„Äußeres Passtor“	*waiguan*	2 *cun* proximal der Handgelenksfalte, in der Mitte des Unterarms zwischen Elle und Speiche, gegenüber Pe 6/Pc 6	Öffnet die Oberfläche (extima, *biao*), zerstreut „Hitze“ (calor, *re*), leitet „Kälte“ (algor, *han*) aus, beseitigt Qi-Blockaden, macht Haupt- und Netzleitbahnen (cardinales und reticulares, *jingmai luomai*) durchgängig
Di 4	IC 4	„Vereinte Täler“	*hegu*	An der radialen Seite, etwa in der Mitte des 2. Mittelhandknochens	Zerstreut „Wind“ (ventus, *feng*), öffnet die Oberfläche (extima, *biao*), macht die Leitbahnen durchgängig, kräftigt und verteilt das Qi des Fk Lunge (qi pulmonale, *feiqi*)
3E 4	T 4	„Teich des Yang“	*yangchi*	In einer Vertiefung zwischen Elle und Mittelhandknochen in der dorsalen Handgelenksspalte lateral der Sehne des M. extensor digitorum	Macht die Netzleitbahnen (reticulares, *luomai*) durchgängig, kühlt „Hitze“ (calor, *re*), leitet „Feuchtigkeit“ (humor, *shi*) aus, entspannt den Bewegungsapparat

Tab. 5.30 Empfehlenswerte Punkte zur Selbstmassage bei den häufigsten Komplikationen durch Diabetes Typ 1 und 2: Diabetische Polyneuropathie, untere Extremität

Deutsche Bezeichnung	Lateinische Bezeichnung	Deutsche Übersetzung des chinesischen Namens	Pinyin	Lokalisation	Wirkung
Ma 36	S 36	„Dritter Weiler am Fuß“	*zusanli*	3 *cun* unterhalb der Kniescheibenunterkante, 1 *cun* von der Schienbeinkante nach außen, auf Höhe der Tuberositas tibiae	Reguliert und stützt die Fk Milz und Magen (oo. lienalis et stomachi, *pi wei*), harmonisiert Qi und Xue

Tab. 5.30 Empfehlenswerte Punkte zur Selbstmassage bei den häufigsten Komplikationen durch Diabetes Typ 1 und 2: Diabetische Polyneuropathie, untere Extremität *(Forts.)*

Deutsche Bezeichnung	Lateinische Bezeichnung	Deutsche Übersetzung des chinesischen Namens	Pinyin	Lokalisation	Wirkung
Gb 34	F 34	„Quelle am sonnenbeschienenen Grabhügel“	*yanglingquan*	In einer Vertiefung vor und unter dem Wadenbeinköpfchen	Macht die Leitbahnen durchgängig, entspannt Sehnen und Muskeln, reguliert und stärkt die Fk Leber und Gallenblase (oo. hepaticus et felleus, *gan dan*), fördert den harmonischen Fluss des Qi des Fk Leber (qi hepatici, *ganqi*), besänftigt das Yang des Fk Leber (yang hepatici, *ganyang*) und „Wind“ (ventus, *feng*)
Mi 6	L 6	„Die Verbindung der drei Yin“	*sanyinjiao*	3 *cun* oberhalb des Innenknöchels am Hinterrand des Schienbeins	Stützt die Fk Milz und Niere (oo. lienalis et renalis, *pi shen*), wandelt „Feuchtigkeit“ (humor, *shi*) um, löst den Fk Leber (o. hepaticus, *gan*)
Ni 3	R 3	„Mächtiger Wasserlauf“	*taixi*	Auf der Mitte der Verbindungslinie zwischen Innenknöchel und der Achillessehne	Stützt und reguliert Qi und Yang des Fk Niere (qi et yang renale, *shen qi yang*), kräftigt Knie und Lumbalregion
Le 3	H 3	„Die mächtige große Straße“	*taichong*	Zwischen dem Mittelfußknochen der 1. und 2. Zehe in einer Vertiefung ca. 1,5 *cun* proximal des Grundgelenks	Stützt die Fk Leber und Gallenblase (oo. hepaticus et felleus, *gan dan*), senkt das Yang ab, reguliert und kühlt das Xue

Tab. 5.31 Empfehlenswerte Punkte zur Selbstmassage bei den häufigsten Komplikationen durch Diabetes Typ I und II: Diabetische Retinopathie

Deutsche Bezeichnung	Lateinische Bezeichnung	Deutsche Übersetzung des chinesischen Namens	Pinyin	Lokalisation	Wirkung
Ex-HN 5	Ex 2	„Die Sonne"	*taiyang*	Zwischen lateralem Augenbrauenrand und äußerem Lidwinkel, ca. 1 *cun* seitlich in einer geräumigen Vertiefung	Klärt die Augen, leitet „Wind" (ventus, *feng*) und „Wind-Hitze" (calor venti, *fengre*) aus, kühlt „Hitze" (calor, *re*)
Bl 2	V 2	„Zusammengelegter Bambus"	*cuanzhu*	Am medialen Ende der Augenbraue	Klärt die Sicht, stärkt die Augen, zerstreut „Wind" (ventus, *feng*), macht die Netzleitbahnen (reticulares, *luomai*) frei
Gb 14	F 14	„Die Weiße des Yang"	*yangbai*	1 *cun* über der Mitte der Augenbraue	Klärt die Sicht, stärkt die Augen, zerstreut „Wind" (ventus, *feng*)
Ni 3	R 3	„Mächtiger Wasserlauf"	*taixi*	Auf der Mitte der Verbindungslinie zwischen Innenknöchel und der Achillessehne	Stützt und reguliert das Qi des Fk Niere (qi renale, *shenqi*), nährt das Yin und stärkt das Yang des Fk Niere (yang renale, *shenyang*)
Le 3	H 3	„Die mächtige große Straße"	*taichong*	Zwischen dem Mittelfußknochen der 1. und 2. Zehe in einer Vertiefung ca. 1,5 *cun* proximal des Grundgelenks	Stützt die Fk Leber und Gallenblase (oo. hepaticus et felleus, *gan dan*), senkt das Yang ab, reguliert und kühlt das Xue
Gb 37	F 37	„Glanz und Licht"	*guangming*	5 *cun* oberhalb des Außenknöchels am Wadenbeinvorderrand	Reguliert und stützt das Qi des Fk Leber (qi hepatici, *ganqi*), zerstreut „Wind" (ventus, *feng*), öffnet und stärkt die Augen

5.6 Psychische und psychovegetative Störungen

Wolfram Gentz, Christa Zumfelde-Hüneburg, Ute Engelhardt

Allgemeines

Wir beschränken uns im Rahmen dieser Ausführungen auf psychovegetative Störungen wie Belastungssyndrome und Schlafstörungen, Angststörungen sowie leichte und mittelschwere Formen von depressiven Störungen. Außerdem wird auf hyperkinetische Syndrome Bezug genommen. Bei der Beschreibung der Krankheitsbilder handelt es sich um Interpretationen nach den Prinzipien der chinesischen Medizin.

Schizophreniforme, schizoaffektive, schwere depressive und manisch-depressive Psychosen stellen in akuten Phasen ein Ausschlusskriterium für die Ausübung von

Qigong dar. Deshalb soll auf diese Krankheitsbilder hier nicht näher eingegangen werden.

Das bedeutet zugleich, dass für die Ausübung von Qigong generell Symptome wie psychomotorische Unruhe oder Verlangsamung und Antriebssteigerung oder Antriebslosigkeit, wie sie auch im Rahmen der unten genannten Erkrankungen vorkommen können, nur in leichterem Umfang vorhanden sein dürfen. Nicht selten bedeutet dies sicherlich, dass bereits eine Anbehandlung der Erkrankung – sei es mit Medikamenten, durch eine Psychotherapie oder durch alternative Heilweisen – stattgefunden hat.

Qigong ist in diesem Zusammenhang eher als eine, die übrigen Verfahren ergänzende, wichtige Behandlungsmethode zu sehen, die eine gute Alternative zu den westlichen Entspannungsmethoden wie Autogenem Training oder Progressiver Muskelentspannung nach Jacobson darstellt. Allerdings ist Qigong in seinen therapeutischen Möglichkeiten sicherlich vielgestaltiger und bietet bei konsequenter Übung möglicherweise eine größere Wirksamkeit als oben genannte Methoden.

Nach der Theorie der chinesischen Medizin hat jede Emotion einen bestimmten Effekt auf das Qi und kann es heben, absenken, sammeln oder zerstreuen. Es kann entweder zu einer energetischen Schwäche (depletio, *xu*) des Qi oder zu „Gegenläufigkeiten" (Kontravektionen, *ni*) des Qi kommen, und beides kann zu Qi-Blockaden führen. Qi-Blockaden beeinträchtigen wiederum vor allem die Fk Leber, Herz und Lunge (oo. hepaticus, cardialis et pulmonalis, *gan xin fei*). Der Fk Milz (o. lienalis, *pi*) ist häufig von energetischer Schwäche (depletio, *xu*) betroffen, was in der Folge zu „Feuchtigkeit" (humor, *shi*) oder „Schleim" (pituita, *tan*) führen kann, die ebenfalls den Qi-Fluss beeinträchtigen (vgl. Flaws, 2003).

Emotionale Probleme können sich auch auf das Xue auswirken. Dies kann zu einer energetischen Schwäche (depletio, *xu*) des Xue, Xue-Stasen oder „Hitze" des Xue (calor xue, *xuere*) führen und jeweils den Fk Herz und/oder Leber (o. cardialis und/oder o. hepaticus, *xin* und/oder *gan*) beeinträchtigen. Vor diesem Hintergrund können Qigong-Übungen gezielt bei mentalen und emotionalen Störungen eingesetzt werden.

5.6.1 Depressive Störungen

Depressionen, das Gefühl, niedergeschlagen, melancholisch zu sein und die Anforderungen des Lebens nicht meistern zu können, sind meist auf Einstauungen des Qi des Fk Leber (qi hepatici, *ganqi*) in Kombination mit anderen repletiven (repletio, *shi*), aber auch depletiven Zuständen (depletio, *xu*) zurückzuführen. Die psychischen Symptome können nach einer auslösenden Situation akut auftreten oder auch über Jahre fluktuieren, mit oder ohne somatische Begleitsymptome. So sind besonders bei allen länger dauernden Erkrankungen oft zusätzlich Zeichen für „Feuchtigkeit" (humor, *shi*) und/oder „Schleim" (pituita, *tan*) im Fk Milz (o. lienalis, *pi*) anzutreffen. Häufig haben sich aber auch gerade chronische depressive Erkrankungen aus unterschiedlichen depletiven Zuständen vor allem von Qi, Xue und Yin verschiedener Funktionskreise entwickelt, oder es ist im Krankheitsverlauf im Gefolge von repletiven Zuständen sekundär zu depletiven Zuständen gekommen.

Typische Anzeichen

- Depressive Stimmungslage
- Hoffnungslosigkeit

- Appetitlosigkeit (Einstauungen des Qi des Fk Leber [qi hepatici, *ganqi*] verhindern das Absteigen des Qi des Fk Magen [qi stomachi, *weiqi*])
- Gewichtsabnahme oder Gewichtszunahme (Störung der Fk Milz und Magen [oo. lienalis et stomachi, *pi wei*])
- Spannungsgefühl in Oberbauch oder Abdomen mit Blähungen (Einstauung des Qi des Fk Leber [qi hepatici, *ganqi*])
- Antriebsarmut (mangelnde Verwurzelung der Geistseele [individualcharakteristisch aktiv konstellierende Kraft, *hun*] im Xue des Fk Leber [xue hepatici, *ganxue*])
- Morgentief (Einstauung des Qi des Fk Leber [qi hepatici, *ganqi*])
- Grübelneigung und Gedankenkreisen („Feuchtigkeit" [humor, *shi*] und/oder „Schleim" [pituita, *tan*] im Fk Milz [o. lienalis, *pi*])
- Freudlosigkeit (das Qi des Fk Herz [qi cardiale, *xinqi*] und die geistigen Kräfte [konstellierende Kraft, *shen*] werden nicht ausreichend versorgt)
- Minderwertigkeitsgefühl (energetische Schwäche [depletio, *xu*] des Qi der Fk Milz und Niere [qi lienale et renale, *pi shen qi*])
- Schlaflosigkeit
- Globusgefühl in der Kehle (Einstauungen des Qi des Fk Leber [qi hepatici, *ganqi*])
- Weitere körperliche Zeichen von „Feuchtigkeit" (humor, *shi*) und „Schleim" (pituita, *tan*) sind nicht selten, wie z. B. Völlegefühl, Übelkeit und Durstlosigkeit
- Zunge und Puls variieren je nach vorherrschendem Disharmoniemuster

Therapeutischer Ansatz

- Das Qi des Fk Leber (qi hepatici, *ganqi*) bewegen und regulieren
- Einstauungen des Qi des Fk Leber (qi hepatici, *ganqi*) beseitigen
- Qi und Xue der Fk Herz und Leber (qi et xue cardiale et hepatici, *xin gan qi xue*) stärken
- Die „Mitte" (Fk Milz und Magen, oo. lienalis et stomachi, *pi wei*) stärken
- Den Fk Herz (o. cardialis, *xin*) nähren und die geistigen Kräfte (konstellierende Kraft, *shen*) beruhigen
- Gegebenenfalls „Feuchtigkeit" (humor, *shi*)/„Schleim" (pituita, *tan*) ausleiten

Hinweise zur Ausführung von Qigong-Übungen

In diesem Zusammenhang sind grundsätzlich Übungen in Bewegung zu empfehlen, um die Einstauungen zu beseitigen und den Fk Leber (o. hepaticus, *gan*) zu harmonisieren sowie gleichmäßig dynamisierend zu wirken und für die notwendige Entfaltung von Qi und Xue zu sorgen. Dabei ist es wichtig, die Übungen an die Konstitution des Patienten anzupassen. Um Qi und Xue zu regulieren, sind bei guter Konstitution kräftige und dehnende Bewegungen möglich, bei schwacher Konstitution eher feine und subtile.

„Acht-Brokat-Übungen"

Die „Acht-Brokat-Übungen" im Stehen (▶ Kap. 7.3.2) zielen mit ihren kräftigen, dehnenden Bewegungen auf eine umfassende Dynamisierung des Qi- und Xue-Flusses ab. Die 3. Form, „Einen Arm heben, um die Fk Milz und Magen aufeinander abzustimmen", eignet sich besonders, um die „Mitte" (Fk Milz und Magen, oo. lienalis et stomachi, *pi wei*) zu stützen. Die 5. Übung, „Kopf und Hinterteil wiegen, um das Feuer des Fk Herz zu vertreiben“, kann dazu dienen, die Fk Herz (o. cardialis, *xin*) und Niere (o. renalis, *shen*) gemeinsam zu stärken und beide zu verbinden, wodurch das Yin genährt und die geistigen Kräfte (konstellierende Kraft, *shen*) beruhigt werden können. Mit der 7. Form, „Die Fäuste ballen und zornig schauen, um das Qi zu mehren“, kann der Fk Leber (o. hepaticus, *gan*) gekräftigt werden.

Stehen bei depressiven Verstimmungen eine energetische Schwäche (depletio, *xu*) des Yin oder „Hitze“ aufgrund von energetischer Schwäche (calor depletionis, *xure*) im Vordergrund, sind vor allem Übungen in Ruhe zu empfehlen wie die „Acht-Brokat-Übungen“ im Sitzen (▶ Kap. 7.4). Insbesondere die Zwischenübungen (▶ Kap. 7.4.2) haben einen stützenden und nährenden Effekt auf das Yin. Bei den Übungen in Bewegung sollten die nährenden, zuführenden Aspekte besonders berücksichtigt werden.

5

„Spiel der Fünf Tiere“

Aus dem „Spiel der Fünf Tiere“ (▶ Kap. 7.7) sind jeweils die ersten beiden Formen geeignet; sie stärken die Funktionskreise mit sanften und nicht zu großen Bewegungen und wirken einer Zerstreuung des Qi entgegen. Im Sinne der Hervorbringungsreihenfolge der Fünf Wandlungsphasen können auf den Schritt des Bären der Schritt des Kranichs, des Tigers, des Hirschs und des Affen folgen. Ein besonderer Wirkfaktor beim „Spiel der Fünf Tiere“ sind die speziellen Qualitäten von Ruhe, wie „sorglose Ruhe“, „furchtlose Ruhe“ und die in den Bewegungen dargestellten Eigenschaften wie „erdverbunden“, „königlich“, „leicht“.

„Sechs Laute“

Von den „Sechs Lauten“ (▶ Kap. 7.5) sind in diesem Zusammenhang besonders zu empfehlen: der Laut *xu* für den Fk Leber (o. hepaticus, *gan*), der Laut *ke* für den Fk Herz (o. cardialis, *xin*) sowie der Laut *hu* für die „Mitte“ (Fk Milz und Magen, oo. lienalis et stomachi, *pi wei*).

„Übungen im Gehen“

Mit den „Übungen im Gehen“ mit Bezug zum Fk Leber (o. hepaticus, *gan*) (▶ Kap. 7.6) kann der freie und gleichmäßige Fluss des Qi gewährleistet und damit auch dem Einstauen des Qi des Fk Leber (qi hepatici, *ganqi*) entgegengewirkt werden.

„Kranich-Übungen“

Die „Kranich-Übungen“ (▶ Kap. 7.2) gehen sehr stark von einer Sammlung auf dem unteren Dantian (▶ Kap. 2.5.2) aus und entwickeln sich nur sehr langsam vom Unterbauch nach oben. Dies kann den Fk Leber (o. hepaticus, *gan*) besänftigen, das Yin stützen und zur Beruhigung und Stabilisierung der geistigen Kräfte (konstellierende Kraft, *shen*) beitragen.

Tab. 5.32 Empfehlenswerte Akupunkturpunkte zur Selbstmassage

Deutsche Bezeichnung	Lateinische Bezeichnung	Deutsche Übersetzung des chinesischen Namens	Pinyin	Lokalisation	Wirkung
Pe 7	Pc 7	„Großer Grabhügel"	*daling*	In der Mitte der Handgelenksbeugefalte, zwischen den Sehnen der Mm. palmaris longus und flexor carpi radialis	Beruhigt die geistigen Kräfte (konstellierende Kraft, *shen*), reguliert den Fk Herz (o. cardialis, *xin*), leitet „Wind" und „Hitze" (ventus und calor, *feng re*) aus, nimmt Druck von der Brust
Ma 40	S 40	„Üppige Fülle"	*fenglong*	In der Mitte zwischen Unterkante der Kniescheibe und Spitze des Außenknöchels, 2 *cun* lateral der Schienbeinvorderkante	Beseitigt „Schleim" (pituita, *tan*) und „Feuchtigkeit" (humor, *shi*), stärkt das Qi der Fk Milz und Magen (qi lienale et stomachi, *pi wei qi*), senkt das Yang ab
Mi 4	L 4	„Enkel des Herzogs"	*gongsun*	In einer Vertiefung distal und unterhalb der Basis des 1. Metatarsalknochens an der Grenze von „weißem" zu „rotem" Fleisch	Kräftigt die Fk Milz und Magen (oo. lienalis et stomachi, *pi wei*), beseitigt Dysregulationen der Breiten Trossstraße (s. impedimentalis, *chongmai*), stärkt den Qi-Fluss
Ren 6	Rs 6	„Meer des Qi"	*qihai*	1,5 *cun* unterhalb des Nabels	Stärkt das Qi im ganzen Körper und lässt es zirkulieren, wärmt den unteren Wärmebereich (unteres Calorium, *xiajiao*) konsolidiert das echte Yin (yin merum, *zhenyin*) und mobilisiert das echte Yang (yang merum, *zhenyang*)
Ren 17	Rs 17	„Vorhof der Brust"	*tanzhong*	Auf der vorderen Medianlinie in Höhe des 4. ICR zwischen den Brustwarzen	Reguliert das Qi, senkt „Gegenläufigkeiten" (Kontravektionen, *ni*) ab, nimmt Druck von der Brust, entspannt die Leibesmitte
He 7	C 7	„Pforte des Shen"	*shenmen*	Am ulnaren Ende der Handgelenksfalte, radial der Sehne des M. flexor carpi ulnaris	Stützt das Qi des Fk Herz (qi cardiale, *xinqi*), senkt das Yang ab, macht die Netzleitbahnen (reticulares, *luomai*) durchgängig, kühlt „Hitze" (calor, *re*)
Le 3	H 3	„Die mächtige große Straße"	*taichong*	Zwischen dem Mittelfußknochen der 1. und 2. Zehe in einer Vertiefung ca. 1,5 *cun* proximal des Grundgelenks	Stützt die Fk Leber und Gallenblase (oo. hepaticus et felleus, *gan dan*), senkt das Yang ab, reguliert und kühlt das Xue

Tab. 5.32 Empfehlenswerte Akupunkturpunkte zur Selbstmassage *(Forts.)*

Deutsche Bezeichnung	Lateinische Bezeichnung	Deutsche Übersetzung des chinesischen Namens	Pinyin	Lokalisation	Wirkung
Le 14	H 14	„Zusammenkunftspunkt des Leber-Kreises"	*qimen, ganmu*	Im 6. Zwischenrippenraum, senkrecht unter der Brustwarze, 4 *cun* lateral der Mittellinie	Stärkt und mobilisiert das Qi des Fk Leber (qi hepatici, *ganqi*), reguliert die Fk Leber und Milz (oo. hepaticus et lienalis, *gan pi*)
3E 6	T 6	„Der fliegende Tiger", „Seitlicher Abzugsgraben"	*feihu, zhigou*	3 *cun* proximal der Handgelenksfalte, Mitte des Unterarms zwischen Elle und Speiche	Lockert den Qi-Mechanismus, lässt die Säfte *(jinye)* umlaufen, löst Stasen und Verknotungen, entfaltet das Qi des Fk Leber (qi hepatici, *ganqi*)

5.6.2 Angststörungen

Angst ist eines der häufigsten Symptome bei psychischen Störungen und wird deshalb auch als eigenständiges Krankheitsbild behandelt. Hier beschränken wir uns auf Angst im Rahmen von Panikstörungen, Phobien und Belastungsstörungen, wie z. B. der posttraumatischen Belastungsstörung (PTSD).

Aus Sicht der chinesischen Medizin stehen bei Angst meist depletive Zeichen im Vordergrund, besonders der Fk Milz, Herz und Niere (oo. lienalis, cardialis et renalis, *pi xin shen*). Zugleich besteht eine verstärkte Neigung zur Stagnation des Qi der Fk Herz und Leber (qi cardiale et hepatici, *xin gan qi*), oft auch des Xue des Fk Herz (xue cardiale, *xin xue*). In der chinesischen Medizinliteratur wurde bereits früh (z. B. im „Angelpunkt der Struktivkraft" als Teil des „Inneren Klassikers des Gelben Fürsten", *Huangdi Neijing Lingshu*, etwa 1. Jh. v. u. Z., später überarbeitet) das „Rennende-Ferkel-Syndrom" (Porcellus-currens-Syndrom, *bentun qi*) beschrieben, das häufig mit Angststörungen assoziiert ist und durch ein chaotisches Aufsteigen oder Absteigen des Qi des Fk Niere gekennzeichnet ist.

Typische Anzeichen

- Panikattacken (Hochschlagen des Yang der Fk Herz und Leber [yang cardiale et hepatici, *xin gan yang*] bei gleichzeitiger Einstauung des Qi des FK Leber [qi hepatici, *ganqi*])
- Ängstlichkeit (energetische Schwäche des Qi der Fk Herz und Milz [depletio des qi cardiale et lienale, *xin pi qi xu*], oft auch des Qi des Fk Niere [qi renale, *shenqi*], wenn chronisch auch des Yin der Fk Herz und Niere [yin cardiale et renale, *xin shen yin*])
- Palpitationen (Stagnation des Qi [und des *Xue*] des Fk Herz [qi {et xue} cardiale, *xin qi xue*] oft bei energetischer Schwäche [depletio, *xu*] des Qi [und *Xue*] der Fk Herz und Milz [qi {et xue} cardiale et lienale, *xin pi qi xue*])
- Fehlendes Selbstvertrauen (energetische Schwäche [depletio, *xu*] des Qi der Fk Herz und Milz [qi cardiale et lienale, *xin pi qi*])
- Rückzugstendenz mit Verminderung der Aktivitäten aufgrund von Angst (je nach Ausprägung energetische Schwäche [depletio, *xu*] des Xue und/oder des Yin des Fk

Herz [xue {et yin} cardiale, *xin xue yin*], des Yin des Fk Leber [yin hepatici, *ganyin*] bis hin zur energetischen Schwäche [depletio, *xu*] des Struktivpotenzials *[jing]*)
- Allgemeine Lebensangst (energetische Schwäche [depletio, *xu*] des Yang der Fk Herz und Niere [yang cardiale et renale, *xin shen yang*])
- In fortgeschrittenen und chronischen Fällen Grübelneigung, Gedankenkreisen und Antriebsarmut (Zeichen von „Feuchtigkeit" [humor, *shi*] und „Schleim" [pituita, *tan*])
- Angst nach akutem Schock oder nach andauernder Bedrohung (Stagnation des Qi der Fk Herz, Lunge und Niere [qi cardiale, pulmonale et renale, *xin fei shen qi*], oft mit energetischer Schwäche [depletio, *xu*] des Qi der Fk Herz und Milz [qi cardiale et lienale, *xin pi qi*], eventuell auch des Yin der Fk Herz und Niere [yin cardiale et renale, *xin shen yin*])
- Zunge und Puls variieren je nach vorherrschendem Disharmoniemuster

5

Therapeutischer Ansatz

- Das Qi der Fk Milz, Herz und Niere (qi lienale, cardiale et renale, *pi xin shen qi*) vorsichtig regulieren
- Die „Mitte" (Fk Milz und Magen, oo. lienalis et stomachi, *pi wei*) stärken
- Das Yang des Fk Leber (yang hepatici, *ganyang*) absenken und das Qi des Fk Leber (qi hepatici, *ganqi*) vorsichtig regulieren
- Den Fk Herz (o. cardialis, *xin*) nähren und die geistigen Kräfte (konstellierende Kraft, *shen*) beruhigen
- Das Qi des Fk Niere (qi renale, *shenqi*) stärken und „verwurzeln"
- Gegebenenfalls „Feuchtigkeit" (humor, *shi*) und „Schleim" (pituita, *tan*) ausleiten

Hinweise zur Ausführung von Qigong-Übungen

Hier sind Übungen mit leichter Bewegung mit einer Betonung der sammelnden, zuführenden Aspekte zu empfehlen, um einerseits leicht und gleichmäßig dynamisierend zu wirken und für die notwendige Entfaltung von Qi und Xue zu sorgen und andererseits die Fk Milz, Herz und Niere (oo. lienalis, cardialis et renalis, *pi xin shen*) ausreichend zu stützen.

Stehen Symptome mit energetischer Schwäche (depletio, *xu*) im Vordergrund, sollte man zunächst mit einfachen Entspannungsübungen oder Übungen zur Sammlung der Vorstellungskraft *(yi)* auf das untere Dantian beginnen, die im Liegen oder Sitzen auszuführen sind. Weiterhin ist der „Wasserfall" (▶ Kap. 7.1) zu empfehlen, bei dessen Ausführung die Vorstellungskraft *(yi)* auf die Akupunkturpunkte „Die emporsprudelnde Quelle" (Ni 1/R 1, *yongquan*) gelenkt werden sollte. Außerdem sind Übungen in Ruhe zu empfehlen wie die „Acht-Brokat-Übungen" im Sitzen (▶ Kap. 7.4), wobei insbesondere die Zwischenübungen einen stützenden und nährenden Effekt auf das Yin haben. Darüber hinaus verbinden die „Acht-Brokat-Übungen" im Sitzen Ruhe mit körperlicher Bewegung und Selbstmassage und sind deshalb für Menschen in ängstlicher Stimmung oft besser geeignet als Ruhe-Übungen ohne körperliche Bewegung.

Bei allen Übungen in Bewegung sollte zunächst auf die Sammlung der Vorstellungskraft *(yi)* auf das untere Dantian und auf die Befolgung des Grundsatzes „unten fest, oben leer" als Grundvoraussetzungen geachtet werden, damit auf der Basis des depletiven Zustands das Qi nicht gegenläufig (kontravektiv, *ni*) nach oben schlägt, sondern dem leicht nach oben schlagenden Yang ein Widerlager geboten wird. Außerdem sollte darauf geachtet werden, dass bei allen Körperhaltungen und Bewegungen die Arme bewusst nicht höher als auf Brust-, maximal Schulterhöhe gehoben werden. Tiefe Pferdschritt-Übungen sind zu vermeiden, da dabei das Qi leicht unkontrolliert nach oben steigen kann.

„Acht-Brokat-Übungen“ im Stehen

Bei den „Acht-Brokat-Übungen“ im Stehen (▶ Kap. 7.3) sollte vor allem auf die absenkenden Aspekte geachtet werden, um ein Emporschlagen des Yang des Fk Leber (yang hepatici, *ganyang*) zu verhindern, zugleich ist eine Regulierung der Fk Herz und Niere (oo. cardialis et renalis, *xin shen*) anzustreben, um ein chaotisches Aufsteigen des Qi des Fk Niere zu vermeiden. Die 5. Übung, „Kopf und Hinterteil wiegen, um das Feuer des Fk Herz zu vertreiben“, kann dazu dienen, die Fk Herz und Niere (oo. cardialis et renalis, *xin shen*) gemeinsam zu stärken und beide zu verbinden, wodurch das Yin genährt und die geistigen Kräfte (konstellierende Kraft, *shen*) beruhigt werden können. Die 8. Form, „Mit beiden Händen die Füße umfassen, um den Fk Niere und die Hüften zu stärken“, kann absenkend auf das Yang des Fk Leber (yang hepatici, *ganyang*) wirken und zugleich den Fk Niere (o. renalis, *shen*) stützen.

5

„Spiel der Fünf Tiere“

Aus dem „Spiel der Fünf Tiere“ (▶ Kap. 7.7) sind jeweils die ersten Formen geeignet; sie stärken die Funktionskreise mit sanften und kleinen Bewegungen und wirken einer Zerstreuung des Qi entgegen. Im Sinne der Hervorbringungsreihenfolge der Fünf Wandlungsphasen können auf den Schritt des Bären der Schritt des Kranichs, des Tigers, des Hirschs und des Affen folgen. Beim „Spiel des Tigers“ sind die ersten drei Formen, „Der Schritt des Tigers“, „Der Tiger stürmt aus seiner Höhle“ und „Der Tiger zeigt seine Macht“, gut geeignet, sich die „Furchtlosigkeit“ des Tigers durch intensives Üben „anzueignen“. Die dadurch entstehende innere Stärke zeigt sich in einer besonderen Qualität der Ruhe.

„Sechs Laute“

Von den „Sechs Lauten“ (▶ Kap. 7.5) sind in diesem Zusammenhang besonders zu empfehlen: der Laut *xu* für den Fk Leber (o. hepaticus, *gan*), der Laut *ke* für den Fk Herz (o. cardialis, *xin*) sowie der Laut *hu* für die „Mitte“ (Fk Milz und Magen, oo. lienalis et stomachi, *pi wei*) und der Laut *chuyu* für den Fk Niere (o. renalis, *shen*). Bei Überwiegen der depletiven Anzeichen sollten die Laute generell mit Betonung der nährenden, stützenden Aspekte geübt werden. Das bedeutet, dass Ein- und Ausatmung etwa gleich lang und der Laut eher leise bis lautlos geübt werden sollte. Weiterhin sollte nach dem Sprechen jedes Lautes die Zungenspitze wieder locker oben an den Gaumen gelegt werden.

„Übungen im Gehen“

Mit den „Übungen im Gehen“ mit Bezug zum Fk Leber (o. hepaticus, *gan*) (▶ Kap. 7.6) kann der freie und gleichmäßige Fluss des Qi gewährleistet und damit auch dem Einstauen des Qi des Fk Leber (qi hepatici, *ganqi*) entgegengewirkt werden. Allerdings sollte das Gehen in einem langsamen und gleichmäßigen Tempo praktiziert werden.

„Kranich-Übungen“

Die „Kranich-Übungen“ (▶ Kap. 7.2) gehen sehr stark von einer Sammlung auf dem unteren Dantian (▶ Kap. 2.5.2) aus und entwickeln sich nur sehr langsam vom Unterbauch nach oben. Dies kann den Fk Leber (o. hepaticus, *gan*) besänftigen, das Yin stützen und zur Beruhigung und Stabilisierung der geistigen Kräfte (konstellierende Kraft, *shen*) beitragen.

Tab. 5.33 Empfehlenswerte Akupunkturpunkte zur Selbstmassage

Deutsche Bezeichnung	Lateinische Bezeichnung	Deutsche Übersetzung des chinesischen Namens	Pinyin	Lokalisation	Wirkung
He 7	C 7	„Pforte des Shen“	*shenmen*	Am ulnaren Ende der Handgelenksfalte, radial der Sehne des M. flexor carpi ulnaris	Stützt das Qi des Fk Herz (qi cardiale, *xinqi*), senkt das Yang ab, macht die Netzleitbahnen (reticulares, *luomai*) durchgängig, kühlt „Hitze“ (calor, *re*)
He 6	C 6	„Spaltpunkt des kleinen Yin“	*yinxi*	0,5 *cun* über der transversalen Handgelenksfalte radial des M. flexor carpi ulnaris	Stützt das Yin des Fk Herz (yin cardiale, *xinyin*), hält das Xue, speziell bei Nachtschweißen und Schlafstörungen
Ni 3	R 3	„Mächtiger Wasserlauf“	*taixi*	Auf der Mitte der Verbindungslinie zwischen Innenknöchel und der Achillessehne	Stützt und reguliert das Qi des Fk Niere (qi renale, *shenqi*), nährt das Yin und stärkt das Yang des Fk Niere (yang renale, *shenyang*), kräftigt Knie und Lumbalregion
Ma 36	S 36	„Dritter Weiler am Fuß“	*zusanli*	3 *cun* unterhalb der Kniescheibenunterkante, 1 *cun* von der Schienbeinkante nach außen, auf Höhe der Tuberositas tibiae	Reguliert und stützt die Fk Milz und Magen (oo. lienalis et stomachi, *pi wei*), harmonisiert Qi und Xue
Mi 6	L 6	„Die Verbindung der drei Yin“	*sanyinjiao*	3 *cun* oberhalb des Innenknöchels am Hinterrand des Schienbeins	Stützt die Fk Milz und Niere (oo. lienalis et renalis, *pi shen*), wandelt „Feuchtigkeit“ (humor, *shi*) um, löst den Fk Leber (o. hepaticus, *gan*)
Ren 14	Rs 14	„Sammlungspunkt des Herz-Funktionskreises“	*juque*	6 *cun* oberhalb des Nabels, 2 *cun* unterhalb des Schwertfortsatzes des Brustbeins	Beruhigt die geistigen Kräfte (konstellierende Kraft, *shen*), stützt das Qi der Fk Herz, Milz und Lunge (qi cardiale, lienale et pulmonale, *xin pi fei qi*), harmonisiert den Fk Magen (o. stomachi, *wei*), entspannt die Leibesmitte
Bl 23	V 23	„Einflusspunkt des Nieren-Funktionskreises“	*shenshu*	1,5 *cun* lateral des Dornfortsatzes des 2. LWK	Stützt den Fk Niere (o. renalis, *shen*), kräftigt den unteren Rücken

5

Tab. 5.33 Empfehlenswerte Akupunkturpunkte zur Selbstmassage *(Forts.)*

Deutsche Bezeichnung	Lateinische Bezeichnung	Deutsche Übersetzung des chinesischen Namens	Pinyin	Lokalisation	Wirkung
Bl 52	V 52	„Zimmer der Potenz"	*zhishi*	Höhe Dornfortsatz 2. LWK, 3 *cun* seitlich	Kräftigt und erhält das Qi des Fk Niere (qi renale, *shenqi*)
Le 5	H 5	„Kanal des Holzwurms"	*ligou*	5 *cun* oberhalb des Innenknöchels am Hinterrand des Schienbeins	Bringt das Qi des Fk Leber (qi hepatici, *ganqi*) zur Entfaltung, macht die Netzleitbahnen (reticulares, *luomai*) durchgängig
Le 3	H 3	„Die mächtige große Straße"	*taichong*	Zwischen dem Mittelfußknochen der 1. und 2. Zehe in einer Vertiefung ca. 1,5 *cun* proximal des Grundgelenks	Stützt die Fk Leber und Gallenblase (oo. hepaticus et felleus, *gan dan*), senkt das Yang ab, reguliert und kühlt das Xue

5.6.3 Erschöpfungssyndrome

Generell muss man auch hier energetische Überladung (repletio, *shi*) von energetischer Schwäche (depletio, *xu*) abgrenzen. Häufig bestehen Kombinationen aus repletiver, in erster Linie stagnativer Symptomatik und depletiven Symptomen. So kann man z. B. beim „Chronischen Müdigkeitssyndrom" (CFS) und in frühen Phasen des „Burn-out-Syndroms" eine Einstauung des Qi des Fk Leber (qi hepatici, *ganqi*) häufig neben depletiven Symptomen beobachten. Nach langen Krankheiten oder chronischer Überbelastung auch im Sinne eines fortgeschrittenen „Burn-out-Syndroms" zeigen sich hingegen massive Erschöpfungszustände, die als energetische Schwäche (depletio, *xu*) des Qi und des Xue bis hin zu energetischer Schwäche (depletio, *xu*) des Yang und des Yin, besonders in den Fk Milz, Leber und Herz (oo. lienalis, hepaticus et cardialis, *pi gan xin*), aber auch im Fk Niere (o. renalis, *shen*) diagnostiziert werden.

Typische Anzeichen

- Ausgeprägte Erschöpfbarkeit und Ermüdbarkeit (Hinweis auf energetische Schwäche [depletio, *xu*] des Qi, evtl. auch des Yang des Fk Milz [yang lienale, *piyang*])
- Konzentrationsstörungen und Benommenheit (das klare Qi des Fk Milz [qi lienale, *piqi*] kann nicht ungehindert aufsteigen)
- Freud- und Antriebslosigkeit (energetische Schwäche [depletio, *xu*] des Qi der Fk Herz und Milz [qi cardiale et lienale, *xin pi qi*]), nicht selten depressive Stimmungslage (Differenzierung siehe dort)
- Reizbarkeit (Hinweis auf Einstauung des Qi des Fk Leber [qi hepatici, *ganqi*]), auch mit Jähzorn (hochschlagendes Yang des Fk Leber [yang hepatici, *ganyang*]) verbunden, oftmals in frühen Phasen des „Burn-out-Syndroms"
- Vermehrtes Schlafbedürfnis mit geringem Erholungsgefühl nach dem Schlaf (energetische Schwäche [depletio, *xu*] des Qi und des Yang allgemein)

- Appetitlosigkeit, Völlegefühl, Verdauungsstörungen, Diarrhö- oder Obstipationsneigung, (energetische Schwäche [depletio, *xu*] des Qi des Fk Milz [qi lienale, *piqi*], evtl. auch energetische Schwäche [depletio, *xu*] des Yang des Fk Milz [yang lienale, *piyang*] oder energetische Schwäche [depletio, *xu*] des Yin bzw. Defizienz der Säfte *[jinye]*, ▶ Kap. 5.4).

Therapeutischer Ansatz

- Das Qi, das Yang und das Yin der Fk Herz, Milz, Leber und Niere (oo. cardialis, lienalis et hepaticus et renalis, *xin pi gan shen*) stützen
- Gegebenenfalls das Qi des Fk Leber (qi hepatici, *ganqi*) regulieren und den Fk Leber (o. hepaticus, *gan*) besänftigen

Hinweise zur Ausführung von Qigong-Übungen

In diesem Zusammenhang eignen sich besonders Qigong-Übungen, die insgesamt den nährenden (zuführenden und sammelnden) Aspekt betonen und zugleich die Fk Herz (o. cardialis, *xin*), „Mitte" (Fk Milz und Magen, oo. lienalis et stomachi, *pi wei*), Leber (o. hepaticus, *gan*) und Niere (o. renalis, *shen*) stützen. Stehen Erschöpfungssymptome mit energetischer Schwäche (depletio, *xu*) im Vordergrund, sollte man zunächst mit Übungen beginnen, die wenig Kraft kosten wie Entspannungsübungen oder Übungen zur Sammlung der Vorstellungskraft *(yi)* im unteren Dantian, die im Liegen oder Sitzen auszuführen sind. Weiterhin sind Übungen in Ruhe zu empfehlen wie die „Acht-Brokat-Übungen" im Sitzen (▶ Kap. 7.4), wobei insbesondere die Zwischenübungen einen stützenden und nährenden Effekt auf das Yin haben.

Bei allen Übungen in Bewegung sollte zunächst auf die Sammlung der Vorstellungskraft *(yi)* im unteren Dantian und auf die Befolgung des Grundsatzes „unten fest, oben leer" als Grundvoraussetzungen geachtet werden, damit auf der Basis des depletiven Zustands das Qi nicht gegenläufig (kontravektiv, *ni*) nach oben schlägt.

„Acht-Brokat-Übungen" im Stehen

Bei den „Acht-Brokat-Übungen" im Stehen (▶ Kap. 7.3) eignet sich besonders die 3. Form, „Einen Arm heben, um die Fk Milz und Magen aufeinander abzustimmen", um die „Mitten"-Funktionskreise (Fk Milz und Magen, oo. lienalis et stomachi, *pi wei*) zu stützen. Mit der 5. und 7. Form, „Kopf und Hinterteil wiegen, um das Feuer des Fk Herz zu vertreiben" und „Die Fäuste ballen und zornig schauen, um das Qi zu mehren", können die Fk Herz und Leber (oo. cardialis et hepaticus, *xin gan*) gekräftigt werden. Allerdings sollten auch hier stets die zuführenden, sammelnden Aspekte betont werden.

„Kranich-Übungen"

Wenn man bei den „Kranich-Übungen" (▶ Kap. 7.2) die zuführenden und sammelnden Aspekte betont, lassen sich bei jeder Übung das Qi gezielt auf das untere Dantian (▶ Kap. 2.5.2) zurückführen und auf diese Weise Qi und Xue umfassend stützen.

„Spiel der Fünf Tiere"

Aus dem „Spiel der Fünf Tiere" (▶ Kap. 7.7.1) ist insbesondere das „Spiel des Bären" zu empfehlen, da energetische Schwäche (depletio, *xu*) grundsätzlich durch die sanften, sammelnden Bewegungen im „Spiel des Bären" ausgeglichen werden kann.

„Sechs Laute“

Von den „Sechs Lauten“ (▶ Kap. 7.5) sind in diesem Zusammenhang besonders zu empfehlen: der Laut *xu* für den Fk Leber (o. hepaticus, *gan*), der Laut *ke* für den Fk Herz (o. cardialis, *xin*) sowie der Laut *hu* für die „Mitten“-Funktionskreise (Fk Milz und Magen, oo. lienalis et stomachi, *pi wei*), aber auch der Laut *chuyu* für den Fk Niere (o. renalis, *shen*). Bei Erschöpfungssyndromen sollten die Laute generell mit Betonung der nährenden, stützenden Aspekte geübt werden. Das bedeutet, dass Ein- und Ausatmung etwa gleich lang und der Laut eher leise bis lautlos geübt werden sollte. Weiterhin sollte nach dem Sprechen jedes Lautes die Zungenspitze wieder locker oben an den Gaumen gelegt werden.

Tab. 5.34 Empfehlenswerte Akupunkturpunkte zur Selbstmassage

Deutsche Bezeichnung	Lateinische Bezeichnung	Deutsche Übersetzung des chinesischen Namens	Pinyin	Lokalisation	Wirkung
Mi 6	L 6	„Die Verbindung der drei Yin“	*sanyinjiao*	3 *cun* oberhalb des Innenknöchels am Hinterrand des Schienbeins	Stützt die Fk Milz und Niere (oo. lienalis et renalis, *pi shen*), wandelt „Feuchtigkeit“ (humor, *shi*) um, löst den Fk Leber (o. hepaticus, *gan*)
Mi 4	L 4	„Enkel des Herzogs“	*gongsun*	In einer Vertiefung distal und unterhalb der Basis des 1. Metatarsalknochens an der Grenze von „weißem“ zu „rotem“ Fleisch	Kräftigt die Fk Milz und Magen (oo. lienalis et stomachi, *pi wei*), beseitigt Dysregulationen der Breiten Trossstraße (s. impedimentalis, *chongmai*)
Pe 6	Pc 6	„Inneres Passtor“	*neiguan*	2 *cun* proximal der Handgelenksfalte, zwischen den Sehnen der Mm. palmaris longus und flexor carpi radialis	Stützt die Fk Herz und Milz (oo. cardialis et lienalis, *xin pi*), reguliert das Qi
3E 6	T 6	„Der fliegende Tiger“, „Seitlicher Abzugsgraben“	*feihu, zhigou*	3 *cun* proximal der Handgelenksfalte, Mitte des Unterarms zwischen Elle und Speiche	Lockert den Qi-Mechanismus, lässt die Säfte *(jinye)* umlaufen, löst Stasen und Verknotungen, entfaltet das Qi des Fk Leber (qi hepatici, *ganqi*)
Ma 36	S 36	„Dritter Weiler am Fuß“	*zusanli*	3 *cun* unterhalb der Kniescheibenunterkante, 1 *cun* von der Schienbeinkante nach außen, auf Höhe der Tuberositas tibiae	Reguliert und stützt die Fk Milz und Magen (oo. lienalis et stomachi, *pi wei*), harmonisiert Qi und Xue
Ni 3	R 3	„Mächtiger Wasserlauf“	*taixi*	Auf der Mitte der Verbindungslinie zwischen Innenknöchel und Achillessehne	Stützt und reguliert Qi und Yang der Fk Niere und Leber (qi et yang renale et hepatici, *shen gan qi yang*), kühlt „Hitze“ (calor, *re*) kräftigt Knie und Lumbalregion

5.6.4 Schlafstörungen

Bei jüngeren Menschen mit Schlafstörungen sind häufig Einstauungen des Qi des Fk Leber (qi hepatici, *ganqi*), „Hitze" des Fk Leber (calor hepatici, *ganre*), „Hitze" des Fk Herz (calor cardialis, *xinre*) und/oder energetische Schwäche (depletio, *xu*) des Qi des Fk Milz (qi lienale, *piqi*), auch infolge von Diätfehlern, zu beobachten. Je chronischer die Symptomatik oder je älter der Mensch wird, umso mehr kommen Anzeichen für energetische Schwäche (depletio, *xu*) des Yin des Fk Herz (yin cardiale, *xinyin*) und/oder energetische Schwäche (depletio, *xu*) des Yin des Fk Niere (yin renale, *shenyin*) zum Tragen.

Typische Anzeichen

- Einschlafstörung (Hinweis auf repletive „Hitze" des Fk Leber [calor hepatici, *ganre*], „Hitze" des Fk Herz [calor cardialis, *xinre*] oder „Hitze" aufgrund von energetischer Schwäche [calor depletionis, *xure*])
- Durchschlafstörung im Sinne von unruhigem Schlaf, leichtem Schlaf und häufigem Erwachen (Hinweis auf energetische Schwäche [depletio, *xu*] von Qi und Xue, wobei am häufigsten der Fk Herz [o. cardialis, *xin*] betroffen ist, aber meist in Kombination mit anderen Entgleisungen, häufig auch diätetische Belastung des Fk Milz [o. lienalis, *pi*] und/oder „Feuchtigkeit" und „Schleim" [humor und pituita, *shi tan*])
- Schlaflosigkeit die ganze Nacht (akut: Einstauung des Qi des Fk Leber [qi hepatici, *ganqi*] mit „Hitze" des Fk Herz [calor cardialis, *xinre*], chronisch: ernste Störung der Regulation von Qi, Xue, Yin und Yang, besonders betroffen sind die Fk Herz, Milz und Niere [oo. cardialis, lienalis et renalis, *xin pi shen*])
- Frühes Erwachen ohne Wieder-Einschlafen-Können je nach Zeit: ca. 2–3 Uhr (Einstauung des Qi des Fk Leber [qi hepatici, *ganqi*] oft mit energetischer Schwäche [depletio, *xu*] des Fk Milz [qi lienale, *piqi*], ca. 5 Uhr und später – eher die Fk Milz und Magen [oo. lienalis et stomachi, *pi wei*] betroffen).
- Nachtschweiße deuten auf eine energetische Schwäche des Yin (depletio yin, *yinxu*) hin

Therapeutischer Ansatz

- Das Yang der Fk Leber und Herz (yang hepatici et cardiale, *gan xin yang*) besänftigen und absenken
- Das Yin oder Xue des Fk Leber (o. hepaticus, *gan*) und/oder des Fk Niere (o. renalis, *shen*) als Widerlager zum emporlodernden Yang stützen
- Die „Mitten"-Funktionskreise (Fk Milz und Magen, oo. lienalis et stomachi, *pi wei*) kräftigen
- Die geistigen Kräfte (konstellierende Kraft, *shen*) beruhigen, den Fk Herz (o. cardialis, *xin*) sedieren

Hinweise zur Ausführung von Qigong-Übungen

Hier eignen sich besonders Qigong-Übungen, die auf Ruhe und Ausgewogenheit abzielen und insgesamt wenig dynamisierend wirken. Empfehlenswert sind auch solche, die den Grundsatz „unten fest, oben leer" besonders betont und ruhig umsetzen. Bei der Ausführung sämtlicher Übungen sollte grundsätzlich den sinkenden Elementen (▶ Kap. 2.2.3) besondere Aufmerksamkeit geschenkt werden, um das Yang der Fk Leber und Herz (yang hepatici et cardiale, *gan xin yang*) zu besänftigen und abzusenken und damit auch die geistigen Kräfte (konstellierende Kraft, *shen*) zu beruhigen.

Einfache Entspannungsübungen oder Übungen in Ruhe, die im Stehen, Sitzen und Liegen ausgeführt werden können, sollten bei Schlafstörungen besondere Berücksichtigung finden, wie z. B. die „Drei-Linien-Übung“ (▶ Kap. 7.1.2), die darauf ausgerichtet ist, das Qi abzusenken, und insbesondere bei Einschlafstörungen angezeigt ist. Weiterhin ist der „Wasserfall“ (▶ Kap. 7.1) zu empfehlen, bei dessen Ausführung die Vorstellungskraft *(yi)* auf die Akupunkturpunkte „Die emporsprudelnde Quelle“ (Ni 1/R 1, *yongquan*) gelenkt werden sollte.

Bei Übungen in Bewegung sollte darauf geachtet werden, dass bei allen Körperhaltungen und Bewegungen die Arme bewusst nicht höher als auf Brust-, maximal Schulterhöhe gehoben werden. Tiefe Pferdschritt-Übungen sind zu vermeiden, da dabei das Qi leicht unkontrolliert nach oben steigen kann.

„Acht-Brokat-Übungen“ im Sitzen

Die „Acht-Brokat-Übungen“ im Sitzen (▶ Kap. 7.4) sind durch ihre zuführende und sammelnde Wirkrichtung in diesem Zusammenhang besonders zu empfehlen. Mit der 5. Übung, „Massiere die *Shenshu*-Punkte“, lassen sich die Fk Herz und Niere (oo. cardialis et renalis, *xin shen*) miteinander verbinden.

„Kranich-Übungen“

Die „Kranich-Übungen“ (▶ Kap. 7.2) berücksichtigen sehr stark den Grundsatz „unten fest, oben leer“, da sich die Körperbewegungen nur sehr langsam vom unteren Dantian (▶ Kap. 2.5.2) nach oben entwickeln und immer wieder zu ihm zurückkehren. Werden die zuführenden und sammelnden Aspekte betont, können Qi und Xue umfassend gestützt werden.

„Sechs Laute“

Von den „Sechs Lauten“ (▶ Kap. 7.5) ist in diesem Zusammenhang besonders der Laut *xu* zu empfehlen, der dem Fk Leber (o. hepaticus, *gan*) zugeordnet wird, sowie der dem Fk Herz (o. cardialis, *xin*) entsprechende Laut *ke*. Allerdings sollten die Laute erst dann geübt werden, wenn im unteren Körperbereich eine gewisse „Festigkeit“ erreicht wurde. Außerdem sollten die Laute mit Betonung der nährenden, stützenden Aspekte geübt werden. Das bedeutet, dass Ein- und Ausatmung etwa gleich lang und der Laut eher leise bis lautlos geübt werden sollte. Weiterhin sollte nach dem Sprechen jedes Lautes die Zungenspitze wieder locker oben an den Gaumen gelegt werden.

Tab. 5.35 Empfehlenswerte Akupunkturpunkte zur Selbstmassage

Deutsche Bezeichnung	Lateinische Bezeichnung	Deutsche Übersetzung des chinesischen Namens	Pinyin	Lokalisation	Wirkung
Ni 1	R 1	„Die emporsprudelnde Quelle“	*yongquan*	In einer Vertiefung an der Grenze zwischen 1. und 2. Drittel der zentralen Fußsohle (zwischen 2. und 3. Metatarsophalangeal-Gelenk)	Reguliert und stützt den Qi-Mechanismus, macht die Sinnesöffnungen frei, wirkt sedierend

Tab. 5.35 Empfehlenswerte Akupunkturpunkte zur Selbstmassage *(Forts.)*

Deutsche Bezeichnung	Lateinische Bezeichnung	Deutsche Übersetzung des chinesischen Namens	Pinyin	Lokalisation	Wirkung
Mi 3	L 3	„Das größte Weiße“	*taibai*	Auf der Innenseite der Großzehe 1 *cun* proximal des Kopfes des 1. Metatarsale an der Grenze von „weißem“ zu „rotem“ Fleisch	Stärkt den Fk Milz (o. lienalis, *pi*), beseitigt „Feuchtigkeit“ (humor, *shi*) und „Feuchtigkeit-Hitze“ (calor humidus, *shire*), kühlt „Feuchtigkeit-Hitze“ (calor humidus, *shire*) der Fk Milz und Magen (oo. lienalis et stomachi, *pi wei*) und leitet sie aus, löst „Schleim“ (pituita, *tan*), senkt das Qi ab, erhält die Säfte *(jinye)*
Ni 3	R 3	„Mächtiger Wasserlauf“	*taixi*	Auf der Mitte der Verbindungslinie zwischen Innenknöchel und der Achillessehne	Stützt und reguliert das Qi des Fk Niere (qi renale, *shenqi*), nährt das Yin und stärkt das Yang des Fk Niere (yang renale, *shenyang*)
He 7	C 7	„Pforte des Shen“	*shenmen*	Am ulnaren Ende der Handgelenksfalte, radial der Sehne des M. flexor carpi ulnaris	Stützt das Qi des Fk Herz (qi cardiale, *xinqi*), senkt das Yang ab, macht die Netzleitbahnen (reticulares, *luomai*) durchgängig, kühlt „Hitze“ (calor, *re*)

5.6.5 Aufmerksamkeits- und Konzentrationsstörungen (Hyperkinetische Störungen)

Die westliche Medizin unterscheidet generell zwischen Störungen, die vorwiegend durch Defizite der Aufmerksamkeit (ADS) oder durch Hyperaktivität (ADHS) gekennzeichnet sind. Primär betreffen diese Störungen Kinder und Jugendliche, können aber auch bei Erwachsenen beobachtet werden. Bei beiden Störungsbildern werden die im Fk Herz (o. cardialis, *xin*) residierenden geistigen Kräfte (konstellierende Kraft, *shen*) nicht ausreichend mit klarem Qi versorgt. Zunehmend häufig diagnostiziert die westliche Medizin ADS und ADHS nicht nur bei Kindern, sondern auch bei Erwachsenen.

Typische Anzeichen des ADS (Aufmerksamkeitsdefizit-Syndrom)

- Es bestehen Schwierigkeiten, die Aufmerksamkeit längere Zeit einer Sache oder einer Aufgabe zuzuwenden.
- Anweisungen können nicht in adäquater Weise befolgt werden.
- Aufgaben können nicht ausreichend organisiert durchgeführt werden. Die Betroffenen sind sehr leicht ablenkbar und vermeiden Herausforderungen, die eine größere mentale Anstrengung erfordern.

Diese Symptome deuten in erster Linie auf eine energetische Schwäche [depletio, *xu*] des Qi der Fk Milz und Herz [qi lienale et cardiale, *pi xin qi*] hin, besonders dann, wenn weitere körperliche Symptome für eine energetische Schwäche [depletio, *xu*] des Qi des Fk Milz [qi lienale, *piqi*] hinzukommen. Bei entsprechender Symptomkonstellation kann auch eine allgemeine, das heißt auch das Qi und Yang des Fk Niere [qi et yang renale, *shen qi yang*] betreffende energetische Schwäche [depletio, *xu*] vorliegen.

Typische Anzeichen des ADHS (Hyperaktivitäts-Syndrom)

Zusätzlich zu den Symptomen des ADS bestehen hier folgende Symptome:

- Motorische und psychomotorische Unruhe sind kennzeichnendes Symptom. Die Betroffenen rennen oder klettern in exzessivem Maße und tun dies auch in dafür nicht geeigneten Situationen. Sie haben Schwierigkeiten, darauf zu warten, bis sie an der Reihe sind, unterbrechen andere häufig oder antworten vorschnell.
- Kommen hier Symptome wie Anspannung, Reizbarkeit und Wutausbrüche hinzu, liegt häufig eine Einstauung des Qi des Fk Leber (qi hepatici, *ganqi*) zugrunde, die zu einer energetischen Schwäche (depletio, *xu*) des Qi des Fk Milz (qi lienale, *piqi*) und einer daraus resultierenden energetischen Schwäche (depletio, *xu*) des Qi des Fk Herz (qi cardiale, *xinqi*) führt, was sich häufig auch in Schlafstörungen zeigt.
- Weitere häufige Störungsbilder sind eine aus einer energetischen Schwäche (depletio, *xu*) des Yin der Fk Herz und Niere (yin cardiale et renale, *xin shen yin*) resultierende „Hyperaktivität" des Yang und des Qi des Fk Herz (yang et qi cardiale, *xin yang qi*) oder durch „Schleim-Hitze" (calor pituitae, *tanre*) oder Xue-Stasen verursachte Blockierung der Sinnesöffnungen, insbesondere des Fk Herz (o. cardialis, *xin*): Hier treten Lernstörungen mit großer Ablenkbarkeit, geringe Verhaltenskontrolle und motorische Ungeschicklichkeiten auf.

Therapeutischer Ansatz

- Das Qi der Fk Milz und Herz (qi lienale et cardiale, *pi xin qi*) regulieren und stützen (gilt für ADS und ADHS)
- Das Yin der Fk Herz und Niere (yin cardiale et renale, *xin shen yin*) stützen, um das Yang des Fk Herz (yang cardiale, *xinyang*) besser zu verwurzeln (vor allem bei ADHS)
- Das Qi des Fk Leber (qi hepatici, *ganqi*) regulieren und besänftigen
- Die geistigen Kräfte (konstellierende Kraft, *shen*) beruhigen und zentrieren

Hinweise zur Ausführung von Qigong-Übungen

Hier sind Übungen in Bewegung mit einer Betonung der sammelnden, zuführenden Aspekte zu empfehlen, um einerseits gleichmäßig dynamisierend zu wirken und für die notwendige Entfaltung von Qi und Xue zu sorgen und andererseits die Fk Milz, Herz und Niere (oo. lienalis, cardialis et renalis, *pi xin shen*) ausreichend zu stützen.

Stehen depletive Anzeichen im Vordergrund, sollte man mit Übungen beginnen, die wenig Kraft kosten wie einfache Entspannungsübungen oder Übungen zur Sammlung der Vorstellungskraft *(yi)* auf das untere Dantian, die im Liegen oder Sitzen auszuführen sind. Weiterhin sind Übungen in Ruhe zu empfehlen wie die „Acht-Brokat-Übungen" im Sitzen (▶ Kap. 7.4), wobei insbesondere die Zwischenübungen einen stützenden und nährenden Effekt auf das Yin haben.

Bei Übungen in Bewegung sollte darauf geachtet werden, dass bei allen Körperhaltungen und Bewegungen die Arme bewusst nicht höher als auf Brust-, maximal

Schulterhöhe gehoben werden. Tiefe Pferdschritt-Übungen sind zu vermeiden, da dabei das Qi leicht unkontrolliert nach oben steigen kann. Um dem emporschlagenden Yang ein Widerlager im Yin zu geben, sollte besonders auf die Zentrierung im unteren Dantian und auf die Befolgung des Grundsatzes „unten fest, oben leer" als Grundvoraussetzungen geachtet werden.

„Acht-Brokat-Übungen" im Stehen

Die „Acht-Brokat-Übungen" im Stehen (▶ Kap. 7.3) zielen mit ihren dehnenden Bewegungen auf eine umfassende Dynamisierung des Qi- und Xue-Flusses ab. Die 3. Form, „Einen Arm heben, um die Fk Milz und Magen aufeinander abzustimmen", eignet sich besonders zur Kräftigung des Fk „Mitte" (Fk Milz und Magen, oo. lienalis et stomachi, *pi wei*). Die 5. Übung, „Kopf und Hinterteil wiegen, um das Feuer des Fk Herz zu vertreiben", kann dazu dienen, die Fk Herz und Niere (oo. cardialis et renalis, *xin shen*) gemeinsam zu stärken und beide zu verbinden, wodurch das Yin genährt und die geistigen Kräfte (konstellierende Kraft, *shen*) beruhigt werden können. Mit der 7. Form, „Die Fäuste ballen und zornig schauen, um das Qi zu mehren", kann der Fk Leber (o. hepaticus, *gan*) gekräftigt werden. Mit der 8. Form, „Mit beiden Händen die Füße umfassen, um den Fk Niere und die Hüften zu stärken", kann der Fk Niere (o. renalis, *shen*) gestützt werden.

„Spiel der Fünf Tiere"

Aus dem „Spiel der Fünf Tiere" (▶ Kap. 7.7) sind jeweils die ersten beiden Formen geeignet; sie stärken die Funktionskreise mit sanften und nicht großen Bewegungen und wirken einer Zerstreuung des Qi entgegen. Der sammelnde, zentrierende Aspekt kann durch Betonung der entsprechenden Bewegungsabschnitte stärker dosiert werden. Im Sinne der Hervorbringungsreihenfolge der Fünf Wandlungsphasen können auf den Schritt des Bären der Schritt des Kranichs, des Tigers, des Hirschs und des Affen folgen. Gerade das Nachahmen von Tieren fällt Kindern in der Regel sehr leicht und hilft, die Vorstellungskraft *(yi)* zu lenken und zu zentrieren.

„Sechs Laute"

Von den „Sechs Lauten" (▶ Kap. 7.5) sind in diesem Zusammenhang besonders zu empfehlen: der Laut *xu* für den Fk Leber (o. hepaticus, *gan*), der Laut *ke* für den Fk Herz (o. cardialis, *xin*) sowie der Laut *hu* für die „Mitte" (Fk Milz und Magen, oo. lienalis et stomachi, *pi wei*) und der Laut *chuyu* für den Fk Niere (o. renalis, *shen*).

„Übungen im Gehen"

Mit den „Übungen im Gehen" mit Bezug zum Fk Leber (o. hepaticus, *gan*) (▶ Kap. 7.6) kann der freie und gleichmäßige Fluss des Qi gewährleistet und damit auch das Qi des Fk Leber (qi hepatici, *ganqi*) reguliert und besänftigt werden. Allerdings sollte das Gehen nicht zu schnell und dynamisch, sondern eher langsam und zentrierend ausgeführt werden.

„Kranich-Übungen"

Die „Kranich-Übungen" (▶ Kap. 7.2) gehen sehr stark von einer Sammlung auf dem unteren Dantian (▶ Kap. 2.5.2) aus und entwickeln sich nur sehr langsam vom Unterbauch nach oben. Dies kann den Fk Leber (o. hepaticus, *gan*) besänftigen, das Yin stützen und zur Beruhigung und Stabilisierung der geistigen Kräfte (konstellierende Kraft, *shen*) beitragen.

5

Tab. 5.36 Empfehlenswerte Akupunkturpunkte zur Selbstmassage

Deutsche Bezeichnung	Lateinische Bezeichnung	Deutsche Übersetzung des chinesischen Namens	Pinyin	Lokalisation	Wirkung
Ni 1	R 1	„Die emporsprudelnde Quelle"	*yongquan*	In einer Vertiefung an der Grenze zwischen 1. und 2. Drittel der zentralen Fußsohle (zwischen 2. und 3. Metatarsophalangeal-Gelenk)	Reguliert und stützt den Qi-Mechanismus, macht die Sinnesöffnungen frei, wirkt sedierend
Mi 6	L 6	„Die Verbindung der drei Yin"	*sanyinjiao*	3 *cun* oberhalb des Innenknöchels am Hinterrand des Schienbeins	Stützt die Fk Milz und Niere (oo. lienalis et renalis, *pi shen*), wandelt „Feuchtigkeit" (humor, *shi*) um, löst den Fk Leber (o. hepaticus, *gan*)
Ni 3	R 3	„Mächtiger Wasserlauf"	*taixi*	Auf der Mitte der Verbindungslinie zwischen Innenknöchel und der Achillessehne	Stützt und reguliert das Qi des Fk Niere (qi renale, *shenqi*), nährt das Yin und stärkt das Yang des Fk Niere (yang renale, *shenyang*)
He 7	C 7	„Pforte des Shen"	*shenmen*	Am ulnaren Ende der Handgelenksfalte, radial der Sehne des M. flexor carpi ulnaris	Stützt das Qi des Fk Herz (qi cardiale, *xinqi*), senkt das Yang ab, macht die Netzleitbahnen (reticulares, *luomai*) durchgängig, kühlt „Hitze" (calor, *re*)
Ma 36	S 36	„Dritter Weiler am Fuß"	*zusanli*	3 *cun* unterhalb der Kniescheibenunterkante, 1 *cun* von der Schienbeinkante nach außen, auf Höhe der Tuberositas tibiae	Reguliert und stützt die Fk Milz und Magen (oo. lienalis et stomachi, *pi wei*), harmonisiert Qi und Xue
Ma 40	S 40	„Üppige Fülle"	*fenglong*	In der Mitte zwischen Unterkante der Kniescheibe und Spitze des Außenknöchels, 2 *cun* lateral der Schienbeinvorderkante	Stärkt das Qi der Fk Milz und Magen (qi lienale et stomachi, *pi wei qi*), senkt das Yang ab, beseitigt „Schleim" (pituita, *tan*) und „Feuchtigkeit" (humor, *shi*), zerstreut „Wind-Feuchtigkeit" (humor venti, *fengshi*) und auch „Wind-Hitze" (calor ventii, *fengre*), löst Krämpfe, wirkt sedierend, senkt das Yang ab

Tab. 5.36 Empfehlenswerte Akupunkturpunkte zur Selbstmassage *(Forts.)*

Deutsche Bezeichnung	Lateinische Bezeichnung	Deutsche Übersetzung des chinesischen Namens	Pinyin	Lokalisation	Wirkung
He 3	C 3	„Das kleine Meer"	*shaohai*	Am medialen Ende der Ellbogenfalte, bei gebeugtem Ellbogen oberhalb des medialen Epicondylus humeri	Zerstreut „Wind" (ventus, *feng*) und „Wind-Feuchtigkeit" (humor venti, *fengshi*), sediert, macht die Netzleitbahnen (reticulares, *luomai*) durchgängig
Pe 7	Pc 7	„Großer Grabhügel"	*daling*	In der Mitte der Handgelenksbeugefalte, zwischen den Sehnen der Mm. palmaris longus und flexor carpi radialis	Sediert, leitet „Hitze" (calor, *re*) aus, zerstreut „Wind" (ventus, *feng*), nimmt Druck von der Brust

5.7 Gynäkologische Erkrankungen

Ute Engelhardt, Christa Zumfelde-Hüneburg

Menstruation, Schwangerschaft, die Zeit post partum und die Stillzeit sind besonders kritische Phasen (▶ Kap. 6.9), in denen es leicht zu einer Schädigung des Xue kommen kann. Um derartigen Schädigungen grundsätzlich vorzubeugen, sollten folgende Faktoren gewährleistet sein:

- Ausreichende Bereitstellung von Xue durch die Fk Leber und Niere (oo. hepaticus et renalis, *gan shen*) sowie eine stabile „Mitte" (Fk Milz und Magen, oo. lienalis et stomachi, *pi wei*)
- Der freie Fluss von Xue, der Einstauungen im unteren Wärmebereich (unteres Calorium, *xiajiao*) verhindert
- Das Halten von Xue, das übermäßigen Blutungen entgegenwirkt
- Die Eliminierung belastender Faktoren wie „Kälte" (algor, *han*) und/oder „Feuchtigkeit" (humor, *shi*) im unteren Wärmebereich (unteres Calorium, *xiajiao*)

5.7.1 Schmerzhafte Regelblutung (Dysmenorrhö)

Kennzeichnend für dieses Krankheitsbild sind Schmerzen im Unterbauch oder im Lumbalbereich, die vor, während oder nach der Menstruation auftreten können. Dabei ist eine differenzialdiagnostische Unterscheidung nach der Schmerzqualität von großer Bedeutung (zur Schmerzqualität ▶ Kap. 5.1). Außerdem bestehen häufig Übelkeit und Reizbarkeit.

Nach der chinesischen Medizin lassen sich die Beschwerden differenzialdiagnostisch vor allem in folgende Muster einordnen:

A Einstauungen des Qi des Fk Leber (qi hepatici, *ganqi*) und Xue-Stasen

B Blockaden durch „Kälte" (algor, *han*) und „Feuchtigkeit" (humor, *shi*)

C Energetische Schwäche (depletio, *xu*) von Qi und Xue

A Einstauungen des Qi des Fk Leber (qi hepatici, *ganqi*) und Xue-Stasen

Typische Anzeichen

- Schmerzen und Spannungsgefühle im Abdomen kurz vor oder während der Menstruation (ortsfeste, bohrende oder auch ziehende Schmerzen weisen auf Xue-Stasen hin)
- Schmerzen und Spannungen in Brüsten und Flanken (Hinweis auf eingestautes Qi des Fk Leber [qi hepatici, *ganqi*])
- Reizbarkeit, Unruhe (Hinweis auf eingestautes Qi des Fk Leber [qi hepatici, *ganqi*])
- Verzögertes Einsetzen der Regelblutung (Hinweis auf Xue-Stasen)
- Dunkelrote, klumpige Blutung (Hinweis auf Xue-Stasen)
- Starke Regelblutung und brennende Schmerzen (Hinweis auf „Hitze" [calor, *re*] im Xue)
- Zunge: gerötet bis livide (bei Xue-Stasen)
- Pulse: saitenförmig (chordal, *xian*)

Therapeutischer Ansatz

- Qi und Xue bewegen, Stasen beseitigen
- Den Fk Leber (o. hepaticus, *gan*) besänftigen und das Qi regulieren

Hinweise zur Ausführung von Qigong-Übungen

Hier eignen sich besonders Qigong-Übungen, die gleichmäßig dynamisierend wirken und für die notwendige Entfaltung von Qi und Xue sorgen. Dabei ist es wichtig, die Übungen an die Konstitution des Patienten anzupassen. Um Qi und Xue zu regulieren, sind bei guter Konstitution kräftige und dehnende Bewegungen möglich, bei schwacher Konstitution eher feine und subtile. Bei starker Regelblutung sollte man während der Menstruation stark dynamisierende Qigong-Übungen (z. B. in tiefen Haltungen, „Übungen im Gehen" oder die 4. und 5. Formen der Tier-Spiele) mit Vorsicht oder zeitweise gar nicht praktizieren.

„Acht-Brokat-Übungen"

Außerdem sollte für eine ausreichende Bewegung im Unterbauch und in der Aufnehmenden Leitbahn (s. respondens, *renmai*) und der Leitbahn der Steuerung (s. regens, *dumai*) gesorgt werden. In diesem Zusammenhang eignen sich als Einzelübungen besonders die 1. und die 8. Übung aus den „Acht-Brokat-Übungen" im Sitzen (▶ Kap. 7.4.2): „Beruhige den Geist, sitze auf der Erde", wobei hier die Bewahrung der Vorstellungskraft *(yi)* im unteren Dantian im Vordergrund steht, oder „Das Qi langsam entlang von *Renmai* und *Dumai* führen", mit der man einen Ausgleich zwischen Yin und Yang und eine Harmonisierung von Qi und Xue erzielen kann. Diese Übungen können auch bei starker Regelblutung während der Menstruation eingesetzt werden.

Die „Acht-Brokat-Übungen" im Stehen (▶ Kap. 7.3) zielen mit ihren kräftigen, dehnenden Bewegungen auf eine umfassende Dynamisierung des Qi- und Xue-Flusses ab. Tiefe Pferdschritt-Haltungen sollten während der Menstruation mit Vorsicht praktiziert werden, um die abwärts gerichtete Bewegung des Xue in der Breiten Trossstraße (s. impedimentalis, *chongmai*) nicht zu verstärken.

„Übungen im Gehen"

Mit den „Übungen im Gehen" mit Bezug zum Fk Leber (o. hepaticus, *gan*) (▶ Kap. 7.6) kann der freie und gleichmäßige Fluss des Qi gewährleistet und damit auch dem Einstauen des Qi des Fk Leber (qi hepatici, *ganqi*) entgegengewirkt werden. Außerdem werden durch das Zusammenspiel der Arm- und Beinbewegungen sowie das Absenken des Beckens die Aufnehmende Leitbahn (s. respondens, *renmai*) und die Leitbahn der Steuerung (s. regens, *dumai*) besonders angesprochen. Bei starker Regelblutung sollten die „Übungen im Gehen" allerdings mit Vorsicht oder gar nicht praktiziert werden.

„Kranich-Übungen"

Die „Kranich-Übungen" (▶ Kap. 7.2) gehen sehr stark von einer Sammlung auf dem unteren Dantian (▶ Kap. 2.5.2) aus und entwickeln sich nur sehr langsam vom Unterbauch nach oben. Dies kann zu einer verstärkten Bewegung im unteren Wärmebereich (unteres Calorium, *xiajiao*) führen und zugleich den Fk Leber (o. hepaticus, *gan*) besänftigen.

„Sechs Laute"

Von den „Sechs Lauten" (▶ Kap. 7.5) sind in diesem Zusammenhang besonders der Laut *xu* zu empfehlen, der dem Fk Leber (o. hepaticus, *gan*) zugeordnet wird, sowie der dem Fk Milz (o. lienalis, *pi*) entsprechende Laut *hu*.

Tab. 5.37 Empfehlenswerte Akupunkturpunkte zur Selbstmassage

Deutsche Bezeichnung	Lateinische Bezeichnung	Deutsche Übersetzung des chinesischen Namens	Pinyin	Lokalisation	Wirkung
Le 3	H 3	„Die mächtige große Straße"	*taichong*	Zwischen dem Mittelfußknochen der 1. und 2. Zehe in einer Vertiefung ca. 1,5 *cun* proximal des Grundgelenks	Stützt die Fk Leber und Gallenblase (oo. hepaticus et felleus, *gan dan*), senkt das Yang ab, reguliert und kühlt das Xue
Mi 6	L 6	„Die Verbindung der drei Yin"	*sanyinjiao*	3 *cun* oberhalb des Innenknöchels am Hinterrand des Schienbeins	Stützt die Fk Milz und Niere (oo. lienalis et renalis, *pi shen*), wandelt „Feuchtigkeit" (humor, *shi*) um, löst den Fk Leber (o. hepaticus, *gan*)
Mi 4	L 4	„Enkel des Herzogs"	*gongsun*	In einer Vertiefung distal und unterhalb der Basis des 1. Metatarsalknochens an der Grenze von „weißem" zu „rotem" Fleisch	Kräftigt die Fk Milz und Magen (oo. lienalis et stomachi, *pi wei*), beseitigt Dysregulationen der Breiten Trossstraße (s. impedimentalis, *chongmai*), reguliert die Menstruation

5

Tab. 5.37 Empfehlenswerte Akupunkturpunkte zur Selbstmassage *(Forts.)*

Deutsche Bezeichnung	Lateinische Bezeichnung	Deutsche Übersetzung des chinesischen Namens	Pinyin	Lokalisation	Wirkung
Ren 6	Rs 6	„Meer des Qi“	*qihai*	1,5 *cun* unterhalb des Nabels	Stützt und reguliert den Fk Niere (o. renalis, *shen*), konsolidiert das echte Yin (yin merum, *zhenyin*) und mobilisiert das echte Yang (yang merum, *zhenyang*), stärkt das Qi des unteren Wärmebereichs (unteres Calorium, *xiajiao*)
Mi 8	L 8	„Mechanismus der ‚Erde'“	*diji*	3 *cun* unterhalb Mi 9/L 9, hinter der Schienbeinkante	Harmonisiert das Xue und das Bau-Qi (qi constructivum, *yingqi*), reguliert den Neben-Fk Uterus (paraorbis uteri, *zigong*)
Ma 30	S 30	„Breite Straße des Qi“	*qichong*	An der Oberkante des Schambeines, 2 *cun* seitlich der Mittellinie	Kompensiert energetische Schwäche (depletio, *xu*) des Yin im unteren Wärmebereich (unteres Calorium, *xiajiao*), senkt das Yang ab und kräftigt das Yin, kühlt „Hitze“ (calor, *re*)

B Blockaden durch „Kälte“ (algor, *han*) und „Feuchtigkeit“ (humor, *shi*)

Dieses Krankheitsbild ist häufig bei jungen Frauen zu beobachten. Blockaden durch „Kälte“ (algor, *han*) und „Feuchtigkeit“ (humor, *shi*) haben sich im unteren Wärmebereich (unteres Calorium, *xiajiao*) festgesetzt.

Typische Anzeichen

- Krampfartige Schmerzen und Spannungen im Unterbauch vor oder während der Menstruation, die sich unter Wärme bessern
- Verminderte Blutung, oft hellrot, evtl. kleine fadenförmige Klumpen (Hinweis auf „Kälte“ [algor, *han*])
- Abneigung gegen Kälte (Hinweis auf „Kälte“ [algor, *han*])
- Halbfester/lockerer Stuhl *(biantang)*
- Zunge: blass mit weißlichem, klebrigem Belag
- Pulse: tief (mersus, *chen*) und gespannt (intentus, *jin*)

Therapeutischer Ansatz

- Die Leitbahnen und den Unterbauch-Bereich erwärmen, um Stasen und Blockaden zu beseitigen
- Xue bewegen
- „Kälte" (algor, *han*) zerstreuen sowie „Feuchtigkeit" (humor, *shi*) umwandeln und ausleiten

Hinweise zur Ausführung von Qigong-Übungen

In diesem Zusammenhang eignen sich vor allem stark dynamisierende und erwärmende Qigong-Übungen. Durch einfache Einzelübungen wie z. B. „Reibe das Dantian" (▶ Kap. 2.5.2) kann auch gezielt im unteren Wärmebereich (unteres Calorium, *xiajiao*) bewegt und erwärmt werden.

„Acht-Brokat-Übungen"

Zum umfassenden Erwärmen und Dehnen der Leitbahnen sind vor allem die „Acht-Brokat-Übungen" im Stehen (▶ Kap. 7.3) zu empfehlen, von denen insbesondere die Pferdschritt-Übungen (2., 5., 7. Form) durch die Anforderungen an die Körperkraft diesen Wirkungsschwerpunkt haben.

Die 5. Übung der „Acht-Brokat-Übungen" im Sitzen, „Massiere die *Shenshu*-Punkte"(▶ Kap. 7.4.2), eignet sich besonders, um den Fk Niere (o. renalis, *shen*) zu stärken, zu wärmen und die Verbindung zwischen Fk Herz (o. cardialis, *xin*) und Fk Niere (o. renalis, *shen*) zu regulieren.

„Spiel der Fünf Tiere"

Aus dem „Spiel der Fünf Tiere" helfen die Übungen aus dem „Spiel des Tigers" (▶ Kap. 7.7.3), den Fk Niere (o. renalis, *shen*) zu stärken und zu wärmen, da die Aufmerksamkeit während der Übungen vermehrt auf dem Punkt „Pforte des Lebensloses" (Du 4/Rg 4, *mingmen*), hinteres Dantian, ruhen. Die Leitbahn der Steuerung (s. regens, *dumai*), die Aufnehmende Leitbahn (s. respondens, *renmai*) und die Breite Trossstraße (s. impedimentalis, *chongmai*) beeinflussen den Uterus, wobei die Leitbahn der Steuerung (s. regens, *dumai*) den Yang-Aspekt betont. Zur umfassenden Erwärmung eignet sich besonders das „Spiel des Bären" (▶ Kap. 7.7.1).

„Übungen im Gehen"

Mit den „Übungen im Gehen" mit Bezug zum Fk Leber (o. hepaticus, *gan*) (▶ Kap. 7.6) kann der freie und gleichmäßige Fluss des Qi gewährleistet und bei intensiver und dauerhafter Praxis das Xue bewegt und auch Wärmeempfindungen hervorgerufen werden.

„Sechs Laute"

Von den „Sechs Lauten" (▶ Kap. 7.5) ist hier besonders der Laut *hu* zu empfehlen, der dem Fk Milz (o. lienalis, *pi*) entspricht und die Umwandlung von „Feuchtigkeit" (humor, *shi*) unterstützen kann. Eine sich verteilende Erwärmung kann auch mit dem Laut *xi* erreicht werden, der den Drei Wärmebereichen (Drei Calorien, *sanjiao*) zugeordnet wird.

Tab. 5.38 Empfehlenswerte Akupunkturpunkte zur Selbstmassage

Deutsche Bezeichnung	Lateinische Bezeichnung	Deutsche Übersetzung des chinesischen Namens	Pinyin	Lokalisation	Wirkung
Ren 4	Rs 4	„Das erste der Passtore"	*guanyuan*	3 *cun* unterhalb des Nabels	Stärkt das Qi des unteren Wärmebereichs (unteres Calorium, *xiajiao*) und das Yang des Fk Niere (yang renale, *shenyang*), stützt den Fk Niere (o. renalis, *shen*), konsolidiert das Qi der angeborenen Konstitution (qi nativum, *xiantian zhi qi*), reguliert das Qi, senkt das Yang ab; wärmt den Neben-Fk Uterus (paraorbis uteri, *zigong*) und beseitigt „Kälte" (algor, *han*)
Ren 6	Rs 6	„Meer des Qi"	*qihai*	1,5 *cun* unterhalb des Nabels	Stützt und reguliert den Fk Niere (o. renalis, *shen*), konsolidiert das echte Yin (yin merum, *zhenyin*) und mobilisiert das echte Yang (yang merum, *zhenyang*), stützt das Qi im ganzen Körper
Mi 6	L 6	„Die Verbindung der drei Yin"	*sanyinjiao*	3 *cun* oberhalb des Innenknöchels am Hinterrand des Schienbeins	Stützt die Fk Milz und Niere (oo. lienalis et renalis, *pi shen*), wandelt „Feuchtigkeit" (humor, *shi*) um, löst den Fk Leber (o. hepaticus, *gan*)
Ma 36	S 36	„Dritter Weiler am Fuß"	*zusanli*	3 *cun* unterhalb der Kniescheibenunterkante, 1 *cun* von der Schienbeinkante nach außen, auf Höhe der Tuberositas tibiae	Reguliert und stützt die Fk Milz und Magen (oo. lienalis et stomachi, *pi wei*), harmonisiert Qi und Xue
Mi 9	L 9	„Die Quelle am Yin-Grabhügel"	*yinlingquan*	Bei gebeugtem Knie in der Vertiefung hinter und unter dem medialen Kondylus des Schienbeins	Leitet „Feuchtigkeit" (humor, *shi*) aus, reguliert „Feuchtigkeit-Kälte" (algor humidus, *shihan*), die in „Hitze" (calor, *re*) übergeht, führt das Qi in den unteren Wärmebereich (unteres Calorium, *xiajiao*)

C Energetische Schwäche (depletio, *xu*) von Qi und Xue

Typische Anzeichen

- Latente, dumpfe Schmerzen und Spannungen im Abdomen am Ende oder nach der Menstruation, die sich unter Druck bessern
- Schwereempfinden oder nach unten ziehende Schmerzen im Unterbauch (Hinweis auf eine energetische Schwäche [depletio, *xu*] des Fk Niere [o. renalis, *shen*])
- Schmerzen im Sakrumbereich (Hinweis auf eine energetische Schwäche [depletio, *xu*] des Fk Niere [o. renalis, *shen*])
- Verminderte Regelblutung von heller, dünnflüssiger Konsistenz
- Blutung setzt verspätet ein (Hinweis auf energetische Schwäche [depletio, *xu*] im Fk Niere [o. renalis, *shen*])
- Geistige Müdigkeit und Kraftlosigkeit (Hinweis auf eine energetische Schwäche [depletio, *xu*] der „Mitte" [Fk Milz und Magen, oo. lienalis et stomachi, *pi wei*])
- Blasser, glanzloser Teint (Hinweis auf eine energetische Schwäche [depletio, *xu*] der „Mitte" [Fk Milz und Magen, oo. lienalis et stomachi, *pi wei*])
- Verminderter Appetit (Hinweis auf eine energetische Schwäche [depletio, *xu*] der „Mitte" [Fk Milz und Magen, oo. lienalis et stomachi, *pi wei*])
- Benommenheit, Schwindel (Hinweis auf eine energetische Schwäche [depletio, *xu*] des Yang des Fk Niere [yang renale, *shenyang*])
- Halbfeste Stühle (Hinweis auf eine energetische Schwäche [depletio, *xu*] der „Mitte" [Fk Milz und Magen, oo. lienalis et stomachi, *pi wei*])
- Zunge: blass
- Pulse: untergetaucht (mersus, *chen*) und schwach (invalidus, *ruo*) oder zart (minutus, *xi*)

Therapeutischer Ansatz

- Qi und Xue nähren/suppletieren
- Schmerzen stillen
- Die Fk Leber (o. hepaticus, *gan*) und „Mitte" (Fk Milz und Magen, oo. lienalis et stomachi, *pi wei*) stützen

Hinweise zur Ausführung von Qigong-Übungen

Hier sind Qigong-Übungen angezeigt, die einerseits den nährenden (zuführenden und sammelnden) Aspekt betonen und andererseits für die erforderliche Entfaltung von Qi und Xue sorgen. Steht der nährende (zuführende und sammelnde) Aspekt im Vordergrund, sollte zunächst mit einfachen Entspannungsübungen oder Übungen zur Sammlung der Vorstellungskraft *(yi)* auf das untere Dantian begonnen werden, die im Liegen oder Sitzen auszuführen sind (▶ Kap. 7.1.1).

„Spiel der Fünf Tiere"

Aus dem „Spiel der Fünf Tiere" eignet sich vor allem der 1. Schritt aus dem „Spiel des Bären" (▶ Kap. 7.7.1), da auf diese Weise die Kräfte langsam aufgebaut werden können.

„Kranich-Übungen"

Wenn man bei den „Kranich-Übungen" (▶ Kap. 7.2) bei der Ausführung die zuführenden und sammelnden Aspekte betont, lässt sich bei jeder Übung das Qi gezielt auf das untere Dantian (▶ Kap. 2.5.2) zurückführen und auf diese Weise Qi und

Xue sowie der Fk Niere (o. renalis, *shen*) und die „Mitte" (Fk Milz und Magen, oo. lienalis et stomachi, *pi wei*) stützen.

„Acht-Brokat-Übungen"

Als dynamisierende Qigong-Übungen kommen je nach körperlicher Konstitution auch die „Acht-Brokat-Übungen" im Stehen (▶ Kap. 7.3) infrage. Zur Stützung der „Mitten"-Funktionskreise (Fk Milz und Magen, oo. lienalis et stomachi, *pi wei*) eignet sich besonders die 3. Form, „Einen Arm heben, um die Fk Milz und Magen aufeinander abzustimmen". Mit der 7. und 8. Form, „Die Fäuste ballen und zornig schauen, um das Qi zu mehren" und „Mit beiden Händen die Füße umfassen, um den Fk Niere und die Hüften zu stärken", können die Fk Leber und Niere (oo. hepaticus et renalis, *gan shen*) gekräftigt werden.

Bei ausgeprägter energetischer Schwäche (depletio, *xu*) von Qi und Xue sind anfänglich die „Acht-Brokat-Übungen" im Sitzen zu bevorzugen, da sie ohne zu viel Kraftaufwand mit großem Nutzen zum Stützen von Qi und Xue praktiziert werden können. Geeignet sind vor allem die 1., 5., 6., 7. und 8. Übung (▶ Kap. 7.4.2).

„Sechs Laute"

Von den „Sechs Lauten" (▶ Kap. 7.5) sind in diesem Zusammenhang besonders der Laut *xu* zu empfehlen, der dem Fk Leber (o. hepaticus, *gan*) zugeordnet wird, sowie der der „Mitte" (Fk Milz und Magen, oo. lienalis et stomachi, *pi wei*) zugeordnete Laut *hu*. Allerdings sollten die Laute mit Betonung der nährenden, stützenden Aspekte dieser Übung geübt werden. Das bedeutet, dass Ein- und Ausatmung etwa gleich lang und der Laut eher leise bis lautlos geübt werden sollte. Weiterhin sollte nach dem Ausstoßen jedes Lautes die Zungenspitze wieder locker oben an den Gaumen gelegt werden.

Tab. 5.39 Empfehlenswerte Akupunkturpunkte zur Selbstmassage

Deutsche Bezeichnung	Lateinische Bezeichnung	Deutsche Übersetzung des chinesischen Namens	Pinyin	Lokalisation	Wirkung
Mi 6	L 6	„Die Verbindung der drei Yin"	*sanyinjiao*	3 *cun* oberhalb des Innenknöchels am Hinterrand des Schienbeins	Stützt die Fk Milz und Niere (oo. lienalis et renalis, *pi shen*), wandelt „Feuchtigkeit" (humor, *shi*) um, löst den Fk Leber (o. hepaticus, *gan*)
Mi 4	L 4	„Enkel des Herzogs"	*gongsun*	In einer Vertiefung distal und unterhalb der Basis des 1. Metatarsalknochens an der Grenze von „weißem" zu „rotem" Fleisch	Kräftigt die Fk Milz und Magen (oo. lienalis et stomachi, *pi wei*), beseitigt Dysregulationen der Breiten Trossstraße (s. impedimentalis, *chongmai*)

Tab. 5.39 Empfehlenswerte Akupunkturpunkte zur Selbstmassage *(Forts.)*

Deutsche Bezeichnung	Lateinische Bezeichnung	Deutsche Übersetzung des chinesischen Namens	Pinyin	Lokalisation	Wirkung
Ren 4	Rs 4	„Das erste der Passtore"	*guanyuan*	3 *cun* unterhalb des Nabels	Stützt den Fk Niere (o. renalis, *shen*), konsolidiert das Qi der angeborenen Konstitution (qi nativum, *xiantian zhi qi*), reguliert das Qi, senkt das Yang ab
Ren 6	Rs 6	„Meer des Qi"	*qihai*	1,5 *cun* unterhalb des Nabels	Stützt und reguliert den Fk Niere (o. renalis, *shen*), konsolidiert das echte Yin (yin merum, *zhenyin*) und mobilisiert das echte Yang (yang merum, *zhenyang*), stärkt das Qi des unteren Wärmebereichs (unteres Calorium, *xiajiao*)
Ma 36	S 36	„Dritter Weiler am Fuß"	*zusanli*	3 *cun* unterhalb der Kniescheibenunterkante, 1 *cun* von der Schienbeinkante nach außen, auf Höhe der Tuberositas tibiae	Reguliert und stützt die Fk Milz und Magen (oo. lienalis et stomachi, *pi wei*), harmonisiert Qi und Xue
Bl 23	V 23	„Einflusspunkt des Nieren-Funktionskreises"	*shenshu*	1,5 *cun* lateral des Dornfortsatzes des 2. LWK	Stützt den Fk Niere (o. renalis, *shen*), kräftigt die Lenden

5.7.2 Ausbleiben der Regelblutung (Amenorrhö)

Kennzeichnend für Amenorrhö ist das Ausbleiben der Regelblutung über mehr als drei Monate, ohne dass eine Schwangerschaft vorliegt.

Nach der chinesischen Medizin lassen sich vor allem folgende Krankheitsmuster unterscheiden:

- A Erschöpfung der Fk Leber und Niere (oo. hepaticus et renalis, *gan shen*) und energetische Schwäche (depletio, *xu*) des Xue
- B Einstauungen des Qi des Fk Leber (qi hepatici, *ganqi*) und Xue-Stasen
- C Blockaden durch „Feuchtigkeit" bzw. „Schleim" (humor bzw. pituita, *shi* bzw. *tan*)

A Erschöpfung der Fk Leber und Niere (oo. hepaticus et renalis, *gan shen*) und energetische Schwäche (depletio, *xu*) des Xue

Diese Form ist häufig bei jungen Frauen oder Frauen über 40 Jahre zu beobachten.

Typische Anzeichen

- Allmähliches Ausbleiben der Regelblutung
- Benommenheit und verschwommene Sicht (Hinweis auf energetische Schwäche [depletio, *xu*] des Xue)
- Palpitationen (Hinweis auf mangelnde Harmonisierung zwischen Fk Niere [o. renalis, *shen*] und Fk Herz [o. cardialis, *xin*])
- Schwindel, Ohrgeräusche (Hinweis auf eine energetische Schwäche [depletio, *xu*] des Yang des Fk Niere [yang renale, *shenyang*])
- Schmerzen und Ziehen in den Knien und im Lenden-/Lumbalbereich (Hinweis auf eine energetische Schwäche [depletio, *xu*] des Yang des Fk Niere [yang renale, *shenyang*])
- Blasser, gelblicher Teint
- Zunge: normal oder leicht gerötet
- Pulse: zart (minutus, *xi*) und schwach (invalidus, *ruo*)

Therapeutischer Ansatz

- Die Fk Niere und Leber (oo. renalis et hepaticus, *shen gan*) und die „Mitte" (Fk Milz und Magen, oo. lienalis et stomachi, *pi wei*) stützen
- Das Xue nähren

Hinweise zur Ausführung von Qigong-Übungen

In diesem Zusammenhang eignen sich besonders Qigong-Übungen, die insgesamt den nährenden (zuführenden und sammelnden) Aspekt betonen und zugleich die Fk Niere und Leber (oo. renalis et hepaticus, *shen gan*) und die „Mitte" (Fk Milz und Magen, oo. lienalis et stomachi, *pi wei*) stützen. Steht der nährende (zuführende und sammelnde) Aspekt im Vordergrund, sollte man zunächst mit einfachen Entspannungsübungen oder Übungen zur Sammlung der Vorstellungskraft *(yi)* auf das untere Dantian (▶ Kap. 2.5.2) beginnen, die im Liegen oder Sitzen auszuführen sind. Um das Yang des Fk Niere (yang renale, *shenyang*) gezielt zu stützen, bietet sich zusätzlich die Abschlussübung „Massiere die *Shenshu*-Punkte" (▶ Kap. 7.3.2, ▶ Kap. 7.4.2) an sowie die Übungen 5 und 6 aus den „Acht-Brokat-Übungen" im Sitzen: „Massiere die *Shenshu*-Punkte" und „Drehe mit den Händen zwei Räder".

„Kranich-Übungen"

Wenn man bei den „Kranich-Übungen" (▶ Kap. 7.2) die zuführenden und sammelnden Aspekte betont, lässt sich bei jeder Übung das Qi gezielt auf das untere Dantian (▶ Kap. 2.5.2) zurückführen und auf diese Weise Qi und Xue sowie die „Mitten"-Funktionskreise (Fk Milz und Magen, oo. lienalis et stomachi, *pi wei*) und der Fk Niere (o. renalis, *shen*) stützen.

„Spiel der Fünf Tiere"

Aus dem „Spiel der Fünf Tiere" (▶ Kap. 7.7.1) ist insbesondere das „Spiel des Bären" zu empfehlen, da energetische Schwäche (depletio, *xu*) grundsätzlich durch die sanften, sammelnden Bewegungen im „Spiel des Bären" ausgeglichen werden kann.

„Acht-Brokat-Übungen" im Stehen

Bei den „Acht-Brokat-Übungen" im Stehen (▶ Kap. 7.3) eignet sich besonders die 3. Form, „Einen Arm heben, um die Fk Milz und Magen aufeinander abzustimmen", um die „Mitten"-Funktionskreise (Fk Milz und Magen, oo. lienalis et stomachi, *pi wei*) zu stützen. Mit der 7. und 8. Form, „Die Fäuste ballen und zornig schauen, um das Qi zu mehren" und „Mit beiden Händen die Füße umfassen, um den Fk Niere und die Hüften zu stärken", können die Fk Niere und Leber (oo. renalis et hepaticus, *shen gan*) gekräftigt werden.

„Sechs Laute"

Von den „Sechs Lauten" (▶ Kap. 7.5) sind in diesem Zusammenhang besonders zu empfehlen: der Laut *xu* für den Fk Leber (o. hepaticus, *gan*), der Laut *hu* für die „Mitten"-Funktionskreise (Fk Milz und Magen, oo. lienalis et stomachi, *pi wei*) sowie der Laut *chuyu* für den Fk Niere (o. renalis, *shen*). Allerdings sollten die Laute mit Betonung der nährenden, stützenden Aspekte geübt werden. Das bedeutet, dass Ein- und Ausatmung etwa gleich lang und der Laut eher leise bis lautlos geübt werden sollte. Weiterhin sollte nach dem Sprechen jedes Lautes die Zungenspitze wieder locker oben an den Gaumen gelegt werden.

Tab. 5.40 Empfehlenswerte Akupunkturpunkte zur Selbstmassage

Deutsche Bezeichnung	Lateinische Bezeichnung	Deutsche Übersetzung des chinesischen Namens	Pinyin	Lokalisation	Wirkung
Bl 23	V 23	„Einflusspunkt des Nieren-Funktionskreises"	*shenshu*	1,5 *cun* lateral des Dornfortsatzes des 2. LWK	Stützt den Fk Niere (o. renalis, *shen*), kräftigt die Lenden
Mi 6	L 6	„Die Verbindung der drei Yin"	*sanyinjiao*	3 *cun* oberhalb des Innenknöchels am Hinterrand des Schienbeins	Stützt die Fk Milz und Niere (oo. lienalis et renalis, *pi shen*), wandelt „Feuchtigkeit" (humor, *shi*) um, löst den Fk Leber (o. hepaticus, *gan*)
Mi 4	L 4	„Enkel des Herzogs"	*gongsun*	In einer Vertiefung distal und unterhalb der Basis des 1. Metatarsalknochens an der Grenze von „weißem" zu „rotem" Fleisch	Kräftigt die Fk Milz und Magen (oo. lienalis et stomachi, *pi wei*), beseitigt Dysregulationen der Breiten Trossstraße (s. impedimentalis, *chongmai*), reguliert die Menstruation
Ren 4	Rs 4	„Das erste der Passtore"	*guanyuan*	3 *cun* unterhalb des Nabels	Stützt den Fk Niere (o. renalis, *shen*), konsolidiert das Qi der angeborenen Konstitution (qi nativum, *xiantian zhi qi*), reguliert das Qi, senkt das Yang ab

5

Tab. 5.40 Empfehlenswerte Akupunkturpunkte zur Selbstmassage *(Forts.)*

Deutsche Bezeichnung	Lateinische Bezeichnung	Deutsche Übersetzung des chinesischen Namens	Pinyin	Lokalisation	Wirkung
Ren 6	Rs 6	„Meer des Qi"	*qihai*	1,5 *cun* unterhalb des Nabels	Stützt und reguliert den Fk Niere (o. renalis, *shen*), konsolidiert das echte Yin (yin merum, *zhenyin*) und mobilisiert das echte Yang (yang merum, *zhenyang*), stärkt das Qi des unteren Wärmebereichs (unteres Calorium, *xiajiao*)
Ma 36	S 36	„Dritter Weiler am Fuß"	*zusanli*	3 *cun* unterhalb der Kniescheibenunterkante, 1 *cun* von der Schienbeinkante nach außen, auf Höhe der Tuberositas tibiae	Reguliert und stützt die Fk Milz und Magen (oo. lienalis et stomachi, *pi wei*), harmonisiert Qi und Xue
Ni 3	R 3	„Mächtiger Wasserlauf"	*taixi*	Auf der Mitte der Verbindungslinie zwischen Innenknöchel und der Achillessehne	Stützt und reguliert das Qi der Fk Niere und Leber (oo. renalis et hepaticus, *shen gan*), kühlt „Hitze" (calor, *re*)

B Einstauungen des Qi des Fk Leber (qi hepatici, *ganqi*) und Xue-Stasen

Typische Anzeichen

- Ausbleiben der Regelblutung
- Reizbarkeit, Unruhe (Hinweis auf eingestautes Qi des Fk Leber [qi hepatici, *ganqi*])
- Schmerzen und Spannungen in den Flanken (Hinweis auf eingestautes Qi des Fk Leber [qi hepatici, *ganqi*])
- Schmerzen und Spannungen im Abdomen
- Zunge: gerötet (vor allem an den Rändern) bis livide mit Stasenflecken, gestaute Zungengrundvenen
- Pulse: saitenförmig (chordal, *xian*) oder rau (asper, *se*)

Therapeutischer Ansatz

- Qi und Xue bewegen, Stasen beseitigen
- Den Fk Leber (o. hepaticus, *gan*) besänftigen und das Qi regulieren

Hinweise zur Ausführung von Qigong-Übungen

Hier eignen sich besonders Qigong-Übungen, die gleichmäßig dynamisierend wirken und für die notwendige Entfaltung von Qi und Xue sorgen. Dabei ist es wichtig, die Übungen an die jeweilige Konstitution des Menschen anzupassen. Um Qi und Xue zu regulieren, sind bei guter Konstitution kräftige und dehnende

Bewegungen möglich, bei schwacher Konstitution eher feine und subtile Bewegungen.

Außerdem sollte man auch für eine ausreichende Bewegung im Unterbauch und in den Unpaarigen Leitbahnen (ss. impares, *ji jing ba mai*), Aufnehmende Leitbahn (s. respondens, *renmai*), Leitbahn der Steuerung (s. regens, *dumai*) und Breite Trossstraße (s. impedimentalis, *chongmai*) sorgen. In diesem Zusammenhang eignet sich als Einzelübung besonders die 1. Übung aus den „Acht-Brokat-Übungen" im Sitzen: „Beruhige den Geist, sitze auf der Erde" (▶ Kap. 7.4.2), wobei hier die Bewahrung der Vorstellungskraft *(yi)* im unteren Dantian (▶ Kap. 2.5.2) im Vordergrund steht.

5

„Spiel der Fünf Tiere"

Aus dem „Spiel der Fünf Tiere" sind die dehnenden und entspannenden Bewegungen aus dem „Spiel des Hirschs" (▶ Kap. 7.7.4) dazu geeignet, Einstauungen von Qi und Xue aufzulösen. Außerdem wird bei dieser Übung die Gallenblasen-Leitbahn (c. fellea, *dan jing*) besonders angesprochen.

„Acht-Brokat-Übungen" im Stehen

Die „Acht-Brokat-Übungen" im Stehen (▶ Kap. 7.3) zielen mit ihren kräftigen, dehnenden Bewegungen auf eine umfassende Dynamisierung des Qi- und Xue-Flusses ab.

„Übungen im Gehen"

Mit den „Übungen im Gehen" mit Bezug zum Fk Leber (o. hepaticus, *gan*) (▶ Kap. 7.6) kann der freie und gleichmäßige Fluss des Qi gewährleistet und damit auch dem Einstauen des Qi des Fk Leber (qi hepatici, *ganqi*) entgegengewirkt werden. Außerdem werden durch das Zusammenspiel der Arm- und Beinbewegungen sowie das Absenken des Beckens die Aufnehmende Leitbahn (s. respondens, *renmai*) und die Leitbahn der Steuerung (s. regens, *dumai*) besonders angesprochen.

„Kranich-Übungen"

Die „Kranich-Übungen" (▶ Kap. 7.2) gehen sehr stark von einer Sammlung auf dem unteren Dantian aus und entwickeln sich nur sehr langsam vom Unterbauch nach oben. Dies kann zu einer verstärkten Bewegung im unteren Wärmebereich (unteres Calorium, *xiajiao*) führen und zugleich den Fk Leber (o. hepaticus, *gan*) besänftigen.

„Sechs Laute"

Von den „Sechs Lauten" (▶ Kap. 7.5) sind in diesem Zusammenhang besonders zu empfehlen der Laut *xu*, der dem Fk Leber (o. hepaticus, *gan*) zugeordnet wird, sowie der dem Fk Milz (o. lienalis, *pi*) entsprechende Laut *hu*.

5

Tab. 5.41 Empfehlenswerte Akupunkturpunkte zur Selbstmassage

Deutsche Bezeichnung	Lateinische Bezeichnung	Deutsche Übersetzung des chinesischen Namens	Pinyin	Lokalisation	Wirkung
Le 3	H 3	„Die mächtige große Straße"	*taichong*	Zwischen dem Mittelfußknochen der 1. und 2. Zehe in einer Vertiefung ca. 1,5 *cun* proximal des Grundgelenks	Stützt die Fk Leber und Gallenblase (oo. hepaticus et felleus, *gan dan*), senkt das Yang ab, reguliert und kühlt das Xue
Mi 6	L 6	„Die Verbindung der drei Yin"	*sanyinjiao*	3 *cun* oberhalb des Innenknöchels am Hinterrand des Schienbeins	Stützt die Fk Milz und Niere (oo. lienalis et renalis, *pi shen*), wandelt „Feuchtigkeit" (humor, *shi*) um, löst den Fk Leber (o. hepaticus, *gan*)
Mi 4	L 4	„Enkel des Herzogs"	*gongsun*	In einer Vertiefung distal und unterhalb der Basis des 1. Metatarsalknochens an der Grenze von „weißem" zu „rotem" Fleisch	Kräftigt die Fk Milz und Magen (oo. lienalis et stomachi, *pi wei*), beseitigt Dysregulationen der Breiten Trossstraße (s. impedimentalis, *chongmai*), reguliert die Menstruation
Pe 6	Pc 6	„Inneres Passtor"	*neiguan*	2 *cun* proximal der Handgelenksfalte, zwischen den Sehnen der Mm. palmaris longus und flexor carpi radialis	Stützt die Fk Herz und Milz (oo. cardialis et lienalis, *xin pi*), leitet „Feuchtigkeit", „Wind" und „Hitze" (humor, ventus und calor, *shi feng re*) aus, reguliert das Qi, sediert
Ren 6	Rs 6	„Meer des Qi"	*qihai*	1,5 *cun* unterhalb des Nabels	Stützt und reguliert den Fk Niere (o. renalis, *shen*), konsolidiert das echte Yin (yin merum, *zhenyin*) und mobilisiert das echte Yang (yang merum, *zhenyang*), stärkt das Qi des unteren Wärmebereichs (unteres Calorium, *xiajiao*)
3E 6	T 6	„Der fliegende Tiger", „Seitlicher Abzugsgraben"	*feihu/ zhigou*	3 *cun* proximal der Handgelenksfalte, Mitte des Unterarms zwischen Elle und Speiche	Durchgangspunkt der 5 Induktorien; lockert den Qi-Mechanismus, lässt die Säfte (*jinye*) umlaufen, entfaltet das Qi des Fk Leber (qi hepatici, *ganqi*)

C Blockaden durch „Feuchtigkeit" bzw. „Schleim" (humor bzw. pituita, *shi* bzw. *tan*)

Typische Anzeichen

- Ausbleiben der Regelblutung
- Neigung zu Übergewicht (Hinweis auf energetische Schwäche [depletio, *xu*] des Yang des Fk Milz [yang lienale, *piyang*] und „Feuchtigkeit" bzw. „Schleim" [humor bzw. pituita, *shi* bzw. *tan*])
- Beklemmungs- und Völlegefühle in Brust und Flanken
- Übelkeit (Hinweis auf kontravektiv nach oben steigendes Qi des Fk Magen [qi stomachi, *weiqi*])
- Müdigkeit und geistige Abgeschlagenheit (Hinweis auf energetische Schwäche [depletio, *xu*] des Qi des Fk Milz [qi lienale, *piqi*])
- Oberflächliche Schwellungen und Ödeme
- Vaginaler, weißlicher Ausfluss
- Zunge: gedunsen, klebriger Belag
- Pulse: schlüpfrig (lubricus, *hua*)

Therapeutischer Ansatz

- „Feuchtigkeit" bzw. „Schleim" (humor bzw. pituita, *shi* bzw. *tan*) beseitigen
- Qi bewegen
- Den Fk Niere (o. renalis, *shen*) mehren und das Xue dynamisieren
- Die „Mitte" (Fk Milz und Magen, oo. lienalis et stomachi, *pi wei*) stützen

Hinweise zur Ausführung von Qigong-Übungen

Bei dieser Form eignen sich vor allem dynamisierende und erwärmende Qigong-Übungen. Durch einfache Einzelübungen wie „Reibe das Dantian" kann auch gezielt im Bereich des unteren Wärmebereichs (unteres Calorium, *xiajiao*) bewegt und erwärmt werden.

„Acht-Brokat-Übungen" im Stehen

Zum umfassenden Erwärmen und Dehnen der Leitbahnen sind vor allem die „Acht-Brokat-Übungen" im Stehen (▶ Kap. 7.3) zu empfehlen. Durch die Anforderungen an die Körperkraft haben insbesondere die Pferdschritt-Übungen (2., 5., 7. Form) diesen Wirkungsschwerpunkt.

„Übungen im Gehen"

Mit den „Übungen im Gehen" mit Bezug zum Fk Leber (o. hepaticus, *gan*) (▶ Kap. 7.6) kann der freie und gleichmäßige Fluss des Qi gewährleistet und bei intensiver und dauerhafter Praxis auch Wärmeempfindungen hervorgerufen werden. Durch die Auf- und Abbewegung des Beckens können Qi und Xue im unteren Wärmebereich (unteres Calorium, *xiajiao*) bewegt werden.

„Kranich-Übungen"

Eine sanfte Bewegung im unteren Wärmebereich (unteres Calorium, *xiajiao*) lässt sich auch mit den „Kranich-Übungen" (▶ Kap. 7.2) erzielen. Dabei sollte vor allem auf die zuführenden Elemente und eine Erwärmung im Unterbauch geachtet werden.

„Sechs Laute“

Von den „Sechs Lauten“ (▶ Kap. 7.5) ist hier besonders der Laut *hu* zu empfehlen, der dem Fk Milz (o. lienalis, *pi*) entspricht und die Umwandlung von „Feuchtigkeit“ bzw. „Schleim“ (humor bzw. pituita, *shi* bzw. *tan*) unterstützen kann.

„Spiel der Fünf Tiere“

Aus dem „Spiel der Fünf Tiere“ (▶ Kap. 7.7) eignen sich jeweils die ersten drei Übungen eines jeden Tierspiels, um die entsprechenden Funktionskreise zu stärken und zu stützen. Eine Übungsvariante könnte hier sein, die Übungen in der Reihenfolge 1–2–3–2–1 eines jeden Tierspiels zu praktizieren und insgesamt entsprechend der Theorie der Fünf Wandlungsphasen die Übungen Bär, Kranich, Tiger, Hirsch und Affe nacheinander zu praktizieren. Mit dem „Spiel des Bären“ wird das untere Dantian gestärkt und ähnlich wie beim „Spiel des Tigers“ die innehaltende Kraft als Hauptkraftrichtung geübt, während bei den „Spielen des Kranichs“ und des „Hirschen“ Ausdehnen und Entfalten geübt werden. Das „Spiel des Affen“ wiederum ist gekennzeichnet durch große Beweglichkeit und Flinkheit, durch subtile Mimik und Gestik. Hierzu ist eine tiefe innere Ruhe erforderlich, die durch die vorangegangenen Tierspiele erreicht werden kann.

Tab. 5.42 Empfehlenswerte Akupunkturpunkte zur Selbstmassage

Deutsche Bezeichnung	Lateinische Bezeichnung	Deutsche Übersetzung des chinesischen Namens	Pinyin	Lokalisation	Wirkung
Ren 4	Rs 4	„Das erste der Passtore“	*guanyuan*	3 *cun* unterhalb des Nabels	Stützt den Fk Niere (o. renalis, *shen*), konsolidiert das Qi der angeborenen Konstitution (qi nativum, *xiantian zhi qi*), reguliert das Qi, senkt das Yang ab
Ren 6	Rs 6	„Meer des Qi“	*qihai*	1,5 *cun* unterhalb des Nabels	Stützt und reguliert den Fk Niere (o. renalis, *shen*), konsolidiert das echte Yin (yin merum, *zhenyin*) und mobilisiert das echte Yang (yang merum, *zhenyang*), stärkt das Qi des unteren Wärmebereichs (unteres Calorium, *xiajiao*)
Mi 6	L 6	„Die Verbindung der drei Yin“	*sanyinjiao*	3 *cun* oberhalb des Innenknöchels am Hinterrand des Schienbeins	Stützt die Fk Milz und Niere (oo. lienalis et renalis, *pi shen*), wandelt „Feuchtigkeit“ (humor, *shi*) um, löst den Fk Leber (o. hepaticus, *gan*)
Ma 36	S 36	„Dritter Weiler am Fuß“	*zusanli*	3 *cun* unterhalb der Kniescheibenunterkante, 1 *cun* von der Schienbeinkante nach außen, auf Höhe der Tuberositas tibiae	Reguliert und stützt die Fk Milz und Magen (oo. lienalis et stomachi, *pi wei*), harmonisiert Qi und Xue

Tab. 5.42 Empfehlenswerte Akupunkturpunkte zur Selbstmassage *(Forts.)*

Deutsche Bezeichnung	Lateinische Bezeichnung	Deutsche Übersetzung des chinesischen Namens	Pinyin	Lokalisation	Wirkung
Ma 40	S 40	„Üppige Fülle"	*fenglong*	In der Mitte zwischen Unterkante der Kniescheibe und Spitze des Außenknöchels, 2 *cun* lateral der Schienbeinvorderkante	Beseitigt „Schleim" (pituita, *tan*) und „Feuchtigkeit" (humor, *shi*), bewegt das Qi der Fk Milz und Magen (qi lienale et stomachi, *pi wei qi*), senkt das Yang ab, zerstreut „Wind-Feuchtigkeit" (humor venti, *fengshi*) und auch „Wind-Hitze" (calor venti, *fengre*), löst Krämpfe, stillt Schmerzen
Mi 9	L 9	„Die Quelle am Yin-Grabhügel"	*yinlingquan*	Bei gebeugtem Knie in der Vertiefung hinter und unter dem medialen Kondylus des Schienbeins	Leitet „Feuchtigkeit" (humor, *shi*) aus, reguliert „Feuchtigkeit-Kälte" (algor humidus, *shihan*), die in „Hitze" (calor, *re*) übergeht, führt das Qi in den unteren Wärmebereich (unteres Calorium, *xiajiao*)
Ren 12	Rs 12	„Sammlungspunkt des Magen-Funktionskreises"	*zhongwan, weimu*	4 *cun* oberhalb des Nabels sowie 4 *cun* unterhalb des Schwertfortsatzes des Brustbeins	Reguliert den Fk Magen (o. stomachi, *wei*), harmonisiert sein Qi, kanalisiert „Feuchtigkeit" (humor, *shi*), leitet „Gegenläufigkeiten" (Kontravektionen, *ni*) ab

5.7.3 Zu starke Regelblutung (Hypermenorrhö)

Kennzeichnend für dieses Krankheitsbild ist eine übermäßig starke Regelblutung.

Nach der chinesischen Medizin lassen sich hier vor allem zwei Entgleisungsmuster unterscheiden:

A Energetische Schwäche des Qi (depletio qi, *qixu*)

B „Hitze" des Xue (calor xue, *xuere*)

A Energetische Schwäche des Qi (depletio qi, *qixu*)

Typische Anzeichen

- Übermäßig starke Regelblutung, meist hellrot und dünnflüssig (zu Beginn der Blutung), nach der Blutung anhaltendes Träufeln über längere Zeit
- Blasser Teint
- Kraftlosigkeit, Müdigkeit (Hinweis auf energetische Schwäche [depletio, *xu*] der Fk Milz und Niere [oo. lienalis et renalis, *pi shen*])
- Schweregefühl im Unterbauch, weiche Stühle
- Zunge: blass, Zahneindrücke
- Pulse: zart (minutus, *xi*) und schwach (invalidus, *ruo*)

Therapeutischer Ansatz

- Das Qi stützen
- Die Fk Milz und Niere (oo. lienalis et renalis, *pi shen*) stärken
- Das Xue sammeln
- Die Aufnehmende Leitbahn (s. respondens, *renmai*), die Leitbahn der Steuerung (s. regens, *dumai*) und die Breite Trossstraße (s. impedimentalis, *chongmai*) konsolidieren

Hinweise zur Ausführung von Qigong-Übungen

In diesem Zusammenhang eignen sich besonders Qigong-Übungen, die einerseits den nährenden (zuführenden und sammelnden) Aspekt betonen und andererseits für eine leichte Entfaltung von Qi und Xue sorgen.

Zum Stützen von Qi und Xue sollte man zunächst mit einfachen Entspannungsübungen oder Übungen zur Sammlung der Vorstellungskraft *(yi)* auf den Nabelbereich (vorderes Dantian) (▶ Kap. 2.5.2) beginnen, die im Liegen oder Sitzen auszuführen sind. Denn das vordere Dantian wird vor allem mit der Stützung des Fk Milz (o. lienalis, *pi*) in Verbindung gebracht, wodurch die das Xue haltende Funktion gekräftigt werden kann. Vor allem während starker Regelblutung sollte man dynamisierende Übungen eher meiden.

„Kranich-Übungen"

Auch mit den „Kranich-Übungen" (▶ Kap. 7.2) lässt sich durch ihre betonte Sammlung auf das untere Dantian und durch die Möglichkeit der gezielten zuführenden und sammelnden Ausführung eine gute Basis zum Stützen des Qi schaffen. Außerdem können die Fk Milz und Niere (oo. lienalis et renalis, *pi shen*) gestärkt werden.

„Sechs Laute"

Von den „Sechs Lauten" (▶ Kap. 7.5) sind in diesem Zusammenhang besonders der Laut *hu* zu empfehlen, der den Fk Milz und Magen (oo. lienalis et stomachi, *pi wei*) zugeordnet wird, sowie der dem Fk Niere (o. renalis, *shen*) zugeordnete Laut *chuyu*. Allerdings sollten die Laute erst dann geübt werden, wenn im unteren Körperbereich eine gewisse „Festigkeit" erreicht wurde; außerdem sollten die nährenden und stützenden Aspekte bei dieser Übung betont werden.

„Spiel der Fünf Tiere"

Aus dem „Spiel der Fünf Tiere" eignen sich alle Formen aus dem „Spiel des Bären" (▶ Kap. 7.7.1), um den Fk Milz (o. lienalis, *pi*) zu stützen und das Xue zu sammeln.

„Acht-Brokat-Übungen" im Sitzen

Die „Acht-Brokat-Übungen" im Sitzen (▶ Kap. 7.4) sind durch ihre zuführende und sammelnde Wirkrichtung in diesem Zusammenhang besonders zu empfehlen. Mit der 5. Übung, „Massiere die *Shenshu*-Punkte", lassen sich die Fk Herz und Niere (oo. cardialis et renalis, *xin shen*) miteinander verbinden. Durch regelmäßiges Praktizieren der 8. Übung, „Das Qi langsam entlang von *Renmai* und *Dumai* führen", können die Aufnehmende Leitbahn (s. respondens, *renmai*) und die Leitbahn der Steuerung (s. regens, *dumai*) gestärkt werden. Beide Leitbahnen haben zusammen mit der Breiten Trossstraße (s. impedimentalis, *chongmai*) eine harmonisierende Wirkung auf die Menstruation.

Tab. 5.43 Empfehlenswerte Akupunkturpunkte zur Selbstmassage

Deutsche Bezeichnung	Lateinische Bezeichnung	Deutsche Übersetzung des chinesischen Namens	Pinyin	Lokalisation	Wirkung
Ma 36	S 36	„Dritter Weiler am Fuß"	*zusanli*	3 *cun* unterhalb der Kniescheibenunterkante, 1 *cun* von der Schienbeinkante nach außen, auf Höhe der Tuberositas tibiae	Reguliert und stützt die Fk Milz und Magen (oo. lienalis et stomachi, *pi wei*), harmonisiert Qi und Xue
Mi 4	L 4	„Enkel des Herzogs"	*gongsun*	In einer Vertiefung distal und unterhalb der Basis des 1. Metatarsalknochens an der Grenze von „weißem" zu „rotem Fleisch"	Kräftigt die Fk Milz und Magen (oo. lienalis et stomachi, *pi wei*), beseitigt Dysregulationen der Breiten Trossstraße (s. impedimentalis, *chongmai*), reguliert die Menstruation
Mi 6	L 6	„Die Verbindung der drei Yin"	*sanyinjiao*	3 *cun* oberhalb des Innenknöchels am Hinterrand des Schienbeins	Stützt die Fk Milz und Niere (oo. lienalis et renalis, *pi shen*), wandelt „Feuchtigkeit" (humor, *shi*) um, löst den Fk Leber (o. hepaticus, *gan*)
Mi 10	L 10	„Meer des Xue"	*xuehai*	2 *cun* proximal des Oberrands der Kniescheibe über dem medialen Kniescheibenrand	Reguliert das Xue, klärt „Hitze" des Xue (calor xue, *xuere*) und hat Einfluss auf Regelstörungen
Bl 23	V 23	„Einflusspunkt des Nieren-Funktionskreises"	*shenshu*	1,5 *cun* lateral des Dornfortsatzes des 2. LWK	Stützt den Fk Niere (o. renalis, *shen*), kräftigt die Lenden
Ni 3	R 3	„Mächtiger Wasserlauf"	*taixi*	Auf der Mitte der Verbindungslinie zwischen Innenknöchel und der Achillessehne	Stützt und reguliert das Qi der Fk Niere und Leber (qi renale et hepatici, *shen gan qi*), kühlt „Hitze" (calor, *re*), kräftigt Knie und Lenden
Ren 6	Rs 6	„Meer des Qi"	*qihai*	1,5 *cun* unterhalb des Nabels	Stärkt und zirkuliert Qi im ganzen Körper, wärmt den unteren Wärmebereich (unteres Calorium, *xiajiao*)

Tab. 5.43 Empfehlenswerte Akupunkturpunkte zur Selbstmassage *(Forts.)*

Deutsche Bezeichnung	Lateinische Bezeichnung	Deutsche Übersetzung des chinesischen Namens	Pinyin	Lokalisation	Wirkung
Mi 1	L 1	„Verborgene Weiße“	*yinbai*	An der Innenseite der Großzehe, 0,1 *cun* proximal vom Nagelwinkel	Kräftigt den Fk Milz (o. lienalis, *pi*), treibt „Feuchtigkeit“ (humor, *shi*) aus, reguliert das Xue
Du 20	Rg 20	„Zusammenkunft aller Leitbahnen“	*baihui*	An der höchsten Stelle des Kopfes, am Schnittpunkt der Medianen mit der Verbindungslinie zwischen den höchsten Punkten der Ohrmuscheln, 7 *cun* vom hinteren und 5 *cun* vom vorderen Haaransatz entfernt	Führt das echte Yang (yang merum, *zhenyang*) nach oben, beseitigt „Hitze“ aufgrund von energetischer Überladung (calor repletionis, *shire*) aus den Yang-Leitbahnen, beruhigt die geistigen Kräfte (konstellierende Kraft, *shen*), macht Sinnesöffnungen frei, stützt und reguliert den Fk Leber (o. hepaticus, *gan*), zerstreut „Wind“ (ventus, *feng*), senkt das Yang des Fk Leber (yang hepatici, *ganyang*) ab

B „Hitze“ des Xue (calor xue, *xuere*)

Typische Anzeichen

- Übermäßig starke Regelblutung, meist dunkel- oder hellrot und dickflüssig bis klumpig
- Gerötetes Gesicht
- Unruhe
- Durst mit dem Bedürfnis zu trinken
- Obstipation
- Zunge: rot mit gelblichem Belag oder belaglos bei „Hitze“ aufgrund von energetischer Schwäche (calor depletionis, *xure*)
- Pulse: schlüpfrig (lubricus, *hua*) und beschleunigt (celer, *shu*), zart (minutus, *xi*) und beschleunigt (celer, *shu*) bei „Hitze“ aufgrund von energetischer Schwäche (calor depletionis, *xure*)

Therapeutischer Ansatz

- „Hitze“ (calor, *re*) und Xue kühlen
- Blutungen stillen
- Yin stützen

Hinweise zur Ausführung von Qigong-Übungen

„Sechs Laute"

Mit den „Sechs Lauten" (▶ Kap. 7.5) vermag man einerseits die Oberfläche (extima, *biao*) leicht zu öffnen und „Hitze" (calor, *re*) auszuleiten, zum anderen macht man die Leitbahnen durchlässig, ohne zu stark zu erwärmen. Hier wiederum sind besonders zu empfehlen die Laute *ke* für den Fk Herz (o. cardialis, *xin*), *hu* für die „Mitten"-Funktionskreise (Fk Milz und Magen, oo. lienalis et stomachi, *pi wei*) und *chuyu* für den Fk Niere (o. renalis, *shen*).

„Spiel der Fünf Tiere"

Aus dem „Spiel der Fünf Tiere" (▶ Kap. 7.7.2) haben die ersten beiden Formen aus dem „Spiel des Kranichs" eine weitende und erfrischende Wirkung.

„Kranich-Übungen"

Auch die „Kranich-Übungen" (▶ Kap. 7.2) können mit einer Betonung der ausleitenden, öffnenden Bewegungen eine leicht kühlende, lösende Wirkung im unteren Wärmebereich (unteres Calorium, *xiajiao*) bewirken.

„Acht-Brokat-Übungen" im Sitzen

Aus der Übungsmethode „Acht-Brokat-Übungen" im Sitzen (▶ Kap. 7.4.2) ist die 1. Übung „Beruhige den Geist, sitze auf der Erde" hilfreich, um eine Lockerung und Entspannung des Körpers und der geistigen Kräfte (konstellierende Kraft, *shen*) zu erreichen. Die dabei eintretenden vagotonen Effekte wie vermehrter Speichelfluss, zunehmende Befeuchtung der Augen, Entstehung eines feinen feuchten Films in den Handflächen und die Entwicklung einer tiefen Bauchatmung gelten als Anzeichen für eine Stärkung des Yin.

Die Übung „Massiere die Shenshu-Punkte" (5. Übung) hat einen großen Einfluss auf den Fk Niere (o. renalis, *shen*) und damit auch auf den unteren Wärmebereich (unteres Calorium, *xiajiao*) und die Menstruation. Eine wesentliche Wirkkomponente dieser Übung ist das Verbinden der Fk Herz und Niere (oo. cardialis et renalis, *xin shen*), Feuer und Wasser, Yin und Yang.

In der Übung „Das Qi langsam entlang von Renmai und Dumai führen" werden die Unpaarigen Leitbahnen (ss. impares, *ji jing ba mai*), Aufnehmende Leitbahn (s. respondens, *renmai*), Leitbahn der Steuerung (s. regens, *dumai*), Gürtelleitbahn (s. zonalis, *daimai*) und Breite Trossstraße (s. impedimentalis, *chongmai*) gestärkt und harmonisiert, wodurch Qi und Xue, bewegender und nährender Aspekt, Yin und Yang zur Ausgewogenheit kommen.

Auch die Zwischenübungen „Die Backen blähen", „Mit der Zunge im Mund rollen", „Mit den Zähnen klappern" und „Den Speichel schlucken" stärken den Yin-Aspekt und können das Xue harmonisieren.

5

Tab. 5.44 Empfehlenswerte Akupunkturpunkte zur Selbstmassage

Deutsche Bezeichnung	Lateinische Bezeichnung	Deutsche Übersetzung des chinesischen Namens	Pinyin	Lokalisation	Wirkung
Mi 6	L 6	„Die Verbindung der drei Yin"	*sanyinjiao*	3 *cun* oberhalb des Innenknöchels am Hinterrand des Schienbeins	Stützt die Fk Milz und Niere (oo. lienalis et renalis, *pi shen*), wandelt „Feuchtigkeit" (humor, *shi*) um, löst den Fk Leber (o. hepaticus, *gan*)
Le 2	H 2	„Der Zwischenraum des Gehens"	*xingjian*	Distal vom Zehengrundgelenk, zwischen der 1. und 2. Zehe	Punkt des Ausgießens; harmonisiert den Fk Leber (o. hepaticus, *gan*), hält das Xue, leitet „Glut" (ardor, *huo*) aus
Le 1	H 1	„Die große Schale"	*dadun*	Auf der großen Zehe, 0,1 *cun* proximal des fibularen Nagelwinkels	Kräftigt das Qi des Fk Leber (qi hepatici, *ganqi*), harmonisiert das Xue, zerstreut „Wind" (ventus, *feng*)
Di 11	IC 11	„Gekrümmter Teich"	*quchi*	Bei 90° gewinkeltem Ellbogen in Verbindung der Ellbogenfalte zum Epicondylus lateralis in einer Vertiefung davor	Harmonisiert und kühlt das Xue, leitet „Wind" (ventus, *feng*) aus, öffnet die Oberfläche (extima, *biao*), kühlt „Hitze" (calor, *re*)
Mi 10	L 10	„Meer des Xue"	*xuehai*	2 *cun* proximal des Oberrands der Kniescheibe über dem medialen Kniescheibenrand	Reguliert das Xue, klärt „Hitze" des Xue (calor xue, *xuere*) und hat Einfluss auf Regelstörungen

5.7.4 Klimakterische Beschwerden

Frauen im Klimakterium (meistens zwischen 45 bis 55 Jahren) befinden sich in einem Prozess großer physiologischer Veränderungen, bei dem das Qi des Fk Niere (qi renale, *shenqi*), das „Himmelswasser" *(tiangui)*, die Breite Trossstraße (s. impedimentalis, *chongmai*) und die Aufnehmende Leitbahn (s. respondens, *renmai*) betroffen sind.

Nach der chinesischen Medizin lassen sich die dabei auftretenden Symptome vor allem in die beiden folgenden Störungsmuster einteilen, wobei der Übergang fließend sein kann:

A Energetische Schwäche (depletio, *xu*) des Yin des Fk Niere (yin renale, *shenyin*)

B Energetische Schwäche (depletio, *xu*) des Yang des Fk Niere (yang renale, *shenyang*)

A Energetische Schwäche (depletio, *xu*) des Yin des Fk Niere (yin renale, *shenyin*)

Typische Anzeichen

- Verschwommene Sicht und Benommenheit (Hinweis auf energetische Schwäche [depletio, *xu*] des Yin des Fk Niere [yin renale, *shenyin*])
- Schwindel

- Gedächtnisstörungen (Hinweis auf energetische Schwäche [depletio, *xu*] des Yin des Fk Niere [yin renale, *shenyin*])
- Ohrgeräusche
- Trockenheit der Augen, evtl. auch Mund, Haare, Haut
- Hitzewallungen
- Schlafstörungen
- Nachtschweiße
- Hitzeempfindungen an den „Fünf Zentren"
- Nervosität und Reizbarkeit
- Zunge: rot, wenig Belag
- Pulse: zart (minutus, *xi*) und beschleunigt (celer, *shu*)

Therapeutischer Ansatz

- Den Fk Niere (o. renalis, *shen*) stützen
- Das Yin nähren und das Yang zum Untertauchen bringen
- Die geistigen Kräfte (konstellierende Kraft, *shen*) beruhigen

Hinweise zur Ausführung von Qigong-Übungen

Im Qigong lässt sich der Fk Niere (o. renalis, *shen*) und speziell das Struktivpotenzial (*jing*) stützen, indem man dafür sorgt, dass das untere Dantian „in Fülle" ist; auch regelmäßiges tägliches Üben stärkt insgesamt das untere Dantian. Abschlussübungen wie „Wasche die Laogong-Punkte" und „Reibe das Dantian" dienen der Rückführung des mobilisierten Qi und sollten in diesem Zusammenhang besonders häufig und sorgfältig praktiziert werden. Durch eine regelmäßige Massage auf „Die emporsprudelnde Quelle" (Ni 1/R 1, *yongquan*) oder das Lenken der Vorstellungskraft *(yi)* auf „Die emporsprudelnde Quelle" (Ni 1/R 1, *yongquan*) lässt sich ebenfalls das Yin des Fk Niere (yin renale, *shenyin*) stützen.

„Spiel der Fünf Tiere"

Die klassische Übung aus dem „Spiel der Fünf Tiere" zur Stärkung des Fk Niere (o. renalis, *shen*) ist das „Spiel des Tigers", wobei die 1. Form (▶ Kap. 7.7.3) in sanfter Weise einen energetischen Kräfteaufbau gewährleistet. In der 3. Übung, „Der Tiger zeigt seine Macht", wird die Richtung des Qi-Flusses von oben nach unten betont.

„Acht-Brokat-Übungen" im Stehen

Bei den „Acht-Brokat-Übungen" im Stehen (▶ Kap. 7.3.2) kann die 5. Übung, „Kopf und Hinterteil wiegen, um das Feuer des Fk Herz zu vertreiben", dazu dienen, sowohl den Fk Niere (o. renalis, *shen*) als auch den Fk Herz (o. cardialis, *xin*) zu stärken. In dieser Übung wird die Rotation des Rumpfes um den Punkt „Pforte des Lebensloses" (Du 4/Rg 4, *mingmen*), hinteres Dantian, praktiziert. Auch die Aufmerksamkeit ruht im hinteren Dantian (Akupunkturpunkt „Pforte des Lebensloses" [Du 4/Rg 4, mingmen]) und zugleich in den Punkten „Die emporsprudelnde Quelle" (Ni 1/R 1, *yongquan*). In der Hauptruhehaltung wird die Herz-Leitbahn (c. cardialis, *xin jing*) leicht gedehnt, der Mittelfinger (Herzbeutel-Leitbahn [c. pericardialis, *xinbao jing*]) kann in der tiefen Haltung den Punkt „Tal des Yin" (Ni 10/R 10, yingu) berühren. Auf diese Weise können die Fk Herz und Niere (oo. cardialis et renalis, *xin shen*) gemeinsam gestärkt und miteinander verbunden und somit das Yin genährt und das Yang zum Untertauchen gebracht werden.

„Sechs Laute"

Aus den „Sechs Lauten" (▶ Kap. 7.5) können die Laute *xu* zur Stärkung des Fk Leber (o. hepaticus, *gan*) und *chuyu* zur Kräftigung des Fk Niere (o. renalis, *shen*) gezielt eingesetzt werden.

„Kranich-Übungen"

Die „Kranich-Übungen" (▶ Kap. 7.2) sind sehr stark auf das untere Dantian zentriert, und die Körperbewegungen entwickeln sich nur sehr langsam vom unteren Dantian zum mittleren Dantian und kehren immer wieder zum unteren zurück. Betont man dabei die zuführenden und nährenden Elemente und richtet man die Aufmerksamkeit zusätzlich auf beide Fußzentren („Die emporsprudelnde Quelle" [Ni 1/R 1, *yongquan*]), so kann dies ebenfalls dazu beitragen, den Fk Niere (o. renalis, *shen*) sowie das Yin zu stützen, um das Yang zum Untertauchen zu bringen.

Tab. 5.45 Empfehlenswerte Akupunkturpunkte zur Selbstmassage

Deutsche Bezeichnung	Lateinische Bezeichnung	Deutsche Übersetzung des chinesischen Namens	Pinyin	Lokalisation	Wirkung
Ni 1	R 1	„Die emporsprudelnde Quelle"	*yongquan*	In einer Vertiefung an der Grenze zwischen 1. und 2. Drittel der zentralen Fußsohle (zwischen 2. und 3. Metatarsophalangeal-Gelenk)	Reguliert und stützt den Qi-Mechanismus, macht die Sinnesöffnungen frei, wirkt sedierend
Ni 10	R 10	„Tal des Yin"	*yingu*	Am medialen Rand der Kniegelenksfalte zwischen den Sehnen der Mm. semitendinosus et semimembranosus, bei gebeugtem Knie	Stützt das Yin des Fk Niere (yin renale, *shenyin*), beseitigt „Feuchtigkeit" (humor, *shi*) und klärt „Hitze" (calor, *re*)
Du 20	Rg 20	„Zusammenkunft aller Leitbahnen"	*baihui*	An der höchsten Stelle des Kopfes, am Schnittpunkt der Medianen mit der Verbindungslinie zwischen den höchsten Punkten der Ohrmuscheln, 7 *cun* vom hinteren und 5 *cun* vom vorderen Haaransatz entfernt	Beseitigt „Hitze" aufgrund von energetischer Überladung (calor repletionis, *shire*) aus den Yang-Leitbahnen, beruhigt die geistigen Kräfte (konstellierende Kraft, *shen*), macht Sinnesöffnungen frei, stützt und reguliert den Fk Leber (o. hepaticus, *gan*), zerstreut „Wind" (ventus, *feng*), senkt das Yang des Fk Leber (yang hepatici, *ganyang*) ab, führt das echte Yang (yang merum, *zhenyang*) nach oben

Tab. 5.45 Empfehlenswerte Akupunkturpunkte zur Selbstmassage *(Forts.)*

Deutsche Bezeichnung	Lateinische Bezeichnung	Deutsche Übersetzung des chinesischen Namens	Pinyin	Lokalisation	Wirkung
Mi 6	L 6	„Die Verbindung der drei Yin"	*sanyinjiao*	3 *cun* oberhalb des Innenknöchels am Hinterrand des Schienbeins	Stützt die Fk Milz und Niere (oo. lienalis et renalis, *pi shen*), wandelt „Feuchtigkeit" (humor, *shi*) um, löst den Fk Leber (o. hepaticus, *gan*)
Du 4	Rg 4	„Pforte des Lebensloses"	*mingmen*	Unterhalb des Dornfortsatzes des 2. LWK	Kräftigt den Fk Niere (o. renalis, *shen*), stützt den Fk Leber (o. hepaticus, *gan*), mehrt das Xue, zerstreut „Wind" (ventus, *feng*), senkt das Qi ab, stabilisiert das Struktivpotenzial (*jing*) des Fk Niere (o. renalis, *shen*)
Ren 4	Rs 4	„Das erste der Passtore"	*guanyuan*	3 *cun* unterhalb des Nabels	Stützt den Fk Niere (o. renalis, *shen*), konsolidiert das Qi der angeborenen Konstitution (qi nativum, *xiantian zhi qi*), reguliert das Qi, senkt das Yang ab; stärkt Yin und Xue, wärmt das Qi des Fk Niere (qi renale, *shenqi*)
He 6	C 6	„Spaltpunkt des kleinen Yin"	*yinxi*	0,5 *cun* über der transversalen Handgelenksfalte radial des M. flexor carpi ulnaris	Stützt das Yin des Fk Herz (yin cardiale, *xinyin*), hält das Xue, speziell bei Nachtschweißen und Schlafstörungen
Ni 7	R 7	„Der zurückfließende Strom"	*fuliu*	Am Vorderrand der Achillessehne, 2 *cun* über Ni 3/R 3 in einer Vertiefung	Stützt das Yin des Fk Niere (yin renale, *shenyin*), speziell bei Nachtschweißen und Schlafstörungen

B Energetische Schwäche (depletio, *xu*) des Yang des Fk Niere (yang renale, *shenyang*)

Typische Anzeichen

- Hitzewallungen
- Nachtschweiß am frühen Morgen
- Schmerzen in Knien und im Lumbalbereich (Hinweis auf energetische Schwäche [depletio, *xu*] des Yang des Fk Niere [yang renale, *shenyang*])
- Kalte Extremitäten
- Blasses Gesicht
- Ödemneigung oder Schwellungen an den Extremitäten

- Vermehrte/gehäufte Miktion vor allem nachts
- Zunge: blass, gedunsen mit dünnem, weißlichem Belag
- Pulse: untergetaucht (mersus, *chen*), zart (minutus, *xi*), kraftlos

Therapeutischer Ansatz

Den Fk Niere (o. renalis, *shen*) erwärmen und das Yang stützen.

Hinweise zur Ausführung von Qigong-Übungen

In diesem Zusammenhang eignen sich vor allem dynamisierende und erwärmende Qigong-Übungen, mit denen man den Fk Niere (o. renalis, *shen*) stützen kann. Zur gezielten Stützung des Yang des Fk Niere (yang renale, *shenyang*) empfiehlt sich die Übung „Massiere die Shenshu-Punkte", die entweder im Stehen (▶ Kap. 7.3.2) oder im Sitzen als 5. Übung im Rahmen der „Acht-Brokat-Übungen" im Sitzen (▶ Kap. 7.4.2) geübt werden kann.

„Acht-Brokat-Übungen" im Stehen

Zum umfassenden Erwärmen und Entfalten der Yang-Kräfte sind bei entsprechender körperlicher Konstitution die „Acht-Brokat-Übungen" im Stehen (▶ Kap. 7.3) zu empfehlen. Insbesondere haben die Pferdschritt-Übungen (2., 5., 7. Form) durch die Anforderungen an die Körperkraft diesen Wirkungsschwerpunkt. Mit der 8. Form, „Mit beiden Händen die Füße umfassen, um den Fk Niere und die Hüften zu stärken", kann der Fk Niere (o. renalis, *shen*) gekräftigt werden.

„Kranich-Übungen"

Auch die 6. Übung bei den „Kranich-Übungen" (▶ Kap. 7.2.2), das „Aufpicken", eignet sich zur Stützung des Fk Niere (o. renalis, *shen*), die Vorstellungskraft *(yi)* wird beim Beugen des Rumpfes auf die „Pforte des Lebensloses" (Du 4/Rg 4, *mingmen*) und anschließend auf „Die emporsprudelnde Quelle" (Ni 1/R 1, *yongquan*) gerichtet.

„Sechs Laute"

Von den „Sechs Lauten" (▶ Kap. 7.5) ist hier besonders der Laut *chuyu* zu empfehlen, der dem Fk Niere (o. renalis, *shen*) entspricht.

„Spiel der Fünf Tiere"

Aus dem „Spiel der Fünf Tiere" ist das „Spiel des Tigers" (▶ Kap. 7.7.3) grundsätzlich dem Fk Niere (o. renalis, *shen*) zugeordnet, wobei alle Formen geübt werden können. Die Verbindung der Übungen aus dem „Spiel des Tigers" und dem „Spiel des Affen" eignet sich besonders, um die Fk Niere und Herz (oo. renalis et cardialis, shen *xin*) und damit Yin und Yang zu stärken und zu harmonisieren.

Tab. 5.46 Empfehlenswerte Akupunkturpunkte zur Selbstmassage

Deutsche Bezeichnung	Lateinische Bezeichnung	Deutsche Übersetzung des chinesischen Namens	Pinyin	Lokalisation	Wirkung
Bl 23	V 23	„Einflusspunkt des Nieren-Funktionskreises"	*shenshu*	1,5 *cun* lateral des Dornfortsatzes des 2. LWK	Stützt den Fk Niere (o. renalis, *shen*), kräftigt die Lenden, klärt Sicht und Gehör
Du 4	Rg 4	„Pforte des Lebensloses"	*mingmen*	Unterhalb des Dornfortsatzes des 2. LWK	Kräftigt den Fk Niere (o. renalis, *shen*), stützt den Fk Leber (o. hepaticus, *gan*), mehrt das Xue, zerstreut „Wind" (ventus, *feng*), senkt das Qi ab
Ni 3	R 3	„Mächtiger Wasserlauf"	*taixi*	Auf der Mitte der Verbindungslinie zwischen Innenknöchel und der Achillessehne	Stützt und reguliert das Qi der Fk Niere und Leber (qi renale et hepatici, *shen gan qi*), kräftigt Knie und Lenden
Ren 6	Rs 6	„Meer des Qi"	*qihai*	1,5 *cun* unterhalb des Nabels	Stützt und reguliert den Fk Niere (o. renalis, *shen*), stärkt Yang und Qi und wärmt den unteren Wärmebereich (unteres Calorium, *xiajiao*)
Ma 36	S 36	„Dritter Weiler am Fuß"	*zusanli*	3 *cun* unterhalb der Kniescheibenunterkante, 1 *cun* von der Schienbeinkante nach außen, auf Höhe der Tuberositas tibiae	Reguliert und stützt die Fk Milz und Magen (oo. lienalis et stomachi, *pi wei*), harmonisiert Qi und Xue

5.7.5 Infertilität

Hier lassen sich grundsätzlich vier verschiedene Störungsmuster unterscheiden:

A Energetische Schwäche (depletio, *xu*) des Fk Niere (o. renalis, *shen*)

B Einstauung des Qi des Fk Leber (qi hepatici, *ganqi*) und Qi-Blockaden

C Xue-Stasen

D „Schleim-Feuchtigkeit" (humor pituitae, *tanshi*)

A Energetische Schwäche (depletio, *xu*) des Fk Niere (o. renalis, *shen*)

Typische Anzeichen

- Infertilität
- Verlängerte Periode (Hinweis auf energetische Schwäche [depletio, *xu*] des Yang des Fk Niere [yang renale, *shenyang*])
- Verfrühte Periode (Hinweis auf energetische Schwäche [depletio, *xu*] des Yin des Fk Niere [yin renale, *shenyin*])
- Hypomenorrhö oder Amenorrhö
- Schmerzen und Ziehen im Lumbalbereich
- Kälteempfinden im Abdomen mit Bedürfnis nach Wärme (Hinweis auf energetische Schwäche [depletio, *xu*] des Yang des Fk Niere [yang renale, *shenyang*])
- Libidoverlust
- Ausfluss meist wässrig und klar
- Vermehrte, klare Miktion, weiche Stühle
- Zunge:
  bei energetischer Schwäche (depletio, *xu*) des Yang des Fk Niere (yang renale, *shenyang*): blass mit dünnem, weißlichem Belag
  bei energetischer Schwäche (depletio, *xu*) des Yin des Fk Niere (yin renale, *shenyin*): rot und belaglos
- Pulse: untergetaucht (mersus, *chen*) und zart (minutus, *xi*)
  bei energetischer Schwäche (depletio, *xu*) des Yang des Fk Niere (yang renale, *shenyang*): verlangsamt (tardus, *chi*)
  bei energetischer Schwäche (depletio, *xu*) des Yin des Fk Niere (yin renale, *shenyin*): beschleunigt (celer, *shu*)

Therapeutischer Ansatz

- Den Fk Niere (o. renalis, *shen*) stützen
- Das Xue nähren und die Menstruation regulieren

Hinweise zur Ausführung von Qigong-Übungen

In diesem Zusammenhang eignen sich vor allem dynamisierende und erwärmende Qigong-Übungen, mit denen man den Fk Niere (o. renalis, *shen*) stützen kann. Zur gezielten Stützung des Yang des Fk Niere (yang renale, *shenyang*) empfiehlt sich die Übung „Massiere die Shenshu-Punkte“, die entweder im Stehen (▶ Kap. 7.3.2) oder im Sitzen als 5. Übung im Rahmen der „Acht-Brokat-Übungen“ im Sitzen (▶ Kap. 7.4.2) geübt werden kann.

„Spiel der Fünf Tiere“

Aus dem „Spiel der Fünf Tiere“ empfehlen sich hier vor allem die Übungen aus dem „Spiel des Tigers“ (▶ Kap. 7.7.3), die dem Fk Niere (o. renalis, *shen*) zuzuordnen sind und am besten mit den Übungen aus dem „Spiel des Bären“ (▶ Kap. 7.7.1) kombiniert werden, die dem Fk Milz (o. lienalis, *pi*) entsprechen.

„Acht-Brokat-Übungen“ im Stehen

Zum umfassenden Erwärmen und Entfalten der Yang-Kräfte sind bei entsprechender körperlicher Konstitution die „Acht-Brokat-Übungen“ im Stehen (▶ Kap. 7.3) zu empfehlen. Insbesondere haben die Pferdschritt-Übungen (2., 5., 7. Form) durch die Anforderungen an die Körperkraft diesen Wirkungsschwerpunkt. Mit der

8. Form, „Mit beiden Händen die Füße umfassen, um den Fk Niere und die Hüften zu stärken", kann der Fk Niere (o. renalis, *shen*) gekräftigt werden.

Übungen in Ruhe

Steht eine energetische Schwäche (depletio, *xu*) des Yin des Fk Niere (yin renale, *shenyin*) im Vordergrund, sind Übungen in Ruhe zu bevorzugen oder einzelne Körperhaltungen über längere Zeit als Pfahlübungen zu praktizieren, um so den nährenden Aspekt zu betonen (▶ Kap. 7.1.1).

„Kranich-Übungen"

Die „Kranich-Übungen" (▶ Kap. 7.2) sind sehr stark auf das untere Dantian zentriert, und die Körperbewegungen entwickeln sich vom unteren Dantian zum mittleren Dantian und kehren immer wieder zum unteren zurück. Dies kann ebenfalls dazu beitragen, den Fk Niere (o. renalis, *shen*) zu stützen. Insbesondere eignet sich die 6. Übung der „Kranich-Übungen", das „Aufpicken", zur Stützung des Fk Niere (o. renalis, *shen*), da die Vorstellungskraft *(yi)* beim Beugen des Rumpfes auf die „Pforte des Lebensloses" (Du 4/Rg 4, *mingmen*) und anschließend auf „Die emporsprudelnde Quelle" (Ni 1/R 1, *yongquan*) gerichtet wird.

„Sechs Laute"

Von den „Sechs Lauten" (▶ Kap. 7.5) ist hier besonders der Laut *chuyu* zu empfehlen, der dem Fk Niere (o. renalis, *shen*) entspricht.

Tab. 5.47 Empfehlenswerte Akupunkturpunkte zur Selbstmassage

Deutsche Bezeichnung	Lateinische Bezeichnung	Deutsche Übersetzung des chinesischen Namens	Pinyin	Lokalisation	Wirkung
Bl 23	V 23	„Einflusspunkt des Nieren-Funktionskreises"	*shenshu*	1,5 *cun* lateral des Dornfortsatzes des 2. LWK	Stützt den Fk Niere (o. renalis, *shen*), kräftigt die Lenden, klärt Sicht und Gehör
Du 4	Rg 4	„Pforte des Lebensloses"	*mingmen*	Unterhalb des Dornfortsatzes des 2. LWK	Kräftigt den Fk Niere (o. renalis, *shen*), stützt den Fk Leber (o. hepaticus, *gan*), mehrt das Xue, zerstreut „Wind" (ventus, *feng*), senkt das Qi ab
Ni 3	R 3	„Mächtiger Wasserlauf"	*taixi*	Auf der Mitte der Verbindungslinie zwischen Innenknöchel und der Achillessehne	Stützt und reguliert das Qi der Fk Niere und Leber (qi renale et hepatici, *shen gan qi*), kühlt „Hitze" (calor, *re*), kräftigt Knie und Lenden
Ren 4	Rs 4	„Das erste der Passtore"	*guanyuan*	3 *cun* unterhalb des Nabels	Stützt den Fk Niere (o. renalis, *shen*), konsolidiert das Qi der angeborenen Konstitution (qi nativum, *xiantian zhi qi*), reguliert das Qi, senkt das Yang ab

Tab. 5.47 Empfehlenswerte Akupunkturpunkte zur Selbstmassage *(Forts.)*

Deutsche Bezeichnung	Lateinische Bezeichnung	Deutsche Übersetzung des chinesischen Namens	Pinyin	Lokalisation	Wirkung
Ma 36	S 36	„Dritter Weiler am Fuß"	*zusanli*	3 *cun* unterhalb der Kniescheibenunterkante, 1 *cun* von der Schienbeinkante nach außen, auf Höhe der Tuberositas tibiae	Reguliert und stützt die Fk Milz und Magen (oo. lienalis et stomachi, *pi wei*), harmonisiert Qi und Xue
Mi 6	L 6	„Die Verbindung der drei Yin"	*sanyinjiao*	3 *cun* oberhalb des Innenknöchels am Hinterrand des Schienbeins	Stützt die Fk Milz und Niere (oo. lienalis et renalis, *pi shen*), wandelt „Feuchtigkeit" (humor, *shi*) um, löst den Fk Leber (o. hepaticus, *gan*)

B Einstauung des Qi des Fk Leber (qi hepatici, *ganqi*) und Qi-Blockaden

Typische Anzeichen

- Infertilität
- Unregelmäßige Regelblutung
- Schmerzen und Spannungen im Abdomen
- Schmerzen und Spannungen in den Mammae und Flanken, meist vor Einsetzen der Regel
- Reizbarkeit, Unruhe
- Depressive Verstimmungen
- Zunge: normal, Zungenränder gerötet
- Pulse: saitenförmig (chordal, *xian*)

Therapeutischer Ansatz

- Den Fk Leber (o. hepaticus, *gan*) besänftigen und das Qi regulieren
- Den Fk Niere (o. renalis, *shen*) stützen und das Xue nähren

Hinweise zur Ausführung von Qigong-Übungen

Hier sind Qigong-Übungen zu empfehlen, die gleichmäßig dynamisierend wirken und für die leichte Entfaltung von Qi und Xue sorgen. Dabei ist es wichtig, die Übungen an die jeweilige Konstitution des Menschen anzupassen. Um Qi und Xue zu regulieren, sind bei guter Konstitution kräftige und dehnende Bewegungen möglich, bei schwacher Konstitution eher feine und subtile Bewegungen.

Außerdem sollte auch für eine ausreichende Bewegung im Unterbauch in der Aufnehmenden Leitbahn (s. respondens, *renmai*) und in der Leitbahn der Steuerung (s. regens, *dumai*) gesorgt werden.

„Acht-Brokat-Übungen" im Sitzen

In diesem Zusammenhang eignet sich als Einzelübung besonders die 1. Übung aus den „Acht-Brokat-Übungen" im Sitzen: „Beruhige den Geist, sitze auf der Erde" (▶ Kap. 7.4.2), wobei hier die Bewahrung der Vorstellungskraft *(yi)* im unteren Dantian im Vordergrund steht. Bei starker Blutungsneigung besteht die Anpassung der Übung darin, die Aufmerksamkeit im Nabelbereich zu bewahren, der einen Bezug zum Fk Milz (o. lienalis, *pi*) hat. Auf diese Weise lässt sich eine das Xue haltende Wirkung erzielen. Diese Übungen können auch bei starker Regelblutung während der Menstruation eingesetzt werden.

„Spiel der Fünf Tiere"

Um den Fk Leber (o. hepaticus, *gan*) zu besänftigen und den freien Fluss des Qi zu regulieren, ist aus dem „Spiel der Fünf Tiere" vor allem das „Spiel des Hirschs" (▶ Kap. 7.7.4) geeignet. Durch das Trainieren der Sehnen und den Wechsel der Anspannung und Entspannung der Muskeln wird der Fk Leber (o. hepaticus, *gan*) gestärkt und das Xue reguliert.

„Übungen im Gehen"

Mit den „Übungen im Gehen" mit Bezug zum Fk Leber (o. hepaticus, *gan*) (▶ Kap. 7.6) kann der freie und gleichmäßige Fluss des Qi gewährleistet und damit auch dem Einstauen des Qi des Fk Leber (qi hepatici, *ganqi*) entgegengewirkt werden. Außerdem werden durch das Zusammenspiel der Arm- und Beinbewegungen sowie das Absenken des Beckens die Aufnehmende Leitbahn (s. respondens, *renmai*) und die Leitbahn der Steuerung (s. regens, *dumai*) besonders angesprochen.

„Kranich-Übungen"

Bei den „Kranich-Übungen" (▶ Kap. 7.2) steht der nährende und sammelnde Aspekt auf das untere Dantian im Vordergrund, und die Bewegungen entwickeln sich nur sehr langsam vom Unterbauch nach oben. Dies kann zu einer verstärkten Bewegung im unteren Wärmebereich (unteres Calorium, *xiajiao*) führen und zugleich den Fk Leber (o. hepaticus, *gan*) besänftigen.

„Sechs Laute"

Von den „Sechs Lauten" (▶ Kap. 7.5) sind in diesem Zusammenhang besonders zu empfehlen: der Laut *xu*, der dem Fk Leber (o. hepaticus, *gan*) zugeordnet wird, sowie der dem Fk Niere (o. renalis, *shen*) entsprechende Laut *chuyu*.

Tab. 5.48 Empfehlenswerte Akupunkturpunkte zur Selbstmassage

Deutsche Bezeichnung	Lateinische Bezeichnung	Deutsche Übersetzung des chinesischen Namens	Pinyin	Lokalisation	Wirkung
Le 3	H 3	„Die mächtige große Straße"	*taichong*	Zwischen dem Mittelfußknochen der 1. und 2. Zehe in einer Vertiefung ca. 1,5 *cun* proximal des Grundgelenks	Stützt die Fk Leber und Gallenblase (oo. hepaticus et felleus, *gan dan*), senkt das Yang ab, reguliert und kühlt das Xue

Tab. 5.48 Empfehlenswerte Akupunkturpunkte zur Selbstmassage *(Forts.)*

Deutsche Bezeichnung	Lateinische Bezeichnung	Deutsche Übersetzung des chinesischen Namens	Pinyin	Lokalisation	Wirkung
Mi 4	L 4	„Enkel des Herzogs"	*gongsun*	In einer Vertiefung distal und unterhalb der Basis des 1. Metatarsalknochens an der Grenze von „weißem" zu „rotem" Fleisch	Kräftigt die Fk Milz und Magen (oo. lienalis et stomachi, *pi wei*), beseitigt Dysregulationen der Breiten Trossstraße (s. impedimentalis, *chongmai*), reguliert die Menstruation
Mi 6	L 6	„Die Verbindung der drei Yin"	*sanyinjiao*	3 *cun* oberhalb des Innenknöchels am Hinterrand des Schienbeins	Stützt die Fk Milz und Niere (oo. lienalis et renalis, *pi shen*), wandelt „Feuchtigkeit" (humor, *shi*) um, löst den Fk Leber (o. hepaticus, *gan*)
3E 6	T 6	„Der fliegende Tiger", „Seitlicher Abzugsgraben"	*feihu/ zhigou*	3 *cun* proximal der Handgelenksfalte, Mitte des Unterarms zwischen Elle und Speiche	Lockert den Qi-Mechanismus, lässt die Säfte *(jinye)* umlaufen, löst Stasen und Verknotungen, entfaltet das Qi des Fk Leber (qi hepatici, *ganqi*)

C Xue-Stasen

Typische Anzeichen

- Infertilität
- Unregelmäßige und schmerzhafte Regelblutung, meist dunkel und klumpig
- Ortsfeste, bohrende oder auch ziehende Schmerzen und Spannungen im Abdomen
- Zunge: gerötet bis livide mit Stasenflecken, gestaute Zungengrundvenen
- Pulse: saitenförmig (chordal, *xian*) und rau (asper, *se*) oder untergetaucht (mersus, *chen*) und rau (asper, *se*)

Therapeutischer Ansatz

- Das Xue bewegen und Stasen umwandeln
- Die Leitbahnen erwärmen

Hinweise zur Ausführung von Qigong-Übungen

In diesem Zusammenhang sind Qigong-Übungen angezeigt, die dynamisierend wirken und für die notwendige Entfaltung von Qi und Xue sorgen. Auch hier sollten die Übungen an die jeweilige Konstitution der Praktizierenden angepasst werden. Um Qi und Xue zu regulieren, sind bei guter Konstitution kräftige und dehnende Bewegungen möglich, bei schwacher Konstitution eher feine und subtile Bewegungen.

Außerdem sollte für eine ausreichende Bewegung im Unterbauch und in der Aufnehmenden Leitbahn (s. respondens, *renmai*) und der Leitbahn der Steuerung (s. regens, *dumai*) gesorgt werden.

„Acht-Brokat-Übungen" im Sitzen

In diesem Zusammenhang eignet sich als Einzelübung besonders die erste aus den „Acht-Brokat-Übungen" im Sitzen, „Beruhige den Geist, sitze auf der Erde" (▶ Kap. 7.4.2), wobei hier die Bewahrung der Vorstellungskraft *(yi)* im unteren Dantian im Vordergrund steht. Außerdem sind auch die 6. und 7. Übung zur Auflösung von Xue-Stasen angezeigt, da sie mit kreisenden körperlichen Bewegungen einhergehen. Diese Übungen können auch bei starker Regelblutung während der Menstruation eingesetzt werden.

„Spiel der Fünf Tiere"

Zur Stärkung der Aufnehmenden Leitbahn (s. respondens, *renmai*) sind aus dem „Spiel der Fünf Tiere" vor allem die ersten drei Formen aus dem „Spiel des Kranichs" (▶ Kap. 7.7.2) besonders wirksam.

„Kranich-Übungen"

Aus den „Kranich-Übungen" (▶ Kap. 7.2) sprechen die ersten fünf Formen die Aufnehmende Leitbahn (s. respondens, *renmai*) besonders an, während mit der 6. Form, das „Aufpicken" (▶ Kap. 7.2.2), die Leitbahn der Steuerung (s. regens, *dumai*) durchgängig gemacht werden kann.

„Acht-Brokat-Übungen" im Stehen

Die „Acht-Brokat-Übungen" im Stehen (▶ Kap. 7.3) zielen mit ihren kräftigen, dehnenden Bewegungen auf eine umfassende Dynamisierung des Qi- und Xue-Flusses in den Leitbahnen ab, zugleich können die Leitbahnen erwärmt werden.

„Übungen im Gehen"

Mit den „Übungen im Gehen" mit Bezug zum Fk Leber (o. hepaticus, *gan*) (▶ Kap. 7.6) kann sowohl der freie und gleichmäßige Fluss des Qi als auch der des Xue angeregt werden. Auf diese Weise können das Xue bewegt und Stasen im Unterbauch umgewandelt werden.

„Sechs Laute"

Die „Sechs Laute" (▶ Kap. 7.5) sollten alle gleichmäßig geübt werden, da mit dem Aussprechen jedes Lautes eine Vibration entlang der entsprechenden Leitbahn einhergeht, was erheblich zur Durchgängigkeit der Leitbahnen beitragen kann.

Tab. 5.49 Empfehlenswerte Akupunkturpunkte zur Selbstmassage

Deutsche Bezeichnung	Lateinische Bezeichnung	Deutsche Übersetzung des chinesischen Namens	Pinyin	Lokalisation	Wirkung
Le 3	H 3	„Die mächtige große Straße"	*taichong*	Zwischen dem Mittelfußknochen der 1. und 2. Zehe in einer Vertiefung ca. 1,5 *cun* proximal des Grundgelenks	Stützt die Fk Leber und Gallenblase (oo. hepaticus et felleus, *gan dan*), senkt das Yang ab, reguliert und kühlt das Xue

Tab. 5.49 Empfehlenswerte Akupunkturpunkte zur Selbstmassage *(Forts.)*

Deutsche Bezeichnung	Lateinische Bezeichnung	Deutsche Übersetzung des chinesischen Namens	Pinyin	Lokalisation	Wirkung
Mi 6	L 6	„Die Verbindung der drei Yin"	*sanyinjiao*	3 *cun* oberhalb des Innenknöchels am Hinterrand des Schienbeins	Stützt die Fk Milz und Niere (oo. lienalis et renalis, *pi shen*), wandelt „Feuchtigkeit" (humor, *shi*) um, löst den Fk Leber (o. hepaticus, *gan*)
Mi 4	L 4	„Enkel des Herzogs"	*gongsun*	In einer Vertiefung distal und unterhalb der Basis des 1. Metatarsalknochens an der Grenze von „weißem" zu „rotem" Fleisch	Kräftigt die Fk Milz und Magen (oo. lienalis et stomachi, *pi wei*), beseitigt Dysregulationen der Breiten Trossstraße (s. impedimentalis, *chongmai*)
Pe 6	Pc 6	„Inneres Passtor"	*neiguan*	2 *cun* proximal der Handgelenksfalte, zwischen den Sehnen der Mm. palmaris longus und flexor carpi radialis	Stützt die Fk Herz und Milz (oo. cardialis et lienalis, *xin pi*), leitet „Feuchtigkeit", „Wind" und „Hitze" (humor, ventus und calor, *shi feng re*) aus, reguliert das Qi, sediert
Mi 10	L 10	„Meer des Xue"	*xuehai*	2 *cun* proximal des Oberrands der Kniescheibe über dem medialen Kniescheibenrand	Reguliert das Xue, beseitigt Regelstörungen
Gb 34	F 34	„Quelle am sonnenbeschienenen Grabhügel"	*yanglingquan*	In einer Vertiefung vor und unter dem Wadenbeinköpfchen	Kräftigt das Qi im mittleren und unteren Wärmebereich (mittleres und unteres Calorium, *zhongjiao xiajiao*), stützt die Fk Milz, Niere, Leber und Gallenblase (oo. lienalis, renalis, hepaticus et felleus, *pi shen gan dan*), festigt Knochen und Bewegungsapparat, beseitigt „Feuchtigkeit" (humor, *shi*), „Wind" (ventus, *feng*) und „Hitze" (calor, *re*)
Ren 4	Rs 4	„Das erste der Passtore"	*guanyuan*	3 *cun* unterhalb des Nabels	Stützt den Fk Niere (o. renalis, *shen*), konsolidiert das Qi der angeborenen Konstitution (qi nativum, *xiantian zhi qi*), reguliert das Qi, senkt das Yang ab

D „Schleim-Feuchtigkeit“ (humor pituitae, *tanshi*)

Typische Anzeichen

- Infertilität
- Neigung zu Übergewicht
- Verlängerte oder unregelmäßige Regelblutung
- Vermehrter, vaginaler weißlicher Ausfluss
- Schwindelneigung
- Blasser Teint
- Übelkeit
- Müdigkeit und geistige Abgeschlagenheit
- Oberflächliche Schwellungen und Ödeme
- Zunge: blass mit weißlichem, klebrigem Belag, Zahneindrücke
- Pulse: schlüpfrig (lubricus, *hua*)

Therapeutischer Ansatz

- „Feuchtigkeit“ (humor, *shi*) trocknen und „Schleim“ (pituita, *tan*) umwandeln
- Die Fk Milz und Niere (oo. lienalis et renalis, *pi shen*) stützen und die Menstruation regulieren

Hinweise zur Ausführung von Qigong-Übungen

In diesem Zusammenhang eignen sich vor allem dynamisierende und erwärmende Qigong-Übungen, mit denen man „Feuchtigkeit“ (humor, *shi*) trocknen und „Schleim“ (pituita, *tan*) umwandeln sowie die Fk Milz und Niere (oo. lienalis et renalis, *pi shen*) stützen kann. Zur gezielten Stützung des Yang des Fk Niere (yang renale, *shenyang*) empfiehlt sich die Übung „Massiere die Shenshu-Punkte“, die entweder im Stehen (▶ Kap. 7.3.2) oder im Sitzen als 5. Übung im Rahmen der „Acht-Brokat-Übungen“ im Sitzen (▶ Kap. 7.4.2) praktiziert werden kann.

„Acht-Brokat-Übungen“ im Stehen

Zum umfassenden Erwärmen und Entfalten der Yang-Kräfte sind bei entsprechender körperlicher Konstitution die „Acht-Brokat-Übungen“ im Stehen (▶ Kap. 7.3) zu empfehlen. Um den Fk Milz (o. lienalis, *pi*) zu kräftigen, eignet sich vor allem die 3. Form der „Acht-Brokat-Übungen“ im Stehen, „Einen Arm heben, um die Fk Milz und Magen aufeinander abzustimmen“. Mit der 8. Form, „Mit beiden Händen die Füße umfassen, um den Fk Niere und die Hüften zu stärken“, kann der Fk Niere (o. renalis, *shen*) gekräftigt werden. Auch die Abschluss-Übung „Schließe die Gürtelleitbahn“ kann wiederholt praktiziert werden, da sich über die Gürtelleitbahn (s. zonalis, *daimai*) Oben und Unten harmonisieren und „Feuchtigkeit“ (humor, *shi*) aus dem unteren Wärmebereich herauslösen lässt.

„Spiel der Fünf Tiere“

Auch mit den Übungen aus dem „Spiel des Bären“ (▶ Kap. 7.7.1) lässt sich der Fk Milz (o. lienalis, *pi*) stützen, da sie einen besonderen Bezug zum vorderen Dantian und damit zum Qi der erworbenen Konstitution (qi ascitum, *houtian zhi qi*) haben.

„Kranich-Übungen“

Die „Kranich-Übungen“ (▶ Kap. 7.2) sind stark auf das untere Dantian ausgerichtet, und die Körperbewegungen entwickeln sich vom unteren Dantian zum mittleren Dantian und kehren immer wieder zum unteren zurück. Dies kann dazu beitragen, die Fk Milz und Niere (oo. lienalis et renalis, *pi shen*) zu stützen. Auch die 6. Übung aus den Kranich-Übungen, das „Aufpicken", eignet sich zur Stützung des Fk Niere (o. renalis, *shen*).

„Sechs Laute"

Von den „Sechs Lauten" (▶ Kap. 7.5) sind in diesem Zusammenhang besonders der Laut *hu* zu empfehlen, der dem Fk Milz (o. lienalis, *pi*) entspricht und die Umwandlung von „Schleim-Feuchtigkeit" (humor pituitae, *tanshi*) unterstützen kann, sowie der dem Fk Niere (o. renalis, *shen*) entsprechende Laut *chuyu*.

Tab. 5.50 Empfehlenswerte Akupunkturpunkte zur Selbstmassage

Deutsche Bezeichnung	Lateinische Bezeichnung	Deutsche Übersetzung des chinesischen Namens	Pinyin	Lokalisation	Wirkung
Ren 4	Rs 4	„Das erste der Passtore"	*guanyuan*	3 *cun* unterhalb des Nabels	Stützt den Fk Niere (o. renalis, *shen*), konsolidiert das Qi der angeborenen Konstitution (qi nativum, *xiantian zhi qi*), reguliert das Qi, senkt das Yang ab; stärkt das Qi des unteren Wärmebereichs (unteres Calorium, *xiajiao*) und das Yang des Fk Niere (yang renale, *shenyang*)
Ren 6	Rs 6	„Meer des Qi"	*qihai*	1,5 *cun* unterhalb des Nabels	Stützt und reguliert den Fk Niere (o. renalis, *shen*), konsolidiert das echte Yin (yin merum, *zhenyin*) und mobilisiert das echte Yang (yang merum, *zhenyang*)
3E 10	T 10	„Brunnen des Himmels"	*tianjing*	1 *cun* hinter und oberhalb des Olekranon, bei Flexion in einer Vertiefung	Stabilisiert den Qi-Mechanismus und den Säfteumlauf, zerstreut „Feuchtigkeit" (humor, *shi*), „Wind-Feuchtigkeit" (humor venti, *fengshi*) und „Glut" (ardor, *huo*)
Ma 36	S 36	„Dritter Weiler am Fuß"	*zusanli*	3 *cun* unterhalb der Kniescheibenunterkante, 1 *cun* von der Schienbeinkante nach außen, auf Höhe der Tuberositas tibiae	Reguliert und stützt die Fk Milz und Magen (oo. lienalis et stomachi, *pi wei*), harmonisiert Qi und Xue
Ma 40	S 40	„Üppige Fülle"	*fenglong*	In der Mitte zwischen Unterkante der Kniescheibe und Spitze des Außenknöchels, 2 *cun* lateral der Schienbeinvorderkante	Beseitigt „Schleim" (pituita, *tan*) und „Feuchtigkeit" (humor, *shi*), bewegt das Qi der Fk Milz und Magen (qi lienale et stomachi, *pi wei qi*), senkt das Yang ab, zerstreut „Wind-Feuchtigkeit" (humor venti, *fengshi*) und auch „Wind-Hitze" (calor venti, *fengre*), löst Krämpfe, stillt Schmerzen

Tab. 5.50 Empfehlenswerte Akupunkturpunkte zur Selbstmassage *(Forts.)*

Deutsche Bezeichnung	Lateinische Bezeichnung	Deutsche Übersetzung des chinesischen Namens	Pinyin	Lokalisation	Wirkung
Mi 9	L 9	„Die Quelle am Yin-Grabhügel“	*yinlingquan*	Bei gebeugtem Knie in der Vertiefung hinter und unter dem medialen Kondylus des Schienbeins	Leitet „Feuchtigkeit“ (humor, *shi*) aus, reguliert „Feuchtigkeit-Kälte“ (algor humidus, *shihan*), die in „Hitze“ (calor, *re*) übergeht, führt das Qi in den unteren Wärmebereich (unteres Calorium, *xiajiao*)

5.8 Hals-Nasen-Ohren-Erkrankungen

Ute Engelhardt, Christa Zumfelde-Hüneburg

5.8.1 Allergische Rhinitis

Bei der Behandlung von allergischer Rhinitis ist es wichtig, zwischen den allergischen Symptomen während der Zeit der Exposition, den sogenannten „Verzweigungen“ der Erkrankung (cacumen, *biao*), und den zugrunde liegenden Konstellationen, der „Krankheitswurzel“ (stirps, *ben*), zu unterscheiden. Die durch Pollen bzw. andere Allergene ausgelösten Beschwerden (wie verstopfte Nase, wässriges Nasensekret und Niesen, Augenjucken und gerötete Bindehaut, allergisches Asthma) werden in der Regel in die Kategorien „Wind-Kälte“ (algor venti, *fenghan*) oder „Wind-Hitze“ (calor venti, *fengre*) eingeteilt.

Als „Krankheitswurzel“ (stirps, *ben*) sind meistens eine energetische Schwäche (depletio, *xu*) des Abwehr-Qi (qi defensivum, *weiqi*), des Qi des Fk Lunge (qi pulmonale, *feiqi*), des Qi der „Mitte“ (qi medii, *zhongqi*) oder des Qi des Fk Niere (qi renale, *shenqi*) sowie generell eine energetische Schwäche des Yin (depletio yin, *yinxu*) zu diagnostizieren. Außerdem spielt in diesem Zusammenhang die Leitbahn der Steuerung (s. regens, *dumai*) als Verbindungsleitbahn zwischen Fk Niere (o. renalis, *shen*) und Nase eine wichtige Rolle.

Saisonale allergische Rhinitis

Die durch Pollen bzw. andere Allergene ausgelösten Beschwerden können in der Regel in folgende Muster eingeteilt werden:

A „Wind-Kälte“ (algor venti, *fenghan*) mit Überwiegen der „Wind“-Komponente (ventus, *feng*)

B „Wind-Hitze“ (calor venti, *fengre*)

Es ist jedoch zu beachten, dass es hierbei fließende Übergänge geben kann, die bei der Behandlung berücksichtigt werden müssen. Außerdem sollten bei der saisonalen allergischen Rhinitis während des Zeitraums der Symptomfreiheit die zugrunde liegenden Krankheitsursachen und energetischen Schwächen (depletio, *xu*) behandelt werden (s. u.), um so die gesamte Symptomatik für die kommende Saison zu lindern und die energetische Konstellation grundsätzlich zu verbessern.

A „Wind-Kälte" (algor venti, *fenghan*) mit Überwiegen der „Wind"-Komponente (ventus, *feng*)

Typische Anzeichen

- Niesen (Widerstreit zwischen schrägläufigem und geradläufigem Qi [heteropathischem und orthopathischem Qi, *xie zheng qi*])
- Verstopfte oder laufende Nase mit hellem, klarem Sekret (das Qi des Fk Lunge [qi pulmonale, *feiqi*] wird gebunden, schrägläufiges [heteropathisches, *xie*] Qi staut sich im Schleimhautbereich, oder trübe Säfte *[jinye]* steigen nach oben bzw. die Funktionen des Fk Lunge [o. pulmonalis, *fei*] sind gestört, und die Säfte *[jinye]* können nicht mehr abgesenkt werden)
- Leichter Kopf-/Nackenschmerz (schrägläufiges [heteropathisches, *xie*] Qi hat sich in den Leitbahnen festgesetzt, bevorzugt am Akupunkturpunkt „Teich des Windes" [Gb 20/F 20, *fengchi*], der meistens leicht druckdolent wird)
- Gliederschmerzen (das schrägläufige [heteropathische, *xie*] Qi im Leitbahnsystem nimmt zu bzw. die Verteilung des Abwehr-Qi [qi defensivum, *weiqi*] ist gestört)
- Blasses Gesicht (Hinweis auf „Kälte" [algor, *han*])
- „Frösteln" (Widerstreit zwischen schrägläufigem Qi und dem Abwehr-Qi [heteropathischem Qi und qi defensivum, *xieqi weiqi*])
- Schweißlosigkeit (Hinweis auf energetische Überladung [repletio, *shi*] in der Oberfläche [extima, *biao*])
- Husten (das Qi des Fk Lunge [qi pulmonale, *feiqi*] kann sich nicht richtig absenken), Kurzatmigkeit
- Kälteabneigung (das Qi kann sich in der Oberfläche [extima, *biao*] nicht entfalten)
- Zunge: dünner, weißlicher, feuchter Belag
- Pulse: oberflächlich (superficial, *fu*), gespannt (intentus, *jin*)

Therapeutischer Ansatz

- Die Oberfläche (extima, *biao*) öffnen, um die „Wind-Kälte"-Schrägläufigkeit (algor-venti-Heteropathie, *fenghan xie*) auszuleiten
- Die absenkende und verteilende Funktion des Fk Lunge (o. pulmonalis, *fei*) fördern
- Erwärmen, um der „Kälte"-Affektion (algor, *han*) entgegenzuwirken

Hinweise zur Ausführung von Qigong-Übungen

Angezeigt sind Übungen, die „Wind" (ventus, *feng*) und „Kälte" (algor, *han*) vertreiben und den Fk Lunge (o. pulmonalis, *fei*) stärken können. Es empfiehlt sich, die Übungen mit relativ hoher Intensität und über einen längeren Zeitraum hinweg zu praktizieren, bis sich ein Gefühl der Wärme einstellt und auf der Haut ein leichter Schweißfilm entsteht. Öffnende und schließende Bewegungen sind grundsätzlich dazu geeignet, den Fk Lunge (o. pulmonalis, *fei*) zu stärken, das Abwehr-Qi (qi defensivum, *weiqi*) zu kräftigen und das Öffnen und Schließen der Poren zu kontrollieren.

„Spiel der Fünf Tiere"

Außerdem empfehlen sich aus dem „Spiel der Fünf Tiere" (▶ Kap. 7.7.2) das „Spiel des Kranichs" mit Betonung kräftigender Formen wie „Der Kranich steht auf einem Bein", „Der Kranich landet am Strand/Das Wasser berühren wie eine Wildgans" oder „Der Kranich fliegt".

„Acht-Brokat-Übungen" im Stehen

Bei den „Acht-Brokat-Übungen" im Stehen (▶ Kap. 7.3) werden kräftige Bewegungen geübt, die geeignet sind, das Yang zu dynamisieren und den Körper zu erwärmen. Insbesondere haben die Pferdschritt-Übungen (2., 5., 7. Form) durch die Anforderungen an die Körperkraft diesen Wirkungsschwerpunkt. Betont dehnende Bewegungen, wie z. B. in der 2. und 3. Form, unterstützen das Öffnen der Oberfläche (extima, *biao*).

„Kranich-Übungen"

Um eine Erwärmung zu fördern, können bei den „Kranich-Übungen" (▶ Kap. 7.2), bei ausreichender Körperkraft, vermehrt die Übungen 3 bis 6 wiederholt werden. Weiterhin empfiehlt es sich bei der Durchführung jeder Einzelübung, die öffnenden und schließenden Aspekte zu betonen.

„Sechs Laute"

Bei den „Sechs Lauten" (▶ Kap. 7.5) gibt es verschiedene Übungsweisen. Zur Erwärmung des Körpers eignet sich besonders die Verbindung von Lautübung mit hörbarem Ton und körperlicher Bewegung. Von den „Sechs Lauten" sollte vor allem der Laut *xie* geübt werden, der dem Fk Lunge (o. pulmonalis, *fei*) zugeordnet ist. Auch die Übung „Harmonisieren der Atmung", die am Anfang und Ende sowie zwischen den einzelnen Lauten praktiziert wird, kann als Einzelübung herangezogen werden. Durch ihre einfachen öffnenden und schließenden Bewegungen kann sie dazu dienen, den Fk Lunge (o. pulmonalis, *fei*) zu stärken, das Abwehr-Qi (qi defensivum, *weiqi*) zu kräftigen und das Öffnen und Schließen der Poren zu regulieren.

Tab. 5.51 Empfehlenswerte Akupunkturpunkte zur Selbstmassage

Deutsche Bezeichnung	Lateinische Bezeichnung	Deutsche Übersetzung des chinesischen Namens	Pinyin	Lokalisation	Wirkung
Di 4	IC 4	„Vereinte Täler"	*hegu*	An der radialen Seite, etwa in der Mitte des 2. Mittelhandknochens	Zerstreut „Wind" (ventus, *feng*), öffnet die Oberfläche (extima, *biao*), macht die Leitbahnen durchgängig, lindert Schmerzen
Di 20	IC 20	„Empfangen der Wohlgerüche"	*yingxiang*	Am unteren Rand des Nasenflügels in einer Vertiefung	Macht die Nase durchgängig, zerstreut „Wind-Hitze" (calor venti, *fengre*)
Ex-HN 8	Ex 3	„Durchgängige Nase"	*bitong*	Am oberen Ende der Nasolabialfalte	Macht die Nase durchgängig
Gb 20	F 20	„Teich des Windes"	*fengchi*	In der Vertiefung zwischen M. sternocleidomastoideus und M. trapezius (Höhe von Du 16/Rg 16)	Zerstreut „Wind" (ventus, *feng*), klärt Sicht und Gehör

Tab. 5.51 Empfehlenswerte Akupunkturpunkte zur Selbstmassage *(Forts.)*

Deutsche Bezeichnung	Lateinische Bezeichnung	Deutsche Übersetzung des chinesischen Namens	Pinyin	Lokalisation	Wirkung
Lu 7	P 7	„Reihe von Lücken"	*lieque*	1,5 *cun* proximal der Handgelenksfalte am distalen Speichenköpfchen	Zerstreut „Wind" (ventus, *feng*), wandelt „Schleim" (pituita, *tan*) um, öffnet die Oberfläche (extima, *biao*); senkt das Qi des Fk Lunge (qi pulmonale, *feiqi*) ab
3E 5	T 5	„Äußeres Passtor"	*waiguan*	2 *cun* proximal der Handgelenksfalte, in der Mitte des Unterarmes zwischen Elle und Speiche, gegenüber Pe 6/Pc 6	Öffnet die Oberfläche (extima, *biao*), macht die Leitbahnen frei, leitet „Kälte" (algor, *han*) aus

B „Wind-Hitze" (calor venti, *fengre*)

Typische Anzeichen

- Niesen (Widerstreit zwischen schrägläufigem und geradläufigem Qi [heteropathischem und orthopathischem Qi, *xie zheng qi*])
- Verstopfte Nase mit zeitweise gelbem Sekret (Anzeichen für „Hitze"-Prozess [calor, *re*])
- Reizbarkeit
- Jucken im Rachen mit Hustenreiz (Hinweis auf „Hitze" [calor, *re*])
- Juckende und gerötete Augen
- Leichtes Schwitzen (beginnender „Hitze"-Prozess [calor, *re*])
- Leichter Durst (das Säftepotenzial vermindert sich durch „Hitze" [calor, *re*])
- Kopfschmerzen und Hitzestau im Kopf („Hitze" [calor, *re*] sammelt sich am ehesten in dem Bereich, in dem „alles Yang zusammentrifft", nämlich im Kopf)
- Roter und brennender Rachen (der „Hitze"-Prozess [calor, *re*] setzt sich im Fk Lunge [o. pulmonalis, *fei*] fest)
- Zunge: normal oder im vorderen Drittel gerötet
- Pulse: oberflächlich (superficial, *fu*), beschleunigt (celer, *shu*), gespannt (intentus, *jin*)

Therapeutischer Ansatz

- Die „Wind-Hitze"-Affektion (calor venti, *fengre*) ausleiten
- Kühlen, um dem „Hitze"-Prozess (calor, *re*) entgegenzuwirken
- Die absenkende und verteilende Funktion des Fk Lunge (o. pulmonalis, *fei*) wiederherstellen

Hinweise zur Ausführung von Qigong-Übungen

Es sollten grundsätzlich Übungen ausgewählt werden, die auf keinen Fall die „Hitze"-Symptomatik (calor, *re*) verstärken können. Man vermeidet zu tiefe Standhaltungen wie z. B. den Pferdschritt in tiefer Position sowie das Üben mit zu starker Körperkraft vor allem im oberen Körperbereich.

„Sechs Laute"

Beim Üben der „Sechs Laute" (▶ Kap. 7.5) kann man einerseits die Oberfläche (extima, *biao*) öffnen, zum anderen die Leitbahnen durchgängig machen, ohne zu stark zu erwärmen. Hier wiederum ist besonders der Laut *xie* zu empfehlen, da er speziell auf den Fk Lunge (o. pulmonalis, *fei*) wirkt und diesen kühlt, indem er die absenkende Funktion des Qi des Fk Lunge (qi pulmonale, *feiqi*) wiederherstellt. Außerdem kann die Übung „Harmonisieren der Atmung", die am Anfang und Ende sowie zwischen den einzelnen Lauten praktiziert wird, als Einzelübung eingesetzt werden. Durch ihre einfachen öffnenden und schließenden Bewegungen kann sie dazu dienen, den Fk Lunge (o. pulmonalis, *fei*) zu stärken, das Abwehr-Qi (qi defensivum, *weiqi*) zu kräftigen und das Öffnen und Schließen der Poren zu regulieren. Durch eine Betonung der öffnenden und absenkenden Bewegungen kann die Oberfläche (extima, *biao*) geöffnet und absenkende Funktion des Qi des Fk Lunge (qi pulmonale, *feiqi*) gestärkt werden.

„Spiel der Fünf Tiere"

Aus dem „Spiel der Fünf Tiere" (▶ Kap. 7.7.2) lässt sich in der ersten Form des Kranichs das Weiten und Ausleiten durch entsprechende Wahl der Vorstellungsbilder betonen.

„Acht-Brokat-Übungen" im Sitzen

Aus den „Acht-Brokat-Übungen" im Sitzen (▶ Kap. 7.4.2) eignet sich die 3. Übung, „Klopfe mit den Fingern auf die Yuzhen-Punkte", um die Sinne zu öffnen und den Kopf zu klären. Mit dieser Übung werden die Blasen-Leitbahn (c. vesicalis, *pangguang jing*) und die Leitbahn der Steuerung (s. regens, *dumai*) speziell angesprochen und auf diese Weise die Yang-Leitbahnen insgesamt reguliert. Die 7. Übung, „Den Himmel stützen, den Scheitel pressen und beide Füße umfassen", ist durch einen deutlichen Wechsel von Phasen der Anspannung und Entspannung sowie durch starke Dehnung gekennzeichnet. Diese Übung hat eine ausgesprochen klärende Wirkung auf alle Sinnesorgane und ist besonders geeignet bei Beschwerden, die mit Nervosität einhergehen.

„Kranich-Übungen"

Bei den „Kranich-Übungen" (▶ Kap. 7.2) empfiehlt es sich, zur Stärkung des Fk Lunge (o. pulmonalis, *fei*) die öffnenden und schließenden Aspekte zu betonen, wobei zum Kühlen und Ausleiten der „Wind-Hitze"-Affektion (calor venti, *fengre*) das Weiten und Öffnen im Vordergrund stehen sollte.

Tab. 5.52 Empfehlenswerte Akupunkturpunkte zur Selbstmassage

Deutsche Bezeichnung	Lateinische Bezeichnung	Deutsche Übersetzung des chinesischen Namens	Pinyin	Lokalisation	Wirkung
3E 5	T 5	„Äußeres Passtor"	*waiguan*	2 *cun* proximal der Handgelenksfalte, in der Mitte des Unterarmes zwischen Elle und Speiche, gegenüber Pe 6/Pc 6	Öffnet die Oberfläche (extima, *biao*), macht die Leitbahnen frei, zerstreut „Hitze" (calor, *re*)

Tab. 5.52 Empfehlenswerte Akupunkturpunkte zur Selbstmassage *(Forts.)*

Deutsche Bezeichnung	Lateinische Bezeichnung	Deutsche Übersetzung des chinesischen Namens	Pinyin	Lokalisation	Wirkung
Di 4	IC 4	„Vereinte Täler"	*hegu*	An der radialen Seite, etwa in der Mitte des 2. Mittelhandknochens	Lindert Schmerzen, macht die Leitbahnen durchgängig, zerstreut „Wind" (ventus, *feng*), öffnet die Oberfläche (extima, *biao*)
Di 11	IC 11	„Gekrümmter Teich"	*quchi*	Bei 90° gewinkeltem Ellbogen in Verbindung der Ellbogenfalte zum Epicondylus lateralis in einer Vertiefung davor	Harmonisiert und kühlt das Xue, leitet „Wind" (ventus, *feng*) aus, öffnet die Oberfläche, kühlt „Hitze" (calor, *re*)
Di 20	IC 20	„Empfangen der Wohlgerüche"	*yingxiang*	Am unteren Rand des Nasenflügels in einer Vertiefung	Macht die Nase durchgängig, zerstreut „Wind-Hitze" (calor venti, *fengre*)
Ex-HN 8	Ex 3	„Durchgängige Nase"	*bitong*	Am oberen Ende der Nasolabialfalte	Macht die Nase durchgängig
Gb 20	F 20	„Teich des Windes"	*fengchi*	In der Vertiefung zwischen M. sternocleidomastoideus und M. trapezius (Höhe von Du 16/Rg 16)	Zerstreut „Wind" (ventus, *feng*), kühlt „Hitze" (calor, *re*), klärt Sicht und Gehör

Nichtsaisonale allergische Rhinitis

Besteht eine allergische Rhinitis das ganze Jahr über, sollten gleichzeitig die „Verzweigungen" der Erkrankung (cacumen, *biao*) (s. o.) symptomatisch und die „Krankheitswurzel" (stirps, *ben*) konstitutionell behandelt werden. Außerdem sollten bei der allergischen Rhinitis während des Zeitraums der Symptomfreiheit die zugrunde liegenden Störungen behandelt werden, um so die Symptomatik für die kommende Saison zu lindern und die gesamte energetische Konstellation zu verbessern.

Differenzialdiagnostisch lassen sich hier folgende Unterscheidungen treffen:

A Energetische Schwäche (depletio, *xu*) des Abwehr-Qi (qi defensivum, *weiqi*), des Qi des Fk Lunge (qi pulmonale, *feiqi*) und des Qi des Fk Milz (qi lienale, *piqi*)

B Energetische Schwäche (depletio, *xu*) des Qi des Fk Niere (qi renale, *shenqi*), des Struktivpotenzials *(jing)* und des Yang

Auch hier können die Übergänge fließend sein.

A Energetische Schwäche (depletio, *xu*) des Abwehr-Qi (qi defensivum, *weiqi*), des Qi des Fk Lunge (qi pulmonale, *feiqi*) und des Qi des Fk Milz (qi lienale, *piqi*)

Typische Anzeichen

- Blasses Gesicht (Hinweis auf eine energetische Schwäche [depletio, *xu*] des Qi)
- Abneigung gegen Zugluft und Kälte (Hinweis auf eine energetische Schwäche [depletio, *xu*] des Abwehr-Qi [qi defensivum, *weiqi*])

- Frösteln (Hinweis auf eine energetische Schwäche [depletio, *xu*] des Abwehr-Qi [qi defensivum, *weiqi*])
- Infektneigung (Hinweis auf eine energetische Schwäche [depletio, *xu*] des Abwehr-Qi [qi defensivum, *weiqi*])
- Niesreiz (Hinweis auf eine energetische Schwäche [depletio, *xu*] des Abwehr-Qi [qi defensivum, *weiqi*])
- Laufende, verstopfte Nase (das Qi des Fk Lunge [qi pulmonale, *feiqi*] ist deplet und wird gebunden, schrägläufiges [heteropathisches, *xie*] Qi oder Qi des Fk Leber [qi hepatici, *ganqi*] staut sich im Schleimhautbereich, oder trübe Säfte [*jinye*] steigen nach oben bzw. die Funktionen des Fk Lunge [o. pulmonalis, *fei*] sind gestört, und die Säfte *[jinye]* können nicht mehr abgesenkt werden)
- Husten (das Qi des Fk Lunge [qi pulmonale, *feiqi*] kann sich nicht richtig absenken)
- Spontanes Schwitzen (Hinweis auf eine energetische Schwäche [depletio, *xu*] des Qi des Fk Lunge [qi pulmonale, *feiqi*])
- Müdigkeit (Hinweis auf eine energetische Schwäche [depletio, *xu*] des Qi des Fk Milz [qi lienale, *piqi*])
- Weiche Stühle (Hinweis auf eine energetische Schwäche [depletio, *xu*] des Qi des Fk Milz [qi lienale, *piqi*])
- Inappetenz (Hinweis auf eine energetische Schwäche [depletio, *xu*] des Qi des Fk Milz [qi lienale, *piqi*])
- Zunge: blass mit Zahneindrücken
- Pulse: zart (minutus, *xi*) und erschöpft (deplet, *xu*)

Therapeutischer Ansatz, Hinweise zur Ausführung von Qigong-Übungen und empfehlenswerte Akupunkturpunkte zur Selbstmassage siehe Abschnitt B

B Energetische Schwäche (depletio, *xu*) des Qi des Fk Niere (qi renale, *shenqi*), des Struktivpotenzials (*jing*) und des Yang

Typische Anzeichen

- Allgemeines Kältegefühl (Hinweis auf eine energetische Schwäche [depletio, *xu*] des Yang des Fk Niere [yang renale, *shenyang*])

Die folgenden Symptome können, aber müssen nicht vorhanden sein:

- Schwäche und Ziehen in Knien und Lenden (Hinweis auf eine energetische Schwäche [depletio, *xu*] des Yang des Fk Niere [yang renale, *shenyang*])
- Schwindel
- Tinnitus
- Impotenz und Infertilität (Hinweis auf eine energetische Schwäche [depletio, *xu*] des Yang des Fk Niere [yang renale, *shenyang*])
- Zunge: blass mit wenig Belag
- Pulse: zart (minutus, *xi*), erschöpft (deplet, *xu*) und schwach (invalidus, *ruo*), untergetaucht (mersus, *chen*)

Therapeutischer Ansatz für A und B

- Das Qi der Fk Lunge und Milz (qi pulmonale et lienale, *fei pi qi*) stützen
- Das Abwehr-Qi (qi defensivum, *weiqi*) wärmen und bewegen
- Das Qi und das Yang des Fk Niere (qi et yang renale, *shen qi yang*) sowie das Struktivpotenzial *(jing)* erwärmen und stützen
- Die Leitbahn der Steuerung (s. regens, *dumai*) stärken

Hinweise zur Ausführung von Qigong-Übungen

Bei der Behandlung der „Krankheitswurzel" (stirps, *ben*) von allergischer Rhinitis geht es in erster Linie um eine Stärkung des Abwehr-Qi (qi defensivum, *weiqi*), der Fk Lunge, Milz und Niere (oo. pulmonalis, lienalis et renalis, *fei pi shen*) sowie der Leitbahn der Steuerung (s. regens, *dumai*) und der Aufnehmenden Leitbahn (s. respondens, *renmai*).

Das Abwehr-Qi (qi defensivum, *weiqi*) hat seine Wurzel im unteren Wärmebereich (unteres Calorium, *xiajiao*) (Fk Niere [o. renalis, *shen*]). Es wird durch den mittleren Wärmebereich (mittleres Calorium, *zhongjiao*) (Fk Milz [o. lienalis, *pi*]) genährt und zirkuliert an der Körperoberfläche außerhalb der Leitbahnen. Der Fk Lunge (o. pulmonalis, *fei*) verteilt das Abwehr-Qi (qi defensivum, *weiqi*) in Richtung Haut und Muskulatur. Die Unpaarigen Leitbahnen (ss. impares, *ji jing ba mai*), Aufnehmende Leitbahn (s. respondens, *renmai*) und Leitbahn der Steuerung (s. regens, *dumai*) verteilen das Abwehr-Qi (qi defensivum, *weiqi*) in Brust-, Bauch- und Rückenbereich.

Hier sind grundsätzlich Qigong-Übungen angezeigt, die die absenkende Funktion des Qi des Fk Lunge (qi pulmonale, *feiqi*) stärken und gleichzeitig den Fk Niere (o. renalis, *shen*) kräftigen. Für den Fk Lunge (o. pulmonalis, *fei*) steht das Öffnen und Schließen in den Bewegungen bis in die feinsten Poren im Vordergrund.

„Spiel der Fünf Tiere"

Im „Spiel des Kranichs" aus dem „Spiel der Fünf Tiere" (▶ Kap. 7.7.2) wird der Aspekt des Öffnens und Schließens betont. In der 3. Form, „Der Kranich steht auf einem Bein", wird eine besondere Bein- und Wurzelkraft geübt, wodurch der Akupunkturpunkt „Die emporsprudelnde Quelle" (Ni 1/R 1, *yongquan*) und damit der Fk Niere (o. renalis, *shen*) gestärkt werden können.

„Sechs Laute"

Aus den „Sechs Lauten" (▶ Kap. 7.5) eignet sich das Sprechen von Lauten mit körperlicher Bewegung, um durch feine Vibrationen Leitbahnen durchgängig zu machen und die Körperoberfläche zu öffnen, damit das Abwehr-Qi (qi defensivum, *weiqi*) wieder frei fließen kann. Besonders geeignet sind in diesem Zusammenhang die Laute *xie* für den Fk Lunge (o. pulmonalis, *fei*) und der Laut *chuyu* für den Fk Niere (o. renalis, *shen*). Außerdem kann die Übung „Harmonisieren der Atmung", die am Anfang und Ende sowie zwischen den einzelnen Lauten praktiziert wird, als Einzelübung eingesetzt werden. Durch ihre einfachen öffnenden und schließenden Bewegungen kann sie dazu dienen, den Fk Lunge (o. pulmonalis, *fei*) zu stärken, das Abwehr-Qi (qi defensivum, *weiqi*) zu kräftigen und das Öffnen und Schließen der Poren zu regulieren.

„Acht-Brokat-Übungen"

Aus den „Acht-Brokat-Übungen" im Stehen (▶ Kap. 7.3.2) ist die erste Form, „Mit beiden Händen den Himmel stützen, um die Drei Wärmebereiche zu regulieren", gut geeignet, um die Qi-Verteilung zwischen den Drei Wärmebereichen (Drei Calorien, *sanjiao*) zu regulieren und damit das Abwehr-Qi (qi defensivum, *weiqi*) an die Oberfläche (extima, *biao*) zu bringen. Auch die 2. Übung der „Acht-Brokat-Übungen" im Stehen, „Links und rechts den Bogen spannen, als wollte man auf einen Adler zielen", geht mit weit öffnenden und schließenden Bewegungen vor dem Brustbereich einher, wodurch die umfassende Verteilung des Qi des Fk Lunge (qi pulmonale, *feiqi*) im oberen Wärmebereich (oberes Calorium, *shangjiao*) gefördert wird. Zur Stützung des Fk Niere (o. renalis, *shen*) und zur Stimulation der Leitbahn der Steuerung (s. regens, *dumai*) eignet sich besonders die letzte Übung, „Mit beiden Händen die Füße umfassen, um den Fk Niere und die Hüften zu stärken".

Von den „Acht-Brokat-Übungen" im Sitzen (▶ Kap. 7.4.2) eignet sich besonders die 8. Übung, „Das Qi langsam entlang von Renmai und Dumai führen", die Aufnehmende Leitbahn (s. respondens, *renmai*) und die Leitbahn der Steuerung (s. regens, *dumai*) zu stärken.

„Kranich-Übungen"

Bei den „Kranich-Übungen" (▶ Kap. 7.2) empfiehlt es sich, zur Stärkung des Fk Lunge (o. pulmonalis, *fei*) die öffnenden und schließenden Aspekte zu betonen sowie den 6. Teil, das „Aufpicken", häufig zu üben, um den Fk Niere (o. renalis, *shen*) und die Leitbahn der Steuerung (s. regens, *dumai*) zu stärken.

5

Tab. 5.53 Empfehlenswerte Akupunkturpunkte zur Selbstmassage

Deutsche Bezeichnung	Lateinische Bezeichnung	Deutsche Übersetzung des chinesischen Namens	Pinyin	Lokalisation	Wirkung
Lu 7	P 7	„Reihe von Lücken"	*lieque*	1,5 *cun* proximal der Handgelenksfalte am distalen Speichenköpfchen	Zerstreut „Wind" (ventus, *feng*), wandelt „Schleim" (pituita, *tan*) um, öffnet die Oberfläche (extima, *biao*); senkt das Qi des Fk Lunge (qi pulmonale, *feiqi*) ab
Lu 9	P 9	„Großer Wasserschlund"	*taiyuan*	Am radialen Ende der Handgelenksfurche in der Vertiefung radial der Pulstaststelle	Stützt das Qi der Fk Lunge und Milz (qi pulmonale et lienale, *fei pi qi*), reguliert den Flüssigkeitshaushalt, befeuchtet „Trockenheit" (ariditas, *zao*) und wandelt „Schleim" (pituita, *tan*) um
Ma 36	S 36	„Dritter Weiler am Fuß"	*zusanli*	3 *cun* unterhalb der Kniescheibenunterkante, 1 *cun* von der Schienbeinkante nach außen, auf Höhe der Tuberositas tibiae	Reguliert und stützt die Fk Milz und Magen (oo. lienalis et stomachi, *pi wei*), harmonisiert Qi und Xue
Mi 6	L 6	„Die Verbindung der drei Yin"	*sanyinjiao*	3 *cun* oberhalb des Innenknöchels am Hinterrand des Schienbeins	Stützt die Fk Milz und Niere (oo. lienalis et renalis, *pi shen*), wandelt „Feuchtigkeit" (humor, *shi*) um, löst den Fk Leber (o. hepaticus, *gan*)
Bl 23	V 23	„Einflusspunkt des Nieren-Funktionskreises"	*shenshu*	1,5 *cun* lateral des Dornfortsatzes des 2. LWK	Stützt den Fk Niere (o. renalis, *shen*), klärt Sicht und Gehör

5

Tab. 5.53 Empfehlenswerte Akupunkturpunkte zur Selbstmassage *(Forts.)*

Deutsche Bezeichnung	Lateinische Bezeichnung	Deutsche Übersetzung des chinesischen Namens	Pinyin	Lokalisation	Wirkung
Du 4	Rg 4	„Pforte des Lebensloses"	*mingmen*	Unterhalb des Dornfortsatzes des 2. LWK	Kräftigt den Fk Niere (o. renalis, *shen*), stützt den Fk Leber (o. hepaticus, *gan*), mehrt das Xue, zerstreut „Wind" (ventus, *feng*), senkt das Qi ab
Ni 1	R 1	„Die emporsprudelnde Quelle"	*yongquan*	In einer Vertiefung an der Grenze zwischen 1. und 2. Drittel der zentralen Fußsohle (zwischen 2. und 3. Metatarsophalangeal-Gelenk)	Reguliert und stützt den Qi-Mechanismus, macht die Sinnesöffnungen frei, wirkt sedierend
Ni 3	R 3	„Mächtiger Wasserlauf"	*taixi*	Auf der Mitte der Verbindungslinie zwischen Innenknöchel und der Achillessehne	Stützt und reguliert das Qi der Fk Niere und Leber (oo. renalis et hepaticus, *shen gan*), kühlt „Hitze" (calor, *re*)

5.8.2 Chronische Sinusitis

Dieses Krankheitsbild beruht in der Regel auf wiederholtem Eindringen von Schrägläufigkeiten (Heteropathien, *xie*), häufig „Wind-Kälte" (algor venti, *fenghan*) oder „Wind-Hitze" (calor venti, *fengre*), die nicht ausreichend behandelt wurden. Dadurch wird die verteilende und absteigende Funktion des Qi des Fk Lunge (qi pulmonale, *feiqi*) in den Nasenhöhlen behindert, sodass es zu einer Stagnation von Säften *(jinye)* in Nase und Nebenhöhlen kommen kann. Diese anhaltende Einstauung von Säften *(jinye)* kann zu „Feuchtigkeit" (humor, *shi*) bzw. „Schleim" (pituita, *tan*) und auch zu „Hitze" (calor, *re*) führen. In diesem Zusammenhang spricht man von einer energetischen Schwäche des Fk Lunge mit eingestauten Schrägläufigkeiten (depletio o. pulmonalis mit eingestauten Heteropathien, *feixu xiezhi*).

Eine chronische Sinusitis kann auch auf einer energetischen Schwäche des Fk Milz mit „Feuchtigkeit"-Ansammlungen (depletioo. lienalis mit humor-Ansammlungen, *pixu shiju*) beruhen. Bei einer energetischen Schwäche des Fk Milz (depletio des o. lienalis, *pixu*) kann Trübes und Klares nicht mehr voneinander geschieden werden, und es bildet sich „Feuchtigkeit" (humor, *shi*), die nach oben in den Nasen-Nebenhöhlen-Bereich steigt, sich dort einstaut und ebenfalls „Schleim-Hitze" (calor pituitae, *tanre*) hervorbringen kann.

Zwischen beiden genannten Mustern kann der Übergang fließend sein.

Typische Anzeichen

- Verstopfte Nase, häufig gelbes, klebriges Sekret („Wind-Hitze" [calor venti, *fengre*] ist eingedrungen)
- Kopfschmerzen

- Schwere und Benommenheit im Kopf, Stirnkopfschmerz („Feuchtigkeit" [humor, *shi*] bzw. „Schleim" [pituita, *tan*] in den Fk Milz und Magen [oo. lienalis et stomachi, *pi wei*])
- Empfindlichkeit über den Kieferhöhlen (wiederholte Attacken von „Wind-Hitze" [calor venti, *fengre*] beeinträchtigen die verteilende und absenkende Funktion des Fk Lunge [o. pulmonalis, *fei*], sodass Säfte *[jinye]* in den Nebenhöhlen stagnieren und „Schleim-Hitze" [calor pituitae, *tanre*] entsteht)
- Durst (Hinweis auf eine „Hitze"-Symptomatik [calor, *re*])
- Infektanfälligkeit (energetische Schwäche [depletio, *xu*] im Fk Lunge [o. pulmonalis, *fei*])
- Zunge: blass mit dünnem, weißlichem Belag, gelblicher Belag bei zunehmender „Hitze" (calor, *re*)
- Pulse: erschöpft (deplet, *xu*) und schwach (invalidus, *ruo*)

5

Therapeutischer Ansatz

- Den Fk Lunge (o. pulmonalis, *fei*) stützen, um seine verteilende und absenkende Funktion wiederherzustellen
- „Feuchtigkeit" (humor, *shi*) bzw. „Schleim" (pituita, *tan*) umwandeln und ausleiten
- Den Fk Milz (o. lienalis, *pi*) stützen
- Die Oberfläche (extima, *biao*) öffnen, um „Wind-Hitze" (calor venti, *fengre*) auszuleiten

Hinweise zur Ausführung von Qigong-Übungen

Stehen durch „Schleim-Hitze" (calor pituitae, *tanre*) hervorgerufene Symptome im Vordergrund, wie Schwere und Benommenheit im Kopf, Stirnkopfschmerz, leicht erhöhte Temperatur, Hitzegefühl und Durst, dürfen Übungen in Bewegung nur in leichter und angemessener Form praktiziert werden. Dynamisierende und Wärmeempfindungen hervorrufende Übungen sind zu vermeiden, ebenso Übungen, bei denen der Kopf nach unten gebeugt oder bei Rumpfbeugung unter Nabelhöhe gebracht wird.

Angezeigt sind vor allem Übungen, die die Fk Lunge und Milz (oo. pulmonalis et lienalis, *fei pi*) stützen, um auf diese Weise gezielt „Feuchtigkeit" (humor, *shi*) bzw. „Schleim" (pituita, *tan*) umzuwandeln und auszuleiten.

„Spiel der Fünf Tiere"

Zur Stärkung des Fk Lunge (o. pulmonalis, *fei*) sind besonders die ersten drei Übungen des „Spiels des Kranichs" aus dem „Spiel der Fünf Tiere" (▶ Kap. 7.7.2) zu empfehlen. Zum Stützen des Fk Milz (o. lienalis, *pi*) eignen sich die ersten drei Formen aus dem „Spiel des Bären".

„Acht-Brokat-Übungen" im Stehen

Die 3. Übung aus den „Acht-Brokat-Übungen" im Stehen, „Einen Arm heben, um die Fk Milz und Magen aufeinander abzustimmen" (▶ Kap. 7.3.2), kann dazu beitragen, den Fk Milz (o. lienalis, *pi*) zu stärken und damit „Feuchtigkeit" (humor, *shi*) bzw. „Schleim" (pituita, *tan*) umzuwandeln und auszuleiten und auf diese Weise den Qi-Mechanismus der „Mitte" (Fk Milz und Magen, oo. lienalis et stomachi, *pi wei*) wiederherzustellen. Zur Stärkung des Fk Lunge (o. pulmonalis, *fei*) empfiehlt sich die 2. Übung „Links und rechts den Bogen spannen, als wollte man auf einen Adler zielen". Allerdings sollte sie mit Betonung der öffnenden, ausleitenden Aspekte geübt werden.

„Sechs Laute"

Mit dem Üben der „Sechs Laute" (▶ Kap. 7.5) kann man zum einen die Oberfläche (extima, *biao*) öffnen und Schrägläufigkeiten (Heteropathien, *xie*) beseitigen und zum anderen die Leitbahnen durchgängig machen, ohne zu stark zu erwärmen. Hier wiederum ist besonders der Laut *xie* zu empfehlen, da er speziell auf den Fk Lunge (o. pulmonalis, *fei*) wirkt und diesen kühlt und zugleich „Feuchtigkeit" (humor, *shi*) herauslösen kann. Mit dem Laut *hu* lässt sich die „Mitte" (Fk Milz und Magen, oo. lienalis et stomachi, *pi wei*) stützen, damit Klares von Trübem getrennt und „Feuchtigkeit" (humor, *shi*) grundsätzlich entgegengewirkt werden kann.

Tab. 5.54 Empfehlenswerte Akupunkturpunkte zur Selbstmassage

Deutsche Bezeichnung	Lateinische Bezeichnung	Deutsche Übersetzung des chinesischen Namens	Pinyin	Lokalisation	Wirkung
Di 20	IC 20	„Empfangen der Wohlgerüche"	*yingxiang*	Am unteren Rand des Nasenflügels in einer Vertiefung	Macht die Nase durchgängig, zerstreut „Wind-Hitze" (calor venti, *fengre*)
Ma 40	S 40	„Üppige Fülle"	*fenglong*	In der Mitte zwischen Unterkante der Kniescheibe und Spitze des Außenknöchels, 2 *cun* lateral der Schienbeinvorderkante	Zerstreut „Feuchtigkeit" (humor, *shi*), wandelt „Schleim" (pituita, *tan*) um, bewegt das Qi der Fk Milz und Magen (qi lienale et stomachi, *pi wei qi*), senkt das Yang ab
Di 4	IC 4	„Vereinte Täler"	*hegu*	An der radialen Seite, etwa in der Mitte des 2. Mittelhandknochens	Lindert Schmerzen, macht die Leitbahnen durchgängig, zerstreut „Wind" (ventus, *feng*), öffnet die Oberfläche (extima, *biao*)
Ma 36	S 36	„Dritter Weiler am Fuß"	*zusanli*	3 *cun* unterhalb der Kniescheibenunterkante, 1 *cun* von der Schienbeinkante nach außen, auf Höhe der Tuberositas tibiae	Reguliert und stützt die Fk Milz und Magen (oo. lienalis et stomachi, *pi wei*), harmonisiert Qi und Xue
Bl 2	V 2	„Zusammengelegter Bambus"	*cuanzhu*	Am medialen Ende der Augenbraue	Klärt die Sicht, zerstreut „Wind" (ventus, *feng*), macht die Netzleitbahnen (reticulares, *luomai*) frei
Ma 3	S 3	„Weites Kellerloch"	*juliao*	0,7 *cun* lateral der Nasenöffnung, in Höhe des unteren Randes des Nasenflügels, in Höhe Di 20/ IC 20	Zerstreut „Wind" (ventus, *feng*), leitet „Wind-Hitze" (calor venti, *fengre*) aus, stützt das Qi des Fk Leber (qi hepatici, *ganqi*), bewegt das Xue
Ex-HN 5	Ex 2	„Die Sonne"	*taiyang*	Zwischen lateralem Augenbrauenrand und äußerem Lidwinkel, ca. 1 *cun* seitlich in einer geräumigen Vertiefung	Klärt die Augen, leitet „Wind" (ventus, *feng*) und „Wind-Hitze" (calor venti, *fengre*) aus, kühlt „Hitze" (calor, *re*)

5.8.3 Tinnitus

Bei Tinnitus ist in der Regel nicht nur der Fk Niere (o. renalis, *shen*) wegen seines Bezugs zum Ohr beteiligt, sondern auch andere Funktionskreise wie Fk Leber, Milz und Herz (oo. hepaticus, lienalis et cardialis, *gan pi xin*).

Differenzialdiagnostisch ist hier zunächst zwischen energetischer Überladung (repletio, *shi*) und energetischer Schwäche (depletio, *xu*) zu unterscheiden. Zum Thema Tinnitus und Qigong vgl. auch ▶ Kap. 6.2.

A Tinnitus aufgrund von energetischer Überladung (repletio, *shi*)

Bei Tinnitus aufgrund von energetischer Überladung (repletio, *shi*) kommen vor allem folgende Entgleisungsmöglichkeiten in Betracht:

- Emporlodern von „Glut" des Fk Leber (ardor hepatici, *ganhuo*)
- Emporlodern von „Schleim-Glut" (ardor hepatici, *tanhuo*)

Typische Anzeichen

- Plötzliches Einsetzen
- Lautes, oft hohes Geräusch
- Geräusch kann kommen und gehen (Hinweis auf „Wind" [ventus, *feng*] im Fk Leber [o. hepaticus, *gan*])
- Verschlimmerung, wenn der Patient die Ohren mit den Händen abdeckt (Hinweis auf energetische Überladung [repletio, *shi*])
- Emotionale Belastung und Stress
- Kopfschmerzen
- Reizbarkeit
- Bitterer Mundgeschmack
- Durst
- Gerötetes Gesicht
- Schwindelgefühl
- Obstipation
- Zunge: gerötet, meist gelblicher Belag
- Pulse: beschleunigt (celer, *shu*) und saitenförmig (chordal, *xian*)

Bei „Schleim-Glut" (ardor pituitae, *tanhuo*) zusätzlich:

- Hörminderung
- Druckgefühl im Thorax
- Benommenheit und Schwindel
- Auswurf von Schleim (verschleimte Bronchien)
- Zunge: rot mit gelbem, klebrigem Belag
- Pulse: schlüpfrig (lubricus, *hua*) und saitenförmig (chordal, *xian*)

Therapeutischer Ansatz

- Den Fk Leber (o. hepaticus, *gan*) besänftigen und „Glut" (ardor, *huo*) kühlen
- Schrägläufigkeiten (Heteropathien, *xie*) beseitigen

Bei „Schleim-Glut" (ardor pituitae, *tanhuo*) zusätzlich:

- „Schleim" (pituita, *tan*) umwandeln und „Glut" (ardor, *huo*) kühlen
- Den Fk Magen (o. stomachi, *wei*) harmonisieren und Trübes absenken
- Den Fk Milz (o. lienalis, *pi*) stützen

Hinweise zur Ausführung von Qigong-Übungen

Um die „Glut" des Fk Leber (ardor hepatici, *ganhuo*) zu besänftigen, sind Übungen angezeigt, bei denen das Hauptaugenmerk auf das Absenken des Qi gelenkt wird, sowie solche, bei denen der Grundsatz „Oben leer, unten fest" besonders betont umgesetzt wird. Bei allen Körperhaltungen und Bewegungen sollten die Arme bewusst nicht höher als Brust-, maximal Schulterhöhe gehoben werden. Übungen in Bewegung und im Gehen sind geeignet, den freien Fluss des Qi des Fk Leber (qi hepatici, *ganqi*) zu gewährleisten. Da Tinnitus aufgrund einer energetischen Überladung (repletio, *shi*) meist konstitutionell kräftige Menschen befällt, sind auch Pfahlhaltungen in mittelhoher oder auch in tiefer Position geeignet, um die Yin-Kräfte zu stabilisieren und das Yang abzusenken.

„Spiel der Fünf Tiere"

Der Wechsel zwischen Anspannung und Entspannung wird im „Spiel des Hirschs" aus dem „Spiel der Fünf Tiere" (▶ Kap. 7.7.4) besonders deutlich. Da Tinnitus oft durch emotionale Belastungen oder Stress ausgelöst wird, sind Übungen aus dem „Spiel des Hirschs" besonders geeignet, das richtige Maß an Spannung und Ruhe zu finden.

„Kranich-Übungen"

Die „Kranich-Übungen" (▶ Kap. 7.2) zielen sehr stark auf den Grundsatz „Oben leer, unten fest" ab, da sich die Körperbewegungen nur sehr langsam vom unteren Dantian (▶ Kap. 2.5.2) nach oben entwickeln und immer wieder zu ihm zurückkehren. Dies kann dazu beitragen, den Fk Leber (o. hepaticus, *gan*) zu besänftigen.

„Übungen im Gehen"

Mit den „Übungen im Gehen" mit Bezug zum Fk Leber (o. hepaticus, *gan*) (▶ Kap. 7.6) kann der freie und gleichmäßige Fluss des Qi gewährleistet und damit auch dem Emporschlagen des Qi des Fk Leber (qi hepatici, *ganqi*) entgegengewirkt werden.

„Acht-Brokat-Übungen" im Stehen

Um das Ohr herum laufen drei Leitbahnen: Gallenblasen-Leitbahn (c. fellea, *dan jing*), Dünndarm-Leitbahn (c. intestini tenuis, *xiaochang jing*) und Drei-Wärmebereiche-Leitbahn (c. tricalorii, *sanjiao jing*), wobei die Drei-Wärmebereiche-Leitbahn (c. tricalorii, *sanjiao jing*) direkt um das Ohr herum verläuft. Übungen, die diese Leitbahn und deren Funktion besonders ansprechen, sind auch bei Tinnitus geeignet, wie z. B. die erste Übung aus den „Acht-Brokat-Übungen" im Stehen, „Mit beiden Händen den Himmel stützen, um die Drei Wärmebereiche zu regulieren". Dabei sollte jedoch darauf geachtet werden, dass die Hände nicht zu weit nach oben gehoben werden, da dies das Emporschlagen der „Glut" des Fk Leber (ardor hepatici, *ganhuo*) begünstigen könnte.

Tab. 5.55 Empfehlenswerte Akupunkturpunkte zur Selbstmassage

Deutsche Bezeichnung	Lateinische Bezeichnung	Deutsche Übersetzung des chinesischen Namens	Pinyin	Lokalisation	Wirkung
Le 3	H 3	„Die mächtige große Straße"	*taichong*	Zwischen dem Mittelfußknochen der 1. und 2. Zehe in einer Vertiefung ca. 1,5 *cun* proximal des Grundgelenks	Stützt die Fk Leber und Gallenblase (oo. hepaticus et felleus, *gan dan*), senkt das Yang ab, reguliert und kühlt das Xue
Le 2	H 2	„Der Zwischenraum des Gehens"	*xingjian*	Distal vom Zehengrundgelenk, zwischen der 1. und 2. Zehe	Harmonisiert den Fk Leber (o. hepaticus, *gan*), hält das Xue, leitet „Glut" (ardor, *huo*) aus
Ma 40	S 40	„Üppige Fülle"	*fenglong*	In der Mitte zwischen Unterkante der Kniescheibe und Spitze des Außenknöchels, 2 *cun* lateral der Schienbeinvorderkante	Zerstreut „Wind-Feuchtigkeit" (humor venti, *fengshi*) und auch „Wind-Hitze" (calor venti, *fengre*), löst Krämpfe, wandelt „Schleim" (pituita, *tan*) um, stillt Schmerzen
3E 17	T 17	„Schutzschirm gegen Wind"	*yifeng*	Am Vorderrand des Processus mastoideus, wo das Ohrläppchen bei Druck den Processus berührt	Verbindungspunkt mit der Gallenblasen-Leitbahn (c. fellea, *dan jing*); klärt die Sicht, zerstreut „Wind" (ventus, *feng*)
Gb 2	F 2	„Versammlungspunkt für das Gehör"	*tinghui*	Unmittelbar vor der Incisura intertragica in einer Linie unter 3E 21/T 21, Dü 19/IT 19, bei leicht geöffnetem Mund in einer Vertiefung	Zerstreut „Wind" (ventus, *feng*), lässt das Qi fließen, harmonisiert das Gehör
Dü 19	IT 19	„Palast des Gehörs"	*tinggong*	In einer Vertiefung zwischen Tragus und Kiefergelenk bei leichter Mundöffnung	Lindert Hörstörungen aller Art, auch Tinnitus
3E 6	T 6	„Der fliegende Tiger"/ „Seitlicher Abzugsgraben"	*feihu/ zhigou*	3 *cun* proximal der Handgelenksfalte, Mitte des Unterarms zwischen Elle und Speiche	Lockert den Qi-Mechanismus, lässt die Säfte (*jinye*) umlaufen, löst Stasen und Verknotungen, entfaltet das Qi des Fk Leber (qi hepatici, *ganqi*)
Gb 8	F 8	„Der obere Punkt des Ohrs"	*shuaigu*	1,5 *cun* über der Ohrspitze	Zerstreut „Schleim"-Blockaden (pituita, *tan*), leitet „Wind" (ventus, *feng*) und „Wind-Feuchtigkeit" (humor venti, *fengshi*) aus

5

Tab. 5.55 Empfehlenswerte Akupunkturpunkte zur Selbstmassage *(Forts.)*

Deutsche Bezeichnung	Lateinische Bezeichnung	Deutsche Übersetzung des chinesischen Namens	Pinyin	Lokalisation	Wirkung
Ni 1	R 1	„Die emporsprudelnde Quelle"	*yongquan*	In einer Vertiefung an der Grenze zwischen 1. und 2. Drittel der zentralen Fußsohle (zwischen 2. und 3. Metatarsophalangeal-Gelenk)	Reguliert und stützt den Qi-Mechanismus, macht die Sinnesöffnungen frei, wirkt sedierend

B Tinnitus aufgrund von energetischer Schwäche (depletio, *xu*)

Bei Tinnitus aufgrund von energetischer Schwäche (depletio, *xu*) lassen sich grundsätzlich folgende Muster unterscheiden:

- Erschöpfung des Yin des Fk Niere (yin renale, *shenyin*)
- Erschöpfung des Yang des Fk Niere (yang renale, *shenyang*)
- Energetische Schwäche (depletio, *xu*) des Xue des Fk Herz (xue cardiale, *xinxue*)

Typische Anzeichen

- Allmähliches Einsetzen
- Leises Geräusch, oft tiefer Ton
- Ohrgeräusch bleibt meist konstant (Hinweis auf Fk Niere [o. renalis, *shen*])
- Ohrgeräusch wird durch Auflegen der Hände auf die Ohren besser (Hinweis auf energetische Schwäche [depletio, *xu*])
- Gedächtnisstörungen (Hinweis auf energetische Schwäche [depletio, *xu*] des Yin des Fk Niere [yin renale, *shenyin*])
- Verschwommene Sicht und Benommenheit (Hinweis auf energetische Schwäche [depletio, *xu*] des Yin des Fk Niere [yin renale, *shenyin*])
- Schmerzen in den Knien und im Lumbalbereich (Hinweis auf energetische Schwäche [depletio, *xu*] des Yang des Fk Niere [yang renale, *shenyang*])
- Palpitationen (Hinweis auf energetische Schwäche [depletio, *xu*] des Xue des Fk Herz [xue cardiale, *xinxue*])
- Schlafstörungen (Hinweis auf energetische Schwäche [depletio, *xu*] des Xue des Fk Herz [xue cardiale, *xinxue*])
- Zunge:
  bei energetischer Schwäche (depletio, *xu*) des Yin des Fk Niere (yin renale, *shenyin*): rot, wenig Belag
  bei energetischer Schwäche (depletio, *xu*) des Xue des Fk Herz (xue cardiale, *xinxue*) und des Yang des Fk Niere (yang renale, *shenyang*): blass mit dünnem, weißlichem Belag
- Pulse:
  bei energetischer Schwäche (depletio, *xu*) des Yin des Fk Niere (yin renale, *shenyin*): zart (minutus, *xi*) und beschleunigt (celer, *shu*)
  bei energetischer Schwäche (depletio, *xu*) des Xue des Fk Herz (xue cardiale, *xinxue*) und des Yang des Fk Niere (yang renale, *shenyang*): zusätzlich zart (minutus, *xi*) und kraftlos

Therapeutischer Ansatz

- Das Yin und/oder das Yang des Fk Niere (o. renalis, *shen*) stützen
- Das Xue des Fk Herz (xue cardiale, *xinxue*) nähren
- Die „Mitte" (Fk Milz und Magen, oo. lienalis et stomachi, *pi wei*) stützen

Hinweise zur Ausführung von Qigong-Übungen

Im Qigong lässt sich der Fk Niere (o. renalis, *shen*) und speziell das Struktivpotenzial *(jing)* stützen, indem man dafür sorgt, dass das untere Dantian „in Fülle" ist; auch regelmäßiges tägliches Üben stärkt insgesamt das untere Dantian. Abschlussübungen wie „Wasche die Laogong-Punkte" und „Reibe das Dantian" dienen der Rückführung des mobilisierten Qi und sollten in diesem Zusammenhang besonders häufig und sorgfältig praktiziert werden. Zum Stützen des Yang des Fk Niere (yang renale, *shenyang*) empfiehlt sich außerdem die Übung „Massiere die Shenshu-Punkte" als eigenständige Selbstmassage-Übung oder im Rahmen der „Acht-Brokat-Übungen" im Sitzen (▶ Kap. 7.4.2).

„Acht-Brokat-Übungen"

Bei den „Acht-Brokat-Übungen" im Stehen (▶ Kap. 7.3.2) kann die 5. Übung, „Kopf und Hinterteil wiegen, um das Feuer des Fk Herz zu vertreiben", dazu dienen, sowohl den Fk Niere (o. renalis, *shen*) als auch den Fk Herz (o. cardialis, *xin*) zu stärken. In dieser Übung wird die Rotation des Rumpfes um den Punkt „Pforte des Lebensloses" (Du 4/Rg 4, *mingmen*), hinteres Dantian, praktiziert. Auch die Aufmerksamkeit ruht auf dem hinteren Dantian (Akupunkturpunkt „Pforte des Lebensloses" [Du 4/Rg 4, *mingmen*]) und zugleich in den Punkten „Die emporsprudelnde Quelle" (Ni 1/R 1, *yongquan*). In der Hauptruhehaltung wird die Herz-Leitbahn (c. cardialis, *xin jing*) leicht gedehnt. Auf diese Weise können die Fk Herz und Niere (oo. cardialis et renalis, *xin shen*) gemeinsam gestärkt und miteinander verbunden werden.

Zur Vorbeugung von Störungen im Bereich der Ohren empfiehlt sich aus den „Acht-Brokat-Übungen" im Sitzen vor allem die 3. Übung, „Klopfe mit den Fingern auf die Yuzhen-Punkte" (▶ Kap. 7.4.2), was auch als „Schlagen der Himmelstrommel" bezeichnet wird.

„Sechs Laute"

Aus den „Sechs Lauten" (▶ Kap. 7.5) können die Laute *ke* zur Stärkung des Fk Herz (o. cardialis, *xin*) und *chuyu* zur Kräftigung des Fk Niere (o. renalis, *shen*) gezielt eingesetzt werden.

„Kranich-Übungen"

Die „Kranich-Übungen" (▶ Kap. 7.2) sind sehr stark auf das untere Dantian zentriert, und die Körperbewegungen entwickeln sich nur sehr langsam vom unteren Dantian zum mittleren Dantian und kehren immer wieder zum unteren zurück. Dies kann ebenfalls dazu beitragen, die Fk Milz und Niere (oo. lienalis et renalis, *pi shen*) zu stützen.

Tab. 5.56 Empfehlenswerte Akupunkturpunkte zur Selbstmassage

Deutsche Bezeichnung	Lateinische Bezeichnung	Deutsche Übersetzung des chinesischen Namens	Pinyin	Lokalisation	Wirkung
3E 17	T 17	„Schutzschirm gegen Wind"	*yifeng*	Am Vorderrand des Processus mastoideus, wo das Ohrläppchen bei Druck den Processus berührt	Zerstreut „Wind" (ventus, *feng*), klärt Sicht und Gehör
Dü 19	IT 19	„Palast des Gehörs"	*tinggong*	In einer Vertiefung zwischen Tragus und Kiefergelenk bei leichter Mundöffnung	Lindert Hörstörungen aller Art, auch Tinnitus
Ni 1	R 1	„Die emporsprudelnde Quelle"	*yongquan*	In einer Vertiefung an der Grenze zwischen 1. und 2. Drittel der zentralen Fußsohle (zwischen 2. und 3. Metatarsophalangeal-Gelenk)	Reguliert und stützt den Qi-Mechanismus, macht die Sinnesöffnungen frei
Ni 3	R 3	„Mächtiger Wasserlauf"	*taixi*	Auf der Mitte der Verbindungslinie zwischen Innenknöchel und der Achillessehne	Stützt und reguliert das Qi der Fk Niere und Leber (qi renale et hepatici, *shen gan qi*), kräftigt Knie und Lenden
Bl 23	V 23	„Einflusspunkt des Nieren-Funktionskreises"	*shenshu*	1,5 *cun* lateral des Dornfortsatzes des 2. LWK	Stützt den Fk Niere (o. renalis, *shen*), kräftigt die Lenden, klärt Sicht und Gehör
Du 4	Rg 4	„Pforte des Lebensloses"	*mingmen*	Unterhalb des Dornfortsatzes des 2. LWK	Kräftigt den Fk Niere (o. renalis, *shen*), stützt den Fk Leber (o. hepaticus, *gan*), mehrt das Xue, zerstreut „Wind" (ventus, *feng*), senkt das Qi ab

6 Anwendungsgebiete für Qigong

Einführung

Gisela Hildenbrand, Christa Zumfelde-Hüneburg, Ute Engelhardt

Die Breite der Anwendungsgebiete von Qigong-Übungen ist sehr groß. Dies mag zunächst verwundern oder auch den Verdacht aufkommen lassen, dass Qigong, wie in manch wenig seriösen Beschreibungen zu lesen ist, von Praktizierenden oder auch therapeutisch Tätigen als Allheilmittel angesehen wird.

Die häufig gestellte Frage: „Bei welcher Erkrankung kann man Qigong-Übungen zur Linderung der Beschwerden oder zur Unterstützung des Heilungsprozesses einsetzen?" kommt der Frage gleich: „Bei welcher Erkrankung sollte man sich gut ernähren?" Qigong-Übungen lassen sich als Teil der chinesischen Tradition des Yangsheng („Nähren und Pflegen des Lebens") verstehen, worin vielfältige Überlegungen zur Lebensgestaltung und auch die speziellen Übungen, die heute unter dem Namen „Qigong" bekannt sind, ihren Platz haben. Die Übungen sind so gestaltet, dass sie den unterschiedlichen Lebensbereichen gleichsam als „Nahrung" dienen sollen.

Bei näherer Beschäftigung mit den Inhalten von Qigong-Übungen erklären sich die vielfältigen Anwendungsmöglichkeiten sehr leicht. In Qigong-Übungen verbinden sich zahlreiche Wirkfaktoren, die die körperlichen, seelischen und geistigen Bereiche des menschlichen Lebens ansprechen. In den verschiedenen Übungsmethoden werden diese Wirkfaktoren unterschiedlich betont und in unterschiedlichem Maß deutlich hervorgehoben, sie sind aber immer in ihrer Gesamtheit vorhanden.

Das Besondere der Qigong-Übungen, die von außen gesehen gymnastischen, sportlichen oder tänzerischen Bewegungen, Entspannungsübungen, Konzentrationsübungen und Atemtechniken gleichen, ist die Einbeziehung und ständige Anwesenheit des Prinzips des Wandels von Yin und Yang. Dies bedeutet eine Lebendigkeit, die sich entfaltet zwischen den Polaritäten Ruhe und Bewegung, Innen und Außen, Körperhaltung und Gedanken oder Vorstellungsbildern, Konkretem und Symbolhaftem, um nur einige Beispiele zu nennen. Bewegungen zwischen Gegensätzlichem stellen gleichsam eine Ureigenschaft von Leben dar, die als natürliche Bewegungen in allen geistigen, psychischen und körperlichen Funktionen zu beobachten ist.

Eine weitere Besonderheit von Qigong-Übungen ist die Anpassungsmöglichkeit all ihrer Elemente im Hinblick auf Betonung, Intensität und Ausgestaltung in der praktischen Übung. Diese Anpassungsfähigkeit ist im Übungsprinzip „Das richtige Maß" (▶ Kap. 3.5) bereits enthalten. Die Feineinstellung und Anpassung von Übungen für spezielle Gebiete und individuelle Situationen ermöglicht den Einsatz von Qigong bei den unterschiedlichen Konstitutionen, in den unterschiedlichen Phasen einer Erkrankung oder Lebensaltern. Dies erfordert von denjenigen, die die Übungen vermitteln, sowohl fundierte Kenntnisse im Qigong wie auch in dem speziellen Anwendungsgebiet.

Einige Beispiele für unterschiedliche Bedingungen und Anforderungen, unter denen Qigong-Übungen in der präventiven, kurativen und palliativen Medizin angewendet werden können, werden im Folgenden erläutert. Eine Differenzierung der Anwendungsgebiete kann sich ergeben z. B. für spezielle Erkrankungen (▶ Kap. 5), für spezielle Lebensalter oder besondere Lebenssituationen.

Die im Folgenden dargestellten Beispiele sollen einen Eindruck davon geben, wie unterschiedlich die Vermittlung, die Übungsziele, die Auswahl der Methoden, die

Adaptation der Übungsweise, die Gewichtung oder Abschwächung (bis hin zu Auslassung) einzelner Übungsinhalte sein kann. Das Ziel ist es jeweils, einerseits den Übenden gerecht zu werden und andererseits die Übungen möglichst in ihrem ganzen Wirkspektrum zur Anwendung zu bringen. Weitere Anwendungsgebiete lassen sich in analoger Weise erschließen.

Berücksichtigt wurden lediglich Anwendungsgebiete, die sich in westlichen Ländern über eine längere Zeit bereits bewährt haben und die die hier bekannten Qigong-Methoden verwenden. Sie konzentrieren sich weitgehend auf Gesundheitsförderung, therapeutische Anwendung sowie Unterstützung und Bereicherung in der Lebensgestaltung.

6.1 Qigong in der Schmerztherapie

Christa Zumfelde-Hüneburg

6

Zur Behandlung von chronischen Schmerzen gehört immer ein multimodales Konzept, bestehend aus somatischen und psychologischen oder psychotherapeutischen Anteilen. Anhaltende Schmerzen neigen zur Chronifizierung auf somatischer, psychischer und sozialer Ebene und unterhalten damit das Schmerzerleben. Als begleitendes Verfahren ist Qigong in der Schmerztherapie gut geeignet, positiven und damit Schmerz reduzierenden Einfluss auf die drei Ebenen des Schmerzerlebens zu nehmen.

6.1.1 Schmerz aus Sicht der westlichen Medizin

Akuter Schmerz

Schmerz ist einer der wichtigsten Schutzmechanismen des Körpers, da ihm eine Signalfunktion für gestörte körperliche und seelische Funktionen zukommt. Dies gilt jedoch nur für den akuten Schmerz. Der Akutschmerz wird meistens von vegetativen Aktivierungs- und Stressreaktionen begleitet. Häufig besteht eine relativ sichere Kausalattribution. Sowohl der Patient als auch der Arzt gehen davon aus, dass dem Schmerz eine identifizierbare Ursache zugrunde liegt. Der Schmerz ist vorübergehend und kann bis zur Behebung der Grundstörung durch Analgetika gelindert werden. Jeder akute Schmerzzustand erfordert eine intensive diagnostische Abklärung und, wenn möglich, eine kausale Therapie. Um einer Verselbstständigung der Schmerzen vorzubeugen, ist eine sorgfältige und standardisierte Untersuchung und Anamnese nötig, an die sich ein detaillierter Behandlungsplan zur Linderung der Schmerzen anschließt.

Chronischer Schmerz und Schmerzkrankheit

Beginnt eine Chronifizierung des Schmerzes, so verliert er diese Schutzfunktion und kann sich zu einer eigenständigen Krankheit entwickeln. Zentrale oder periphere Chronifizierungsmechanismen bewirken dabei eine Loslösung von der eigentlichen Schmerzursache (Zenz, Jurna, 2001). So kommt es zu Störungen der Mikrozirkulation durch nicht angepasste vasomotorische Reaktionen und zur Erregung oder Sensibilisierung der Nozizeptoren durch die Neurotransmitter des Sympathikus. Eine unangemessen hohe Muskelspannung und/oder chemische Sensibilisierung der Nozizeptoren kann Schmerzen auslösen oder verstärken. Die erste Modulation der ankommenden Schmerzinformationen findet bereits im Hinterhorn selbst statt. Afferente Aktivität kann die Hinterhornneurone so sensibilisieren, dass auch Reize, die normalerweise nicht zu einer Erregung führen, jetzt als Schmerzinformation weitergeleitet werden. Durch repetitive Reizung kommt es durch zusätzliche Öffnung von NMDA-Rezeptoren (N-Methyl-D-Aspartat) zum „Wind-up"-Phänomen, das eine längere Aktivitätssteigerung zur Folge hat. Es wird quasi ein „Schmerzgedächtnis" angelegt (Zenz, Jurna, 2001). Die Identifizierung somatischer Auslösefaktoren ist für die Diagnose „chronisches Schmerzsyndrom" nicht notwendig.

> *„Schmerz ist ein unangenehmes Sinnes- und Gefühlserlebnis, das mit aktueller oder potenzieller Gewebeschädigung verknüpft ist oder mit Begriffen einer solchen Schädigung beschrieben wird."*
> (IASP, International Association for the Study of Pain, 1979)

Charakteristische Merkmale sind eine Schmerzdauer von mindestens sechs Monaten, eine Reihe erfolgloser, vor allem kausaler Behandlungen sowie deutliche Beeinträchtigungen auf verschiedenen Ebenen von Verhalten und Erleben.

6.1.2 Schmerz nach den Konzepten der chinesischen Medizin

Ätiologie des Schmerzes

Schmerzen werden in der chinesischen Medizin erklärt als (Maciocia, 1994):

- Abweichungen von der Ausgewogenheit bei Yin (Ruhe, Stabilität, Verdichten, Vollenden, nach innen und nach unten gerichtet) und Yang (Bewegung, Dynamik, Beginn, Verändern, nach außen und nach oben gerichtet)
- Disharmonien von Qi (bewegender Aspekt) und/oder Xue (nährender Aspekt) im Sinne von Mangel, Übermaß, Stauung und Stagnation
- Stagnationen, Blockaden des Energieflusses im System der Leitbahnen
- Disharmonien im Sinne von energetischer Schwäche (depletio, *xu*), energetischer Überladung (repletio, *shi*) und „gegenläufiger" (kontravektiver, *ni*) Funktion in den Funktionskreisen Lunge, Niere, Leber, Herz und Milz (oo. pulmonalis, renalis, hepaticus, cardialis et lienalis, *fei shen gan xin pi*)

Die hauptsächlichen Störungen, die zum „Aushängeschild" Schmerz führen, sind Stagnationen von Qi und/oder Xue, Blockaden im System der Leitbahnen sowie energetische Schwäche (depletio, *xu*) in gewissen Funktionskreisen.

Pathologie des Schmerzes

Energetische Überladung (repletio, *shi*) oder energetische Schwäche (depletio, *xu*) können Schmerzen hervorrufen (genauere Ausführungen ▶ Kap. 5.1).

Energetische Überladung (repletio, *shi*)

Energetische Überladung (repletio, *shi*) kann entstehen durch:

- Eindringen äußerer pathogener Faktoren
- innere „Kälte" (algor, *han*) oder „Hitze" (calor, *re*)
- Qi- und/oder Xue-Stagnation
- Obstruktion durch „Schleim" (pituita, *tan*)
- Nahrungsstagnation

Die Schmerzen sind scharf, entstehen meist plötzlich, werden schlechter durch Druck, besser durch Bewegung.

Qi-Stagnationen und -Blockaden führen zu einem Spannungsschmerz, Xue-Stasen zu einem starken bohrenden Schmerz ohne Wechsel der Lokalisation.

Energetische Schwäche (depletio, *xu*)

Sie entsteht durch:
- Energetische Schwäche (depletio, *xu*) von Qi und/oder Xue
- Verbrauch der Körperflüssigkeiten bei energetischer Schwäche (depletio, *xu*) des Yin

Die Schmerzen sind dumpf, entstehen meist langsam und einschleichend, werden besser durch Druck und Ruhe.

6.1.3 Behandlungsmethoden bei chronischen Schmerzen

Zur Therapie chronischer Schmerzen stehen Medikamente zur Verfügung, bei denen die unterschiedliche Ätiologie des Schmerzes berücksichtigt wird. In der Schmerztherapie unterscheiden wir zwischen invasiven und nichtinvasiven Verfahren. Zur nichtinvasiven Therapie gehört die medikamentöse Schmerztherapie, die einen großen Stellenwert hat. Zu den invasiven schmerztherapeutischen Verfahren rechnet man z.B. rückenmarksnahe Regionalanästhesieverfahren, neurostimulative Verfahren, periphere Nervenblockaden und therapeutische Lokalanästhesien.

Die **nichtinvasive** und **nichtmedikamentöse** Schmerztherapie wird in drei Kategorien unterteilt (Zenz, Jurna, 2001):
- Komplementäre medizinische Verfahren, auch Stimulationsverfahren genannt, wie Akupunktur und TENS
- Psychologische Verfahren wie Entspannungstraining, Hypnose und Verhaltenstherapie
- Physikalische Therapieformen: passive Krankengymnastik wie Dehnung, Lymphdrainage, Hydrotherapie und Wärme- und Kälteanwendungen; aktive Krankengymnastik wie isometrisches Muskeltraining, propriozeptive neuromuskuläre Faszilitation (PNF), Medizinische Trainingstherapie u.a.

6.1.4 Qigong als nichtinvasives Verfahren der Schmerztherapie

Qigong kann im Rahmen der Schmerztherapie komplementär angewandt werden und zählt dabei zum Bereich der nichtinvasiven und nichtmedikamentösen Verfahren. Diese Selbstübungsmethode leistet dabei einen Beitrag zu allen drei genannten Unterkategorien.

Qigong als „Stimulationsverfahren" in der Schmerztherapie

Während der Qigong-Übungen können durch bestimmte Körperhaltungen, Bewegungen, Kraftentfaltungen sowie durch Lenken und Bewahren der Vorstellungskraft *(yi)* Akupunkturpunkte und auch Leitbahnen aktiviert werden (▶ Kap. 2).

Gate-Control-Theorie

Die Wirkung der Akupunktur bei Schmerzen wird u.a. erklärt durch die 1965 von Melzack und Wall aufgestellte Gate-Control-Theorie, die auch zur Einführung der Transkutanen Elektrischen Nervenstimulation (TENS) geführt hat. Die Gate-Control-Theorie beschreibt ein kybernetisches Modell der Schmerzleitung und Schmerzwahrnehmung. Schmerzreize werden von peripheren Rezeptoren in Haut, Muskeln, Knochen, inneren Organen usw. aufgenommen und zum Rückenmark geleitet. Im Hinterhorn des Rückenmarks laufen sämtliche afferente Fasern zusammen. Hierauf wirken zwei Kontrollsysteme und entscheiden über die Öffnung des Tores, d.h. Weiterleitung zu höheren Zentren (Formatio reticularis, Thalamus, Hypothalamus, limbisches System, Hirnrinde):

- Afferente Impulse von nicht schmerzleitenden Rezeptoren aus der Peripherie bewirken, eine präsynaptische Hemmung. Sie konkurrieren mit den Schmerzimpulsen um den Einlass ins Tor. Die schmerzlindernde Wirkung aller Stimulationsverfahren wie Akupunktur, TENS oder auch Qigong kann hierdurch erklärt werden.
- Absteigende Bahnen aus dem Hirnstamm, dem Mittelhirn und dem Kortex bewirken eine postsynaptische Hemmung der Schmerzübertragung.

Viele Details dieses Schemas sind schnell widerlegt worden, dennoch gilt es als Verdienst von Melzack und Wall, die inhibitorischen Mechanismen ins allgemeine Bewusstsein gerückt zu haben.

Endorphine

Eine unangemessen hohe Muskelspannung und/oder chemische Sensibilisierung der spezifischen Schmerzrezeptoren kann Schmerzen auslösen oder verstärken.

Die humorale Antwort auf einen Schmerzreiz durch Ausschüttung von Endorphinen und Enkephalinen im ZNS ist durch die Untersuchung von Pomeranz 1989 belegt worden. Der schmerzlindernde Effekt der Akupunktur durch diesen Mechanismus ist experimentell untersucht. Es ist anzunehmen, dass bei Qigong-Übungen ebenfalls Endorphine ausgeschüttet werden, vergleichbar mit der Endorphinausschüttung bei Ausdauersportarten (Ryu Hoon et al., 1996).

Übungsbeispiele

Rückenschmerzen

Im „Spiel des Hirschs" aus dem „Spiel der Fünf Tiere" (▶ Kap. 7.7.4) wird besonders das Dehnen der Gliedmaßen und der Leitbahnen angesprochen. In der Übung „Der Hirsch wendet den Kopf" wird in der Hauptruhehaltung der Punkt „Der hintere Wasserlauf" (Dü 3/IT 3, *houxi*) aktiviert, der Punkt des besonderen Einflusses der Fünf Induktorien (foramen inductorium quinque inductorium, *shuxue*) („Holzpunkt" entsprechend der Mutter-Sohn-Regel) und gleichzeitig Punkt der Verbindung und der Zusammenkunft (foramen copulo-conventorium, *jiaohuixue*) für die Leitbahn der Steuerung (s. regens, *dumai*) ist. In dieser Haltung wird die Vorstellungskraft *(yi)* zum Punkt *„Weilü"* (Steißbeinende, Akupunkturpunkt „Wachstum und Stärke" [Du 1/Rg 1, *changqiang*]) gelenkt.

Praktiziert man die Übung regelmäßig, kann das Qi entlang der Leitbahn der Steuerung (s. regens, *dumai*) wieder frei zirkulieren. Gerade bei chronischen wirbelsäulennahen Beschwerden ist diese Übung indiziert und wird als hilfreich empfunden.

Ähnlich positive Erfahrungen gibt es bei Rückenschmerzen mit der Übung aus den „Acht-Brokat-Übungen" im Stehen (▶ Kap. 7.3.2) „Nach hinten blicken, um die Fünf Überanstrengungen und Sieben Schädigungen zu lindern". Auch in dieser Übung werden u.a. die Herz- und Dünndarm-Leitbahnen (cc. cardialis et intestini tenuis, *xin xiaochang jing*) angesprochen, die Aufmerksamkeit geht vom mittleren Dantian über das Steißbein und die „Zusammenkunft des Yin" (Ren 1/Rs 1, *huiyin*) zu den Punkten „Die emporsprudelnde Quelle" (Ni 1/R 1, *yongquan*). Durch Drehen des Kopfes in eine Richtung kommt es zur Rotation nicht nur in der Halswirbelsäule. Eine leichte Drehung wird bis zur Steißbeinspitze wahrnehmbar. In der Wahrnehmung und Wirkung auf den Rückenbereich ist diese Übung vergleichbar mit der „Acht-Brokat-Übung" im Sitzen „Drehe den Kopf"/„Schwenke sanft die *Tianzhu*" (▶ Kap. 7.4.2). Durch diese Rotation kommt es zur Aktivierung der Leitbahn der Steuerung (s. regens, *dumai*), der Punkte „Zu beiden Seiten der Wirbelsäule" (Ex-B 2/Ex 12, *hua tuo jiaji*) sowie der Punkte auf der Blasen-Leitbahn (c. vesicalis, *pangguang jing*) am Rücken.

Schulterbeschwerden

Bei chronischen Schulterbeschwerden sind z. B. die feinen schlängelnden und spiraligen Bewegungen effektiv, wie sie beim „Spiel des Bären" aus dem „Spiel der Fünf Tiere" (▶ Kap. 7.7.1) (Jiao, 2005b) praktiziert werden. Hier werden nicht nur die drei Yang-Leitbahnen der Hand (Dickdarm-, Drei-Wärmebereiche- und Dünndarm-Leitbahnen, cc. intestini crassi, tricalorii et intestini tenuis, *dachang sanjiao xiaochang jing*) angeregt, die über die Schultern verlaufen, sondern zugleich auch die drei Yin-Leitbahnen der Hand (Lungen-, Herzbeutel- und Herz-Leitbahnen, cc. pulmonalis, pericardialis et cardialis, *fei xinbao xin jing*). Im „Spiel des Bären" werden die weichen, sanften und spiraligen Kräfte betont, wodurch vor allem die sammelnden und Yin fördernden Aspekte geübt werden können. Die beiden ersten Formen aus dem „Spiel des Bären" zeigen deshalb gute Wirkungen bei chronischen Schulterbeschwerden.

Beim „Spiel des Kranichs" aus dem „Spiel der Fünf Tiere" (▶ Kap. 7.7.2) leitet die Vorstellungskraft *(yi)* die Qi-Bewegung bis in die Fingerspitzen. Dort liegen die Anfangs- und Endpunkte der Yin- und Yang-Leitbahnen der Hand. Ursprung der Bewegung ist das untere Dantian. Aus dieser Mitte heraus erfolgt ein Öffnen und Schließen sowie ein Steigen und Sinken. Die ersten beiden Übungen aus dem „Spiel des Kranichs" eignen sich – angepasst an das jeweilige Beschwerdebild – gut zur begleitenden Behandlung bei Schulterbeschwerden.

Qigong als „psychologisches Verfahren" in der Schmerztherapie

Chronische Schmerzen stellen in jedem Fall eine hohe psychische Belastung dar – sowohl durch die Schmerzen selbst als auch durch die damit verbundenen Einschränkungen aktiver Lebensgestaltung im beruflichen wie auch im privaten Bereich. Verfahren psychologischer Schmerztherapie sind seit ca. 20 Jahren integraler Bestandteil bei der Behandlung chronischer Schmerzen. Eine wesentliche Forderung der Schmerztherapie besteht darin, die Fixierung des Patienten auf den Schmerz zu lösen (Seemann, 1999).

Bei chronischen Schmerzzuständen kommt es zu einer Erhöhung des Sympathikotonus, der eine Steigerung des Muskeltonus mit sich bringt. Gleichzeitig wird die Schmerzschwelle erniedrigt. Ziel der therapeutischen Bemühungen muss sein, das Vegetativum wieder in Richtung der Vagotonie zu verschieben. Psychisch wirksame Verfahren wie z. B. progressive Muskelentspannung nach Jacobson, Biofeedback, autogenes Training, Qigong usw. leisten diese Arbeit (Zenz, Jurna, 2001).

Übungsprinzipien

Die drei Faktoren Körper, Atmung und Geist werden in jeder Übung des Qigong miteinander verbunden und in unterschiedlicher Weise betont (Jiao, 2005a). Allen Übungen gemeinsam sind sechs Prinzipien des Übens:

- Entspannung, Ruhe und Natürlichkeit
- Vorstellungskraft *(yi)* und Qi folgen einander
- Bewegung und Ruhe gehören zusammen
- Obere Leichtigkeit – untere Festigkeit
- Das richtige Maß
- Schritt für Schritt üben (▶ Kap. 3)

Am Beispiel des Übungsprinzips, „Obere Leichtigkeit – untere Festigkeit", soll gezeigt werden, wie durch Qigong das Vegetativum in Richtung Vagotonie beeinflusst werden kann. Die Grenzlinie zwischen Oben und Unten ist die Nabelhöhe. Während des Übens soll im unteren Bereich des Körpers ein Gefühl von Stabilität, Festigkeit und Kraftfülle vorherrschen, im oberen Bereich ein Gefühl von Leichtigkeit und „Leere". Die Grundlage der oberen Leichtigkeit ist die untere Stabilität. Deshalb wird beim Üben des Qigong zuallererst auf die Entwicklung eines festen Fundaments Wert gelegt.

Zahlreiche Übungselemente dienen diesem Ziel: das Bewahren der Vorstellungskraft *(yi)* im unteren Dantian (Körperzentrum etwas unterhalb des Nabels), die Vorstellung einer festen Verwurzelung in der Erde, die Körperhaltung mit nach unten gerichteter Gesäßkraft, sodass die Knie leicht gebeugt sind. Alle nach unten gerichteten Vorstellungen werden mit einer Gewichtung von 70 %, die nach oben gerichteten mit einer Gewichtung von 30 % geübt. Die große Bedeutung von unterer Festigkeit und oberer Leichtigkeit wird klar, wenn wir einige der wichtigsten Beschwerden des gegenteiligen Zustands, nämlich energetische Überladung (repletio, *shi*) im oberen Körperbereich und energetische Schwäche (depletio, *xu*) im unteren Körperbereich aufzählen. Symptome und Beschwerden, die bei „oberer energetischer Überladung (repletio, *shi*)" auftreten können, sind: Kopfschmerz, Kopfdruck, Schwindel, schlechtes Gedächtnis, Schlafstörungen, innere Unruhe, Engegefühl in der Brust, erschwertes Atmen, leichte Erregbarkeit, Gefühl einer Last auf den Schultern.

Symptome und Beschwerden, die bei „unterer energetischer Schwäche (depletio, *xu*)" auftreten können, sind: Schmerzen und Schwächegefühl im Bereich von Lenden, Kreuz, Beinen und Füßen, kalte Füße, unsicherer Gang, instabiler Stand.

Der untere Körperbereich ist mehr dem Yin, dem Verdichten, dem Sammeln und dem Nähren zugeordnet. Dies ist vergleichbar mit dem Überwiegen des Parasympathikotonus im vegetativen Nervensystem. Der obere Körperbereich ist hingegen mehr dem Yang zugeordnet, der Aktivität, dem Zerstreuen, dem Verbrauch. Dies ist wiederum vergleichbar mit dem Überwiegen des Sympathikotonus im vegetativen Nervensystem. Eigene Untersuchungen über Kreislauf, Atmung und Kalorimetrie bei Qigong-Übenden bestätigen den Mechanismus des eher parasympathischen Effekts (Zumfelde-Hüneburg, 1994, 1996).

Nicht zu unterschätzen sind weitere psychisch wirksame Komponenten des Qigong:

- Das Vertrauen in die eigenen Fähigkeiten, am Heilungs- bzw. Linderungsprozess mitwirken zu können, wird gestärkt.
- Die psychische Befindlichkeit wird durch bildhafte Inhalte der Übungen, die sich an positiv besetzten Naturbildern (Flug des Kranichs, Stehen wie eine Kiefer) orientieren, aufgehellt.

- Die „Poesie“ der Übungen, d. h. ihre natürliche Ästhetik und Anmut, fördert ebenfalls eine wohlgestimmte psychisch-geistige Befindlichkeit.

Übungsbeispiel

Untere Stabilität und obere Entfaltung sind ein Grundprinzip jeder Qigong-Übung. In der Pferdschritt-Haltung wird die Verwurzelung über den Punkt „Die emporsprudelnde Quelle“ (Ni 1/R 1, *yongquan*) besonders deutlich. Dadurch wird der Fk Niere (o. renalis, *shen*) und damit das gesamte Knochengerüst gestärkt. Durch die nach innen schließenden Kräfte an der Beininnenseite werden alle drei Yin-Leitbahnen des Fußes, die Nieren-, Leber- und Milz-Leitbahnen (cc. renalis, hepatica et lienale, *shen gan pi jing*) aktiviert und darüber das Yin generell gestärkt. Entspannung und Leichtigkeit im oberen Körperbereich werden betont und fördern darüber hinaus die „Weite des Geistes“, das „Öffnen des Herzens“. Die wechselseitige Betonung von Öffnen und Schließen, Steigen und Sinken, Ruhe und Bewegung, Entspannung und Anspannung kann zu einer differenzierten leiblichen Erfahrung führen, die in der psychologischen Schmerztherapie eine große Rolle spielt, da das leibliche Erleben bei chronisch Schmerzkranken oft sehr eingeschränkt ist und der Körper vielfach nur noch über Schmerzen wahrgenommen wird (Seemann, 1999).

6

In der Übung aus den „Acht-Brokat-Übungen“ im Stehen (▶ Kap. 7.3.2) „Kopf und Hinterteil wiegen, um das Feuer des Fk Herz zu vertreiben“ wird durch die Pferdschritt-Haltung der Fk Niere (o. renalis, *shen*) gestärkt. Die Rotation um den Punkt „Pforte des Lebensloses“ (Du 4/Rg 4, *mingmen*), hinteres Dantian, führt zur Stärkung des vorgeburtlichen Qi (Qi der angeborenen Konstitution, *qi nativum, xiantian zhi qi*). Die Dehnung der Herz-Leitbahn (c. cardialis, *xin jing*) in der Hauptruhehaltung fördert das Wechselspiel zwischen den beiden Kräften „Wasser“ und „Feuer“, entsprechend der Funktionskreise Niere und Herz (oo. renalis et cardialis, *shen xin*) und den Aspekten Yin und Yang.

Qigong als „Krankengymnastik“ in der Schmerztherapie

Vor allem bei chronischen muskuloskelettalen Schmerzen sind auf Dauer aktive krankengymnastische Maßnahmen den passiven Therapieformen vorzuziehen (Zenz, Jurna, 2001). Es wird allgemein empfohlen, Patienten zu häufigen selbstständigen Übungen zu Hause anzuregen.

Die Bewegungen im Qigong sind langsam, weich und fließend, beinhalten aber auch Ruhehaltungen, die isometrischen Übungen ähnlich sind. So gibt es, am Beispiel der Vorbereitungshaltung „Stehen wie eine Kiefer“ gezeigt, viele Anforderungen, die zur Kräftigung der Rücken- und Bauchmuskulatur und dadurch zu einer Stabilisierung der Wirbelsäule beitragen (Zumfelde-Hüneburg, 1998). Sind die Schwerpunkte der einzelnen Körperabschnitte übereinander, so ist die Haltung ausgewogen und im Lot (▶ Abb. 6.1).

Man übt im Beckenbereich neben der „inneren Schließung“, wobei sich die Beckenschaufeln und Hüftgelenke vom Rücken ausgehend nach vorne ein wenig zum Rund schließen, eine Lockerung im Lenden-Kreuzbein-Bereich. Das Gesäß wird etwas gesenkt, so als wolle man sich setzen, was zu einer Lockerung und Dehnung in der Lendenwirbelsäule führt. Das ist der Bereich, der bei Patienten mit chronischen Rückenschmerzen starke Verspannungen in der Muskulatur zeigt. Durch Qigong-Übungen kann dieser Bereich gelockert und durch stetiges Üben die Muskulatur im richtigen Maß von Anspannung und Entspannung aufgebaut werden.

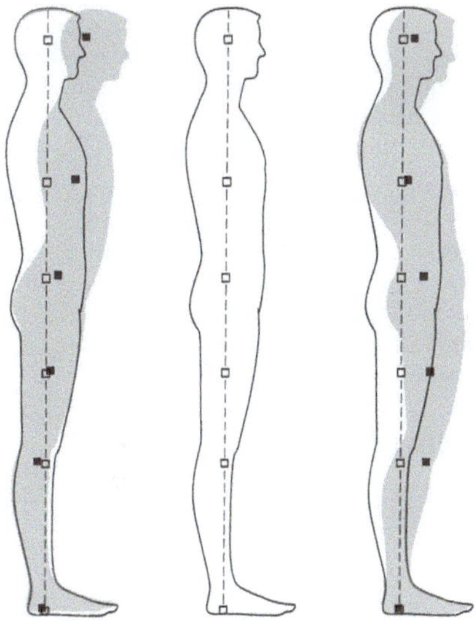

Abb. 6.1 Stehen im Lot [G116]

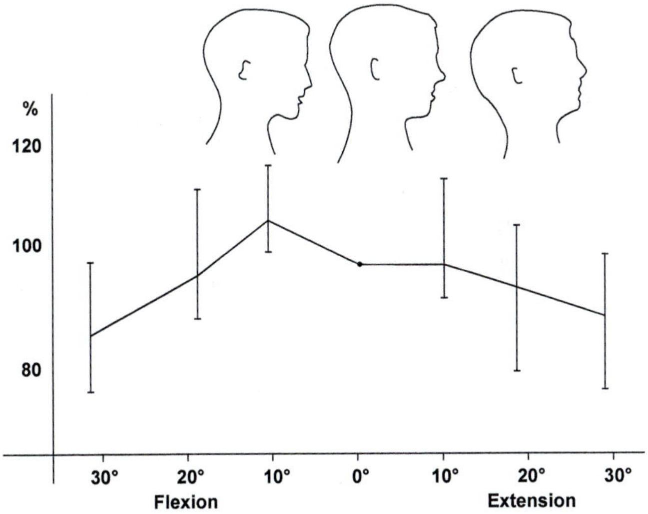

Abb. 6.2 Hirndurchblutung bei verschiedenen Kopfhaltungen
Bei leichter Kopfneigung von etwa 10 Grad ist die Durchblutung der Arteria vertebralis besser als in der Normalhaltung. Bei weiterer Flexion oder Extension aus dieser Haltung heraus verschlechtert sich die Durchblutung mit zunehmenden Winkelgraden (modifiziert nach Krämer, 1990). [E101–007]

Patienten mit Schmerzen und/oder Bandscheibenvorfällen im LWS-Bereich lernen in der Qigong-Haltung „Stehen wie eine Kiefer“ zu stehen und aus dieser Haltung heraus einfache Bewegungen zu praktizieren. Die nach unten gerichtete sitzende Kraft bewirkt eine Gegenkraft nach oben, die zusammen mit dem entspannten Blick in die Ferne zu einer leichten Aufrichtung und Dehnung im LWS-Bereich führt.

Eine weitere Anforderung bezieht sich auf die Haltung des Kopfes während der Qigong-Übungen. Der Kopf ist gerade, der Nacken entspannt und natürlich aufgerichtet, wobei das Kinn leicht angezogen wird. Der Blick geht geradeaus locker in die Ferne, was zu einer Entspannung der Augen- und der mimischen Muskulatur führt. Das ist die Kopfhaltung, die die günstigste Hirndurchblutung zulässt, im Gegensatz zur gebeugten Halswirbelsäule oder zur gestreckten oder gar überstreckten Haltung (▶ Abb. 6.2; Krämer, 1990).

6.1.5 Schlussfolgerung

Da jede Übung für jeden Patienten je nach Kondition und Konstitution modifiziert werden kann, sind Qigong-Übungen in fast jedem Gesundheitszustand durchführbar.

Regelmäßiges, beständiges Üben von Qigong führt zu langsam sich verbessernden physiologischen und psychischen Faktoren im Sinne einer Regulation und Stärkung. Nicht eine spezielle Übung wird eine chronische Schmerzkrankheit positiv beeinflussen, auch wenn in Übungen bestimmte Leitbahnen, Akupunkturpunkte oder Funktionskreise aktiviert werden und dadurch Hoffnungen geweckt werden können. Vielmehr findet sich in jeder einzelnen Qigong-Übung, in jeder Übungssequenz, aber auch über einen längeren Zeitraum der Übungspraxis hinaus betrachtet, der stete Wechsel von Yin und Yang, von Öffnen, Schließen, Steigen und Sinken, von Ruhe und Bewegung. Dadurch werden Körper, Geist und Atem harmonisiert, und der Übende kann zu mehr innerer Gelassenheit und Ruhe finden.

Qigong Yangsheng hat sowohl für die präventive als auch für die kurative und palliative Medizin eine große Bedeutung und spielt in der Rehabilitation eine wichtige Rolle. Zur präventiven Wirkung gehören Gesunderhaltung, Kräftigung, Stärkung der Widerstandskräfte sowohl im körperlichen als auch im seelisch-geistigen Bereich. Im kurativen Bereich gelingt eine Heilung alleine durch eigene Übung in vielen Fällen bei Beschwerden und Krankheiten wie Rückenschmerzen, Kopfschmerzen, Bewegungsstörungen, Verdauungsbeschwerden, Schlaflosigkeit, Nervosität. Im palliativen Bereich ist von besonderer Wichtigkeit, dass durch das Üben von Qigong das allgemeine Wohlbefinden deutlich gesteigert werden kann. Bei schweren Krankheitszuständen kann zumindest zeitweiliges Wohlbefinden erreicht werden und die seelische Befindlichkeit sich deutlich aufhellen.

Qigong-Übungen sind ein aktiver Prozess zur Selbstregulierung und Selbstwiederherstellung. Nicht eine zugeführte Substanz oder die Behandlung durch einen Therapeuten lindern die Schmerzen, sondern die eigene Aktivität und das Üben des Patienten stehen im Vordergrund. Dieser Faktor fördert die Mitverantwortung des Patienten und das Kennenlernen der eigenen Kräfte und Fähigkeiten.

„Die Menschen erhalten die Gesundheit von den Göttern. Dass sie selbst daran mitwirken können, wissen sie nicht.“ Demokrit, 460 v. Chr.

6.2 Qigong bei der Behandlung von Tinnitus

Michael Hoffmann

6.2.1 Tinnitus aus Sicht der westlichen Medizin

In Deutschland sind nach Erhebungen der Deutschen Tinnitus-Liga ca. 2,9 Millionen Menschen von Tinnitus betroffen, davon ca. 1,5 Millionen mittelschwer bis sehr stark. Es kommen ca. 270.000 Neuerkrankungen jährlich dazu. In der Hausarztpraxis stellen Tinnituspatienten einen Anteil von 15,8 % aller Patienten (Pilgramm, 1999).

Man unterscheidet zwischen dem sogenannten subjektiven Tinnitus, bei dem man von einer fehlerhaften Informationsbildung im auditorischen System ohne Einwirkung eines akustischen Reizes ausgeht, sowie dem objektiven Tinnitus, wobei es sich meist um gefäß- oder muskelbedingte Geräusche handelt. Eine weiteres Differenzierungskriterium ist der Zeitverlauf. Von akutem Tinnitus spricht man, solange er bis zu drei Monate besteht, von chronischem Tinnitus bei einem Verlauf von länger als drei Monaten. Schließlich kennt man noch die Einteilung nach dem Schweregrad. Solange der Patient mit seinen Ohrgeräuschen umgehen kann, spricht man von einem kompensierten Tinnitus. Besteht ein hoher Leidensdruck, und ist die Lebensqualität beeinträchtigt, so gilt der Tinnitus als dekompensiert.

Die Ursache des subjektiven Tinnitus ist bis heute unbekannt. Ging man bis in die 1990er-Jahre noch von einem Defekt der inneren Haarzellen, später der äußeren Haarzellen und von einem Ablösen von der Tektorialmembran aus, so konzentriert sich heute die Forschung auf den auditorischen Kortex (Wahrnehmung und Bewertung) und das limbische System (emotionale Assoziationen). Der modernen Therapieforschung wird heute das Modell der thalamokortikalen Dysrhythmie zugrunde gelegt. Vereinfacht ausgedrückt bedeutet dies eine Störung der elektrophysiologischen Kommunikation zwischen dem Zwischenhirn und der Hirnrinde (Delb, 2010).

6.2.2 Tinnitus nach den Konzepten der chinesischen Medizin

In der chinesischen Medizin werden den Krankheitsbildern Tinnitus, Schwerhörigkeit oder Taubheit dieselben Pathomechanismen zugrunde gelegt. Die Ohren zählen zu den Sinnesöffnungen. „An den Ohren kommen viele Leitbahnen zusammen“ (28. Kapitel des „Angelpunktes der Struktivkraft“ im „Inneren Klassiker des Gelben Fürsten“, *Huangdi Neijing Lingshu,* etwa 1. Jh. v. u. Z., später überarbeitet). Die Ohren haben eine enge Beziehung zu den Fk Niere (o. renalis, *shen*), Leber (o. hepaticus, *gan*), Herz (o. cardialis, *xin*), Gallenblase (o. felleus, *dan*), Milz (o. lienalis, *pi*) und dem „Meer des Markes“ (mare medullae, *suihai,* entspricht dem Neben-Fk Gehirn [paraorbis cerebri, *nao*]). Die Fähigkeit, zu hören, beruht auf der Versorgung mit Struktivpotenzial *(jing),* welches über die Leitbahnen von den Funktionskreisen, vor allem vom Fk Niere (o. renalis, *shen*), zur Verfügung gestellt wird. Jede Störung dieses Versorgungswegs kann zu Tinnitus oder Schwerhörigkeit führen.

▶ Tab. 6.1 zeigt die differenzialdiagnostischen Unterschiede nach den Prinzipien der chinesischen Medizin.

6

Tab. 6.1 Differenzialdiagnose bei Tinnitus in der Chinesischen Medizin

Energetische Schwäche (depletio, *xu*)	Energetische Überladung (repletio, *shi*)
Alter Patient	Junger Patient
Beginn schleichend	Beginn plötzlich
Schwacher Ton	Kräftiger Ton
Patient eher schwächlich	Patient eher kräftig
Hochfrequent, Pfeifen, wellenförmig	Laut dröhnend, geht nie weg
Druck auf Ohr bessert	Druck auf Ohr verschlimmert

Häufige Symptomkonfigurationen bei Tinnitus (▶ Kap. 5.8.3):

- Emporschlagende „Hitze“ (calor, *re*) bzw. „Glut“ (ardor, *huo*) im Fk Leber (o. hepaticus, *gan*)
- Emporschlagendes Yang des Fk Leber (yang hepatici, *ganyang*)
- Energetische Schwäche (depletio, *xu*) des Xue und des Yin des Fk Leber (o. hepaticus, *gan*)
- Energetische Schwäche (depletio, *xu*) des Yin des Fk Niere (yin renale, *shenyin*)
- Energetische Schwäche (depletio, *xu*) des Qi des Fk Niere (qi renale, *shenqi*)
- Fehlendes Zusammenwirken zwischen den Fk Herz (o. cardialis, *xin*) und Fk Niere (o. renalis, *shen*)
- Energetische Schwäche (depletio, *xu*) des Qi des Fk Milz (qi lienale, *piqi*)

Ausführliche Darstellungen zur differenzierten chinesischen Therapie gemäß dieser Symptomkonfigurationen sind dem Buch von Hoffmann/Fatrai (Hrsg.) „Chinesische Medizin in der Hals-Nasen-Ohrenheilkunde“ zu entnehmen (Hoffmann, 2011).

6.2.3 Behandlungsmethoden bei Tinnitus

Vor der Behandlung ist in jedem Fall eine HNO-ärztliche Diagnostik unumgänglich. Gegebenenfalls ist zusätzlich eine orthopädische, zahnärztliche, internistische und neurologisch-psychiatrische Untersuchung erforderlich. Ein besonderes Augenmerk sollte auf psychosomatischen oder psychiatrischen Komorbiditäten liegen.

Die Behandlung mit westlicher Medizin orientiert sich an dem Zeitverlauf. Bei akutem Tinnitus wird eine Behandlung wie beim Hörsturz empfohlen, d. h. in der Regel eine rheologische Infusionstherapie oder der Einsatz von Glukokortikoiden. Bei chronischem Tinnitus steht das „Counselling“ an erster Stelle, d. h. eine ausführliche Beratung und Information des Patienten über das Krankheitsbild. Liegen zusätzliche Hörstörungen vor, so ist eine Hörtherapie, also eine Versorgung mit Tinnitus-Masker oder Tinnitus-Instrument, angezeigt. Hierzu zählen auch neuere Behandlungsmethoden wie die Coordinated-Reset-Neuromodulation, die Musiktherapie oder die transkranielle Magnetstimulation. Sollten die Ohrgeräusche durch Bewegungen der Halswirbelsäule beeinflussbar sein, so ist eine Therapie derselben angezeigt. Auch ist bei Veränderungen des Tinnitus durch Kaubewegungen der Zahnarzt bzw. der Kieferorthopäde hinzuzuziehen. Eine medikamentöse Therapie des chronischen Tinnitus ist nur bei Vorliegen von Komorbiditäten sinnvoll. Schließlich ist in vielen Fällen die Teilnahme an einer Selbsthilfegruppe hilfreich, wobei hier die Deutsche Tinnitus-Liga an erster Stelle zu nennen ist. Bei den Fällen eines therapieresistenten Tinnitus werden psychotherapeutische Verfahren im Sinn einer tinnitusspezifischen Habituation eingesetzt.

6.2.4 Qigong als Therapieverfahren bei Tinnitus

Qigong als adjuvantes Therapieverfahren bei Tinnitus wird heute vor allem in den überwiegend psychosomatisch orientierten Tinnituskliniken eingesetzt.

Von 22 unter www.tinnitus-fakten.de aufgeführten Tinnituskliniken in Deutschland bieten 14 Qigong an.

Die dem Qigong zugrunde liegenden Prinzipien der Entspannung, der Bewegung, der Atmung und dem Lenken der Aufmerksamkeit auf Vorgänge im Körperinneren sowie dem Bewahren der Aufmerksamkeit in bestimmten Körperregionen machen es zu einem besonders für Tinnituspatienten geeigneten Therapieverfahren. Patienten mit einem chronischen dekompensierten Tinnitus sind in den meisten Fällen nicht mehr in der Lage, innerlich zur Ruhe zu kommen und die Aufmerksamkeit auf das Innere zu richten. Qigong unterstützt in geeigneter Weise die den modernen Tinnitusbewältigungstherapien zugrunde liegende Vorstellung, aus sich selbst heraus die Kraft zur Wiederherstellung des inneren Gleichgewichts zu schöpfen. Das Üben von Qigong kann den Tinnituspatienten in die Lage versetzen, aktiv etwas zur Selbstregulierung beizutragen, und fördert so die Eigenschaft, seinen Körper besser wahrzunehmen und seine eigenen Fähigkeiten besser zu erkennen. Qigong eignet sich besonders zur Selbstbehandlung und kann – erst einmal erlernt – leicht zu Hause weitergeführt werden. Nach einer Befragung der Mitglieder der Deutschen Tinnitus-Liga von 1997 ergab sich eine Therapiezufriedenheit von 100 % für Taiji und Qigong (Biesinger, 1997).

Bisher gibt es nur wenige Untersuchungen zur begleitenden Behandlung von Tinnitus mit Qigong. Diese stammen durchweg aus Tinnituskliniken, in denen eine stationäre Behandlung im Sinn einer Rehabilitationsmaßnahme stattfindet. Hier finden sich Patienten mit chronischem dekompensiertem Tinnitus ein, bei denen die ambulanten Maßnahmen ausgeschöpft sind. Qigong wird dabei meist im Rahmen einer sogenannten Tinnitusbewältigungstherapie angeboten. Diese kann – je nach Klinikkonzept – neben einer umfassenden medizinischen Aufklärung, dem sogenannten „Counselling", psychotherapeutisch etablierte Verfahren wie z. B. die tinnitusspezifische, kognitive verhaltensmedizinische Therapie (KVT), Hörtherapie ggf. mit apparativer Versorgung (Tinnitus-Masker, Tinnitus-Instrument), Entspannungstraining, physikalische Therapieverfahren, Klangtherapie und Bewegungstherapien wie Qigong beinhalten.

Nach einer Untersuchung in der HNO-Abteilung des Klinikums Traunstein (Biesinger, 2011) nahmen 40 Patienten mit chronischem Tinnitus an einem fünfwöchigen Qigong-Programm teil und wurden mit einer Kontrollgruppe von ebenfalls 40 Tinnituspatienten, die auf eine Warteliste kamen, verglichen. Schon nach fünf Wochen zeigte sich bei den Patienten, die Qigong praktizierten, ein signifikanter positiver Summenscore in einer hierfür konzipierten visuellen Analogskala sowie in der deutschen Kurzform des Tinnitus Handicap Inventory, ein Effekt, der auch drei Monate später noch feststellbar war. Die Autoren schließen aus den Ergebnissen der Studie, dass Qigong eine effektive, sichere und preiswerte Methode in der Tinnitustherapie darstellt. Leider wurde in der Studie nicht auf die angewendete Qigong-Methode eingegangen.

6

In der Tinnitusklinik in Bad Arolsen wurden die Daten von 199 Patienten über einen Zeitraum von zehn Monaten erfasst, die während eines ein- bis sechswöchigen Klinikaufenthalts neben den 18 Formen des Taiji-Qigong auch Bewegungen aus den 15 Ausdrucksformen des Taiji-Qigong sowie Grundhaltungen des Qigong (z. B. „Stehen wie eine Kiefer", ▶ Kap. 7.1.1) ausübten und dabei besonders auf das Übungsprinzip „das richtige Maß" (▶ Kap. 3.5) achteten (Schaaf, 2008). Es zeigten sich nach Therapieende im Vergleich zum Therapiebeginn signifikante Verbesserungen auf allen Subskalen des Tinnitusfragebogens nach Goebel und Hiller, d. h. eine Besserung der emotionalen, kognitiven und psychischen Belastung, der Penetranz des Tinnitus, von Hörproblemen, Schlafstörungen und somatischen Beschwerden. Die Autoren kommen zu der Schlussfolgerung, dass Taiji (Taijiquan) und Qigong als integrativer Bestandteil eines Gesamtkonzepts jenen Anteil des Tinnitusleidens positiv beeinflussen können, der sich in Anspannung und in aufmerksamkeits- und kräftebindenden Verhaltensweisen ausdrückt.

Eine weitere interessante Untersuchung wurde an der Brunnenklinik in Bad Meinberg durchgeführt (Hoffmann, 2012; Kraft, 2005). Die Qigong-Übungen, die dort bei Tinnituspatienten eingesetzt wurden, entstammten meist den 15 Ausdrucksformen des Taiji-Qigong, den Acht-Brokat-Übungen (▶ Kap. 7.3, ▶ Kap. 7.4) oder der Sechs-Laute-Methode (▶ Kap. 7.5). Bei 50 von 60 befragten Tinnituspatienten wirkten die Qigong-Übungen beruhigend und entspannend und hinterließen mehr Gelassenheit und Toleranz gegenüber der Tinnitusbelastung.

6.2.5 Schlussfolgerung

Qigong eignet sich in besonderer Weise als unterstützendes Therapieverfahren zur Behandlung von Tinnituspatienten. Häufig ist bei diesen eine Einschränkung der Körperwahrnehmung zu beobachten. Mithilfe der dem Qigong zugrunde liegenden Prinzipien von Entspannung, Bewegung, Atmung sowie Lenken und Bewahren der Aufmerksamkeit auf innere Körperprozesse werden Tinnituspatienten besonders angesprochen.

In Deutschland wird in 14 von 22 der überwiegend psychosomatisch ausgerichteten Kliniken, die sich auf die Behandlung von Tinnituspatienten spezialisiert haben, Qigong angeboten. Weltweit hat sich Qigong als etabliertes Therapieverfahren in Tinnituskliniken bewährt. Die Studienlage zur Wirksamkeit von Qigong bei Tinnitus ist dennoch eher dürftig. Insbesondere sind kontrollierte Studien rar. Hier liefert erstmals die Untersuchung aus Traunstein wichtige Ergebnisse. Weitere Studien wären wünschenswert.

6.3 Qigong in der Augenheilkunde

Stefan Uhrig

6.3.1 Einleitung

Wie die chinesische Medizin basiert auch die chinesische Augenheilkunde auf den Konzepten von Yin und Yang sowie den fünf Wandlungsphasen *(wuxing)*, womit alle physiologischen und pathophysiologischen Zusammenhänge beschrieben werden können. Für die Funktion der Augen ist im Sinn der chinesischen Medizin ein intakter Qi-Mechanismus der Funktionskreise erforderlich, der für das ungestörte Aufsteigen, Absinken, Aus- und Eintreten sorgen muss.

Das Struktivpotenzial *(jing)*, Qi, Xue, die konstellierende Kraft *(shen)* und die Säfte *(jinye)* sind die wesentlichen energetischen Grundlagen des menschlichen Lebens und somit auch der Augen und der visuellen Funktionen. In der chinesischen Augenheilkunde spricht man auch vom „echten Struktivpotenzial" *(zhenjing)*, vom „echten Qi" (qi merum, *zhenqi*), vom „echten Xue" (xue merum, *zhenxue*) und den „sich nach oben verteilenden Säften". Dieses leichte, klare und raffinierte Energiepotenzial muss aufsteigen und die Augen nähren, was die Voraussetzung für eine ungestörte Funktion des gesamten visuellen Systems ist.

Zur Aufrechterhaltung der Augenfunktion kommt Qigong-Übungen eine besondere Bedeutung zu, insbesondere bei Störungen der visuellen Wahrnehmung. In diesem Zusammenhang sollte daran erinnert werden, dass die chinesische Medizin insgesamt von einer engen Verbindung zwischen Körper und Geist ausgeht und diese auch die Basis von Qigong-Übungen darstellt. Bei der differenzierten visuellen Informationsverarbeitung spielt die Verbindung zwischen Körper und Geist ebenfalls eine nicht unerhebliche Rolle.

In China werden traditionell von der Grundschule an bis zum 12. Schuljahr täglich Qigong-Übungen zur Gesundheitserhaltung durchgeführt, auch mit der Absicht, dem Auftreten von Fehlsichtigkeiten entgegenzuwirken. In der chinesischen Literatur wird empfohlen, diese Übungen bis zum Ende des 2. Lebensjahrzehnts durchzuführen, um einer Kurzsichtigkeit vorzubeugen oder eine bestehende Kurzsichtigkeit aufzuhalten. Aber auch bei chronischen Erkrankungen wie z. B. dem Sicca-Syndrom, der altersabhängigen Makuladegeneration oder dem primären Offenwinkelglaukom können Qigong-Übungen sowie die Selbstmassage von Akupunkturpunkten als ergänzende Behandlung eingesetzt werden. Hierbei ist es allerdings erforderlich, dass eine möglichst genaue chinesische Diagnose erstellt wird. Diesbezüglich verweisen wir auf weiterführende Literatur wie z. B. das Buch „Chinesische Medizin in der Augenheilkunde" (Fatrai, Uhrig [Hrsg.], 2012), in dem ausführlich auf diese Sachverhalte eingegangen wird.

Die unten beschriebenen Übungen zur Regulierung und Stärkung der Augen („Augen-Qigong") basieren vor allem auf der Selbstmassage von Akupunkturpunkten und speziellen Qigong-Übungen, die sich als regelmäßiges, möglichst tägliches Übungsprogramm auch mit anderen Qigong-Übungen zusammen praktizieren lassen (Liu, 2008; Jiao, 1988/2005).

Selbstverständlich ist beim Vorliegen von Sehstörungen und Augenerkrankungen immer zuerst eine augenärztliche Abklärung erforderlich.

6.3.2 Selbstmassage von Akupunkturpunkten

Die Punktmassage dient in diesem Zusammenhang speziell zur Versorgung der Augen mit Qi und Xue und wirkt regulierend und harmonisierend auf die Augen sowie deren Funktionen. Massagetechnik, Intensität sowie Übungsdauer und -zeitpunkt richten sich nach der jeweiligen Konstitution des Übenden. Das eigene Wohlbefinden gilt als Maßstab. Bei der Massage sollte man sich stets auf den jeweiligen Akupunkturpunkt konzentrieren. Die Übungen werden grundsätzlich in möglichst entspanntem Zustand z. B. morgens oder abends vor dem Zubettgehen angewendet. Als Abschluss der Massageübungen ist es wichtig, dass das Qi wieder in den Bereich unterhalb des Nabels zurückgeführt wird, indem man z. B. mit übereinandergelegten Händen um den Punkt „Meer des Qi" (Ren 6/Rs 6, *qihai*) kreist.

Nach Erörterung einiger grundlegender Massagetechniken werden in der dann folgenden Tabelle Akupunkturpunkte aufgeführt, die leicht im Rahmen einer Selbstmassage behandelt werden können. Hierbei ist darauf hinzuweisen, dass prinzipiell alle Funktionskreise und Leitbahnen eine Beziehung zu den Augen haben und deren Funktion beeinflussen können. Dem Funktionskreis Leber (o. hepaticus, *gan*) kommt allerdings eine besondere Bedeutung zu: Ihm sind die Augen als Sinnesorgan zugeordnet. So kann der Punkt „Die mächtige große Straße" (Le 3/H3, *taichong*) wegen seiner Qualifikation (Punkt des besonderen Einflusses der 5 Induktorien; Punkt, wo das Ursprungs-Qi erreicht wird) prinzipiell bei vielen Sehstörungen und Augenerkrankungen auch mittels Selbstmassage behandelt werden.

Die Massage lokaler Punkte im Bereich der Augen und des Kopfes ist insbesondere bei Sehstörungen im Rahmen von Fehlsichtigkeiten oder Ermüdung von Bedeutung. Diesbezüglich werden im Anschluss an die folgende Tabelle einige beispielhafte Übungen näher erläutert. Die Punkte, die sich in unmittelbarer Nähe zu den Augen befinden, sind immer mit Vorsicht und ohne direkten Augenkontakt zu behandeln. Besonders bei entzündlichen Prozessen oder Blutungen im Augenbereich sollte man nur Fernpunkte behandeln.

Massagetechniken

Pressen *(an)*

Mit der Fingerbeere des Daumens, des Zeige- und/oder Mittelfingers wird Druck auf den zu behandelnden Punkt ausgeübt. Dieser Druck kann so gestaltet werden, dass er bei Ausatmung stärker wird und bei Einatmung nachlässt. Zur verstärkten Wirkung auf den Fk Leber (o. hepaticus, *gan*) kann man mit der Ausatmung den Laut *xu* („Sechs Laute", ▶ Kap. 7.5) ausstoßen.

Kneten *(rou)*

Mit der Fingerbeere von Daumen, Zeige- und/oder Mittelfinger kann außerdem eine Massage des entsprechenden Punkts oder Areals durch kreisende Bewegungen (sowohl im Uhrzeigersinn als auch entgegengesetzt) erfolgen. Auf größere Bereiche kann man mit dem Mittelpunkt der Handfläche reibend einwirken. Die Punkte im Kopfbereich werden mit leichtem Druck und eher langsamen Kreisbewegungen massiert. Im Bereich der Extremitäten und des Rumpfes kann man bei dieser Art der Massage sowohl den Druck verstärken als auch das Kreisen schneller ausführen.

Schieben *(tui)*

Mit Daumen, Fingergliedern, Handwurzel oder Handfläche wird auf der Haut entlang eines Leitbahnverlaufs oder einer anatomischen Struktur „geschoben", wobei die Bewegung geradlinig sein sollte. Die Behandlung wird langsam und behutsam mit gleichmäßiger Kraft unter ständigem Hautkontakt ausgeführt.

Tab. 6.2 Empfehlenswerte Akupunkturpunkte zur Selbstmassage

Deutsche Bezeichnung	Lateinische Bezeichnung	Deutsche Übersetzung des chinesischen Namens	Pinyin	Lokalisation	Wirkung
Bl 1	V 1	„Helle des Auges“	*jingming*	In einer Vertiefung leicht medial und oberhalb des inneren Augenkanthus	Klärt die Sicht, zerstreut „Wind“ (ventus, *feng*), kühlt „Hitze“ (calor, *re*), macht die Netzleitbahnen (reticulares, *luomai*) frei
Bl 2	V 2	„Zusammengelegter Bambus“	*cuanzhu*	Am medialen Ende der Augenbraue	Klärt die Sicht, zerstreut „Wind“ (ventus, *feng*), macht die Netzleitbahnen (reticulares, *luomai*) frei
3E 23	T 23	„Mit Geigen und Flöten“	*sizhukong*	In einer Vertiefung neben dem äußeren Augenbrauenende	Bewegt das Xue, reguliert das Qi, zerstreut „Wind“ (ventus, *feng*)
Gb 1	F 1	„Kellerloch der Pupille“	*tongziliao*	0,5 *cun* lateral des Canthus lateralis	Klärt die Sicht, zerstreut „Wind“ (ventus, *feng*) und „Wind-Hitze“ (calor venti, *fengre*)
Gb 20	F 20	„Teich des Windes“	*fengchi*	In der geräumigen Vertiefung zwischen M. sternocleidomastoideus und M. trapezius (Höhe von Du 16/Rg 16)	Zerstreut „Wind“ (ventus, *feng*), kühlt „Hitze“ (calor, *re*), klärt die Sicht
Ma 1	S 1	„Punkt, der die Tränen aufnimmt“	*chengqi*	Knapp oberhalb der Mitte des unteren Orbitarandes	Zerstreut Wind (ventus, *feng*), leitet Wind-Hitze (calor venti, *fengre*) aus, klärt die Sicht
Ma 2	S 2	„Rand des Wangenbeins“	*sibai*	1 *cun* unterhalb der Pupille des geradeaus blickenden Auges, auf dem Rand des Wangenbeins	Zerstreut „Wind“ (ventus, *feng*), klärt die Sicht, reguliert den Fk Leber (o. hepaticus, *gan*)
Du 20	Rg 20	„Zusammenkunft aller Leitbahnen“	*baihui*	An der höchsten Stelle des Kopfes, am Schnittpunkt der Medianen mit der Verbindungslinie zwischen den höchsten Punkten der Ohrmuscheln	Macht Sinnesöffnungen frei, stützt und reguliert den Fk Leber (o. hepaticus, *gan*), zerstreut „Wind“ (ventus, *feng*), senkt das Yang des Fk Leber (yang hepatici, *ganyang*) ab, führt das echte Yang (yang merum, *zhenyang*) nach oben

6

Tab. 6.2 Empfehlenswerte Akupunkturpunkte zur Selbstmassage *(Forts.)*

Deutsche Bezeichnung	Lateinische Bezeichnung	Deutsche Übersetzung des chinesischen Namens	Pinyin	Lokalisation	Wirkung
Ex-HN 3 (WHO-Klassifikation)		„Siegelhalle"	*yintang*	In der Mitte zwischen den Augenbrauen	Zerstreut „Wind" und „Hitze" (ventus und calor, *feng re*), sediert
Ex-HN 4 (WHO-Klassifikation)		„Fischhüfte"	*yuyao*	In der Mitte der Augenbrauen	Leitet „Wind" (ventus, *feng*) und „Wind-Hitze" (calor venti, *fengre*) aus, klärt die Sicht
Ex-HN 5 (WHO-Klassifikation)		„Die Sonne"	*taiyang*	Vom Mittelpunkt zwischen Außenkanthus und äußerem Ende der Augenbraue, ca. 1 *cun* seitlich in einer geräumigen Vertiefung	Klärt die Augen, leitet „Wind" (ventus, *feng*) und „Wind-Hitze" (calor venti, *fengre*) aus, kühlt „Hitze" (calor, *re*)
Ex-HN 7 (WHO-Klassifikation)		„Hinter dem Augapfel"	*qiuhou*	Am unteren Orbita-Rand zwischen lateralem und mediolateralem Viertel	Löst innere Blockaden, klärt die Sicht
Ex-HN 14 (WHO-Klassifikation)		„Klarheit des Auges"	*yiming*	1 *cun* dorsal von 3E 17/T 17	Klärt die Sicht, beruhigt die konstellierende Kraft *(shen)*
Dü 6	IT 6	„Glückliches Alter"	*yanglao*	In einer Vertiefung an der radialen Seite des Processus styloideus ulnae	Klärt die Sicht, zerstreut „Wind" (ventus, *feng*), macht die Netzleitbahnen (reticulares, *luomai*) durchgängig
Di 4	IC 4	„Vereinte Täler"	*hegu*	Nahe der radialen Seite, etwa in der Mitte des 2. Mittelhandknochens	Zerstreut „Wind" (ventus, *feng*), macht die Leitbahnen frei, öffnet die Oberfläche (extima, *biao*)
Ma 36	S 36	„Dritter Weiler am Fuß"	*zusanli*	3 *cun* unterhalb der Patellaunterkante, 1 *cun* fibular der Tibiakante, auf Höhe der Tuberositas tibiae	Reguliert und stützt die Fk Milz und Magen (oo. lienalis et stomachi, *pi wei*), harmonisiert Qi und Xue
Le 3	H 3	„Die mächtige große Straße"	*taichong*	Zwischen dem Mittelfußknochen der 1. und 2. Zehe in einer Vertiefung ca. 1,5 *cun* proximal des Grundgelenks	Stützt die Fk Leber und Gallenblase (oo. hepaticus et felleus, *gan dan*), senkt das Yang ab, reguliert und kühlt das Xue

Massageübungen

Im Folgenden werden beispielhaft einige Übungen näher beschrieben, die insbesondere bei Vorliegen von Sehstörungen im Rahmen von Fehlsichtigkeiten, bei überanstrengten Augen oder zur Vorbeugung eingesetzt werden können. Die Massage erfolgt behutsam, wobei ein direktes Einwirken auf den Augapfel vermieden werden muss. In der Regel erfolgt die Massage so lange, bis sich – meist nach kurzer Zeit – ein wohliges Gefühl einstellt.

Den „Zusammengelegten Bambus" kneten *(rou cuanzhu)*

Den Punkt „Zusammengelegter Bambus" (Bl 2/V 2, *cuanzhu*) beidseitig mit der Daumenspitze kneten *(rou)*. Die Hand kann dabei auf der Stirn abgestützt werden.

Einzusetzen bei Kopfschmerzen und Ermüdung der Augen.

Die „Helle des Auges" pressen und kneifen *(anti jingming)*

Mit den Fingerbeeren des Daumens und Zeigefingers einer Hand den Punkt „Helle des Auges" (Bl 1/V 1, *jingming*) pressen *(an)*. Die Haut der Nasenwurzel von beiden Seiten zusammenpressen und nach vorne wegziehen.

Einzusetzen bei Sehstörungen, Ermüdung der Augen, altersbedingten Augenerkrankungen und zur Vorbeugung.

Auf dem „Rand des Wangenbeins" kneten *(rou sibai)*

Beidseitig mit den Mittelfingerbeeren den Punkt „Rand des Wangenbeins" (Ma 2/S 2, *sibai*) kneten *(rou)*. Hierbei kann die Hand auf der Wange abgestützt werden.

Einzusetzen bei Schmerzen und Erschöpfung der Augen.

Um die Augenhöhle herum schieben *(tui yankuang)*

Beidseitig locker den Daumen auf den Extrapunkt „Die Sonne" (Ex-HN 5/Ex 2, *taiyang*) legen, dabei die übrigen vier Finger anwinkeln. Dann mit dem Zeigefingermittelglied abwechselnd ober- und unterhalb des Auges auf dem Rand der Augenhöhle entlang von innen nach außen schieben *(tui)*. Gleichzeitig rechte und linke Seite behandeln.

Einzusetzen bei Sehstörungen z. B. im Rahmen von Fehlsichtigkeiten, Erschöpfung mit schmerzenden Augen, altersbedingten Augenerkrankungen und zur Vorbeugung. Das Besondere dieser Technik ist, dass damit alle im Bereich des Augenhöhlenrandes liegenden Punkte stimuliert werden können.

Weitere spezielle Qigong-Übungen für die Augen

Qigong-Übungen stellen eine bedeutsame Säule der chinesischen Therapie und Prophylaxe von Sehstörungen dar. Nach erfolgter Diagnostik durch einen ausgebildeten Therapeuten können sie auch bei chronischen Erkrankungen eingesetzt werden. Im Folgenden werden einige wichtige Übungen beschrieben, wobei selbstverständlich die bereits erläuterten grundlegenden Prinzipien des Qigong zu beachten sind (▶ Kap. 3).

In die Ferne blicken

Hierbei handelt sich um eine Übung, bei der schwerpunktmäßig mit der Vorstellungskraft *(yi)* (▶ Kap. 2.4) geübt wird. Hauptindikationen für diese Übung sind Sehstörungen, z. B. im Rahmen einer Kurzsichtigkeit, oder deren Vorbeugung.

Man nimmt zunächst die Grundhaltung entweder im Sitzen oder im Stehen (▶ Kap. 7.1.1) ein und lässt den Blick in die Ferne schweifen, wobei die Vorstellung des „Aussendens" eine große Rolle spielt. Ein Teil der Vorstellungskraft *(yi)* verbleibt dabei auf dem unteren Dantian (▶ Kap. 2.5.2). In der Regel verbleiben zwei Drittel der Vorstellungskraft im unteren Dantian, ein Drittel wird über den Blick „ausgesendet". Dann holt man den Blick langsam wieder heran. Bei einer „Blickentfernung" von etwa zwei Metern werden die Augen langsam geschlossen und die Vorstellungskraft *(yi)* in Form des Blickes gänzlich auf das untere Dantian zurückverlagert. Das erneute „Aussenden" des Blickes erfolgt dann in umgekehrter Reihenfolge. Die Übung wird in der Regel mit leichter Betonung der Atmung verbunden („Aussenden": Ausatmung betonen; „Heranholen": Einatmung betonen).

Die Augäpfel bewegen

Bei dieser Übung werden insbesondere die tieferliegenden Akupunkturpunkte im Bereich der Augenhöhle stimuliert. Sie kann bei Sehstörungen, zur Vorbeugung und zur Durchblutungsförderung (falls nach einer erfolgten Diagnostik indiziert) eingesetzt werden.

In der Grundhaltung wird in entspanntem Zustand bei geschlossenen Lidern eine *langsame* Kreisbewegung der Augen durchgeführt, etwa neunmal sowohl nach links als auch nach rechts. Diese Übung sollte behutsam durchgeführt werden, und es sollte immer auf das lokale Wohlbefinden geachtet werden.

Versorgen der Augen mit Qi

Diese Übung wird bei Sehstörungen wie z. B. im Rahmen einer Fehlsichtigkeit, bei ermüdeten Augen und zur Vorbeugung eingesetzt.

Man nimmt die Grundhaltung ein, die Zungenspitze befindet sich am oberen Gaumen (▶ Kap. 7.1.1), die Augen blicken geradeaus (ohne etwas bewusst zu fixieren). So verweilt man einige Zeit, bis man zur Ruhe gelangt ist. Dann hebt man beide Arme in Hüftbreite allmählich etwa auf Nabelhöhe – die Handflächen zeigen zum Körper, die Finger zueinander. Die Schultern sollten dabei entspannt nach unten hängen. Nun werden die Unterarme etwas nach außen bewegt, sodass beide Handflächen und somit die beiden *Laogong*-Bereiche („Mitte des Handtellers", Pe 8/Pc 8, *laogong*) zueinander zeigen (▶ Abb. 6.3a).

Sobald sich das Gefühl einer Verbindung (oder eines Balls) zwischen beiden Händen einstellt, führt man die Hände aufeinander zu (geringste Entfernung: eine Faustbreite) und anschließend wieder auf etwa Schulterbreite auseinander. Dieses Öffnen und Schließen wird so oft wiederholt, bis sich ein Qi-Gefühl z. B. in Form von Spannung oder Wärme zwischen den Händen entwickelt (dazu können beide Hände auch bis vor den Bereich unterhalb des Nabels abgesenkt werden). Dieser erste Teil der Übung dient vor allem der Harmonisierung von Qi sowie dazu, die Leitbahnen durchgängig zu machen und Xue zu dynamisieren.

Anschließend hebt man langsam mit geschlossenen Augen die Mittelpunkte der Handflächen („Mitte des Handtellers", Pe 8/Pc 8, *laogong*) vor die Augen und nähert diesen Teil der Hand bis auf eine Entfernung von etwa einer Faustbreite den Augen an. So verweilt man etwa eine halbe Minute (▶ Abb. 6.3b). Wichtig ist dabei, die Schultern und Ellenbogen so gut wie möglich zu entspannen. Anschließend entfernt man die Handflächen von den Augen (bis etwa eine Unterarmlänge, ▶ Abb. 6.3c) und führt sie wieder an die Augen heran, wobei aber stets ein Qi-Gefühl zwischen Händen und Augen erhalten bleiben sollte (▶ Abb. 6.3d). Diese öffnende und schließende Bewegung wird insgesamt sechsmal wiederholt. Im Anschluss daran kann man die Hände in mittlerer Entfernung vor den Augen kreisen lassen, jeweils sechs- bis neunmal nach links und dann nach rechts. Dabei kann ein Gefühl entstehen, als ob die Augäpfel durch das Qi der Hände bewegt würden.

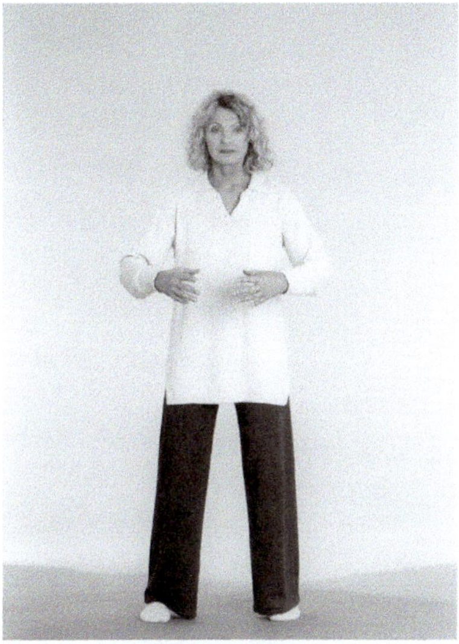

Abb. 6.3a Versorgen der Augen mit Qi [K346]

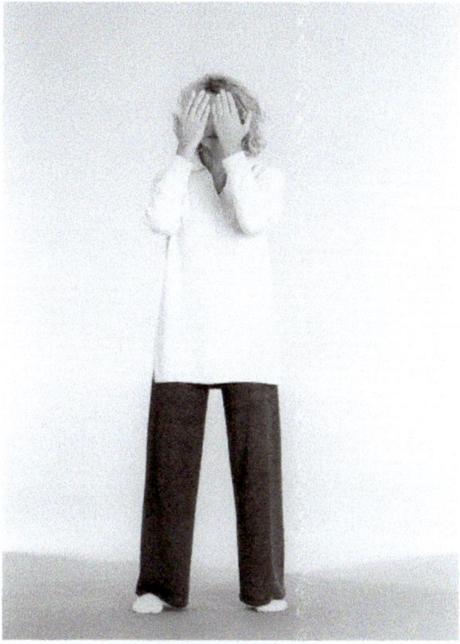

Abb. 6.3b Versorgen der Augen mit Qi [K346]

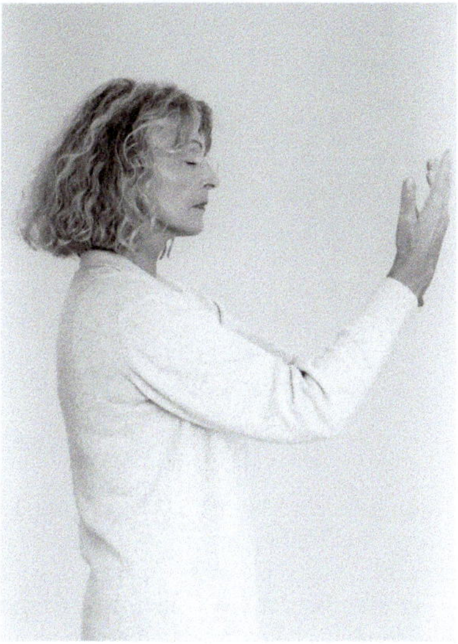

Abb. 6.3c Versorgen der Augen mit Qi [K346]

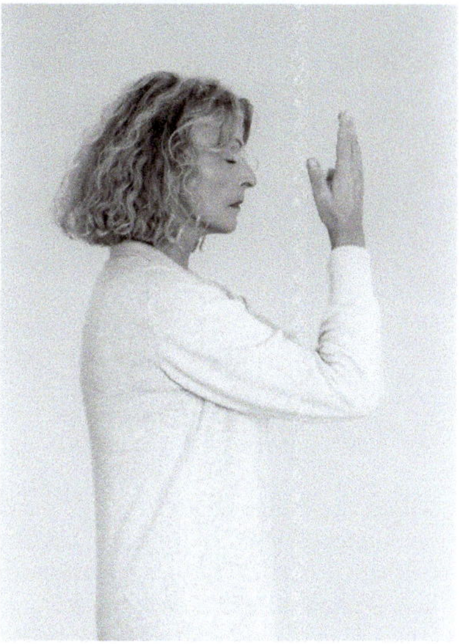

Abb. 6.3d Versorgen der Augen mit Qi [K346]

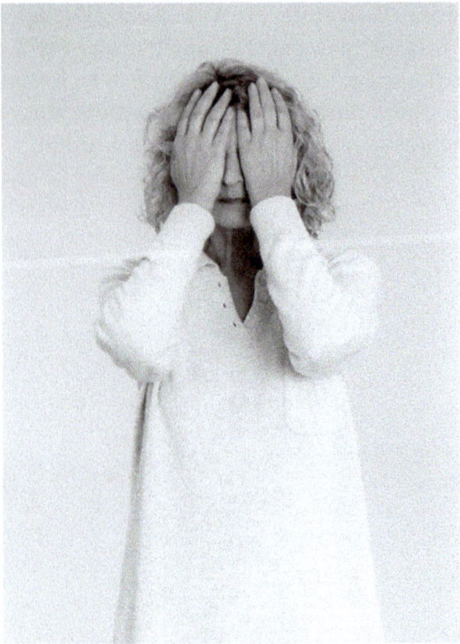

Abb. 6.3e Versorgen der Augen mit Qi [K346]

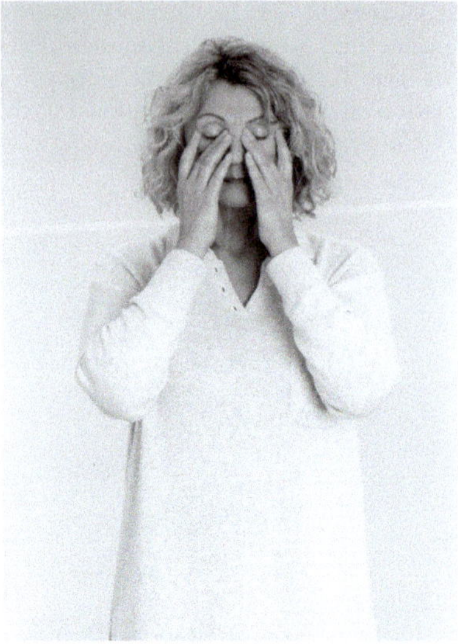

Abb. 6.3f Versorgen der Augen mit Qi [K346]

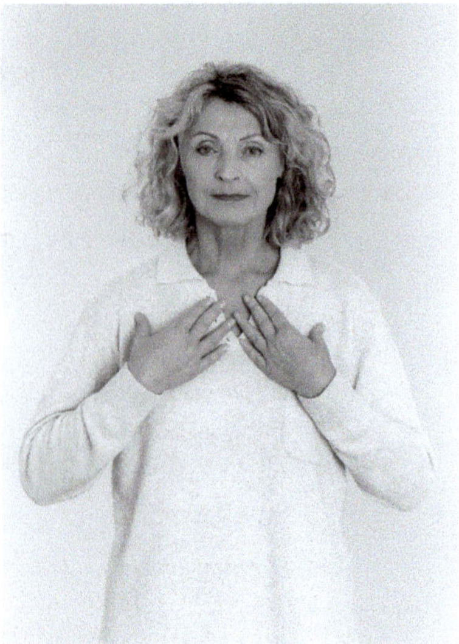

Abb. 6.3g Versorgen der Augen mit Qi [K346]

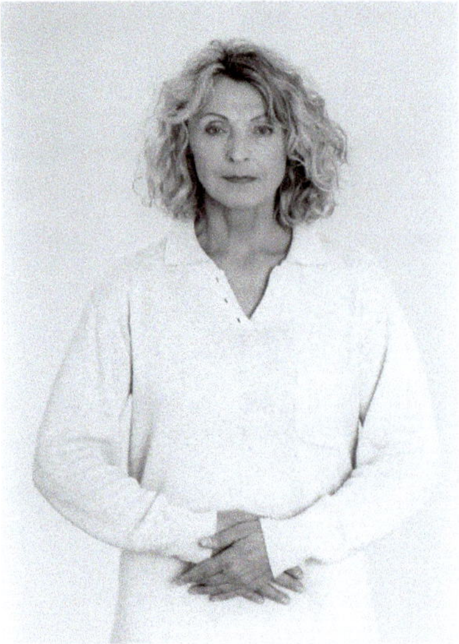

Abb. 6.3h Versorgen der Augen mit Qi [K346]

Nun verweilt man für einige Zeit ohne Bewegung in nicht zu großem Abstand mit den Handflächen vor den Augen. Danach werden die Mittelpunkte der Handflächen langsam den geschlossenen (geradeaus blickenden) Augen bis zum Aufliegen angenähert (▶ Abb. 6.3e). In dieser Haltung verweilt man wieder etwa eine halbe Minute lang und reibt dann mit den Händen jeweils dreimal nach links und dann nach rechts, um eventuelle Hitze- oder Spannungsgefühle im Augenbereich zu regulieren.

Abschließend lässt man beide Hände nach unten gleiten (ähnlich wie beim „Waschen des Gesichts"), sodass die Mittelfinger jeweils auf dem Punkt „Helle des Auges" (Bl 1/V 1, *jingming*) im inneren Augenwinkel zu liegen kommen (▶ Abb. 6.3f). Zuletzt streicht man mit den Händen seitlich entlang der Nase über den Brustbereich bis zum Areal unterhalb des Nabels, wo sie übereinandergelegt werden (▶ Abb. 6.3 g und h).

6.4 Qigong in der Psychotherapie

Manfred Geißler

Medizin, Psychologie und Philosophie gelten als die drei wesentlichen Säulen des Qigong. Damit wird ein ganzheitlicher Ansatz beschrieben, der für den Einsatz von Qigong-Übungen im Bereich von Psychotherapie und psychosomatischer Medizin von Bedeutung ist.

Theorie und Praxis von Psychotherapie stellen sich in Abhängigkeit ihrer verschiedenen Schulrichtungen als äußerst komplex und uneinheitlich dar. Ganz allgemein lässt sich feststellen: Der Mensch als komplexes Körper-Seele-Geist-Wesen ist in das Zentrum psychotherapeutischer Betrachtung gerückt, wobei er als in seine Lebenswelt und Lebenszeit eingebunden und damit der „Leib" als beseelter Körper gesehen wird.

Vor diesem Hintergrund haben eine Vielfalt körperbezogener Verfahren in die Behandlung psychisch Kranker Einzug gehalten; vielfach steht nicht so sehr die Behandlung des Körpers an sich im Vordergrund, sondern eine Behandlung mittels des Körpers in Hinblick auf leibliches Erleben und Verhalten.

Blankenburg (1998) kommt in diesem Zusammenhang zu der Aussage, dass es niemanden gibt, dem nicht durch ein bewegungstherapeutisches Vorgehen zu einem besseren, z. B. harmonischeren Ineinandergreifen von leiblicher, seelischer, geistiger und sozialer Selbstentfaltung verholfen werden könnte.

6.4.1 Übungsinhalte und Wirkfaktoren von psychotherapeutischer Relevanz

Qigong als „übendes Verfahren", durch Anleitung erlernt, wirkt auf physische, psychische und geistige Funktionen und Befindlichkeiten im Sinne einer Regulation und Stärkung. Qigong-Übungen können den psychotherapeutischen Prozess begleiten oder in diesen integriert werden. Die Wirkungen können aus dem Theoriengebäude der chinesischen Medizin heraus verstanden werden; aus westlicher Sicht lassen die in den praktischen Übungen enthaltenen Besonderheiten und Prinzipien die Relevanz für eine psychotherapeutische Anwendung erkennen.

Im Qigong werden grundlegende Prinzipien geübt und erfahren, die zum einen das leibliche Erleben im engeren Sinne betreffen, aber darüber hinaus als Lebensprinzipien von Bedeutung sind – in der Beziehung des Menschen zu sich selbst, zu seinen Mitmenschen, zu seiner Umwelt, seiner Lebenszeit.

Zu diesen Prinzipien zählen:

- Öffnen – Schließen
- Steigen – Sinken
- Fülle – Leere
- Ruhe – Bewegung
- Entspannung – Anspannung
- Natürlichkeit – Kontrolle

Bei psychisch Kranken können Störungen im Bereich dieser Prinzipien, in der Fähigkeit, zwischen Polaritäten „schwingen" zu können, der Wahrnehmung zugänglich gemacht und durch die Übungen positiv beeinflusst werden.

Weitere Übungsaspekte von psychotherapeutischer Relevanz sind:

- Der Aspekt der Selbstübung – zur Stärkung von Selbstmächtigkeit und des Vertrauens in die eigenen Möglichkeiten und Potenziale
- Die Schulung der Selbstwahrnehmung – die bei psychisch Kranken häufig gestört ist
- Das Üben und Erfahren unterschiedlicher Qualitäten von Ruhe und Bewegung – insbesondere von innerer Ruhe bei äußerer Bewegung sowie von innerer Bewegung bei äußerer Ruhe
- Das Üben von Spontaneität und Kontrolle – um im Sinne von Angemessenheit und Balance das richtige Maß zu finden
- Das Ausleihen von Kräften – durch die mit den Übungen verbundenen, vorwiegend aus der Natur stammenden Vorstellungsbilder; sie führen zur Stärkung und können die Imaginationsfähigkeit fördern
- Das Lenken und Bewahren der Vorstellung und Aufmerksamkeit – führt zu Konzentration, Sammlung und Stärkung der Vorstellungskraft *(yi)*
- Den Haltungen und Bewegungen ist eine Ästhetik und Schönheit inne; ihr Symbolgehalt kann als Kraft wirken. Die Übungen können reparativen, konservierenden und evolutiven, d. h. auf Entwicklung und Förderung angelegten Zielsetzungen dienen.

6.4.2 Besonderheiten im Zusammenhang mit psychischen Störungsbildern

Die Frage, welche Übungen bei welchem Störungsbild praktiziert werden sollten, die Frage nach Spezifität und Ganzheitlichkeit von Qigong-Übungen wird vielfach diskutiert (▶ Kap. 5).

Allgemein gilt, dass jede Qigong-Übung darauf angelegt ist, den gesamten Organismus zu regulieren und zu stärken; von daher ist eine starre Zuordnung von Übung und Beschwerdebild nicht sinnvoll. Es ist das ganzheitlich wirkende Prinzip, welches eine vorliegende Störung mit erfasst und im Sinne einer ganzheitlichen Harmonisierung beeinflusst.

Überlegungen zur Auswahl von Übungen hinsichtlich ihrer Eignung für bestimmte Störungsbilder können sich an der Frage orientieren, welche Wirkungsschwerpunkte, Übungsaspekte und Prinzipien jeweils als von besonderer Bedeutung erscheinen bzw. besonderer Beachtung bedürfen. Einige Störungsbilder werden hier beispielhaft erläutert (vgl. auch ▶ Kap. 5).

Neurotische Störungen

Kennzeichen

Für die Psychotherapie stellen Neurosen das wichtigste Störungsbild dar. Da neurotisches Erleben und Verhalten tiefenpsychologisch betrachtet aus problematischen Beziehungs- und Sozialisationserfahrungen resultiert, werden diese je nach Schulrichtung psychotherapeutisch „aufgearbeitet". Sie sind bei schwerer Ausprägung durch physikalische, physiotherapeutische oder entspannungstherapeutische Maßnahmen alleine nur schwer zu lösen (Petzold, 1993). Damit wird die Bedeutung für den Einsatz von Qigong nicht eingeschränkt, wie die vorgenannten Wirkfaktoren zeigen. Entsprechend der psychotherapeutischen Zielsetzung gilt es, Qigong in den Behandlungsprozess als ergänzendes und förderndes Element einzubinden.

Menschen mit neurotischen Störungen fehlt vielfach die Freiheit, zwischen „Polaritäten" wählen zu können – z. B. sich offen oder verschlossen, freundlich oder unfreundlich, spontan/natürlich oder kontrolliert, darauf zugehend oder ausweichend zu verhalten und zu erleben. Durch Qigong-Übungen werden Polaritäten (Yin und Yang) in besonderer Weise durch unterschiedliche Betonung und einen sich rhythmisch wiederholenden Wechsel erfahrbar.

„Gehemmtheit", Einschränkungen in der freien Äußerung der Antriebe oder das Fehlen von natürlicher Spontaneität sind häufig zu findende Kennzeichen. Qigong-Übungen mit ihren im Wechsel stattfindenden Bewegungen von Verdichtung und Weitung, Steigen und Sinken können lösend und fördernd wirken.

Qigong-Übungen bei neurotischen Störungen

- Vor dem Hintergrund der „Gehemmtheit" erscheinen Übungen geeignet, die im Wechsel von Verdichtung und Weitung „raumfüllende" Bewegungsmuster erlauben, die in Haltung, Bewegung und Vorstellungsbildern „in Angriff" nehmende Aspekte beinhalten und den spielerischen Umgang mit aggressiven Elementen fördern (z. B. das „Spiel des Tigers" aus dem „Spiel der Fünf Tiere", ▶ Kap. 7.7.3).
- Ganz allgemein helfen die fließenden Bewegungsmuster der Übungen, die besonderen „inneren" und „äußeren" Bewegungen, „Gehemmtheiten" aufzulösen.
- Zur Entwicklung von Spontaneität ohne Verlust der Kontrollfähigkeit erscheinen Übungen geeignet, die dem Aspekt der Natürlichkeit im Rahmen der Übungsprinzipien betont Raum geben (z. B. Übungen aus dem „Spiel der Fünf Tiere", ▶ Kap. 7.7).

Je nach Ausprägung und Schwere der vorliegenden Störung empfiehlt es sich, Übungen zu wählen, bei denen die zu fördernden Aspekte besonders betont und geübt werden können.

Depressive Störungen

Depressive Störungen (▶ Kap. 5.6.1) wirken immer auch leiblich, d. h. in Körperausdruck, Haltung und Bewegung, in Mimik, Gestik, Tonfall. Vor diesem Hintergrund erklärt sich der Einsatz leiborientierter Verfahren in der Therapie, sowohl bei neurotischer als auch bei affektiver Depression.

Qigong-Übungen bei depressiven Störungen

- Depressive Störungen sind in der Regel mit einer Einschränkung der leiblichen Wahrnehmung verbunden, durch Qigong-Übungen werden Wahrnehmung und expressive Fähigkeiten gefördert.
- Durch Qigong werden in rhythmischem Wechsel Anspannung und Entspannung, Engung und Weitung geübt und erfahren. Dies belebt und fördert die körperlich-seelische Ausgewogenheit.
- Der harmonische und rhythmische Bewegungsablauf hilft, Spannungen abzubauen; das Schwingen und Mitschwingen z. B. in einer Gruppe kann Gefühle der Geborgenheit fördern.
- Der Aspekt der Selbstübung stärkt das Selbstvertrauen in die eigenen Möglichkeiten und Potenziale; der häufig verloren gegangene Bewegungsantrieb wird belebt.

Hinweise

Bei depressivem Störungsbild reagieren Menschen oft schnell mit Gefühlen der Überforderung und Resignation. Die Übungen sollten deshalb, besonders für den Einstieg, leicht und einfach sein.

Da häufig die Neigung besteht, „an Gewohntem festzuhalten", sollte die Wiederholung bekannter Übungen einen Schwerpunkt bilden; neue Übungen gilt es dosiert und sparsam einzuführen.

In der Bewegungstherapie werden vielfach Bewegungen „nach oben" betont, um „den Blick zu heben". Qigong-Übungen betonen die untere Stabilität, auf dieser Grundlage ergibt sich obere Leichtigkeit.

Bei Übungen, die als Hauptwirkungsrichtung das Steigen und Sinken betonen, ist darauf zu achten, dass während des Sinkens die innere Aufrichtung (Yang im Yin) geübt wird, da sonst leicht ein Gefühl der Schwere und des „Versackens" entstehen kann.

Vorstellungskraft *(yi)* und Vorstellungsbilder sind individuell anzupassen; sie sollen angenehm, aufhellend, stärkend wirken.

Von langen Ruhe- und Standübungen ist in der Regel abzuraten, da sie ein hohes Maß an Konzentration, Ruhe und Wachheit erfordern.

Die Erfahrung von Ruhe als angenehmen, heilsamen und kraftvollen Zustand lässt sich über den Weg der äußeren Bewegung, d. h. durch harmonische Bewegungsabläufe, die von entspannter Aufmerksamkeit begleitet werden, Schritt für Schritt entwickeln.

Die mit dem Störungsbild vielfach verbundene Aggressionshemmung kann positiv beeinflusst werden durch Übungen, die diesem Aspekt in spielerischer und erlaubter Weise Raum geben, ohne dabei Stabilität und Mitte zu verlieren.

Neurosen mit ausgeprägter Angstentwicklung

Hierzu zählen Störungsbilder mit diffusen Ängsten (▶ Kap. 5.6.2), Zwängen und Phobien.

Qigong-Übungen bei Angststörungen

- Die polaren Spannungsfelder zwischen Festhalten – Loslassen, Kontrolle – Natürlichkeit, Sicherheit – Unsicherheit, Engung – Weitung, konkret/genau – vage/unbestimmt erscheinen im Erleben und Verhalten gestört und einseitig entwickelt.
- Qigong-Übungen zeichnen sich durch einen ständigen Wechsel von Yin- und Yang-Aspekten aus; gestörte Spannungsfelder können der Wahrnehmung zugänglich gemacht, harmonisiert und kultiviert werden; die Übungen wirken entspannend und stabilisierend. Positiv wirken die mit den Übungen verbundenen Vorstellungsbilder und Inhalte; diese lassen sich bei Bedarf individuell anpassen.

Hinweise

„Ruhe" wird oft als bedrohlich erlebt; die von gelöster Aufmerksamkeit begleiteten Bewegungen des Qigong ermöglichen ein nicht von Angst begleitetes Kennenlernen und Erleben von Ruhezuständen und damit die Entwicklung von als heilsam empfundener Ruhe.

Das Übungsprinzip „unten fest, oben leicht" ist hier besonders zu betonen.

Affektive Störungen

Hierzu zählen manisch-depressive Verlaufsformen.

Qigong-Übungen bei affektiven Störungen

- Bei schwerer und psychotischer Ausprägung bedürfen bewegungstherapeutische Anwendungen der Einbindung in ein psychiatrisch-therapeutisches Setting (s. Abschnitt „Psychosen und schizophrene Störungen").
- Für depressive Phasen ohne psychotische Symptomatik kommen Überlegungen in Betracht, wie sie für den Einsatz bei neurotischer Depression dargestellt sind, allerdings unter Berücksichtigung der unterschiedlichen Ätiologie und den für affektive Störungen geltenden Besonderheiten des Krankheitsverlaufs.
- Für manische Phasen, die sich durch situationsinadäquate Gehobenheit von Stimmung, Antrieb und Vitalgefühle auszeichnen, sind der Schweregrad und die Einschätzung des Krankheitsverlaufs entscheidend für die Beurteilung eines bewegungstherapeutischen Vorgehens und damit auch für den Einsatz von Qigong.
- Bei manischen Störungen scheinen im Erleben und Verhalten das richtige Maß sowie die Fähigkeit zu Zentrierung und Sammlung verloren gegangen zu sein. Energie und Lebenskraft wirken, als wären sie im Überfluss vorhanden.

Hinweise

In diesem Zusammenhang darf „Beruhigung" nicht abrupt erfolgen; ein individuell abgestimmtes Schritt-für-Schritt-Vorgehen ist erforderlich.

Die Bewegungen sollen einerseits beruhigend wirken, andererseits dem inneren Bewegungsdrang Spielraum geben.

Es gilt, den Übenden „dort abzuholen, wo er steht", d.h. die Auswahl und Anpassung der Übungen ist an der gestörten Ausgangslage zu orientieren.

Vor allem sind Zentrierung, Sammlung und untere Stabilität zu fördern.

In akuten Phasen sind Übungen in Ruhe in der Regel nicht geeignet; hier gilt es, „Beruhigung" über den Weg der Bewegung und der sie begleitenden Aufmerksamkeitslenkung zu entwickeln.

Emotional stark aktivierende Formen sowie entsprechende Vorstellungsinhalte sind zu vermeiden; das Gleiche gilt für Übungen, die hinsichtlich ihrer Qi-Entwicklung einer stabilen Kontrollfähigkeit bedürfen.

Psychosen und schizophrene Störungen

Dem komplexen Gebiet der Psychosen und schizophrenen Störungen im Zusammenhang mit bewegungstherapeutischen Ansätzen widmen sich Blankenburg (1998) und Braun (1998). Wesentlich für die leiborientierte Therapie schizophren erkrankter Menschen ist das Erfahren körperlichen Wohlseins, das rhythmische Sichbewegen, das Fokussieren auf die Leibmitte, das Wahrnehmen körperlicher Ganzheit, das Erleben der Körpergrenzen und das Spüren von Kraft; dieses sind zentrale Inhalte der Qigong-Übungspraxis.

Qigong-Übungen bei Psychosen und schizophrenen Störungen

- Die Übungen lassen sich an die Bedürfnisse und persönlichen Besonderheiten individuell anpassen.
- Besonders die Schulung der Selbstwahrnehmung und Sensibilisierung gilt es bei schizophren Erkrankten mit der Erfahrung von Stabilität und Festigkeit zu verbinden. Qigong-Übungen zeichnen sich durch eine solche Verbindung aus.
- Harmonische Körperbewegungen, Ausgewogenheit, Stabilität und Flexibilität sind Merkmale des Qigong. Die Übungen wirken dem Gefühl der Zerrissenheit entgegen; der gestische Ausdruckscharakter der Haltungen und Bewegungen kann im Sinne einer schützenden Hülle empfunden werden (Kämmerer, 1996).

Hinweise

Qigong-Übungen erscheinen kontraindiziert, wenn die Fähigkeit zur Kontrolle und Steuerung des eigenen Erlebens und Verhaltens nicht gegeben ist. Bei akutem oder labilem Zustand bedarf die Ausübung von Qigong eines therapeutischen Settings mit fachlich kompetenter Anleitung und Betreuung.

Bei der Auswahl der Übungen ist darauf zu achten, dass diese von besonders klarer Struktur sind. Die Haltungs- und Bewegungsabläufe sollen einfach und durchschaubar sein sowie Sicherheit vermitteln.

Zu vermeiden sind emotional stark aktivierende Formen sowie Übungen, die hinsichtlich des Qi-Flusses einer besonderen Kontrolle bedürfen.

Der Umgang mit dem Atem, Wahrnehmungsübungen, die Erfahrung von Ruhe, der Einsatz von Vorstellungsbildern bedürfen bei diesem Störungsbild besonderer Beachtung und individueller Anpassung.

Im Rahmen der Vermittlung ist die besondere Nähe-Distanz-Problematik bei vorliegendem Störungsbild zu berücksichtigen.

6.4.3 Schlussbemerkungen

Die Anwendung von Qigong im psychotherapeutischen Bereich bedarf besonderer Sorgfalt. Neben ausreichender psychotherapeutischer Qualifikation ist eine gründliche Aus- und Weiterbildung in Theorie und Praxis des Qigong erforderlich sowie eigene mehrjährige Übungserfahrung. Nur vor diesem Hintergrund lässt sich die Eignung von Übungen, die Möglichkeit der Anpassung an individuelle Besonderheiten sowie deren Wirkungsspektrum beurteilen.

Qigong-Übungen wirken wie dargestellt auf Psyche und Soma. Die Symbolkraft der inneren und äußeren Haltungen und Bewegungen, ihre Ästhetik und Klarheit bergen einen Reichtum an Inhalten und Wirkpotenzial, welches über den rein psychotherapeutischen Betrachtungsrahmen hinausreicht.

„Einfachheit zeichnet die Haltungen aus, doch tiefgründig sind die ihnen zugrunde liegenden Prinzipien." (Jiao, 1993).

6.5 Qigong in der psychosozialen Betreuung von Krebspatienten

Dagmar Lienau, Heide Perzlmaier

6.5.1 Zum Verständnis von Krebserkrankungen

Aus Sicht der chinesischen Medizin

Mit ihrer phänomenologischen Herangehensweise kennt die chinesische Medizin zwar Tumoren, Verdichtungen und tastbare gewebliche Veränderungen, also „tastbare Verhärtungen“ (concretiones, *jiju*), jedoch fallen hierunter sowohl gutartige Veränderungen als auch maligne Erkrankungen. Die unterschiedlichen Störungen bzw. Entgleisungsmuster, die vor allem für die Tumorentstehung verantwortlich gemacht werden, sind in der Regel Regulationsstörungen von Qi und Xue unter Einwirkungen von „Feuchtigkeit“ und „Schleim“ (humor und pituita, *shi tan*), „Kälte“ (algor, *han*) und/oder „Hitze“ (calor, *re*). Entsprechend können Verhärtungen, Verdichtungen oder „tastbare Verhärtungen“ (concretiones, *jiju*) in der Diagnose nach der chinesischen Medizin sehr unterschiedlich differenziert werden. Was die chinesische Medizin grundlegend in ihrer Betrachtung von Krankheit und Gesundheit auszeichnet, ist die Möglichkeit, Funktionen in ihrem Zusammenwirken zu sehen und mit dem Konzept der Lebenskraft zu arbeiten.

6

Aus Sicht der westlichen Medizin

Innerhalb der westlichen Medizin werden Krebserkrankungen als ein multifaktorielles Geschehen gesehen, für das zahlreiche Risikofaktoren bekannt sind. Die als bedrohlich empfundene Diagnose „Krebs“ und die langwierigen und häufig quälend erlebten Behandlungen stellen gravierende psychische und physische Belastungen dar (Schwarz, 1995; Tschuschke, 2002, S. 42 ff.). Durch die Fortschritte der Medizin wächst die Zahl der Krebsüberlebenden, aber:

„Um diese Fortschritte zu erzielen, mussten (...) die Behandlungsmaßnahmen aggressiver, länger andauernd und toxischer werden. Als Konsequenz davon wurde ‚Krebs‘ für viele Krebsüberlebende zu einer chronischen Erkrankung. Das heißt mit anderen Worten, dass der Betroffene für die Dauer seines Lebens wird lernen müssen, mit den Risiken und Beeinträchtigungen umzugehen, um eine maximale Lebenschance und -qualität erreichen zu können“ (Tschuschke, 2002).

Dabei gewinnen in der Onkologie, neben dem bisherigen Blick auf die Überlebensdauer und das medizinisch Machbare, zunehmend die Konzepte der Psychoonkologie an Bedeutung bei der Begleitung und Verarbeitung des Krankheitserlebens.

Für die Diagnose und Therapie sind westliche schulmedizinische Maßnahmen durch ihren raschen Zugriff auf den Tumor und die Unterbrechung seines Wachstums als erste Interventionen meist unumgänglich.

In der Nachsorge empfiehlt es sich, den gesamten Organismus zu stärken. Hier bietet die chinesische Medizin gerade mittels Qigong verschiedene Möglichkeiten zur Stützung des geradläufigen (orthopathischen, *zheng*) Qi und zur Regulierung von Qi und Xue an. Dabei spielt auch die psychische Stabilisierung eine nicht zu unterschätzende Rolle.

6.5.2 Was kann Qigong in diesem Zusammenhang bewirken?

Das „Stützen des Guten und Vertreiben des Schlechten" als grundlegendes Prinzip (Jiao, 1992) und die Pflege des Lebens *(yangsheng)* kann in der psychosozialen Begleitung als heilsame Vorstellung, als Gegengewicht zu unkontrollierbar und „bösartig" gewerteten Prozessen wirksam werden. Indem im Qigong die gesunden, förderlichen Aspekte des eigenen Körpererlebens betont werden, kann das Selbstwertgefühl gestärkt werden („dass ich als Krebskranke den Mond tragen kann!").

Dabei spielt die Möglichkeit, selbst aktiv zu werden, gerade bei Krebserkrankungen eine große Rolle als Gegengewicht zum passiven Aushalten der Therapien. Ergänzend und unterstützend kann Qigong z. B. zur Linderung von Nebenwirkungen bei Chemotherapie und Bestrahlung genutzt werden. So helfen das Zentrieren auf das Dantian (▶ Kap. 2.5.2) und der Ausgleich von Yin und Yang, eine Beruhigung im Magen-/Darmbereich herzustellen und Übelkeit und Erbrechen entgegenzuwirken. Das Ausleiten schädigender Schrägläufigkeiten (Heteropathien, *xie*) – wie etwa „Hitze" (calor, *re*) als Folge von Radiotherapie – mittels Vorstellungsübungen, z. B. Drei-Linien-Übung (▶ Kap. 7.1.2), Sechs Laute *„Xu"* und *„Ke"* (▶ Kap. 7.5), Acht-Brokat-Übungen (▶ Kap. 7.3, ▶ Kap. 7.4), unterstützt die Regeneration und hilft, das Vertrauen in die eigenen Fähigkeiten wieder herzustellen. Eine andere Möglichkeit sind Vorstellungsbilder außerhalb des eigenen Körpers, vornehmlich Bilder aus der Natur, die angenehme Empfindungen unterstützen.

Häufig tritt im Lauf der Erkrankung ein Gefühl der Entfremdung gegenüber dem eigenen Körper auf. Das Finden und Ausgleichen der eigenen Mitte und das Wahrnehmen der Qi-Zirkulation kann ein Weg sein, wieder Vertrauen in die Kräfte des eigenen Körpers zu gewinnen.

Weitere häufige Nebenwirkungen der Krebstherapien sind Abwehrschwäche und Infektneigung. Hier kann man durch regelmäßiges Qigong-Üben eine allgemeine Kräftigung erzielen.

Psychologische Lerneffekte ergeben sich aus der Übertragung der Übungsprinzipien (▶ Kap. 3) auf den Alltag und können hier hilfreich sein. Zum Beispiel kann das Finden des richtigen Maßes in der Übung und die Anpassung an das eigene Übungsniveau sowie das damit verbundene Wohlgefühl helfen, Veränderungen und erlebte Einschränkungen durch die Erkrankung besser zu akzeptieren und zu integrieren. Das Prinzip des „Schritt-für-Schritt-Übens" (▶ Kap. 3.6) kann auch zur Bewältigung der langwierigen Behandlungen und der Flut von Veränderungen und Informationen beitragen (ausführlicher dazu Lienau, 1999).

Aus dem philosophischen Hintergrund des Qigong, der sich anhand der Übungen vermitteln lässt, kann sich ein anderes Verständnis für Zusammenhänge entwickeln, und spirituelle Anregungen können gegeben werden. Neuere Forschungsergebnisse belegen, dass Spiritualität als „die Bindungsbeziehung ... zu einer überindividuell gültigen Werteordnung" in der Verarbeitung von Belastungssituationen einen fast ebenso großen Einfluss auf die Lebensqualität und Resilienz hat, wie das körperliche Wohlbefinden (Brady et al., 1999, Frick und Roser 2009).

6.5.3 Bisherige Erfahrungen

Studien über Qigong bei Krebserkrankungen im Sinne westlicher wissenschaftlicher Untersuchungen fehlen bisher oder sind aufgrund von zu geringer Teilnehmerzahl nicht repräsentativ. Erkenntnisse aus in China durchgeführten Studien sind aufgrund teilweise fehlender diagnostischer Abklärung (Histologie) und nicht vergleichbarer Methodik nicht übertragbar.

In Deutschland und den USA sind mittlerweile die Übungen nach Guo Lin, das sogenannte „Neue Qigong", relativ bekannt, das sich vor allem an Krebspatienten wendet. Allerdings liegt hier nur eine Studie aus Hongkong mit einer relativ geringen Zahl gesunder Probanden vor (Jones, 2001), bei der keine Vergleiche mit anderen Qigong-Methoden angestellt werden. Nachgewiesen wurde bei Kurzzeitanwendung eine positive Veränderung bestimmter Immunprozesse (Zytokine, Interleukine) und eine Reduzierung von Stresshormonen (Kortisol). Inwieweit solche Ergebnisse Rückschlüsse auf positive Wirkungen bei Krebserkrankungen erlauben, lässt sich aufgrund der bisherigen Forschungsergebnisse nicht beantworten.

„Zwar spielt das Immunsystem bei der Abwehr von Krebszellen eine wichtige Rolle. Wenn es zum Wachstum von Tumoren kommt, kann man trotzdem nach heutigem Wissensstand nicht einfach davon sprechen, das Immunsystem habe versagt: Die entsprechenden Vorgänge sind weit komplizierter" (Krebsinformationsdienst 2012).

6

Außerdem ist der Zusammenhang zwischen Immunsystem und Krebserkrankung bei verschiedenen Krebserkrankungen unterschiedlich zu bewerten.

Wie für fast alle Heilverfahren sind zwar positive Einzelerfahrungen und spektakuläre Heilungsberichte auch für Qigong bekannt, sie können jedoch nicht verallgemeinert werden.

Insbesondere in Hinblick auf die Lebensqualität liegen in Deutschland positive Einzelerfahrungen vor, die sich auch in Befragungen bestätigt haben.

Wir stellen hier einige Ergebnisse aus unseren Qigong-Gruppen an Krebsberatungsstellen vor. Teilweise zugrunde gelegt haben wir den Fragebogen der Medizinischen Gesellschaft für Qigong Yangsheng aus dem Jahr 2000. Jeweils zu Beginn und am Ende eines Kurses lassen sich folgende Tendenzen erkennen:

- Auf die Frage nach den Erwartungen an die Qigong-Gruppe wird das Interesse an der Stabilisierung und Verbesserung der eigenen Gesundheit an erster Stelle genannt. Vor allem wird Entspannung und Beruhigung gewünscht, häufig auch der Wunsch nach Kräftesteigerung und Verbesserung der Immunabwehr formuliert.
- Häufig taucht der Wunsch nach Übungsanleitungen auf, die in den Alltag übertragbar sind und die Motivation für das Üben zu Hause fördern.
- Eine Befragung von 39 Teilnehmern/-innen in drei Gruppen ergab, dass etwa zwei Drittel nach 10–15 Übungseinheiten eine deutlich wahrnehmbare Besserung des gesamten Befindens benennen, sowohl in körperlicher als auch in psychischer Hinsicht. Bei dem übrigen Drittel ist das subjektive Befinden in etwa gleich geblieben, eine Verschlechterung wurde von niemandem benannt.
- Direkt nach den Übungen fühlten sich die Teilnehmer/-innen belebter und entspannter als zuvor.
- Positive Veränderungen erfuhren, mit wenigen Ausnahmen, die Teilnehmer/-innen explizit in den Bereichen Beweglichkeit, Stressbewältigung, Entspanntheit und Entspannungsfähigkeit. Im Umgang mit anderen Menschen gelang es, die eigenen Grenzen besser wahrzunehmen und zu verdeutlichen. Etwa die Hälfte der Befragten verspürte eine erhöhte Konzentrationsfähigkeit.
- Teilnehmer/-innen mit längerer Übungspraxis schätzten sehr die Variationsmöglichkeiten, die sich aus dem Erlernen mehrerer Qigong-Formen ergaben,

sodass sie je nach momentanem Bedürfnis und aktueller Verfassung selbstständig üben konnten.

Gerade im Hinblick auf die große Belastung mit Ängsten und Sorgen, die im Zusammenhang mit Krebserkrankungen auftreten, halten wir diese Ergebnisse für ausgesprochen wertvoll. Sie wurden folgendermaßen von den Teilnehmern formuliert:

- *„Ich lasse mich nicht mehr so schnell aus der Ruhe bringen."*
- *„Ich kann viel besser zu mir finden."*
- *„Ich fühle mich viel kräftiger."*
- *„Ich kann besser ‚Nein' sagen."*
- *„Ich bin viel ruhiger geworden."*
- *„Ich fühle eine große Leichtigkeit."*
- *„Ich kann meinen Körper jetzt besser wahrnehmen und als Ganzes spüren."*
- *„Meine Atmung hat sich verbessert."*

6.5.4 Anpassungen der Übungen – mit Einzelbeispielen

Allgemeine Empfehlungen

Die Überlegenheit einer spezifischen Qigong-Methode für Krebserkrankungen ist bisher nicht belegt. Beste Wirksamkeit kann sich entfalten, wenn die jeweils angewendete Methode unter Beibehaltung der Grundprinzipien des Qigong optimal an die individuellen Bedürfnisse des Patienten angepasst wird.

Bewährt hat sich besonders das Üben in der Gruppe. Hier kann in speziellen Gruppen für Krebskranke die Möglichkeit der Solidaritätserfahrung mit anderen Betroffenen genutzt werden. Zu beachten ist dabei eine angemessene Dosierung des Gesprächsanteils. Im Vordergrund stehen die Freude am gemeinsamen Üben und das Erfahren der eigenen Ressourcen.

Andererseits können gemischte Gruppen von Teilnehmern mit unterschiedlichen Krankheitsbildern oder Gesunden den Vorteil des Abstands zur eigenen Erkrankung bieten.

Die Möglichkeit, einzelne Übungen abzuwandeln bzw. an das individuell richtige Maß anzupassen, ist eine wichtige Erfahrung für die Teilnehmer, z. B. bei eingeschränkter Bewegungsfähigkeit und Schwächung durch belastende Therapien oder Schmerzen. Hier kann für die Betroffenen deutlich werden, dass nicht die perfekte äußere Form (die „Leistung") im Vordergrund steht, sondern das eigene Befinden und die Konstitution. Das Formulieren erreichbarer Übungsziele und das Aufteilen in kleine Schritte stärkt das Vertrauen in die eigenen Fähigkeiten.

Im Unterschied zu Gruppen mit Gesunden ist der Anteil von entspannenden Übungen und Übungen in Ruhe höher anzusetzen. Allerdings ist immer wieder festzustellen, dass einzelne Teilnehmer leichter zu innerer Ruhe über Übungen in Bewegung finden.

Kontraindiziert sind Heilungsversprechen und zu hohe Erwartungen an den Erfolg der Übungen. Neben einer realistischen Chance auf Heilung gehört es bedauerlicherweise nach wie vor zum Wesen einer Krebserkrankung, dass sie erneut auftreten und auch zum Tode führen kann. Wichtig ist, den Umgang mit Tod oder Neuerkrankung eines Gruppenmitglieds in angemessener Weise in der Gruppe zu besprechen.

Empfehlungen zu einzelnen Problemen

Lymphödeme

- **Lymphödeme der oberen Extremitäten** (Brustkrebs): besondere Beachtung der Armbewegungen, (Heben und Senken, Langsamkeit, Bewegungsfluss, spiralförmige Bewegungen, Lenken der Vorstellungskraft *[yi]*), eventuell vorsichtige Selbstmassage auf indizierte Akupunkturpunkte
- **Lymphödeme der unteren Extremitäten** (nach Operationen; Bestrahlungen im Bauch, Unterbauch, auch Krebserkrankungen der Haut oder Knochen im Unterkörper): stehende Übungen eher meiden, Übungen im Liegen oder Sitzen bevorzugen, später gehende Übungen

Übelkeit, Erbrechen

- Übelkeit und Erbrechen treten während und kurz nach Chemotherapie häufig auf; sie können günstig beeinflusst werden und nehmen mit zunehmender Entspanntheit und Sicherheit in Haltung und Bewegungsablauf ab
- Absenken, Konzentration auf unteres Dantian, „Die emporsprudelnde Quelle" (Ni 1/R 1, *yongquan*), eventuell Selbstmassage auf „Dritter Weiler am Fuß" (Ma 36/S 36, *zusanli*), „Inneres Passtor" (Pe 6/Pc 6, *neiguan*)

6

Schwindel

- **Schwindel aufgrund von Schwäche** tritt häufig bei stark körperlich geschwächten Personen auf, v. a. bei stehenden Übungen. Hier eignen sich Übungen im Sitzen oder Liegen, Konzentration und Hände auf unterem Dantian oder „Die emporsprudelnde Quelle" (Ni 1/R 1, *yongquan*); eventuell Selbstmassage: Reiben auf „Einflusspunkt des Nieren-Funktionskreises" (Bl 23/V 23, *shenshu*), Massage auf „Die Sonne" (Ex-HN 5/Ex 2, *taiyang*) oder „Vereinte Täler" (Di 4/IC 4, *hegu*). In der Folge Dauer und Ausmaß der Übungen reduzieren auf ein den persönlichen Kräften entsprechendes Maß und dann wieder langsam steigern; ausgleichen durch neutrale Handhaltung
- **Schwindel mit aufsteigenden Yang-Anzeichen** ist bei Krebspatienten eher selten. Korrektur der Grundhaltung, Weitung, absenkende Handstellung/Armhaltung und Lenken der Aufmerksamkeit auf das untere Dantian sind hier angezeigt, eventuell Selbstmassage auf „Die mächtige große Straße" (Le 3/H 3, *taichong*), „Die emporsprudelnde Quelle" (Ni 1/R 1, *yongquan*)

Schwäche-Symptome, Schlaflosigkeit, Unruhezustände, Konzentrationsstörungen

Diese Symptome sind häufige Begleiterscheinung bzw. sekundäre Krankheitsfolgen. Langfristig hilft kontinuierliches Üben mit langsamer Steigerung der Anforderungen unter besonderer Berücksichtigung der nährenden (zuführenden und sammelnden) Aspekte.

Schwitzen

Schwitzen tritt häufig während einer Hormontherapie (Brustkrebs, Prostatakrebs) auf bzw. während der Menopause. Es wird in diesem Zusammenhang im Rahmen der TCM als Anzeichen einer energetischen Schwäche (depletio, *xu*) gewertet und kann wie oben behandelt werden.

Erhöhte Darmperistaltik, Darmgeräusche

Erhöhte Darmperistaltik und Darmgeräusche treten aufgrund der inneren Entspannung häufig beim Üben auf. Besonders von Darmkrebs-Patienten (v. a. bei Anus praeter) werden sie oft als störend empfunden.

- Für Akzeptanz in der Gruppe sorgen
- Eventuell vorübergehend die Konzentration weniger auf das untere Dantian, sondern vielmehr auf „Die emporsprudelnde Quelle“ (Ni 1/R 1, *yongquan*) lenken

Schmerzen im Bewegungsapparat

- Besonders zu beachten bei **Knochenmetastasen** (häufig in Wirbelsäule, Becken, Brustbein)
- Übungen an Belastbarkeit anpassen, alles vermeiden, was zu Frakturen im betroffenen Gebiet führen könnte (Vorsicht bei beugenden Bewegungen)
- Leichte und kontinuierliche Bewegungen/Belastungen helfen, die vorhandene Knochenstruktur zu stärken und Muskeln und Sehnen geschmeidig zu halten

Verminderter Speichel (als Nebenwirkung von Chemotherapie oder Bestrahlung)

Hier haben sich die Zwischenübungen „Mit den Zähnen klappern“ und „Mit der Zunge im Mund rollen“ aus den „Acht-Brokat-Übungen“ im Sitzen (▶ Kap. 7.4.2) bewährt.

Ungleich gewichtete Körperhälften (häufig nach Operationen, v. a. Brustkrebs)

- Besondere Beachtung des Seitenausgleichs
- Übungen mit Gewichtsverlagerungen zu beiden Seiten (z. B. „Acht-Brokat-Übungen“, „Spiel der Fünf Tiere“, ▶ Kap. 7.3, ▶ Kap. 7.7)
- Entspannung des betroffenen Halteapparats (Schulter, Nacken, Rücken)
- Die Körperhälften verbindende Vorstellungsübungen ausführen

Hohe muskuläre Anspannung aufgrund starker Angst

- Zunächst Vorübungen mit schnellerer Bewegungsabfolge anbieten, z. B. „Gehen“
- Anschließend z. B. „Harmonisieren des Atems“ (Zwischenübung aus den Sechs Lauten, ▶ Kap. 7.5), Klopf-Selbstmassage, Entspannen und Aufrichten über die Wirbelsäule
- Im Zusammenhang damit hat sich überdies bei negativen Assoziationen und negativem Selbstwertgefühl bewährt, die Vorstellungskraft *(yi)* auf „Vorbilder“ aus der Natur zu richten wie z. B. Tiger (Kraft und Geschmeidigkeit), Berg (Ruhe, Stabilität) (▶ Kap. 2.4.1).

6.5.5 Anmerkungen aus westlicher Sicht

In der Psychoonkologie spielt der Blick auf die Ressourcen eine große Rolle, einen vergleichbaren Ansatz haben wir oben auch für das Qigong beschrieben. Qigong entspricht also in vielen Aspekten dem salutogenen Ansatz der Psychoonkologie (Bartsch, Bengel, 1997).

Viele Faktoren, die in der Qigong-Praxis eine Rolle spielen, sind für psychosoziale Interventionen bei Krebsbetroffenen als wirksam nachgewiesen (Schwarz, 1995):

- So wird z. B. die Wirksamkeit und Bedeutung der Imagination in Erfahrungen und Forschungen von Psychoonkologen immer wieder benannt (Simonton, 1995; Achterberg, 1996; Schlömer-Doll, 1996). Unter Imagination versteht man in der Psychoonkologie allerdings nicht nur die im Qigong angewendete bildhafte Vorstellungskraft *(yi)* (▶ Kap. 2.4), sondern es werden nach Möglichkeit alle Sinnesqualitäten angesprochen und einbezogen. Ähnlich wie im Qigong werden dabei Naturerfahrungen oder Körperempfindungen angeregt. Die Kombination von Entspannung und Imagination wird bei psychoonkologischen Interventionen als Übung in Ruhe angeboten. Hier bietet das Qigong über die Verknüpfung mit Körperhaltungen und Bewegungen einen zusätzlichen Zugang.
- Der Ausdruck über die Bewegung bietet auch die Möglichkeit des körperlichen Ausdrucks von Gefühlen bzw. einer Modulation der Gefühle durch die Körperhaltung. Die Förderung des emotionalen Ausdrucks zur Entlastung und Bewältigung bei Krebserkrankungen bezieht sich in Forschungsansätzen der Psychoonkologie hauptsächlich auf den verbalen Ausdruck (Traue, 1998). Wie wichtig jedoch emotionale Entlastung nicht nur auf der verbalen Ebene ist, zeigt sich in Ergebnissen körperorientierter und ganzheitlicher Psychotherapieverfahren. Die ritualisierte Form der Qigong-Übungen kann dabei gerade bei emotional gehemmten Menschen sehr hilfreich sein.
- Über die Wahrnehmung der sich ergänzenden Kräfte von Yin und Yang können sich allmählich kognitive Umstrukturierungen der einengenden und häufig negativen Wertungen bezogen auf den eigenen Körper entwickeln. Durch die behutsame Stärkung der Selbstwahrnehmung in den Übungen werden Veränderungs- und damit auch Kontrollmöglichkeiten erlebbar. Damit kann das Vertrauen in die Selbstregulation des Körpers zurückgewonnen oder neu erlebt werden.

6

6.6 Qigong in der Rehabilitation

Stephan Schubert, Susanne Martin, Christine Krafft

6.6.1 Die Bedeutung von Qigong in der Rehabilitation

Der Bereich der Rehabilitation wird in der chinesischen Medizin nicht explizit behandelt. Doch kommen in der Rehabilitation die gleichen Wirkprinzipien des Qigong wie bei der Prävention oder in der kurativen Medizin zur Geltung, so z. B. der Ausgleich von Yin und Yang, Beseitigung von Stagnation und Blockaden, Regulierung von Qi (▶ Kap. 5). Die Besonderheit liegt in der Ausgangssituation: Häufig sind bleibende Schäden oder Störungen vorhanden, die Chronizität muss berücksichtigt werden. Dementsprechend erscheinen die Ziele häufig „begrenzt". „Pflege des Lebens" *(yangsheng)* findet also auf einem besonderen Ausgangsniveau statt und hat nicht immer und unbedingt das Ziel voller und umfassender (Wieder-)Herstellung. Andererseits aber erweist sich Qigong als ein sehr flexibles System. Es erlaubt im Rahmen des Möglichen ein weites Feld von Anwendungen, eine Neubestimmung von Zielen, die Erweiterung und Verbesserung von Fähigkeiten und Fertigkeiten, und das häufig in einem vorher nicht erwarteten Ausmaß.

6

6.6.2 Was ist das besondere Wirkspektrum von Qigong in der Rehabilitation?

Die Deutsche Rentenversicherung Bund bestimmt 2009 die Aufgaben der medizinischen Rehabilitation folgendermaßen:

„Eine wesentliche Zielsetzung der Rehabilitation besteht darin, die Betroffenen zu befähigen, mit ihrer Krankheit adäquat und selbstbestimmt umzugehen …".

„Chronische Erkrankungen und ihre Folgen lassen ebenso wie Akuterkrankungen und traumatische Ereignisse nicht immer eine völlige Wiederherstellung der Gesundheit zu. Die Aufgabe der Rehabilitation liegt in diesen Fällen darin, eine Besserung des Gesundheitszustands zu erreichen, ein Fortschreiten des Krankheitsprozesses aufzuhalten, bereits eingetretene Funktions- und Aktivitätsstörungen weitestgehend zu reduzieren und einer Beeinträchtigung der Teilhabe bzw. dem Auftreten dauerhafter Benachteiligungen vorzubeugen. Besondere Aufmerksamkeit ist dem gehäuften Auftreten von Mehrfacherkrankungen (Multimorbidität) zu widmen, dem durch entsprechende Behandlungskonzepte und Organisationsstrukturen Rechnung zu tragen ist" (Deutsche Rentenversicherung Bund, 2009, S. 11).

Dabei wird großer Wert auf selbstbestimmtes und selbstverantwortliches Handeln im Rahmen eines ganzheitlichen Ansatzes gelegt:

„Zusätzlich zu den biomedizinischen Aspekten (Körperfunktionen und -strukturen), die die Ebene des Organismus betreffen, werden Aspekte des Menschen als handelndes Subjekt (Aktivitäten) und als selbstbestimmtes und gleichberechtigtes Subjekt in Gesellschaft und Umwelt (Teilhabe) einbezogen. Diese Sichtweise ist für die Rehabilitation von zentraler Bedeutung" (Deutsche Rentenversicherung Bund, 2009, S. 6).

Bei diesem Ansatz ist die Gesundheitsbildung integraler Bestandteil der Rehabilitation und wird z. B. mit folgenden konkreten Aufgaben umschrieben:

„… Förderung einer angemessenen Einstellung zur Erkrankung: Akzeptanz irreversibler Krankheitsfolgen, Motivation zur aktiven Krankheitsverarbeitung (‚Wandel vom Behandelten zum Handelnden') und Aufbau eines eigenverantwortlichen Gesundheitsbewusstseins … Schulung zum eigenverantwortlichen Umgehen (Selbstmanagement) mit der Erkrankung …" (Deutsche Rentenversicherung Bund, 2009, S. 11).

Bei dieser Aufgabendefinition der Rehabilitation zeigen sich die besonderen Eignungen von Qigong-Übungen für diesen Bereich in folgenden Punkten:

- Der adäquate Umgang mit der Krankheit, mit möglichen Funktionsstörungen und Beeinträchtigungen wird im Qigong-Üben, insbesondere bei der Beachtung „des eigenen Maßes" und der „Natürlichkeit", berücksichtigt. Zum Erreichen einer Besserung des Gesundheitszustands ist die unspezifische Wirkung von Qigong gut einsetzbar. Dadurch wirkt es häufig umfassend regulierend, es zeigt positive Ergebnisse auch bei anderen Krankheiten, Schäden und Einschränkungen (sind doch in der Rehabilitation häufig multimorbide Patienten anzutreffen). Eine Regulierung der verschiedenen Körperfunktionen (kardiovaskulär, tonussenkend, Atmung regulierend etc.) führt zu Entspannungsreaktionen des Körpers, die auch mental als Entspannung und Beruhigung erlebt werden. Diese sind häufig der Beginn weiterer psychischer Veränderung in Richtung einer angemesseneren Krankheitsbewältigung.

- Entsprechend ausgewählte Übungen können bereits eingetretene Funktions- und Aktivitätsstörungen reduzieren, insbesondere auch unter physiotherapeutischen Gesichtspunkten (Körperhaltung, Bewegung).
- Qigong hilft, die eigenen Entwicklungspotenziale, aber auch die (möglicherweise bleibenden) Einschränkungen besser wahrzunehmen, sodass ein neuer Umgang damit möglich ist. Es kann also ein Prozess der Selbsterfahrung und -erforschung in Gang gesetzt werden.
- Qigong fördert im Sinne des „Selbstmanagements" besonders als Selbstübungsprogramm die Kompetenz und Freude an persönlicher Entwicklung und Autonomie.
- Die vielfältigen Wirkfaktoren des Qigong können einer komplexen Multimorbidität gerecht werden.

Qigong hat daher in Rehabilitationsprogrammen sowohl als Therapeutikum Bedeutung, als auch darüber hinaus im Rahmen der Gesundheitsbildung. Bereits etablierte therapeutische Verfahren der Medizin, Psychologie, Physiotherapie, Ergotherapie können durch die Übungen des Qigong ergänzt und erweitert werden. Zugleich wird bei der Vermittlung von Qigong-Übungen und ihren vielfältigen Aspekten die Gesundheitsbildung zu einem Bestandteil in der konkreten Betreuung selbst und steht nicht isoliert neben der Krankheitsbehandlung.

6.6.3 Welche Erfahrungen liegen bisher vor?

Seit Jahren wird Qigong in einer Reihe von Kliniken und Rehabilitationseinrichtungen in Deutschland angewendet (Auflistung dieser Einrichtungen in: Medizinische Gesellschaft für Qigong Yangsheng e.V. [Hrsg.], Zeitschrift für Qigong Yangsheng, Medizinisch Literarische Verlagsgesellschaft Uelzen, 2013). Es sind vorwiegend Menschen mit psychosomatischen, degenerativen, entzündlichen, rheumatischen, orthopädischen und neurologischen Störungen, die dort behandelt werden. Qigong findet in verschiedenen Settings, in offenen und geschlossenen Gruppen, aber auch als Einzelangebot statt.

Einige Beispiele:

Im Zentrum für Rheumatologie in Schlangenbad (Aufnahmeindikationen sind entzündliche, rheumatische Erkrankungen, Erkrankungen des peripheren und vegetativen Nervensystems, chronische Schmerzsyndrome und Funktionsstörungen wie z. B. Fibromyalgie) gab es zwischen 1995 und 2005 eine offene Qigong-Gruppe mit jeweils ca. zehn Teilnehmern. Es wurden ausgewählte Übungen aus den „15 Ausdrucksformen des Taiji-Qigong" geübt. Ergänzend und begleitend wurden Vorstellungsübungen sowie andere Wahrnehmungs- und Entspannungsübungen durchgeführt. Die verantwortliche Therapeutin betonte die flexible Anpassung des Qigong an die jeweiligen krankheitsbedingten Einschränkungen und Behinderungen (beispielsweise Üben im Stehen, Üben im Sitzen, Anpassung der Amplitude der Bewegungen).

„Dabei sind für die Patienten/-innen das Erkennen und Akzeptieren des eigenen Maßes wichtige Übungserfahrungen und Lernschritte. ... Die Verfeinerung der Wahrnehmung auf der körperlichen Ebene verfeinert auch die Wahrnehmung des Selbst in seinen Beziehungen zu anderen ... Positive Beobachtungen konnten bei Patienten mit Morbus Bechterew gemacht werden ... Ziel ... ist, die Beweglichkeit so lange wie möglich zu erhalten und eine Einsteifung in möglichst aufrechter Haltung zu erreichen. Die Patienten erfahren durch das Üben der inneren Aufrichtung beim Qigong-Yangsheng Entspannung und Erleichterung im Bereich des

Rückens. Gute Resultate konnten auch bei Patienten/-innen erzielt werden, die zur Reha-Maßnahme nach Bandscheiben-Operationen kamen. Die Übungen helfen, die Muskulatur zu kräftigen, den Rücken zu entlasten und eine natürliche Haltung zu entwickeln. Patienten/-innen mit chronischer Polyarthritis, die häufig sehr unter schmerzhaften Bewegungseinschränkungen leiden, können insofern profitieren, als sie neue, angenehme Bewegungsspielräume erfahren und gerade in den ‚kleinen' Bewegungen viele Qualitäten wahrnehmen und entdecken können. So kann ‚Einschränkung' auch als ‚Erweiterung' erlebt werden (Martin, 1998, S. 240–42).

In der Klinik Dr. Franz Dengler für Anschlussheilbehandlung, Rehabilitation und Prävention mit den Abteilungen Orthopädie und Innere Medizin in Baden-Baden finden seit 1995 Qigong-Kurse sowie Einzelunterricht statt. Bei einem vier- bis sechswöchigen Aufenthalt erhalten die Rehabilitanden zwischen 8 und 30 Unterrichtsstunden (Krafft, 1998). Die dort tätige Therapeutin schildert an anderer Stelle die Arbeit mit einem 42-jährigen Patienten mit Schädel-Hirn-Trauma und u. a. dadurch bedingter spastischer Tetraparese. Es wurden die ersten Formen der „15 Ausdrucksformen des Taiji-Qigong" in Einzelkontakten geübt. Die Therapeutin resümiert:

6

„Die Übungen ... verbesserten ... besonders das Gehen und freie Stehen. Er lernte, das linke Bein zu belasten und das Gleichgewicht auf beide Beine relativ gleichmäßig zu verteilen. Der größte Erfolg war, dass er eine kurze Strecke ohne Stützen gehen konnte und sich im Stehen ohne Hilfe waschen und anziehen konnte, was vorher nicht möglich war. Sehr auffällig war die regulierende Wirkung der Qigong-Übungen auf seine Sprache. Er konnte die Worte deutlicher aussprechen, klarere gedankliche Zusammenhänge entwickeln, auch gestikulierte er nicht mehr so viel beim Sprechen." (Krafft, 1997; s. a. Bericht von Nillies, 2000).

6.6.4 Beachtenswertes bei der Ausübung von Qigong in diesem speziellen Bereich

Die besondere Aufgabe des Qigong bei der Rehabilitation besteht in der Berücksichtigung der jeweiligen inneren Bedingungen, die eine Adaptation der Übungen entsprechend dem vorgefundenen Niveau nötig machen (in Bezug auf die notwendige Anpassung der Übungen und die im Folgenden geschilderten Möglichkeiten bieten der Bericht von Nillies, Maria, [2000] a. a. O. und die Darstellung der Adaptation der Qigong-Übungen in der Traumatherapie bei Fischer, 2003, S. 129–139, sehr konkrete und anschauliche Beispiele).

Unter dem Gesichtspunkt der drei wesentlichen Komponenten des Qigong (Körperhaltung/-bewegung, Vorstellungskraft *[yi]*/Imagination und Atem) und der „zwei Wege" (Ruhe und Bewegung) (Jiao, 2005a) können gezielt Übungen ausgewählt und angepasst werden:

Bei Schwerpunktsetzung auf den **Körper** sind folgende Beeinträchtigungen zu berücksichtigen:

- Bei (noch existierender) **körperlicher Schwäche** nach Unfall oder Operation und bei **Schmerzen** und damit einhergehenden Beeinträchtigungen ist die Anzahl der Übungen und die Übungszeit, das Bewegungsausmaß, die Haltung (Stehen, Sitzen, Liegen) zu adaptieren; ein Wechsel zwischen Stehen, Sitzen und Liegen ist in der Regel angemessen. Lockerungs- und Entspannungsübungen bieten sich zu Beginn der Stunde an.

- Bei einem **beschränkten Bewegungsausmaß** (häufig in der Orthopädie und Rheumatologie) erweisen sich Qigong-Übungen wegen ihrer spiraligen Bewegungen zur Erweiterung als hilfreich. Dass sich Bewegungen über die Vorstellungskraft *(yi)* entwickeln (lassen) und in der Vorstellung über das tatsächliche, beobachtbare Maß hinausgedacht werden können (z.B. die Flügel des Kranichs), trägt ggf. zu einer Verbesserung des Bewegungsausmaßes bei.
- Bei **Steifigkeit, eingeschränkter Aufrichtung des Körpers** (beispielsweise bei Morbus Bechterew) hilft sehr gut das Prinzip „untere Fülle – obere Leichtigkeit“. Üben der inneren Aufrichtung führt zu Entspannung und Erleichterung im Rücken.
- Bei **Entzündungen der Gelenke** können Patienten von den „kleinen“ und den schlängelnden Bewegungen profitieren, neue Qualitäten entdecken und die Erfahrung machen, dass „Einschränkung“ auch „Erweiterung“ sein kann.
- **Stabilitätsprobleme** sind durch Förderung der unteren Stabilität, Visualisierung schließender und absinkender Kräfte zu behandeln. Der Ausgang der Bewegung von der „Mitte“ (Dantian) wirkt harmonisierend und ausgleichend. Bildhafte Vorstellungen als Hilfsmittel wie die Vorstellung der Wirbelsäule als eine Perlenkette, an deren unterem Ende das geschlossene abgesenkte Becken aufgehängt ist, das Bild eines Lots vom Steißbein zum Boden oder die Vorstellung eines verwurzelten Baumes erweisen sich als hilfreich.
- Im Zusammenhang mit den Stabilitätsproblemen zeigen sich gelegentlich **Koordinationsstörungen,** für welche die oben genannten Visualisierungen auch nützlich sein können. Besonders günstig erweisen sich bei dieser Problematik Qigong-Übungen, in denen Bewegungsabläufe abwechselnd rechts und links durchgeführt werden, wo möglich mit betonter diagonaler Entfaltungs- und Kraftrichtung. Hier wie auch bei den schon genannten Einschränkungen ist ein Vorgehen „Schritt für Schritt“ bei Respektierung von eigenem Maß und „Natürlichkeit“ von großer Bedeutung.

Eine Adaptation der Qigong-Praxis ist auch im Hinblick auf **geistige Aktivitäten** gut möglich:

- Übungen in Bewegung sind gut geeignet, **Unruhe und Nervosität** zu verringern. Es erweist sich als ein großer Vorteil der Übungen, dass sich Ruhe ohne Zwang, quasi natürlich, entwickeln kann: Aus der Bewegung, aus der wertfreien Registrierung der Abläufe gelingt es leichter, zur Ruhe zu kommen. Äußerliche Ruhe geht in Bewegung über, fördert innere Ruhe. Wichtig erscheint dabei, zu Beginn die Übungen in Ruhe nicht zu lange und zu tief durchzuführen. Unabhängig davon wirken Übungen in Bewegung durch die Wiederholung und die in ihnen angelegte Rhythmik beruhigend. Bei **Angst** hilft die Betonung des Fließenden, Weichen, Runden in der Bewegung; es kann das Erleben einer „schützenden Hülle“ entstehen (mündl. Mitteilung von Susanne Martin, s. dazu auch Kämmerer, 1996: 31–35. Er entwickelt dort die Vorstellung einer „inneren“ bzw. „Bewegungshülle“, die sich beim Qigong durch Elemente von gestischem Ausdruckscharakter darstellt, und stellt die Nutzung von Qigong-Übungen unter diesem Gesichtspunkt bei psychosomatischen Patienten dar).
- **Fehlende oder mangelhafte Körperwahrnehmung** kann verbessert werden. Übungen der Selbstmassage als integraler Bestandteil des Qigong, eventuell auch mit Partner, bieten sich an. Die Wahrnehmung und das Erleben unterer Stabilität schafft Sicherheit und das entsprechende Körpergefühl. Bei Schmerzpatienten fördert die Entdeckung von Positionen und Bewegungen im „schmerz-

freien Raum" durch kleine Bewegungen und die Ausdehnung dieses Bereichs Zufriedenheit und Selbstwirksamkeit (▶ Kap. 5.1).

- Zu berücksichtigen sind in der vorwiegend neurologischen Rehabilitation häufig **Probleme mit der Aufmerksamkeit.** Insbesondere die äußeren Übungen mit kurzen und relativ schlichten Bewegungsabläufen tragen dort zur besseren Fokussierung der Aufmerksamkeit bei. Allgemein hilfreich sind dabei die Wiederholungen der Bewegungen und die Rhythmik. Die bildhaften Bezeichnungen der Übungen, wo möglich verbunden mit Anekdoten und Geschichten, erleichtern und verbessern die Konzentration erheblich.

Für die **Atmung** bietet Qigong besondere Möglichkeiten:

- Ein **eingeschränktes Atemvolumen** kann verbessert werden, ohne die Betonung auf den Atemvorgang selbst zu richten. Dies geschieht durch das automatisch mit den Bewegungen verbundene Entfalten und Verdichten, das in der Regel zu einem ruhigeren Atemfluss führt. Die Bewegungen schaffen oberen Raum. Darüber kann sich auch ein besserer Umgang mit (innerer) Unruhe entwickeln. Die Atmung ermöglicht eine adäquatere Körperwahrnehmung und stimuliert positive Änderungen: Wann und wie reagiert mein Körper, mein Atem? Wie kann ich sanft Einfluss nehmen?
- Neben diesen eher „indirekten" Übungen steht mit den „Sechs Lauten" (▶ Kap. 7.5) eine Qigong-Praxis zur Verfügung, die nicht nur für die oben genannten Indikationen hilfreich ist, sondern auch für physisch schwache Patienten gut geeignet erscheint.

Da bei Rehabilitanden häufig besondere und eingeschränkte Ausgangsbedingungen vorliegen, ist die Berücksichtigung verschiedener Prinzipien sehr wichtig (zu diesen „Schlüsselpunkten" ▶ Kap. 3). Insbesondere ist, wie schon oben genannt, das „eigene Maß" zu respektieren, die „Natürlichkeit", das Üben „Schritt für Schritt", das Zusammenspiel von „Bewegung und Ruhe".

Äußere Faktoren, die den Einsatz von Qigong in der stationären Rehabilitation begünstigen, lassen sich im stationären Setting finden: Die Übenden können an mehreren Tagen der Woche zusammen üben, und häufig ist die Gruppenzusammensetzung so homogen, dass spezifische Probleme bearbeitet werden können.

6.6.5 Westliche und chinesische Sicht zum Thema

In der westlichen Forschung findet sich in den letzten Jahren vermehrt eine Umorientierung weg von der Untersuchung von Störungsbedingungen hin zu einer Ressourcenorientierung, vor allem unter dem Stichwort „Salutogenese". In diesem Konzept ist Gesundheit kein fester Besitz, der durch alle möglichen Erkrankungen angegriffen und verloren gehen kann, sondern ein ständiger kreativer Gestaltungsprozess mit dem Ziel einer flexiblen Balance zwischen der Verfolgung und Erhaltung wichtiger Lebensziele einerseits und der Auseinandersetzung mit internen und externen Anforderungen andererseits. Psychische und physische Gesundheit zeigt sich damit in der Fähigkeit, *„Krisen und Belastungen … produktiv zu bearbeiten und sie entweder normalisierend zu überwinden oder aus ihnen mit einem Zugewinn an Kompetenzen gestärkt hervorzugehen" (Belschner, 1998).*

Ein vergleichbares Konzept von Gesundheit ist in der chinesischen Medizin schon seit über 2000 Jahren bekannt. Gesundheit wird als ausgewogenes, dynamisches Gleichgewicht gesehen, das störungsanfällig und verletzlich ist und jeden Tag von neuem kultiviert und gepflegt werden muss. Entsprechend ist bereits im „Inneren

Klassiker des Gelben Fürsten“ (*Huangdi Neijing,* etwa 1. Jh. v. Chr., später mehrmals überarbeitet) von einem „ausgewogenen Menschen“ *(pingren)* die Rede, wenn eine Person gemeint ist, deren körperliche und psychische Funktionen harmonisch und normal sind (Engelhardt, 2000).

Unter diesem Gesichtspunkt hilft das Üben von Qigong, aus der Perspektive der Gesundheit eine stabile, gesundheitsförderliche Lebenseinstellung zu entwickeln, d.h. einen liebe- und respektvollen sowie fürsorglichen Umgang mit sich selbst und dem eigenen Körper zu finden. Aus der Perspektive der Krankheit können die Übungen des Qigong eine Progression von Krankheit und Krankheitsrückfälle verhindern helfen. Ziel ist es, durch „Stützen des Guten das Vertreiben des Schlechten“ zu erreichen und so kräftigend und nährend auf den Organismus zu wirken (Hildenbrand, 1998).

6.7 Qigong für Kinder

Edeltraut Rohrmoser, Christa Zumfelde-Hüneburg, Horst Hofmann

6

6.7.1 Besonderheiten bei Kindern aus Sicht der chinesischen Medizin

Spezifische Qigong-Übungen für Kinder und Heranwachsende sind in der chinesischen Tradition nicht beschrieben. Es gibt jedoch spezifische Besonderheiten, die es bei Kindern und Heranwachsenden zu berücksichtigen gilt und die sich in Vermittlung, Auswahl und Anpassung der Qigong-Übungen niederschlagen.

Aus Sicht der chinesischen Medizin gehören Kindheit und Jugend zum Yang. So werden Kinder in klassischen Schriften der chinesischen Medizin häufig als „das reine Yang“ bezeichnet, weshalb man „ihr Feuer keineswegs mehren sollte“.

In der chinesischen Medizin werden Kinder nicht als kleine Erwachsene gesehen, sondern als körperlich und funktionell noch „nicht ausgereift“, sich entwickelnd. So heißt es z.B. in dem wichtigen Werk „Über Ursprung und Verlauf sämtlicher Krankheiten“ (*Zhubing yuanhou lun,* von Chao Yuanfang et al. 610 verfasst, Kap. 45), dass bei Kindern *„Qi und Xue noch nicht stabil“* sind und *„ihre Mitte zart und schwach“* ist.

Die altersgemäßen energetischen Schwächen (depletio, *xu*) und Instabilitäten in den Funktionskreisen können unterschiedliche Krankheitsbilder begünstigen:

- Betrifft die Schwäche überwiegend den Fk Lunge (o. pulmonalis, *fei*), so neigen diese Kinder zu Problemen mit den oberen Atemwegen, wie Erkältungen, Husten, Allergien oder Asthma.
- Häufig ist bei Kindern die „Mitte“ (Fk Milz und Magen, oo. lienalis et stomachi, *pi wei*) und damit auch der Fk Milz (o. lienalis, *pi*) noch schwach ausgebildet und funktionell labil. Die Verteilungs- und Umwandlungsfunktionen des Fk Milz (o. lienalis, *pi*) sind noch nicht voll entwickelt und kräftig und nehmen daher leichter durch nicht angemessene Nahrung Schaden. Verdauungsbeschwerden sind häufig und können wiederum über eine zusätzliche Ansammlung von „Feuchtigkeit“ (humor, *shi*) Ursache für eine Verschleimung der Atemwege sein.
- Der Fk Leber (o. hepaticus, *gan*), der dem Frühling, dem Wachsen zugeordnet wird, neigt gewöhnlich zu einem übermäßigen Emporsteigen, zu einem „Lodern“ des Yang. Das bedeutet Aktivität, Neugier und ungezwungener Umgang

mit den Emotionen, aber auch Labilität bezüglich der Emotionen, mangelnde Kontrolle und Hyperaktivität.
- Eine energetische Instabilität im Fk Niere (o. renalis, *shen*) zeigt sich häufig mit dem Symptom Enuresis.

Unsere moderne Lebensweise ist geprägt von Bewegungsmangel, Über- und/oder Fehlernährung und einer ausgeprägten Reizüberflutung. Dadurch wirken vielfältige negative Einflüsse zusätzlich auf die entwicklungsbedingten energetischen Schwächen (depletio, *xu*) und Instabilitäten im Kindesalter. Allerdings sind die Selbstregulierungskräfte eines Kindes stärker ausgeprägt als bei Erwachsenen oder älteren Menschen, sodass die negativen Einflüsse z. B. durch falsche Ernährung oder Bewegungsmangel häufig kompensiert werden können.

Grundsätzlich ist jedoch das Gleichgewicht der Funktionen im Kindes- und Jugendalter leicht irritierbar, sodass auch kleine Belastungen Störungen hervorrufen können.

6.7.2 Therapeutische Möglichkeiten

Um die konstitutionellen Schwächen von Kindern auszugleichen und den daraus resultierenden Erkrankungen vorzubeugen, ist es erforderlich, besonders die Fk Milz, Leber, Lunge und Niere (oo. lienalis, hepaticus, pulmonalis et renalis, *pi gan fei shen*) zu stärken. Die energetische Schwäche (depletio, *xu*) in den genannten Funktionskreisen und die Unausgewogenheit von Yin und Yang können sich in Symptomen energetischer Überladung (repletio, *shi*) im oberen Körperbereich zeigen. Eines der Grundprinzipien im Qigong – oben 3 und unten 7 – kann dazu beitragen, die obere energetische Überladung (repletio, *shi*) abzubauen und zu ausreichender Erdung zu führen.

Durch die Grundbewegungen des Steigens und Sinkens im Qigong erfahren die Kinder, dass es kein Steigen ohne Sinken gibt und umgekehrt. Die Mitte ist das Zentrum jeder Bewegung, und zu diesem Zentrum kehren alle Bewegungen zurück. Das Öffnen und Schließen betont das Sichentfalten und damit die eigene Entfaltung, das Sichausdehnen, die Wahrnehmung im Raum, aber auch die Grenzen der Entfaltung, das Sichzurücknehmen, das Einsammeln und wieder Zentrieren zur Mitte. Körperhaltungen in paralleler und diagonaler Ausrichtung können ebenfalls dazu beitragen, die Lage im Raum bewusster wahrzunehmen. Das Übungsprinzip „Das richtige Maß" schult das Erkennen der eigenen Fähigkeiten, aber auch der eigenen Grenzen. Durch den Wechsel von Anspannung und Entspannung wird die Konzentration gefördert und das Gefühl der Konzentrationsfähigkeit langfristig mit in den Alltag übernommen. „Das Stehen zwischen Himmel und Erde" wie auch das „Sitzen in Stille" regulieren die Körperhaltung und auch die innere Haltung im Sinne einer inneren Aufrichtung.

6.7.3 Besonderheiten beim Qigong-Üben mit Kindern

Alter der Kinder

4–5 Jahre

Da Qigong-Übungen altersgerecht vermittelt und der kindlichen Natürlichkeit und Auffassungsgabe angepasst werden können, ist es möglich, auch schon im Vorschulalter mit Qigong zu beginnen. Kinder ab fünf Jahren, in Ausnahmefällen ab vier Jahren, sind in der Lage, Übungen mit Vorstellungsbildern nachzuvollziehen.

In dieser Altersgruppe findet man häufig Störungen im Magen-Darm-Trakt durch energetische Schwäche (depletio, *xu*) des Fk Milz (o. lienalis, *pi*) sowie eine allgemeine Infektanfälligkeit durch Schwäche der Fk Lunge und Milz (oo. pulmonalis et lienalis, *fei pi*). Öffnende und schließende Bewegungen sowie Zentrierung zur Mitte sind Übungsaspekte, die hier im Vordergrund stehen.

Die Einbettung der Übungen in die Fantasiewelt der Kinder durch Erzählen von Geschichten mit Bildern beispielsweise des Bären und des Kranichs (▶ Abb. 6.4, ▶ Abb. 6.5) erleichtert den Zugang.

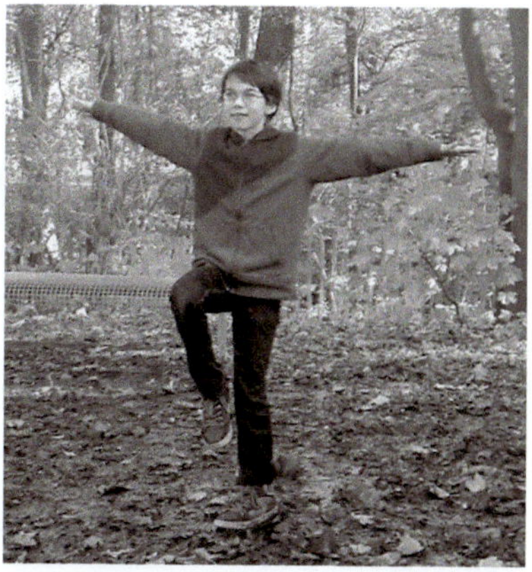

Abb. 6.4 Kind beim „Spiel des Kranichs" [K346]

Man kann z. B. die Kinder Tiere malen lassen, sodass die eigene Vorstellung und nicht die der Erwachsenen im Vordergrund steht. Durch dieses aktive Vorgehen kann das Erfahrene leichter umgesetzt werden.

Besonders in dieser Altersgruppe ist der spielerische Umgang wesentlich. Korrekturen sollten auf keinen Fall die Spontaneität einschränken, auch wenn z. T. neue Formen entstehen, die nicht den in den Übungen vorgegebenen Bewegungsmustern entsprechen. Das Grundprinzip der Natürlichkeit sollte in der Arbeit mit Kindern besonders im Mittelpunkt stehen.

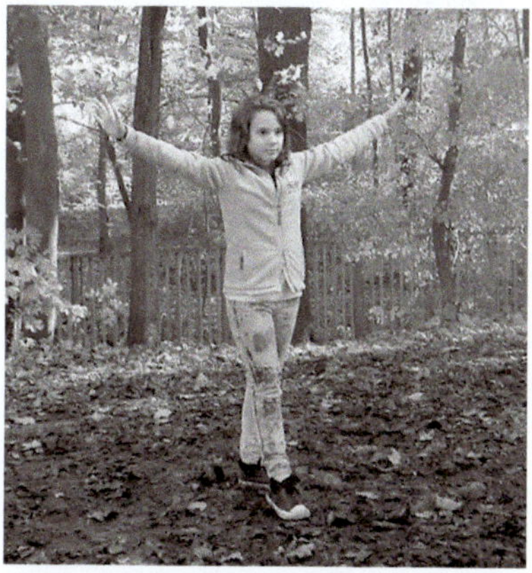

Abb. 6.5 Kind beim „Spiel des Kranichs" [K346]

6–10 (12) Jahre

In der Gruppe der Schulkinder von etwa 6–10 (12) Jahren ist es leichter, mit Vorstellungsbildern zu arbeiten, da schon eine wesentlich größere Lebenserfahrung vorliegt. Vorstellungsbilder aus der Natur wie Berge, ziehende Wolken, Verwurzelung eines Baumes oder auch die Verschiedenartigkeit der Tiere sind leichter nachzuvollziehen. Allerdings können Schwierigkeiten mit der Konzentration und/oder dem Sozialverhalten hinzukommen. Emotionale Unausgewogenheit, Lernstörungen, Hyperaktivität und/oder Aufmerksamkeitsdefizit können deutlicher wahrgenommen werden. Kinder mit zusätzlichen Schwierigkeiten in der Grob- und Feinmotorik leiden durch schulische Misserfolge häufig unter einem geringen Selbstwertgefühl. Über Prüfungs- und Versagensängste kann es zu einem gestörten Verhältnis zu den Mitschülern kommen. In diesen Fällen sind Qigong-Übungen geeignet, Gefühle wie Stabilität, Sicherheit, „mit beiden Füßen auf der Erde stehen" und Sicherung der eigenen Leibesmitte zu fördern. Dies kann durch eine Betonung von zentrierenden Bewegungen und Haltungen sowie durch Übungen zur Verwurzelung über den Punkt „Die emporsprudelnde Quelle" (Ni 1/R 1, *yongquan*) geschehen. Auch Übungen in Ruhe können in dieser Altersgruppe mit großem Gewinn angeleitet werden.

Über 10 (12) Jahre

Für Kinder, die älter als zehn oder zwölf Jahre sind, beginnt die Pubertät. Diese Zeit ist geprägt von großen Veränderungen im Körper und von besonderer Empfindlichkeit bezüglich der wechselnden Emotionen. Zu den schon bekannten Problemen kommen in dieser Altersgruppe noch andere hinzu, wie Unausgeglichenheit und leichte Erregbarkeit sowie der noch ungewohnte Umgang mit den eigenen sich verändernden Gefühlen. Über die körperliche und geistige Ruhe und Entspannung bietet Qigong eine gute Möglichkeit für die Heranwachsenden, sich in dieser labilen Situation positiv zu bewähren.

Die schon in der Kindheit und Jugend eingeübte Fähigkeit, auf körperliche und geistige Funktionen über Qigong regulierend Einfluss nehmen zu können, ist eine Option, auf die man später immer wieder zurückgreifen kann.

Gruppenstärke

Qigong lässt sich gut und ökonomisch in der Gruppe unterrichten. Bei problematischen Kindern ist wegen des Konkurrenzverhaltens Einzelunterricht vorzuziehen.

So kann z. B. ein motorisch unruhiges Kind mit fein- und grobmotorischem Entwicklungsrückstand und auffälligem Sozialverhalten in der Klasse anfänglich in einer Einzeltherapie besser aufgehoben sein.

Zur allgemeinen Gesundheitsbildung haben sich folgende Gruppenstärken bewährt:

- Vorschulalter 6–8 Kinder
- Grundschulalter 10–12 Kinder
- Jugendliche zwischen 10 und 14 Jahren bis 15 Kinder

Wenn ein therapeutisches Ziel im Vordergrund steht, richtet sich die Gruppenstärke nach den Möglichkeiten der Kinder sowie nach den therapeutischen Ansätzen.

Zeitfaktor

Der spielerische Aspekt im Qigong steht besonders bei jüngeren Kindern im Vordergrund. Häufig bietet es sich an, Qigong-Übungen in andere Betätigungen (Spiel, Sport, Schule) oder eine Therapieform einzubetten. Wird Qigong z. B. in die Therapieform Malen integriert, so können Übungssequenzen von 5–15 Minuten eingeflochten werden (Rohrmoser, 1993). Wenn schnell Ermüdungserscheinungen auftreten, sollte die Übung beendet werden.

Hofmann (1996) berichtet über beeindruckende Ergebnisse und Wirkungen durch den Einsatz von Qigong im Unterricht in den Fächern Mathematik und Physik im 6., 7. und 10. Jahrgang. Dabei wurden Qigong-Übungen lediglich für jeweils 3–5 Minuten ausgeführt. Eine kurze Sequenz von Dehn- oder Lockerungsübungen zum Auflösen des Bewegungsstaus ging den Übungen voraus.

Umgang mit der Vorstellungskraft *(yi)* und Vorstellungsbildern

Das Bewahren der Vorstellungskraft *(yi)* in Körperregionen ist auch Kindern relativ leicht zu vermitteln. Das Lenken der Vorstellungskraft *(yi)* in die „Mitte" (Fk Milz und Magen, oo. lienalis et stomachi, *pi wei*), ins vordere Dantian („Mitte des Nabels“, Ren 8/Rs 8, *shenque, qizhong*) oder in die „Handherzen“ („Mitte des Handtellers“, Pe 8/Pc 8, *laogong*) und „Fußherzen“ („Die emporsprudelnde Quelle“, Ni 1/R 1, *yongquan*) kann durch Selbstmassagetechniken konkret eingeübt werden.

Die Vorstellungsbilder sollten nicht zu abstrakt und für die jeweilige Altersgruppe nachvollziehbar sein. „Sich etwas vorstellen“ ist eine Möglichkeit geistiger Aktivität, wobei Erlebtes, Erfahrenes oder Bekanntes in Erinnerung gerufen und im Geist wieder lebendig wird. Die Vorstellungsbilder sollen den Übungszustand fördern und das In-die-Ruhe-Treten, die Ausgewogenheit, den harmonischen Bewegungsfluss und die zuversichtliche Geisteshaltung unterstützen (Hildenbrand, 1998).

Bilder aus der Natur sind auch für Kinder und Jugendliche gut nachvollziehbar: die Ruhe und Stabilität eines Berges, die feste Verwurzelung eines Baums, die Leichtigkeit und Ungebundenheit beim „Ziehen der Wolken“. Gerade beim **„Spiel der Fünf Tiere“** (▶ Kap. 7.7) kommen die polaren Kräfte eines jeden Tierspiels zum Ausdruck: So steht die Schwerfälligkeit und Tapsigkeit des Bären seiner inneren Beweglichkeit und Gewandtheit gegenüber, oder beim „Spiel des Tigers“ kommen sowohl äußere Stärke und Mut als auch innere Sanftheit zum Tragen.

Vorstellungsbilder und Aufmerksamkeitsübungen können helfen, die Gedanken zu bündeln, um dadurch leichter zu einer inneren Ruhe zu kommen.

Übungen in Ruhe

Vorteile

Übungen in Ruhe können helfen, Aufgeregtheit, hektisches Verhalten und Überdrehtheit zu regulieren und zu innerer Kraft und Stabilität umzuwandeln. Die Fähigkeit zum Innehalten und zur Selbstbesinnung wird geschult. Die Kinder können mehr Empfindsamkeit für sich selbst, aber auch für andere entwickeln, auch für die Natur und die Umwelt.

Ruheübungen bedingen Abstand zur äußeren Umgebung bei gleichzeitiger Verbundenheit mit sich selbst. Wichtig ist es, sich nach einer Ruheübung der Alltagssituation wieder anzunähern, sich ihr zuzuwenden.

Voraussetzungen

Für alle Übungen, aber insbesondere für Ruheübungen gilt es, gute Voraussetzungen zu schaffen. Angenehme äußere Bedingungen, ein ruhiger Raum und auch ein kompetenter Lehrer helfen, in die Ruhe eintreten zu können.

Beispiel für eine Ruheübung

Eine Ruheübung könnte folgendermaßen aussehen:

„Stehen wie eine Kiefer“ (▶ Kap. 7.1): Wind durch die Zweige wehen lassen mit unterschiedlicher Kraft vom lauen Sommerwind bis zum Herbststurm – trotz heftiger Bewegung des Körpers auf beiden Beinen stehen bleiben, die Wurzeln spüren – dann zurück vom Herbststurm zum Sommerwind, wieder ganz ruhig stehen – leichter Regen läuft vom Kopf auf mehreren Linien den Körper entlang nach unten und befeuchtet die Wurzeln und lässt sie wachsen.

Vor und nach dieser Übung empfiehlt es sich, das Bild einer Kiefer malen zu lassen, um die Veränderungen sichtbar zu machen.

Vorstellungskraft *(yi)*, Vorstellungsbilder

Das Richten der Vorstellungskraft *(yi)* auf die Bedeutung von Dingen und Wörtern ist besonders angezeigt bei Kindern, die sich ständig überfordert fühlen und oft mit Kopfschmerzen, Migräne, Bauchschmerzen oder Herzjagen reagieren. Aussagen wie „Stehen wie ein Baum" oder „Gehen wie der Wind" kann man von älteren Kindern in Gedanken lesen oder in ihrer Bedeutung spüren lassen.

Vorstellungsbilder, die durch Begebenheiten oder Sinneseindrücke in angenehmer Erinnerung sind, können im Geist von neuem lebendig gemacht werden. So kann der geistige Zustand gleichzeitig lebendig und gesammelt/zentriert sein.

Hilfreich ist es, die Bilder von den Kindern selbst suchen zu lassen.

Übungen in Bewegung

6

Die Bereitschaft zum Lernen ist immer auch emotional geprägt. Kinder mit „Schulversager-Karriere" sind meist emotional sehr labil und leicht erregbar. Der Druck aus Schule und/oder Elternhaus ist oft so stark, dass Kinder sich emotional entweder völlig abkapseln und verschließen oder den entgegengesetzten Weg gehen und mit Aggressionen sich selbst oder anderen gegenüber reagieren (Rohrmoser, 1996, Fallbeispiel: Kind B).

Das **„Spiel der Fünf Tiere"** (▶ Kap. 7.7) ist besonders gut geeignet, auf spielerische Art die jeweils empfundene Emotion zu verarbeiten und auszureagieren. Der Bär als Beispiel zeigt viele polare Kräfte: Er kann brummig, mürrisch sein, aber auch zart und weich, er kann aggressiv seine Jungen verteidigen und sich danach schläfrig in seine Höhle zurückziehen.

Der Aufbau der Übungen von der 1. bis zur 5. Form und zurück von der 5. bis zur 1. Form ermöglicht es, die Wut, den Ärger, die Aggression auszudrücken, ohne sie gegen sich selbst oder andere zu richten. Die 1. Übung bildet auch den Schluss, und mit ihr kehrt man zu sich selbst zurück. Die Gefühle werden nicht als bösartig, falsch oder zerstörerisch bewertet, sondern sie werden als Teil der eigenen Möglichkeit und Natürlichkeit wahrgenommen.

Der Tiger mit seinen Krallenkräften, seiner äußeren Weichheit, aber inneren Kraft und der kämpferischen Natur zeigt auch schüchternen und introvertierten Kindern eine größere innere Aufrichtung und ein verändertes Körperbewusstsein mit Empfinden der eigenen Stärke. Das „Spiel des Tigers" ist dem Fk Niere (o. renalis, *shen*) und der Emotion Angst zugeordnet und kann ängstlichen Kindern zu mehr Selbstvertrauen helfen.

Das „Spiel des Kranichs" zeichnet sich durch die Bewegungen des Öffnens und Schließens aus bei gleichzeitiger unterer Stärke und Verwurzelung durch das Stehen auf einem Bein. Bei schüchternen Kindern sollte man den Prozess des Öffnens sich langsam entwickeln lassen und keinesfalls durch Korrekturen zu sehr forcieren. Erst wenn sie die eigene Mitte und die untere Stabilität entwickelt haben, können auch sie „schwerelos in den Wolken kreisen".

Bei extrovertierten Kindern, die zu schnellem Öffnen neigen und sich dadurch schnell erschöpfen und verausgaben, gilt es, die Wurzelkraft, das Sinken zu stärken. Auch hier ist das „Spiel des Kranichs" geeignet (Rohrmoser, 1996, Fallbeispiel: Kind P und B).

Diese Beispiele zeigen, dass man unterschiedliche Aspekte im „Spiel der Fünf Tiere" betonen kann, um sie therapeutisch einzusetzen.

6.7.4 Beachtenswertes beim Üben mit verhaltens- und lerngestörten Kindern

Beispielhaft sollen zwei Anwendungsbereiche näher erläutert werden.

Lerngestörte Kinder

Lernstörungen gehen oft einher mit Fehlentwicklungen oder Entwicklungsverzögerungen der Körper- oder Sinneswahrnehmung begleitet von Konzentrationsschwäche, Motivationslosigkeit und Verhaltensauffälligkeiten.

Eine Verbesserung der Körperwahrnehmung kann durch Qigong gefördert werden.

Unterschiedliche Vorstellungsbilder wie „Schreiten durch Wasser", „Gehen gegen den Strom des Wassers" oder „Gehen durch Sand", „Gehen und Einsinken in lehmigem Boden" können aus der realen Welt in die Vorstellung übernommen werden.

6

Beschwerden, die durch Qigong positiv beeinflusst werden können

Innere Spannungszustände und auch Prüfungsängste führen bei Kindern häufig zu Belastungen oder Störungen der „Mitte" (Fk Milz und Magen, oo. lienalis et stomachi, *pi wei*), die sich z.B. als Verdauungsstörungen oder „Bauchschmerzen" äußern können.

Das Sprechen von Lauten aus der Methode **„Sechs Laute"** (▶ Kap. 7.5), insbesondere der Laut *hu* für den Fk Milz (o. lienalis, *pi*), oder die Übung „Einen Arm heben, um die Fk Milz und Magen aufeinander abzustimmen" aus den **„Acht-Brokat-Übungen" im Stehen** (▶ Kap. 7.3.2) haben eine stärkende Wirkung auf den Fk Milz (o. lienalis, *pi*) und können so die Funktionen der „Mitte" (Fk Milz und Magen, oo. lienalis et stomachi, *pi wei*) unterstützen.

Die Wahrnehmung von Spannungen in Muskeln, Sehnen und Gelenken, die Bewegungslust oder -unlust und die unzureichend entwickelte Orientierung im Raum können zu Lernstörungen verschiedener Art führen. Hier können Qigong-Übungen mit ihren ausgewogenen Bewegungsmustern und Ausdehnungen in allen Richtungen wirksam werden.

Eine Lese-Rechtschreib-Schwäche kann durch Qigong-Übungen unterstützend behandelt werden. Hier sind besonders Übungen angezeigt, die die Körpermitte durchkreuzen, um die eigene Körperachse zu spüren. Kommen zusätzlich noch unterschiedliche Aufmerksamkeitslenkung sowie Kraftentfaltung hinzu, wird ein Effekt auf den Fk Leber (o. hepaticus, *gan*), der zuständig für Bewegung ist, wirksam.

Übungsbeispiel

In der Übung „Der Hirsch wendet den Kopf" aus dem **„Spiel der Fünf Tiere"** (▶ Kap. 7.7.4) koordiniert man die Hand- und Kopfbewegung. Das Wenden des Kopfes nach hinten wirkt dem Aufsteigen des Qi entgegen und beschränkt so das Steigen, das in der emporragenden Körperhaltung geübt wird. Mit der Bewegung der Pfeilhand zur Hüfte und dem Drehen des Kopfes wendet sich auch der Körper etwas mit, und das Becken wird leicht schräg gestellt. Die Gewichtsverlagerung und diese kleine Rotation erfordern einen stabilen Stand. Der Körper des Hirschs zeigt viel Yang. Im „Spiel des Hirschs" wird das Yang durch Yin-Übungselemente ergänzt und beschränkt:

- Das Wenden des Kopfes
- Das Leiten der Vorstellungskraft *(yi)* zum *weilü* (Steißbein)
- Das Üben der Wurzelkraft in den Punkten „Die emporsprudelnde Quelle“ (Ni 1/R 1, *yongquan*)

Vorwärts- und Rückwärtsgehen verstärken die Wahrnehmungsfähigkeit. Weiterhin kann die untere Stabilität gefördert werden, indem man die Schritte in der Vorstellung in nassem Gras, in warmem Sand, in schwerem Lehm oder gegen den Widerstand von Wasser machen lässt.

ADHS

ADHS – Aufmerksamkeitsdefizitsyndrom (▶ Kap. 5.6.5) gepaart mit Hyperaktivität – ist schon im Kindergartenalter ein bekanntes Phänomen. Qigong kann durch kraftvolle Bewegungen wie in den „Acht-Brokat-Übungen“ im Stehen (▶ Kap. 7.3) den Bewegungsdrang in eine geordnete Form umleiten und dann in eine ruhige Übung überführen. Selbstmassage, Abklopfen der Leitbahnen an Kopf und Körper oder die Zwischenübungen aus den „Acht-Brokat-Übungen“ im Sitzen (▶ Kap. 7.4) führen langsam aus der Bewegung in die Ruhe.

6

Bei Jugendlichen, die durch ihr ungestümes Verhalten, ihre Rauflust und Aggression gegen andere auffallen, kann man den Kampfkunstaspekt der Übungen betonen. Partnerübungen helfen, in Körperkontakt mit anderen zu gelangen, den eigenen Rhythmus einem anderen anzupassen, der Kraft des anderen durch eigene Weichheit und Entspannung zu begegnen und körperliche Gewalt zu vermeiden.

Kinder mit ADHS sind sehr impulsiv, haben eine mangelnde Selbststeuerung, sind extremen Stimmungsschwankungen ausgesetzt, sind oftmals sehr laut und ständig in Bewegung und reden auch ständig. Alle Qigong-Übungen mit Sprechen von Lauten können diesen Redefluss kanalisieren. Mithilfe der Methode „Sechs Laute“ (▶ Kap. 7.5), die durch die einfachen Körperhaltungen und Bewegungen zentrierend wirkt, werden Atemräume geöffnet und die Atmung mit Bewegung verbunden. Durch mehrfaches Wiederholen der Atem- und Lautsequenz kann sich langsam mehr innere Ruhe entwickeln. Das Sprechen der Laute führt zu einer sanften Vibration der inneren Organe, wodurch sie reguliert und entspannt werden.

Der Aspekt der Nähe und der Distanz zwischen Qigong-Lehrer und -Schüler ist von wesentlicher Bedeutung und sollte im Umgang mit Kindern, die hierin besondere Schwierigkeiten haben, sehr beachtet werden. Es ist wichtig, diese Schüler zu erreichen, aber gleichzeitig den respektvollen Abstand zu ihnen zu wahren, sie in ihren jeweiligen Entfaltungsmöglichkeiten zu würdigen.

Qigong-Übungen stellen mit ihrem vorgegebenen Ablauf und den festgelegten Formen auch ein Ritual dar. Rituale vermögen Halt und Sicherheit zu geben, in denen sich Individuelles gleichsam geschützt zur Darstellung bringen und entwickeln lässt.

6.7.5 Qigong in der Schule

Der heutige Schulalltag ist gekennzeichnet durch einseitige Beanspruchung intellektueller Fähigkeiten und der Vernachlässigung der Körperbildung. Dies kann zu mangelndem Körperbewusstsein, Dauerstress, schlechter Lernverfassung sowie Lern- und Denkblockaden führen. Um die vorhandenen Leistungspotenziale zu erschließen und damit eine intensive Lernförderung zu betreiben, ist es sehr wichtig, die Schwerpunkte nicht nur im intellektuellen Bereich anzusiedeln, sondern die gesundheitsfördernden körperlichen Aspekte gleichwertig mit einzubeziehen.

Qigong kann hier einen wertvollen Beitrag leisten, um über die körperliche Ebene zur inneren Ruhe und Ausgeglichenheit zu kommen. Das breite Wirkpotenzial der Übungen unterstützt körperliche und geistige Entspannungsvorgänge und damit den Abbau von Stress und stellt zugleich eine Bewegungs- und Wahrnehmungsschulung dar. Die Übungsprinzipien, die eine Kräftigung im körperlichen, seelischen und geistigen Bereich fördern, können weit über die einzelnen Übungsphasen hinaus wirken und sich positiv im schulischen Alltag bemerkbar machen. Wahrnehmungen wie z. B. Ruhe, Gelassenheit, Entspannung, Toleranz und Selbstbewusstsein können durch Qigong vermittelt werden (Hofmann, 2012).

Qigong kann im Schulalltag unter verschiedenen Aspekten eingesetzt werden als

- Entspannungsangebot in der großen Pause
- Körperorientierter Aspekt im Fachunterricht
- Stressbewältigungskurs (Hofmann, 1998, 2002, 2012)

Auch über die Anwendung im Sportunterricht wird berichtet (Happel, 2003).

Entspannungsangebot in der großen Pause

Bewegungsmöglichkeiten in der großen Pause werden oft nur noch von jüngeren Schülern genutzt. Qigong-Übungen in Bewegung, eventuell mit Betonung „attraktiver" Bewegungen, die den Kampfkunstaspekt deutlich zeigen, können auch älteren Schülern dazu verhelfen, sich körperlich mehr zu bewegen.

Schüler, die die Wirkungen von Qigong-Übungen (Entspannung, innere Ruhe, Konzentrationsfähigkeit) erfahren haben, nutzen sie häufig gezielt vor Klausuren.

Qigong im Fachunterricht

Der Einsatz von Qigong im Fachunterricht hilft, Anspannung und Stress abzubauen und die Unterrichtsstunde so zu strukturieren, dass auch in der zweiten Hälfte ausreichend Aufmerksamkeit und Konzentration vorhanden sind.

Folgendes Vorgehen hat sich bewährt: Nach 20–30 Minuten einer jeden Unterrichtsstunde wird eine drei- bis fünfminütige Qigong-Übung gemeinsam praktiziert (▶ Abb. 6.6, ▶ Abb. 6.7). Die Teilnahme ist freiwillig, auch eine frei gewählte „Stillarbeit" oder „einfach relaxen" sind in dieser Sammlungsphase möglich. Auf diese Weise wechseln sich Kopf- und Körperbildung sowie Leistungs- und

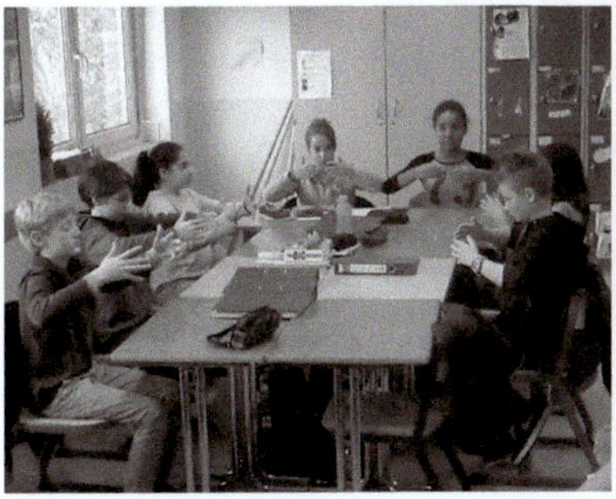

Abb. 6.6 „Den Ball umfassen" als Qigong-Übung im Klassenzimmer [K346]

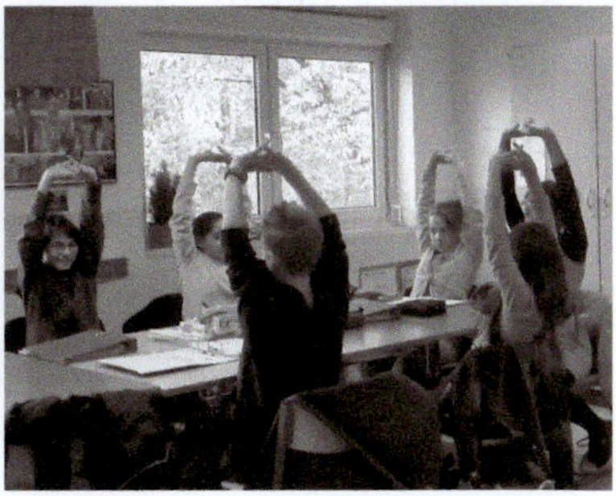

Abb. 6.7 „Stütze den Himmel" aus den „Acht-Brokat-Übungen" [K346]

Erholungsphasen rhythmisch ab. Spontane Äußerungen der Schüler nach den Übungen wie „sehr erholt und ausgeruht", „ruhig und gelassen, die Hektik ist nicht mehr da", „fit, selbstbewusst, gesund", „leistungsfähiger, weil konzentrierter" oder „sehr erleichtert und locker" zeigen die verschiedenen Wirkungsebenen des Qigong (Hofmann, 1998).

Qigong als Stressbewältigungskurs

In Stressbewältigungskursen als Wahlpflichtbereich lässt sich Qigong ausgezeichnet integrieren. Neben der Erarbeitung der naturwissenschaftlichen und psychologischen Grundlagen von Stress und der Erarbeitung von Lösungen und Strategien werden Qigong-Übungen zum Stressabbau ausgeführt. Die Übungsprinzipien werden erfahrbar gemacht und das „Abrufen der konzentrierten Ruhe" zur Bewältigung des Prüfungsstresses während einer Klassenarbeit eingeübt (Hofmann, 1998, 2002, 2012).

Qigong im Sportunterricht

Die Integration in den Sportunterricht erweist sich als sinnvoll, da hier besonders leicht die sensible Wahrnehmung der körperlichen Aspekte wie An- und Entspannung der Muskulatur, das Spüren des Herzschlags, der Atmung, der Wirbelsäule sowie der gesamten Körperstruktur erfahrbar gemacht werden kann (Happel, 2003). Der Wechsel von Ruhe und Bewegung hilft den Schülern und Schülerinnen, die unterschiedlichen Bedürfnisse des Körpers zu erkennen und zu berücksichtigen.

Qigong mit verhaltensauffälligen Schülern

Auch der Einsatz von Qigong-Übungen im Klassenverband mit verhaltensauffälligen, lernbehinderten und unkonzentrierten Schülern ist möglich und führt zur Zunahme der Konzentrationsfähigkeit. Vergleiche von Zeichnungen, beidseitiges Malen von Schlangenlinien und Konzentrationstests nach fünf Monaten zeigen eine deutlich positive Wirkung (Emrich, 2005).

Die Integration in den Schulalltag ist an vielen Orten gelungen. Die Ergebnisse können Lehrer und Lehrerinnen ermutigen, Qigong zu erlernen, um den Nutzen für sich selbst und die Schüler und Schülerinnen zu erfahren.

6.8 Qigong in der Schwangerschaft

Ingrid Reuther

6.8.1 Besonderheiten in der Schwangerschaft

Westliche und östliche Medizin sind sich einig: Die Schwangerschaft ist eine Zeit tief greifender Veränderungen im Leben einer Frau. Es werden hohe Anforderungen an die körperliche und psychische Regulationsfähigkeit des weiblichen Organismus gestellt. Gelingt die Anpassung, so kann die Schwangerschaft eine einzigartige und beglückende Zeit sein; kommt es jedoch zu Störungen in diesem Prozess, so gilt es, die daraus resultierenden Beschwerden zu behandeln.

Durch die Beschäftigung mit Qigong kann sich eine Schwangere ein neues Verständnis der Vorgänge in ihrem Körper erschließen. Anders als die Erklärungen über Hormone sind die energetischen Vorgänge, die in der chinesischen Medizin zur Erklärung herangezogen werden, leichter nachzuvollziehen, da sie Erfahrbares und Spürbares beschreiben. Während eine Frau Erklärungen über Hormone im Wesentlichen hinnehmen muss, kann sie lernen – z. B. mithilfe von Qigong-Übungen –, ihre Energien zu beeinflussen und so ihre Schwangerschaft bewusster zu erleben und zu einem möglichst angenehmen Erlebnis zu machen.

Während der Schwangerschaft bekommt der Begriff *Yangsheng* – „Nähren des Lebens" – noch einmal eine ganz besondere Bedeutung: Mutter und Kind wollen genährt sein. Das Nähren ist dem Yin zugeordnet, und die gesamte Schwangerschaft ist physiologischerweise ein Yin-Zustand. Demzufolge sollten in dieser Zeit die Elemente des Yin besondere Betonung erfahren: Zum Yin gehören auch Ruhe und Entspannung, das Bewahren und Innehalten, schließende und sammelnde Bewegungen.

Yang-Einflüsse wie Aktivität, Bewegung, Einsatz und Gebrauch von Kräften sollten in Maßen zum Tragen kommen oder eher in den Hintergrund treten. Jiao Guorui schreibt in seinem Lehrgedicht:

„Gibt es ein Öffnen und Schließen, so bildet doch das Schließen die Wurzel, Öffnen tendiert zum Veräußern, Schließen tendiert zum Nähren. Überwiegt das Öffnen, entsteht Leere, überwiegt das Schließen, entsteht Fülle" (Jiao, 1993).

6

Während der Schwangerschaft sollten grundsätzlich sammelnde und beruhigende, also nährende Einflüsse im Vordergrund stehen.

Auf der anderen Seite neigt ein Übermaß an Yin, bedingt durch ein geschwächtes Yang, leicht zu Trägheit und Stagnation, sodass der sanfte Yang-Einfluss des Qigong durchaus wünschenswert ist. Maciocia formuliert es folgendermaßen:

„Wenngleich in China die Bedeutung von ausreichend Ruhe für die Frau betont wird, so muss die Schwangere aber auch genug körperliche Bewegung haben. Zu viel körperliche Belastung führt zu einem Qi- und Blut-Mangel, zu wenig hingegen zu einer Qi-Stagnation" (Maciocia, 2000: 439).

Auch wenn beim Qigong der ganze Körper geübt und trainiert wird, so geschieht dies stets sanft, weich, fließend und mit Ruhe und Entspannung. Eine Frau, die den Prinzipien des Qigong gemäß übt, kann Einfluss nehmen auf das Gleichgewicht von Yin und Yang in ihrem Körper. Diese Balance wird während einer Schwangerschaft anders sein als sonst und mit dem sich verändernden Körper immer wieder neu zu suchen und zu regulieren sein. Mit den Elementen Ruhe und Bewegung, die in jeder Qigong-Übung enthalten sind, kann sie sowohl die Energien sammeln als auch in geschmeidigem Fluss halten.

6.8.2 Erlernen von Qigong in der Schwangerschaft

Kommt eine Frau erstmals im Rahmen der Schwangerschaft mit Qigong in Kontakt und möchte mit dem Üben beginnen, so gelten einige besondere **Vorsichtsmaßnahmen:**

- Es sollte sich um eine unkomplizierte Schwangerschaft handeln, ansonsten ist unbedingt die (der) behandelnde Ärztin (Arzt) zu befragen. Bei Risikoschwangerschaften (beispielsweise Zwillingen, Diabetes mellitus, Bluthochdruck) ist noch mehr Achtsamkeit erforderlich, außerdem sind dann besondere Anforderungen an die Ausbildung und Erfahrung des Kursleiters zu stellen (s. u.).

6

- Die Kursleitung sollte idealerweise darüber im Bilde sein, wenn eine Teilnehmerin schwanger ist. Dies gilt auch für die ersten Monate, wenn noch nicht von außen erkennbar ist, dass eine Schwangerschaft besteht. Probleme oder Schwierigkeiten beim Üben sollte man immer mit dem Lehrer/der Lehrerin besprechen, dies muss in besonderem Maße während der Schwangerschaft gelten.
- Einige Bewegungsabläufe gelten als kontraindiziert während einer Schwangerschaft. Dies trifft besonders für tiefe und breite Schrittpositionen (z. B. Pferdschritt bzw. Reitersitz oder Tigerschritt) zu. Wegen ihrer stark absenkenden Wirkung sollten sie modifiziert werden, d. h. nicht so breit, nicht so tief oder im Sitzen praktiziert werden. Auch Bewegungen, die den Rumpf stark drehen, also Rotationskräfte auf den Uterus ausüben, sollten abgemildert praktiziert werden (▶ Abb. 6.8). In der späteren Schwangerschaft mit großem Leibesumfang sind alle jene Bewegungen abzuändern, die jetzt eher schwierig durchzuführen sind, z. B. tiefes Rumpfbeugen.
- Schwangere Frauen sollten die Vorstellungskraft *(yi)* nicht tiefer als Nabelhöhe bewahren und keine starken absenkenden Gedankenbewegungen ausführen (Jiao, 2005a).
- Ziel aller dieser Vorsichtsmaßnahmen ist es, die Schwangerschaft nicht zu gefährden und vor allem keine Frühgeburt in Gang zu setzen bzw. keine frühzeitige Wehentätigkeit auszulösen. Daraus folgt, dass Frauen keinesfalls bei vorzeitigen Wehen oder drohender Frühgeburt mit dem Erlernen von Qigong beginnen sollten.
- Grundsätzlich – und dies gilt für alle Aktivitäten in der Schwangerschaft – sollten keine Übungen durchgeführt werden, die als unangenehm empfunden werden. Dies bezieht sich auf den Zustand während und nach den Übungen. Auch sollte man sich nach den Übungen nicht erschöpft fühlen (Jiao, 2005a). Andererseits sind ein gutes Körpergefühl, ein verbessertes

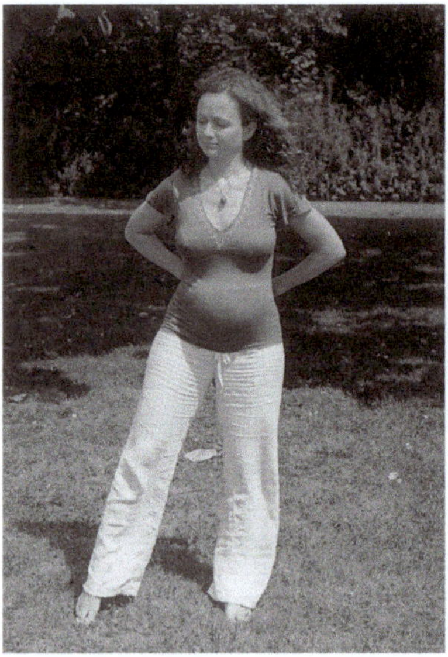

Abb. 6.8 „Der Elefant kreist mit der Hüfte“ aus den „15 Ausdrucksformen des Taiji-Qigong“ [M746]

Wohlbefinden, eine angenehme innere Ruhe und Besserung von Befindlichkeitsstörungen deutliche Hinweise darauf, dass die Übungen ihre positive Wirkung entfalten.

6.8.3 Weitergabe von Qigong an Schwangere

Wird schon der Schwangeren ein achtsamer Umgang mit Qigong empfohlen, so muss dies in besonderem Maße auch von der Person gefordert werden, die Qigong-Übungen an Schwangere weitergibt. Unterrichtende sollten langjährige Erfahrung in der Weitergabe verschiedener Methoden haben, in der Lage sein, für die einzelne Schwangere Übungen aus dem vorhandenen Repertoire auszuwählen und auftretende Schwierigkeiten frühzeitig erkennen und korrigieren können. Außerdem sind Kenntnisse über einen normalen und auch über einen gestörten Schwangerschaftsverlauf wünschenswert. Hilfreich sind in diesem Zusammenhang sicherlich Berufe mit medizinischer Ausbildung (z. B. Hebamme, Arzt/Ärztin).

6.8.4 Üben von Qigong in der Schwangerschaft bei längerer Übungspraxis

Frauen, die Qigong während der Schwangerschaft erlernen, berichten über angenehme Effekte. Sie freuen sich über die ruhige Atmung, die tief greifende Entspannung, die eintretende Harmonie und auch über den Trainingseffekt der Muskulatur. Frauen, die schon vor der Schwangerschaft eine längere Zeit Qigong praktizierten, kennen die angenehmen Effekte durch das Üben und können sie gezielter einsetzen. Ihnen stehen eine oder mehrere Übungssequenzen zur Verfügung, sie kennen das In-die-Ruhe-Treten und müssen es nicht erst erlernen, sie haben eine bessere Wahrnehmung für die Bedürfnisse ihres Körpers. Vor allem haben sie schon ein Vertrauen in die Wirkkraft der Übungen. Sie kennen das körperliche Empfinden eines „geschlossenen Beckens" und somit auch dessen Gegenstück, das Öffnen des Beckens, was dann für die Geburt gebraucht wird.

Die Vorsichtsmaßnahmen, die im Zusammenhang mit dem Erlernen von Qigong in der Schwangerschaft aufgeführt wurden (▶ Kap. 6.8.2), können entsprechend der Übungsfertigkeit etwas relativiert werden. Kennt eine Frau ihre Konstitution und ihre Kondition, ihre Übungsfertigkeit und besitzt sie gute theoretische Kenntnisse, so kann sie immer selbstbestimmter entscheiden, welche Übungen in welcher Phase der Schwangerschaft für sie persönlich besonders geeignet sind.

6.8.5 Qigong als Vorbereitung für Schwangerschaft und Geburt

Geburtsvorbereitung

Geburtsvorbereitungskurse beginnen in der Regel in der 28.–30. Schwangerschaftswoche. Erlernt man Qigong zu diesem Zeitpunkt, so kann man von den sanften, fließenden Bewegungen, dem tiefen, weichen Atemfluss und der inneren Ruhe und Gelassenheit schon „kosten" und auch für den Ablauf der Geburt davon profitieren.

Schwangerschaftsvorbereitung

Noch empfehlenswerter ist es allerdings, mit dem Erlernen von Qigong deutlich vor der Schwangerschaft zu beginnen. Auf diese Weise erhält jede Frau die Zeit, die sie für den Lernprozess braucht.

Auch gibt es in China die Tradition, dass ein Paar sich auf die Empfängnis vorbereitet. Die Zeitspanne hierfür wird meist mit 100 Tagen angegeben. Die Vorbereitung beinhaltet natürlich eine gesunde Lebensweise, aber auch das Kultivieren der eigenen Energien. Diese sollten sich zum Zeitpunkt der Zeugung in bestmöglichem Zustand befinden.

Dieses Konzept wird bei der Behandlung von Infertilität mittels chinesischer Medizin genutzt. Auch in unserem Kulturkreis mit seinen hormonellen und technologischen Methoden zur Sterilitätsbehandlung werden in manchen Praxen und Beratungszentren die Methoden der chinesischen Medizin zusätzlich und erfolgreich eingesetzt. Qigong spielt dabei eine wesentliche Rolle (Lewis, 2005). Möglicherweise könnte die Behandlung gemäß chinesischer Medizin als schonende, wirksame und wesentlich kostengünstigere Variante in Zukunft vor eingreifenden Methoden erwogen werden.

6.8.6 Beeinflussung der Atmung durch Qigong

Jeder Geburtsvorbereitungskurs befasst sich mit der Atmung.

Beim Qigong übt man Entspannung und Bewahren der Vorstellungskraft *(yi)* in der Körpermitte. Dadurch wird der Atem von alleine sanft, weich und fließend, tief und lang (Jiao, 2005a). Es heißt: „Der Atem kehrt zu seiner Natürlichkeit zurück." Diesen Vorgang geschehen zu lassen, beinhaltet das Vertrauen, dass der Körper über die Weisheit verfügt, den Atem selbst am besten zu regulieren. Diese Art zu atmen kann eine Frau sanft und wohltuend durch die gesamte Schwangerschaft begleiten.

Die Grundlage jeder weiterführenden Atemtechnik ist diese „natürliche Atmung" (Jiao, 2005a; Engelhardt, 1996). Darauf aufbauend können sich die tiefe Bauchatmung und die entgegengesetzte Atmung entwickeln. Alle diese Atemweisen eignen sich gut für den Geburtsvorgang. Auch das bewusste Tönen von Lauten (**„Sechs Laute"** ▶ Kap. 7.5) kann hier hilfreich sein.

6.8.7 Bewahren der Vorstellungskraft *(shouyi)*

Jede Schwangere lenkt viele Male am Tag ihre Aufmerksamkeit zu ihrer „Mitte". Dies ist ganz natürlich und verbindet Mutter und Kind. Auch beim Üben von Qigong wird die Aufmerksamkeit zur „Mitte" gelenkt. Viele Schwangere empfinden es als beglückend, beim eigenen Üben auch Bewegungen des Kindes wahrzunehmen. Sie beschreiben diese Erfahrung dann als „gemeinsames Üben" (eigene Aufzeichnungen). Eine Schwangere berichtet:

„Die stabilen, festen und runden Formen (aus dem „Spiel des Bären") gaben mir Kraft und Halt. Sie ließen mich ‚innehalten' und die ‚Mitte', meinen Bauch und mein heranwachsendes Kind spüren. Dadurch war ich so sehr in mir verankert, dass mich auftretende Probleme und Schwierigkeiten nicht berühren konnten …" (Krafft, 1998).

Ist das Lenken der Aufmerksamkeit zur „Mitte", also zum Kind, nicht unbewusst, sondern absichtlich und bewusst wie beim Qigong, so ist es möglich, dem Blick zur „Mitte" auch noch eine Qualität zu geben. Das freundliche, liebevolle Schauen ist typisch für Qigong und kann hier noch bewusster gestaltet werden. Ein „inneres Lächeln" kann den Austausch zwischen Mutter und Kind noch fördern.

In den Fällen, in denen das Lenken der Aufmerksamkeit zur „Mitte“ als nicht angenehm empfunden wird, kann man diesen Frauen raten, ihre Aufmerksamkeit während des Übens im hinteren Dantian (porta fortunae, *mingmen*, „Pforte des Lebensloses“) zu bewahren. Da dies meist zu einer noch besseren Entspannung in diesem Bereich führt, beugt es effektiv Rückenschmerzen vor und spricht einmal mehr den Fk Niere (o. renalis, *shen*) an.

6.8.8 Störungen in der Schwangerschaft

Übelkeit und Erbrechen

Wohl die bekannteste und häufigste Regulationsstörung der frühen Schwangerschaft ist die Hyperemesis gravidarum, das Schwangerschaftserbrechen. Wenn die Aufnehmende Leitbahn (s. respondens, *renmai*) und die Breite Trossstraße (s. impedimentalis, *chongmai*) sich zu Beginn der Schwangerschaft mit Qi und Xue füllen, so kann dies zu einer aufsteigenden Bewegung führen. Durch die Verbindung der Breiten Trossstraße (s. impedimentalis, *chongmai*) zur Magen-Leitbahn (c. stomachi, *wei jing*) kann es auch in dieser Leitbahn zu einer steigenden Tendenz, zu „rebellierendem bzw. gegenläufigem Qi“ kommen. Durch Bewegungen, die das Qi sanft nach unten leiten, können sich die Symptome bessern, durch frühzeitiges Beginnen mit Qigong ggf. ganz vermeiden lassen.

Kopfschmerzen

Kopfschmerzen in der Schwangerschaft können im Sinne der chinesischen Medizin vielfältige Ursachen haben. Während die klassische Migräne durch die veränderte energetische Situation häufig gebessert wird, können sich andere vorbestehende Störungen als Kopfschmerzen äußern. Die gleiche aufsteigende Bewegung, die zu Übelkeit und Erbrechen führt (s. o.), kann auch Kopfschmerzen verursachen. Vor der Behandlung mit chinesischer Medizin wird normalerweise eine entsprechende Diagnose gestellt und danach behandelt. Qigong-Übungen können häufig jedoch auch ohne genaue vorherige Diagnostik, z. B. durch die Betonung der absenkenden Elemente, zur Linderung von Kopfschmerzen beitragen (▶ Kap. 2.2.3).

Rückenschmerzen

Rückenschmerzen können natürlich zu jedem Zeitpunkt auftreten. Jedoch verändert der wachsende Bauch die Statik der Frau und zieht sie in die Hyperlordose, ins „Hohlkreuz“, was zu hartnäckigen Rückenschmerzen führen kann. Auch die physiologische Lockerung des Gewebes kann Dysbalancen der Muskulatur und auf diesem Wege Rückenschmerzen verursachen. Medikamente sollen möglichst sparsam eingesetzt werden, also bleibt der Weg des Übens.

Schon die Basisübungen des Qigong, das entspannte Stehen zwischen Himmel und Erde, das Ausbalancieren des Gewichts zwischen Links und Rechts, das Entspannen im hinteren Dantian (porta fortunae, *mingmen*, „Pforte des Lebensloses“) reicht häufig aus, um Schmerzen im Wirbelsäulenbereich wirkungsvoll vorzubeugen (Simeone, 1996). Darüber hinaus enthält jede Sequenz auch noch Übungen, die sich speziell für die Entlastung des Rückens eignen.

So sind z. B. bei den **„Acht-Brokat-Übungen“ im Sitzen** (▶ Kap. 7.4) die Übungen „Drehe den Kopf“/„Schwenke sanft die *Tianzhu*“ und „Massiere die *Shenshu*-Punkte“ besonders geeignet, die Wirbelsäule zu stärken und den unteren Rückenbe-

6

reich zu stabilisieren. Aus dem **„Spiel der Fünf Tiere"** (▶ Kap. 7.7) sind die ersten Formen eines jeden Tierspiels angezeigt, den unteren Rücken zu kräftigen, da die unterschiedlichen Schritte (Bogen-Schritt, Sitz-Bogen-Schritt, tiefer Sitz-Bogen-Schritt) jeweils eine veränderte Wahrnehmung in der Wirbelsäule hervorrufen. (Genauere Angaben, ▶ Kap. 5.1 Schmerzen).

Im Qigong erfahrene Frauen können sich Übungen aus ihrem Repertoire selbst auswählen.

„Die durch Qigong eingeübte korrekte Körperhaltung war mir mittlerweile zur Selbstverständlichkeit geworden, sodass ich auch während der Zeit meiner Schwangerschaft nicht an Rückenschmerzen zu leiden hatte (was während früherer Schwangerschaften durchaus der Fall gewesen war)" (Weber, 1996).

Krampfadern und Hämorrhoiden

Im letzten Drittel der Schwangerschaft füllt der Uterus mit dem gewachsenen Kind quasi den gesamten Bauchraum aus. Hierdurch kann das entspannte Auf- und Absteigen des Qi behindert werden, was wiederum leicht zu Qi- und Xue-Blockaden führen kann (Maciocia, 2000). Krampfadern (Varizen) und Hämorrhoiden können Ausdruck von Xue-Stasen sein. Diese werden klassischerweise dadurch behandelt, dass – durch unterschiedliche Methoden – Bewegung ins System gebracht wird. Offensichtlich tendieren manche Schwangere mit Übungserfahrung und guter Kondition dazu, in dieser Phase etwas dynamischere Übungen auszuwählen.

„Ich möchte noch erwähnen, dass trotz konstitutioneller Bereitschaft keine Wassereinlagerungen und verstärkte Varizenbildung in der Schwangerschaft aufgetreten sind. So konnte während der Schwangerschaft nicht nur eine Vertiefung meines Übungszustands erfolgen, sondern ich erlebte Qigong Yangsheng als wichtiges Therapeutikum" (Krafft, 1998).

Diabetes mellitus

Als Beispiel für eine ernsthaftere, recht häufige Erkrankung soll hier der sogenannte Schwangerschaftsdiabetes stehen, der in 3–5 % aller Schwangerschaften auftritt. Diese Diagnose wird gestellt, wenn erstmals in der Schwangerschaft erhöhte Blutzuckerwerte auffallen. Die Störung wird hervorgerufen durch eine Zunahme der Blutzucker steigernden Hormone in der Schwangerschaft und einem dadurch erhöhten Insulinbedarf. Nach der Entbindung gehen die Werte in der Regel wieder in den Normbereich zurück. Auch wenn die Ernährung eine entscheidende Rolle spielt, so konnte doch in den letzten Jahren gezeigt werden, dass Qigong-Übungen eine regulierende und stabilisierende Wirkung auf den Blutzuckerspiegel ausüben. Hierbei wurden sowohl der Bewegungs- als auch der Entspannungseffekt als förderlich erachtet (Iwao, 1999; Tsujiuchi, 2002). Auch wenn diese Wirkung nicht explizit für Schwangere nachgewiesen ist, lohnt sich ein Versuch mit Qigong-Übungen. Gelingt es mit Ernährung und Qigong, die Blutzuckerwerte zu stabilisieren und zu normalisieren, so ist dies ein wichtiger prophylaktischer Schritt.

Auch Frauen, die vor der Schwangerschaft an Diabetes (meist Typ 1) erkrankt sind, brauchen heute nicht mehr auf Nachwuchs zu verzichten. Durch die Therapie mit Insulin können sie gesunde Kinder gebären. Dies setzt allerdings voraus, dass der Blutzuckerspiegel noch niedriger als außerhalb der Schwangerschaft eingestellt wird.

Hier der Fallbericht einer 35-jährigen Diabetikerin, die systematisch ihren Blutzucker vor und nach dem Üben gemessen hat:

„*Durch das Praktizieren von Qigong entstehen so gut wie keine zusätzlichen Schwankungen im Blutzuckerspiegel, Messungen vor und nach den Übungen sind annähernd gleich. Früher praktizierte ich eine Kampfsportart, nach dem Üben war der Blutzucker deutlich gesenkt, kurze Zeit später, im Sinne einer Gegenregulation, deutlich höher als zuvor. Dies bedeutete eine durch den Sport hervorgerufene Instabilität, die ich als eher unangenehm empfand. Zurzeit bin ich schwanger, der Blutzucker ist noch niedriger eingestellt als bisher schon. Ich empfinde es als äußerst angenehm, meine Qigong-Praxis fortsetzen zu können, ohne Angst vor einer durch die Übungen hervorgerufenen Unterzuckerung haben zu müssen*“ (Reuther, 2000) (s. auch Kapitel Diabetes, ▶ Kap. 5.5.2).

6.8.9 Geburt

Die Geburt ist ein ganz besonderes Ereignis im Leben einer Frau.

„*Bei einer normal verlaufenden Geburt sind die geistige Haltung einer Frau, ihre Einstellung zu der Aufgabe, die auf sie zukommt, und ihre vorgefasste Meinung über die Art der Arbeit, die ihr Körper leisten muss, wichtiger als jegliche körperliche Vorbereitung*“ (Stüwe, 2003).

Eine Geburt, besonders, wenn es die erste ist, ist immer die große Unbekannte. Unbekanntes führt nicht selten zum Gefühl der Angst. Diese Angst zu nehmen, ist Sinn von Geburtsvorbereitungskursen. Sie wollen aufklären, informieren und das Vertrauen in den eigenen Körper stärken.

Letzteres lässt sich sehr effektiv auch durch die regelmäßige Praxis von Qigong erreichen. Auch eine positive Grundstimmung und die innere Haltung der Zuversicht werden eingeübt. Hier der Bericht einer Frau mit längerer Übungspraxis über ihre Erfahrung mit dem „Spiel des Tigers“ in der Schwangerschaft:

„*Der Tiger nimmt furchtlos sein Ziel in Augenschein. Dies übertrug sich auf mich. (...) Nach ausdauerndem Üben kann die vom Tiger „ausgeliehene“ Furchtlosigkeit als innere Kraft empfunden werden*“ (Krafft, 1998).

Oder: „*Durch die Qigong-Übungen bekam ich Vertrauen in meinen Körper. Ich spürte, dass ich über genügend Kräfte verfüge, die ich nur sammeln muss. Das fließende Qi ließ mich erfahren, dass ich dem Schmerz nicht mehr ausgeliefert war. Er ließ sich verwandeln in eine Kraft, die mich öffnet, entspannt, erfrischt und stärkt*“ (Sebkova-Thaller, 1998).

6.8.10 Schlussbetrachtung

Empfängnis, Verlauf einer Schwangerschaft und Geburt sind beeinflusst von vielen Faktoren, z. B. dem Gesundheitszustand der Mutter vor der Schwangerschaft, ihrer Lebensweise, ihrem Körperbewusstsein, ihrem Selbstvertrauen, aber auch der sozialen Situation.

Qigong-Übungen sind sehr gut geeignet, die vielen Adaptationsvorgänge – körperlicher, geistiger und seelischer Natur – während der Schwangerschaft zu unterstützen, zu regulieren und zu begleiten. Dies gilt umso mehr, je besser die Übungsfertigkeit der Schwangeren und je tiefer gehend ihr Verständnis ist. Qigong kann genutzt werden, um Befindlichkeitsstörungen auszugleichen und ernsteren Erkrankungen vorzubeugen. Qigong kann eine Frau körperlich und seelisch auf das Ereignis der Geburt vorbereiten und ihr helfen, sich diesem Vorgang anzupassen und ihn bewusst zu erleben (▶ Abb. 6.9).

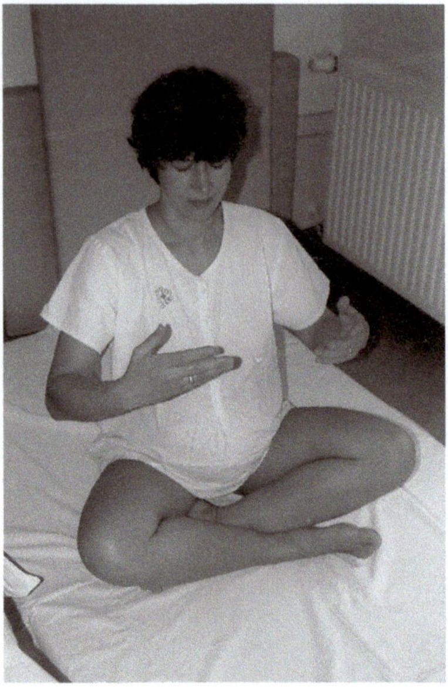

Abb. 6.9 „Den Ball umfassen" [K347]

6.9 Qigong mit Senioren – auf festem Fuß ins hohe Alter

Christa Zumfelde-Hüneburg

6.9.1 Einleitung

Der Anteil der über 65-Jährigen liegt in Deutschland zurzeit bei ca. 15 % und wird im Jahr 2020 auf ca. 25 % steigen. Der wachsende Bevölkerungsanteil älterer Menschen führt zu einer Verschiebung medizinischer Aufgaben in qualitativer und quantitativer Hinsicht (Statistisches Bundesamt, 2003).

Häufig sind es Erkrankungen des Bewegungsapparats, die den Patienten an die Wohnung fesseln, zum Verlust der Mobilität und zur Vereinsamung führen. Zusammen mit dem Nachlassen sensorischer und kognitiver Leistungen und weiteren Erkrankungen entsteht ein Merkmalskomplex aus Immobilität, intellektuellem Abbau, Instabilität und Inkontinenz. Diese vier geriatrischen „I" unterhalten einen fatalen Automatismus sich gegenseitig verstärkender Einschränkungen und stellen die größte Bedrohung für einen erfüllten Lebensabend dar (Basler et al., 1999).

Es ist typisch für den älter werdenden Patienten, dass er nicht nur an einer singulären Erkrankung leidet. Multimorbidität, Polymedikation und drohende psychosoziale Deprivation sind der Nährboden für akute Erkrankungen. Die Therapeuten sollten Abstand nehmen vom herkömmlichen diagnosebetonten und kurativen

Denken. Nicht die Wiederherstellung im Sinne von Heilung, sondern die Gewährleistung der Funktion steht im Mittelpunkt aller Bemühungen. Denn funktionelle Einschränkungen älterer Patienten sind in einem erstaunlichen Umfang reversibel oder doch zumindest kompensierbar.

Mit Qigong steht ein komplementärer therapeutischer Ansatz zur Verfügung, um diese Einschränkungen zu lindern oder zu beheben. Qigong stellt als Selbsttherapie den aktiven Aspekt chinesischer Heilkunst dar.

Harmonische Bewegungen und konzentrierte Ruhe – das fällt zunächst an einem Menschen auf, der Qigong übt. Wer diese sanfte Art der Bewegung selbst praktiziert, spürt, wie Wärme in seinem Körper entsteht, wie sich ein Gefühl von Lebendigkeit in ihm ausbreitet, aber auch von Ruhe und Entspannung, von Unternehmungslust und Freude.

„Bewegung und Ruhe gehören zusammen" – so lautet einer der Schlüsselpunkte im Qigong. „Bewegung" hat Yang-Charakter, wird mit Jugend assoziiert, „Ruhe" hat Yin-Charakter und entspricht mehr dem Älterwerden. Aber auch der ruhigere Lebensabschnitt braucht Bewegung. Der Ruhestand kann dann gefährlich werden, wenn das Prinzip der Bewegung und Aktivität nach der Pensionierung zu kurz kommt. Die Rundumversorgung in Altenheimen kann für manchen notwendig sein, ist aber auch für einige ältere Menschen ein Weg zu zunehmender Passivität.

6

6.9.2 Instabilität – Stabilität

Qigong-Übungen eignen sich hervorragend, um die Stabilität des Körpers zu stärken. Eine Studie über Taiji und Gleichgewichtssinn bei Senioren belegt, dass auch in kurzer Zeit beim älteren Menschen deutliche Erfolge erzielt werden können (Schaller, 1996). Durch langsame Bewegungen werden die verschiedenen Körperpositionen besser wahrgenommen. Untere Festigkeit zu entwickeln ist Bestandteil jeder Qigong-Übung (▶ Kap. 3.4). Es heißt: *„Yin ist die Wurzel des Yang."* Im unteren Körperbereich (Yin) entspringt nach chinesischer Vorstellung die Kraft, die sich nach oben (Yang) entfaltet. Der untere Körperbereich sollte sich also fest verwurzelt und kraftvoll anfühlen, der obere locker, leicht und leer.

Nach den Konzepten der chinesischen Medizin wird die ursprüngliche „Lebensessenz" (Struktivpotenzial, *jing*) im Funktionskreis Niere (o. renalis, *shen*) gespeichert. Dieser ist eng mit dem Beckenraum verbunden, dem unteren Rückenbereich, den Beinen und Füßen. Ein Nachlassen dieser ursprünglichen Kraft führt zu Schwäche in diesen Bereichen und einer allgemeinen Funktionseinbuße in allen anderen Funktionskreisen. *„Der Mensch wird zuerst in den Beinen und Füßen alt"*, so lautet ein altes chinesisches Sprichwort.

Zahlreiche Übungselemente dienen dem Ziel, ein festes Fundament zu entwickeln:

- Das Bewahren der Vorstellungskraft *(yi)* im unteren Dantian (▶ Kap. 2.5.2)
- Die Vorstellung des festen Stehens auf der Erde, einem fest verwurzelten Baum gleich
- Die Körperhaltung mit leicht gebeugten Knien und nach unten gerichteter Gesäßkraft
- Es gilt, alle nach unten gerichteten Vorstellungen mit einer Gewichtung von 70 %, die nach oben gerichteten mit einer Gewichtung von 30 % zu üben.

Die mit den Übungen verbundene Wahrnehmungsschulung in Becken, Beinen und Füßen fördert die Stabilität und führt dadurch indirekt zu einer Sturzprävention.

Eine tägliche Massage der Fußsohlen kann dazu dienen, besonders die rezeptive Wahrnehmung über die Füße zu fördern. Die Massage kann als Selbstmassage durchgeführt werden: Dazu kreist man mit den Handmittelpunkten („Mitte des Handtellers“, Pe 8/Pc 8, *laogong*) um die Punkte „Die emporsprudelnde Quelle“ (Ni 1/R 1, *yongquan*) auf den Mittelpunkten der Fußsohlen. Falls die Füße nicht mit den Händen erreicht werden können, eignen sich Noppenbälle oder Rollbretter für die Massage der Fußsohlen.

6.9.3 Immobilität – Mobilität

Mangelnde Anreize, sich zu bewegen, Übergewicht, Ungeschultheit in Körperbewegungen über Jahrzehnte hinweg sowie chronische Schmerzen im Bewegungsapparat führen neben psychischer Alteration zur Zunahme der Immobilität. Nur die versorgungsgerechten stereotypen Bewegungsabläufe wie An- und Ausziehen, Waschen, Essen, Hausarbeit verrichten usw. werden noch ausgeführt. Das Nachlassen motorischer und geistiger Fähigkeiten wird häufig pauschal als eine Folge des natürlichen Alterungsprozesses dargestellt. Die dadurch hervorgerufene allgemeine Leistungsminderung ist in einem erheblichen Maße jedoch auf das Fehlen adäquater Belastungsreize zurückzuführen. Die natürlichen Altersveränderungen wie geringere Gelenkbeweglichkeit, Muskelatrophie oder eine abnehmende Elastizität des passiven und aktiven Bewegungsapparats sind zwar Bestandteile eines unvermeidbaren Vorgangs, lassen sich jedoch durch entsprechende sportliche Betätigung erheblich verzögern. Oft neigen Menschen in höherem Lebensalter verstärkt zu Bequemlichkeit und betrachten körperliche Inaktivität fälschlicherweise als Methode der Erholung und Entspannung.

Durch geeignete Qigong-Übungen kann die Beweglichkeit ausgebaut werden. Koordination und Kraft, besonders in der unteren Extremität, werden durch Qigong-Übungen entfaltet und gestärkt.

60–80 % der 60- bis 89-Jährigen leiden an chronischen Schmerzen (Gagliese, Melzack, 1997). Schmerz hat einen wesentlichen Einfluss auf die Lebensqualität älterer Menschen und steht in kausalem Zusammenhang mit der Aktivität, der Freude am Leben und damit der sozialen Kompetenz. Wirksame Schmerztherapie ist ein integraler Bestandteil der geriatrischen Versorgung.

Chronischer Schmerz ist stets das Ergebnis der spinalen Verarbeitung nozizeptiver Reize. Aufgrund der Plastizität und Eigenaktivität des Nervensystems kann chronischer Schmerz sogar ohne erkennbaren nozizeptiven Reiz bestehen bleiben. Die Bewertung des Schmerzes und die emotionale Reaktion, die ihn begleitet, entscheiden über das Schmerzerleben. Der Zusammenhang zwischen einem Befund (beispielsweise durch bildgebende Verfahren) und dem Befinden des Patienten ist nur gering.

Seelisches Leid aufgrund von Depression, Angst, Verzweiflung oder Einsamkeit kann die Schmerzwahrnehmung und -verarbeitung beeinflussen. Schmerz kann daher auch eine Somatisierung von seelischem Leid sein.

In das multimodale Konzept der Schmerztherapie (▶ Kap. 5.1) fügt sich Qigong nahtlos ein und leistet einen bewährten Beitrag zur nichtmedikamentösen und nichtinvasiven Schmerztherapie (Zumfelde-Hüneburg, 2004). Qigong-Übungen helfen, das Ausmaß der Beweglichkeit zu erhöhen, die Körperwahrnehmung zu schulen und die Ausdauer zu stärken.

6.9.4 Intellektueller Abbau – geistige Wachheit

Klagen über Konzentrationsmangel und Vergesslichkeit nehmen ab dem 50. Lebensjahr zu. Doch geistige Fitness ist keine Frage des Alters, sondern eher abhängig vom Training. Um die geistige Leistungsfähigkeit zu verbessern, ist es wichtig, die richtige Methode anzuwenden. Aus der Hirnphysiologie ist bekannt, dass zwischen geistigen, körperlichen und seelischen Funktionen eine Wechselwirkung besteht. Körperliche Aktivität fördert die Wachheit des Geistes. Umgekehrt verbessert Hirntraining nicht nur die Durchblutungs- und Stoffwechselsituation des Gehirns, sondern aktiviert und vitalisiert den gesamten Organismus. Sich auf der geistigen, aber auch auf der körperlichen Ebene mit Qigong-Übungen auseinanderzusetzen, erhöht die allgemeine Lernfähigkeit und entspricht dem ganzheitlich orientierten Gedächtnistraining. Bewegungselemente, Entspannung, Konzentration, Wahrnehmung, Merkfähigkeit, assoziatives Denken, Fantasie und Kreativität werden im ganzheitlichen Gedächtnistraining angesprochen und lassen sich in gleichem Maße im Qigong finden.

Allein die kleine Übungsabfolge „Stehen wie eine Kiefer" als Vorbereitungshaltung, zwei Übungen aus den „Acht-Brokat-Übungen" im Stehen (▶ Kap. 7.1.1, ▶ Kap. 7.3) wie „Mit beiden Händen den Himmel stützen, um die Drei Wärmebereiche zu regulieren" und „Links und rechts den Bogen spannen, als wollte man auf einen Adler zielen" sowie als Abschlussübungen das „Wasche die *Laogong*-Punkte" und „Das Qi zu seinem Ursprung zurückführen" (▶ Kap. 7.4.2) kann für einen älteren Menschen eine positive Herausforderung darstellen. Bilder aus der Natur, Assoziationen zu bekannten Tätigkeiten, aber auch das Einführen fremdartiger Begriffe und Gedanken fördern die Konzentration und die geistige Wachheit.

Qigong-Übungen sind aktive Übungen unter der leitenden, steuernden und kontrollierenden Funktion des Geistes. Der Körper gilt als Basis der Übung, der Geist als Anführer. Der Begriff „Geist" (konstellierende Kraft, *shen*) wird hier für alle geistigen Aktivitäten gebraucht; er leitet die Übungen in verschiedenen Ebenen an: als Bewusstsein, Gedanken, Vorstellungskraft *(yi)* oder betrachtende Aufmerksamkeit. Vorstellungsbilder, die Naturphänomene zum Inhalt haben, wie Bäume, Berge, Wasser und Wolken, haben beruhigende Wirkung und verbinden den Übenden mit den Kräften der Natur.

6.9.5 Inkontinenz – Kontinenz

In allen Qigong-Übungen sind die drei schließenden Kräfte ein wesentlicher Bestandteil der Übungen: die nach innen schließende Kraft der Knie, das innere Schließen im Beckenbereich, das Zurücknehmen der Brust durch die umwickelnde Kraft in den Schultern. Beim inneren Schließen im Beckenbereich stellt man sich vor, dass sich die Beckenschaufeln und Hüftgelenke vom Rücken ausgehend nach vorn ein wenig zum Rund schließen. Hilfreich ist die Vorstellung, ein Tuch sei um das Becken gespannt, der Unterbauch ein wenig eingezogen. Die unteren Körperöffnungen werden leicht geschlossen mit der Vorstellung, das Becken sei ein Gefäß, aus dem nichts verloren gehen dürfe. Die sich ständig wiederholende isometrische Anspannung der Beckenbodenmuskulatur kann sich nach länger dauernder Übungspraxis zu einer erfolgreichen Inkontinenz-Prophylaxe entwickeln.

6.9.6 Atmung

„Natürlichkeit" ist beim Umgang mit der Atmung ein wesentlicher Aspekt. Ein natürlicher und ungestörter Atem wird als sanft, fein, gleichmäßig, tief und lang beschrieben. Eine solche Atmung bietet Vorteile: Die Erwärmung der Atemluft in der Nase ist gewährleistet, die Kapazität der Lungen wird ausgenutzt, die Amplitude der Zwerchfellbewegungen vergrößert sich, wodurch die Bauchorgane in sanfter Weise massiert werden. Während tiefer Atemzüge wird die ungleiche Gasverteilung, die wir bei flacher Atmung finden, aufgehoben. Zwerchfellnahe Alveolen (Lungenbläschen) werden besser ventiliert. Bei älteren Menschen findet in den abhängigen Lungenarealen „air trapping" statt, d. h. Atemgas wird durch exspiratorischen Kollaps der Atemwege gefangen, sodass einzelne Lungenareale am Gasaustausch nicht mehr teilnehmen können. Dadurch nimmt auch die Gefahr der Lungenentzündung zu. Eine langsame und tiefe Atmung vermindert „air trapping" (Zumfelde-Hüneburg, 1996).

6.9.7 Besonderheiten bei Qigong mit Senioren

Der Übungsraum sollte ebenerdig oder mit dem Aufzug zu erreichen sein. Die Gruppengröße sollte nach unseren Erfahrungen zehn bis zwölf Teilnehmer nicht überschreiten, um die individuellen Probleme leichter erfassen zu können. Für ausreichend Hocker und auch Stühle sollte gesorgt sein, da einige Teilnehmer die Übungen möglicherweise nur im Sitzen praktizieren können (▶ Abb. 6.10, ▶ Abb. 6.11).

Eine einfache klare Sprache, die laut genug artikuliert wird, hilft den älteren Teilnehmern, auch akustisch zu folgen. Die nachlassende Hörfähigkeit darf nicht unterschätzt werden, sodass man sich immer wieder vergewissern sollte, ob man ausreichend verstanden wird.

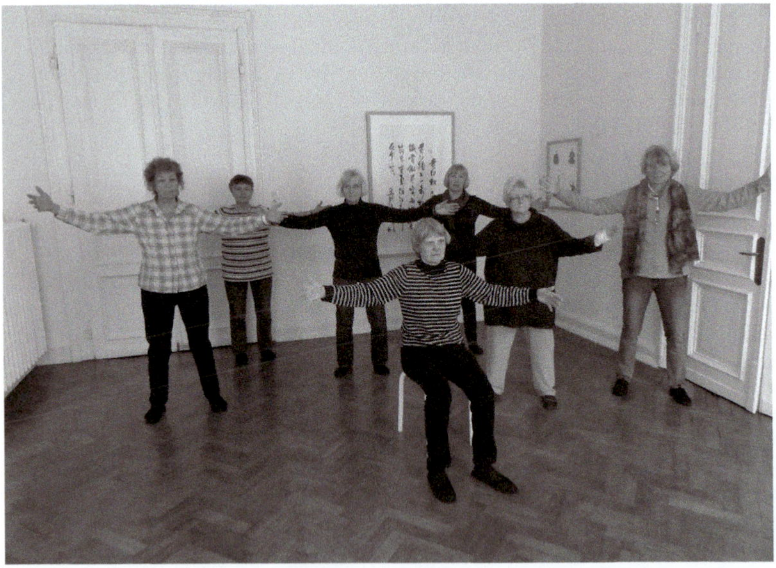

Abb. 6.10 „Die Wolken zerteilen" [M747]

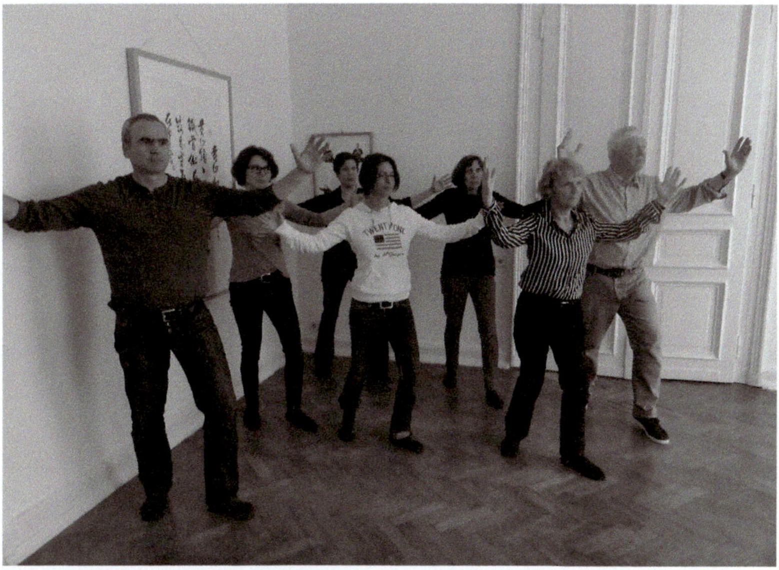

Abb. 6.11 „Der Pfau schlägt ein Rad" [M747]

6.9.8 Schlussbetrachtung

Qigong fördert die körperliche und geistige Beweglichkeit sowie die Lebendigkeit eines Menschen. Die fließenden Bewegungen lösen Verspannungen und Erstarrungen. Werden erschlaffte oder unbelebte Bereiche des Körpers wieder besser von Qi durchströmt, so können sie sich erwärmen, werden deutlicher empfunden und in das eigene Körperbild integriert. Bewegungs-, Ausdrucks- und Lebenslust werden angeregt. Das Üben in der Gemeinschaft fördert den Kontakt mit Menschen und hebt den älter Werdenden aus der Isolation.

Da sich die Übungen modifizieren und anpassen lassen, kann fast in jedem Gesundheitszustand geübt werden. Zu Beginn der Übungspraxis sind meist Übungen für ältere Menschen geeigneter, bei denen man auf einem Stuhl sitzt.

Qigong beeinflusst also auf vielfältige Weise das körperliche und seelische Wohlbefinden und kann dem älteren Menschen dazu verhelfen, auf festem Fuß ins hohe Alter zu gelangen.

6.10 Qigong für Musiker und Sänger

Peter Berne

6.10.1 Einleitung

Es gibt kaum eine Tätigkeit, bei der der ganze Mensch mit all seinen verschiedenen Fähigkeiten so gefordert wird, wie das Musizieren. Ist jede Art künstlerischen Schaffens schon ein Zusammenwirken so verschiedener Komponenten wie Intuition, Denken, Einbildungskraft, Gefühl und Gestaltungswillen, so kommt beim Spielen eines Instruments oder beim Singen noch das körperliche Element hinzu; denn die Verwirklichung des künstlerischen Wollens ist dort wesentlich abhängig vom Zusammenspiel verschiedener Muskeln und von der Feinmotorik des Nervensystems.

Eine Unterrichtsmethode oder eine Therapieform, welche Musik-Ausübenden helfen kann, ihre Fähigkeiten zu entwickeln oder ihre Probleme zu lösen, sollte also nicht nur möglichst ganzheitlich sein, sondern zugleich ein besonderes Schwergewicht auf das Körperliche bzw. das Zusammenspiel zwischen den körperlichen Vorgängen und dem Vorstellungsvermögen legen.

Qigong, das im gleichen Ausmaß das Körperliche und das Geistig-Seelische betont und die Wechselwirkung zwischen diesen beiden Bereichen gezielt fördert, erfüllt in hohem Maße diese Anforderungen. Hinzu kommt, dass die Prinzipien des Qigong eine frappierende Ähnlichkeit mit den Erfordernissen des instrumentalen Spielens (De Bruyn, 1994) sowie des Singens aufweisen (Berne, 2004, 2008; Möhler, 1993). So kann das Üben des Qigong in hervorragender Weise dazu beitragen, eine geistig-seelisch-körperliche Grundbefindlichkeit zu erzeugen, wie sie für die Ausübung einer musikalischen Tätigkeit nötig ist.

Qigong-Übungen können demnach Musiker nicht nur auf ihre Aufgaben vorbereiten; sie enthalten darüber hinaus auch eine ganze Reihe von Methoden, die gezielt eingesetzt werden können, um eventuell auftretende Probleme zu beseitigen. Und da die technischen Probleme eines Künstlers immer im Zusammenhang mit seiner Gesamtpersönlichkeit stehen, kann man durchaus von einer therapeutischen Anwendung des Qigong bei Musikern und Sängern sprechen. Mithilfe von Qigong-Übungen kann demnach nicht nur eine Verbesserung des Könnens im engeren Sinne bewirkt werden, sondern sie können auch auf dem Weg der Körperarbeit eine heilende Wirkung auf den ganzen Menschen ausüben.

6.10.2 Verwandtschaft zwischen Qigong und Musizieren

Versuchen wir zunächst herauszufinden, was ein Musik-Ausübender überhaupt von einer Methode wie Qigong erwartet. Wie muss die Grundbefindlichkeit eines Musikers beschaffen sein, damit er das, was er innerlich hört und empfindet, durch körperliche Bewegungen optimal in Klang umsetzen kann?

Einige Voraussetzungen für gutes Musizieren

- Eine der ersten Voraussetzungen ist ein Zustand des Geistes, der zugleich durch Aktivität und Passivität gekennzeichnet ist. Ein Musiker sollte imstande sein, das, was aus seinem Inneren aufsteigt, frei fließen zu lassen, und zugleich mit höchster, bewusster Aufmerksamkeit die Haltung und die Bewegungen seines Körpers zu kontrollieren. Nur so kann das Innere nach außen gelangen, die Vorstellung eine mitteilbare Form bekommen.
- Der Musiker sollte gelassen und frei von Angst sein sowie von allem, was die künstlerische Mitteilung seiner Gedanken und Gefühle einengt oder hemmt.
- Er sollte überdies imstande sein, im Körperlichen ein dauerndes Gleichgewicht zwischen Spannung und Entspannung aufrechtzuerhalten. Die „gute" Spannung, die für die Wiedergabe der Musik nötig ist, darf nie zu Verspannung oder Verkrampfung führen.
- Der Musiker sollte die Fähigkeit besitzen, seine inneren Vorstellungen in äußere Bewegungen umzusetzen. Diese Bewegungen sollten durch langjähriges Üben so automatisiert sein, dass sie von selbst entstehen, sobald eine bestimmte Vorstellung oder ein bestimmtes Gefühl auftritt.

- Von größter Wichtigkeit ist die körperliche Zentrierung im Unterbauch. Ohne diese ist es so gut wie unmöglich, im oberen Teil des Körpers Kraft zu entfalten, ohne dass sich dieser dabei verspannt. Entspannung in Schultern, Armen und Händen ist aber eine der wichtigsten Voraussetzungen für die Erzeugung eines schönen Klangs. Ein Geiger oder Pianist, dessen Bewegungen nicht aus der Mitte kommen, wird, sobald er kraftvoll spielen möchte, nur einen harten, eckigen Ton erzeugen, und seine Verkrampfung wird sich auch auf den Zuhörer übertragen. Nur wenn die Kraft von unten kommt, wird er ein *forte* hervorbringen können, das zugleich mächtig und entspannt ist, und nur dann wird er jene runde klangliche Fülle erzeugen können, die für Ohr und Gefühl des Zuhörers angenehm ist.
- Schließlich braucht der Musiker einen ruhigen und tiefen Atem. Dadurch kann eine dauerhafte Konzentration gewährleistet werden, und nur ein solcher Atem kann dem Musiker den Zugang zu jenen Körperregionen öffnen, aus denen alle tief empfundenen Gefühle aufsteigen.

Ihre Entsprechungen im Qigong

Alle diese Voraussetzungen für gutes Musizieren finden ihre Entsprechung in den Hauptprinzipien des Qigong:

- **Geschehenlassen und Kontrolle:** Jede Qigong-Übung ist eine Synthese von Horchen auf das Innere und Kontrolle der äußeren Bewegungen, von Geschehenlassen und „Leiten" (wie dies auch im Begriff *daoyin,* „Übungen zum Leiten und Dehnen", zum Ausdruck kommt).
- **Gelassenheit:** Innere und äußere Gelassenheit sind nicht nur eine wichtige Übungsanforderung des Qigong, sondern sie werden durch die Übungen auch gefördert und gesteigert.
- **Gleichgewicht zwischen Spannung und Entspannung:** Bei jeder Qigong-Übung wird das Gleichgewicht von Spannung und Entspannung geübt. Wie zum Beispiel Jiao Guorui betont, sind *„Entspannung, Ruhe, Natürlichkeit"* zwar grundlegende Prinzipien des Qigong, doch die Entspannung sollte stets *„mit dem Gefühl von innerer Festigkeit und Kraft"* verbunden sein (Jiao, 2001, S. 19).
- **Das Umsetzen von Vorstellungen in Bewegung:** „Vorstellungskraft und Qi folgen einander" ist ein Hauptprinzip des Qigong (▶ Kap. 3.2). Alle Qigong-Übungen sind Übungen für das Umsetzen von Vorstellungsbildern in äußere Bewegungen.
- **Zentrierung im Unterbauch:** „Obere Leichtigkeit – untere Festigkeit" gehört ebenfalls zu den Hauptprinzipien des Übens (▶ Kap. 3.4). Alle Qigong-Übungen zielen darauf hin, das Qi im unteren Dantian (▶ Kap. 2.5.2) zu sammeln, und vermitteln dem Menschen dadurch das Gefühl, dort zentriert zu sein. Genauso wird in jeder Qigong-Übung die Kraftentfaltung aus der Mitte geübt, wodurch der Praktizierende lernt, im oberen Teil des Körpers kraftvolle Bewegung mit dem Gefühl angenehmer Entspannung zu verbinden.
- **Tiefenatmung:** Wenn man Qigong nach den richtigen Übungsprinzipien praktiziert, so kann *„sich ganz von selbst eine natürliche tiefe Bauchatmung entwickeln" (Jiao, 2001, S. 27)* (▶ Kap. 2.3).

Es besteht also eine enge Verwandtschaft zwischen Qigong und dem Musizieren, und es liegt auf der Hand, dass das Praktizieren des Qigong Wesentliches dazu beitragen kann, jene Grundbefindlichkeit herzustellen, welche dem Musiker die optimale Ausübung seiner Kunst ermöglicht. Da diese Verwandtschaft auf den Grundprinzipien beider Tätigkeiten beruht, ist das Praktizieren von Qigong-Übungen an sich schon förderlich für den Musiker, und auch wenn sich der Übende des Zusammenhangs zwischen den Übungen und seiner künstlerischen Tätigkeit nicht bewusst ist, kann sich eine längere Übungspraxis sehr positiv auf sein Können auswirken.

6.10.3 Therapeutische Anwendungen

Qigong ist aber nicht nur prophylaktisch – d.h. zur Herstellung einer gesunden Grundbefindlichkeit – anwendbar. Wie jede medizinische Methode kann es auch therapeutisch zur Behandlung auftretender Störungen eingesetzt werden. Schafft sich der Musiker durch stetiges Üben ein tragfähiges Fundament, auf dem er seine Fähigkeiten zur Entfaltung bringen kann, so kann er auch einzelne Übungen gezielt anwenden, um Probleme und Hindernisse zu beseitigen.

Unter welchen Störungen leiden Musiker am häufigsten?

Typische Musikerprobleme

Innere Ruhelosigkeit

Bei innerer Ruhelosigkeit können Qigong-Übungen durch die Entschleunigung und Konzentration auf balancierte, ritualisierte Bewegungsabfolgen, die allen Praktiken eigen sind, Abhilfe schaffen. Oft genügen ein paar einfache Übungen wie z.B. „Stehen wie eine Kiefer“ (▶ Kap. 7.1.1), „Beruhige den Geist, sitze auf der Erde“ aus den „Acht-Brokat-Übungen“ im Sitzen (▶ Kap. 7.4.2) oder Selbstmassageübungen wie „Reibe das Dantian“ (▶ Kap. 2.5.2), um den Atem zu beruhigen und die Voraussetzung für die nötige Konzentration herzustellen.

Angst

Typisch für viele Musiker ist die Auftrittsangst, die manchem begabten Künstler die Ausübung seiner Kunst zur Qual macht. Hier kann Qigong ganz allgemein helfen, indem es das Vertrauen in den eigenen Körper fördert und dem Menschen das Gefühl gibt, in seiner eigenen Mitte geborgen und aufgehoben zu sein. Vor allem die Übungen, deren Hauptziel das „Stärken der Mitte“ und „Absenken des Qi“ ist, können auch im akuten Fall, wie z.B. kurz vor einem Auftritt, Abhilfe schaffen.

Verspannungen

Sofern diese nicht das Ergebnis von Angst, forcierter Konzentration oder mangelnder Zentrierung im Unterbauch sind, werden sie meistens durch berufsbedingte Körperhaltungen oder Bewegungen verursacht.

Oft sitzen Musiker stundenlang in derselben Haltung, wobei sie meistens versuchen, die Wirbelsäule ununterbrochen gerade zu halten. Dadurch können nicht nur im Rücken, sondern im ganzen Körper Verspannungen und sogar Krämpfe entstehen. Hier kann Qigong helfen, indem es eine Möglichkeit zeigt, die Wirbelsäule nicht durch bewusste äußere Anstrengung, sondern durch Vorstellungen gerade zu halten, wie dies z.B. bei der Grundhaltung (▶ Kap. 7.1.1) der Fall ist. Vor allem das Prinzip „der unteren Fülle“ ist von großem Nutzen: Indem man z.B. die Sitzknochen nach unten sinken lässt, das untere Dantian in Gedanken mit den *Yongquan*-Bereichen verbindet, spürt man gleichzeitig eine innere Aufrichtung nach oben.

Musiker müssen oft auch die Arme stundenlang hochhalten. Besonders betroffen hiervon sind die Geiger und Bratschisten, aber auch die Flötisten. Durch Übungen wie z.B. die 2. Form des Kranichs aus dem „Spiel der Fünf Tiere“ (▶ Kap. 7.7.2) können sie lernen, die Arme in einer hohen Position zu halten und gleichzeitig das Gefühl völliger Entspannung zu haben. Hier hilft z. B. auch die Vorstellung: „Ich lege meine Arme mit ihrem vollen Gewicht auf ein Wolkenmeer ab."

Viele Instrumente verlangen eine asymmetrische Körperhaltung, bei der ein Arm erheblich höher als der andere gehalten wird, wie z. B. das Violoncello, der Kontrabass oder das Fagott. Dadurch wird oft die aufrechte und ausgeglichene Haltung des Rückens erschwert, und es können Verspannungen im ganzen Körper entstehen. Abgesehen von der im vorigen Absatz erwähnten Kranich-Übung kann hier die 3. Form der „Acht-Brokat-Übungen" im Stehen (▶ Kap. 7.3.2), bei der ein Arm über dem Kopf, der andere neben der Hüfte gehalten wird, ungemein hilfreich sein, sofern es gelingt, den Körper gerade zu halten und den gehobenen Arm mitsamt der Schulter durch entsprechende Vorstellungen ganz zu entspannen.

Neben diesen allgemein auftretenden Problemen gibt es auch ganz spezielle Schwierigkeiten, die mit der individuellen Persönlichkeit des einzelnen Musikers zusammenhängen. Als Fallbeispiel sei hier eine Klarinettistin angeführt, die beim Spielen die Gewohnheit hatte, ihren ganzen Oberkörper nach innen zu drücken und dadurch zu verspannen. Zu einer solchen Haltung kann schon das Instrument selbst verführen, denn da ein Klarinettist beide Hände in der Mitte vor dem Körper halten muss, kommt es vor, dass auch Schultern und Ellbogen nach innen gezogen werden. Da dies nicht nur den Atem einengt, sondern auch die seelische Ausweitung erschwert, sollte der Spieler einer solchen Tendenz bewusst entgegenwirken. Dies kann er am besten, indem er die Ellbogen zur Seite öffnet und leicht dehnt, wodurch auch Brust und Rücken geöffnet werden. Der Klarinettistin fiel diese Öffnung schwer, was wohl auch im Zusammenhang mit seelischen Problemen stand. Hier halfen die Vorbereitungshaltungen „Stehen wie eine Kiefer" (▶ Kap. 7.1.1) und „Tragen und Umfassen" (▶ Kap. 7.7.), die hier mit nach innen gewendeten Handflächen ausgeführt wird, sodass die Hände einen Kreis vor dem Unterbauch bilden. Mit beiden Übungen wurde das leichte seitliche Aufspannen der Ellbogen geübt. Außerdem waren hier die beiden ersten Formen des Kranichs aus dem „Spiel der Fünf Tiere" (▶ Kap. 7.7.2) und auch der „Kranich-Übungen" (▶ Kap. 7.2) angezeigt, die nicht nur das körperliche, sondern auch das seelische Sichöffnen fördern. Besonders die Kranich-Übungen zeigten, dass Qigong als ganzheitliche Methode auch im Psychischen lösend wirken kann.

Die Anwendungsmöglichkeiten von Qigong-Übungen bei Musikern sind schier unbegrenzt, und ein guter Lehrer, der Einfühlungsvermögen und Flexibilität besitzt, wird immer neue Lösungen und Anpassungen der Übungen für die einzelnen Fälle finden.

6.10.4 Qigong und das Singen

Innerhalb der Musik-Ausübenden nehmen die Sänger eine Sonderstellung ein. Während bei den übrigen Musikern der Körper nur als Vermittler zwischen dem inneren Wollen und dem Instrument dient, ist er beim Sänger dieses Instrument selbst. Daher ist das Singen in besonderem Ausmaß vom Zustand und vom guten Funktionieren des Körpers abhängig. Während ein Instrumentalist körperliche Probleme unter Umständen durch gute Technik kaschieren kann, werden solche Schwierigkeiten beim Sänger gleichsam unmittelbar zum Klang. Wer nicht im Unterbauch zentriert ist oder im oberen Körperteil Verspannungen hat, kann einfach nicht gut singen.

Aus diesem Grund ist es für Sänger besonders wichtig, neben dem technischen Gesangsunterricht auch Übungen auszuführen, welche die richtige körperliche Grundbefindlichkeit herstellen. Qigong erweist sich gerade hier als äußerst wirksame Methode, sind doch seine Grundprinzipien mit den Prinzipien des guten Singens fast identisch. Wie sehen diese im Einzelnen aus?

Die Prinzipien des guten Singens

- Singen ist im besonderen Maße eine **ganzheitliche** Tätigkeit, da bei ihm das Körperliche und das Intuitive eine besonders starke Rolle spielen.
- Beim Singen spielt die **Vorstellungskraft** eine überragende Rolle. Ein Sänger wird in den meisten Fällen – anstatt seine Muskeln bewusst zu bewegen, was unwillkommene Spannungen hervorrufen würde – ein Bild verwenden, um die erwünschte Bewegung hervorzurufen. So atmen z. B. viele mit der Vorstellung ein, die Luft tief in den Boden hineinzudrücken, um auf diese Weise das Zwerchfell so weit wie möglich herunterzuziehen; umgekehrt wird die Position des Tons hinter oder über dem Kopf vorgestellt, da eine solche Imagination den Rachenraum so öffnet, dass die Luft den Weg in die Kopfresonanzräume finden kann.
- **Spannung in der Entspannung** ist eine der wichtigsten Anforderungen guten Singens. Der Sänger sollte einen ständigen Ausgleich zwischen beiden herstellen, damit der Ton weder schlapp noch gedrückt, sondern federnd locker klingt.
- Der Sänger sollte fortwährend die **Konzentration auf sein Körperzentrum** bewahren, das man sich in der unteren Bauchgegend vorstellen kann. Wenn er dort seine Kraft konzentriert, kann er Verspannungen in Oberbauch, Brustraum, Rachen und Gesicht vermeiden, die frei und offen sein müssen, damit dort die Luft schwingen kann. Im Unterbauch sind aber auch die Gefühle „beheimatet", und gerade wenn diese von dort aus in den Raum projiziert werden, gewinnen sie jene Intensität, die imstande ist, die Zuhörer zu erreichen und zu erschüttern.
- Gutes Singen beruht immer auf dem Prinzip der **Polarität.** Nur wenn die beiden Pole oben und unten, hohe Position und tiefer Atem, auseinandergezogen werden, entsteht jene Spannung in der Luftsäule, die das richtige „Schwingen" der Stimme ermöglicht.

Bezeichnet man nun diese fünf Hauptprinzipien mit kurzen Stichworten, so entstehen genau jene Prinzipien, die als Übungsanforderungen für das Qigong angeführt werden (▶ Kap. 3):

- Ganzheitlichkeit
- Einsatz der Vorstellungskraft (▶ Kap. 2.4), um körperliche Vorgänge hervorzurufen
- Ausgleich von Spannung und Entspannung
- Konzentration der Aufmerksamkeit im unteren Dantian (▶ Kap. 2.5.2)
- Ausgleich zwischen Yin und Yang

Aus diesem Grund ist Qigong eine sinnvolle Vorbereitung für das Erlernen des Singens, und viele der Probleme, mit denen Sänger – oft vergeblich – jahrelang ringen, können sich mithilfe von Qigong-Übungen lösen lassen.

6.10.5 Qigong als Therapie für Sänger

Die einzelnen Qigong-Übungen erweisen sich auch als probates Mittel, um einzelne Probleme beim Singen zu lösen. Diese Probleme sind selten rein körperlicher Herkunft. Da das Singen unmittelbarer Ausdrucks des Gefühls ist, stehen die gesanglichen Funktionen immer mit der Gesamtpersönlichkeit und ihrer momentanen Befindlichkeit in engem Zusammenhang. Körperliche Phänomene wie z. B. Verspannungen sind fast immer ein äußeres Zeichen für ein inneres Problem, und oft kann man anhand der gesangstechnischen Schwierigkeiten seelische Störungen erkennen. Durch Lösung der inneren Probleme können dann die gesanglichen beseitigt werden, und umgekehrt kann die Lösung gesangstechnischer Probleme positiv auf das Seelische zurückwirken. Da Qigong als ganzheitliche Methode an sich schon auf den ganzen Menschen als Einheit von Leib, Seele und Geist wirkt, kann sie dem Sänger bei vielen Problemen helfen.

Welche Probleme treten bei Sängern am häufigsten auf?

Häufige Sängerprobleme

Eine zu feste „Stütze"

Die „Stütze", die gleichsam das Fundament für die Luftsäule bildet, wird v. a. durch Anspannung der unteren Bauch- und Rückenmuskulatur hergestellt. Sind diese zu fest, dann klingt der Ton „gedrückt". Eine gute Methode, eine zu feste Stütze aufzulockern, ohne die nötige Spannung zu verlieren, ist die Vorstellung des Expandierens in der Unterbauchgegend. Diese kann durch alle Übungen, welche eine Ausdehnung in diesem Bereich bewirken, unterstützt werden, wie z. B. die Vorbereitungshaltung „Tragen und Umfassen". Dabei stellt man sich ein elastisches Band vor, welches zwischen den Händen und dem hinteren Dantian gespannt ist; dieses wird dann abwechselnd gedehnt und entspannt.

Eine schlaffe „Stütze"

Ist die „Stütze" zu schwach, dann müssen, v. a. beim Singen eines hohen Tons, als Ersatz dafür die Muskeln in Brust, Hals und Gesicht angespannt werden, was wiederum einen „gedrückten" Ton hervorbringt. Eine gute Übung, um eine flexible Kraft im Unterbauch zu herzustellen, ist die 3. Form des Tigers aus dem „Spiel der Fünf Tiere" (▶ Kap. 7.7.3), bei der der Raum zwischen Vorder- und Hinterhand kraftvoll ausgedehnt wird. Diese Übung kann zugleich dazu beitragen, das Selbstvertrauen zu stärken, dessen Fehlen oft den tieferen Grund für die mangelhafte Kraftentfaltung im Unterbauchbereich bildet.

Verspannungen im oberen Körperbereich

Diese entstehen oft dadurch, dass sich die Kraftentfaltung im Bauchbereich auf die oberen Körperteile, also Brust, Hals und Gesicht überträgt. Eine ausgezeichnete Übung, um dieses Problem anzugehen, ist die 3. Form der „Acht-Brokat-Übungen" im Stehen, „Einen Arm heben, um die Fk Milz und Magen aufeinander abzustimmen" (▶ Kap. 7.3.2). Hier drückt die untere Hand kraftvoll nach unten, während die obere leicht nach oben schwebt; auf diese Weise kann man die Kraftentfaltung im Bauchbereich bei gleichzeitiger Entspannung der oberen Körperteilen trainieren.

Starre Haltung der Brust

Viele Sänger heben die Brust und drücken sie nach vorne, in der Meinung, dadurch die Lunge optimal füllen zu können. In Wirklichkeit wird dadurch der Brustraum verengt, da der Rücken und die unteren Rippen zusammengedrückt werden, und die Spannung, die dadurch entsteht, überträgt sich auf Hals und Mund. Die Vorstellung „Brust als weites Tal" (▶ Kap. 7.1.1), bei der das Brustbein leicht nach innen genommen wird und die Achselhöhlen sich öffnen, ist eine wirkungsvolle Methode, diesem Fehler entgegenzuwirken.

Mangelhafte Öffnung des Brustraums

Andere haben Schwierigkeiten, den Brustraum überhaupt zu öffnen. Da dieses Problem oft mit einer engen Haltung der Ellbogen zusammenhängt, helfen alle Übungen, bei denen sich die Arme seitlich zu einem entspannten Bogen entfalten. Als besonders hilfreich erweisen sich z. B. die Kranich-Übungen aus dem „Spiel der Fünf Tiere“, die eine starke seitliche Öffnung der Arme erfordern, sowie auch die 2. Form aus den „Acht-Brokat-Übungen“ im Stehen (▶ Kap. 7.3.2) oder die 5. Form der „Kranich-Übungen“, das „Fliegen“ (▶ Kap. 7.2.2).

Dies sind nur einige Beispiele für den korrigierenden Einsatz der Qigong-Übungen bei Sängern. Wie bei den Musikern sind die Möglichkeiten so gut wie unbegrenzt, und dem einfallsreichen Pädagogen öffnet sich hier ein reiches Feld für Neuentdeckungen.

6.10.6 Qigong-Atemübungen für Sänger

Das wichtigste Fundament jeder guten Gesangstechnik ist die Atemtechnik, die einer besonderen Pflege bedarf. Ist Qigong schon durch seine Hauptprinzipien – Entschleunigung, Gelassenheit, Konzentration im Unterbauch – geeignet, eine Beruhigung und Vertiefung des Atems herbeizuführen, so bieten die Atem-Übungen des Qigong eine wertvolle Ergänzung zu den klassischen Übungen der europäischen Gesangstechnik. Qigong-Übungen unterscheiden sich gegenüber anderen Methoden zur Schulung des Atmens durch die Konzentration auf das untere Dantian sowie die Betonung der Natürlichkeit. Besonders diese ist für den Sänger von besonderer Wichtigkeit, kann es doch allzu leicht passieren, dass sich durch die konzentrierte Aufmerksamkeit auf den Atemvorgang die Bauchmuskulatur versteift, was sich negativ auf die Qualität des Tons auswirkt.

Für die Sänger-Atmung sind zwei polare Vorgänge wichtig, die man auch unter dem Aspekt von Yin und Yang betrachten kann. Der eine betrifft das Verhältnis von oben und unten: Der Atem muss in der Vorstellung so tief wie möglich verankert sein, damit die obere Bauchmuskulatur sich nicht verspannt, und zugleich muss die Vorstellung des Tons so hoch wie möglich sein, damit sich der weiche Gaumen hebt und die Resonanzräume im Kopf freigemacht werden. Yin und Yang müssen sich also gegenseitig ergänzen, um eine gesunde polare Spannung zu erzeugen; nur innerhalb dieses Spannungsfelds kann der Ton frei schwingen.

Der zweite Vorgang betrifft das Verhältnis zwischen Herauslassen und Zurückhalten der Luft. Der Sänger sollte das Gefühl haben, während des Singens, bei dem naturgemäß ausgeatmet wird, **ein-** statt auszuatmen. Wenn sich das Herauslassen und das Zurückhalten der Luft im Gleichgewicht befinden, kann der Strom der Luft kontrolliert werden, und nur dann entsteht jener lockere „schwingende“ Ton, der dem Ohr Vergnügen bereitet.

Qigong schärft das Bewusstsein für solche Polaritäten und zeigt dem Praktizierenden, wie er gegensätzliche Vorgänge wie Öffnen und Schließen oder Steigen und Sinken gleichzeitig erleben kann. In diesem Sinne können alle Qigong-Übungen dazu beitragen, das Fundament einer guten Atemtechnik zu legen. Darüber hinaus können die Übungen für die tiefe Bauchatmung (▶ Kap. 7.1.3) gezielt die Tiefenatmung fördern. Für Sänger sind insbesondere die Übungen für die „entgegengesetzte Bauchatmung“ (▶ Kap. 7.1.3) von Nutzen. Bei dieser wird der Unterbauch bei der Ausatmung nicht hereingezogen, sondern nach außen geschoben; der Körper macht also während des Ausatmens die Bewegung des Einatmens. Dadurch lernt der

Übende, während des Singens das Gefühl zu haben, als ob er einatmen würde, und dadurch kann er den Luftstrom besser kontrollieren.

Auch auf dem Gebiet der Atmung wird ein guter Lehrer unzählige Möglichkeiten finden, Qigong-Übungen zur Herstellung einer guten Atemtechnik sowie zur gezielten Behebung von Fehlern einzusetzen. Stellvertretend für alle anderen sei hier als Beispiel nur die 3. Form des Tigers aus dem „Spiel der Fünf Tiere", „Der Tiger zeigt seine Macht" (▶ Kap. 7.7.3), angeführt, die richtig ausgeführt als eine vollständige Übung zur Entwicklung einer guten Atemtechnik dienen kann. Die in der geöffneten Ruhehaltung ausgebreiteten Hände, die als mit Unterbauch und Rücken verbunden vorgestellt werden, dehnen den Atemraum nach allen Seiten aus; zugleich wird der Atem durch den Druck der Hände nach unten am Steigen gehindert. Wenn man nun die Hände während der Einatmung auseinanderdehnt, so entsteht von selbst eine tiefe Bauchatmung. Setzt man aber diese dehnende Bewegung während der Ausatmung fort, so erzeugt man genau jene Gleichzeitigkeit von Ein- und Ausatmen, welche die für das Singen nötige Spannung der Luftsäule erzeugt und den schön schwingenden Ton ermöglicht.

Abschließend kann man sagen, dass sich Qigong als besonders geeignet erweist, die speziellen Anforderungen von Musikern und Sängern zu erfüllen. Allerdings steht seine Verbreitung, verglichen mit anderen in Europa verwendeten Entspannungstechniken wie z.B. Yoga, Feldenkrais oder Alexandertechnik erst am Anfang. Es gibt aber heute immer mehr Lehrer, die selbst Qigong praktizieren und die Übungen in ihren Unterricht mit einbeziehen; inzwischen werden z.T. sogar reguläre Qigong-Kurse für Studenten, z.B. an der Hochschule für Musik und Theater „Felix Mendelssohn-Bartholdy" in Leipzig, angeboten.

7 Praktische Übungen

7.1 Grundlegende Übungen

Gisela Hildenbrand

7.1.1 Grundlegende Körperhaltungen

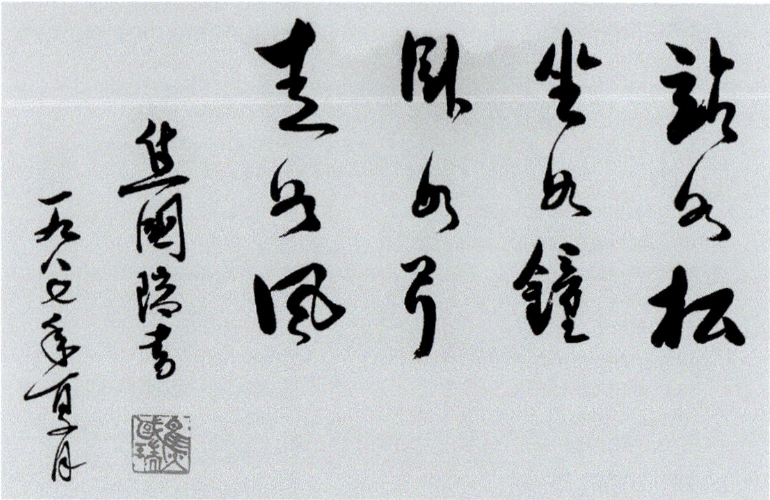

Abb. 7.1 Kalligrafie von Jiao Guorui (Jiao 2000:41) [G116]

Im Stehen wie eine Kiefer
Im Sitzen einer Glocke gleich
Wie ein Bogen im Liegen
Gleich dem Winde im Gehen

> Der Körper ist das Gefäß für den ungehinderten Fluss des Qi.

Es lassen sich vier Grundhaltungen unterscheiden: Stehen, Sitzen, Liegen und Gehen. Sie werden je nach Situation und Vorliebe des Übenden angewendet und angepasst.

Übungen im Liegen betonen die Ruhe und das Nähren. Sie sind außerdem für kranke und schwache Menschen geeignet sowie für spezielle Krankheitszustände. Menschen, die an Schlafstörungen leiden, können Übungen im Liegen vor dem Zubettgehen ausführen.

Übungen im Sitzen betonen ebenfalls die Ruhe und die nährenden Elemente. Auch geschwächte Menschen können sie ausführen und ihre Körperkräfte damit aufbauen. Meist handelt es sich bei Übungen im Sitzen um Übungen in körperlicher Ruhe. Eine Zwischenstufe zwischen Übungen im Liegen und Übungen im Sitzen stellen Übungen mit angelehntem Rücken dar; sie eignen sich z. B. auch für bettlägerige Menschen.

Übungen im Stehen haben eine große Variationsbreite. Im Allgemeinen handelt es sich um Übungen mit feststehenden Füßen und vorgeschriebener Körperhaltung. Es gibt Übungen im Stehen in körperlicher Ruhe wie auch in körperlicher Bewegung. Die benötigte Körperkraft weist dabei eine große Bandbreite auf.

Übungen im Gehen betonen die Bewegung und zeigen ebenfalls eine große Vielfalt. Es gibt einfache und komplexe Bewegungsabläufe, harte und weiche Übungen, schnelle und langsame Bewegungen, Übungen mit geringem und großem Kraftaufwand. Die Bewegungen haben zudem unterschiedlichste Charakteristika: elegant und sanft, kraftvoll und energisch, flink und behände, langsam und bedächtig, träge und schwerfällig, kämpferisch und mutig, imponierend und grandios usw. Diese Vielfalt deckt die unterschiedlichen Bedürfnisse der Übenden ab und trägt dazu bei, dass die Übenden mehr Freude am Praktizieren haben.

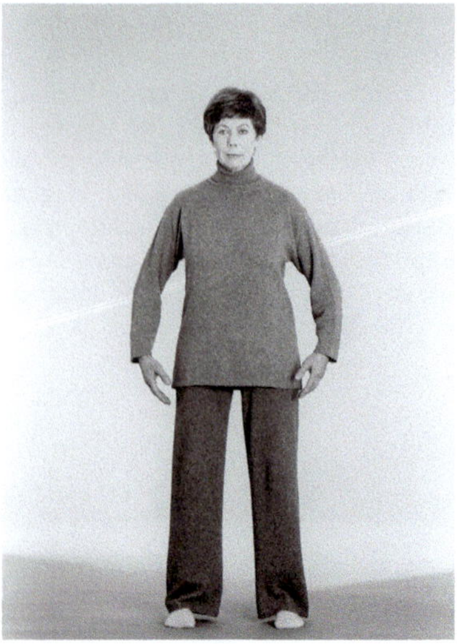

Abb. 7.2

„Stehen wie eine Kiefer“

Diese Übung und Körperhaltung hat viele Namen („Stehen wie ein Pfahl“, „Hängende Arme mit aufspannender Kraft“) und bildet, mit zahlreichen kleinen Varianten, eine Grundübung des Qigong (▶ Abb. 7.2).

Da in dieser Übung vielfältige Details zu beachten sind, übt man zunächst die Haltung insgesamt und bezieht dann Schritt für Schritt die feinen Details mit ein.

Die Details, die für das „Stehen wie eine Kiefer“ aufgeführt werden, gelten generell auch für die anderen Grundhaltungen und werden dort nicht mehr einzeln erwähnt. Die nachfolgenden Beschreibungen folgen den Ausführungen von Jiao Guorui (2005a).

Körperhaltung

Stand

Der Stand ist schulterbreit, d.h. die Außenkante der Füße und die Schultern haben dieselbe Breite. Die Füße stehen parallel, das Gewicht ist gleich verteilt auf beide Füße.

Becken, Lenden-Kreuz-Bereich

Im Becken übt man ein „inneres Schließen“. Man stellt sich vor, dass sich die Beckenschaufeln und Hüftgelenke vom Rücken ausgehend nach vorne ein wenig zum Rund schließen. Das Becken wird entspannt und etwas gesenkt, als wolle man sich setzen. Das Steißbein ist nach unten gerichtet, es „möchte die Erde betrachten“. Gesäß und Fersen bilden eine senkrechte Linie. Der Lenden-Kreuz-Bereich wird gelockert und entspannt.

Durch die Übungsanforderungen, die für den Beckenbereich gelten, kommt es zu einer natürlichen Aufrichtung des Rumpfes, gleichsam aus den Hüftgelenken heraus.

Knie
Durch das Lockern im Beckenbereich beugen sich die Knie etwas. Es lastet aber kein besonderes Gewicht auf den Knien, das Gewicht wird vielmehr auf einem imaginären Stuhl abgelegt.

Unterbauch
Der Unterbauch wird ein wenig eingehalten. Dieses „Einziehen“ geschieht jedoch nur ganz sanft, um ein Gefühl der Stabilität und des Bewahrens zu entwickeln.

Unterer Körperbereich (unterhalb des Nabels)
Insgesamt übt man mit der Vorstellung von Festigkeit, Stabilität, innerer Kraft und Vitalität im unteren Körperbereich. Man übt mit der Vorstellung eines kraftvollen Baums mit festen Wurzeln. Diese Festigkeit bedeutet jedoch nicht Steifheit und Starre, sondern Festigkeit mit innerer Flexibilität.

Rückenbereich
Der Rücken ist durch die Lockerung im Becken natürlich aufgerichtet und gerade, mit innerer sich nach oben entfaltender Kraft.

Brustkorb
Im Bereich von Brustkorb und Schultern übt man ebenso wie im Beckenraum ein „inneres Schließen“. Die Brust wird durch eine „umwickelnde“ Kraft der Schultern ein wenig zurückgenommen, sie bildet „ein großes weites Tal“. Dies ist gleichsam ein Vorbild für die Herzenshaltung während des Übens. Die äußere Haltung ist also das Gegenteil von „Brust raus“.

Oberer Körperbereich (oberhalb des Nabels)
Insgesamt herrscht im oberen Körperbereich die Vorstellung von Leichtigkeit, Weite und Beweglichkeit vor.

Schultern
Beide Schultern haben die gleiche Höhe, sie sind gelockert und entspannt.

Arme
Die Arme bilden Bogenlinien, die sich leicht nach außen aufspannen. Die Entspannung in den Armen und besonders auch die Entspannung und die hängende Kraft in den Ellbogen bilden die Grundlage für die Aufspannung. Diese beiden „widerstreitenden“ Kräfte, das „Schließen“ und „Öffnen“ ergänzen sich und werden nicht starr, sondern in dynamischem Wechsel geübt. Ein solcher Wechsel ergibt sich ganz natürlich, wenn man z. B. in einem guten Entspannungszustand die Atmung im Bereich des unteren Dantian beobachtet.

Handgelenke, Hände und Finger
Die Handgelenke werden entspannt und in den Armbogen mit einbezogen. Die Handflächen zeigen zum Körper, die Mittelfinger etwa zur Hosennaht (Bereich der Gallenblasen-Leitbahn, c. fellea, *dan jing*). Zwischen Händen und Hüften ist ein kleiner Abstand, die Finger sind locker und natürlich gespreizt.

Neben dieser Haltung gibt es auch andere Möglichkeiten für die Arm- und Handposition:

- Man wendet die Handflächen nach unten und legt die Hände in der Vorstellung auf einen Ball.

- Man bildet ein Armrund vor dem Körper, die Handflächen nach oben gewendet, und trägt in der Vorstellung einen leichten Ball.
- Man legt die Hände übereinander auf den Bereich des unteren Dantian.

Kopf

Der Kopf ist gerade, das Kinn wird ein wenig angezogen, dadurch wird der Nacken entspannt und richtet sich natürlich auf.

Blick

Der Blick geht geradeaus, entspannt in die Ferne. Ein entspannter, freundlicher Blick hat weitreichende Auswirkungen auf den Gesamtzustand, die Entspannung von Muskulatur und Eingeweiden wird gefördert. Ein verspannter Blick, ein starkes Anschauen führt unmittelbar zu Verspannung, die sehr deutlich im Nacken- und Rückenbereich spürbar ist.

Man kann die Augen entspannt offen halten oder auch halb oder ganz schließen, je nachdem, welche Methode den Übungszustand besser unterstützt.

Neben dem äußeren Blick gibt es auch den inneren Blick, den Blick nach innen, die Aufmerksamkeit auf innere Vorgänge und Befindlichkeiten. Dieser Blick nach innen spielt eine wichtige Rolle und ist eine Voraussetzung für die angestrebten Regulierungen bezüglich Körperhaltung und Entspannungszustand. Das Verhältnis von innerem zu äußerem Blick sollte in der Regel ⅔ zu ⅓ betragen.

Mund und Zunge

Der Mund ist leicht geschlossen, die Zunge liegt locker und natürlich im Mundgrund. Dadurch berührt die Zungenspitze auf natürliche Weise den Gaumen.

Vorstellungsübungen

Man stellt sich vor, wie eine Kiefer zu stehen. Sie steht fest auf dem Felsen, ihre Wurzeln reichen tief in die Erde, ihre Nadeln bewegen sich sanft im Wind (Prinzip: „unten fest – oben leicht“).

Atmung

Man schenkt der Atmung keine besondere Aufmerksamkeit. In einer ausgewogenen, aufgerichteten, entspannten Körperhaltung entwickelt sich von selbst eine harmonische Atmung.

Es ist jedoch auch möglich, Vorstellung und Atmung bewusst zu verbinden: Mit dem Nach-außen-Aufspannen (Öffnen) atmet man aus, mit dem Schließen atmet man ein. Bei diesem Vorgehen wirken Atmung und Vorstellung in gleicher Weise auf den Qi-Fluss.

Auch eine umgekehrte Koordination von Atmung und Vorstellung ist möglich. Wichtig ist es, die Atmung nicht zu forcieren, sondern sich natürlich entwickeln zu lassen.

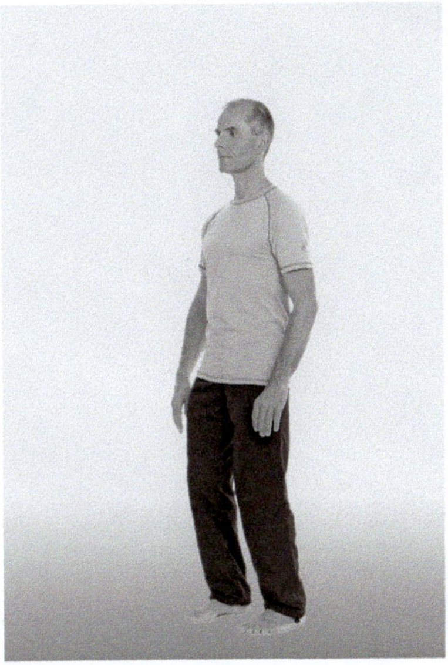

Abb. 7.3

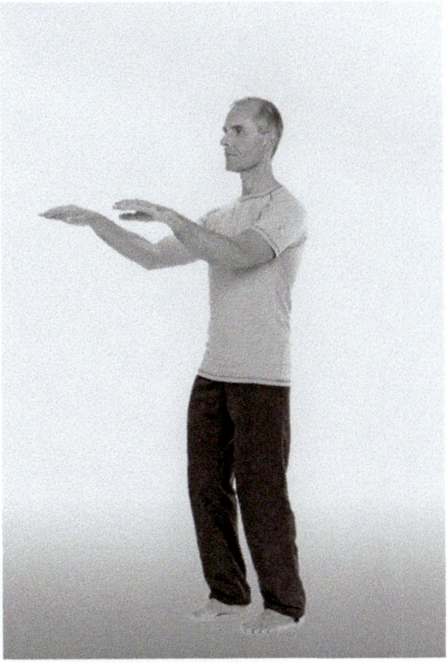

Abb. 7.4

Wasserfall oder „Das Qi wecken“

Die Übung beginnt in der Grundhaltung oder „Stehen wie eine Kiefer“, wie oben beschrieben. Das Körpergewicht ist gleichmäßig auf beide Füße verteilt (▶ Abb. 7.3). Man stellt sich zwei an den Handgelenken befestigte Fäden vor, die die Arme mit nach unten hängenden Händen vor dem Körper langsam nach oben heben, ohne dass die Ellenbogen gestreckt werden.

Sobald die Hände auf Brustbeinhöhe sind, entfalten sie sich nach oben in die Horizontale (▶ Abb. 7.4).

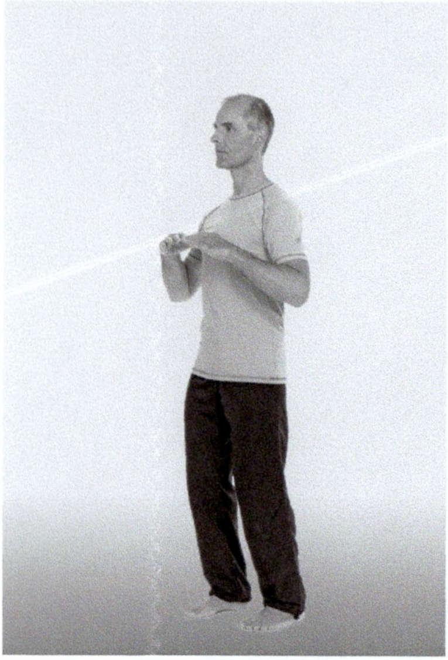

Abb. 7.5

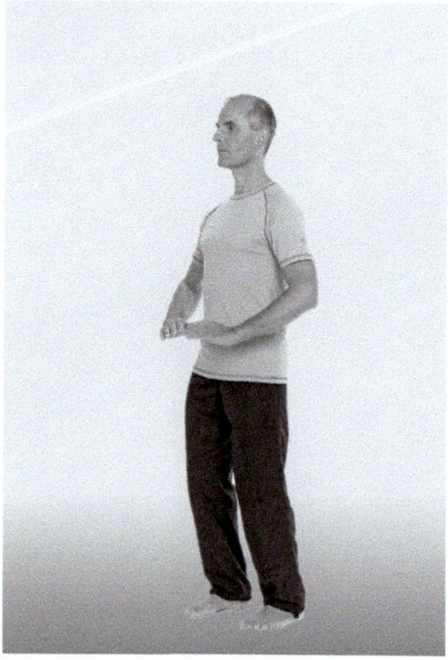

Abb. 7.6

Dann lässt man die Ellenbogen nach unten sinken, sodass sich die Hände in der Horizontale dem Rumpf nähern. Ist man mit den Händen ungefähr auf Brustbeinhöhe angelangt, zeigen die Fingerspitzen natürlich zueinander (▶ Abb. 7.5). Nun senkt man beide Hände etwa in einer Faustbreite Abstand vor dem Körper, als ob man einen Ball ganz sanft nach unten drücken wollte (▶ Abb. 7.6). Dieser Bewegungsablauf wird etwa 10- bis 20-mal wiederholt, wobei sich ein gleichmäßiger Bewegungsfluss und ein gleichmäßiger Atemrhythmus einstellen sollten.

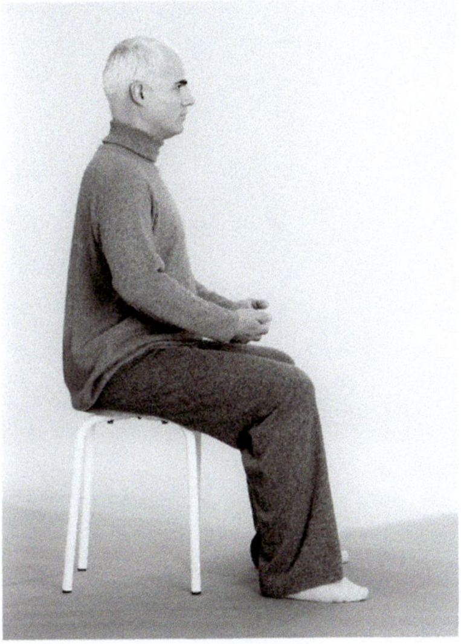

Abb. 7.7

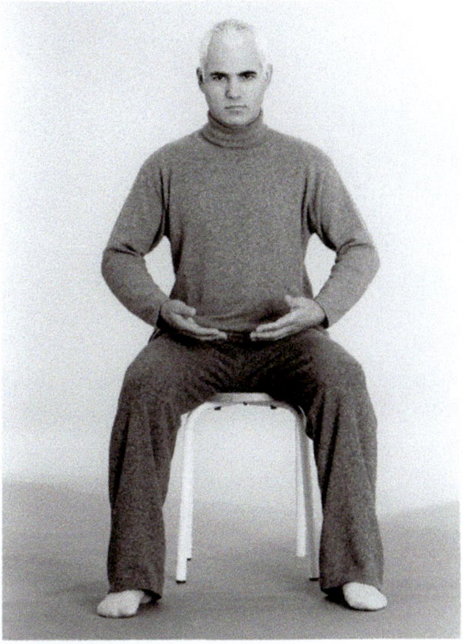

Abb. 7.8

Sitzen

Sitzen auf dem Stuhl

Die Körperhaltung entspricht im Wesentlichen der im Stehen. Man sitzt stabil auf einem Stuhl, und zwar auf den Sitzknochen, d. h. mehr auf der Stuhlkante als auf der ganzen Fläche. Der Oberkörper ist aufrecht und entspannt, die Brust nicht herausgestreckt, der Rücken nicht gebuckelt. Geschwächte Personen können sich auch anlehnen. Die Füße stehen schulterbreit und parallel. Die Höhe des Stuhls soll angemessen sein, sodass die Füße ganz auf dem Boden aufliegen. Der Winkel zwischen Oberschenkel und Unterschenkel sollte mindestens 90 Grad betragen. Man legt die Hände mit den Handflächen nach unten in natürlicher Weise auf die Oberschenkel oder übereinander auf den Bereich des unteren Dantian oder man bildet ein Armrund vor dem Körper (▶ Abb. 7.7, ▶ Abb. 7.8). Für die Kopfhaltung, Augen und Mundbereich gelten dieselben Anforderungen wie bei der Übung im Stehen.

Sitzen auf der Erde

Es gibt verschiedene Möglichkeiten für diese Sitzhaltung. Man kann im Schneidersitz, Lotossitz oder halbem Lotossitz üben. Es ist wichtig, eine gewohnte und angenehme Sitzhaltung zu wählen. Man sitzt bewusst auf den Sitzknochen, das gibt eine gute Stabilität und fördert die natürliche Aufrichtung des Rumpfes. Man sollte sich keine starren Beschränkungen bezüglich der äußeren Form auferlegen. Während des Übens kann die Sitzhaltung auch geändert werden.

Der Oberkörper ist aufrecht und entspannt, der Kopf gerade nach vorne gerichtet. Der Blick ist entspannt. Der Mund ist leicht geschlossen, die Zunge liegt entspannt und natürlich im Mund, wodurch die Zungenspitze auf natürliche Weise den Gaumen berührt.

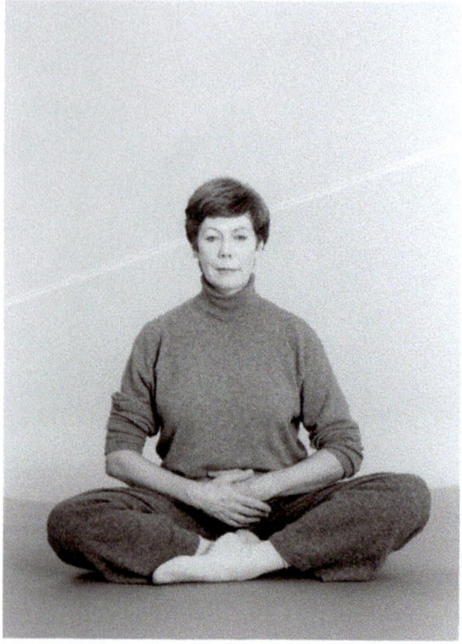

Abb. 7.9

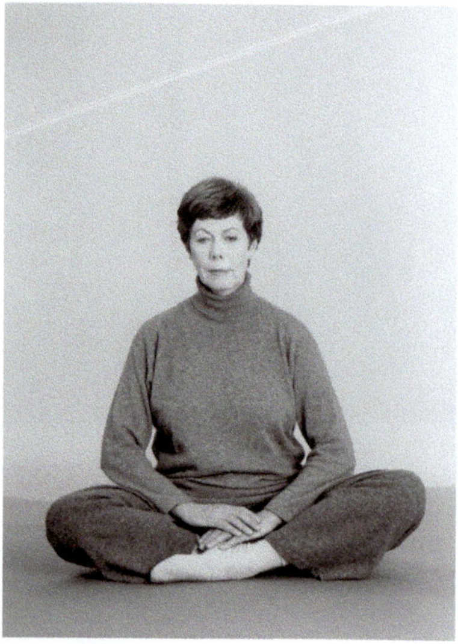

Abb. 7.10

Für die Lage der Hände gibt es verschiedene Möglichkeiten:

- Die Hände werden im Bereich des unteren Dantian übereinander gelegt (▶ Abb. 7.9).
- Die Handflächen werden auf Knöchel und Unterschenkel gelegt (▶ Abb. 7.10).
- Die Handrücken liegen auf Knien und Unterschenkeln (▶ Abb. 7.11).

Vorstellungsübungen

Dem beim Stehen angewandten Vorstellungsbild „Stehen wie eine Kiefer" entspricht beim Sitzen das Bild „Sitzen wie eine Glocke", womit Festigkeit, Form und zugleich Raum für die Entfaltung freier Bewegungen gemeint sind. Das Innere einer chinesischen Glocke ist leer, frei für die Entfaltung eines schönen Klangs. Im Rahmen dieses Gesamtbilds bewahrt man die Aufmerksamkeit im Bereich des unteren Dantian. Eine gleichzeitige Wahrnehmung von unterem Dantian, den *Yongquan*-Bereichen („Die emporsprudelnde Quelle", Ni 1/R 1, Fußgewölbe) und den Bereichen des *Laogong* („Mitte des Handtellers", Pe 8/Pc 8) (▶ Kap. 2.5.1) bewirkt, dass auch in sitzenden Haltungen alle Körperareale in die Übung einbezogen werden.

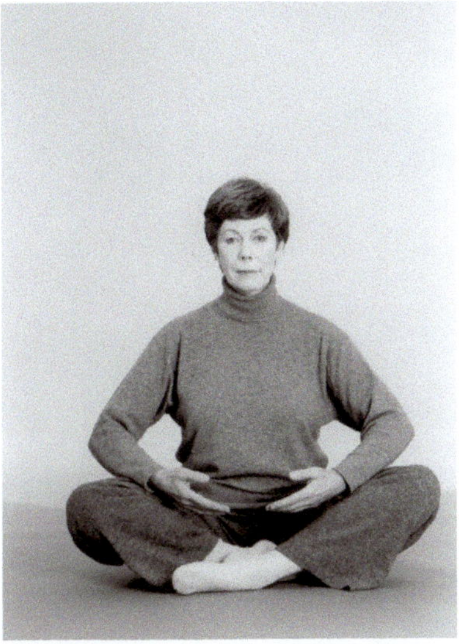

Abb. 7.11

Atmung

Man schenkt der Atmung keine besondere Aufmerksamkeit. Die Atmung kann im Bereich des unteren Dantian beobachtet werden, ohne sie jedoch in irgendeiner Weise zu manipulieren. In einer ausgewogenen, aufgerichteten, entspannten Körperhaltung entwickelt sich von selbst eine harmonische Atmung, die gekennzeichnet ist durch Gleichmäßigkeit, Feinheit, Tiefe und Stabilität.

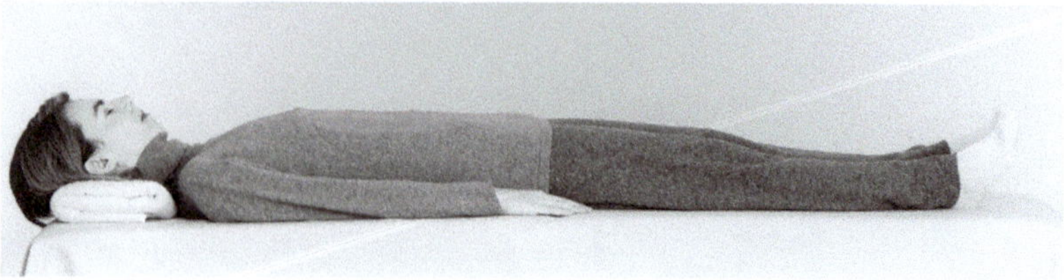

Abb. 7.12

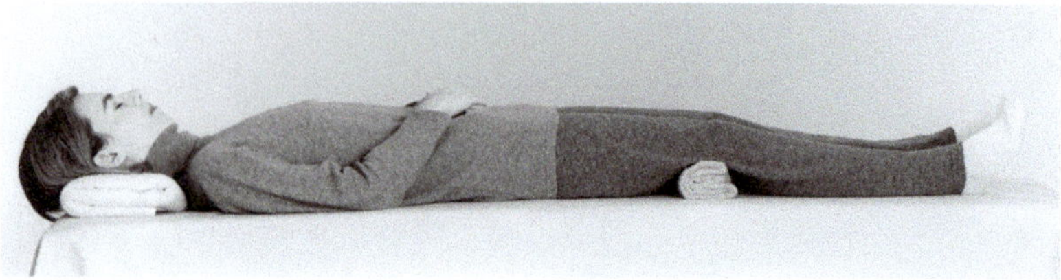

Abb. 7.13

Liegen

Liegen auf dem Rücken

Man liegt auf dem Rücken, der Kopf ruht auf einem Kissen in angepasster Höhe. Die Arme liegen neben dem Körper (▶ Abb. 7.12), die Ellbogen sind locker, die Finger leicht gekrümmt oder zur Hohlfaust geformt. Die Hände können auch übereinander auf den Unterbauch gelegt werden (▶ Abb. 7.13). Diese Handhaltung eignet sich besonders für Übungen, bei denen die Vorstellung im Dantian bewahrt wird, und sie erleichtert das Ausführen der Bauchatmung. Die Beine werden natürlich ausgestreckt. Die Füße liegen zusammen oder in kleinem Abstand voneinander, oder man legt einen Fuß über den anderen, wobei man die Füße nach einiger Übungszeit wechselt. Mund und Kiefer sind leicht geschlossen. Die Augen sind entspannt, und man übt mit geschlossenen oder leicht geöffneten Augen.

Liegen auf der Seite

Meistens nimmt man die rechte Seitenlage ein, da sie weniger Druck auf das Herz ausübt. Falls die linke Seitenlage jedoch angenehmer ist, übt man in dieser. Bei Erkrankungen von Organen im Brust- und Bauchraum liegt man am günstigsten auf der gesunden Seite oder auf dem Rücken.

Bei rechter Seitenlage (▶ Abb. 7.14): Das Gesicht ist nach rechts gewandt, die Höhe des Kopfkissens angemessen. Das rechte Bein ist ausgestreckt, das linke ist gebeugt und locker auf das rechte gelegt. Die rechte Schulter zeigt etwas nach vorn, wodurch die Schultern in eine bequeme Stellung gebracht werden. Die rechte Hand liegt in natürlicher Weise in Augenhöhe auf dem Kissen, etwa zwei Faustbreiten vom Gesicht entfernt. Die linke Hand liegt in natürlicher Weise entspannt auf der linken Hüfte. Mund und Kiefer sind locker geschlossen, die Augen sind entspannt, entweder geschlossen oder leicht geöffnet.

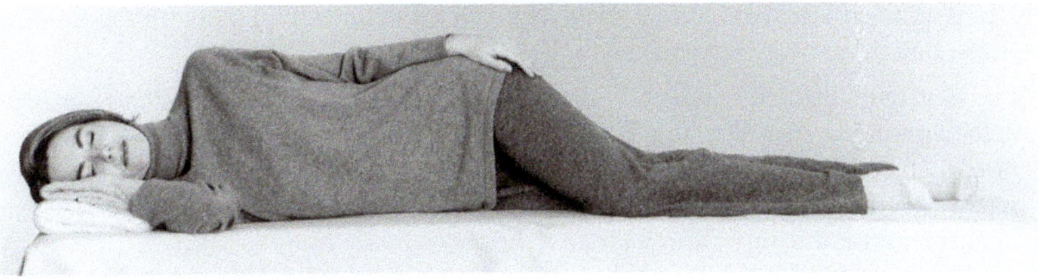

Abb. 7.14

Vorstellung und Atmung

Man bewahrt die Vorstellungskraft *(yi)* im unteren Dantian. Dort kann man die Atembewegungen beobachten und ihre Verbreitung im Körper wahrnehmen.

Gehen

▶ Kap. 7.6 „Übungen im Gehen", ▶ Kap. 7.7 „Spiel der Fünf Tiere"

Grundsätzlich Beachtenswertes für alle Grundhaltungen

Es ist wichtig, sich während des Übens wohl zu fühlen. Sollten dabei einzelne Übungsanforderungen zu unangenehmen Zuständen führen, sollte man sie der eigenen Situation anpassen oder auch zunächst nicht mit einbeziehen.

Die Übungsintensität, die sich auf Körperhaltungen, An- und Entspannung, Atemregulierung und Vorstellungskräfte beziehen kann, sollte jeweils nach den eigenen Bedingungen variiert werden.

Die „Prinzipien" des Übens (▶ Kap. 3) bilden die Grundlage für alle Qigong-Übungen. Sollten Fragen und Probleme beim Üben auftauchen, bieten die dortigen Erläuterungen Lösungsmöglichkeiten.

Die Grundhaltungen können als Vorbereitungsübungen für weitere Methoden dienen und auch als eigenständige Übung in Ruhe *(jinggong)* praktiziert werden. Die Dauer des Übens kann einige Minuten bis zu 20 oder 30 Minuten betragen. Man beginnt mit wenigen Minuten und dehnt die Zeitspanne langsam aus.

Wirkungsschwerpunkte

Hauptaspekt der grundlegenden Körperhaltungen ist eine Gesamtregulierung von Körperstruktur, Atem und Qi-Fluss, die auch feinste Bewegungen des Öffnens (Verbreiten, Durchdringen, Entfalten, Ausdehnen) und Schließens (Sammeln, Zentrieren, Verdichten, Speichern) umfasst. Eine harmonische Körperhaltung schafft gute Bedingungen für das Eintreten in die Ruhe (▶ Kap. 2.4.5).

7.1.2 Entspannungsmethoden

Entspannung ist ein wichtiger Aspekt jeder Qigong-Übung. Es gibt viele Methoden, die Entspannung fördern; sie können sowohl als eigenständige Methoden geübt werden, als auch in Qigong-Methoden integriert sein.

Die einzelnen Techniken können in jeder geeigneten Körperhaltung praktiziert werden. Im Allgemeinen bevorzugt man eine liegende Haltung oder das Sitzen auf dem Stuhl bzw. auf der Erde.

Die Atmung ist natürlich und kann sich mit zunehmender Entspannung zu einer tiefen Bauchatmung entwickeln.

Die Vorstellungskraft *(yi)* ist vor allem darauf gerichtet, auf den Zustand der Muskelentspannung zu achten und das Gefühl der Entspannung zu erfahren. Wenn man noch keine Empfindung für Entspannung kennt, kann man gewisse Muskeln bewusst anspannen und dann schrittweise lockern. Auf diese Weise lässt sich eine Wahrnehmung für Entspannung entwickeln.

Entspannung bezieht sich sowohl auf die Muskelentspannung als auch auf die psychisch-geistige Entspannung. Psychisch-geistige Entspannung hilft, die Muskeln zu entspannen, und Muskelentspannung hilft, den Geist zu entspannen. Dabei ist Entspannung nicht absolut zu sehen, sondern sie bedeutet Entspannung mit innerer Festigkeit.

Entspannung in Stufen

Man teilt den Körper in horizontal verlaufende Segmente ein und entspannt dann Stufe für Stufe schrittweise von oben nach unten. Man beginnt am Kopf und entspannt bis zu den Schultern, dann von den Schultern bis zu den Hüften, dabei auch die Arme (von den Schultern bis zu den Händen), und schließlich von den Hüften bis zu den Füßen. Die Entspannungsbewegung soll langsam und stetig sein. Das Entspannen jedes Segments kann man mehrmals wiederholen.

Diese Entspannung in drei Stufen kann auch mit einer Atemübung kombiniert werden: Wenn eine Stufe gut entspannt ist, übt man einige Minuten Ruhiges Atmen oder die Bauchatmung und fährt dann mit der Entspannung der nächsten Stufe fort.

Entspannung in Linien („Drei-Linien-Übung")

Man legt vertikale Linien am Körper fest und entspannt entlang dieser Linien. Man wählt z. B. als erste Linie das Lot vom Kopf entlang der Wirbelsäule bis zum Steißbein. Die zweite Linie verläuft von den Schultern bis zu den Händen. Die dritte Linie verläuft von den Hüften bis zu den Füßen. Die Entspannungsbewegung soll langsam und stetig sein. Jede Linienentspannung kann man auch mehrmals wiederholen.

Die Entspannung in drei Linien kann auch mit einer Atemübung kombiniert werden: Nach der Entspannung einer Linie übt man einige Minuten Ruhiges Atmen oder die Bauchatmung und fährt dann mit der Entspannung der nächsten Linie fort.

Ganzkörperentspannung

Beginnend am Kopf entspannt man langsam von oben nach unten. Man kann sich dabei die winzigen Muskelbewegungen auch bildhaft vorstellen, z. B. wie feine Regentropfen oder als sanfte warme Dusche. Die Entspannung von oben nach unten kann mit einer Ausatembewegung einhergehen oder von in Gedanken gesprochenen Worten wie „Ruhe" begleitet werden.

Entspannung in Teilbereichen

Man entspannt je nach Bedarf einige Teilbereiche des Körpers. Dieses selektive Entspannen eignet sich sowohl für die Extremitäten als auch für innere Organe. Das selektive Entspannen beruht hauptsächlich auf dem Lenken der Vorstellung und den begleitenden Atembewegungen. Mit der Phase des Ausatmens entspannt man gedanklich die entsprechende Körperpartie, mit der Einatemphase verdichtet man gedanklich die entsprechende Körperpartie. Wie bei allen Vorstellungsübungen gilt es auch hier, entspannt und nicht zu intensiv zu denken.

Abschließende Übung

Als abschließende Übung legt man die Hände auf dem Bereich des unteren Dantian übereinander. Man bewegt sie zunächst in vier größer werdenden Kreisen, nach rechts unten beginnend. Der größte Kreis reicht vom Bereich des Akupunkturpunkts „Das erste der Passtore" (Ren 4/Rs 4, *guanyuan*) unten bis zur Magengrube oben, wo man die Hände etwas ruhen lässt. Dann bewegt man die Hände in kleiner werdenden Kreisen zurück zum Bereich des unteren Dantian.

7.1.3 Atmung

Es gibt vielfältige Atemmethoden, die alle ihre eigenen Charakteristika haben. Folgende Regeln gelten jedoch für alle Atemmethoden gleichermaßen:

- Man atmet auf natürliche Weise durch die Nase ein und durch den Mund aus, oder man atmet durch Mund und Nase ein und aus.
- Man beginnt stets mit der natürlichen Atmung.
- Man bewahrt die Aufmerksamkeit im unteren Dantian.
- Man schafft mit Körperhaltung, Entspannung und geistiger Ruhe die Bedingungen für das natürliche Entstehen einer sanften, feinen, gleichmäßigen, tiefen und langen Atmung.

Häufig angewandte Methoden sind das Ruhige Atmen, die Bauchatmung und das Sprechen von Lauten (▶ Kap. 7.5) sowie die Tuna-Atmung.

Diese Atemmethoden können als eigenständige Übungen in einer geeigneten Körperhaltung geübt werden, sind aber auch in die verschiedensten Qigong-Methoden integriert. Der Begriff Tuna (oder vollständig: *tugu naxin*) bedeutet „das Alte auswerfen, das Neue aufnehmen" und wird sowohl als allgemeiner Oberbegriff für Atemtechniken wie auch als Bezeichnung für unterschiedliche konkrete Atemmethoden benutzt.

Ruhiges Atmen

Hierzu zählen Natürliches Atmen, Tiefes Atmen und das Zählen der Atemzüge.

Beim Natürlichen Atmen atmet man wie gewöhnlich und schenkt dem Atem keine besondere Aufmerksamkeit. Man achtet auf die Entspannung des Körpers, die man mit wiederholter gedanklicher Anleitung, z. B. als Stufen- oder Linienentspannung, vertiefen kann.

Auf dieser Grundlage kann man die Tiefe Atmung üben: Man lässt den Atem allmählich länger und tiefer werden. Es entstehen auf natürliche Weise kleine Pausen nach dem Aus- und Einatmen, die man wahrnimmt, aber nicht willentlich verlängert.

Das Zählen der Atemzüge ist eine althergebrachte Methode, das Ruhige Atmen zu unterstützen. Eine der zahlreichen Varianten dieser Methode ist folgende: Beim Einatmen durch die Nase zählt man stumm die Atemzüge und leitet den Atem mit der Vorstellungskraft *(yi)* sanft zum unteren Dantian. Wenn der Atem dort fühlbar angekommen ist, macht man eine natürliche Pause und atmet dann aus, dabei kann man in Gedanken das Wort „Ruhe" sprechen. Bei dieser Methode achtet man nur auf die Ausatmung und schenkt der Einatmung keine besondere Aufmerksamkeit. Nach 20–30 Atemzügen macht man eine Pause und kann dann die Übung wiederholen.

7

Bauchatmung

Bei dieser Methode spielt das Ausdehnen und Zusammenziehen des Unterleibs eine besondere Rolle, wobei man diese Bewegungen willentlich unterstützt.

Die wichtigsten Techniken der Bauchatmung sind folgende:

Normale Bauchatmung

Man atmet durch die Nase oder durch Mund und Nase ein. Die Zunge berührt dabei den Gaumen. Der Atem wird mithilfe der Vorstellungskraft *(yi)* sanft zum unteren Dantian geleitet. Der Unterleib dehnt sich mit der Einatmung langsam aus. Wenn sich auf natürliche Weise ein kurzes Innehalten ergibt, bewahrt man gleichzeitig die Aufmerksamkeit im Dantian, die Zunge bleibt am Gaumen.

Dann entspannt man die Zunge, öffnet den Mund leicht und atmet sanft aus. Mit der Ausatmung schrumpft der ausgedehnte Bauch langsam wieder zusammen. Nach dem Ausatmen erfolgt wieder ein kurzer Halt, bei dem man die Aufmerksamkeit im Dantian bewahrt.

Man übt Ein- und Ausatmung im Wechsel. Zur Ausdehnung und Kontraktion wendet man nur leichte Kraft auf. Der Halt zwischen Ein- und Ausatmung soll ganz natürlich sein.

Entgegengesetzte Bauchatmung

Bei dieser Technik ist die Bewegung des Bauches der natürlichen Bewegung genau entgegengesetzt: Mit der Einatmung zieht man den Bauch langsam ein, mit der Ausatmung dehnt man ihn wieder aus. Alles Weitere entspricht dem Vorgehen bei der normalen Bauchatmung.

Tuna-Atmung

Die hier beschriebene Tuna-Methode ist eine einfach auszuführende Übung, die bevorzugt im Liegen auf dem Rücken ausgeübt wird. Die Beine sind ausgestreckt, sie können schulterbreit nebeneinander liegen, oder man kann auch die Fersen zusammenlegen und die Fußspitzen ein wenig zur Seite zeigen lassen. Die Hände liegen übereinander auf dem Bereich des unteren Dantian, oder man legt sie bequem neben den Körper.

Bei der Einatmung führt man den Atem mithilfe der Vorstellung zum Bereich des unteren Dantian; gleichzeitig übt man eine leichte Verdichtung an den Beininnenseiten (Bereich der Yin-Leitbahnen der Beine). Dies ergibt sich ganz natürlich, wenn man die Füße etwas zur Mitte bewegt, dabei wird die zentrierende Vorstellung entlang der Beininnenseiten und hin zum unteren Dantian geübt. Nach der Einatmung ergibt sich auf natürliche Weise eine kurze Pause, wobei man die leichte schließende Kraft der Beine aufrechterhält.

Dann erfolgt die Ausatmung, die Beinkraft wird langsam entlassen, man nimmt die Entspannung im ganzen Körper wahr. Nach der Ausatmung ergibt sich auf natürliche Weise ebenfalls eine kurze Pause. Man nimmt sie wahr, verlängert sie aber nicht.

Die Tuna-Methode wird in der Art der natürlichen Bauchatmung ausgeführt: Bei der Einatmung dehnt sich der Bauch aus, bei der Ausatmung schrumpft er wieder.

Zunächst übt man 20–30 Atemzügen, macht eine Pause und kann die Übung mehrmals wiederholen. Nach längerer Übungspraxis kann die Tuna-Atmung auch ohne Pause 10–30 Minuten geübt werden.

7.2 „Kranich-Übungen“

Ute Engelhardt

Der Kranich ist ein Symbol für Langlebigkeit und steht für Ausgleich und Harmonisierung auf der Basis von Stabilität unten und Leichtigkeit oben.

7.2.1 Einführung

Hintergründe

Der Kranich ist ein Tier, das in Qigong-Übungen häufig nachgeahmt wird. Zusammen mit anderen Tieren ist er ein Teil des „Spiels der Fünf Tiere“ (▶ Kap. 7.7). Darüber hinaus gibt es im Qigong und Taijiquan viele Übungsformen und Einzelübungen, die nach dem Kranich benannt sind.

Der Kranich ist der „Vogel der Unsterblichen“ par excellence und gehört im frühen Daoismus zu den beliebtesten „heiligen Tieren des Altertums“. Dem Kranich wurde eine außerordentlich lange Lebensdauer zugeschrieben, und man versuchte deshalb, die Atemweise und den Tanz des Kranichs nachzuahmen. Das makellose Weiß seines Gefieders wurde als Sinnbild der Reinheit betrachtet (es steht auch für Frost, Schnee und den Fk Lunge [o. pulmonalis, *fei*]). Hingegen galt der zinnoberrote Kopf des Vogels als Verkörperung des reinen Yang und somit als Fülle von Lebenskraft und Vitalität.

Die frühesten Techniken zur Lebenspflege, die den Kranich nachahmen, haben sich erwiesenermaßen aus schamanistischen Praktiken der Kranichtänze und Atemtechniken entwickelt (Despeux, 1989, 2004).

Die hier dargestellten Kranich-Übungen *(Hegong)* sind vor allem in der Provinz Sichuan im Südwesten Chinas verbreitet, wo sie seit den 1980er-Jahren einen wichtigen Teil des medizinischen Qigong ausmachen und vor allem in den Hochschulen für Traditionelle Chinesische Medizin gelehrt werden.

Hinweise zu den Übungen

Die Kranich-Übungen bestehen aus acht Formen, die durch die Vorbereitungshaltung „Drei-Kreise-Stand“ miteinander verbunden werden.

In den Kranich-Übungen werden obere Leichtigkeit auf der Basis von unterer fester Verankerung sowie Ruhe, Ausgewogenheit und Unbeschwertheit zum Ausdruck gebracht.

Grundsätzlich Beachtenswertes

- Die unterschiedlichen Bewegungsformen bei den Kranich-Übungen entwickeln sich von unten nach oben ausgehend von einer Festigkeit im unteren Körperbereich. Sie sind aufrecht und leicht, majestätisch, schwebend und sorglos. Ziel ist eine Leichtigkeit, die auf einem festen Fundament basiert.
- Die Bewegungen sind fein und subtil.
- Sie entfalten sich aus der Körpermitte heraus.
- Charakteristische Bewegungsmuster sind Öffnen und Schließen sowie Heben und Senken der Flügel.

7

- Charakteristische Handhaltung ist die flache Hand mit leicht geöffneten Fingern, die wie die aufgefächerten Federn der Flügelspitzen mit der Yin-/Innen-Seite nach unten gewandt sind.
- Die Vorstellungskraft *(yi)* wird während des Übens im unteren Dantian (▶ Kap. 2.5.2) bewahrt.
- Der Blick des Kranichs ist entspannt, sorglos, klar und weit.
- Die Atmung ist natürlich und gleichmäßig. Sie folgt auf natürliche Weise der Bewegung. Man braucht nicht eigens auf sie zu achten.
- Die Übungsdauer ist nicht festgeschrieben; jeder Abschnitt kann so lange geübt und so oft wiederholt werden, wie es als angenehm empfunden wird.
- Üblicherweise wird jede Form 4- bis 10-mal geübt.

Wirkungsschwerpunkte

Durch die gleichmäßigen öffnenden und schließenden sowie anhebenden und absenkenden Bewegungen der Kranich-Übungen kann der gesamte Qi-Mechanismus gestützt werden. Außerdem dienen sie dazu, die Leitbahnen für Qi und Xue durchgängig zu machen. Das wirkt sich positiv auf alle Beschwerden aus, die auf Stauung und Stagnation, auf energetischer Schwäche (depletio, *xu*) sowie auf verminderter Beweglichkeit im körperlichen wie auch im psychisch-geistigen Bereich beruhen. Das Bewahren der Vorstellungskraft *(yi)* im unteren Dantian hat eine allgemein stärkende und beruhigende Wirkung.

Grundsätzlich haben die Kranich-Übungen eine besondere Wirkung auf die „Mitten"-Funktionskreise (Fk Milz und Magen, oo. lienalis et stomachi, *pi wei*), den Fk Niere (o. renalis, *shen*) und den Fk Lunge (o. pulmonalis, *fei*). Sie lassen sich weiterhin bei einer Vielzahl von unterschiedlichen Beschwerden einsetzen wie Rücken-, Schulter- und Armschmerzen, Verdauungsbeschwerden, Regelstörungen etc.

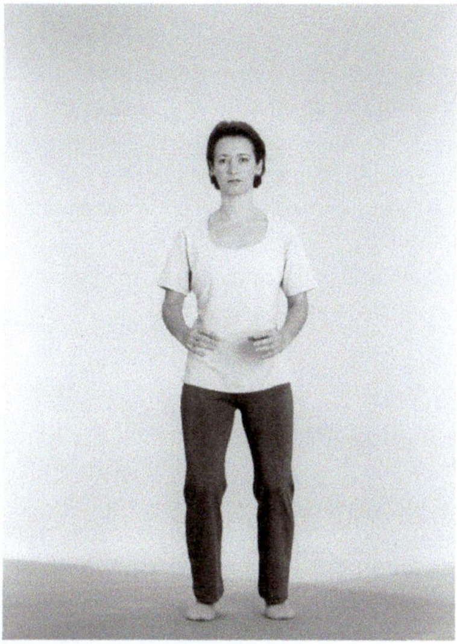

Abb. 7.15

7.2.2 Übungsbeschreibungen

Vorbereitung: „Drei-Kreise-Stand“

Übungsbeschreibung

Von der Grundhaltung im Stehen („Stehen wie eine Kiefer“, ▶ Kap. 7.1.1) ausgehend hebt man langsam beide Arme auf Bogenlinien nach vorne, sodass sie vor dem Körper den so genannten 1. Kreis bilden. Die Hände befinden sich etwa auf Nabelhöhe, können aber auch vor das untere Dantian oder höchstens vor das mittlere Dantian genommen werden (▶ Abb. 7.15).

Die Fingerspitzen zeigen zueinander, als hielten die Hände einen Ball, ohne dass sich die Finger berühren; sie bilden so den 2. Kreis. Dabei werden alle Finger und somit alle Hand-Leitbahnen sowie die Handflächenmitten („Mitte des Handtellers“, Pe 8/Pc 8, *laogong*) mit einbezogen. Man verbindet mit der Vorstellungskraft *(yi)* beide Handflächen und Finger miteinander, als wären sie mit elastischen Bändern verknüpft. In den Armen wirkt eine nach unten sinkende und leicht öffnende Kraft.

Den 3. Kreis stellt man sich vage um die Füße herum vor. Dies sorgt für Festigkeit und stabile Verankerung nach unten. Eine hilfreiche Vorstellung ist dabei z. B., auf einem runden Teppich zu stehen.

Nach jeder Form des Kranich-Qigong kehrt man in den „Drei-Kreise-Stand“ zurück. Man verweilt dort so lange, bis man wieder in die „Ruhe eingetreten“ ist. Zugleich kann man nach jeder Form darauf achten, ob sich eine Veränderung des Qi-Flusses (z. B. zwischen den Händen) bemerkbar macht.

Die Vorstellung wird im unteren Dantian bewahrt, was durch den Arm- und Fingerkreis erleichtert wird.

Die Atmung ist natürlich und gleichmäßig.

Beachtenswertes bei der Übung

- Die Übung kann mit geschlossenen oder leicht geöffneten Augen ausgeführt werden, je nachdem, wie man besser zur Ruhe kommt und sich als stabil empfindet.
- Das Stehen im „Drei-Kreise-Stand" bedeutet nicht, dass man sich nicht bewegen darf. Kleine Bewegungen zur Regulation der Körperhaltung oder Entspannung sind ganz natürlich. Auch Höhe oder Weite des Arm- und Fingerkreises können variieren und den eigenen Bedürfnissen angepasst werden.
- Aufkommende Gedanken werden weder festgehalten noch unterdrückt, man lässt sie ruhig weiterziehen.

Wirkungsschwerpunkte

Diese äußerlich einfache Übung hat ein vielfältiges Wirkungsspektrum: Sie kann Entspannung, Ruhe und Zentrierung fördern, die Wahrnehmung für körperliche Zustände verfeinern sowie die Festigkeit nach unten stärken. Zugleich wird die Atmung reguliert und vertieft. Die geistigen Kräfte (konstellierende Kraft, *shen*) werden beruhigt und gesammelt. Durch die Zentrierung auf das untere Dantian können die „Mitten"-Funktionskreise (Fk Milz und Magen, oo. lienalis et stomachi, *pi wei*) und der Fk Niere (o. renalis, *shen*) gestützt werden.

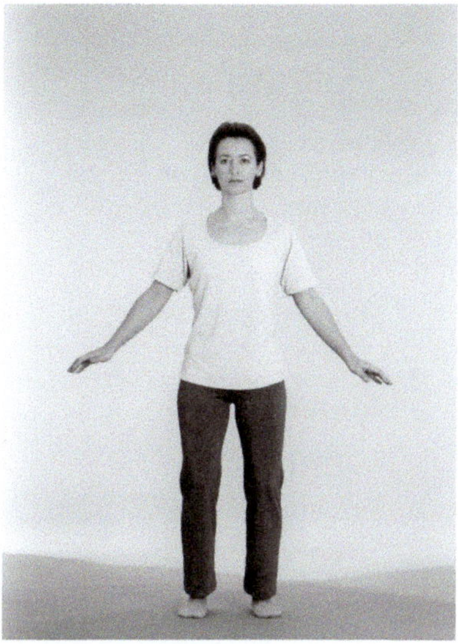

Abb. 7.16

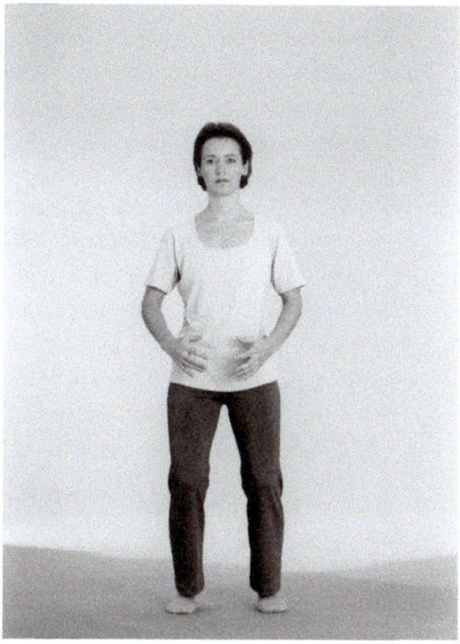

Abb. 7.17

1. Form: „Die Flügel öffnen“

Übungsbeschreibung

Man beginnt im „Drei-Kreise-Stand“ und lässt die Arme seitlich nach unten neben den Körper sinken. Die Handflächen zeigen zum Körper, die Mittelfinger ungefähr zur Hosennaht (Bereich der Gallenblasen-Leitbahn, c. fellea, *dan jing*). Zwischen Händen und Oberschenkeln ist etwa eine Faustbreite Abstand, die Finger sind locker und natürlich leicht geöffnet.

Ausgehend von einer leichten Öffnung unter den Achseln bewegen sich die Arme über die Innenseiten seitlich nach außen. Diese feine, kaum merkliche Bewegung erfasst als Letztes die Finger. Die Arme entfernen sich dabei maximal bis zu einem Winkel von 45 Grad vom Rumpf. Der Körper richtet sich dabei leicht auf (▶ Abb. 7.16).

Nun die Hände wieder langsam dem Rumpf annähern und vor den Unterbauch führen. Der Körper kann leicht sinken (▶ Abb. 7.17).

Die Übung kann 4- bis 10-mal wiederholt werden.

Nach der Übung zum „Drei-Kreise-Stand“ zurückkehren.

Beachtenswertes bei der Übung

- Bereits in der ersten Form der Kranich-Übungen zeigt sich die charakteristische Arm- und Handhaltung mit ausgedehnten, leicht geöffneten Fingern, die mit der Yin-Seite zum Körper gewendet sind. Bei der öffnenden Bewegung der Arme stellt man sich vor, „sein Gefieder“ ganz leicht zu entfalten, wobei jede einzelne Feder angesprochen wird.
- Die öffnende Bewegung bedeutet zunächst eine leichte Erweiterung des Bereichs unterhalb des Nabels, also des unteren Dantian. Damit einher geht eine geringe

Aufrichtung und Entfaltung des ganzen Körpers. Dagegen entspricht das Zurückführen der Arme einem Sinken und einer Verdichtung nach unten.

- Öffnen und Schließen können je nach Wirkungsschwerpunkt unterschiedlich betont werden. Bei Blockierung des Qi-Flusses sowie bei energetischer Überladung (repletio, *shi*) kann das Öffnen betont und mit der Vorstellung verbunden werden, dass über die Fingerspitzen etwas ausgeleitet werden kann. Die Arme brauchen in diesem Fall nicht vor den Unterbauch zurückgeführt werden, sondern nur bis zur Hosennaht.
- In den Armen wirkt eine nach unten gerichtete Kraft. Die Vorstellung wird im unteren Dantian bewahrt.
- Die Übung kann mit geschlossenen oder leicht geöffneten Augen ausgeführt werden.
- Die Atmung ist natürlich und gleichmäßig, sie passt sich dem Öffnen und Schließen der Bewegung an.

Wirkungsschwerpunkte

Bei Ermüdung und Erschöpfung aufgrund von Überanstrengung und Überforderung lassen sich die Kräfte durch das Zentrieren auf das untere Dantian wieder aufbauen. Insbesondere werden die Yin-Leitbahnen der Arme angesprochen und durchgängig gemacht. Durch die entspannende Wirkung können Beschwerden im Schulter-, Nacken- oder Armbereich positiv beeinflusst werden. Die Vorstellung, „sein Gefieder zu entfalten“, kann dazu beitragen, Stagnationen, auch im emotionalen Bereich, zu lösen.

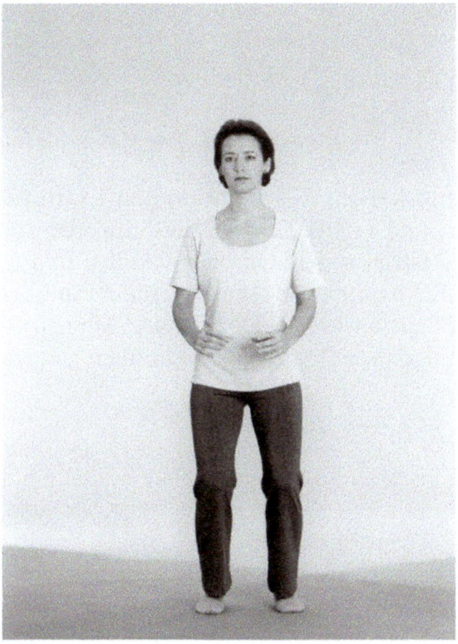

Abb. 7.18

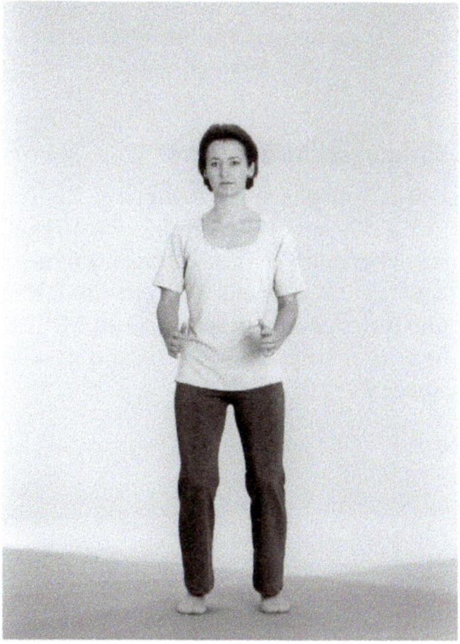

Abb. 7.19

2. Form: „Die Flügel entfalten"

Übungsbeschreibung

Man geht wieder vom „Drei-Kreise-Stand" aus (▶ Abb. 7.18) und weitet den Bereich zwischen den Händen seitlich bis etwa auf Hüftbreite aus (▶ Abb. 7.19). Bei dieser öffnenden Bewegung richtet man sich leicht auf.

Nun führt man beide Handflächen wieder aufeinander zu (▶ Abb. 7.18). Bei dieser schließenden Bewegung senkt sich der Körper leicht ab.

Die Übung kann 4- bis 10-mal wiederholt werden.

Nach der Übung zum „Drei-Kreise-Stand" zurückkehren.

Beachtenswertes bei der Übung

- Beim Öffnen und Schließen der Hände verbindet man mit der Vorstellungskraft *(yi)* beide Handflächen und Finger miteinander, als wären zwischen ihnen elastische Bänder. In den Armen wirkt eine nach unten sinkende und leicht öffnende sowie eine schließende Kraft.
- Die Hände befinden sich etwa auf Nabelhöhe, können aber auch tiefer oder höher liegen: z. B. vor dem unteren Dantian oder als höchste Position vor dem mittleren Dantian.
- Bei dieser Form braucht man nicht besonders auf den Atem zu achten; man kann ihn aber auch bewusst mit der Bewegung koordinieren: Beim Öffnen der Hände atmet man ein, beim Schließen aus.
- Auch hier können Öffnen und Schließen je nach Wirkungsschwerpunkt unterschiedlich betont werden. Bei einer Blockierung des Qi-Flusses sowie bei einer energetischen Überladung (repletio, *shi*) kann das Öffnen betont werden: Die Hände entfernen sich dann deutlich über Hüftbreite hinaus, und diese weitende Bewegung kann mit

der Vorstellung des Ausleitens über die Fingerspitzen verbunden werden. Bei depletiven Störungen empfiehlt es sich, die Hände nur bis auf Hüftbreite zu öffnen.

Wirkungsschwerpunkte

Durch Entspannung, Ruhe und Zentrierung werden Regeneration und Kräfteaufbau gefördert. Die Atmung wird reguliert und vertieft. Durch die öffnenden und schließenden Armbewegungen können die Beziehungen zwischen „Außen und Innen" geübt werden. Die Yin- und Yang-Leitbahnen der Arme werden stimuliert und durchgängig gemacht. Die „Mitten"-Funktionskreise (Fk Milz und Magen, oo. lienalis et stomachi, *pi wei*) und der Fk Lunge (o. pulmonalis, *fei*) können gestärkt werden.

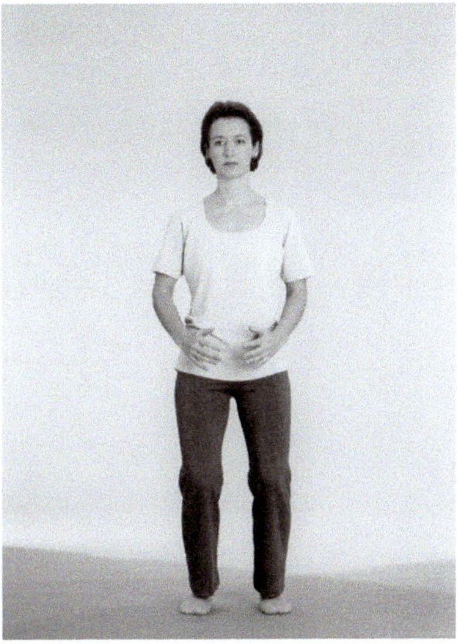

Abb. 7.20

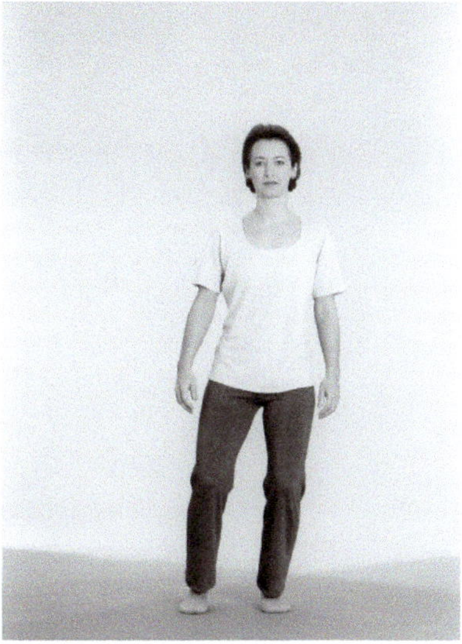

Abb. 7.21

3. Form: „Die Flügel ausbreiten“

Übungsbeschreibung

Vom „Drei-Kreise-Stand“ kommend (▶ Abb. 7.20) verlagert man das Gewicht nach links (▶ Abb. 7.21). Dabei senkt sich der linke Arm ab. Der rechte Fuß wird nun auf etwa 45 Grad ausgedreht und belastet. Zugleich hebt man den rechten Arm auf einem Kreisbogen nach oben.

Nun setzt man den linken Fuß in etwa 1–1½ Fußlängen Abstand vor dem rechten auf. Beide Fersen befinden sich hintereinander auf einer Linie.

Auf dem rechten (hinteren) Bein ruhen jetzt 70 % des Körpergewichts, auf dem linken (vorderen) Bein 30 %. Der rechte Arm nimmt eine Haltung ein, als sei er (mit schwerem Ellenbogen) am Mittelfinger der rechten Hand an einem unsichtbaren Faden aufgehängt. Die rechte Handfläche ist der rechten Gesichtshälfte zugekehrt. Die linke Hand befindet sich auf Hüfthöhe in etwa faustbreitem Abstand vom Körper, die Handfläche ist dem Unterbauch zugewandt (▶ Abb. 7.22). Die Aufmerksamkeit sollte etwa zu „7 Teilen“ (zu 70 %) auf der linken unteren Hand bewahrt werden.

Nach einem Sinken nach unten hebt sich der Körper leicht und nimmt die hochragende, majestätische Gestalt des Kranichs ein. Zugleich entfaltet sich der rechte Arm.

Anschließend senkt sich der Körper wieder und verdichtet sich nach unten. Stets bleibt die Gewichtsverteilung von 70 % des Gewichts hinten und 30 % vorne erhalten.

Nach etwa 4- bis 10-mal setzt man den linken Fuß nach hinten (auf etwa 45 Grad ausgedreht) auf, belastet ihn und dreht den vorderen rechten Fuß gerade, sodass

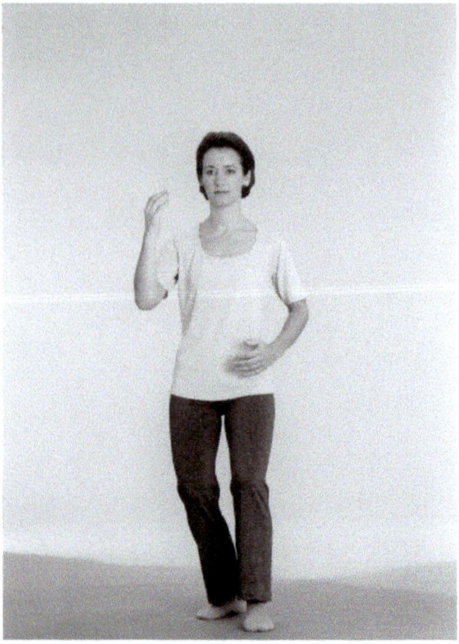

Abb. 7.22

nun das vordere rechte Bein zu 30 % und das hintere linke Bein zu 70 % belastet sind. Zugleich senkt man den rechten Arm.

Jetzt wird die linke Hand „aufgehängt", und die rechte Hand befindet sich auf Hüfthöhe in etwa faustbreitem Abstand vom Körper.

Man kann die Übung auf jeder Seite etwa 4- bis 10-mal ausführen.

Mit der Belastung des rechten Beines kehrt man zum „Drei-Kreise-Stand" zurück.

Beachtenswertes bei der Übung

- Äußerlich gesehen betont diese Übung das Steigen und Entfalten nach oben. Deshalb ist es wichtig, die sinkenden und sammelnden Übungselemente zu beachten. Im Allgemeinen wird die Aufmerksamkeit zu „7 Teilen" (70 %) unten bewahrt, d. h. auf der unteren Hand und im unteren Dantian. Steigen und Aufrichten erwachsen aus Sinken und Entspannen.
- Man achte auf eine ebenso stabile wie entspannte Körperhaltung. Der Winkel des hinteren Fußes ist den Möglichkeiten der Beinbewegung anzupassen; 45 Grad sind hier nur ein ungefährer Richtwert.
- Die obere, „aufgehängte" Hand kann mit der Verdichtung und dem Absenken des Körpers in Bezug zu den beiden ersten Akupunkturpunkten der Lungen-Leitbahn (c. pulmonale, *fei jing*), also „Versammlungshalle der Mitte" (Lu 1/P 1, *zhongfu*) und „Tor der Wolken" (Lu 2/P 2, *yunmen*), gebracht werden. Auf diese Weise lässt sich das Qi der Fk Lunge und Milz (qi pulmonale et lienale, *fei pi qi*) stützen und das Qi des Fk Lunge (qi pulmonale, *feiqi*) absenken.

Wirkungsschwerpunkte

Bei dieser Übung liegt der Wirkungsschwerpunkt auf dem Steigen und Sinken. Durch Betonung der anhebenden Elemente lässt sich das Yang des Fk Milz (yang lienale, *piyang*) nach oben entfalten. Durch die Anregung der ersten beiden Akupunkturpunkte der Lungen-Leitbahn (c. pulmonale, *fei jing*), also „Versammlungshalle der Mitte" (Lu 1/P 1, *zhongfu*) und „Tor der Wolken" (Lu 2/P 2, *yunmen*), kann in Zusammenhang mit den sinkenden und sammelnden Elementen die absenkende Bewegung des Qi des Fk Lunge (qi pulmonale, *feiqi*) gefördert werden. Deshalb ist diese Übung besonders geeignet bei Kurzatmigkeit, Völlegefühlen in der Brust, bronchialer Verschleimung und asthmatischen Beschwerden. Weitere Indikationen sind Schmerzen in Schultern und Oberarmen sowie geistige Ermüdung.

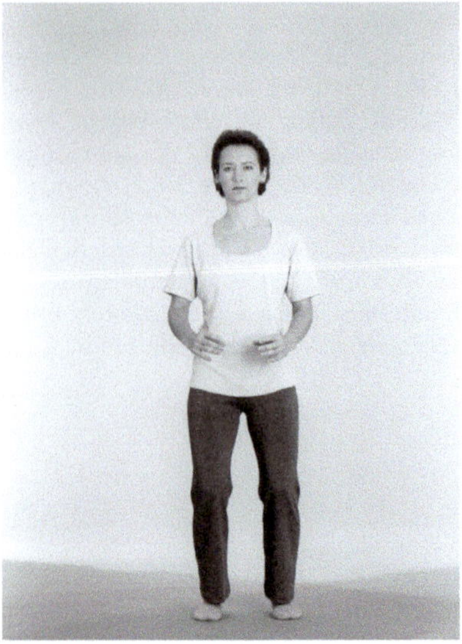

Abb. 7.23

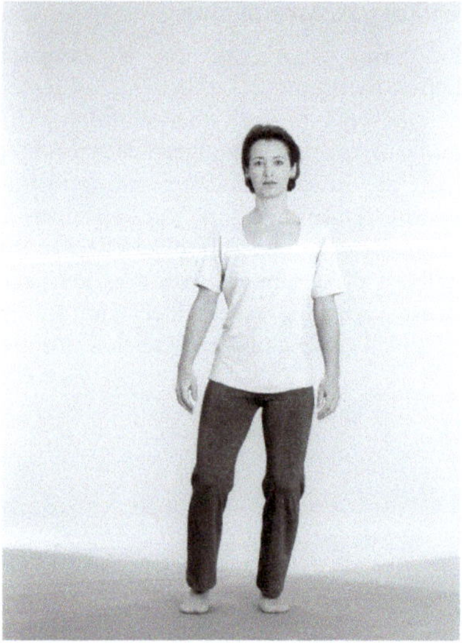

Abb. 7.24

4. Form: „Sich umblicken"

Übungsbeschreibung

Wieder beginnt man im „Drei-Kreise-Stand" (▶ Abb. 7.23), lässt die Arme neben den Rumpf nach unten sinken, verlagert das Gewicht auf das linke Bein, sodass sich die Mittelachse (Wirbelsäule) nach links verschiebt (▶ Abb. 7.24).

Nun dreht sich der Körper in der Achse (wie eine Türangel) nach links und außen. Die Bewegung geht von der Hüfte aus und erreicht als letztes den Kopf. Während der Drehung entfernen sich beide Arme etwas vom Rumpf, zugleich drehen sich die Handkanten mit den Außenseiten des Kleinfingers nach außen. Die Hände befinden sich dabei in der Nähe der Hosennaht (Bereich der Gallenblasen-Leitbahn, c. fellea, *dan jing*), und die Ellenbogen bleiben leicht gebeugt. Am Ende der Drehbewegung hält man kurz inne (▶ Abb. 7.25).

Anschließend dreht sich der Körper in der Achse langsam wieder zur Mitte zurück (▶ Abb. 7.26).

Dann verlagert man das Gewicht auf das rechte Bein und dreht in der Mittelachse nach rechts und außen.

Man kann die Übung auf jeder Seite etwa 4- bis 10-mal ausführen.

Zum Abschluss kehrt man zum „Drei-Kreise-Stand" zurück.

Beachtenswertes bei der Übung

- Wenn sich der Körper nach außen dreht, richtet er sich ein wenig auf, beim Zurückdrehen zur Mitte sinkt er etwas.
- Grundsätzlich ist auf eine fließende Bewegung zu achten. Den Rumpf nur so weit drehen, dass man nicht ins Hohlkreuz gerät und dass auch das Knie über dem belasteten Fuß bleibt.

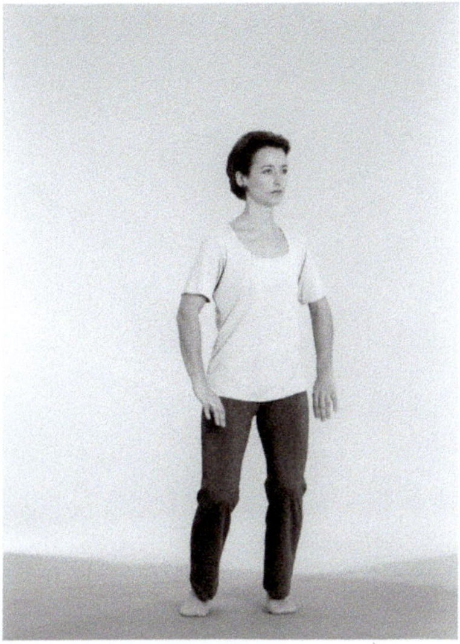

Abb. 7.25

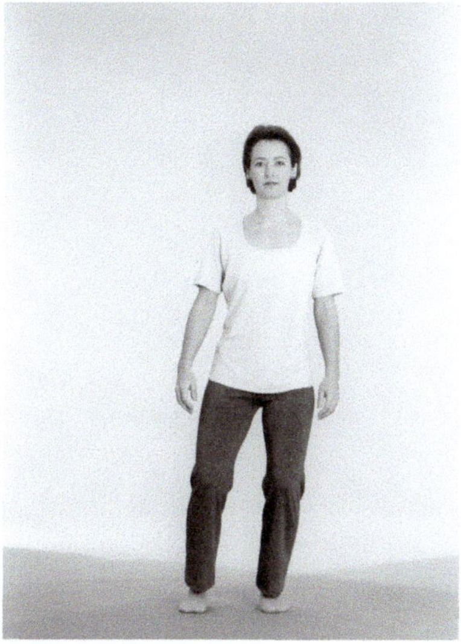

Abb. 7.26

- Das Wenden des Rumpfes soll eine ganzkörperliche Bewegung sein; dies wird begünstigt, indem man mit dem Drehen des Körpers den *Yongquan*-Bereich („Die emporsprudelnde Quelle“, Ni 1/R 1) des stärker belasteten Fußes etwas verdichtet und beim Zurückdrehen wieder entspannt. Man kann sich auch vorstellen, dass man sich über *yongquan* („Die emporsprudelnde Quelle“, Ni 1/R 1) in den Boden hineinschraubt.
- Während der ganzen Übung die Vorstellung im unteren Dantian bewahren und auf einen entspannten und weiten Blick achten.
- Bei dieser Form braucht man nicht besonders auf den Atem zu achten; man kann ihn aber auch bewusst mit der Bewegung abstimmen: Beim Verlagern des Gewichts atmet man ein, und beim Drehen des Körpers atmet man aus.

Wirkungsschwerpunkte

Das Wenden des Rumpfes übt vor allem einen regulierenden Einfluss auf die Gallenblasen-Leitbahn (c. fellea, *dan jing*) und die Gürtelleitbahn (s. zonalis, *daimai*) aus. Durch das Drehen der Arme werden insbesondere die Herz- und Dünndarm-Leitbahnen (cc. cardialis et intestini tenuis, *xin xiaochang jing*) angesprochen. Auf diese Weise kann die Übung das Leitbahnsystem durchgängig und die Sinnesorgane frei machen. Außerdem lassen sich Nacken- und Schulterschmerzen sowie Schmerzen im Hüft-Lenden-Bereich positiv beeinflussen.

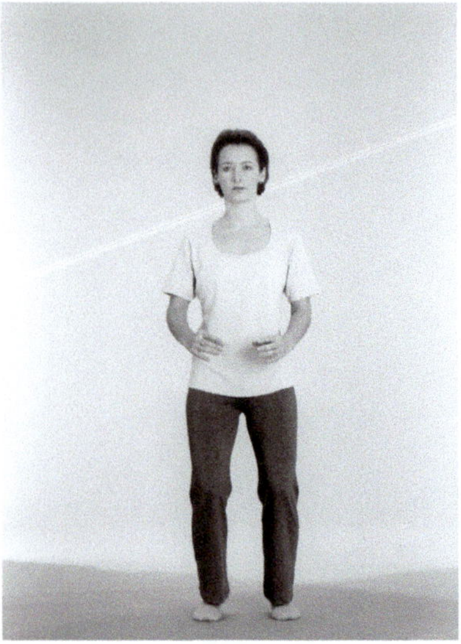

Abb. 7.27

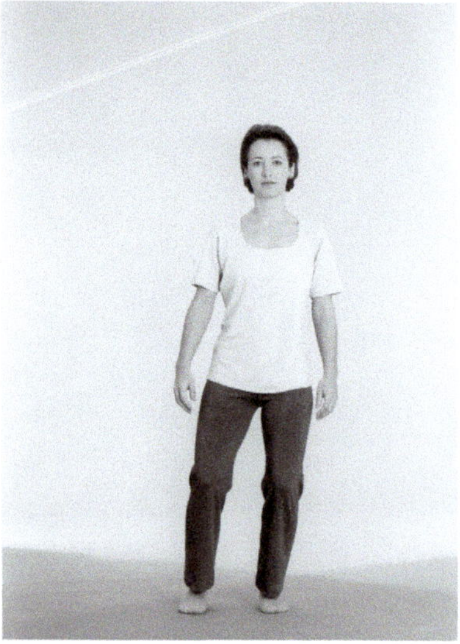

Abb. 7.28

5. Form: „Fliegen“

Übungsbeschreibung

Vom „Drei-Kreise-Stand“ ausgehend (▶ Abb. 7.27) lässt man die Arme neben den Rumpf nach unten sinken und verlagert das Gewicht auf das linke Bein (▶ Abb. 7.28). Nun dreht man den rechten Fuß auf 45 Grad aus und belastet ihn zu 100 %. Dann setzt man den linken Fuß in etwa 1–1½ Fußlängen Abstand vor dem rechten auf. Beide Fersen befinden sich hintereinander auf einer Linie.

Das linke Bein trägt jetzt maximal 10 %, das rechte (hintere) 90–100 % des Körpergewichts (▶ Abb. 7.29).

Vom Becken her entwickelt sich nun eine Bewegung nach oben, die ihren Ausdruck darin findet, dass sich die Arme seitlich wie Flügel entfalten. Die Hände sollten dabei nicht höher als bis auf Schulterhöhe gehoben werden (▶ Abb. 7.30).

Am Ende dieser entfaltenden Bewegung nach oben kann man den linken, vorderen Fuß leicht vom Boden heben oder nur die Ferse leicht anheben.

Anschließend sinken die Arme wieder nach unten, was mit einer Verdichtung nach unten einhergeht. Stets bleibt die Gewichtsverteilung erhalten.

Nach etwa 4- bis 10-mal verlagert man das Gewicht und setzt den linken Fuß nach hinten (auf etwa 45 Grad ausgedreht) auf, belastet ihn und dreht den vorderen rechten Fuß gerade, sodass nun das rechte Bein vorne zu maximal 10 % und das linke Bein hinten zu 90–100 % belastet werden. Wieder entfalten sich die Arme vom Becken her nach oben wie Flügel.

Man kann die Übung auf jeder Seite 4- bis 10-mal ausführen.

Mit der Belastung des rechten Beines kehrt man zum „Drei-Kreise-Stand“ zurück.

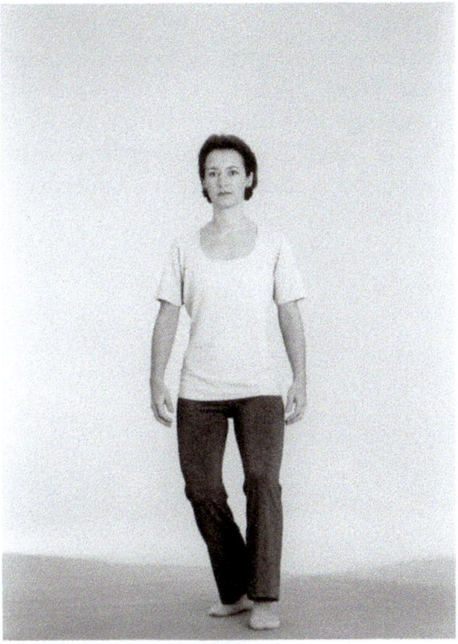

Abb. 7.29

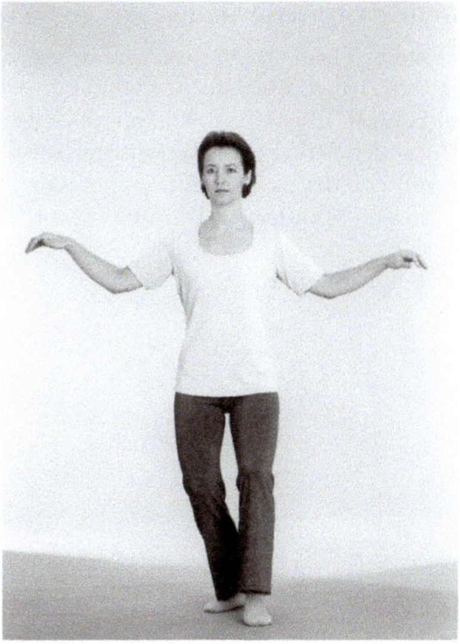

Abb. 7.30

Beachtenswertes bei der Übung

- Für diese Form ist Stützkraft und Sicherheit im Stehen erforderlich. Je nach den eigenen Möglichkeiten kann man mit mehr oder weniger Kraftaufwand üben, d. h. je nach Bedarf mehr sinken bzw. sich nach oben aufrichten.
- Alle Bewegungen entstehen in Körpermitte und -achse und kehren nach der Entfaltung wieder dorthin zurück.
- Wichtig sind die Stimmungsbilder, die die Übung begleiten: Der Kranich schwebt sorglos in den Lüften, er ist leicht und frei, und kein Gedanke stört seinen Flug.
- Der Körper nimmt die hochragende Gestalt des Kranichs an, die Leichtigkeit und Unbeschwertheit ausdrückt. Umso mehr ist auf einen festen Stand und die Betonung der sinkenden und sammelnden Übungselemente zu achten.
- In der 5. Form übernimmt man viele Bewegungsmuster der 3. Form, aber der Hauptaspekt ist „erst sinken, dann steigen (fliegen)“. Das Sinken und Sammeln des Qi im unteren Körperbereich ist Vorbereitung und Voraussetzung für das Steigen und damit für das Fliegen des Kranichs.
- Bei jeder Ausdehnung des Körpers, der Arme und der Finger achte man auf Entspannung und ein Gefühl von Leichtigkeit. Die Finger sind wie Federn an Flügelspitzen, entfaltet und entspannt.
- Der Blick ist klar und weit, die Aufmerksamkeit im unteren Dantian gesammelt und in den Wurzeln, d. h. dem Bereich der *yongquan* („Die emporsprudelnde Quelle“, Ni 1/R 1), gefestigt.

Wirkungsschwerpunkte

Bei dieser Form erreicht die Entfaltung vom unteren zum mittleren Dantian bis in die Arme, ihre weiteste Ausdehnung. Auf diese Weise können die Aufnehmende Leitbahn (s. respondens, *renmai*) durchgängig gemacht und zugleich der Qi-Mechanismus der „Mitten“-Funktionskreise (Fk Milz und Magen, oo. lienalis et stomachi, *pi wei*) und des Fk Lunge (o. pulmonalis, *fei*) positiv beeinflusst werden. Außerdem lassen sich Schulter- und Armbeschwerden lindern.

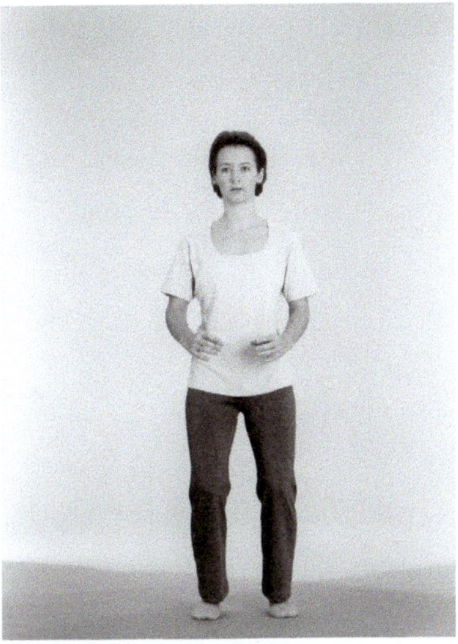

Abb. 7.31

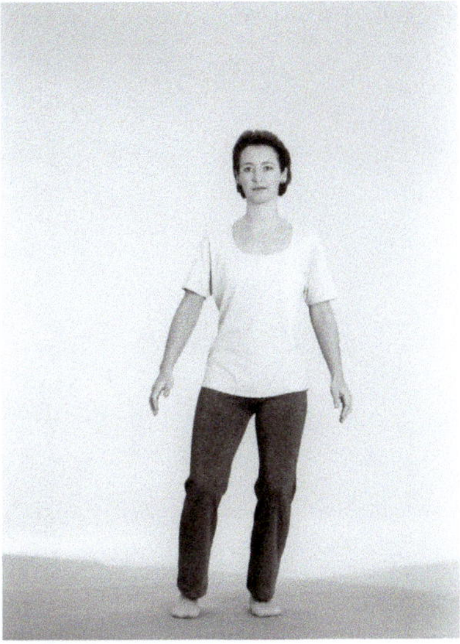

Abb. 7.32

6. Form: „Aufpicken“

Übungsbeschreibung

Man beginnt im „Drei-Kreise-Stand“ (▶ Abb. 7.31) und lässt die Arme auf Kreisbögen nach unten sinken. Die Handflächen zeigen zum Körper, die Mittelfinger etwa zur Hosennaht (Bereich der Gallenblasen-Leitbahn, c. fellea, *dan jing*).

Nun wird das Gewicht stärker auf das linke Bein verlagert, sodass sich die Mittelachse nach links verschiebt (▶ Abb. 7.32). Dann richtet man die Aufmerksamkeit auf den Bereich „Pforte des Lebensloses“ (Du 4/Rg 4, *mingmen*) und bringt den Oberkörper mit Kopf und Armen langsam nach vorne in die Horizontale. Dabei sind die Knie leicht gebeugt (▶ Abb. 7.33).

Nachdem man den Neigungswinkel von 90 Grad (= parallel zum Boden) überschritten hat, lässt man langsam den Kopf schwer werden und senkt beide Arme ab. Die Aufmerksamkeit wird nun auf den *Yongquan*-Bereichen („Die emporsprudelnde Quelle“, Ni 1/R 1) bewahrt (▶ Abb. 7.34).

Unten verlagert man das Gewicht wieder in die Mitte. Die Hände gelangen wie von selbst in eine Position, als ob sie etwas vom Boden aufnehmen wollten (▶ Abb. 7.35).

Dann richtet man sich langsam im Becken auf und führt die Hände vor den Unterbauch. Dabei wird die Vorstellungskraft *(yi)* im unteren Dantian bewahrt (▶ Abb. 7.36).

Anschließend wird das Gewicht auf das rechte Bein verlagert, und man begibt sich nun über dem rechten Bein mit Rücken, Kopf und Armen in die Horizontale.

Man kann die Übung auf jeder Seite 4- bis 10-mal ausführen.

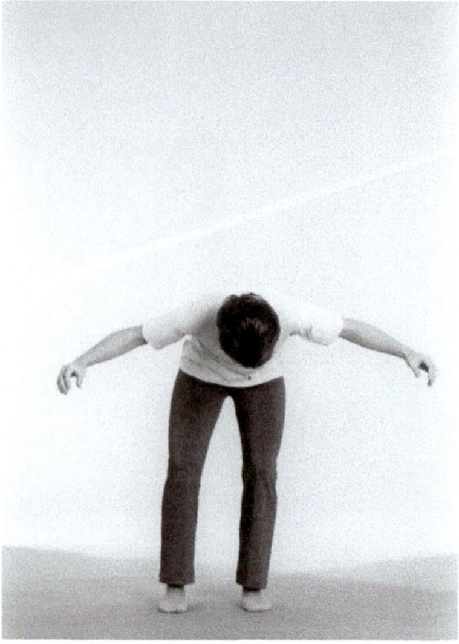

Abb. 7.33

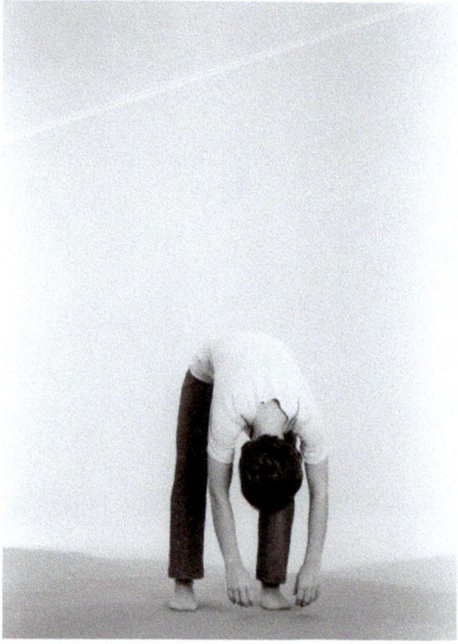

Abb. 7.34

Beachtenswertes bei der Übung

- Die Beugung des Rumpfes sollte den eigenen Möglichkeiten angepasst werden. Wichtig ist, dass im Rücken keinerlei Steifheit oder Anspannung entsteht. Ein fester, stabiler Stand ist für diese Bewegungen erforderlich.
- Die Vorstellungskraft *(yi)* begleitet die unterschiedlichen Phasen der Bewegung.
- Bei dieser Übung ist darauf zu achten, dass gut ausgeatmet wird, wenn der Oberkörper nach unten gebeugt ist.
- Bei depletiven Störungen empfiehlt es sich, die Hände am Ende jedes „Aufpickens" vor das untere Dantian zu führen. Bei einer Blockierung des Qi-Flusses sowie bei einer energetischen Überladung (repletio, *shi*) können die Hände auch neben der Hosennaht zu liegen kommen.

Wirkungsschwerpunkte

Diese Übung ist durch leichte Dehnung und den Wechsel von Anspannung und Entspannung gekennzeichnet. Sie macht den gesamten Rücken- und Rumpfbereich durchlässig. Besonders ausgeprägt ist die Wirkung auf die Blasen-Leitbahn (c. vesicalis, *pangguang jing*) und die Leitbahn der Steuerung (s. regens, *dumai*) sowie auf den Fk Niere (o. renalis, *shen*), was vor allem für Menschen in der zweiten Lebenshälfte besonders wichtig ist. Darüber hinaus ist diese Übung bei Rücken- und Schulterschmerzen angezeigt.

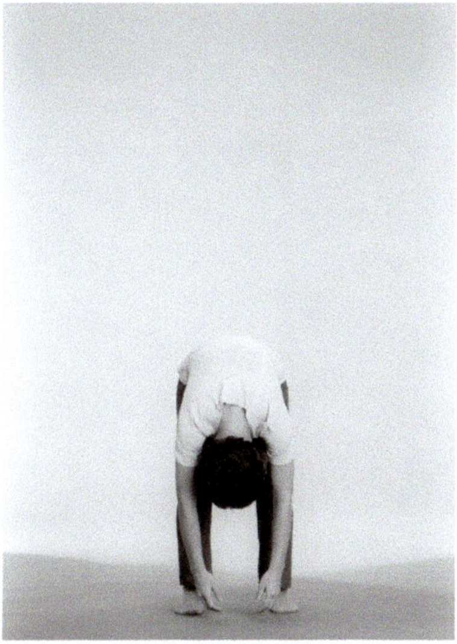

Abb. 7.35

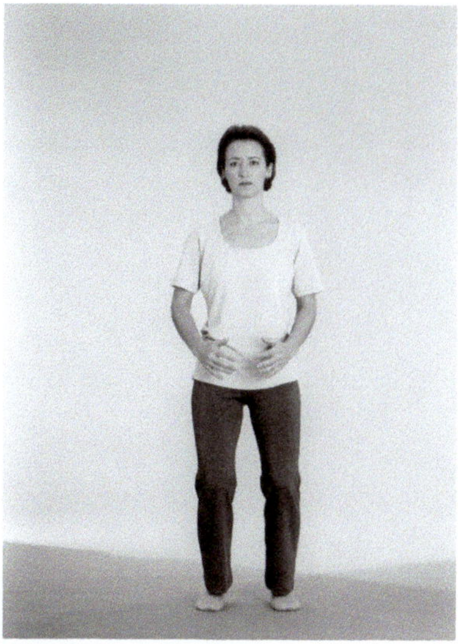

Abb. 7.36

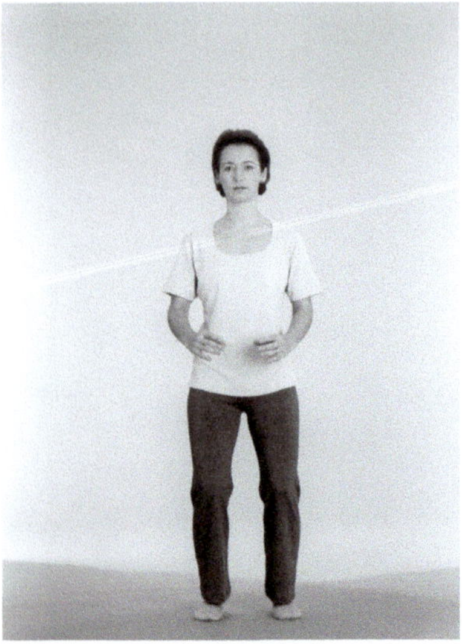

Abb. 7.37

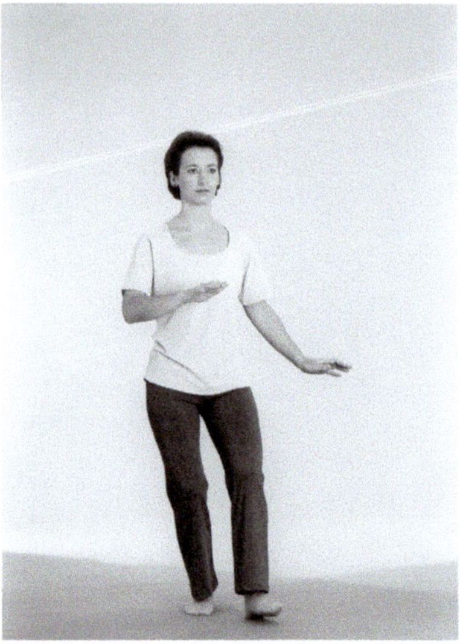

Abb. 7.38

7. Form: „Kranichgehen“

Übungsbeschreibung

Ausgehend vom „Drei-Kreise-Stand“ (▶ Abb. 7.37) verlagert man das ganze Gewicht nach rechts, sodass sich das linke Bein leicht heben lässt. Zugleich werden die Arme zu „Flügeln“, wobei der rechte Arm etwas weiter vorne und oben ist und mit dem linken Bein korrespondiert. Der linke Arm ist seitlich leicht entfaltet und dient als eine Art „Stützflügel“ (▶ Abb. 7.38).

Mit der Belastung des linken Beines sinken beide Arme nach unten (▶ Abb. 7.39).

Anschließend folgt die Bewegung zur anderen Seite (rechtes Bein, linker Arm).

Die Schrittbewegung kann beliebig oft wiederholt werden.

Zum Abschluss der Übung kehrt man zum „Drei-Kreise-Stand“ zurück.

Beachtenswertes bei der Übung

- Grundsätzlich ist auf eine fließende Bewegung zu achten. Die gesamte Bewegung des Schreitens mit der Entfaltung der Arme soll in einem gleichmäßigen Fluss vollzogen werden und wie schwerelos wirken.
- Alle Bewegungen werden aus Körpermitte und -achse heraus gedacht und kehren nach der Entfaltung wieder dorthin zurück.
- Alle besonderen Merkmale der vorangegangenen Übungen sind in dieser Form vereint: Die Bewegungen entwickeln sich auf der Basis der Festigkeit in der unteren Körperhälfte von unten nach oben; sie sind aufrecht und leicht, majestätisch, schwebend und sorglos. Es handelt sich um eine Leichtigkeit, die auf einem festem Fundament basiert.
- Charakteristische Bewegungsmuster sind Öffnen und Schließen sowie Heben und Senken der Flügel.

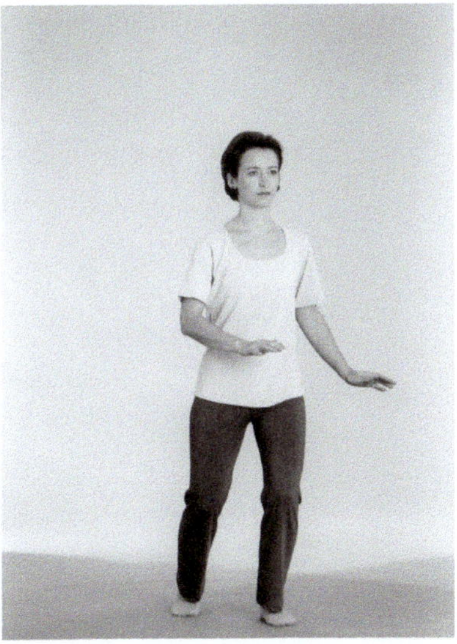

Abb. 7.39

- Charakteristische Arm- und Handhaltung ist die flache, leicht geöffnete Hand mit entspannten Fingern, die wie aufgefächerte Federn der Flügelspitzen mit der Yin-/ Innen-Seite zum Boden gewendet sind.
- Die Vorstellungskraft *(yi)* wird im unteren Dantian bewahrt.

Wirkungsschwerpunkte

Diese Übung wirkt umfassend auf alle Leitbahnen, indem sie das Qi über die „ausgebreiteten Flügel“ und in die Extremitäten leitet. Die Entfaltung der Arme ist immer verbunden mit einer Entfaltung in den Beinen. Mit den „ausgebreiteten Schwingen“ werden vor allem die drei Yang-Leitbahnen der Hand beeinflusst. Außerdem ergibt sich eine positive Wirkung bei Beschwerden, die auf Stauung und Stagnation, auf energetischer Schwäche (depletio, *xu*) sowie auf verminderter Beweglichkeit, im körperlichen wie auch im psychisch-geistigen Bereich, beruhen. Das Bewahren der Vorstellungskraft *(yi)* im unteren Dantian hat dabei eine allgemein stärkende Wirkung.

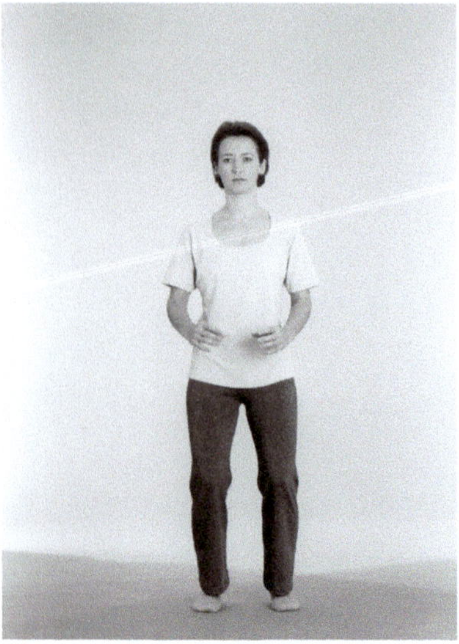

Abb. 7.40

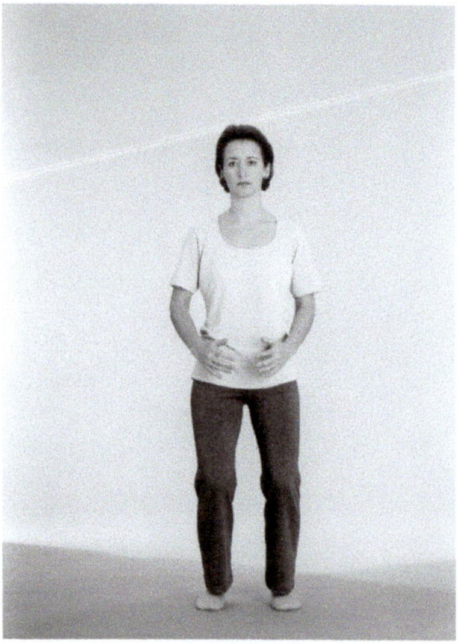

Abb. 7.41

8. Form: „Glücklich zur Ruhe gelangen"

Übungsbeschreibung

Ein letztes Mal kehrt man zum „Drei-Kreise-Stand" (▶ Abb. 7.40) zurück.

Von der Handhaltung des „Drei-Kreise-Standes" ausgehend führt man mit jeder Ausatmung die Handflächen weiter an den Unterbauch heran (▶ Abb. 7.41).

Mit jeder darauf folgenden Einatmung entfernen sich die Hände wieder vom Unterbauch, jedoch nie so weit wie zuvor. Auf diese Weise nähern sich die Handflächen langsam dem Bereich unterhalb des Nabels, bis sie schließlich vor dem unteren Dantian übereinander zu liegen kommen (▶ Abb. 7.42).

Bei Frauen liegt dabei die rechte Hand direkt auf dem Körper auf und ist damit die untere Hand, während sich bei Männern die linke Hand unten befindet.

Man verweilt noch eine Zeitlang in dieser Haltung und lässt die Übung nachwirken.

Die Aufmerksamkeit wird im unteren Dantian bewahrt.

Beachtenswertes bei der Übung

- Die Atmung ist natürlich und gleichmäßig, sie passt sich dem Öffnen und Schließen der Bewegung an, wobei hier die schließenden Elemente überwiegen.
- Die 8. Übung stellt gleichsam eine Zusammenfassung der vorangegangenen Übungen dar. Es geht darum, den Übungszustand wahrzunehmen, in dem geistige Ruhe und innere harmonische Qi-Bewegung verbunden sind.
- Die Übung kann mit geschlossenen oder leicht geöffneten Augen geübt werden.

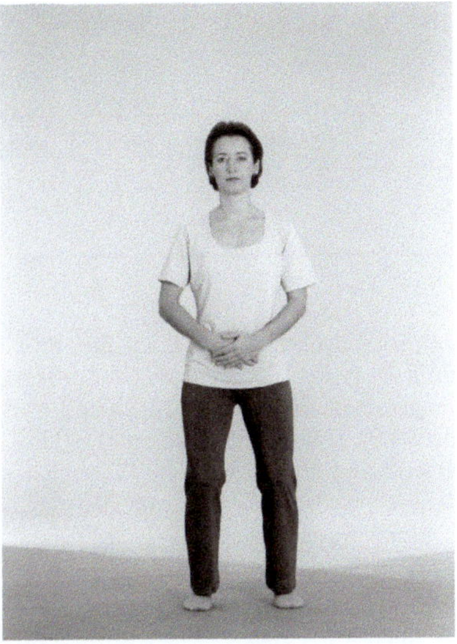

Abb. 7.42

Wirkungsschwerpunkte

Diese äußerlich einfache Übung hat ein weites Wirkungsspektrum: Durch Entspannung, Ruhe und Zentrierung, auch als „Zurückführen des Qi“ bezeichnet, werden Regeneration und Kräfteaufbau gefördert sowie die körperliche Wahrnehmung verfeinert; zugleich wird die Atmung reguliert und vertieft. Die geistigen Kräfte (konstellierende Kraft, *shen*) werden beruhigt und gesammelt.

7.3 Die „Acht-Brokat-Übungen" im Stehen

Ute Engelhardt

Bewegung und Ruhe – Dynamik und Dehnung.

7.3.1 Einführung

Hintergründe

Der Name „Acht-Brokat-Übungen" *(Baduan jin)* weist zunächst darauf hin, dass diese Übung aus acht einzelnen Übungsabschnitten besteht. Neben den „Acht-Brokat-Übungen" gab es auch gleichnamige Übungsreihen, die aus 4, 6, 12, 24 und 100 Abschnitten bestanden (Wang Buxiong et al., 1989). Der Begriff „Brokat" *(jin)* bezeichnet einen kostbaren gemusterten Seidenstoff und bringt die hohe Wertschätzung dieser Übungen zum Ausdruck.

Die „Acht-Brokat-Übungen" sind repräsentativ für die sogenannten Daoyin-Übungen („Übungen zum Leiten des Qi und Dehnen des Körpers", ▶ Kap. 1.1.1). Drei Übungsabschnitte der „Acht-Brokat-Übungen" im Stehen (die 2. Form, „Links und rechts den Bogen spannen, als wollte man auf einen Adler zielen", die 3. Form, „Einen Arm heben, um die Fk Milz und Magen aufeinander abzustimmen", und die 8. Form, „Mit beiden Händen die Füße umfassen, um den Fk Niere und die Hüften zu stärken") lassen sich bis auf das Jahr 168 v. Chr. zurückverfolgen, denn sehr ähnliche Darstellungen finden sich auf dem Seidenbild „Tafel mit Übungen zum Leiten und Dehnen" *(Daoyin tu)* aus dem Mawangdui-Grab Nr. 3 (▶ Abb. 7.43).

Seit der Song-Zeit (10. Jh.) sind uns zahlreiche unterschiedliche Übungsbeschreibungen der „Acht Brokate" überliefert, was darauf schließen lässt, dass sie weitverbreitet waren und mit unterschiedlichen Schwerpunkten ausgeführt wurden (Jiao Guorui, 1996: 9–16; Miura, 1989: 348–350; Wang Buxiong et al., 1989: 368 ff.).

Die „Acht-Brokat-Übungen" im Stehen sind bis heute sehr populär und werden in verschiedener Form geübt, so z. B. mit starken Dehnungen im Rahmen der Kampfkunst oder mit eher leichten Dehnungen im Rahmen des medizinisch angewandten Qigong, wo Ruhe und Entspannung im Vordergrund stehen. Auch kann die Reihenfolge der einzelnen Formen variieren; so wird häufig die 6. mit der 8. Übung ausgetauscht.

Hinweise zu den Übungen

Die „Acht-Brokat-Übungen" im Stehen verbinden drei wichtige Übungselemente des Qigong: Körperhaltungen, Bewegungen und Dehnungen. Grundsätzlich erfordern sie relativ viel Körperkraft und eignen sich besonders für eher kräftige Menschen. Sie bestehen aus acht Übungsabschnitten, die durch einen Armkreis auf Brusthöhe („Kleiner Kreis", s. u.) miteinander verbunden werden.

Die acht Abschnitte werden im Allgemeinen in der unten beschriebenen Reihenfolge geübt. Es kann jedoch auch eine Auswahl oder nur eine einzige Form geübt werden.

Grundsätzlich Beachtenswertes

- Trotz einer gewissen Dynamik und Aktivierung bei den körperlichen Bewegungen sollte die innere Ruhe im Vordergrund stehen, Innen und Außen werden

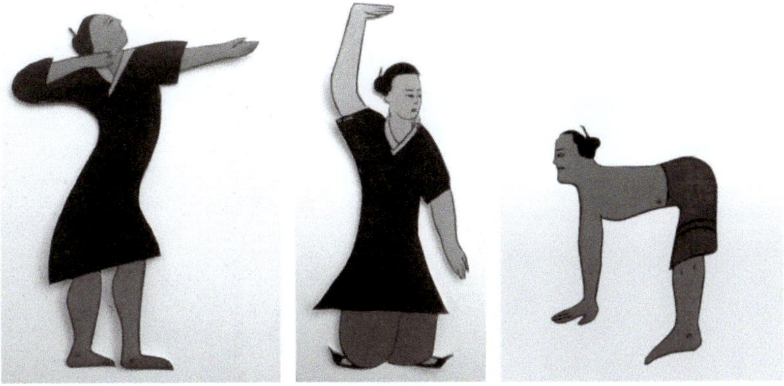

Abb. 7.43 „Übungen zum Leiten und Dehnen“ *(Daoyin tu)* aus dem Mawangdui-Grab Nr. 3

gleichermaßen kultiviert, Bewegung und Ruhe gehören zusammen, Weichheit und Härte ergänzen sich.

- Die unterschiedlichen Bewegungsformen entwickeln sich ausgehend von einer Festigkeit im unteren Körperbereich von unten nach oben und kehren wieder dorthin zurück.
- Die Vorstellungskraft *(yi)* (▶ Kap. 2.4) wird während des Übens im unteren Dantian (▶ Kap. 2.5.2) bewahrt.
- Die Atmung ist natürlich und gleichmäßig. Sie folgt auf natürliche Weise der Bewegung. Man braucht nicht eigens auf sie zu achten.
- Üblicherweise werden die Formen 4- bis 8-mal wiederholt. Daraus ergibt sich eine Übungsdauer von etwa 20–30 Minuten.

Wirkungsschwerpunkte

Durch die dehnenden Bewegungen zielen die „Acht-Brokat-Übungen“ im Stehen vor allem darauf ab, die Leitbahnen für Qi und Xue durchgängig zu machen; auf diese Weise fördern sie die Zirkulation von Qi und Xue. Das wirkt sich positiv auf alle Beschwerden aus, die auf Stauung und Stagnation oder auf einer energetischen Überladung (repletio, *shi*) beruhen. Weiterhin wird die Zirkulation von Bau- und Abwehr-Qi (qi constructivum et qi defensivum, *yingqi weiqi*) gefördert, und „Wind“-Schrägläufigkeiten (ventus-Heteropathien, *fengxie*) werden beseitigt. Dies beeinflusst die Abwehrkräfte des Körpers positiv. Das Bewahren der Vorstellungskraft *(yi)* im unteren Dantian hat eine allgemein stärkende und beruhigende Wirkung.

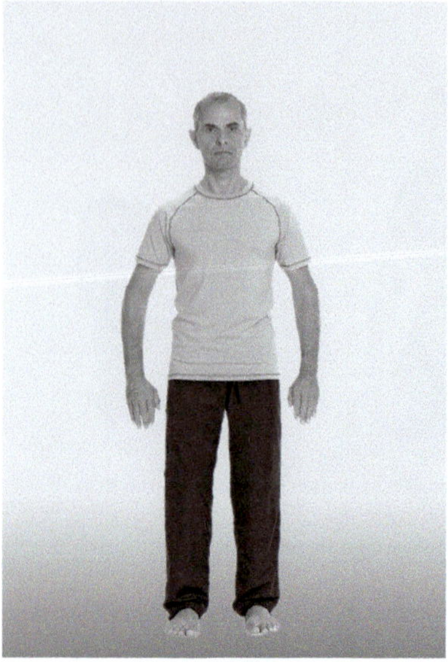

Abb. 7.44

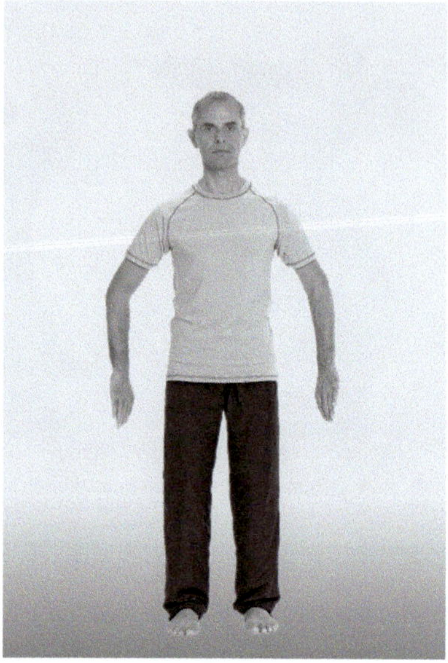

Abb. 7.45

7.3.2 Übungsbeschreibungen

Vorbereitung: „Die fünf Finger zeichnen einen Kreis“

Übungsbeschreibung

Von der Grundhaltung im Stehen („Stehen wie eine Kiefer“, ▶ Kap. 7.1.1) ausgehend umschreibt man mit beiden Händen jeweils zwei Kreise um die Ellenbogen herum.

1. Kreis: Die Handflächen nach hinten wenden (▶ Abb. 7.44), dann die Hände auf Kreislinien nach hinten, zur Seite nach außen (▶ Abb. 7.45), nach vorne und wieder zurück neben die Hüften bewegen (▶ Abb. 7.46).

2. Kreis: Die Handflächen zeigen nach hinten; nun die Hände nach vorne, seitlich nach außen, nach hinten und wieder so nach vorne führen, dass die Finger vor dem Unterbauch locker verschränkt werden. Die Handflächen zeigen dabei nach oben (▶ Abb. 7.47).

Beachtenswertes bei der Übung

- Man stellt sich vor, mit den Händen wie mit einem Pinsel Kreise zu zeichnen. Durch diese Vorstellung kann das Qi bis in die Fingerspitzen gelangen.
- Das Zeichnen der Kreise beinhaltet eine öffnende und schließende Bewegung, bei der alle Arm-Leitbahnen angesprochen werden.
- Die Bewegung wird sehr langsam ausgeführt, man spürt den feinen Veränderungen nach.
- Die Vorstellung wird im unteren Dantian bewahrt.
- Die Atmung ist natürlich und gleichmäßig.

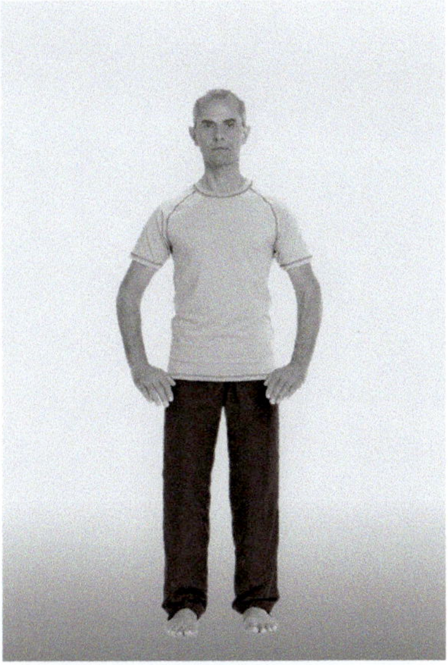

Abb. 7.46

- Die Übung kann mit geschlossenen oder leicht geöffneten Augen ausgeführt werden, je nachdem, wie man besser zur Ruhe kommt und sich als stabil empfindet.
- Die Weite des Handkreises kann variieren und den eigenen Bedürfnissen angepasst werden.

Wirkungsschwerpunkte

Diese äußerlich einfache Übung hat eine umfassende Wirkung auf das Leitbahnsystem: Durch die kreisenden Bewegungen der Hände und Arme werden alle Yin- und Yang-Leitbahnen der Arme angesprochen. Durch die Festigkeit nach unten und die Einbeziehung der Beine in die Vorstellung der kreisenden Bewegung können auch die Fuß-Leitbahnen durchgängig gemacht werden. Die geistigen Kräfte (konstellierende Kraft, *shen*) werden beruhigt und gesammelt.

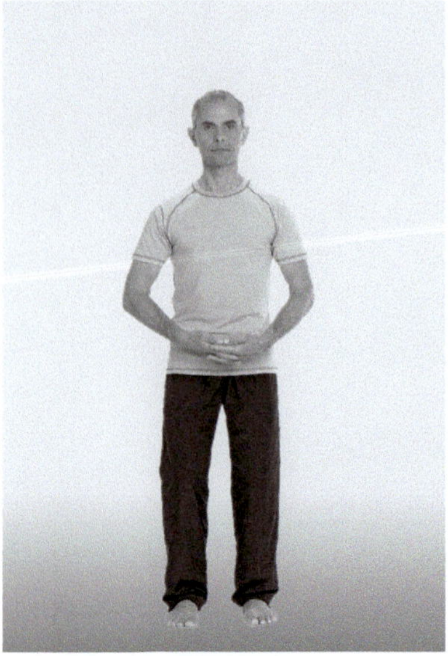

Abb. 7.47

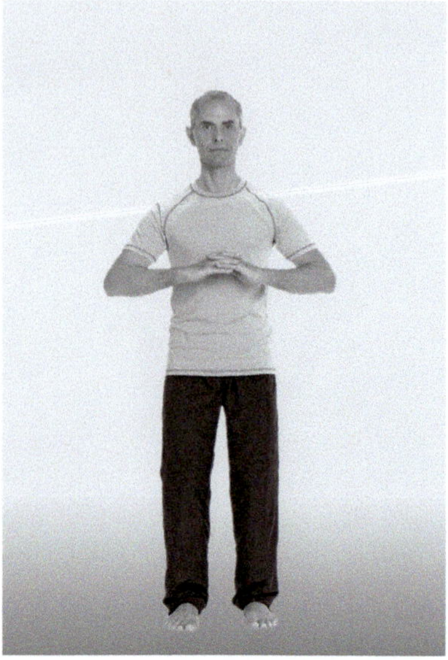

Abb. 7.48

1. Form: „Mit beiden Händen den Himmel stützen, um die Drei Wärmebereiche zu regulieren“

Übungsbeschreibung

Die Finger sind locker vor dem Unterbauch verschränkt; beide Handflächen zeigen nach oben. Die Körperhaltung ist aufrecht und entspannt (▶ Abb. 7.47).

Nun die verschränkten Hände vor dem Körper langsam bis Brusthöhe heben und dort die Handflächen nach unten wenden (▶ Abb. 7.48). Mit einem leichten Sinken des Körpers die Arme langsam zum Unterbauch absenken, als ob man etwas sanft nach unten drücken wollte. Dies ist der sogenannte „Kleine Kreis“.

Nun die Arme mit den verschränkten Händen im Kreisbogen nach oben bis auf Stirnhöhe heben. Auf Stirnhöhe zeigen die Handflächen nach vorne, mit dem weiteren Heben dann nach oben. Mit verschränkten Händen „den Himmel stützen“. Zugleich im Becken schwer werden und nach unten sinken; kurzer Halt (▶ Abb. 7.49).

Anschließend die Verschränkung der Hände lösen und die Arme auf Bogenlinien seitlich des Körpers langsam nach unten führen. Zugleich sinkt der Körper (▶ Abb. 7.50).

Die Hände wieder vor dem Unterbauch verschränken (▶ Abb. 7.51).

Nun erneut mit dem ersten „Kleinen Kreis“ auf Brusthöhe beginnen, dann folgt der große Kreis auf Stirnhöhe.

Die Übung insgesamt 4- bis 6-mal ausführen.

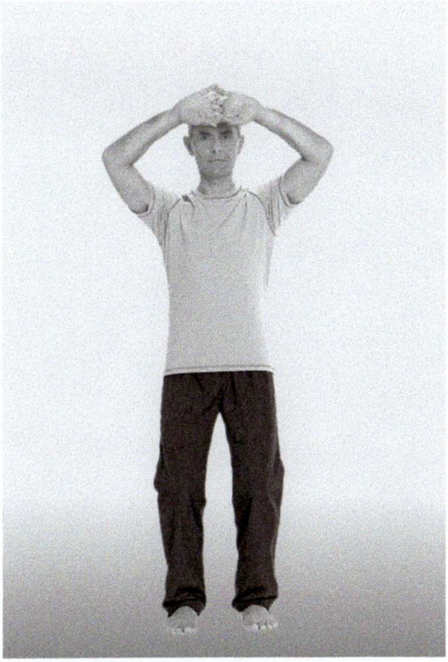

Abb. 7.49

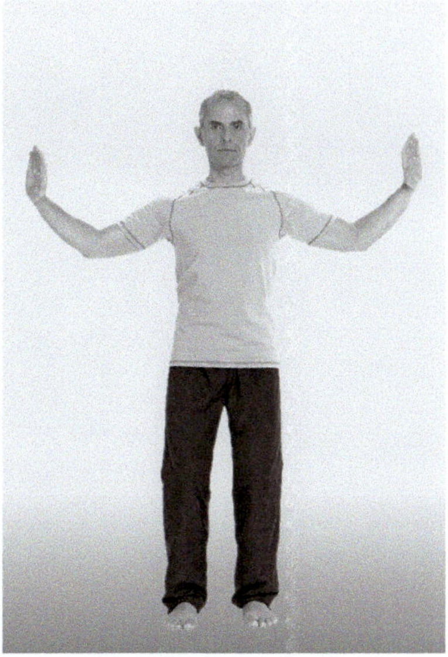

Abb. 7.50

Beachtenswertes bei der Übung

- Die Finger werden locker verschränkt. Es besteht eine verbindende und schließende Kraft zwischen den Händen.
- Beim Heben der Arme auf Kopfhöhe besonders darauf achten, dass Schultern und Ellenbogen entspannt bleiben.
- Wenn sich die Hände auf Kopfhöhe befinden, achte man unbedingt auf die „untere Festigkeit“, damit keine Anzeichen von „oberer Fülle“ (energetische Überladung [repletio, *shi*] im oberen Körperbereich) auftreten wie z. B. Kopfdruck und Unruhe. Um eine „obere Fülle“ zu vermeiden, sollten die Hände nur auf Stirnhöhe gehoben werden. Ansonsten kann man sie bis über den Scheitelpunkt („Zusammenkunft aller Leitbahnen“, Du 20/Rg 20, *baihui*) führen.
- Grundsätzlich sollte mit den hebenden Bewegungen nur ein leichtes Steigen des Körpers einhergehen, während das Sinken des Körpers stärker ausgeprägt ist.
- Zu Beginn der Übungspraxis wird mit natürlicher Atmung geübt. Koordiniert man Körperbewegung mit Atmung, so atmet man mit steigenden Bewegungen ein und mit sinkenden und dehnenden aus.
- Die Bewegungen sind fließend und durch einen Rhythmus von Anspannung und Entspannung, Ein- und Ausatmung miteinander verbunden.
- Die Vorstellung wird während der Übung im unteren Dantian bewahrt.

Wirkungsschwerpunkte

Diese Übung wirkt sich hauptsächlich auf das Steigen und Sinken des Qi aus, wodurch der Qi-Mechanismus in allen Funktionskreisen angeregt und harmonisiert wird. Der Bereich der Drei Wärmebereiche (Drei Calorien, *sanjiao*), d. h. der

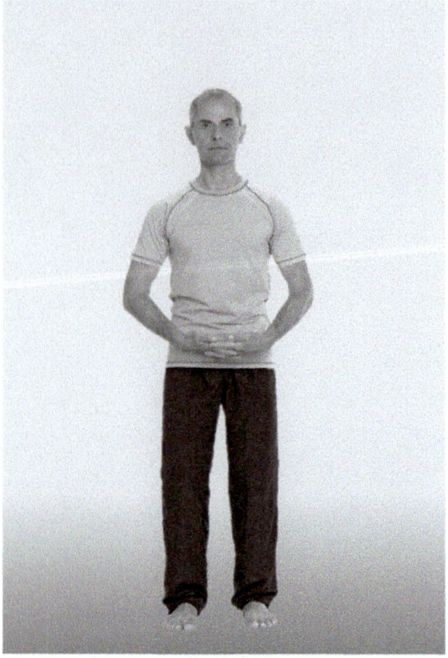

Abb. 7.51

gesamte Rumpfbereich, wird auf diese Weise durchgängig gemacht und somit der innere und äußere Rhythmus reguliert. Besonders ausgeprägt ist die Wirkung auf die Drei-Wärmebereiche-Leitbahn (c. tricalorii, *sanjiao jing*) und die Herzbeutel-Leitbahn (c. pericardialis, *xinbao jing*), die bei den Dehnungen besonders angesprochen werden. Die Übung ist vor allem bei mangelnder Entfaltung des Qi nach oben und somit bei Beschwerden wie Müdigkeit, Appetitlosigkeit etc. angezeigt.

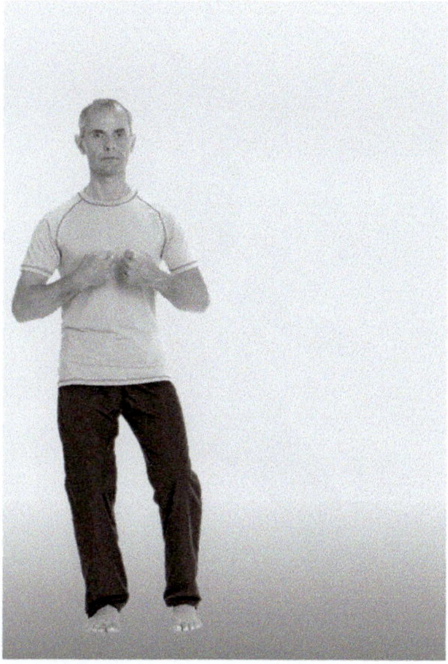

Abb. 7.52

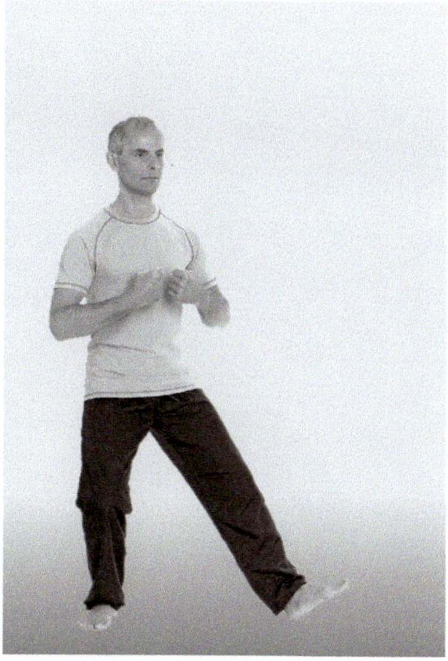

Abb. 7.53

2. Form: „Links und rechts den Bogen spannen, als wollte man auf einen Adler zielen“

Übungsbeschreibung

Im Anschluss an die 1. Brokat-Übung vor dem Unterbauch Hohlfäuste bilden. Der Daumen liegt auf den Nägeln von Zeige- und Mittelfinger (Bezug zu Dickdarm- und Herzbeutel-Leitbahnen [c. intestini crassi und c. pericardialis, *dachang jing xinbao jing*]), die Öffnungen der Fäuste zeigen nach oben. Die Fäuste auf Brusthöhe heben (▶ Abb. 7.52) und einen großen Schritt nach links in den Pferdschritt (auch Reitersitz) machen (▶ Abb. 7.53). Fäuste vor den Unterbauch absenken und dabei im Becken schwer werden. Nun die Hohlfäuste wieder auf Brusthöhe heben (▶ Abb. 7.54).

Die Hände trennen sich hier: Die linke Hand wird zur Pfeilhand: Zeige- und Mittelfinger zeigen nach oben, der Daumen liegt auf den Nägeln von Ring- und kleinem Finger (Bezug zu Dünndarm-, Herz- und Drei-Wärmebereiche-Leitbahnen [c. intestini tenuis, c. cardialis und c. tricalorii, *xiaochang jing xin jing sanjiao jing*]). Die Pfeilhand wird so nach links geführt, dass linker Oberarm und linker Oberschenkel weitgehend parallel übereinander stehen; der linke Ellenbogen bleibt leicht gebeugt. Linker Zeige- und Mittelfinger werden etwas gestreckt, wodurch sich eine leichte Dehnung an der Innenseite des linken Arms ergibt. Der Blick geht in Richtung der Pfeilhand und über sie hinaus in die Ferne.

Gleichzeitig hat sich die rechte Hand als Bogenhand gehoben, sodass sich die rechte Hohlfaust, ca. zwei Faustbreiten vom Rumpf entfernt, unterhalb von dem Akupunkturpunkt „Tür des Qi“ (Ma 13/S 13, *qihu*) am Unterrand des Schlüsselbeins befindet. Auch rechter Oberschenkel und Oberarm sind weitgehend parallel.

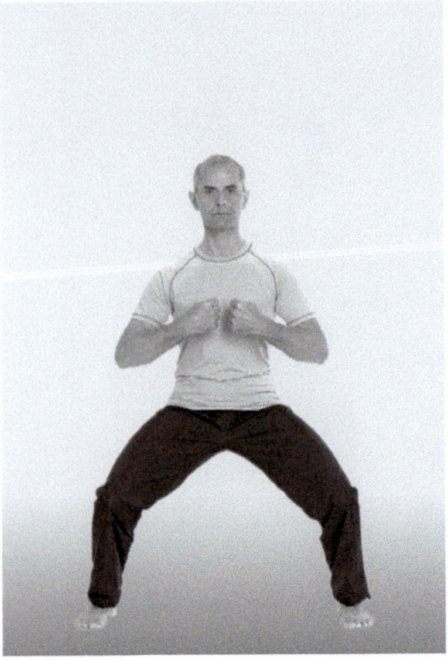

Abb. 7.54

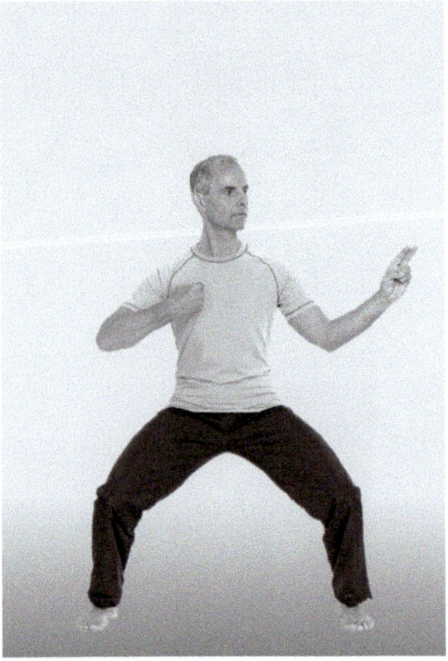

Abb. 7.55

Zwischen beiden Armen besteht eine elastische Spannung, als ob man einen Bogen spannte und auf den Schuss wartete; eine Weile innehalten (▶ Abb. 7.55).

Dann das rechte Bein belasten und die Hohlfäuste vor den Brustbereich zurückführen (▶ Abb. 7.56).

Das linke Bein zum rechten zurückstellen und beide Hohlfäuste zum Unterbauch absenken. Die Hände öffnen und einen großen Kreis von der Körpermitte nach außen zu beiden Seiten beschreiben (▶ Abb. 7.57).

Nun die Hände wieder vor dem Unterbauch zu Hohlfäusten formen (▶ Abb. 7.58) und mit einem großen Schritt nach rechts die Bewegung auf der rechten Seite einleiten.

Die Übung kann nach links und rechts jeweils bis zu 4-mal ausgeführt werden.

Beachtenswertes bei der Übung

- Im Pferdschritt sinkt der Körper, man stellt sich eine verdichtende Kraft im Becken und in den Fußzentren („Die emporsprudelnde Quelle", Ni 1/R 1, *yongquan*) vor.
- Die Breite des Schritts sollte dem eigenen Übungszustand angepasst werden. Die Weite der Arme ist von der Schrittbreite abhängig, da Oberschenkel und Oberarme weitgehend parallel übereinander stehen sollten.
- Auch wenn bei der 2. Brokat-Übung die öffnenden Elemente als besonders ausgeprägt erscheinen, so kommen durch den Pferdschritt und die Bogenhand auch die schließenden Elemente zur Geltung.
- Diese Übung kann ebenfalls ohne besondere Beachtung des Atems oder mit Koordination von Bewegung und Atem geübt werden: Die Verdichtungsphase fällt dann mit der Einatmung zusammen, die Öffnungsphase mit der Ausatmung.

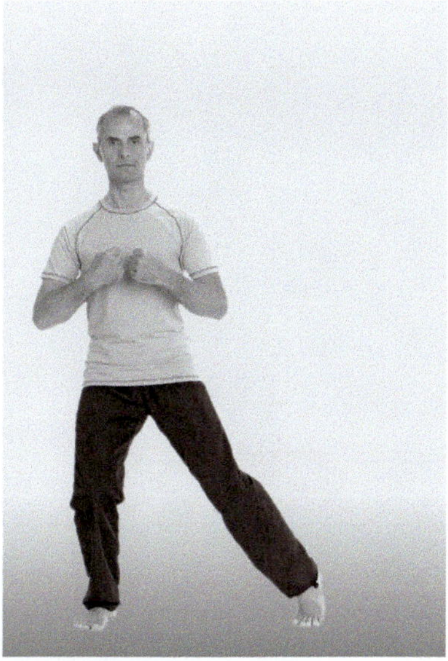

Abb. 7.56

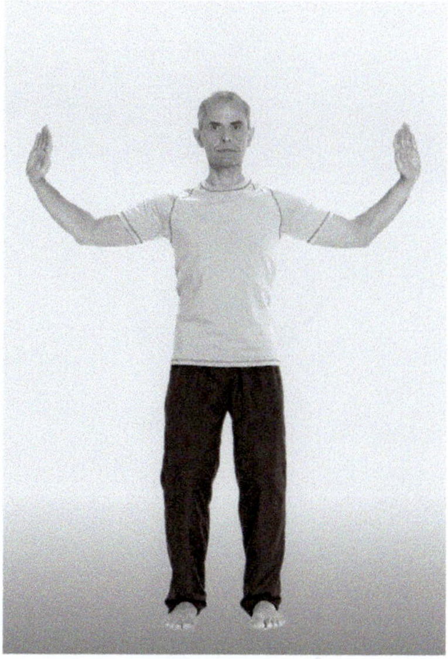

Abb. 7.57

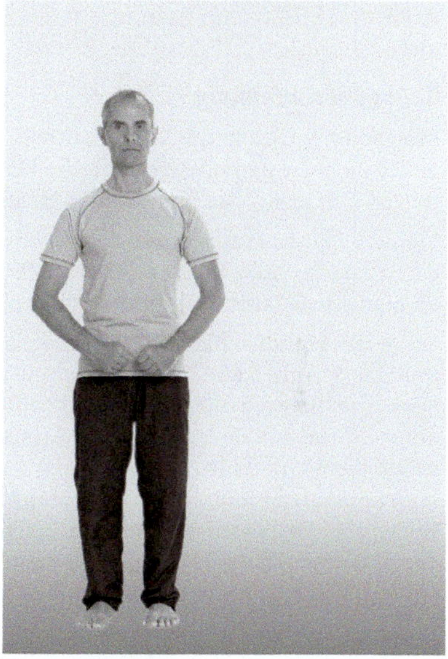

Abb. 7.58

Wirkungsschwerpunkte

Der Schwerpunkt dieser Übung bezüglich des Qi-Flusses liegt im Öffnen und Schließen. Dabei wird vor allem der Bereich des oberen Wärmebereichs (oberes Calorium, *shangjiao*) geöffnet und geweitet. Auf diese Weise können die Fk Lunge und Herz (oo. pulmonalis et cardialis, *fei xin*) reguliert werden. Durch den Pferdschritt werden der Fk Niere (o. renalis, *shen*) und die Fuß-Leitbahnen gestärkt. Mithilfe der speziellen Hand- und Fingerhaltungen können alle Leitbahnen der Hand reguliert, gestärkt und durchgängig gemacht werden.

Insgesamt wird auf diese Weise die Verbindung zwischen den Fk Herz und Niere (oo. cardialis et renalis, *xin shen*) gefördert, wodurch sich Beschwerden wie Unruhe, Reizbarkeit, Schlaflosigkeit etc. lindern lassen. Aber auch die Verbindung zwischen den Fk Lunge und Niere (oo. pulmonalis et renalis, *fei shen*) kann positiv beeinflusst werden, z. B. bei asthmatischen Beschwerden, Engegefühl im Brustkorb, Kurzatmigkeit.

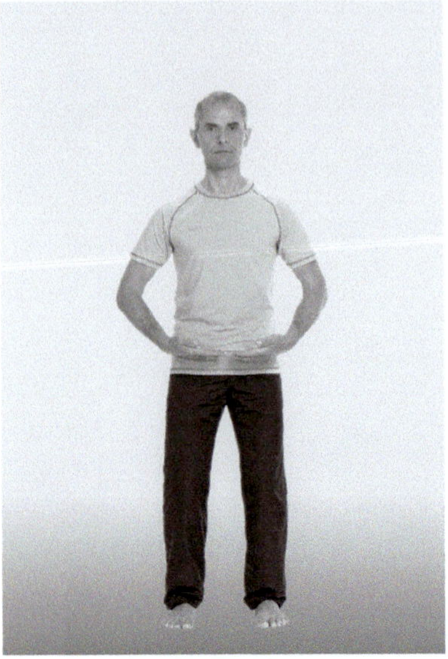

Abb. 7.59

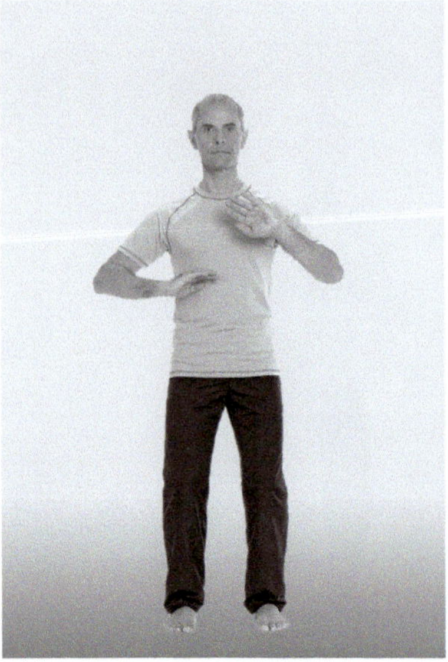

Abb. 7.60

3. Form: „Einen Arm heben, um die Fk Milz und Magen aufeinander abzustimmen"

Übungsbeschreibung

Man steht wieder in der Grundhaltung, Füße in hüftbreitem Stand. Die Hände befinden sich vor dem Unterbauch, die Handflächen zeigen nach oben; die Finger berühren sich nicht. Die Arme bilden einen Kreis (▶ Abb. 7.59).

Nun die Hände langsam vor dem Körper auf Brusthöhe heben und dort die Handflächen nach unten wenden. Nun die Arme langsam zum Unterbauch absenken, als ob man etwas sanft nach unten drücken wollte; dies ist wieder der „Kleine Kreis".

Dann die Handflächen nach oben wenden und auf Brusthöhe anheben und dort trennen (▶ Abb. 7.60): Der linke Arm wird auf einer Bogenlinie nach oben neben die Stirn bzw. neben den Scheitelpunkt geführt, dabei wendet sich die Handfläche nach unten, vorne und oben; der rechte Arm sinkt auf einer Bogenlinie nach rechts unten neben die rechte Hüfte. Der Abstand zwischen Hand und Hüfte beträgt etwa eine bis zwei Faustbreiten. Die rechte Handfläche ist nach unten gerichtet. Die Fingerspitzen beider Hände zeigen leicht nach innen, wodurch eine leichte Dehnung an den Außenseiten der Hände und Unterarme entsteht. Mit dem „Stützen nach oben" sinkt das Becken nach unten. Man hält kurz inne (▶ Abb. 7.61).

Linke und rechte Hand bewegen sich nun auf Bogenlinien nach außen und kommen seitlich auf gleiche Höhe (▶ Abb. 7.62). Beide Arme bis vor den Unterbauch absenken. Nun die Handflächen wieder nach oben wenden (▶ Abb. 7.63).

Wieder mit dem „Kleinen Kreis" beginnen, dann folgt das Trennen der Arme auf Brusthöhe, wobei nun die rechte Hand nach oben auf Stirnhöhe geführt wird, während die linke Hand nach unten neben die linke Hüfte sinkt.

Die Übung jeweils bis zu 4-mal ausführen.

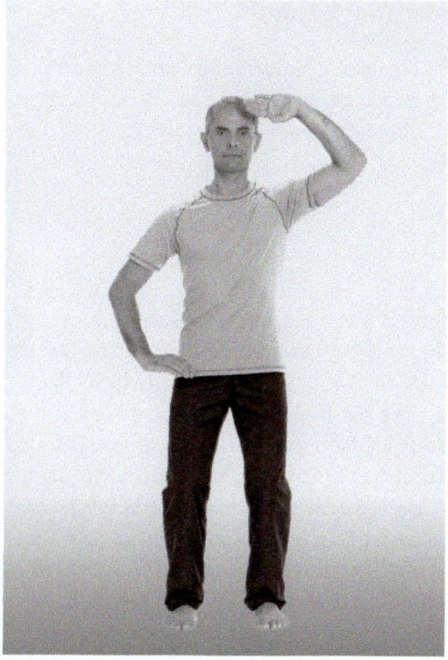
Abb. 7.61

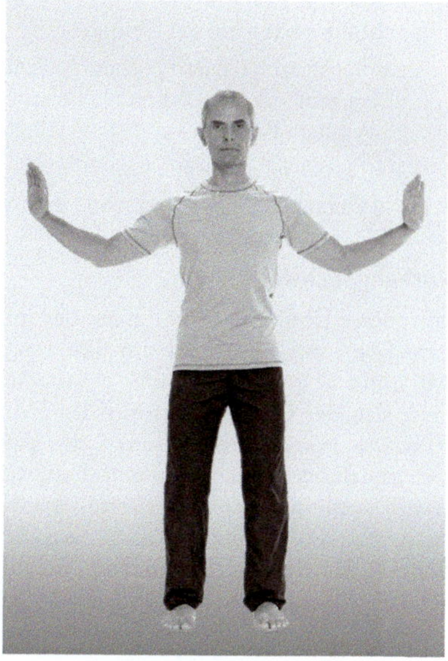
Abb. 7.62

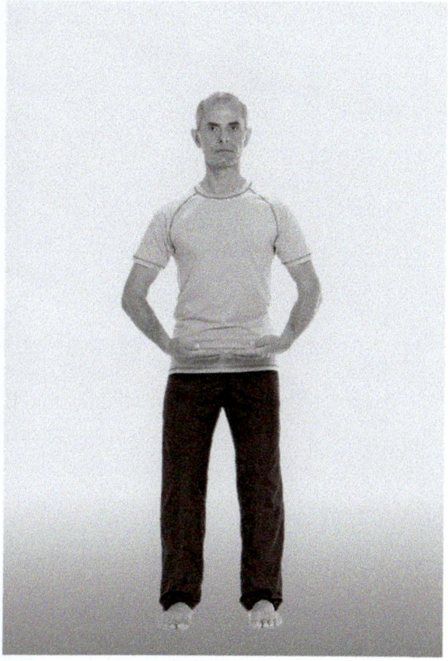
Abb. 7.63

Beachtenswertes bei der Übung

- Bei der stützenden Haltung sollte die Aufmerksamkeit ⅓ nach oben und ⅔ nach unten gerichtet sein. Die rechte Handfläche drückt demnach mit etwa ⅔ der Kraft nach unten; die linke Handfläche stützt mit ungefähr ⅓ der Kraft nach oben.
- Man achte auf eine ebenso stabile wie entspannte Körperhaltung.
- Die Vorstellung verweilt während der Übung im unteren Dantian.

Wirkungsschwerpunkte

Mit dieser Übung wird vor allem der mittlere Wärmebereich (mittleres Calorium, *zhongjiao*) angesprochen, um damit regulierend auf die beiden Funktionskreise Milz und Magen (oo. lienalis et stomachi, *pi wei*) einzuwirken. Auf diese Weise lässt sich der Qi-Mechanismus der „Mitte" (Fk Milz und Magen, oo. lienalis et stomachi, *pi wei*) harmonisieren; das Yang des Fk Milz (yang lienale, *piyang*) kann sich ungehindert nach oben entfalten, während das Qi des Fk Magen (qi stomachi, *weiqi*) nach unten sinkt. Weiterhin werden durch die dehnenden Handbewegungen besonders die Herzbeutel-Leitbahn (c. pericardialis, *xinbao jing*) sowie alle Leitbahnen der Arme angesprochen und durchgängig gemacht. So können auch Beschwerden im Schulter-, Nacken- oder Armbereich positiv beeinflusst werden.

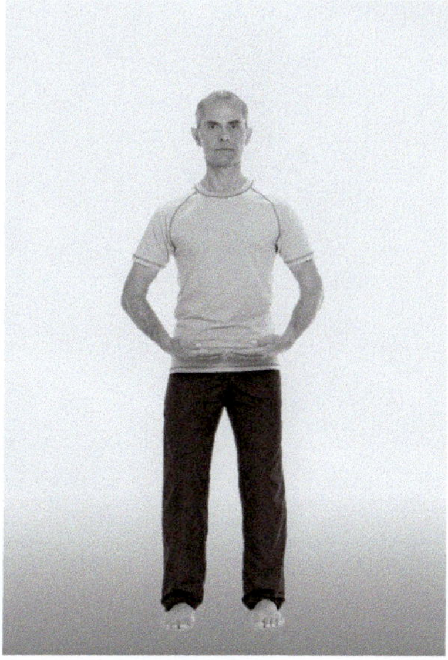

Abb. 7.64

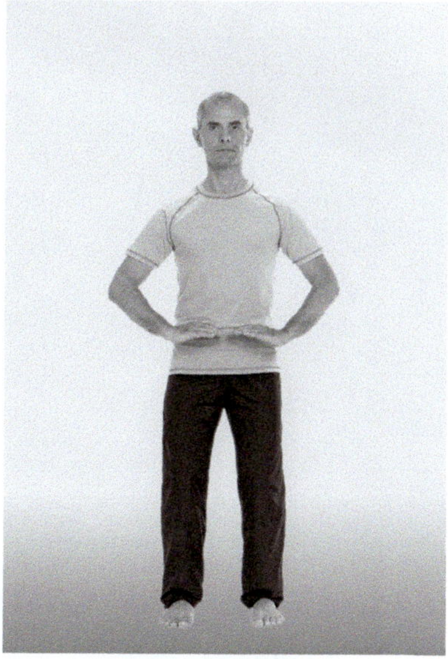

Abb. 7.65

4. Form: „Nach hinten blicken, um die Fünf Überanstrengungen und Sieben Schädigungen zu lindern“

Erläuterung des Namens

Die „Fünf Überanstrengungen“ und „Sieben Schädigungen“ haben in der chinesischen Medizingeschichte unterschiedliche Bedeutungen. Die gängigste und in Hinblick auf die „Acht-Brokat-Übungen“ häufigste Zuordnung ist folgende:

Die „Fünf Überanstrengungen“ *(wulao)* beinhalten: zu viel Sehen schädigt das Xue; zu viel Liegen schädigt das Qi; zu viel Sitzen schädigt das Fleisch (Körperform); zu viel Stehen schädigt die Knochen; zu viel Gehen schädigt Muskeln/Sehnen. Diese Zuordnung geht auf den „Inneren Klassiker des Gelben Fürsten, Grundlegende Fragen“ (*Huangdi Neijing Suwen*, Kap. 23) zurück.

Unter den „Sieben Schädigungen“ *(qishang)* versteht man: Überessen (auch langes und schnelles Laufen) schädigt den Fk Milz (o. lienalis, *pi*); übermäßiger Zorn schädigt den Fk Leber (o. hepaticus, *gan*); zu viel Heben und Sitzen an feuchten Orten schädigt den Fk Niere (o. renalis, *shen*); sich Kälte Aussetzen und zu viel Kaltes Trinken schädigt den Fk Lunge (o. pulmonalis, *fei*); Kummer, Sorgen und zu viel Grübeln schädigen den Fk Herz (o. cardialis, *xin*); Wind, Regen, Kälte und Sommerhitze schädigen die körperliche Gestalt; große Angst und Unregelmäßigkeiten schädigen den Willen.

Übungsbeschreibung

Nach Beendigung der 3. Brokat-Übung befindet man sich weiter in der Grundhaltung; die Hände liegen vor dem Unterbauch, und die Handflächen zeigen nach oben, wie zu Beginn der 3. Übung (▶ Abb. 7.64).

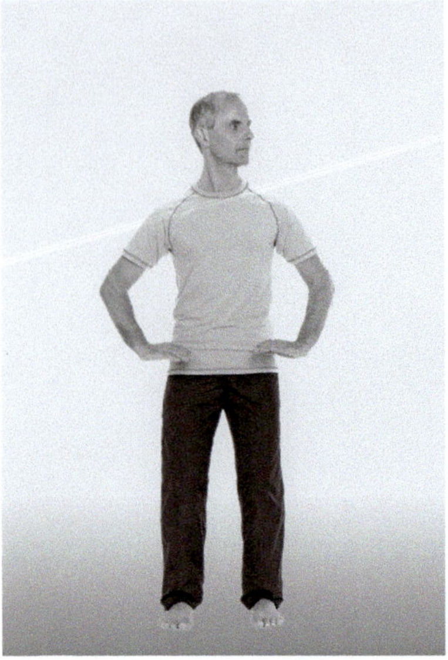

Abb. 7.66

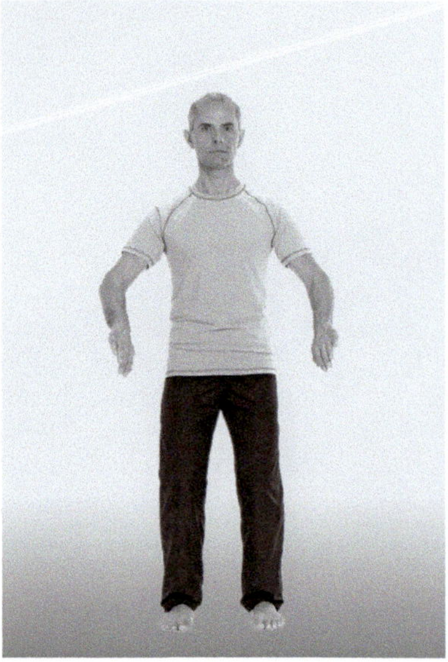

Abb. 7.67

Nun die Hände langsam vor dem Körper auf Brusthöhe heben und dort die Handflächen nach unten wenden. Die Arme langsam zum Unterbauch absenken, als ob man etwas sanft nach unten drücken wollte. Dies ist wieder der sogenannte „Kleine Kreis", der hier als Zwischenbewegung geübt wird.

Nun die Hände mit nach oben gewendeten Handflächen nochmals anheben, aber diesmal nur bis auf Nabelhöhe.

Die Handflächen nach unten wenden (▶ Abb. 7.65) und die Hände links und rechts neben die Hüften führen. Zugleich den Kopf nach links wenden und die Handflächen sanft nach unten drücken, die Ellenbogen sind leicht nach außen gespannt. Die Fingerspitzen zeigen etwas nach innen und vorne, sodass man an der Kleinfingerseite im Bereich der Herz- und Dünndarm-Leitbahnen (c. cardialis und c. intestini tenuis, *xin jing xiaochang jing*) eine Dehnung verspürt. Während des Wendens des Kopfes nach links lenkt man die Aufmerksamkeit auf „Die emporsprudelnde Quelle" (Ni 1/R 1, *yongquan*) in der rechten Fußsohle. Kurz innehalten (▶ Abb. 7.66).

Nun den Kopf wieder zur Mitte wenden, während die Hände vor den Unterbauch zurückkehren. Mithilfe der Vorstellungskraft *(yi)* verbindet man die Handzentren mit den Fußzentren. Dann führt man beide Arme seitlich des Rumpfes in Kreisbögen nach oben, als ob man an den seitlichen, inneren Wandungen einer Schüssel entlangstreifen würde. Die Handflächen zeigen etwas nach außen, die Ellenbogen bleiben schwer (▶ Abb. 7.67).

Wenn die Hände etwa Brusthöhe erreicht haben, werden die Arme nach innen zur Körpermitte geführt. Die Handflächen zeigen dabei nach unten (▶ Abb. 7.68).

Mit einem leichten Sinken des Körpers die Hände langsam zum Unterbauch absenken, als ob man etwas sanft nach unten drücken wollte (▶ Abb. 7.69).

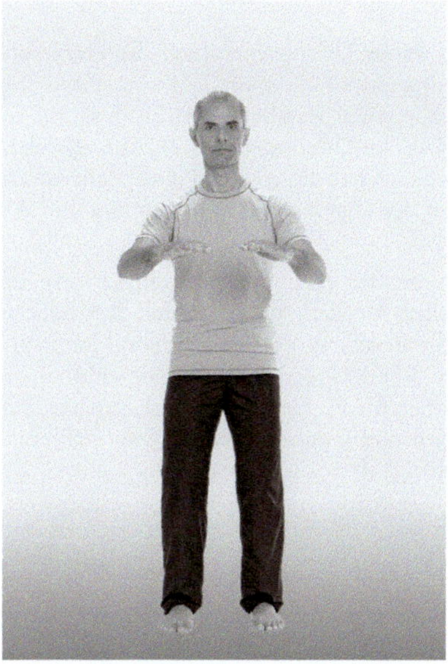

Abb. 7.68

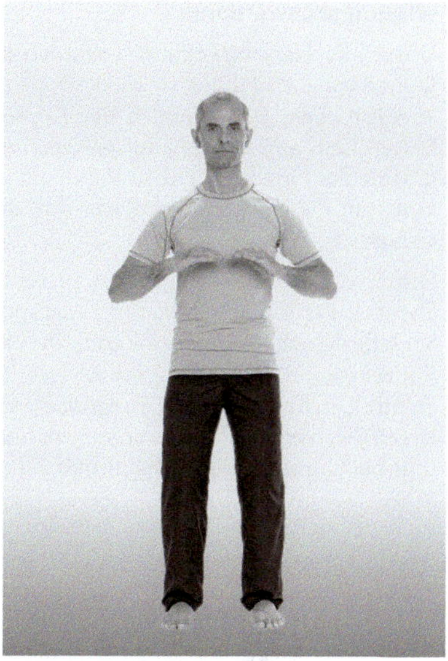

Abb. 7.69

Anschließend kehrt man zur Ausgangshaltung zurück. Die Hände befinden sich vor dem Unterbauch, und die Handflächen zeigen nach oben. Die Hände nochmals bis auf Nabelhöhe heben. Während die Hände links und rechts neben die Hüften geführt werden, wendet man den Kopf nun nach rechts. Zugleich drücken die Handflächen sanft nach unten.

Die Übung 4-mal zu jeder Seite durchführen.

Beachtenswertes bei der Übung

- Man wendet den Kopf um etwa 60–70 Grad; immer nur so weit, wie es angenehm ist.
- Auf eine fließende und langsame Bewegung des Kopfes achten.
- Das Wenden des Kopfes soll eine ganzkörperliche Bewegung sein; dies wird begünstigt, indem man mit dem Wenden des Kopfes die Vorstellungskraft *(yi)* zum gegenüberliegenden *Yongquan*-Bereich („Die emporsprudelnde Quelle", Ni 1/R 1) lenkt. Nach längerer Übungspraxis denkt man sich, angeregt durch die Drehung des Kopfes, eine Linie, die über den Kopf diagonal durch den Körper an der Hinterseite des Beines hinunter bis zu „Die emporsprudelnde Quelle" (Ni 1/R 1, *yongquan*) führt.
- Bei dieser Übung wird zwischen innerem und äußerem Blick unterschieden: Während der äußere Blick (etwa 30 %) mit dem gedrehten Kopf horizontal in die Weite geht, wendet sich der innere Blick (etwa 70 %) der gegenüberliegenden Fußsohle („Die emporsprudelnde Quelle", Ni 1/R 1, *yongquan*) zu.
- Während der ganzen Übung die Vorstellung im unteren Dantian bewahren.

Wirkungsschwerpunkte

Durch die Handbewegungen werden bei dieser Übung vor allem die Herz- und Dünndarm-Leitbahnen (c. cardialis und c. intestini tenuis, *xin jing xiaochang jing*) angesprochen. Das Wenden des Kopfes übt einen regulierenden Einfluss auf die Blasen-Leitbahn (c. vesicalis, *pangguang jing*) und besonders die *Tianzhu*-Bereiche („Säule des Himmels", Bl 10/V 10) aus. Zugleich hat diese Übung eine positive Wirkung auf die Nackenmuskulatur und dient der allgemeinen Entspannung und Absenkung des Qi.

Durch die Handhaltung kann insbesondere der Akupunkturpunkt „Pforte des Shen" (He 7/C 7, *shenmen*) angesprochen werden, was Unruhe, Reizbarkeit, Schlaflosigkeit etc. lindern kann. Durch die bewusste Verbindung von Hand- und Fußzentren („Mitte des Handtellers" [Pe 8/Pc 8, *laogong*] und „Die emporsprudelnde Quelle" [Ni 1/R 1, *yongquan*]) können die Fk Herz und Niere (oo. cardialis et renalis, *xin shen*) miteinander verbunden und reguliert werden, was sich ebenfalls bei Unruhe, Ängstlichkeit und Schlaflosigkeit positiv auswirkt.

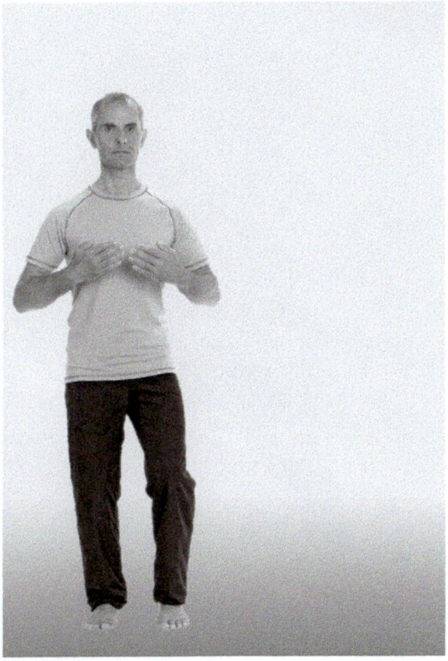

Abb. 7.70

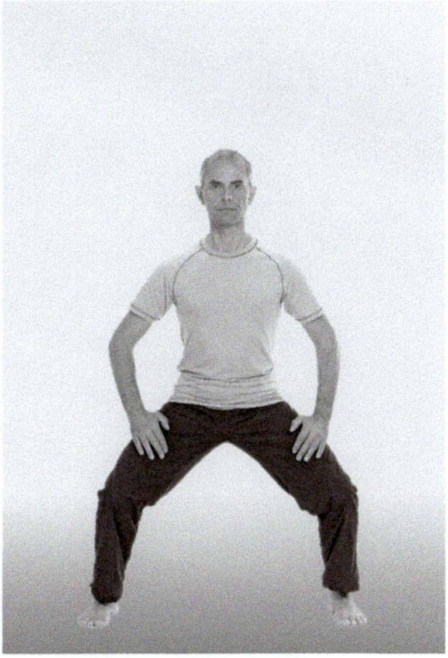

Abb. 7.71

5. Form: „Kopf und Hinterteil wiegen, um das Feuer des Fk Herz zu vertreiben"

Übungsbeschreibung

Nach der 4. Übung in die Grundhaltung zurückkehren und einen „Kleinen Kreis" auf Brusthöhe vollziehen. Nun die Hände mit nach oben gewendeten Handflächen auf Brusthöhe heben (▶ Abb. 7.70); einen großen Schritt nach links in den Pferdschritt machen, zugleich die Handflächen nach unten wenden und bis vor den Unterbauch absenken.

Nun die Hände so auf die Oberschenkel legen, dass die Fingerspitzen zur Innenseite der Oberschenkel zeigen und die Daumen etwa 90 Grad abgespreizt sind. Die Kraft der Ellenbogen ist zur Seite gerichtet. Man lenkt die Vorstellungskraft *(yi)* vom unteren Dantian zu den Mittelpunkten der Fußsohle, zum Akupunkturpunkt „Die emporsprudelnde Quelle" (Ni 1/R 1, *yongquan*) (▶ Abb. 7.71).

Nun den Blick auf einen Bereich etwa 1 ½ Fußlängen vor den rechten Fuß richten. Den Oberkörper nach vorne in Richtung über den rechten Oberschenkel beugen (▶ Abb. 7.72) und dann in einem Kreisbogen nach links über den linken Oberschenkel bewegen. Die Hüften sind der Angelpunkt bei dieser Bewegung. Der Blick bleibt dabei weiter vor dem rechten Fuß.

Wenn sich der Oberkörper über dem linken Oberschenkel langsam wieder aufrichtet, drückt die rechte Hand, insbesondere mit dem kleinen Finger, auf den Oberschenkel, wodurch eine leichte Dehnung entlang der Herz-Leitbahn (c. cardialis, *xin jing*) von der Handkante bis in die Achselhöhle spürbar wird. Im Ellenbogen wirkt eine nach außen aufspannende und öffnende Kraft. Eine Weile innehalten (▶ Abb. 7.73).

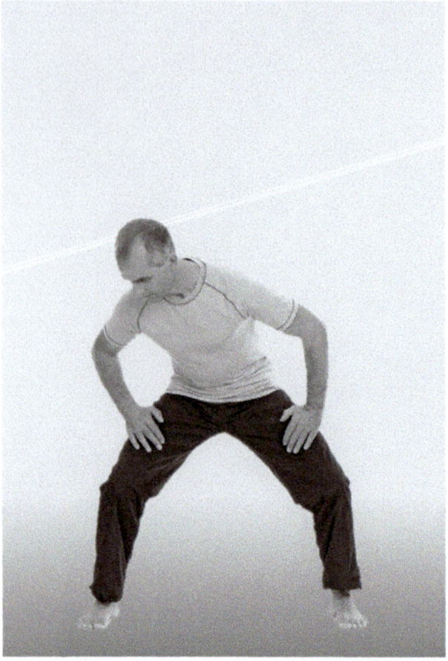

Abb. 7.72

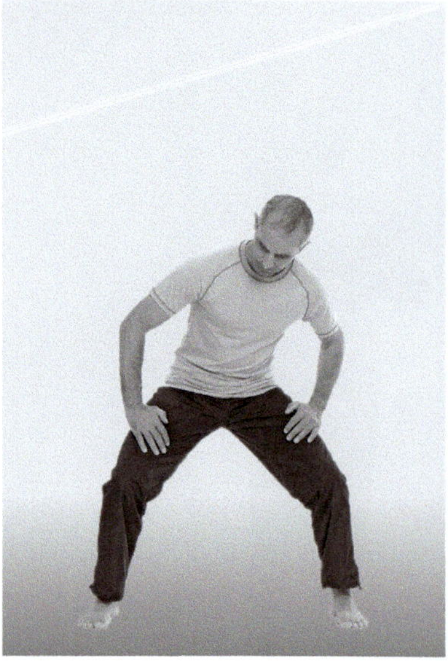

Abb. 7.73

Den Druck lösen und sich in der Mitte aufrichten. Der Blick kehrt ebenfalls zur Mitte zurück (▶ Abb. 7.74).

Dann den linken Fuß zum rechten zurückstellen und mit den Armen einen von innen nach außen verlaufenden Kreisbogen beschreiben; die Hände senken sich vor dem Unterbauch ab.

Nun die Hände mit nach oben gewendeten Handflächen bis auf Brusthöhe heben und einen großen Schritt nach rechts in den Pferdschritt machen und die Bewegung auf der rechten Seite einleiten.

Die Übung kann links und rechts jeweils bis zu 4-mal ausgeführt werden.

Beachtenswertes bei der Übung

- Die Hände werden nur leicht auf die Oberschenkel gelegt, keinesfalls stützt man die Arme und damit den Oberkörper auf den Oberschenkeln ab. Der Oberkörper bleibt somit frei beweglich.
- Die Hüften sind der Angelpunkt der Kreisbewegung des Oberkörpers; Kopf und Oberkörper bewegen sich gemeinsam, der Kopf wird nicht gegen den Oberkörper verdreht.
- Bei der gesamten Übung achte man auf eine ausgewogene Verteilung der Kräfte in Armen und Beinen.
- Im Pferdschritt sinkt der Körper leicht; man stellt sich eine verdichtende Kraft in den Fußzentren („Die emporsprudelnde Quelle", Ni 1/R 1, *yongquan*) vor.
- Bei der Kreisbewegung des Rumpfes achte man auf einen entspannten Kreuz-Lenden-Bereich.

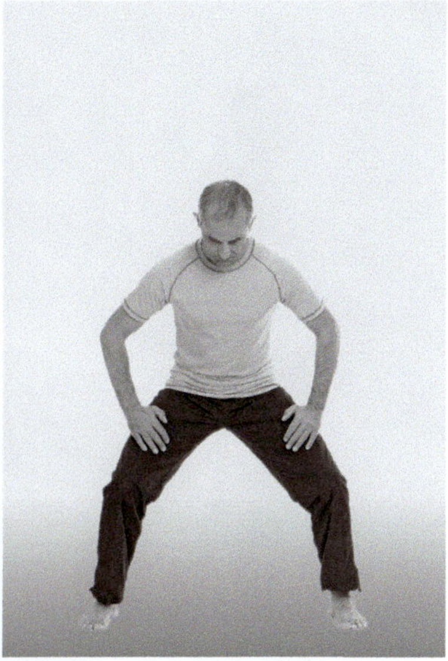

Abb. 7.74

Wirkungsschwerpunkte

Bei dieser Übung geht es vorrangig darum, die Fk Herz und Niere (oo. cardialis et renalis, *xin shen*) zu verbinden und zu stärken. Durch die Dehnung entlang der Herz-Leitbahn (c. cardialis, *xin jing*) kann diese durchgängig gemacht und „Hitze“ (calor, *re*) bzw. „Glut“ (ardor, *huo*) ausgeleitet werden. Zugleich wird dabei besonders der Akupunkturpunkt „Pforte des Shen“ (He 7/C 7, *shenmen*) angesprochen. Auf diese Weise können das Yang des Fk Herz (ardor, *xinyang*) abgesenkt und z. B. Unruhe, Reizbarkeit, Schreckhaftigkeit, Kopfschmerzen und Schlaflosigkeit gelindert werden.

Zugleich kann durch den Pferdschritt und die Kreisbewegung des Rumpfes der Fk Niere (o. renalis, *shen*) gestärkt werden. Entsprechend lässt sich mit dieser Übung einer energetischen Schwäche (depletio, *xu*) des Fk Niere (o. renalis, *shen*) entgegenwirken und damit Beschwerden wie allgemeine Schwäche, Kraftlosigkeit und Schmerzen im Lumbalbereich, Beinschwäche etc. lindern.

Indem man den überschießenden Yang-Prozessen im Fk Herz (o. cardialis, *xin*) Einhalt gebietet, lässt sich ein Ausgleich zwischen Yin und Yang erzielen und zugleich das Fundament des Fk Niere (o. renalis, *shen*) stärken und festigen.

In Hinblick auf den Qi-Fluss übt man vor allem das Öffnen und Schließen.

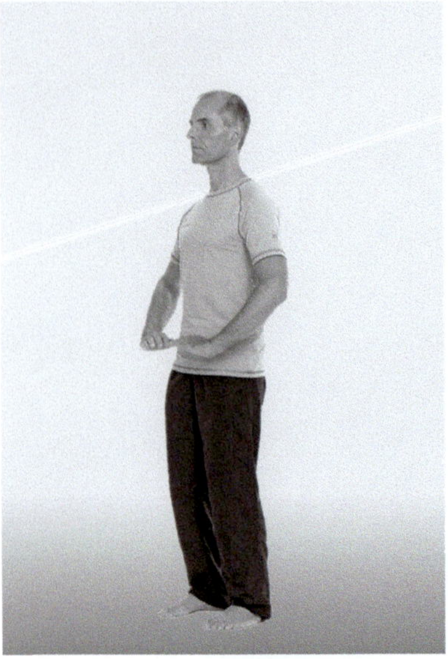

Abb. 7.75

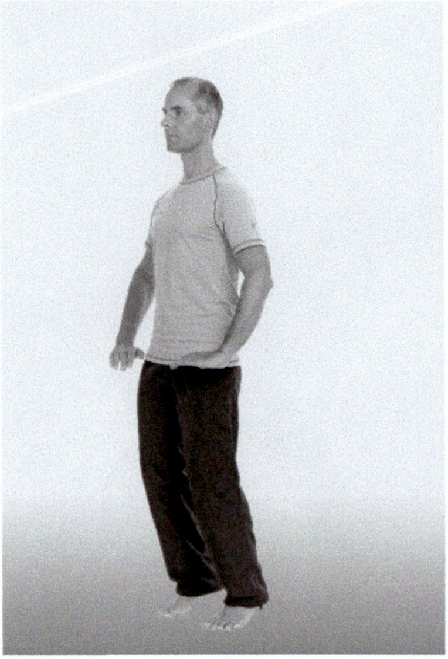

Abb. 7.76

6. Form: „Hinter dem Rücken siebenmal die Fersen heben, um sämtliche Krankheiten abzuwenden“

Übungsbeschreibung

Nach der 5. Brokat-Übung stellt man die Füße mit den Fersen zusammen und bildet somit ein „V“; die Knie sind entspannt. Zuerst vollziehen die Hände einen „Kleinen Kreis“ bis auf Brusthöhe.

Die Hände mit nach unten gewendeten Handflächen auf Bogenlinien neben die Hüften führen. Die Fingerspitzen zeigen nach vorne und etwas nach innen. Die Arme sind fast gestreckt, die Ellenbogen sind ein wenig zur Seite gespannt; es entsteht eine leichte Dehnung auf der Außenseite des Unterarms und der Hände. Die Vorstellungskraft *(yi)* ruht im unteren Dantian (▶ Abb. 7.75).

Nun mit den Handflächen nach unten drücken und dabei die Fersen heben. Der ganze Körper hebt sich in einer aufrechten Haltung. Man atmet ein und hält kurz inne (▶ Abb. 7.76).

Dann die Fersen senken, ausatmen und den ganzen Körper, Arme und Beine entspannen. In Händen und Armen wird die Entspannung besonders sichtbar. Zugleich erfasst eine leichte Vibration den ganzen Körper, als würden sich feine Wasserwellen ausbreiten (▶ Abb. 7.77).

Diese Übung 7-mal ausführen.

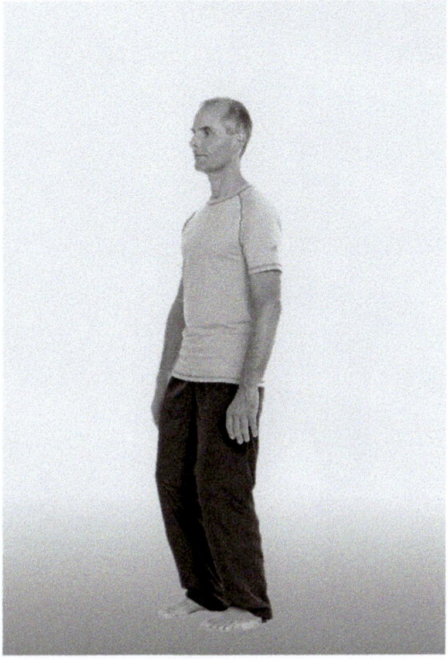

Abb. 7.77

Beachtenswertes bei der Übung

- Bei dieser Übung wird vor allem der Wechsel von Anspannung und Entspannung geübt. Beim Hochheben der Fersen besteht relativ große Anspannung, beim Absenken der Fersen große Entspannung.
- Das Sinken auf die Fersen sollte sanft erfolgen.
- Bei dieser Übung werden im Allgemeinen Atmung und Bewegung koordiniert: Beim Heben der Fersen und Anspannen einatmen, beim Senken der Fersen und Entspannen ausatmen.
- Der Blick bleibt bei der gesamten Übung entspannt und geradeaus gerichtet.
- Die Vorstellungskraft *(yi)* wird im unteren Dantian bewahrt.

Wirkungsschwerpunkte

Als Wirkungsrichtung bezüglich des Qi-Flusses stehen das Steigen und Sinken im Vordergrund.

Durch das Wechselspiel von Anspannung und Entspannung werden alle Leitbahnen durchgängig gemacht und der Qi-Fluss reguliert. Durch die Dehnungen werden vor allem die Leitbahn der Steuerung (s. regens, *dumai*) und die Blasen-Leitbahn (c. vesicalis, *pangguang jing*) sowie die Herz-, Dünndarm-, Herzbeutel- und Lungen-Leitbahnen (c. cardialis, *c. intestini tenuis, c. pericardialis* und c. pulmonalis, *xin jing xiaochang jing xinbao jing fei jing*) der Arme angesprochen. Insbesondere lassen sich Rückenschmerzen oder Gelenkbeschwerden positiv beeinflussen.

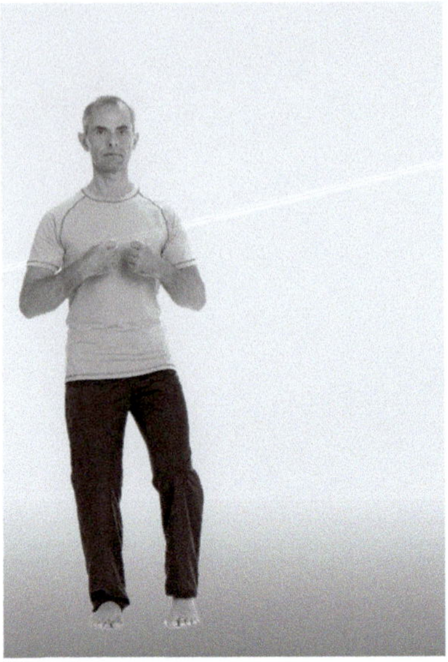

Abb. 7.78

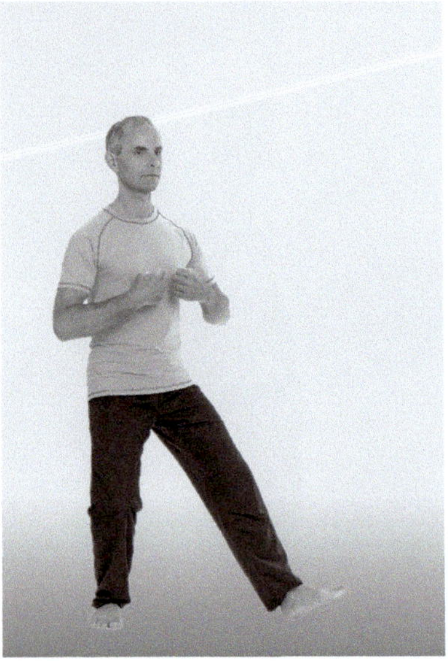

Abb. 7.79

7. Form: „Die Fäuste ballen und zornig schauen, um das Qi zu mehren"

Übungsbeschreibung

Im Anschluss an die 6. Brokat-Übung können die Hände einen „Kleinen Kreis" vollziehen und anschließend Hohlfäuste vor dem Unterbauch bilden. Die Daumen liegen auf den Nägeln von Zeige- und Mittelfinger (Bezug zu den Dickdarm- und Herzbeutel-Leitbahnen, c. intestini crassi und c. pericardialis, *dachang jing xinbao jing*), die Öffnungen der Fäuste zeigen nach oben.

Die Hohlfäuste auf Brusthöhe heben und einen großen Schritt nach links in den Pferdschritt machen(▶ Abb. 7.78, ▶ Abb. 7.79).

Fäuste zum Unterbauch absenken und dabei das Becken schwer werden lassen. Nun die Hohlfäuste wieder auf Brusthöhe heben (▶ Abb. 7.80).

Hier trennen sich die Fäuste: Die linke Faust langsam nach links vorne führen; sie befindet sich innerhalb der Beinlinie. Der Abstand zwischen Körper und Faust beträgt etwa eine Unterarmlänge; die Öffnung der Faust zeigt nach oben. Man stellt sich vor, dass man mit den Fingerknöcheln nach vorne schlagen könnte. Der Blick ist über die linke Faust hinweg in die Ferne gerichtet; zugleich kann man „zornig schauen".

Gleichzeitig hat sich der rechte Arm etwas gehoben, sodass sich die rechte Hohlfaust ca. zwei Faustbreiten vom Rumpf entfernt unterhalb vom Akupunkturpunkt „Tür des Qi" (Ma 13/S 13, *qihu*) am Unterrand des Schlüsselbeins befindet. Oberschenkel und Oberarme sind weitgehend parallel. Zwischen beiden Fäusten wirken sowohl verbindende als auch auseinanderziehende Kräfte. Die Vorstellungskraft *(yi)* ruht im unteren Dantian; kurz innehalten (▶ Abb. 7.81).

Dann den Körper aufrichten, das rechte Bein belasten und die Hohlfäuste wieder vor die Brust zurückführen (▶ Abb. 7.82).

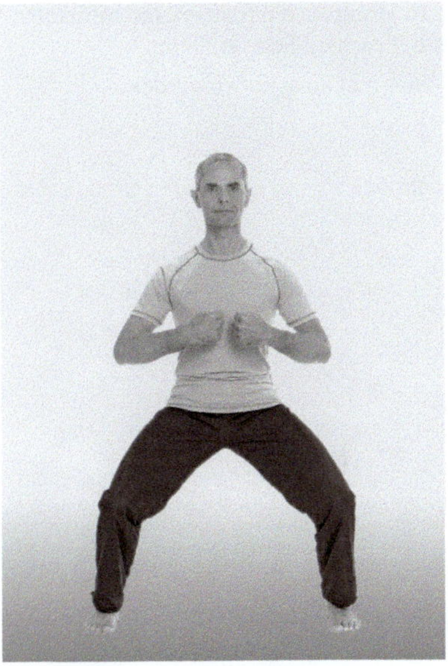

Abb. 7.80

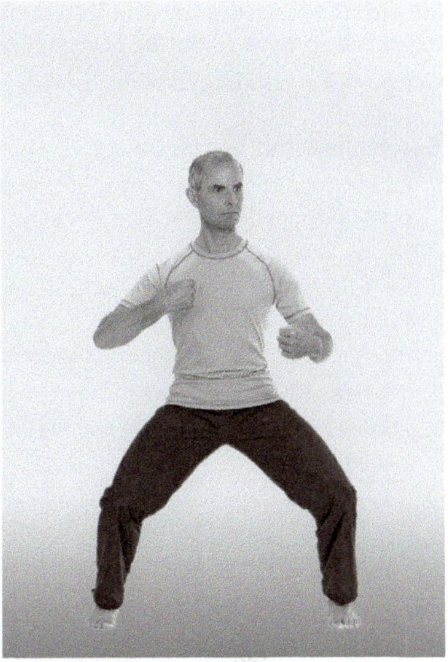

Abb. 7.81

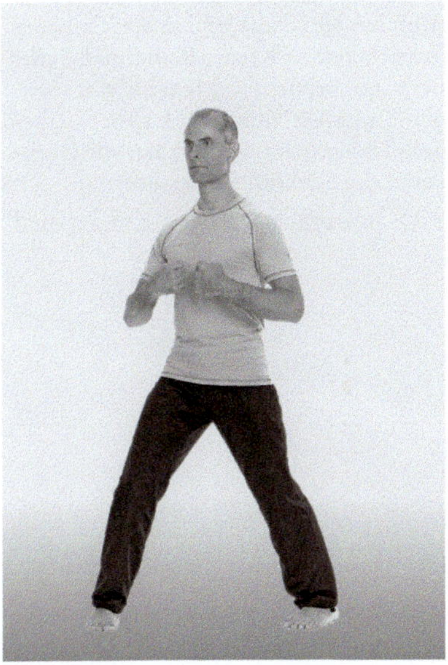

Abb. 7.82

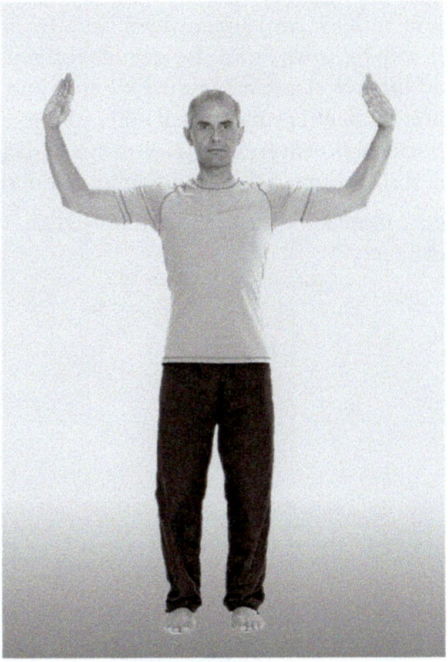

Abb. 7.83

Das linke Bein zum rechten zurückstellen und beide Hohlfäuste zum Unterbauch absenken. Die Hände öffnen und einen Kreis von innen nach außen beschreiben (▶ Abb. 7.83).

Nun die Hände wieder vor dem Unterbauch zu Hohlfäusten formen und mit einem großen Schritt nach rechts die Bewegung auf der rechten Seite einleiten.

Die Übung kann links und rechts jeweils bis zu 4-mal ausgeführt werden.

Beachtenswertes bei der Übung

- Im Pferdschritt sinkt der Körper, und man stellt sich eine verdichtende Kraft im Becken und in den Fußzentren („Die emporsprudelnde Quelle", Ni 1/R 1, *yongquan*) vor.
- Beim Heben der Fäuste stets auf entspannte Schultern und hängende Ellenbogen achten.
- Bevor sich die Fäuste trennen, wird die Kraft innen gesammelt.
- In beiden Fäusten wirken spiralige Kräfte.
- „Zornig schauen" beschreibt hier die innere Kraft des Blicks, sie stellt eine potenzielle Kraft dar.
- Diese Übung kann ohne besondere Beachtung des Atems oder mit Koordination von Bewegung und Atem geübt werden: Die Einatmung fällt dann auf die Verdichtungsphase, die Ausatmung auf die Öffnungsphase.

Wirkungsschwerpunkte

Die 7. Brokat-Übung dient zur Kräftigung des Fk Leber (o. hepaticus, *gan*). Außerdem besteht ein besonder Bezug zu den Augen, die als Körperöffnung dem Fk Leber (o. hepaticus, *gan*) zuzuordnen sind. Darüber hinaus stärkt die Übung den Fk Niere (o. renalis, *shen*) und die dazugehörigen Körperbereiche Kreuz, Beine und Füße. Auf diese Weise können die Fk Leber und Niere (oo. hepaticus et renalis, *gan shen*) miteinander verbunden und einer übermäßigen Yang-Aktivität des Fk Leber (o. hepaticus, *gan*) entgegengewirkt werden. Dadurch lassen sich Beschwerden wie Unruhe, Reizbarkeit, Schlaflosigkeit etc. lindern sowie die Sehkraft verbessern.

Die Hauptwirkungsrichtung bezüglich der Qi-Bewegung sind das Öffnen und Schließen.

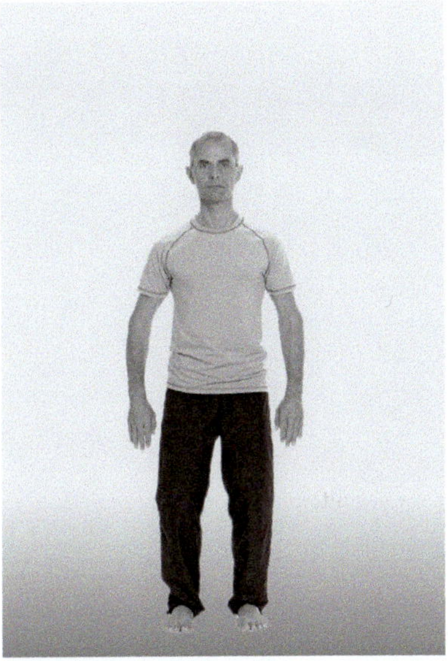

Abb. 7.84

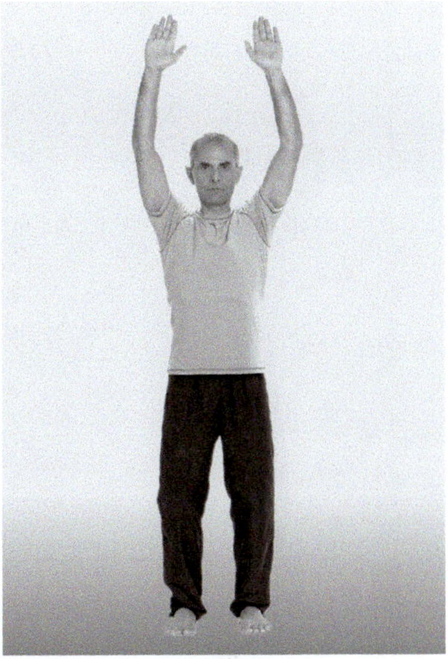

Abb. 7.85

8. Form: „Mit beiden Händen die Füße umfassen, um den Fk Niere und die Hüften zu stärken“

Übungsbeschreibung

Nach der 7. Brokat-Übung zur Grundhaltung zurückkehren. Zuerst können die Hände einen „Kleinen Kreis“ bis auf Brusthöhe vollziehen.

Nun die Hände seitlich neben die Hüften führen; die Handrücken zeigen nach vorne (▶ Abb. 7.84).

Die Arme langsam und entspannt neben dem Körper über den Kopf nach oben heben. Man kann sich vorstellen, dass die Handgelenke an Fäden emporgezogen würden (▶ Abb. 7.85).

Nun mit beiden Händen den „Himmel stützen“; die Fingerspitzen zeigen nach hinten. Zugleich sinkt der Körper etwas nach unten. Die Vorstellungskraft *(yi)* wird im hinteren Dantian, dem Akupunkturpunkt „Pforte des Lebensloses“ (Du 4/Rg 4, *mingmen*, zwischen den Dornfortsätzen des 2. und 3. Lendenwirbels), bewahrt; kurz innehalten (▶ Abb. 7.86).

Dann den Oberkörper vom Hüftgelenk aus ganz weich nach vorne beugen und die Hände vor den Füßen auf den Boden (oder auf die Fußrücken) legen, die Knie sollten dabei nicht durchgedrückt werden. Die Vorstellungskraft *(yi)* wird auf die Bereiche „Die emporsprudelnde Quelle“ (Ni 1/R 1, *yongquan*) auf dem Mittelpunkt der Fußsohlen gerichtet (▶ Abb. 7.87); kurz innehalten.

Den Oberkörper langsam und entspannt im Becken aufrichten und die Hände zum Bereich unterhalb des Nabels zurückführen. Die Vorstellungskraft *(yi)* kehrt zum unteren Dantian zurück (▶ Abb. 7.88).

Die Übung kann bis zu 4-mal ausgeführt werden.

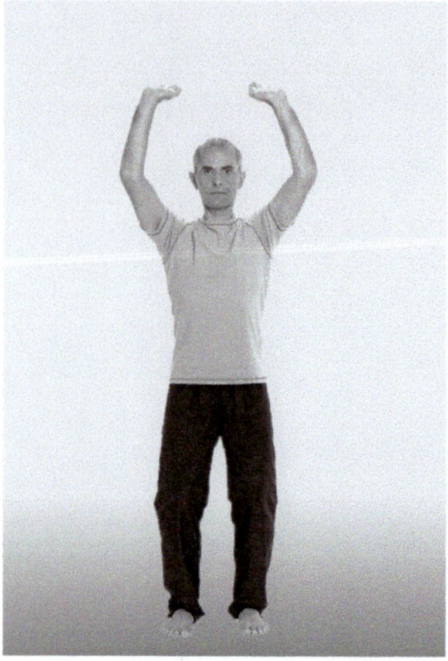

Abb. 7.86

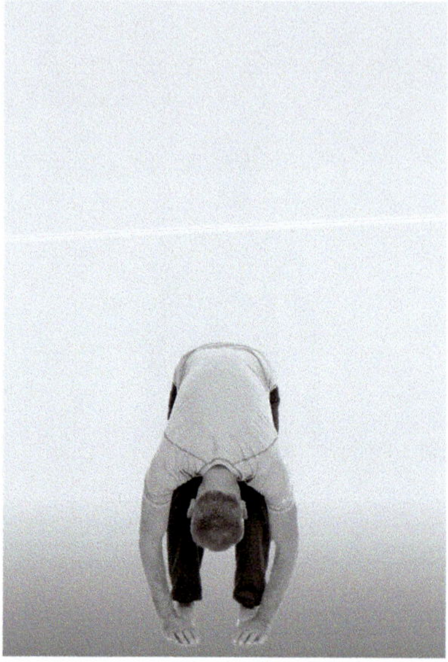

Abb. 7.87

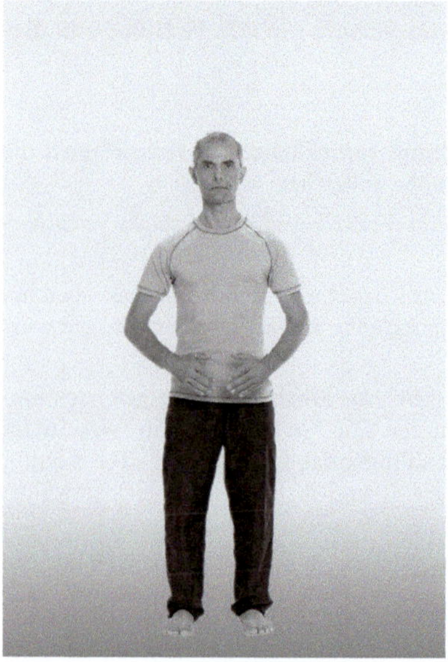

Abb. 7.88

Beachtenswertes bei der Übung

- Beim Heben der Arme besonders die Schultern und Ellenbogen entspannen.
- Wenn sich die Hände auf Kopfhöhe befinden, achte man unbedingt auf die „untere Festigkeit".
- Die Beugung des Körpers sollte den Möglichkeiten jedes Übenden angepasst werden: Menschen, die z. B. an hohem Blutdruck leiden, sollten die Hände nur auf Stirnhöhe heben und den Oberkörper nur leicht beugen.
- Die Bewegungen sind fließend und durch einen Rhythmus von Anspannung und Entspannung, Ein- und Ausatmung miteinander verbunden.
- In einer anderen Version dieser Übung umfasst man mit den Händen die Fußgelenke und beeinflusst dadurch zahlreiche Akupunkturpunkte in diesem Bereich.

Wirkungsschwerpunkte

Bezüglich des Qi-Flusses stehen hier das Steigen und Sinken im Vordergrund. Durch das Nach-unten-Beugen wird insbesondere die Blasen-Leitbahn (c. vesicalis, *pangguang jing*) angesprochen; durch das Wiederaufrichten des Körpers wird die Nieren-Leitbahn (c. renale, *shen jing*) beeinflusst. Insgesamt lässt sich mit dieser Übung der Fk Niere (o. renalis, *shen*) stärken und so einem frühzeitigen Verlust an Lebenskraft vorbeugen. Außerdem können Beschwerden wie allgemeine Schwäche, Kraftlosigkeit und Schmerzen im Lumbalbereich, Beinschwäche etc. gelindert werden.

Dem Stützen des Himmels kommt eine besondere Wirkung auf die Handmittelpunkte, die *Laogong*-Bereiche („Mitte des Handtellers", Pe 8/Pc 8), zu. Mit dem Auflegen der Handflächen auf den Boden (oder auf die Fußrücken) lässt sich eine Verbindung zwischen den Fk Herz und Niere (oo. cardialis et renalis, *xin shen*) herstellen.

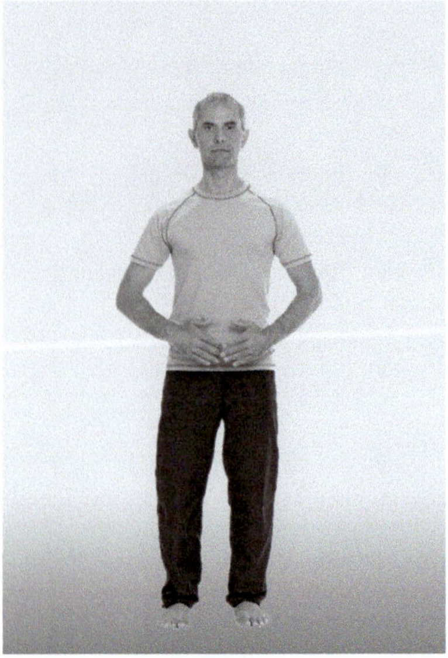

Abb. 7.89

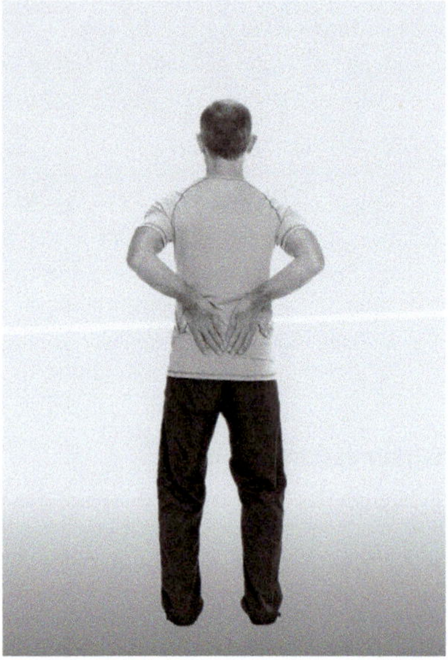

Abb. 7.90

Abschlussübung: „Massiere die *Shenshu*-Punkte"

Übungsbeschreibung

In der Grundhaltung (▶ Abb. 7.89) die Hände langsam auf Bogenlinien um den Körper herum zu den *Shenshu*-Punkten („Einflusspunkt des Nieren-Funktionskreises", Bl 23/V 23) führen. Die Finger zeigen nach unten (▶ Abb. 7.90).

Mit den Mittelpunkten der Handflächen auf dem Akupunkturpunkt „Einflusspunkt des Nieren-Funktionskreises" (Bl 23/V 23, *shenshu*), links und rechts vom Punkt „Pforte des Lebensloses" (Du 4/Rg 4, *mingmen*) kreisend reiben: seitlich nach unten, dann in der Mitte wieder nach oben. Die kreisende Bewegung 4- oder 8-mal ausführen. Dann mit den Handflächen über die Gürtelleitbahn (s. zonalis, *daimai*) nach vorne streichen (▶ Abb. 7.91) und die Handflächen übereinander vor das untere Dantian legen (▶ Abb. 7.92).

Anschließend kann man mit den *Laogong*-Punkten („Mitte des Handtellers", Pe 8/Pc 8) vor dem unteren Dantian kreisend reiben, 4-mal in jede Richtung.

Zum Schluss verweilt man noch eine Weile mit den Händen und der Aufmerksamkeit auf dem Bereich unterhalb des Nabels.

Beachtenswertes bei der Übung

- Beim Massieren auf die Beteiligung des ganzen Körpers achten.
- Keinesfalls das Becken mit einer starken Massagebewegung nach vorne drücken und kippen.

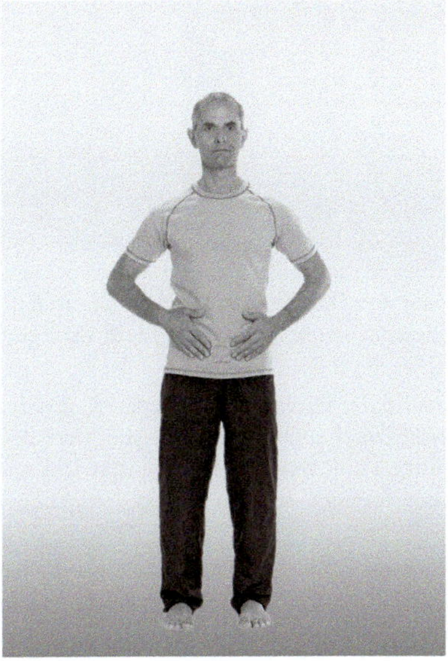

Abb. 7.91

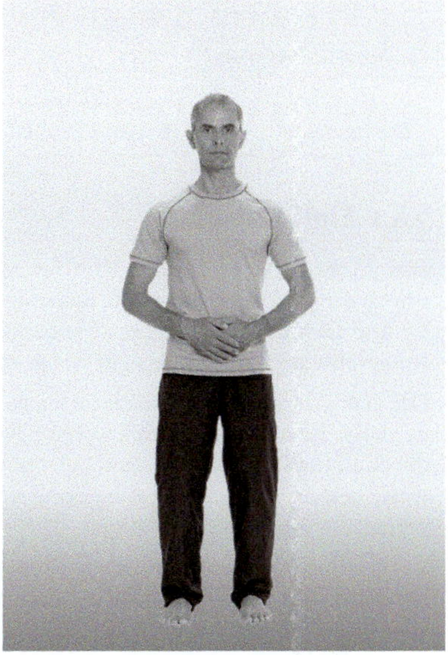

Abb. 7.92

Wirkungsschwerpunkte

Über die *Shenshu*-Punkte („Einflusspunkt des Nieren-Funktionskreises“, Bl 23/ V 23) lassen sich der Fk Niere (o. renalis, *shen*) stützen, der Lendenbereich wärmen und kräftigen, Gehör und Sicht verbessern sowie die Lebenskräfte stärken. Das abschließende Streichen der Gürtelleitbahn (s. zonalis, *daimai*) verbindet hinteres und unteres Dantian, was einer Verbindung der Fk Niere und Milz (oo. renalis et lienalis, *shen pi*) bzw. von vorgeburtlichem und nachgeburtlichem Qi entspricht.

7.4 Die „Acht-Brokat-Übungen" im Sitzen

Gisela Hildenbrand

Bewegung und Ruhe in Ausgewogenheit.

7.4.1 Einführung

Die „Acht-Brokat-Übungen" im Sitzen verbinden drei wichtige Übungselemente des Qigong: Körperhaltungen, Sitzen in Stille und *Daoyin* (Übungen zum Leiten des Qi und Dehnen des Körpers). Sie benötigen nur wenig Körperkraft und sind auch für geschwächte Menschen gut geeignet.

Die acht Abschnitte werden im Allgemeinen in der unten beschriebenen Reihenfolge geübt. Es können jedoch auch eine Auswahl oder einzelne Formen geübt werden, die dann jeweils von der 1. und 8. Übung eingerahmt werden. Eine weitere Übungsweise besteht in der Integration der Zwischenübungen, die den Aspekt der Speichelvermehrung besonders betonen.

Zahlreiche Varianten der „Acht-Brokat-Übungen" im Sitzen sind im Lauf ihrer jahrhundertelangen Geschichte beschrieben worden. Die hier dargestellte Form stammt von Jiao Guorui (Jiao Guorui, 1986).

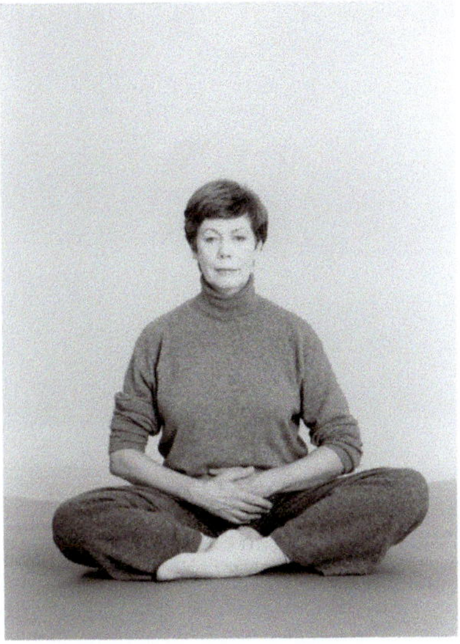

Abb. 7.93

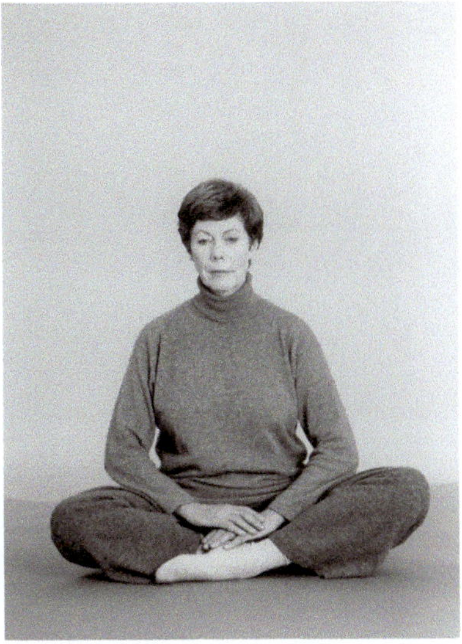

Abb. 7.94

7.4.2 Übungsbeschreibungen

1. Form: „Beruhige den Geist, sitze auf der Erde“

Übungsbeschreibung

Für die 1. Brokat-Übung spielt das „Eintreten in die Ruhe“ *(rujing)* eine besonders wichtige Rolle. Damit ist hier sowohl ein Üben in ruhiger Körperhaltung wie auch die allmähliche Beruhigung der Gedanken gemeint.

Die traditionelle Körperhaltung ist das Sitzen auf der Erde. Jedoch können alle Formen auch auf dem Stuhl sitzend geübt werden.

Man sitzt stabil auf dem Boden im Schneidersitz oder in einer anderen ausgewogenen Körperhaltung (▶ Abb. 7.93). Der Oberkörper ist aufrecht und entspannt, der Kopf gerade nach vorne gerichtet. Der Blick ist entspannt und dadurch leicht gesenkt. Der Mund ist leicht geschlossen, die Zunge liegt natürlich entspannt im Mund.

Für die Position der Hände gibt es verschiedene Möglichkeiten:

- Die Hände übereinander auf den Unterbauch legen (▶ Abb. 7.93).
- Die Hände entspannt vor der Mitte des Körpers auf Füßen und Beinen ablegen (▶ Abb. 7.94).
- Die Hände verschränkt vor der Mitte des Körpers ablegen (▶ Abb. 7.95).
- Die balltragende Haltung mit leicht nach außen gespannten Armen (▶ Abb. 7.96).

Der Geist ist möglichst entspannt, ruhig und gesammelt. Auftretende Gedanken werden weder festgehalten noch unterdrückt, man lässt sie ruhig weiterziehen. Die Vorstellungskraft *(yi)* wird im unteren Dantian bewahrt, was durch die Handhaltungen vor dem Unterbauch erleichtert wird.

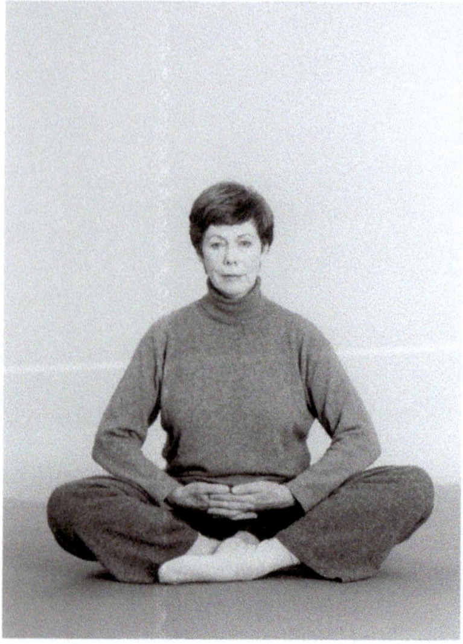

Abb. 7.95

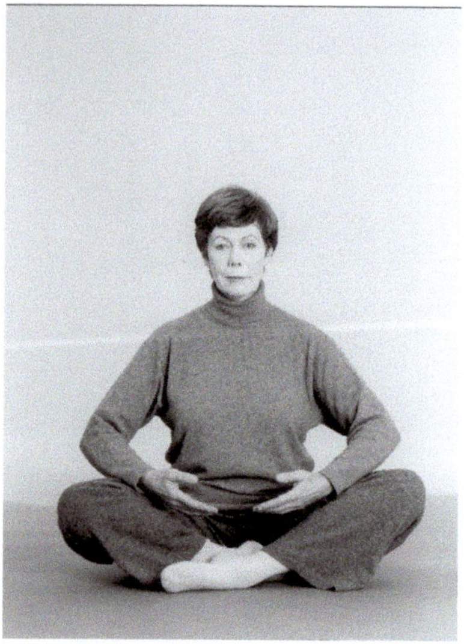

Abb. 7.96

Die Atmung ist natürlich und gleichmäßig, man widmet ihr keine besondere Aufmerksamkeit.

Die Übungsdauer kann 3–5 Minuten betragen und nach etwas Einübung auch auf 10 oder 20 Minuten ausgedehnt werden.

Beachtenswertes bei der Übung

- Die Übung kann auch mit geschlossenen Augen geübt werden. Man wählt leicht geöffnete oder geschlossene Augen, je nachdem, mit welcher Methode man besser zur Ruhe kommt.
- Sitzen in Stille bedeutet nicht, dass man sich nicht bewegen darf. Kleine Bewegungen zur Regulation der Körperhaltung oder Entspannung sind ganz natürlich.

Wirkungsschwerpunkte

Diese äußerlich so einfache Übung hat ein vielfältiges Wirkungsspektrum: Durch Entspannung, Ruhe und Zentrierung werden Regeneration und Kraftaufbau gefördert, die Wahrnehmungsfähigkeit für körperliche Zustände wie z. B. Verspannung und Entspannung wird geschult, die Atmung wird reguliert und vertieft.

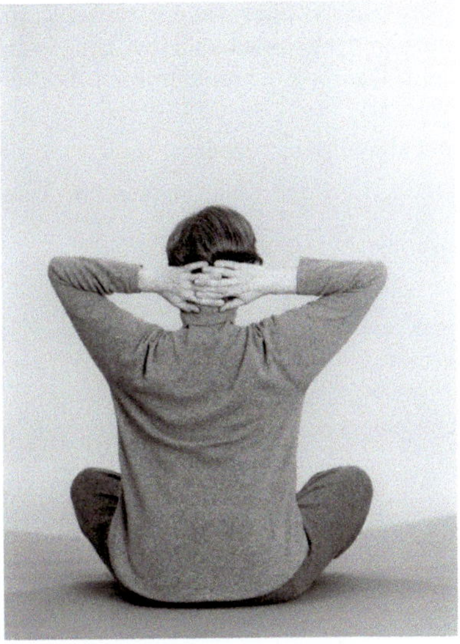

Abb. 7.97

2. Form: „Halte den *Kunlun* mit beiden Händen“

Übungsbeschreibung

Die 2. Übung besteht aus zwei Abschnitten: „Mit den Zähnen klappern“ und „Halte den *Kunlun* (Hinterhaupt) mit beiden Händen“.

Das Zähneklappern und das anschließende Schlucken des Speichels sind auch Teil der „Zwischenübungen“ (▶ Kap. 7.4.2), die jeweils zwischen den Brokat-Übungen praktiziert werden können.

„Mit den Zähnen klappern“

Man behält die Sitzhaltung aus der ersten Übung bei.

Der Mund ist locker geschlossen. Die Zähne mit einer langsamen Bewegung auseinanderführen und dann entspannt, aber mit leichter Kraft, wieder aufeinanderlegen.

Nach 8-maligem „Klappern“ den Speichel schlucken. Die Vorstellung führt ihn bis zum unteren Dantian.

Beachtenswertes bei der Übung

Die Übung kann ohne besondere Beachtung des Atems geübt werden, oder Bewegung und Atem können koordiniert werden: Beim Auseinanderführen der Zähne atmet man ein, beim Aufeinanderlegen aus.

„Halte den *Kunlun* (Hinterhaupt) mit beiden Händen“

Die Hände vor den Unterbauch führen und die Finger verschränken, die Handflächen zeigen nach oben. Die verschränkten Hände vor dem Körper langsam nach oben über den Kopf führen und auf das Hinterhaupt legen (▶ Abb. 7.97).

Die Hände drücken mit leichter Kraft nach vorne, der Kopf drückt mit sanfter Kraft gegen die Handflächen. Diese widerstreitenden Kräfte gegeneinander wirken lassen und ihrer Verbreitung im Körper nachspüren. Dann die Spannung lösen, Lockerung und Entspannung durchdringen den Körper.

Anspannungs- und Entspannungsphase 8-mal abwechselnd üben.

Danach die Hände langsam auseinanderziehen, auf Bogenlinien senken und zum Dantian-Bereich führen.

Beachtenswertes bei der Übung

- Diese Übung kann ebenfalls ohne besondere Beachtung des Atems oder mit Koordination von Bewegung und Atem geübt werden: Die Anspannungsphase wird dann mit der Einatmung verbunden, die Entspannungsphase mit der Ausatmung.
- Wichtig ist es, dass der Atem nie unnatürlich geführt wird, sondern sich die Koordination von Bewegung und Atem durch Entspannung und Natürlichkeit gleichsam von selbst ergibt.

Wirkungsschwerpunkte

Das Klappern der Zähne dient vor allem ihrer Festigung und der Produktion von Speichel, der im Rahmen der Übungen auch „Jadesaft“ genannt wird. Dadurch soll ausgedrückt werden, dass es sich um eine sehr kostbare Flüssigkeit handelt. Speichel ist sehr wichtig für die Einleitung des Verdauungsvorgangs und dient damit einer guten Aufnahme und Umwandlung der Nahrung.

Im Bereich des Hinterhaupts, hier nach dem Berg *Kunlun* benannt, liegen zahlreiche wichtige Akupunkturpunkte wie z. B. „Nackenstütze aus Jade“ (Bl 9/V 9, *yuzhen*), „Säule des Himmels“ (Bl 10/V 10, *tianzhu*) und „Teich des Windes“ (Gb 20/F 20, *fengchi*), die u. a. für eine gute Funktion von Gehirn und Sinnesorganen zuständig sind. Durch den sanften Wechsel von Anspannung und Entspannung werden diese Bereiche reguliert und der Kopf geklärt.

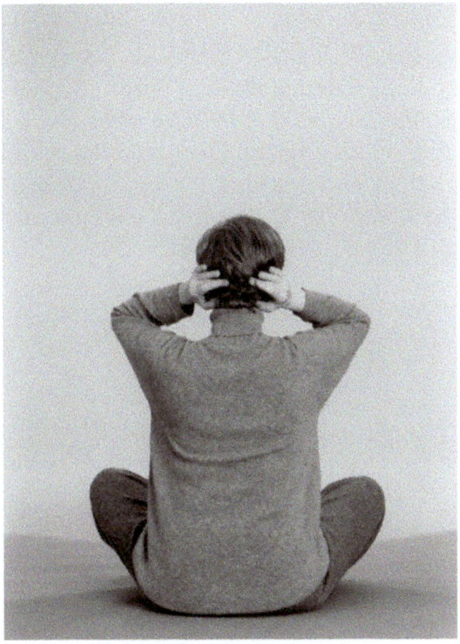

Abb. 7.98

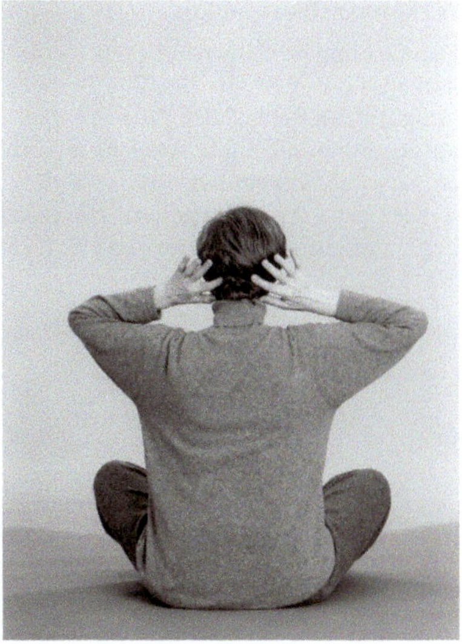

Abb. 7.99

3. Form: „Klopfe mit den Fingern auf die *Yuzhen*-Punkte“

Übungsbeschreibung

Von der 2. Brokat-Übung kommend die Verschränkung der Hände lösen und die Hände vor dem Unterbauch zur balltragenden Haltung führen.

Die Hände nach oben führen und die Ohren mit den Handtellern zudecken, sodass die *Laogong*-Bereiche („Mitte des Handtellers“, Pe 8/Pc 8) über den Ohröffnungen liegen. Die Zeigefinger liegen einander gegenüber auf den beiden *Yuzhen*-Bereichen („Nackenstütze aus Jade“, Bl 9/V 9).

Die Zeigefinger auf die Mittelfinger legen, kurz innehalten (▶ Abb. 7.98).

Dann mit den Zeigefingern auf die *Yuzhen*-Punkte („Nackenstütze aus Jade“, Bl 9/V 9) schnippen; Mittel-, Ring- und kleiner Finger heben sich als Gegenbewegung ein wenig vom Kopf ab (▶ Abb. 7.99). Durch das Schnippen erklingt die „himmlische Trommel“. Die Hände lockern und die Handteller langsam ein wenig von den Ohren entfernen, sodass der Klang sich ausbreiten und nachhallen kann.

Die Übung 8-mal ausführen. Nach der Übung die Hände von den Ohren lösen und auf Bogenlinien zur balltragenden Haltung vor den Unterbauch zurückführen.

Beachtenswertes bei der Übung

- Die Aufmerksamkeit wird auch bei Übungen, die äußerlich gesehen obere Partien des Körpers betonen, zu „sieben Teilen“, d. h. schwerpunktmäßig, im unteren Dantian bewahrt.
- Man achte auf eine ebenso stabile wie entspannte Körperhaltung.

Wirkungsschwerpunkte

Diese Übung wirkt durch die feine Vibration, die durch das „Anschlagen der himmlischen Trommel", so eine alte Bezeichung dieser Übung, erzeugt wird. Die Wirkung auf den Bereich der *Yuzhen* („Nackenstütze aus Jade", Bl 9/V 9) ist besonders ausgeprägt und kann sich von dort ganzkörperlich ausbreiten. Die Blasen-Leitbahn (c. vesicalis, *pangguang jing*) und die Leitbahn der Steuerung (s. regens, *dumai*) werden gestärkt und reguliert. Die Übung hat eine gute Wirkung auf die Funktion der Sinnesorgane und klärt den Kopf.

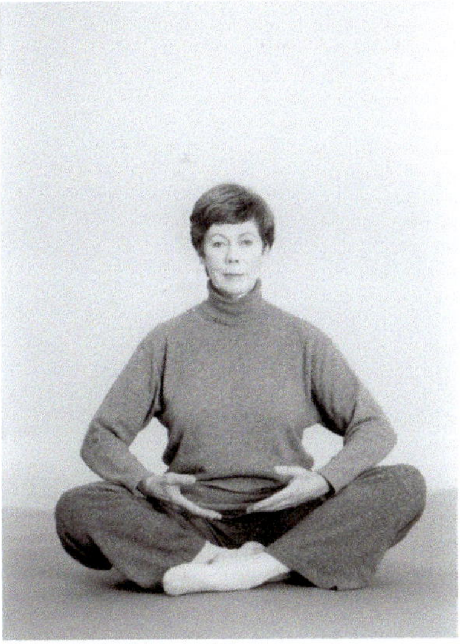

Abb. 7.100

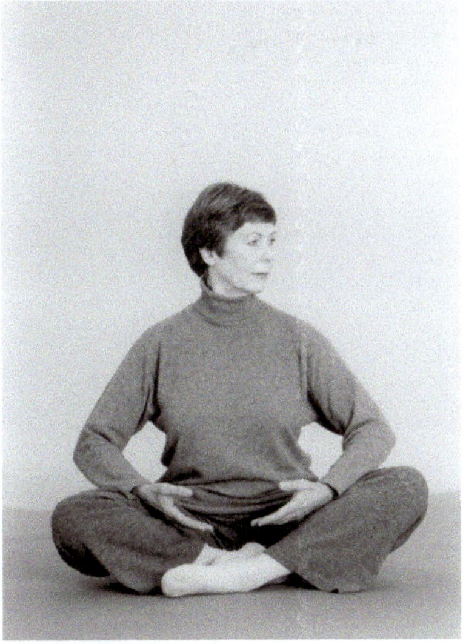

Abb. 7.101

4. Form: „Drehe den Kopf"/„Schwenke sanft die *Tianzhu*"

Übungsbeschreibung

Diese Übung besteht aus den zwei Abschnitten „Drehe den Kopf" und „Mit der Zunge im Mund rollen", wobei letztere Übung auch einen Teil der „Zwischenübung" (▶ Kap. 7.4.2) darstellt.

„Drehe den Kopf"/„Schwenke sanft die *Tianzhu*"

Die Hände befinden sich in balltragender Haltung vor dem Unterbauch (▶ Abb. 7.100).

Die Sitzhaltung ist stabil und entspannt und bleibt während des Kopfwendens nahezu unverändert.

Den Kopf langsam nach links wenden. Am Ende der Drehbewegung etwas innehalten (▶ Abb. 7.101).

Den Kopf langsam wieder zur Mitte drehen und in dieser Haltung wieder etwas innehalten.

Dann den Kopf langsam nach rechts drehen, innehalten (▶ Abb. 7.102) und wieder zur Mitte zurückdrehen (▶ Abb. 7.103).

Den Kopf 8-mal zu jeder Seite drehen.

Beachtenswertes bei der Übung

- Auf eine fließende Bewegung des Kopfes achten. Das Kinn wird ein wenig zum Körper gezogen, um eine sanfte Dehnung im Nacken zu erzeugen.
- Beim Wenden des Kopfes reckt sich der Körper ein wenig, beim Zurückdrehen entspannt er sich.

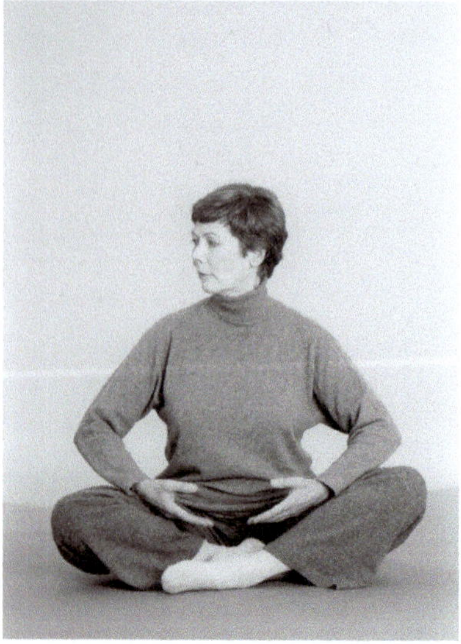

Abb. 7.102

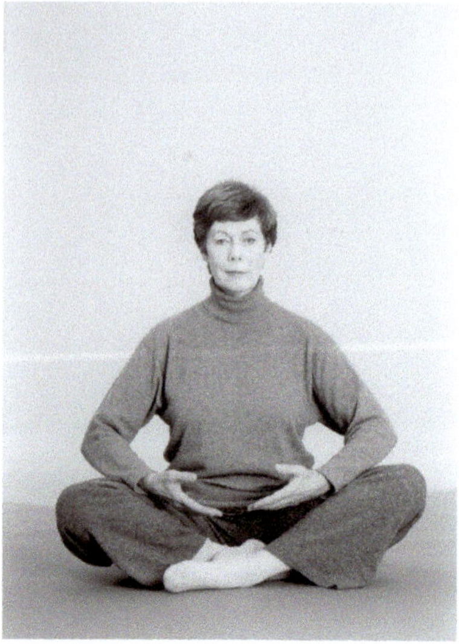

Abb. 7.103

- Das Wenden des Kopfes soll eine ganzkörperliche Bewegung sein; dies wird begünstigt, indem man mit dem Wenden des Kopfes die *Yongquan*-Bereiche („Die emporsprudelnde Quelle“, Ni 1/R 1) etwas verdichtet, d. h. die Fußsohlen etwas zusammenzieht, und mit dem Zurückdrehen des Kopfes wieder entspannt.
- Während der ganzen Übung die Vorstellungskraft *(yi)* im unteren Dantian bewahren und auf eine entspannte und stabile Sitzhaltung achten.

Wirkungsschwerpunkte

Das Wenden des Kopfes übt einen regulierenden Einfluss auf die Blasen-Leitbahn (c. vesicalis, *pangguang jing*) und besonders die *Tianzhu*-Bereiche („Säule des Himmels“, Bl 10/V 10) aus, die vor allem zum Durchgängigmachen des Leitbahnsystems und zum Freimachen der Sinnesorgane dienen.

„Mit der Zunge im Mund rollen“

Die Zunge kreist mit kontinuierlicher, leichter Bewegung je 4-mal im Uhrzeigersinn, 4-mal gegen den Uhrzeigersinn an der Innenseite der Zähne entlang. Man beginnt die Bewegung rechts und führt sie nach links, an den oberen Zähnen beginnend.

Dann wird das Rollen an der Außenseite der Zähne entlang wiederholt, je 4-mal im Uhrzeigersinn, 4-mal gegen den Uhrzeigersinn.

An den seitlichen Endpunkten der Bewegung jeweils kurz innehalten.

Zum Abschluss den Speichel schlucken und den „Jadesaft“ in der Vorstellung bis zum unteren Dantian rinnen lassen.

Beachtenswertes bei der Übung

- Die Bewegung der Zunge ist in der Vorstellung im unteren Dantian verankert.
- Man achte auf Entspannung und eine fließende Bewegung der Zunge.

Wirkungsschwerpunkte

Die leichte Massagebewegung hat eine gute Wirkung auf Zähne und Zahnfleisch. Die Speichelproduktion wirkt sich fördernd auf die Verdauung aus. Diese Übung ist sehr breit wirksam, da die Bewegungen der Zunge alle Funktionskreise beeinflussen.

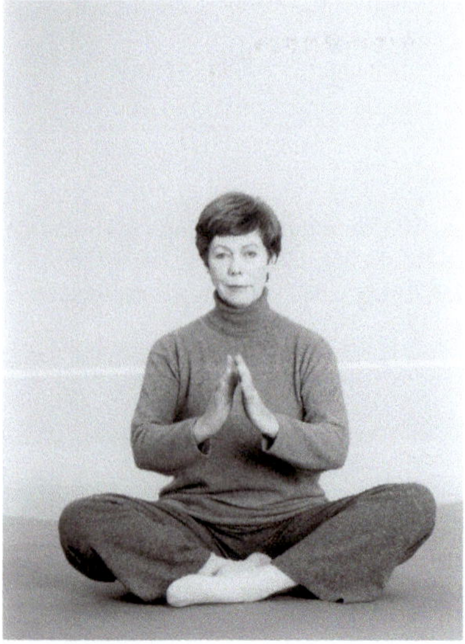

Abb. 7.104

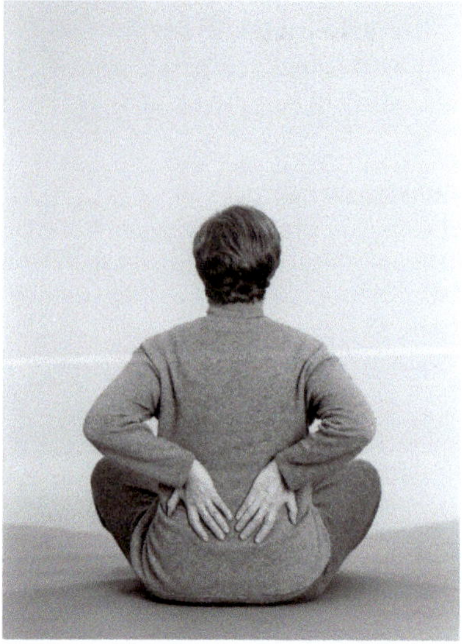

Abb. 7.105

5. Form: „Massiere die *Shenshu*-Punkte"

Übungsbeschreibung

Diese Übung besteht aus zwei Abschnitten: „Wasche die *Laogong*-Punkte" und „Massiere die *Shenshu*-Punkte".

„Wasche die *Laogong*-Punkte"

Die Hände vor die Brustmitte führen, die Handflächen einander zuwenden. Die Hände sind drei bis vier Faustbreiten vom Körper entfernt, der Abstand zwischen den Händen beträgt etwa eine Fingerbreite (▶ Abb. 7.104).

In langsamen Bewegungen die Hände „waschen". Die linke Hand etwas senken, die rechte etwas nach oben führen; kurz innehalten.

Dann die rechte Hand senken und die linke nach oben führen. Kurz innehalten.

Diese Bewegungen 4- oder 8-mal ausführen und dann die Hände wieder auf gleiche Höhe bringen.

Beachtenswertes bei der Übung

Während des „Händewaschens" verbindet man in der Vorstellung die Handflächen miteinander, als wäre da ein elastisches Band. Diese zur Mitte schließende Kraft wird ergänzt durch leichte aufspannende Kräfte zur Seite und leichte ausdehnende Kräfte nach vorne und hinten.

„Massiere die *Shenshu*-Punkte"

Die Hände trennen und langsam auf Bogenlinien um den Körper herum zu den *Shenshu*-Bereichen („Einflusspunkt des Nieren-Funktionskreises", Bl 23/V 23) führen (▶ Abb. 7.105).

Dann die *Shenshu*-Punkte („Einflusspunkt des Nieren-Funktionskreises", Bl 23/V 23) reiben, dabei die Hände kreisend bewegen: Seitlich nach unten, dies entspricht einem Entfalten und Sinken, dann in der Mitte wieder nach oben, dies entspricht einem Sammeln und Steigen.

Die kreisende Bewegung 4- oder 8-mal ausführen.

Beachtenswertes bei der Übung

- Man achte auf die Beteiligung des ganzen Körpers: Beim Nach-unten-Streichen den Rumpf ein wenig recken, beim Nach-oben-Streichen stellt man sich im Rumpf eine nach unten sinkende Entspannung vor.
- Zum Abschluss der Übung die Finger langsam nach vorne wenden und mit leichtem Druck der Handflächen langsam entlang der Gürtelleitbahn (s. zonalis, *daimai*) nach vorne streichen.
- Die beiden Abschnitte der 5. Übung 4-mal wiederholen.

Wirkungsschwerpunkte

Das Waschen der *Laogong*-Punkte („Mitte des Handtellers", Pe 8/Pc 8) regt das Qi an und zeigt sich besonders in Form von Wärme in den Handflächen, die dann den *Shenshu*-Punkten („Einflusspunkt des Nieren-Funktionskreises", Bl 23/V 23) zugute kommt. Die *Shenshu*-Punkte („Einflusspunkt des Nieren-Funktionskreises", Bl 23/V 23) sind besonders wichtige Bereiche zur Stärkung des Fk Niere (o. renalis, *shen*). Das abschließende Streichen der Gürtelleitbahn (s. zonalis, *daimai*) verbindet hinteres und vorderes Dantian, was einer Verbindung der Fk Niere und Milz (oo. renalis et lienalis, *shen pi*) bzw. des Qi der angeborenen Konstitution (qi nativum, *xiantian zhi qi*) und des Qi der erworbenen Konstitution (qi ascitum, *houtian zhi qi*) entspricht.

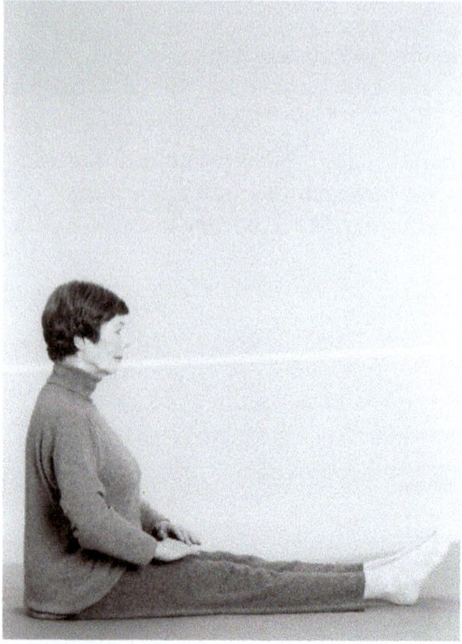

Abb. 7.106

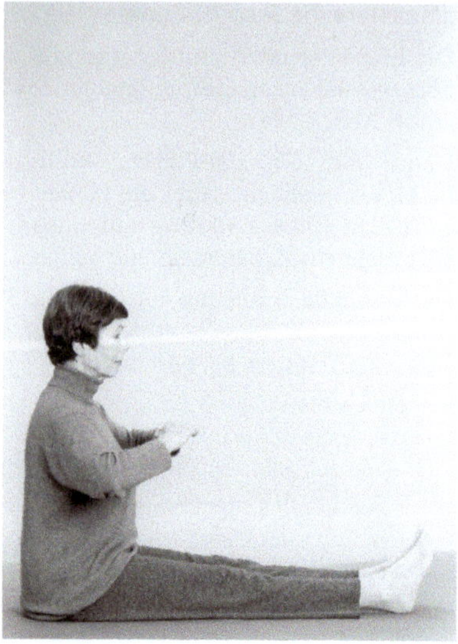

Abb. 7.107

6. Form: „Drehe mit den Händen zwei Räder"

Übungsbeschreibung

Die Beine nach vorne ausstrecken und locker zusammenhalten. Die Fersen sind geschlossen. Die Hände sind vor dem Unterbauch, die Handflächen zeigen nach unten. Der Rumpf ist entspannt und aufrecht (▶ Abb. 7.106).

Die Hände vor dem Körper bis Brust- oder Schulterhöhe heben, der Körper richtet sich auf, und man sitzt fest auf der Erde (▶ Abb. 7.107).

Den Rumpf nach vorne beugen und die Hände, ein Oval zeichnend, nach vorne führen. Die Beine bleiben gestreckt, die Fußspitzen werden leicht zum Körper herangezogen, die Fersen üben eine tretende Kraft nach vorne aus (▶ Abb. 7.108).

Die Hände, das Oval weiterzeichnend, senken und in geringem Abstand über den Beinen wieder vor den Unterbauch führen (▶ Abb. 7.109). Den Körper dabei aufrichten, die Beine und Füße wieder entspannen.

Nach vier solchen Kreisbewegungen kurz innehalten und dann vier Kreisbewegungen in Gegenrichtung ausführen.

Beachtenswertes bei der Übung

- Eine wesentliche Anforderung bei dieser Übung ist das Strecken und Dehnen von Beinen und Rücken. Ein festes, stabiles Sitzen ermöglicht diese dehnenden Bewegungen.
- Der Blick bleibt während der ganzen Übung entspannt nach vorne gerichtet, d. h. man nimmt den Kopf beim Nach-vorne-Beugen des Rumpfes etwas in den Nacken.

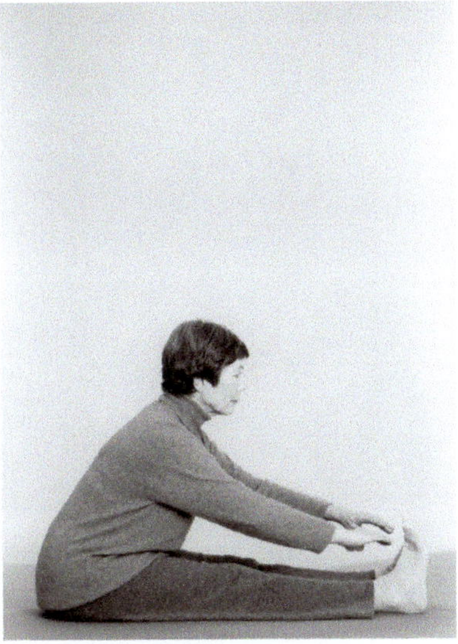

Abb. 7.108

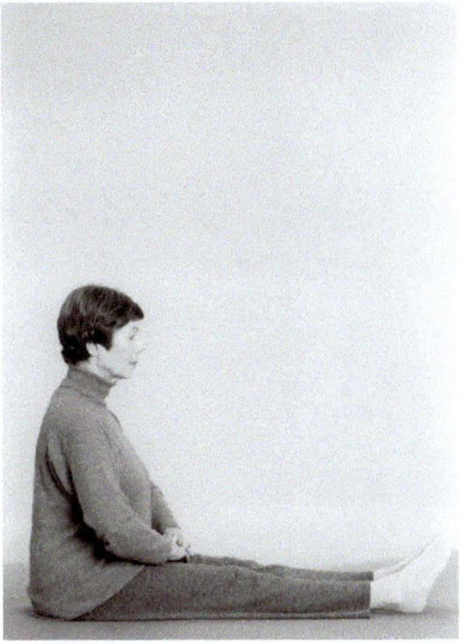

Abb. 7.109

Wirkungsschwerpunkte

Diese Übung hat eine stark dehnende und durchdringende Wirkung und beugt Beschwerden vor, die durch eine Abnahme der Beweglichkeit gekennzeichnet sind. Besonders ausgeprägt ist die Wirkung auf die Blasen-Leitbahn (c. vesicalis, *pangguang jing*) und damit auch auf den Fk Niere (o. renalis, *shen*), was für Menschen im höheren Alter besonders wichtig ist.

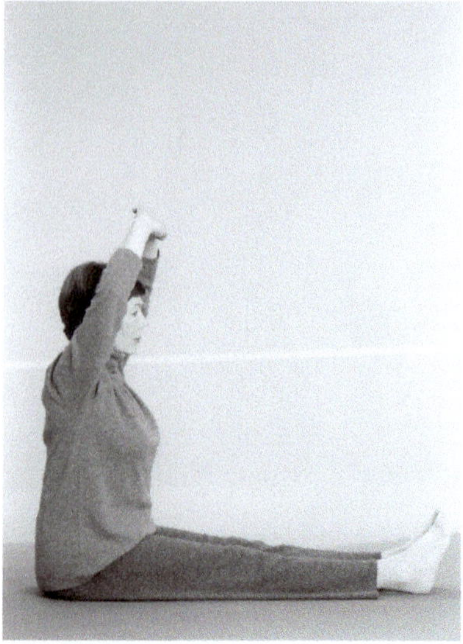

Abb. 7.110

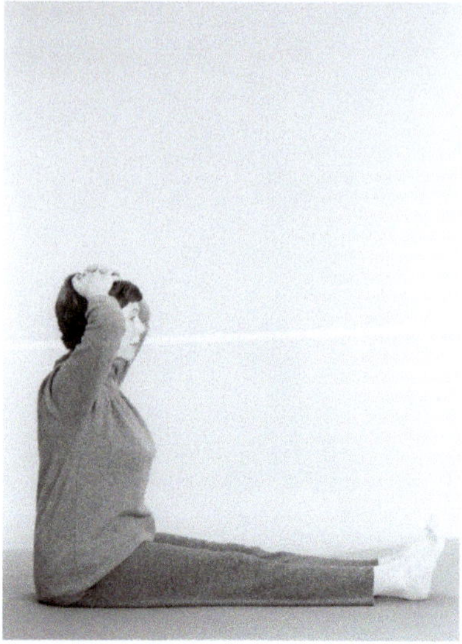

Abb. 7.111

7. Form: „Den Himmel stützen, den Scheitel pressen und beide Füße umfassen"

Übungsbeschreibung

Die Finger vor dem Unterbauch verschränken, die Handflächen zeigen nach oben, die Arme bilden Bogenlinien. Die Körperhaltung ist aufrecht und entspannt.

Die Hände langsam vor dem Körper bis Brusthöhe heben und nach unten wenden. Die Hände mit leicht nach unten drückender Kraft bis zum Unterbauch senken.

Die Arme vor dem Körper bis über den Kopf nach oben führen, die Handflächen zeigen zunächst nach vorn, dann nach oben. Mit verschränkten Händen „den Himmel stützen" (▶ Abb. 7.110).

Nach kurzem Innehalten die Handflächen nach unten wenden und auf den Scheitel legen. Durch Entspannung der Arme „pressen" die Hände auf den Scheitel, der Körper reckt sich dagegen leicht nach oben (▶ Abb. 7.111).

Die Hände vom Kopf heben, die Verschränkung der Finger lösen, die Fingerspitzen nach hinten wenden (▶ Abb. 7.112).

Den Rumpf vom Hüftgelenk aus nach vorne beugen, die Hände auf einer Bogenlinie zu den Füßen führen und diese umfassen (▶ Abb. 7.113). Die Beine bleiben gestreckt, der Rücken ist entspannt und in sich aufgerichtet.

Die Hände von den Füßen lösen und in langsamer Bewegung zum Unterbauch zurückführen.

Die Übung 8-mal wiederholen.

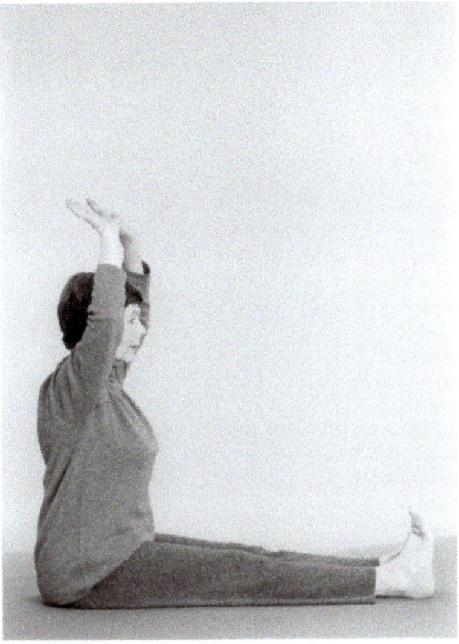
Abb. 7.112

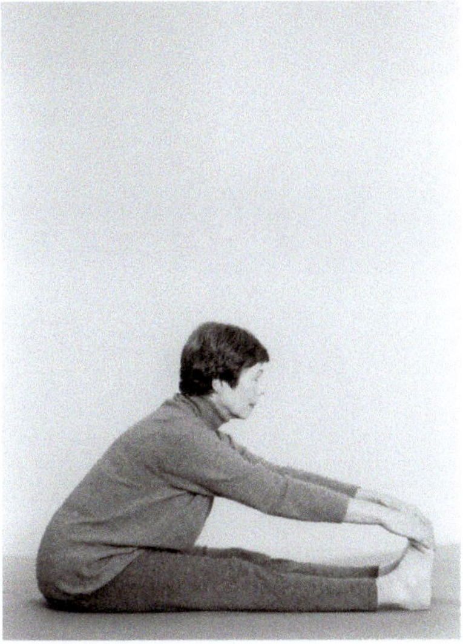
Abb. 7.113

Beachtenswertes bei der Übung

- Man achte auf eine stabile und entspannte Sitzhaltung.
- Beim Heben der Arme und bei allen Handhaltungen im oberen Körperbereich besonders die Schultern und Ellenbogen entspannen.
- Die Vorstellungskraft *(yi)* wird im unteren Dantian bewahrt, gleichsam verankert zwischen den Bewegungen, die das Oben und Unten, Kopf und Füße, verbinden.

Wirkungsschwerpunkte

Diese Übung ist durch starke Dehnungen und deutliche Wechsel von Anspannung und Entspannung gekennzeichnet. Die Wirkung auf Sehnen und Muskeln sowie auf die Durchgängigkeit der Leitbahnen ist ausgeprägt. Die Regulationswirkung auf die Blasen-Leitbahn (c. vesicalis, *pangguang jing*) ist dabei besonders stark. Die Verbindung von Oben und Unten, d. h. auch die Fk Herz und Niere (oo. cardialis et renalis, *xin shen*), werden gefördert.

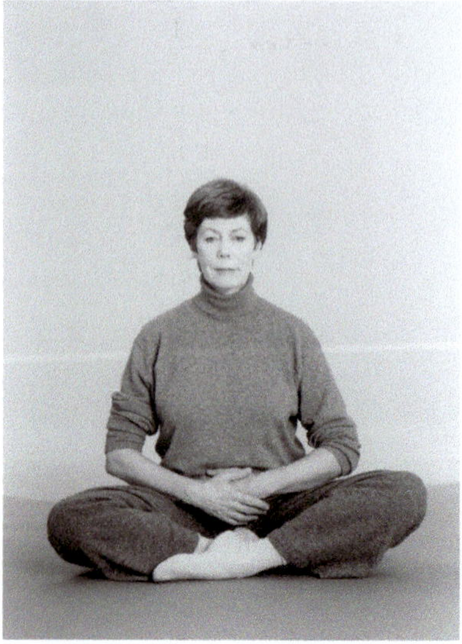

Abb. 7.114

8. Form: „Das Qi langsam entlang von *Renmai* und *Dumai* führen"

Übungsbeschreibung

Von der äußeren Form her gleicht die 8. der 1. Brokat-Übung. Es gelten auch die gleichen grundlegenden Anforderungen: stabile und ausgewogene Sitzhaltung, Entspannung und Bewahren der Vorstellungskraft *(yi)* im unteren Dantian (▶ Abb. 7.114).

Durch die vorangegangenen Übungen können sich jedoch der Qi-Fluss sowie der Zustand der Ruhe und Stabilität zu einem besseren Übungszustand entwickelt haben. Ein Gefühl von Ruhe, Stabilität und Wärme im Bereich des unteren Dantian kann dies anzeigen. Man spricht dann von „üppigem Dantian-Qi". Auf dieser Grundlage kann sich eine tiefe Bauchatmung entwickeln und der Geist zur Ruhe kommen. Dies sind gute Voraussetzungen für eine sich ganz natürlich einstellende harmonische Zirkulation des Qi durch die zentralen Leitbahnen Aufnehmende Leitbahn (s. respondens, *renmai*) und Leitbahn der Steuerung (s. regens, *dumai*). Diese Übungsweise des Natürlich-sich-entwickeln-Lassens ist die grundlegendste Übungsform.

In einer anderen Übungsweise wandert man mit der Vorstellung langsam entlang dem Verlauf der Aufnehmenden Leitbahn (s. respondens, *renmai*) von oben nach unten und entlang dem Verlauf der Leitbahn der Steuerung (s. regens, *dumai*) von unten nach oben. Dieses Führen des Qi soll ganz entspannt und natürlich geschehen und wird im Rahmen der Brokat-Übungen 5–7 Minuten geübt.

Beachtenswertes bei der Übung

- Übt man das bewusste Führen des Qi über die Aufnehmende Leitbahn (s. respondens, *renmai*) und die Leitbahn der Steuerung (s. regens, *dumai*), ist es am wichtigsten, Natürlichkeit zu bewahren.

- Die 8. Übung stellt gleichsam ein Resümee der vorangegangenen Übungen dar. Es geht darum, den Übungszustand wahrzunehmen, in dem geistige Ruhe und innere harmonische Qi-Bewegung verbunden sind.

Wirkungsschwerpunkte

Die Wirkung dieser Übung bezieht sich besonders auf die Aufnehmende Leitbahn (s. respondens, *renmai*) und die Leitbahn der Steuerung (s. regens, *dumai*), die wiederum das gesamte System der Leitbahnen regulieren.

Zwischenübung

Die speichelproduzierenden Übungen, die in den oben beschriebenen Brokat-Übungen erwähnt wurden, und zusätzlich das Backenblähen und Speichelschlucken, können auch als eigenständige Übungsmethode praktiziert oder als „Zwischenübung" zwischen den einzelnen Brokat-Übungen geübt werden. Dadurch verlängert sich natürlich die Übungszeit ganz erheblich. Die Empfehlung, diese Übungen immer wieder einzustreuen, erklärt sich aus ihrer hohen Wirksamkeit. Speichel, „Jadesaft", „Göttliches Wasser", gilt in der chinesischen Medizin als eine sehr wichtige Flüssigkeit, die alle inneren Organe „befeuchtet" und nährt.

„Mit den Zähnen klappern"

Man wählt eine entspannte, angenehme, stabile Sitzhaltung. Der Mund ist entspannt und locker geschlossen.

Die Zähne werden mit einer langsamen Bewegung auseinandergeführt und dann mit leichter Kraft wieder aufeinandergelegt.

Man „klappert" 8-mal und schluckt dann den Speichel hinunter, in der Vorstellung bis zum unteren Dantian.

Diese Abfolge kann man mehrmals wiederholen.

„Mit der Zunge im Mund rollen"

Die Zunge kreist mit kontinuierlicher, leichter Bewegung je 4-mal im Uhrzeigersinn, 4-mal gegen den Uhrzeigersinn an der Innenseite der Zähne entlang. Man beginnt die Bewegung rechts und führt sie nach links, an den oberen Zähnen beginnend.

Dann wird das Rollen je 4-mal im Uhrzeigersinn und 4-mal gegen den Uhrzeigersinn an der Außenseite der Zähne entlang wiederholt.

An den seitlichen Endpunkten der Bewegung jeweils kurz innehalten.

Zum Abschluss den Speichel schlucken und den „Jadesaft" in der Vorstellung bis zum unteren Dantian rinnen lassen.

„Die Backen blähen"

Man bläht mit einer sanften Bewegung die Backen, sodass die Luft die Backen möglichst gleichmäßig in alle Richtungen ausdehnt.

Kurz innehalten und die Backen wieder entspannen.

Nach 8-maligem Blähen den Speichel schlucken und in der Vorstellung bis zum unteren Dantian begleiten.

Diese Abfolge kann man mehrmals wiederholen.

„Den Speichel schlucken"

Das Speichelschlucken wird nochmals extra erwähnt, obwohl es ja den Abschluss jeder speichelproduzierenden Übung bildet. Damit soll die Aufgabe des Speichels, die Organe zu befeuchten und zu nähren, nochmals betont werden. Wichtig ist, diese Übung im Körperzentrum, im unteren Dantian, zu „verankern". Der „Jadesaft" wird in der Vorstellung bis zum unteren Dantian geführt; die Aufmerksamkeit verweilt dann im Körperzentrum.

7.5 „Sechs Laute“

Ute Engelhardt

„Das Alte ausstoßen, um das Neue aufzunehmen“ *(tugu naxin).*

7.5.1 Einführung

Hintergründe

Die „Sechs-Laute-Methode“ gehört zu den Atemtechniken, die mit dem Ausatmen auf einen Laut einhergehen. Unter der Bezeichnung „Das Alte ausstoßen, um das Neue aufzunehmen“ *(tugu naxin)* werden diese Atemtechniken bereits im 4. Jh. v. Chr. im *Zhuangzi* (15. Kap.) erwähnt. Die Atmung dient demnach dazu, reines Qi aufzunehmen und verbrauchtes Qi „auszustoßen“, zugleich reguliert sie den Austausch zwischen Innen und Außen.

Die Technik der „Sechs Laute“ umfasst eine Form der Einatmung durch die Nase und sechs Arten der Ausatmung durch den Mund, die mittels sechs chinesischer Schriftzeichen bzw. Laute ausgedrückt werden. Entsprechend wird sie in den chinesischen Texten als „Methode der Sechs Qi“ *(Liuqi fa)* oder „Lehrformel der Sechs Zeichen“ *(Liuzi jue)* bezeichnet.

Die Ursprünge dieser Technik reichen bis in die Han-Zeit (206 v. – 220 n. Chr.) zurück. Besonders interessant ist in diesem Zusammenhang ein archäologischer Fund aus Zhangjia shan: 113 beschriebene Bambusstäbchen, die 1984 in Hubei in einem Han-zeitlichen Grab (datiert auf das Jahr 186 v. Chr.) gefunden wurden. In diesem Text werden mehrmals Übungen erwähnt, die mit dem Ausstoßen eines bestimmten Lautes einhergehen. Allerdings werden nur drei Laute aufgeführt, die zur Ausleitung von drei klimatischen Exzessen empfohlen werden. Der Laut *hu* dient zur Vertreibung von „Trockenheit“ (ariditas, *zao*), *chui* zur Vertreibung von „Feuchtigkeit“ (humor, *shi*) und *gou* zur Vertreibung von „Sommerhitze“ (aestus, *shu*) (Engelhardt, 1998, 2001; Shi, 1992).

Aus den uns erhaltenen Schriften geht hervor, dass zur Han-Zeit das Herauslösen von Schrägläufigkeiten (Heteropathien, *xie*) bzw. pathogenen Faktoren durch das Ausstoßen der Laute im Vordergrund stand.

Einen Höhepunkt erreichte die Anwendung der „Sechs-Laute-Methode“ in der Epoche der Sechs Dynastien (420–581) und zur Tang-Zeit (618–907). Aus dieser Zeit sind zahlreiche Schriften erhalten, in denen Abfolgen von sechs Lauten beschrieben werden, die sechs Funktionskreisen zugeordnet werden. Wie Catherine Despeux nachgewiesen hat, gibt es in dieser Epoche eine Vielfalt von unterschiedlichen Varianten dieser Übung (Despeux, 1995/97). So werden jeweils verschiedene Laute unterschiedlichen Funktionskreisen zugeordnet, wobei drei unterschiedliche Systeme auszumachen sind. In zwei dieser Systeme wird die ausleitende Wirkung durch die Ausatmung der Laute betont. In der dritten und späteren Tradition gibt es sechs den Funktionskreisen zugeordnete Laute zum Ausleiten bzw. Zerstreuen und sechs Laute zum Zuführen bzw. zur Stärkung der jeweiligen Funktionskreise. Weiterhin empfiehlt die Mehrzahl der Schriften, die Laute unhörbar auszusprechen (Despeux, 1997:34).

In den frühen Anleitungen finden sich kaum Angaben über körperliche Bewegungen, die mit diesen speziellen Atemübungen einhergehen. Manchmal heißt es, dass sie im Sitzen oder im Liegen ausgeführt werden sollten. Erst seit dem 11. Jh. gibt es gewisse Parallelen zu den heute praktizierten Bewegungen (Despeux, 1997:47).

Auch in der Gegenwart gilt die „Sechs-Laute-Methode" noch immer als eine der populärsten Übungen des Qigong. Sie wird sowohl kurativ als auch prophylaktisch eingesetzt. Es gibt eine Vielzahl verschiedener Varianten dieser Übung. Die meisten dieser Praktiken beinhalten alle drei Elemente: Atemtechnik, körperliche Bewegungen und Visualisationen bzw. Lenken der Vorstellungskraft *(yi)*.

Die folgende Übungsbeschreibung richtet sich weitgehend nach der Tradition des Altarztes Ma Litang, der wesentlich zur Entwicklung der „Sechs Laute" im modernen China beigetragen hat (Ma Litang, 1985a, 1985b).

Hinweise zur Übung

Bei der „Sechs-Laute-Methode" wird beim Ausatmen ein bestimmter Laut erzeugt, für den eine genaue Mundstellung vorgeschrieben ist und der jeweils einem der Funktionskreise bzw. Leitbahnen zugeordnet wird. Je nach den Möglichkeiten des Übenden und der gewünschten Wirkung können die einzelnen Laute laut und deutlich wahrnehmbar oder unhörbar artikuliert werden. Mit der Hervorbringung dieser Laute gehen ganzkörperliche Bewegungen und ein Lenken der Vorstellungskraft *(yi)* auf bestimmte Körperbereiche einher. Auf diese Weise werden im gesamten Körper leichte Vibrationen hervorgerufen, die die Durchgängigkeit der Leitbahnen fördern und das schrägläufige (heteropathische, *xie*) Qi bzw. pathogene Faktoren aus den entsprechenden Leitbahnen und Funktionskreisen herauslösen können. Nach der modernen Qigong-Theorie gehören die „Sechs Laute" einerseits zu den Techniken zum „Bewegen des Qi" *(xingqi)* und andererseits zu den Techniken zum „Ausstoßen des Alten und Aufnehmen des Neuen" *(tugu naxin)* (Wang Buxiong, 1989:396).

Jeder der „Sechs Laute" wird jeweils sechsmal hintereinander hervorgebracht, und zwar in folgender Reihenfolge: Man beginnt mit dem Laut *xu*, der dem Fk Leber (o. hepaticus, *gan*) zugeordnet ist. Dann folgen *ke* für den Fk Herz (o. cardialis, *xin*), *hu* für den Fk Milz (o. lienalis, *pi*), *xie* für den Fk Lunge (o. pulmonalis, *fei*) und *chui* für den Fk Niere (o. renalis, *shen*). Den Abschluss bildet der Laut *xi* für den Fk Drei Wärmebereiche (o. tricalorii, *sanjiao*). Diese Abfolge der Fünf Funktionskreise entspricht der Hervorbringungsreihenfolge der Fünf Wandlungsphasen. Durch die Übung wird gewährleistet, dass die Fünf Funktionskreise optimal zusammenwirken und sich gegenseitig stützen. Entsprechend wird meistens empfohlen, die „Sechs Laute" zusammenhängend zu praktizieren und nicht nur einen einzelnen Laut zu üben.

Für die therapeutische Anwendung der „Sechs Laute" bedeutet das: Wenn bei einem Patienten eine Störung in einem der Funktionskreise, z. B. im Fk Leber (o. hepaticus, *gan*), diagnostiziert wird, sollte er zunächst die gesamte Sequenz aller sechs Laute üben und anschließend noch zusätzlich einige Male den Laut *xu* ausstoßen, der dem Fk Leber (o. hepaticus, *gan*) zugeordnet ist.

Übungsabfolge und -dauer

Man beginnt mit einem dreimaligen „Harmonisieren der Atmung". Anschließend übt man jeweils sechsmal die einzelnen Laute, wobei man als Übergang zum nächsten Laut einmal die Atmung harmonisiert. Zum Abschluss übt man wieder dreimal das „Harmonisieren der Atmung".

Diese Übungsabfolge dauert etwa 10–15 Minuten und kann täglich einmal ausgeführt werden. Falls in einem der angesprochenen Funktionskreise eine Störung vorliegt, kann man nach einer ganzen Sequenz der „Sechs Laute“ zusätzlich den Laut, der dem gestörten Funktionskreis zugeordnet ist, noch 1- bis 6-mal üben.

Weiterhin besteht die Möglichkeit, den der Jahreszeit zugeordneten Laut (Frühling = *xu,* Sommer = *ke,* Herbst = *xie,* Winter = *chuyu*) (▶ Tab. 7.1) ebenfalls am Ende noch mehrmals zu praktizieren.

Grundsätzlich Beachtenswertes

- Bei der Aussprache aller Laute kommt es darauf an, dass man den meist zischenden Anlaut weiter mitklingen lässt und am Ende nicht nur den Vokal artikuliert. Außerdem achte man auf die jeweiligen Angaben zur Mundhaltung.
- Bei den Lauten sollte grundsätzlich auf eine Ausgewogenheit zwischen ausleitenden und nährenden bzw. stützenden Aspekten geachtet werden: Je lauter und länger der Laut ausgestoßen wird, desto stärker ausleitend (dispulsierend) wirkt er. Ist er jedoch eher kürzer und leise, bis hin zur Geräuschlosigkeit, wird dieser Effekt abgeschwächt, und die nährende, stützende Wirkung wird betont.
- Indem man nach dem Hervorbringen des Lautes die Zungenspitze bewusst wieder an den Gaumen hebt und bei den körperlichen Bewegungen die sammelnden Aspekte betont, lässt sich ebenfalls die nährende und stützende Wirkung verstärken.
- Die körperlichen Bewegungen sind fein und subtil. Sie gehen von einer Festigkeit im unteren Körperbereich aus und entfalten sich aus dem Becken heraus und kehren wieder dorthin zurück.

Tab. 7.1 „Sechs Laute“

Laut	Wandlungsphase	Jahreszeit	Zugeordneter Funktionskreis	Besonders angesprochene Leitbahnen
xu	Holz	Frühling	Fk Leber (o. hepaticus, *gan*)	Leitbahnen der Fk Leber und Lunge (cc. hepaticus et pulmonalis, *gan fei jing*)
ke	Feuer	Sommer	Fk Herz (o. cardialis, *xin*)	Leitbahnen der Fk Herz und Milz (cc. cardialis et lienalis, *xin pi jing*)
hu	Erde	alle Jahreszeiten	Fk Milz (o. lienalis, *pi*)	Leitbahnen der Fk Milz und Herz (cc. lienalis et cardialis, *pi xin jing*)
xie	Metall	Herbst	Fk Lunge (o. pulmonalis, *fei*)	Leitbahnen der Fk Lunge und Leber (cc. pulmonalis et hepaticus, *fei gan jing*)
chuyu	Wasser	Winter	Fk Niere (o. renalis, *shen*)	Leitbahnen der Fk Niere und Herzbeutel (cc. renalis et pericardialis, *shen xinbao jing*)
xi	ministerielles Feuer (Feuer der porta fortunae, ignis ministri)	alle Jahreszeiten	Fk Drei Wärmebereiche (o. tricalorii, *sanjiao*)	Leitbahnen der Fk Gallenblase und Drei Wärmebereiche (cc. felleus et tricalorii, *dan sanjiao jing*)

7

- Die Vorstellungskraft *(yi)* wird während des Übens im unteren Dantian bewahrt.
- Trotz der betonten Ausatmung sollte der Atemfluss weiter natürlich und gleichmäßig bleiben.

Wirkungsschwerpunkte

Durch die betonte Ausatmung und die dadurch ausgelösten Vibrationen können die jeweils angesprochenen Leitbahnen und Funktionskreise durchgängig gemacht, Blockaden gelöst und ggf. auch Schrägläufigkeiten (Heteropathien, *xie*) bzw. pathogene Faktoren herausgelöst werden. Dies wirkt sich positiv auf alle Beschwerden aus, die auf Stauung und Stagnation sowie auf energetischer Überladung (repletio, *shi*) beruhen. Werden die sammelnden und stützenden Aspekte der Übung betont, kann der angesprochene Funktionskreis auch gestützt (suppletiert) werden. Dies ist bei energetischer Schwäche (depletio, *xu*) angezeigt.

Grundsätzlich haben die „Sechs Laute" eine besondere Wirkung auf die Regulierung der Atmung und damit den Austausch zwischen Innen und Außen. Über die Einatmung kann der Fk Niere (o. renalis, *shen*) gestützt werden, und über die Ausatmung lässt sich der Fk Lunge (o. pulmonalis, *fei*) durchgängig machen, absenken und ggf. ausleiten.

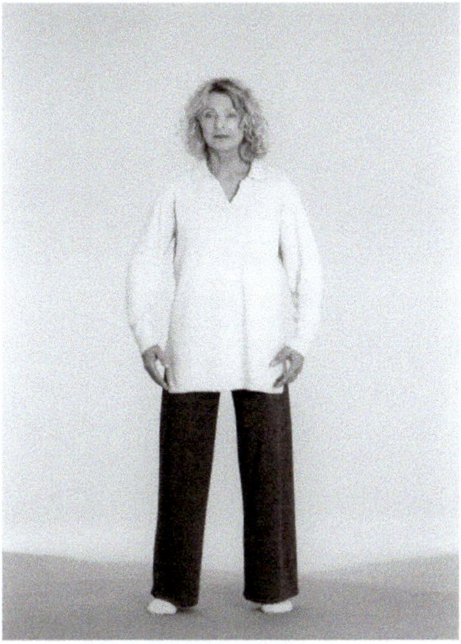
Abb. 7.115

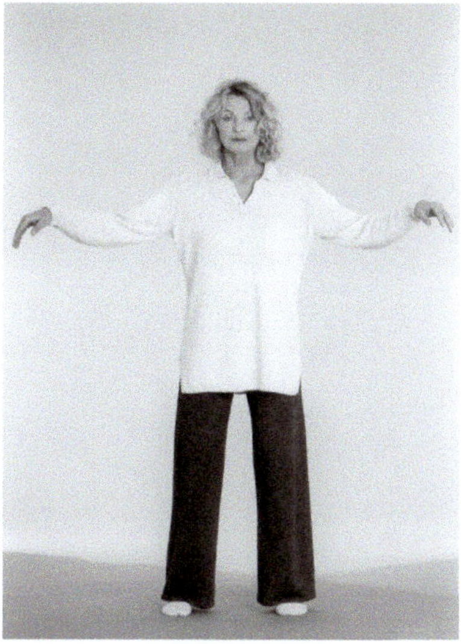
Abb. 7.116

7.5.2 Übungsbeschreibungen

„Harmonisieren der Atmung“

Übungsbeschreibung

Von der Grundhaltung im Stehen („Stehen wie eine Kiefer“, ▶ Kap. 7.1.1) ausgehend (▶ Abb. 7.115) führt man beide Arme seitlich des Rumpfes nach oben bis etwa auf Brusthöhe. Man stellt sich vor, dass die Handgelenke an zwei Fäden befestigt sind. Die Handflächen zeigen nach unten, die Ellenbogen bleiben schwer (▶ Abb. 7.116).

Nun wenden sich die Handflächen nach oben, dabei sinkt der Körper leicht nach unten (▶ Abb. 7.117).

Die Unterarme werden auf Bogenlinien zur Körpermitte geführt; dabei wenden sich die Handflächen nach unten. Auf Brusthöhe zeigen die Finger zueinander (▶ Abb. 7.118).

Mit einem leichten Sinken des Körpers die Hände langsam zum Unterbauch absenken, als ob man etwas sanft nach unten drücken wollte (▶ Abb. 7.119).

Beachtenswertes bei der Übung

- Die Bewegung wird sehr langsam ausgeführt, man spürt den feinen Veränderungen nach.
- Die Handgelenke sollten nicht höher als Schulterhöhe gehoben werden, dabei bleiben die Ellenbogen immer leicht gebeugt.
- Die Atmung ist natürlich und gleichmäßig.
- Die Vorstellung wird im unteren Dantian bewahrt.

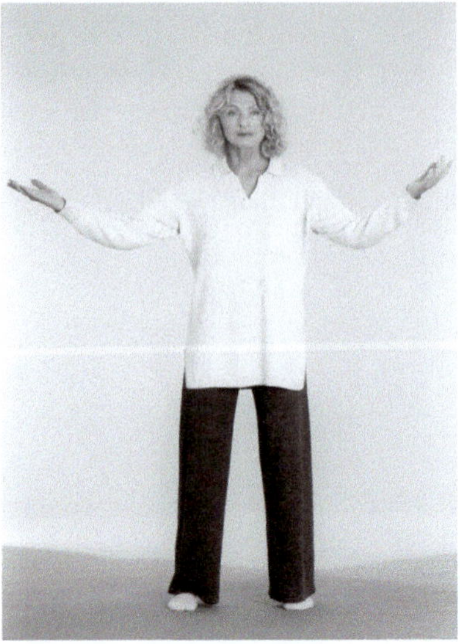

Abb. 7.117

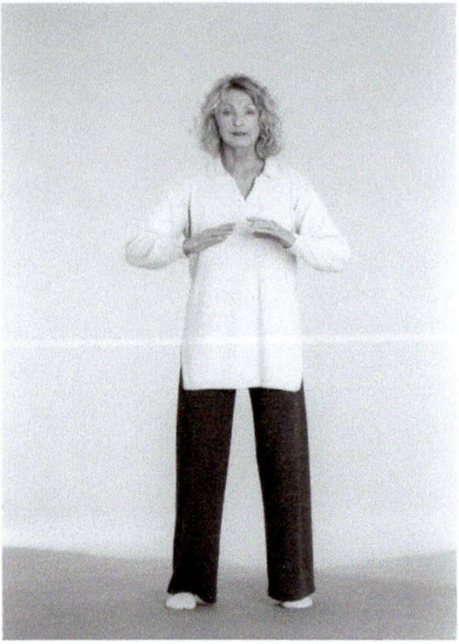

Abb. 7.118

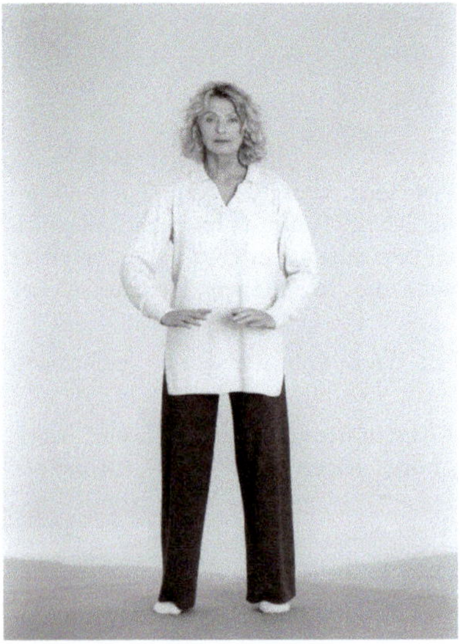

Abb. 7.119

- Die Übung kann mit geschlossenen oder leicht geöffneten Augen ausgeführt werden, je nachdem, wie man besser zur Ruhe kommt und wie man sich als stabil empfindet.

Wirkungsschwerpunkte

Diese äußerlich einfache Übung hat eine umfassende Wirkung auf die Atmung, die auf diese Weise reguliert wird und zu ihrem natürlichen Rhythmus (Wechsel zwischen Yin und Yang) zurückfinden kann. Durch die Bewegungen der Hände und Arme können alle Yin- und Yang-Leitbahnen der Arme für den Qi- und Xue-Fluss durchgängig gemacht werden. Durch die Festigkeit nach unten und die Wahrnehmung der Beine können auch die Fuß-Leitbahnen angesprochen werden. Die geistigen Kräfte (konstellierende Kraft, *shen*) werden beruhigt und gesammelt.

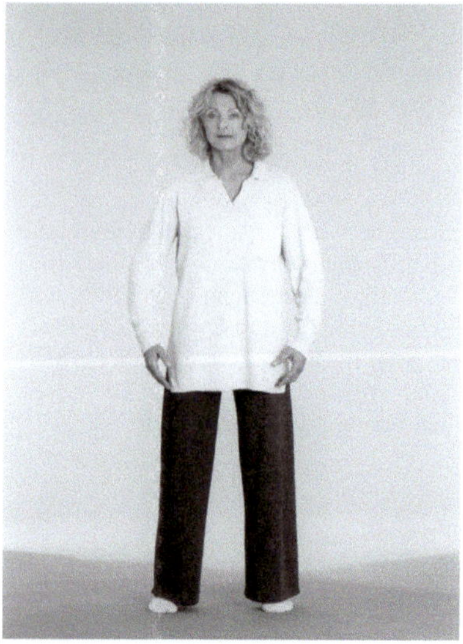

Abb. 7.120

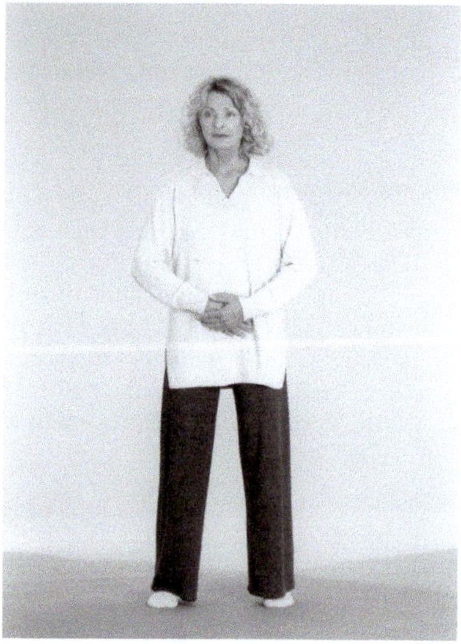

Abb. 7.121

7

1. Laut: „*Xu* nährt den Fk Leber"

Übungsbeschreibung

Nach der Harmonisierung der Atmung geht man wieder von der Grundhaltung im Stehen (▶ Abb. 7.120) aus, führt beide Arme auf Bogenlinien vor den Bereich unterhalb des Nabels und legt sie vor dem Unterbauch übereinander. Bei Frauen liegt dabei die rechte Hand direkt auf dem Körper auf und ist damit die untere Hand, während sich bei Männern die linke Hand unten befindet (▶ Abb. 7.121).

Nun das Gewicht stärker auf die Fersen verlagern und dabei auf den Laut *xu* ausatmen. Die Zehen bleiben dabei auf dem Boden. Mit der Ausatmung auf *xu* sinkt der Körper leicht nach unten. Zugleich die Augen bewusst öffnen oder einen Teil der Vorstellungskraft *(yi)* auf sie lenken. Hier hält man kurz inne (▶ Abb. 7.122).

Mit der folgenden Einatmung die Lippen schließen, die Zungenspitze wieder an den Gaumen legen und mit dem Gewicht auf das Fußzentrum zurückkehren. Der Körper steigt wieder leicht nach oben (▶ Abb. 7.123).

Kurz innehalten, damit sich die Atmung wieder regulieren kann.

Die Übung insgesamt 6-mal ausführen.

Anschließend einmal „Harmonisieren der Atmung" üben.

Beachtenswertes bei der Übung

- Für die Mundstellung beim Laut *xu* gilt: Beide Lippen sollten leicht geöffnet sein, wobei die Lippen die Zähne weitgehend verdecken. Beim Artikulieren des „Ü" spitzt man den Mund nicht röhrenförmig zu, sondern zieht die Mundwinkel wie bei einem Lächeln etwas auseinander. Die Zungenspitze wendet sich zunächst leicht nach oben in Richtung Gaumen, gleichzeitig wölben sich die seitlichen Ränder der Zunge den oberen Zahnreihen etwas entgegen.

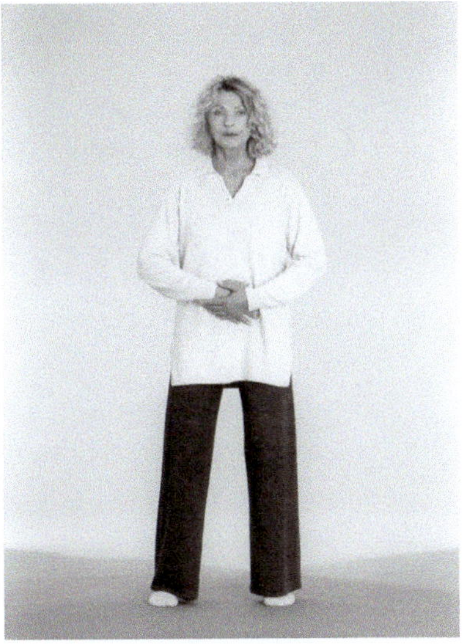

Abb. 7.122

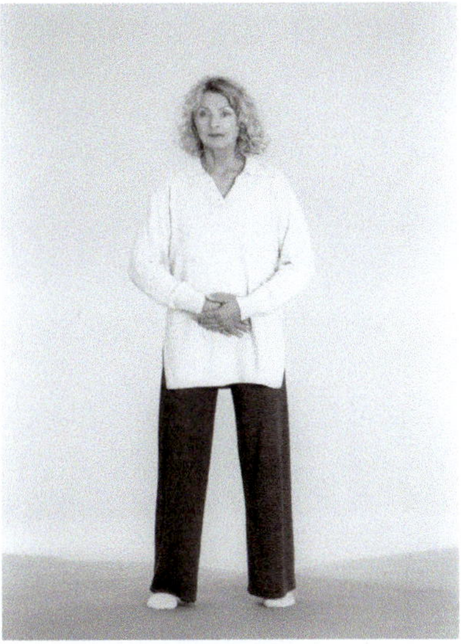

Abb. 7.123

- Während der ganzen Übung auf eine entspannte und stabile Haltung achten. Hier wird zwischen äußerem und innerem Blick unterschieden: Während der äußere Blick (etwa 30 %) mit dem Ausstoßen des Lautes *xu* und dem bewussten Öffnen der Augen in die Weite geht, verbleibt der innere Blick (etwa zu 70 %) auf dem unteren Dantian. Dies wird durch die Handhaltung vor dem Unterbauch verstärkt.
- Die Übung kann auch mit geschlossenen Augen begonnen werden, und man öffnet nur kurzzeitig beim Ausatmen auf den Laut *xu* die Augen.

Wirkungsschwerpunkte

Durch die Vibrationen, die durch den Laut *xu* ausgelöst werden, sollen vor allem die Leitbahnen der Fk Leber und Lunge (oo. hepaticus et pulmonalis, *gan fei*) durchgängig gemacht werden. Dabei können insbesondere die Bereiche der Akupunkturpunkte „Die große Schale“ (Le 1/H 1, *dadun*), „Die mächtige große Straße“ (Le 3/H 3, *taichong*) und „Junges Shang“ (Lu 11/P 11, *shaoshang*) angesprochen werden. Indem man die nährenden (zuführenden) Aspekte der Übung betont, kann der Fk Leber (o. hepaticus, *gan*) gestützt und damit harmonisiert werden. Mit dem Laut *xu* lässt sich auf Beschwerden wie Schwindel, Mouches volantes, gerötete und gereizte Augen, Druck und Spannungsgefühl im Flankenbereich, erhöhte Reizbarkeit, Kopfschmerz, unruhiger Schlaf sowie Obstipationsneigung positiv einwirken.

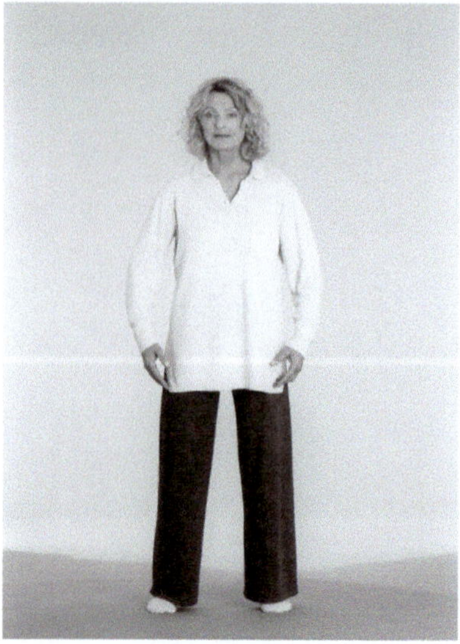

Abb. 7.124

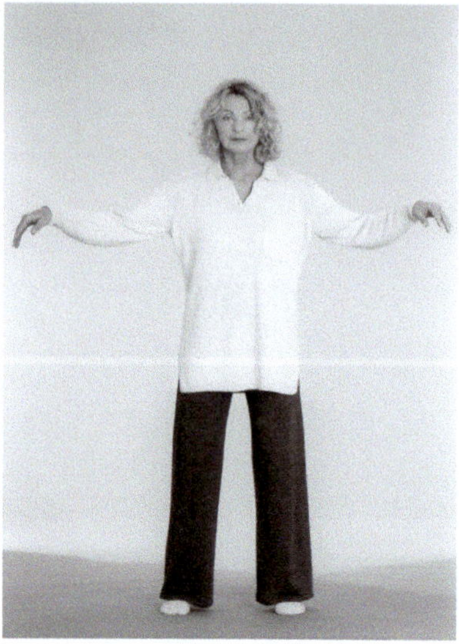

Abb. 7.125

2. Laut: „*Ke* stützt den Fk Herz“

Übungsbeschreibung

Die körperliche Bewegung entspricht dem „Harmonisieren der Atmung“. Man geht dabei von der Grundhaltung im Stehen aus (▶ Abb. 7.124) und führt beide Arme seitlich des Rumpfes nach oben bis auf Brusthöhe; man stellt sich vor, dass die Handgelenke an zwei Fäden befestigt sind. Die Handflächen zeigen nach unten, die Ellenbogen bleiben schwer (▶ Abb. 7.125).

Nun wenden sich die Handflächen nach oben, dabei sinkt der Körper leicht nach unten (▶ Abb. 7.126).

Die Unterarme werden auf Bogenlinien zur Körpermitte geführt; dabei wenden sich die Handflächen nach unten. Auf Brusthöhe zeigen die Finger zueinander. Mit dem Absenken der Hände vor dem Unterbauch, als ob man etwas sanft nach unten drücken wollte, atmet man auf den Laut *ke* aus. Zugleich verlagert man das Gewicht stärker auf die Fersen und sinkt mit dem Körper etwas nach unten; kurzer Halt (▶ Abb. 7.127).

Mit der folgenden Einatmung die Lippen schließen, die Zungenspitze wieder an den Gaumen legen und mit dem Gewicht auf die Akupunkturpunkte „Die emporsprudelnde Quelle“ (Ni 1/R 1, *yongquan*) zurückkehren. Der Körper steigt wieder etwas nach oben (▶ Abb. 7.128).

Die Übung insgesamt 6-mal ausführen.

Anschließend einmal „Harmonisieren der Atmung“ üben.

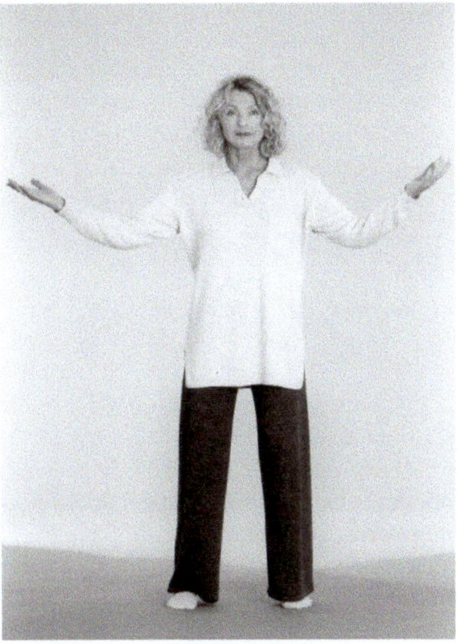

Abb. 7.126

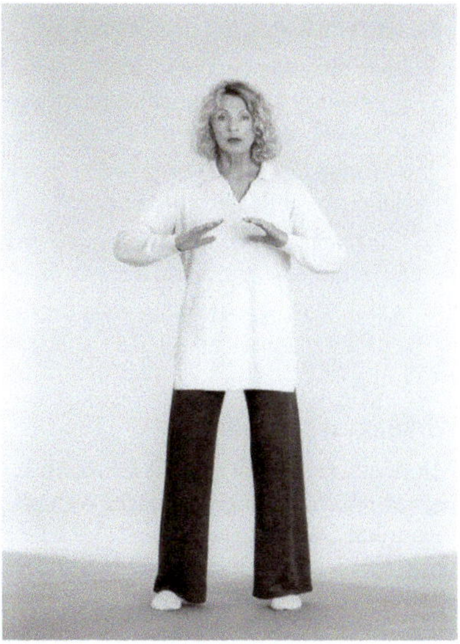

Abb. 7.127

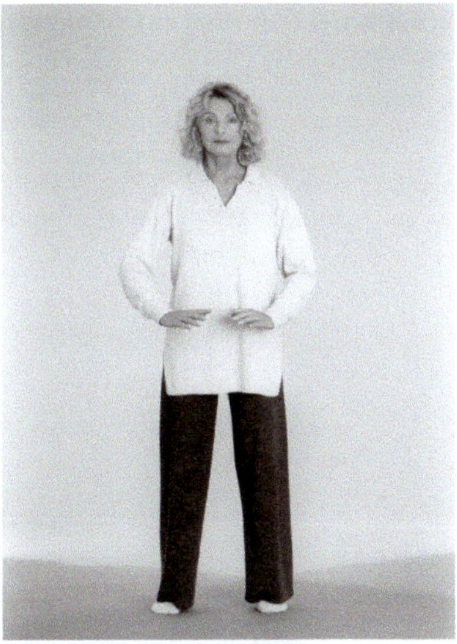

Abb. 7.128

Beachtenswertes bei der Übung

- Beim Ausatmen auf den Laut *ke* sollte der Mund weit und rund geöffnet werden, der Unterkiefer möglichst locker hängen gelassen und eventuell sogar etwas zurückgenommen werden, ähnlich wie z. B. beim Gähnen. Die Zunge liegt unten im Mund.
- Während des Ausstoßens von *ke* wird ein Teil der Aufmerksamkeit (etwa 30 %) auf die Zunge gerichtet.
- Auf eine fließende und langsame Bewegung der Arme achten, sodass die Atmung auf natürliche Weise rhythmisiert werden kann.
- Während der ganzen Übung die Vorstellung im unteren Dantian bewahren und auf eine entspannte und stabile Haltung achten.

Wirkungsschwerpunkte

Mit dem Laut *ke* können die Leitbahnen der Fk Herz und Milz (oo. cardialis et lienalis, *xin pi*) durchgängig gemacht werden, wobei vor allem die Bereiche der Akupunkturpunkte „Verborgene Weiße“ (Mi 1/L 1, *yinbai*) und „Die kleinere Straße“ (He 9/C 9, *shaochong*) angesprochen werden. Bei einer Betonung der ausleitenden Elemente der Übung lassen sich Anzeichen einer energetischen Überladung (repletio, *shi*) im Fk Herz (o. cardialis, *xin*) lindern wie Hitzewallungen, Geschwüre im Mund, rote Zungenspitze, nervöse Unruhe, trockener Mund und Durstgefühl oder Herzklopfen. Werden eher die stützenden, sammelnden Aspekte dieser Übung betont, lassen sich Anzeichen einer energetischen Schwäche (depletio, *xu*) des Yin des Fk Herz (yin cardiale, *xinyin*) positiv beeinflussen wie Schlaflosigkeit, Schweißausbrüche, Ängstlichkeit.

7

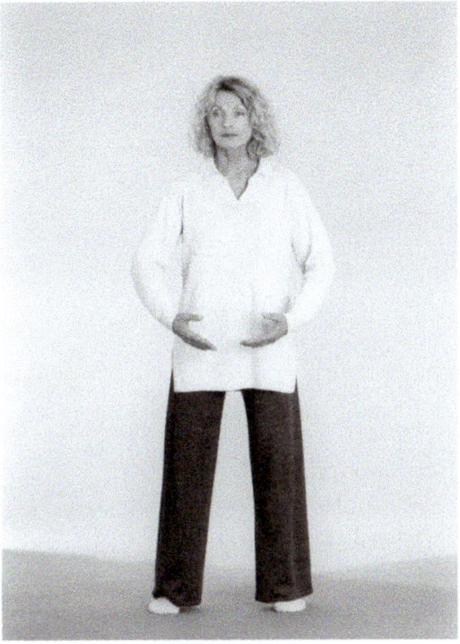

Abb. 7.129

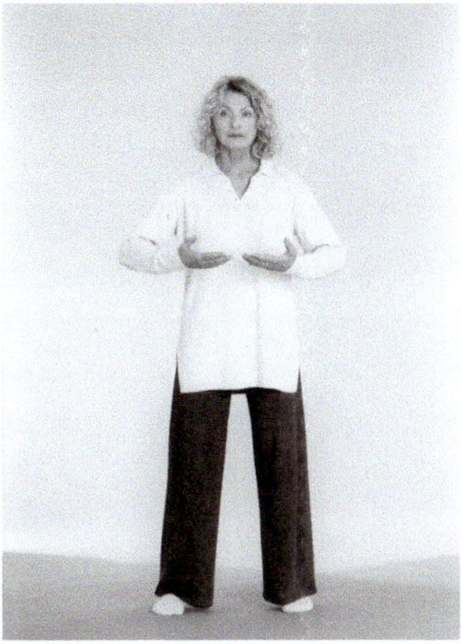

Abb. 7.130

3. Laut: „*Hu* kräftigt den Fk Milz“

Übungsbeschreibung

Nach dem „Harmonisieren der Atmung“ steht man wieder in der Grundhaltung, Füße in hüftbreitem Stand. Die Hände befinden sich vor dem Unterbauch, die Handflächen zeigen nach oben; die Finger berühren sich nicht. Die Arme bilden einen Kreis (▶ Abb. 7.129).

Nun die Hände langsam vor dem Körper bis auf Brusthöhe heben (▶ Abb. 7.130) und dort trennen, sodass der linke Arm mit der Handfläche nach außen und oben auf einer Bogenlinie seitlich neben die Stirn bzw. neben den Scheitelpunkt geführt wird, während der rechte Arm auf einer Bogenlinie nach rechts unten neben die rechte Hüfte sinkt. Zugleich atmet man auf den Laut *hu* aus und verlagert das Gewicht auf die Fersen. Das Becken sinkt leicht nach unten. Man hält kurz inne (▶ Abb. 7.131).

Anschließend umschreiben die Hände mit der nächsten Einatmung kleine Kreise um die Handgelenke herum (als ob sie einen Teller hielten und ihn drehten) und nähern sich so jeweils Stirn und Unterbauch an. Das Gewicht wird wieder auf die *Yongquan*-Punkte („Die emporsprudelnde Quelle“, Ni 1/R 1) verlagert (▶ Abb. 7.132).

Die Hände nähern sich mit zum Körper gewendeten Handflächen vor der Körpermitte einander an (▶ Abb. 7.133), sodass sie auf Brusthöhe voreinander liegen (die linke Hand befindet sich außen, die rechte innen) (▶ Abb. 7.134).

Mit der nächsten Ausatmung auf den Laut *hu* wird nun die rechte Hand von innen nach oben geführt, während die linke nach unten neben die linke Hüfte sinkt.

Die Übung insgesamt 6-mal ausführen, jeweils 3-mal auf jeder Seite.

Anschließend einmal „Harmonisieren der Atmung“ üben.

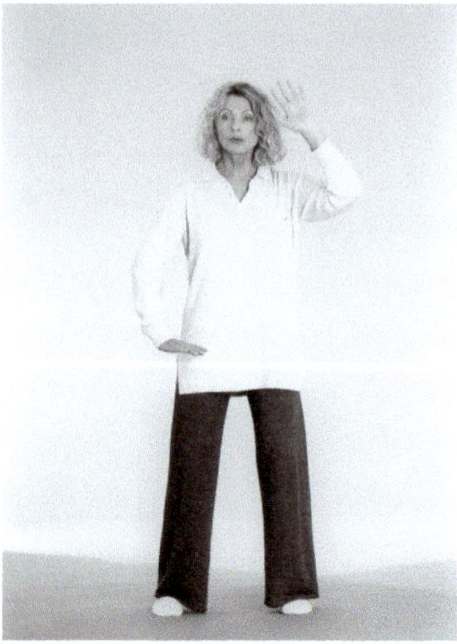

Abb. 7.131

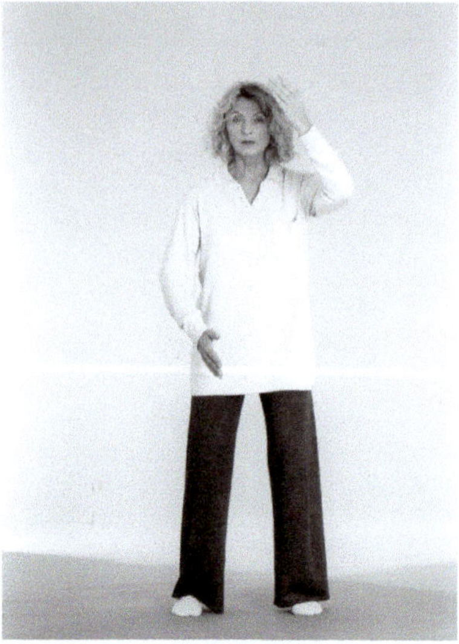

Abb. 7.132

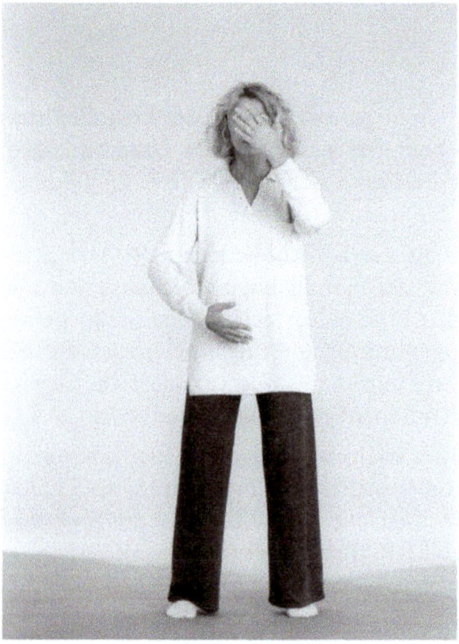

Abb. 7.133

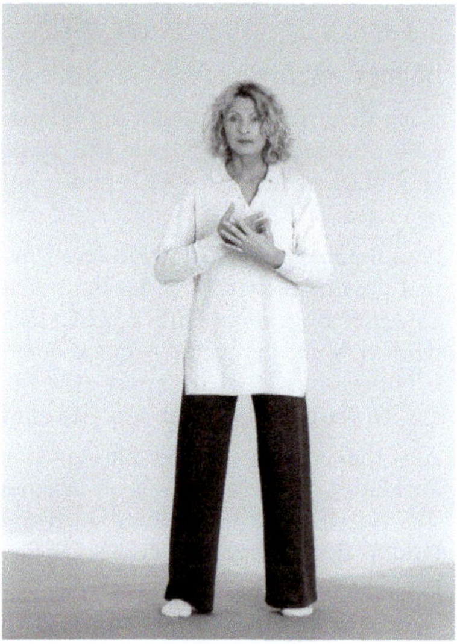

Abb. 7.134

Beachtenswertes bei der Übung

- Beim Ausatmen auf den Laut *hu* ist der Mund rund und röhrenförmig geöffnet. Die Zunge, die sich in der Mitte des Mundes befindet, wird leicht nach vorne gestreckt.
- Die rechte Handfläche drückt mit etwa ⅔ der Kraft nach unten; die linke Handfläche stützt sich mit ungefähr ⅓ der Kraft nach oben ab. Der gesamte Körper bleibt aufgerichtet.
- Auf eine fließende und langsame Bewegung der Arme achten, sodass die Atmung auf natürliche Weise rhythmisiert werden kann.
- Während der ganzen Übung die Vorstellung im unteren Dantian bewahren.

Wirkungsschwerpunkte

Der Laut *hu* wirkt regulierend auf den Fk Milz (o. lienalis, *pi*). Zugleich werden durch die erzeugten Vibrationen die Leitbahnen der Fk Milz und Herz (oo. lienalis et cardialis, *pi xin*) durchgängig gemacht, wobei insbesondere die Bereiche der Akupunkturpunkte „Verborgene Weiße" (Mi 1/L 1, *yinbai*) und /C „Die kleinere Straße" (He 9/C 9, *shaochong*) angesprochen werden können. Durch eine Betonung der Ausleitung können Anzeichen einer energetischen Überladung (repletio, *shi*) in der „Mitte" (Fk Milz und Magen, oo. lienalis et stomachi, *pi wei*) gelindert werden wie Übelkeit, Brechreiz, geblähter Bauch, Verstopfungsneigung, Druckgefühl im Bauch, geröteter Zungenkörper und Durstgefühl. Indem man die nährenden (zuführenden) Aspekte der Übung besonders berücksichtigt, lassen sich Anzeichen einer energetischen Schwäche (depletio, *xu*) des Fk Milz (o. lienalis, *pi*) entgegenwirken wie bleierne Extremitäten, weicher Stuhl, blasse Zunge und Inappetenz.

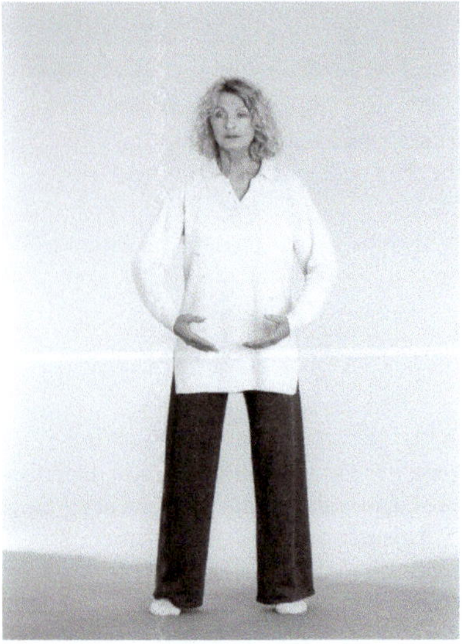

Abb. 7.135

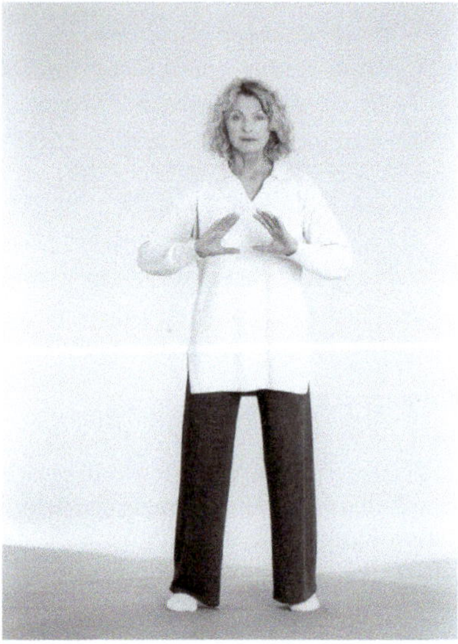

Abb. 7.136

4. Laut: „*Xie* befeuchtet den Fk Lunge"

Übungsbeschreibung

Man geht wieder von der Grundhaltung aus. Die Hände befinden sich vor dem Unterbauch, die Handflächen zeigen nach oben; die Finger berühren sich nicht. Die Arme bilden einen Kreis (▶ Abb. 7.135).

Nun beide Hände langsam vor dem Körper bis Brusthöhe heben und dort die Handflächen nach außen wenden. Die Zeigefinger und Daumen bilden einen Rhombus (▶ Abb. 7.136).

Mit der Ausatmung auf den Laut *xie* (früher *si*) die Hände seitlich voneinander entfernen, zugleich das Gewicht auf die Fersen verlagern; kurzes Innehalten (▶ Abb. 7.137).

Mit der nächsten Einatmung die Hände neben dem Körper auf Bogenlinien zum Unterbauch sinken lassen. Das Gewicht wieder auf die *Yongquan*-Punkte („Die emporsprudelnde Quelle", Ni 1/R 1) verlagern (▶ Abb. 7.138).

Die Übung insgesamt 6-mal ausführen.

Anschließend einmal „Harmonisieren der Atmung" üben.

Beachtenswertes bei der Übung

- Bei der Mundstellung kommt es darauf an, dass sich zwischen Ober- und Unterkiefer ein relativ kleiner Spalt bildet. Die Mundwinkel werden leicht auseinandergezogen, sodass die Lippen die Zähne weitgehend verdecken. Die Zunge befindet sich in der Mitte zwischen Ober- und Unterkiefer, ihre seitlichen Ränder wölben sich den oberen Zahnreihen entgegen.
- Die Luft sollte bei der Ausatmung möglichst gleichmäßig auf beiden Seiten der Zunge entweichen.

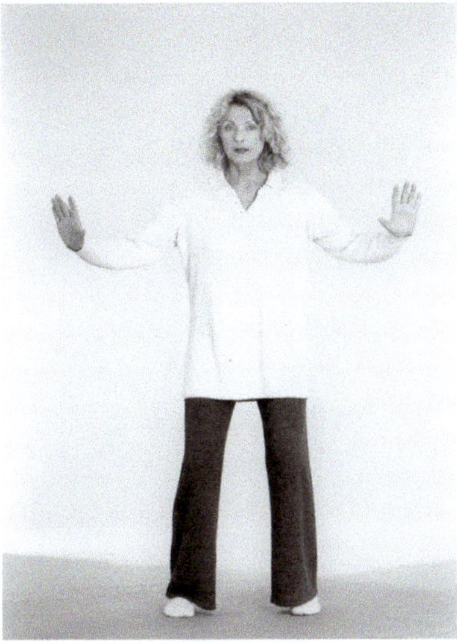

Abb. 7.137

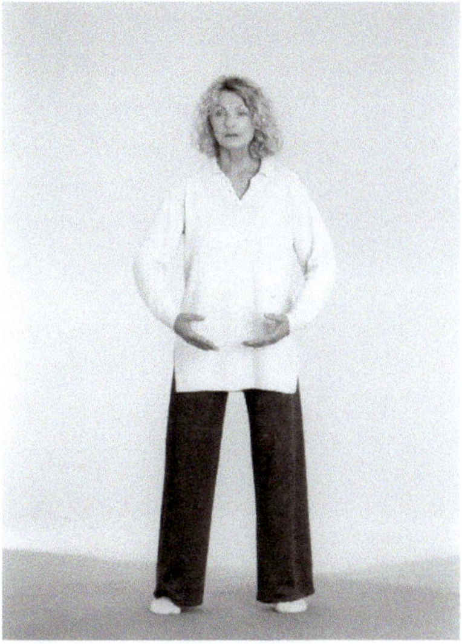

Abb. 7.138

- Die Hände sollten nicht höher als auf Brustbeinhöhe (vor den Akupunkturpunkt „Vorhof der Brust“ [Ren 17/Rs 17, *tanzhong*]) gehoben werden.
- Auf eine fließende und langsame Bewegung der Arme achten, sodass die Atmung auf natürliche Weise rhythmisiert werden kann.
- Während der ganzen Übung die Vorstellung im unteren Dantian bewahren.

Wirkungsschwerpunkte

Mit dem Laut *xie* (früher und in anderen Varianten auch *si*) können die Leitbahnen der Fk Lunge und Leber (oo. pulmonalis et hepaticus, *fei gan*) durchgängig gemacht, sowie die Bereiche der Akupunkturpunkte „Die große Schale“ (Le 1/H 1, *dadun*) und „Junges Shang“ (Lu 11/P 11, *shaoshang*) besonders angesprochen werden. Bei einer Betonung der ausleitenden Elemente der Übung lassen sich Anzeichen einer energetischen Überladung (repletio, *shi*) im Fk Lunge (o. pulmonalis, *fei*) lindern wie Beklemmungsgefühl im Brustbereich, Husten und übermäßige Schweiße. Werden eher die stützenden, sammelnden Aspekte geübt, lassen sich Anzeichen einer energetischen Schwäche (depletio, *xu*) des Yin des Fk Lunge (yin pulmonale, *feiyin*) positiv beeinflussen wie Kurzatmigkeit, trockene Haut und trockener Husten.

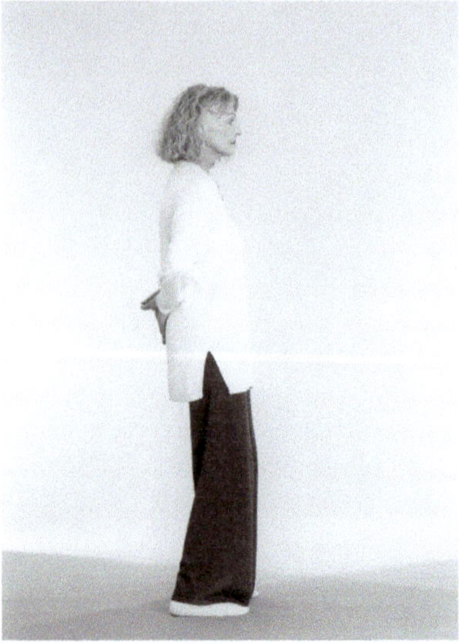

Abb. 7.139

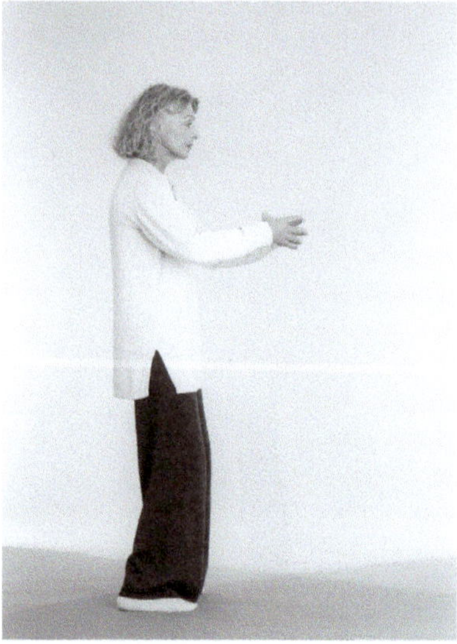

Abb. 7.140

5. Laut: „*Chuyu* stärkt den Fk Niere“

Übungsbeschreibung

Nach dem „Harmonisieren der Atmung“ die Hände trennen und langsam auf Bogenlinien um den Körper herum zu den *Shenshu*-Punkten („Einflusspunkt des Nieren-Funktionskreises“, Bl 23/V 23) führen. Die Handrücken liegen auf, und die Finger zeigen nach unten (▶ Abb. 7.139).

Nun die Hände über den Rücken nach oben und unter die Achselhöhlen nach vorne vor den Körper führen. Die Finger bilden auf Brusthöhe einen Kreis; sie berühren sich nicht (▶ Abb. 7.140).

Mit der Ausatmung auf den Laut *chuyu* (früher und andere Variante *chui*) die Hände nach unten sinken lassen. Das Gewicht auf die Fersen verlagern und in die Knie gehen. Mit den Handflächen Bezug zu den Knien nehmen. Kurzer Halt (▶ Abb. 7.141).

Mit der nächsten Einatmung den Körper wieder aufrichten und das Gewicht auf die *Yongquan*-Punkte („Die emporsprudelnde Quelle“, Ni 1/R 1) verlagern.

Die Übung insgesamt 6-mal ausführen.

Anschließend einmal „Harmonisieren der Atmung“ üben.

Beachtenswertes bei der Übung

- Für die Mundhaltung gilt: Der Mund ist leicht geöffnet. Die Mundwinkel werden ein wenig nach außen gezogen. Die Zungenspitze legt sich beim zischenden Anlaut kurz hinter die obere Zahnreihe. Anschließend wird sie etwas nach hinten gezogen, wobei die leicht emporgewölbten seitlichen Ränder die oberen Zahnreihen berühren.

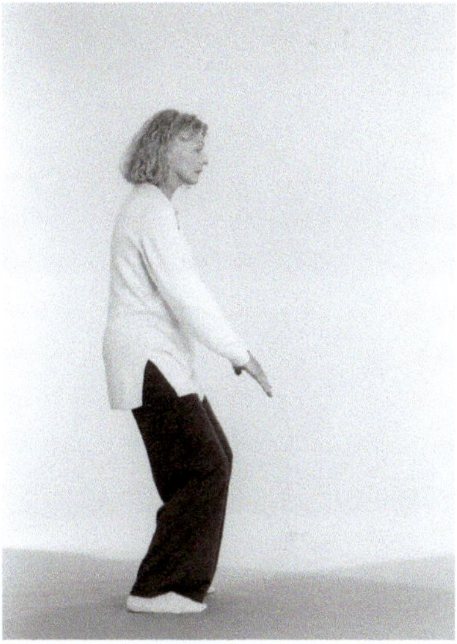

Abb. 7.141

- Wenn sich die Hände in der Nähe der Kniescheiben befinden, sollten die Knie nicht weiter nach vorne ragen als die Fußspitzen.
- Auf eine langsame und fließende Bewegung der Arme achten, sodass die Atmung auf natürliche Weise rhythmisiert werden kann.
- Während der ganzen Übung die Vorstellung im unteren Dantian bewahren.

Wirkungsschwerpunkte

Der Laut *chuyu* stärkt den Fk Niere (o. renalis, *shen*). Durch die ausgelösten Vibrationen und die körperlichen Bewegungen werden insbesondere die Leitbahnen der Fk Niere und Herzbeutel (oo. renalis et pericardialis, *shen xinbao*) durchgängig gemacht und zugleich die Bereiche der Akupunkturpunkte „Die emporsprudelnde Quelle" (Ni 1/R 1, *yongquan*), „Teich des Himmels" (Pe 1/Pc 1, *tianchi*), „Mitte des Handtellers" (Pe 8/Pc 8, *laogong*) und „Die mittlere große Straße" (Pe 9/Pc 9, *zhongchong*) besonders angesprochen. Dieser Laut ist bei einer energetischen Schwäche (depletio, *xu*) des Fk Niere (o. renalis, *shen*) angezeigt und kann Beschwerden wie Knieschwäche, Schlafstörungen, Herzklopfen, Schmerzen im Lendenbereich, Schreckhaftigkeit, Durchfallneigung etc. positiv beeinflussen.

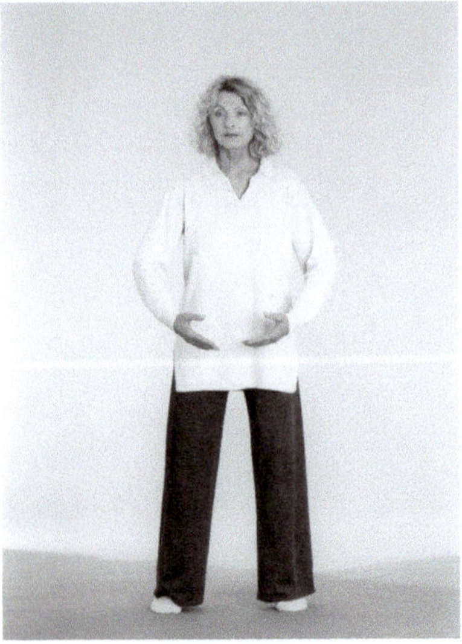

Abb. 7.142

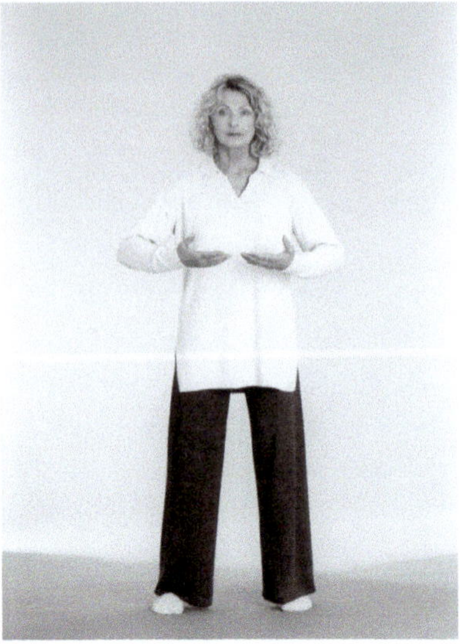

Abb. 7.143

6. Laut: „*Xi* reguliert die Drei Wärmebereiche"

Übungsbeschreibung

Man geht wieder von der Grundhaltung aus. Die Hände befinden sich vor dem Unterbauch, die Handflächen zeigen nach oben; die Finger berühren sich nicht. Die Arme bilden einen Kreis (▶ Abb. 7.142).

Nun beide Hände langsam vor dem Körper auf Brusthöhe heben (▶ Abb. 7.143).

Mit dem Ausatmen auf den Laut *xi* die Handflächen nach außen wenden und die Arme auf Kopfhöhe heben. Das Gewicht auf die Fersen verlagern; kurz innehalten (▶ Abb. 7.144).

Mit der folgenden Einatmung umschreiben die Hände kleine Kreise um die Handgelenke herum, sodass beide Handflächen sich nach innen zum Gesicht wenden. Die Fingerspitzen zeigen nach oben. Das Gewicht wieder auf die *Yongquan*-Punkte („Die emporsprudelnde Quelle", Ni 1/R 1) verlagern (▶ Abb. 7.145).

Mit den Händen über das Gesicht nach unten streifen bis etwa auf Brusthöhe. Ab dort zeigen die Fingerspitzen zueinander und gleiten gerade nach unten (▶ Abb. 7.146).

Auf Unterbauchhöhe streifen die Hände seitlich über die Hüften die Oberschenkel hinab. Die Fingerspitzen zeigen jetzt nach unten (▶ Abb. 7.147).

Die Übung insgesamt 6-mal ausführen.

Zum Abschluss der Übung 3-mal „Harmonisieren der Atmung" üben. Die Hände vor den Unterbauch legen und die Vorstellungskraft *(yi)* im unteren Dantian bewahren.

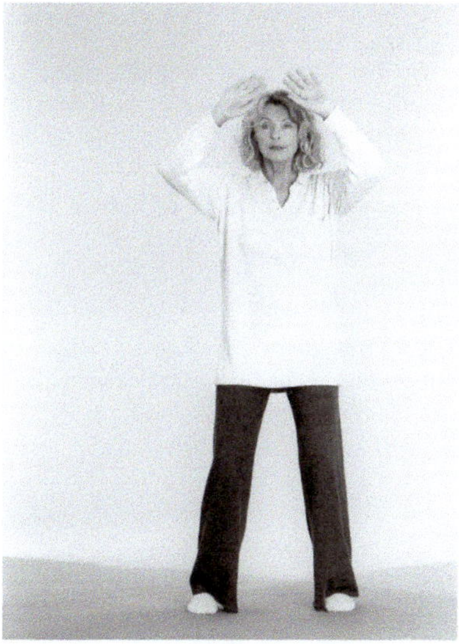
Abb. 7.144

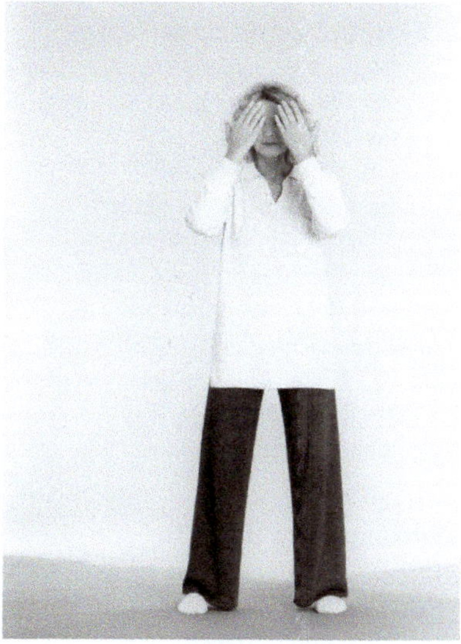
Abb. 7.145

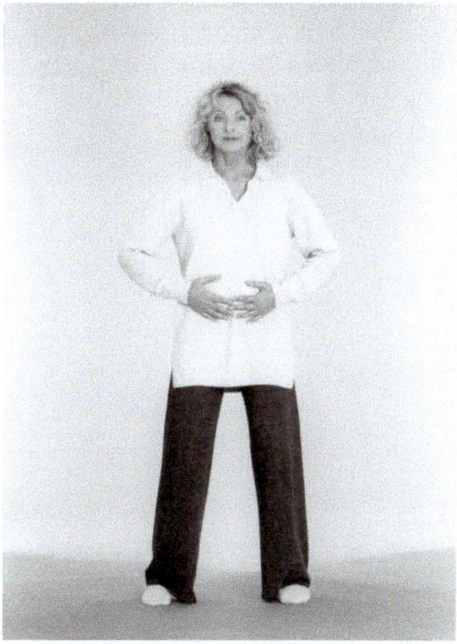
Abb. 7.146

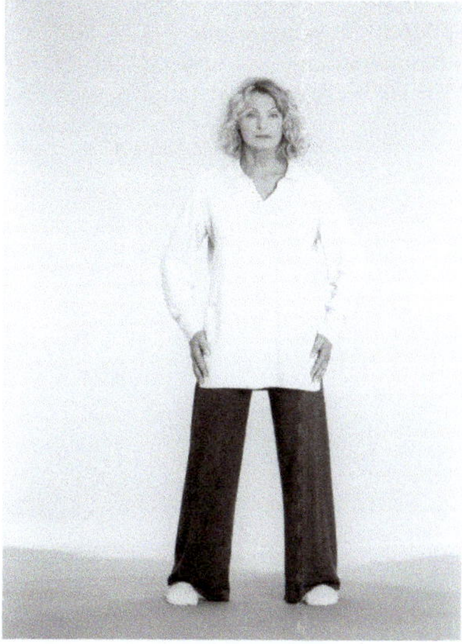
Abb. 7.147

Beachtenswertes bei der Übung

- Für die Mundhaltung gilt: Die Lippen sind leicht geöffnet und etwas nach innen über die Zähne gezogen. Die Zunge leicht nach vorne strecken, die seitlichen Ränder der Zunge wölben sich den oberen Zahnreihen entgegen. Die Mundwinkel werden wie bei einem Lächeln leicht auseinandergezogen.
- Beim Ausatmen auf den Laut *xi* darauf achten, dass die Luft auf beiden Seiten der Zunge gleichmäßig entweicht.
- Wenn sich beide Hände auf Kopfhöhe befinden, im Becken schwer werden, die untere Stabilität bewahren und mit dem Körper im Lot bleiben.
- Beim Nach-unten-Streifen der Hände auf dem Körper können die Augen geschlossen werden. Sich bei dieser Art der Selbstmassage Zeit lassen und ggf. mehrmals zwischenatmen.
- Während der ganzen Übung die Vorstellung im unteren Dantian bewahren.

Wirkungsschwerpunkte

Mit dem Laut *xi* und der zugehörigen Körperbewegung können die Leitbahnen der Fk Gallenblase und Drei Wärmebereiche (oo. felleus et tricalorii, *dan sanjiao*) angesprochen und durchgängig gemacht werden. Dabei werden besonders die Bereiche der Akupunkturpunkte „Punkt, der ins Yin eindringen lässt" (Gb 44/F 44, *zuqiaoyin*) und „Die große Straße am Passtor" (3E 1/T 1, *guanchong*) angesprochen. Durch die Regulierung des Fk Drei Wärmebereiche (o. tricalorii, *sanjiao*) können Beschwerden wie Ohrgeräusche, Halsbeschwerden, Schwellungen im Brustbereich, Druck im Brustbereich und Schwindelneigung gelindert werden.

7.6 Übungen im Gehen *(Xinggong)* – mit Bezug zum Fk Leber

Ute Engelhardt

In Bewegung Ruhe finden.

7.6.1 Einführung

Hintergründe

Schrittbewegungen lassen sich im Rahmen der „Lebenspflege" *(yangsheng)* bis in die Frühzeit zurückverfolgen. Die berühmtesten sind in diesem Zusammenhang die „Schritte des Yu" *(yubu)*. Dieser ursprünglich schamanistische Tanz, der auf den legendären Herrscher und Kulturheroen Yu zurückgehen soll, diente auf makrokosmischer Ebene dazu, Naturkatastrophen abzuwenden und „Wasser zu regulieren" (Despeux, 2004:65). Auf mikrokosmischer Ebene wurde er zur Vertreibung von Krankheitsdämonen und als Daoyin-Übung praktiziert, wie aus frühen Han-zeitlichen Manuskripten ersichtlich wird (Stein, 1999:42, 72). Die erste ausführliche

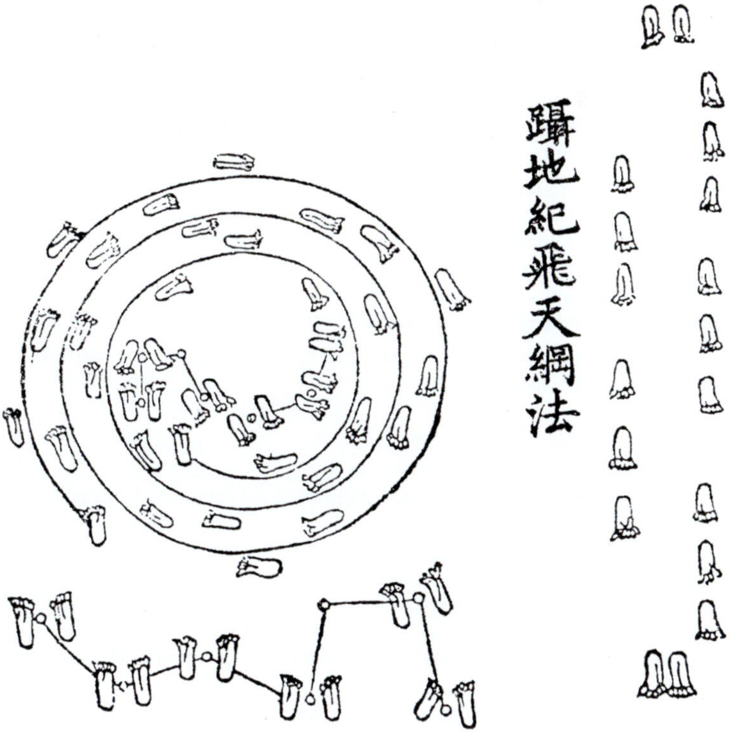

Abb. 7.148 „Schritte des Yu" (aus dem Daoistischen Kanon, DZ 1217, fasc. 986–987)

Übungsbeschreibung der „Schritte des Yu“ *(Yubu)* findet sich im *Baopuzi* (Kapitel 17) von Ge Hong aus dem 4. Jh. n. Chr. Ähnliche, weiterentwickelte Schrittabfolgen haben später nicht nur Eingang in daoistische Rituale gefunden, sondern auch in der eher medizinisch orientierten „Lebenspflege“ *(yangsheng)* eine wichtige Rolle gespielt (▶ Abb. 7.148).

Noch heute gehören die „Übungen im Gehen“ *(Xinggong)* oder das „Schreiten“ *(Xingbu)* zum breiten Spektrum der Qigong-Übungen in Bewegung (▶ Kap. 1.3). Sie werden sowohl kurativ als auch prophylaktisch eingesetzt. Es gibt eine Vielzahl verschiedener Varianten von Schrittübungen (Wang Buxiong, 1989:514).

Die folgende Übungsbeschreibung basiert im Wesentlichen auf den „Übungen im Gehen“, wie sie in den 1980er- und 1990er-Jahren durch das „Neue Qigong“ von Frau Guo Lin überliefert wurden, bei dem die Schrittübungen mit der sogenannten „Wind-Atmung“ kombiniert werden. Im Folgenden sollen die Schrittübungen anhand der „Übungen im Gehen“ mit besonderem Bezug zum Fk Leber (o. hepaticus, *gan*) exemplarisch dargestellt werden. Dabei werden die „Übungen im Gehen“ mit dem Laut *xu* aus den „Sechs Lauten“ (▶ Kap. 7.5) kombiniert, der dem Fk Leber (o. hepaticus, *gan*) zugeordnet ist.

Hinweise zu den Übungen

Die „Übungen im Gehen“ mit besonderem Bezug zum Fk Leber (o. hepaticus, *gan*) bestehen aus drei Teilen: Vorbereitungsübungen, Schrittübungen und Abschlussübungen.

Bei diesen Übungen wird aus innerer Ruhe eine Dynamik entfaltet, die durch obere Leichtigkeit auf der Basis von unterer Festigkeit gekennzeichnet ist.

Übungsabfolge und -dauer

Man beginnt mit dreimaligem „Ausatmen auf den Laut *xu*“. Anschließend übt man dreimal „Öffnen und Schließen“; beides sind die Vorbereitungsübungen. Darauf folgen die „Schrittübungen“. Als Abschlussübungen werden wieder dreimal „Öffnen und Schließen“ sowie dreimal der Laut *xu* mit den Mittelfingern auf dem Brustbein und dreimal mit den Händen vor dem unteren Dantian praktiziert. Als letzter Abschnitt werden die Hände zu lockeren Fäusten geballt.

Die gesamte Übungsabfolge dauert etwa 20–40 Minuten; es wird empfohlen, sie einmal täglich auszuführen.

Grundsätzlich Beachtenswertes

- Die Schrittbewegungen gehen aus einer Festigkeit im unteren Körperbereich hervor; sie entfalten sich aus der Körpermitte und kehren wieder dorthin zurück.
- Bei den Bewegungen sollten grundsätzlich die absenkenden Elemente betont werden.
- Die körperlichen Bewegungen sind fein und subtil und sollten nicht zu schnell ausgeführt werden.
- Die Vorstellungskraft *(yi)* wird während des Übens im unteren Dantian bewahrt.
- Auch wenn hier bei der Schrittübung eine spezielle Atemweise geübt wird, sollte der Atemfluss weiter natürlich, ruhig und gleichmäßig bleiben.

- Bei der Aussprache des Lautes *xu* achte man auf die entsprechenden Angaben unter „Sechs Laute" (▶ Kap. 7.5.2).
- Bei der Ausatmung auf den Laut *xu* sollte grundsätzlich auf eine Ausgewogenheit zwischen ausleitenden und nährenden bzw. stützenden Aspekten geachtet werden: Je lauter und länger der Laut ausgestoßen wird, desto stärker ausleitend (dispulsierend) wirkt er. Ist er eher kürzer und leise, bis hin zur Geräuschlosigkeit, wird dieser Effekt abgeschwächt, und die nährende, stützende Wirkung wird betont.
- Auch beim „Öffnen und Schließen" ist auf eine Ausgewogenheit zwischen ausleitenden und nährenden bzw. stützenden Aspekten zu achten.

Wirkungsschwerpunkte

Durch die gleichmäßigen, dynamischen „Übungen im Gehen" mit Bezug zum Fk Leber (o. hepaticus, *gan*) wird der gesamte Qi-Mechanismus reguliert, und die Leitbahnen werden durchgängig gemacht. Außerdem kann der freie und gleichmäßige Fluss des Qi gewährleistet und damit auch einem möglichen Emporschlagen des Yang des Fk Leber (yang hepatici, *ganyang*) entgegengewirkt werden. Deshalb eignet sich diese Übung bei Beschwerden wie Kopfschmerzen, Schwindel und hoher Blutdruck.

Durch die Kombination mit dem Laut *xu* kann darüber hinaus das Qi des Fk Leber (qi hepatici, *ganqi*) gelöst und reguliert werden. Dies kann sich positiv auf alle Beschwerden auswirken, die auf Stauung und Stagnation, auch im emotionalen Bereich, sowie auf energetischer Überladung (repletio, *shi*) beruhen. Entsprechend eignen sich die Übungen bei Beschwerden wie Schmerzen im Flanken- und Oberbauch-Bereich, Blähungsneigung, erhöhte Reizbarkeit, Depressionsneigung sowie Regelstörungen.

Das Bewahren der Vorstellungskraft *(yi)* im unteren Dantian hat dabei eine allgemein stärkende und beruhigende Wirkung.

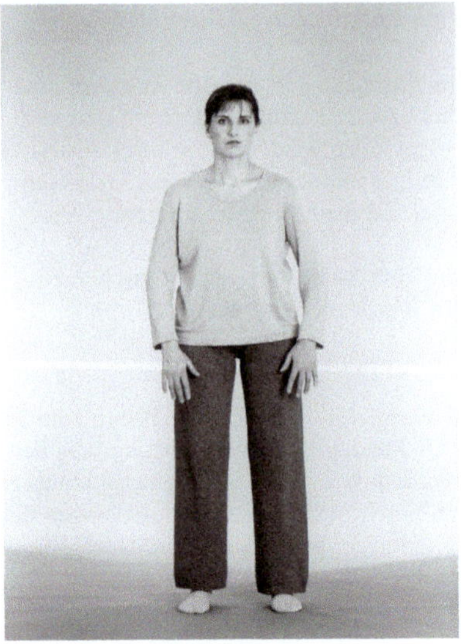

Abb. 7.149

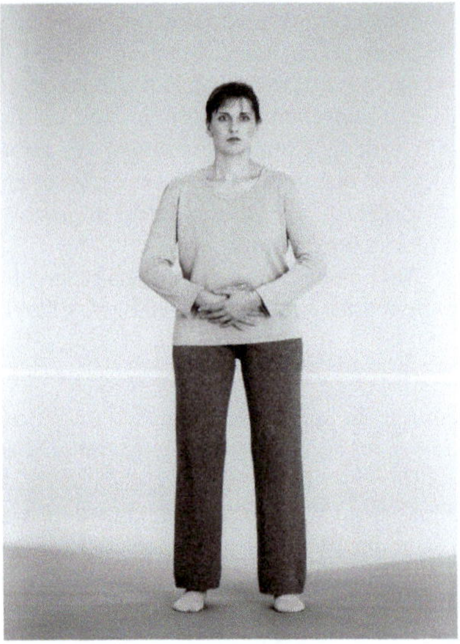

Abb. 7.150

7.6.2 Vorbereitungsübungen

Ausatmen auf den Laut *xu*

Übungsbeschreibung

Von der Grundhaltung im Stehen (▶ Kap. 7.1.1) ausgehend (▶ Abb. 7.149) führt man beide Hände vor den Bereich unterhalb des Nabels und legt sie vor dem Unterbauch aufeinander. Bei Frauen liegt dabei die rechte Hand direkt auf dem Körper und ist damit die untere Hand, während sich bei Männern die linke Hand unten befindet (▶ Abb. 7.150).

Nun das Gewicht stärker auf die Fersen verlagern und dabei auf den Laut *xu* ausatmen. Die Zehen bleiben auf dem Boden. Mit der Ausatmung auf den Laut *xu* sinkt der Körper leicht nach unten. Zugleich die Augen bewusst öffnen oder einen Teil der Vorstellungskraft *(yi)* auf sie lenken. Hier hält man kurz inne.

Mit der folgenden Einatmung die Lippen schließen, die Zungenspitze wieder an den Gaumen legen und mit dem Gewicht auf das Fußzentrum („Die emporsprudelnde Quelle“, Ni 1/R 1, *yongquan*) zurückkehren. Der Körper steigt wieder leicht nach oben (vgl. dazu auch die Übungsbeschreibung der „Sechs Laute“, ▶ Kap. 7.5.2); kurz innehalten.

Die Übung insgesamt 3-mal ausführen.

Beachtenswertes bei der Übung

- Für die Mundstellung beim Laut *xu* gilt: Beide Lippen sollten leicht geöffnet sein, wobei die Lippen die Zähne weitgehend verdecken. Beim Artikulieren des „Ü" spitzt man den Mund nicht röhrenförmig zu, sondern zieht die Mundwinkel wie bei einem Lächeln etwas auseinander. Die Zungenspitze rollt sich zunächst leicht nach oben in Richtung Gaumen, gleichzeitig wölben sich die seitlichen Ränder der Zunge den oberen Zahnreihen etwas entgegen.
- Während der ganzen Übung auf eine entspannte und stabile Haltung achten. Außerdem wird zwischen äußerem und innerem Blick unterschieden: Während der äußere Blick (etwa 30 %) mit dem Ausstoßen des Lautes *xu* und dem bewussten Öffnen der Augen in die Weite geht, verbleibt der innere Blick (etwa zu 70 %) auf dem unteren Dantian. Dies wird durch die Handhaltung vor dem Unterbauch verstärkt.
- Die Übung kann auch mit geschlossenen Augen begonnen werden, und man öffnet die Augen nur kurzzeitig beim Ausatmen auf den Laut *xu*.

Wirkungsschwerpunkte

Durch die Vibrationen, die durch den Laut *xu* ausgelöst werden, soll vor allem die Leitbahn des Fk Leber (o. hepaticus, *gan*) durchgängig gemacht werden. Zugleich kann der Fk Leber (o. hepaticus, *gan*) harmonisiert und reguliert werden. Mit dem Laut *xu* lässt sich auf Beschwerden wie Schwindel, Mouches volantes, gerötete und gereizte Augen, Druck und Spannungsgefühl im Flankenbereich, erhöhte Reizbarkeit, Kopfschmerz, unruhiger Schlaf sowie Obstipationsneigung positiv einwirken.

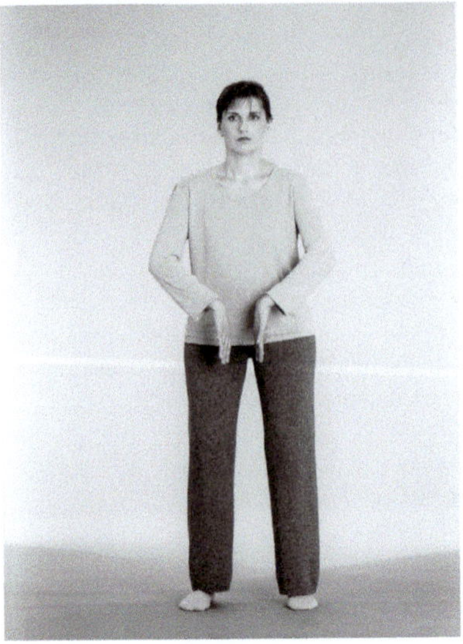

Abb. 7.151

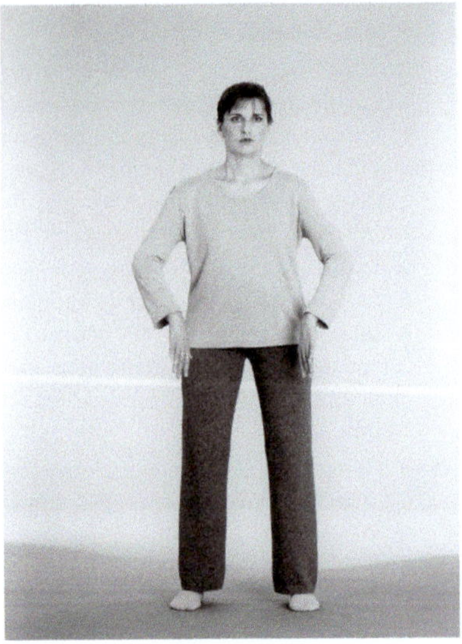

Abb. 7.152

Öffnen und Schließen

Übungsbeschreibung

Nach dem dreimaligen Ausatmen auf den Laut *xu* führt man beide Hände so vor den Unterbauch, dass die Handrücken zueinander zeigen und sich dabei nicht berühren. Die Handflächen zeigen dabei nach außen (▶ Abb. 7.151).

Nun weitet man den Bereich zwischen den Händen seitlich bis etwa auf Hüftbreite aus. Bei dieser öffnenden Bewegung senkt sich der Körper leicht ab (▶ Abb. 7.152).

Dann wendet man beide Handflächen zueinander und führt sie zur Mitte zurück. Bei dieser schließenden Bewegung hebt sich der Körper leicht (▶ Abb. 7.153).

Die Übung wird 3-mal wiederholt.

Beachtenswertes bei der Übung

- Beim Öffnen und Schließen der Hände verbindet man mit der Vorstellungskraft *(yi)* beide Handflächen und hier speziell die Mittelpunkte der Handflächen miteinander, als befänden sich zwischen ihnen elastische Bänder. In den Armen wirkt eine nach unten sinkende und leicht öffnende sowie eine schließende Kraft.
- Die Hände befinden sich etwa auf Nabelhöhe, können aber auch tiefer oder höher liegen, z. B. vor dem unteren Dantian oder maximal vor dem mittleren Dantian auf Brusthöhe.
- Bei dieser Form braucht man nicht besonders auf den Atem zu achten; man kann ihn aber auch bewusst mit der Bewegung koordinieren: Beim Öffnen der Hände atmet man aus, beim Schließen ein.
- Auch hier können Öffnen und Schließen je nach Wirkungsschwerpunkt unterschiedlich betont werden. Bei einer Blockierung des Qi-Flusses sowie bei einer energetischen Überladung (repletio, *shi*) kann das Öffnen betont werden: Die Hän-

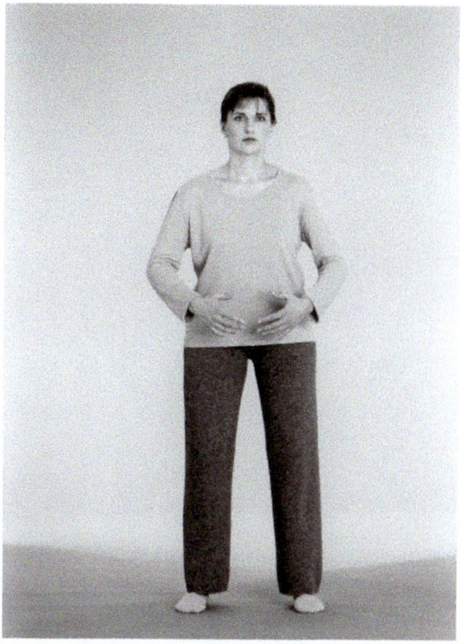

Abb. 7.153

de entfernen sich dann deutlich über Hüftbreite hinaus, und diese weitende Bewegung kann mit der Vorstellung des Ausleitens über die Fingerspitzen verbunden werden. Bei depletiven Störungen empfiehlt es sich, die Hände nur bis auf Hüftbreite zu öffnen.

- Die Bewegungen werden langsam ausgeführt, man spürt den feinen Veränderungen nach.

Wirkungsschwerpunkte

Diese äußerlich einfache Übung hat eine umfassende Wirkung auf die Atmung, die auf diese Weise reguliert wird und zu ihrem natürlichen Rhythmus (Wechsel zwischen Yin und Yang) zurückfinden kann. Durch die öffnenden und schließenden Armbewegungen können die Beziehungen zwischen „Außen und Innen" geübt werden. Die Yin- und Yang-Leitbahnen der Arme werden stimuliert und durchgängig gemacht. Durch die Festigkeit nach unten und die Wahrnehmung der Beine können auch die Fuß-Leitbahnen angesprochen werden. Die geistigen Kräfte werden beruhigt und gesammelt.

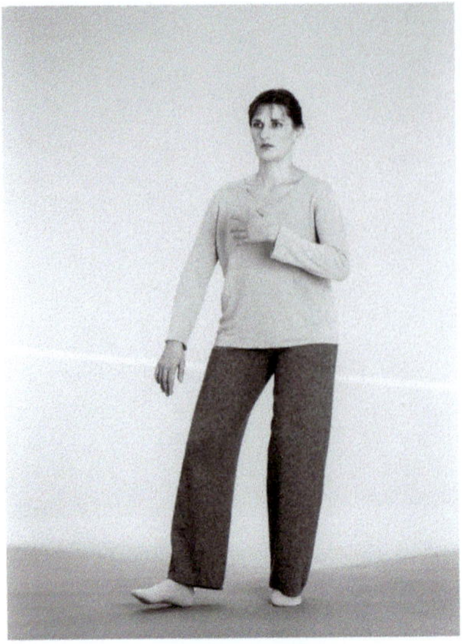

Abb. 7.154

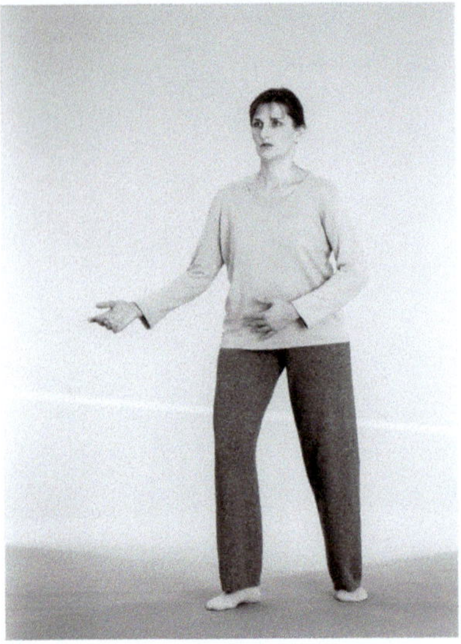

Abb. 7.155

7.6.3 Hauptteil: Schrittübungen

Übungsbeschreibung

Nach dem dreimaligen Öffnen und Schließen belastet man das linke Bein und stellt das rechte mit der Ferse in hüftbreitem Abstand auf. Die linke Hand befindet sich auf Brusthöhe, wobei die Handfläche zum Körper zeigt. Die rechte Hand befindet sich seitlich neben dem rechten Oberschenkel (▶ Abb. 7.154).

Mit der Belastung des rechten Beines bewegt sich die linke Hand vom Brustbein nach unten zum Unterbauch. Zugleich holt der rechte Arm seitlich etwas aus. Der Körper senkt sich leicht ab (▶ Abb. 7.155).

Nun den linken unbelasteten Fuß entlang einer zwischen beiden Füßen gedachten Mittellinie in einem Halbkreis nach vorne führen und auf Hüftbreite aufsetzen; die Ferse kommt zuerst auf. Zugleich befindet sich jetzt die rechte Hand auf Brusthöhe, die Handfläche zeigt zum Körper. Der Körper richtet sich etwas auf (▶ Abb. 7.156).

Mit der Belastung des linken Beines streift die rechte Hand vom Brustbein nach unten zum Unterbauch. Zugleich holt der linke Arm seitlich etwas aus.

Durch die ständige Wiederholung dieser Schritt- und Armbewegung entsteht ein rhythmischer Bewegungsfluss, der durch die spezielle Atmungsweise unterstützt wird.

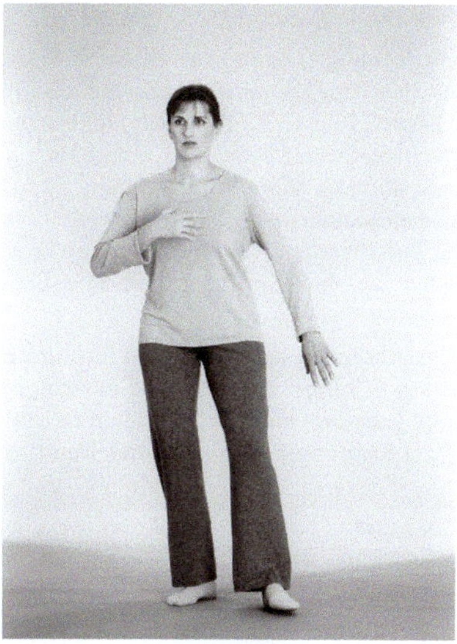

Abb. 7.156

Beachtenswertes bei der Übung

- Die Schrittbewegungen gehen aus einer Festigkeit im unteren Körperbereich hervor; sie entfalten sich aus der Körpermitte heraus und kehren wieder dorthin zurück.
- Die Füße werden bei diesem „Gehen" stets auf zwei hüftbreite Parallelen aufgesetzt; zwischen diesen beiden Parallelen denkt man sich eine Mittellinie, an der entlang der unbelastete Fuß auf einem Halbkreis von innen nach außen geführt wird.
- Bei den Armbewegungen gibt es drei Varianten: Werden die Handflächen beim Nach-unten-Streifen vor dem Körper zu diesem gewendet, wird der zuführende, sammelnde Aspekt der Übung betont. Werden die Handflächen bei der absenkenden Bewegung vor dem Körper leicht nach oben gewendet, so kann dadurch die anhebende, entfaltende Wirkung verstärkt werden. Werden die Handflächen nach unten gewendet, während man sie vor dem Körper von Brusthöhe zum Unterbauch führt, so wird dadurch die absenkende Wirkung verstärkt.
- Bei den Bewegungen sollten grundsätzlich die absenkenden Elemente überwiegen.
- Die Schrittbewegungen sollten mit einer speziellen Atmungsweise koordiniert werden: Bei der Belastung des rechten Beines wird zweimal ganz leicht durch die Nase eingeatmet – nur so laut, dass man es gerade selbst noch hört. Bei der Belastung des linken Beines zwei Takte lang einmal durch die Nase ausatmen. Bei dieser sogenannten „Wind-Atmung" ist unbedingt auf eine Ausgewogenheit zwischen Ein- und Ausatmung zu achten.
- Trotz der speziellen Atemweise bei dieser Schrittübung sollte der Atemfluss weiterhin ruhig, natürlich und gleichmäßig bleiben.
- Die Vorstellungskraft *(yi)* wird während des Gehens im unteren Dantian bewahrt.

Wirkungsschwerpunkte

Durch die gleichmäßigen, dynamischen Schrittübungen kann generell der freie und gleichmäßige Fluss des Qi wiederhergestellt werden. Die absenkende Handbewegung vom mittleren Dantian („Vorhof der Brust", Ren 17/Rs 17, *tanzhong*) bis zum unteren Dantian dient dazu, Blockaden im Bereich von Brust und Oberbauch zu lösen und die Aufnehmende Leitbahn (s. respondens, *renmai*) durchgängig zu machen. Zugleich können Qi reguliert und „Gegenläufigkeiten" (Kontravektionen, *ni*) abgesenkt werden. Auf diese Weise können Beschwerden wie Druck auf der Brust, Kurzatmigkeit, Husten, Schluckbeschwerden und Beklemmungsgefühle in Brust und Flanken gelindert werden.

Durch die gleichmäßige Dynamik sowie das Absenken und Bewahren im unteren Dantian kann das Qi des Fk Leber (qi hepatici, *ganqi*) reguliert und das emporschlagende Yang des Fk Leber (yang hepatici, *ganyang*) besänftigt werden. Deshalb eignet sich diese Übung bei Beschwerden wie Kopfschmerzen, Schwindel und hohem Blutdruck.

Das Bewahren der Vorstellungskraft *(yi)* im unteren Dantian hat dabei eine allgemein stärkende und beruhigende Wirkung und kann Beschwerden wie geringe Belastbarkeit, Furchtsamkeit etc. lindern.

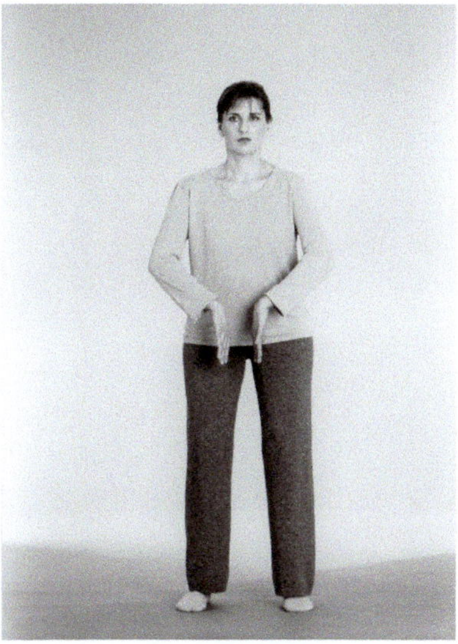

Abb. 7.157

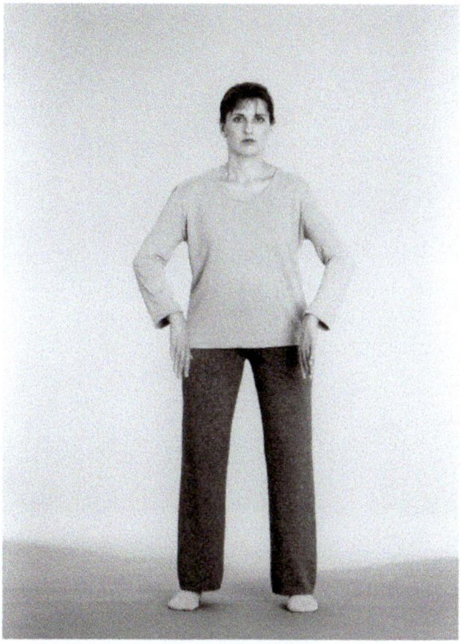

Abb. 7.158

7.6.4 Abschlussübungen

Öffnen und Schließen

Nach den Schrittübungen führt man beide Hände so vor den Unterbauch, dass die Handrücken zueinander zeigen, ohne sich dabei zu berühren (▸ Abb. 7.157). Nun wiederholt man 3-mal das oben beschriebene Öffnen und Schließen (▸ Kap. 7.6.2). Man weitet dazu den Bereich zwischen den Händen seitlich bis etwa auf Hüftbreite aus. Bei dieser öffnenden Bewegung senkt sich der Körper leicht ab (▸ Abb. 7.158).

Nun wendet man beide Handflächen zueinander und führt sie zur Mitte zurück. Bei dieser schließenden Bewegung hebt sich der Körper leicht (▸ Abb. 7.159).

Die Übung wird 3-mal wiederholt.

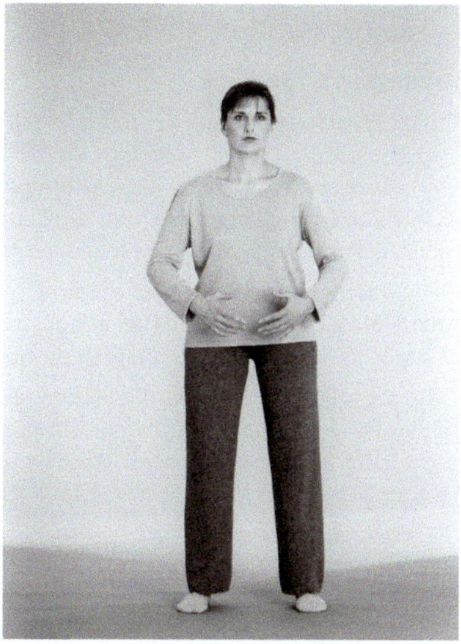

Abb. 7.159

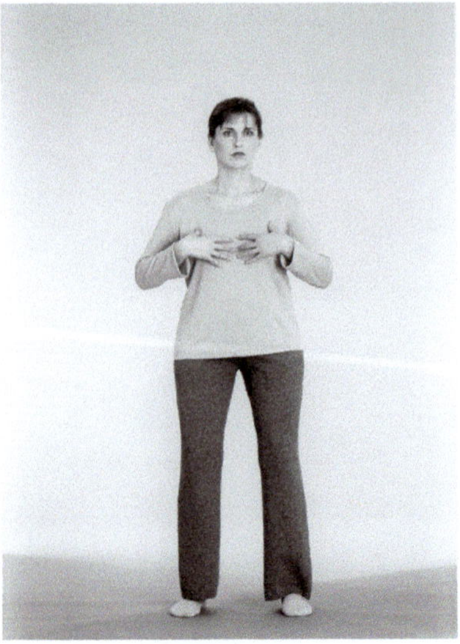

Abb. 7.160

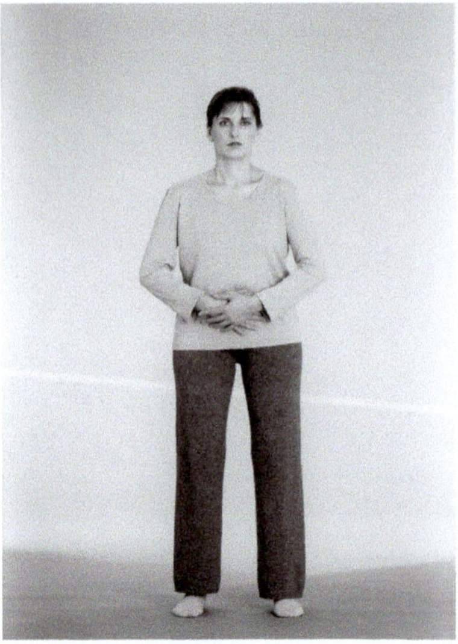

Abb. 7.161

Ausatmen auf den Laut *xu*

Übungsbeschreibung

Nach dem dreimaligen Öffnen und Schließen beide Hände vor dem Körper langsam auf Brusthöhe heben. Man legt die Hände ganz leicht auf die Brust, sodass beide Mittelfinger den Bereich des Akupunkturpunktes „Vorhof der Brust" (Ren 17/ Rs 17, *tanzhong*) berühren und die Daumen nach oben in Richtung des Schlüsselbeins zeigen. Die Finger sind leicht gespreizt (▶ Abb. 7.160).

Nun das Gewicht stärker auf die Fersen verlagern und dabei auf den Laut *xu* ausatmen. Die Zehen bleiben dabei auf dem Boden. Mit der Ausatmung auf *xu* sinkt der Körper leicht nach unten. Dann hält man kurz inne.

Mit der folgenden Einatmung die Lippen schließen, die Zungenspitze wieder an den Gaumen legen und das Gewicht auf das Fußzentrum zurückverlagern. Der Körper hebt sich wieder leicht nach oben (vgl. Übungsbeschreibung der „Sechs Laute", ▶ Kap. 7.5.2).

Kurz innehalten.

Die Übung in dieser Haltung insgesamt 3-mal ausführen.

Anschließend senkt man beide Hände und legt sie übereinander auf den Unterbauch. Bei Frauen liegt dabei die rechte Hand direkt auf dem Körper und ist damit die untere Hand, bei Männern ist es die linke Hand (▶ Abb. 7.161).

Man verlagert erneut das Gewicht stärker auf die Fersen und atmet dabei auf den Laut *xu* aus. Die Zehen bleiben auf dem Boden. Mit der Ausatmung auf den Laut *xu* sinkt der Körper leicht nach unten. Dann hält man kurz inne.

Mit der folgenden Einatmung werden die Lippen geschlossen, die Zungenspitze wird wieder an den Gaumen gelegt und das Gewicht auf das Fußzentrum zurückverlagert. Der Körper steigt leicht nach oben (vgl. Übungsbeschreibung der „Sechs Laute", ▸ Kap. 7.5.2).

Kurz innehalten, damit sich die Atmung wieder regulieren kann.

Die Übung in dieser Haltung insgesamt 3-mal ausführen.

Beachtenswertes bei der Übung

- Als Abschluss kann die Übung mit geschlossenen Augen geübt werden.
- Für die Mundstellung beim Laut *xu* gilt: Beide Lippen sollten leicht geöffnet sein, wobei die Lippen die Zähne weitgehend verdecken. Beim Artikulieren des „Ü" spitzt man den Mund nicht röhrenförmig zu, sondern zieht die Mundwinkel wie bei einem Lächeln etwas auseinander. Die Zungenspitze rollt sich zunächst leicht nach oben in Richtung Gaumen, gleichzeitig wölben sich die seitlichen Ränder der Zunge den oberen Zahnreihen etwas entgegen.
- Während der ganzen Übung auf eine entspannte und stabile Haltung achten.

Wirkungsschwerpunkte

Durch die Vibrationen, die durch den Laut *xu* ausgelöst werden, soll vor allem die Leitbahn des Fk Leber (o. hepaticus, *gan*) durchgängig gemacht werden. Durch das Berühren des Akupunkturpunktes „Vorhof der Brust" (Ren 17/Rs 17, *tanzhong*) und die Vibrationen, die durch den Laut *xu* ausgelöst werden, können der Brust-Bereich durchlässig gemacht und Blockaden gelöst werden. Zugleich kann der Fk Leber (o. hepaticus, *gan*) harmonisiert und reguliert werden. Mit dem Laut *xu* lässt sich positiv auf Beschwerden einwirken wie Schwindel, Mouches volantes, gerötete und gereizte Augen, Druck und Spannungsgefühl im Flankenbereich, erhöhte Reizbarkeit, Kopfschmerz, unruhiger Schlaf sowie Obstipationsneigung.

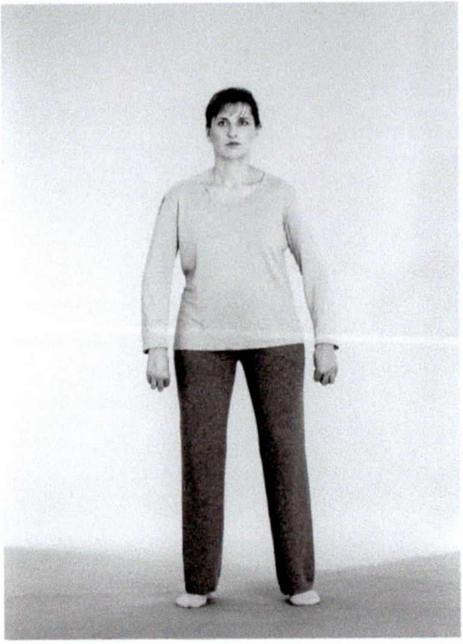

Abb. 7.162

Die Hände zu lockeren Fäusten ballen

Übungsbeschreibung

Nach dem insgesamt sechsmaligen Ausatmen auf den Laut *xu* führt man beide Hände seitlich links und rechts neben die Oberschenkel und ballt die Hände zu lockeren Fäusten. Dabei befinden sich alle vier Finger seitlich am Daumen, die obere Öffnung der Faust zeigt zum Körper (▶ Abb. 7.162).

Man bewahrt die Vorstellungskraft *(yi)* weiterhin auf dem unteren Dantian.

Beachtenswertes bei der Übung

- Die Hohlfäuste werden gebildet, indem man die Fingerkuppen der vier Finger seitlich an den Daumen legt. Auf diese Weise umschließen sie die entspannte Handfläche, in der sich das Qi, insbesondere im *Laogong*-Bereich („Mitte des Handtellers", Pe 8/Pc 8), sammelt und am Ende der Übung bewahrt werden kann. Außerdem werden die Arm-Leitbahnen im Fingerbereich angesprochen und geschlossen.
- Die Übung kann auch mit geschlossenen Augen geübt werden.
- Die Atmung sollte sich wieder regulieren und vertiefen.

Wirkungsschwerpunkte

Diese äußerlich einfache Übung hat ein breites Wirkungsspektrum: Durch die Kombination von Bewahren, Entspannung und Ruhe werden Regeneration und Kraftaufbau gefördert, und die Wahrnehmungsfähigkeit für Veränderungen körperlicher Zustände nach der Übung wird geschult.

7.7 „Spiel der Fünf Tiere“

Gisela Hildenbrand

Einführung

Das „Spiel der Fünf Tiere“ geht auf den berühmten chinesischen Arzt Hua Tuo (2. Jh. n. Chr.) zurück, der besonders auf die therapeutische Bedeutung von Bewegung hinwies:

„Jeder Mensch hat das Verlangen, sich Bewegung zu verschaffen, nur erreichen die meisten darin nicht Vollkommenheit. Wenn man sich bewegt, kann die mit der Nahrung aufgenommene Energie verbraucht werden, zirkulieren die pulsierenden Säfte ungehindert und Krankheit kann nicht entstehen. Es ist dabei wie mit der Türangel, die niemals rostet. Deshalb haben die Unsterblichen des Altertums die Übungen des Leitens und Dehnens, die Haltung des kletternden Bären und der Eule, die den Kopf wendet, die Wendung in den Hüften, wie überhaupt die Bewegung aller Gelenke geübt, um das Altern hintanzuhalten. Auch ich habe eine Methode, die ich das ‚Spiel der Fünf Tiere‘, nämlich des Tigers, des Hirschs, des Bären, des Affen und des Vogels nenne. Damit lassen sich nicht nur bestimmte Krankheiten heilen; man erreicht überhaupt eine größere Beweglichkeit der großen und kleinen Gelenke“ (Übersetzung von Porkert, 1972).

Nachahmungen von Tierbewegungen waren in frühester Zeit als Ritualtänze von Schamanen bekannt und wurden später als präventive und therapeutische Übungen eingesetzt. Für die heilkundliche Anwendung finden sich zahlreiche Hinweise in philosophischen und historischen Dokumenten. So werden z. B. im *Huainanzi* (2. Jh. v. Chr.) das „Springen wie ein Affe“ und das „Sichdrehen wie ein Hirsch“

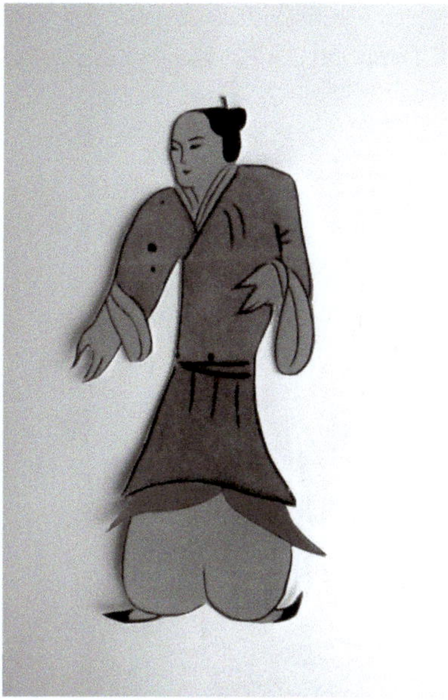

Abb. 7.163 Der Bär (Seidenbild aus dem Mawangdui-Grab Nr. 3)

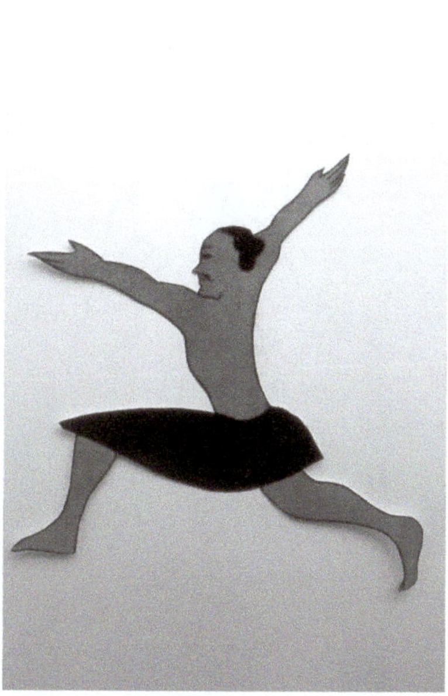

Abb. 7.164 Der Sperber

7

genannt. Sima Qian weist in den „Historischen Aufzeichnungen" (*Shiji,* 104. v. Chr.) auf die vorbildlichen Fähigkeiten der Schildkröte hin, was das „Führen des Qi *(xingqi)* und die Übungen zum Leiten und Dehnen *(daoyin)*" betrifft. In den frühesten bildlichen Darstellungen zum Qigong auf dem Seidenbild aus dem Mawangdui-Grab Nr. 3 (168 v. Chr.) sind neun der 44 Figuren nach Tieren benannt (▶ Abb. 7.163, ▶ Abb. 7.164).

Im 4. Jh. n. Chr. stellt Ge Hong in seinem Werk *Baopuzi* zahlreiche Tierbewegungen mit therapeutischen Wirkungen vor: „Sich winden wie ein Drache", „Sich strecken wie ein Tiger", „Schlucken wie eine Taube" und „Rennen wie ein Hase". Und er bemerkt, dass das „Spiel der Fünf Tiere" sich großer Popularität erfreue.

Die älteste konkrete Beschreibung des „Spiels der Fünf Tiere" ist in den Tang-zeitlichen „Aufzeichnungen über die Kultivierung der natürlichen Anlagen und die Verlängerung der Lebensspanne" *(Yangxing yanming lu)* enthalten. In der späten Ming-Zeit wird von einer „Methode des Fünf-Tiere-Tanzes" berichtet, in deren Illustrationen sämtlich Frauen dargestellt sind (▶ Abb. 7.165).

Als nachahmenswert galten vor allem die Bewegungen derjenigen Tiere, die sich durch besondere Vorzüge auszeichnen, wie die Schildkröte durch Langlebigkeit, der Tiger durch seine Stärke, der Affe durch seine Klugheit oder die Schlange durch ihre Geschicklichkeit. Auch die Bedeutung als Symbolträger für Erstrebenswertes (z. B. Kranich als Symbol der Langlebigkeit), ihre Bedeutung in der chinesischen Pharmakotherapie (z. B. Tigerknochen-Schnaps zur Stärkung der Fk Niere und Leber [oo. renalis et hepaticus, *shen gan*]) oder ihre Stellung im reichen Legendenschatz Chinas (z. B. der Hirsch, der als einziges Tier die Fähigkeit besitzt, das Kraut der Unsterblichkeit aufzuspüren) machten sie zu bevorzugt nachgeahmten Tieren.

Von Hua Tuo selbst sind keine konkreten Übungsbeschreibungen überliefert. Im Laufe der Jahrhunderte haben sich die unterschiedlichsten Stile herausgebildet.

Unbekannt ist, seit wann das „Spiel der Fünf Tiere" mit den Fünf Funktionskreisen der chinesischen Medizin in Zusammenhang gebracht wurde. In den heute verbrei-

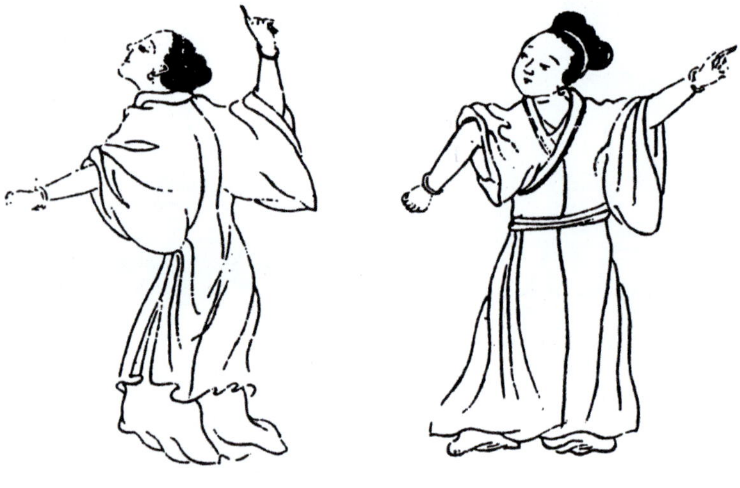

Abb. 7.165 Affe und Bär (aus dem *Neiwaigong tushuo jiyao,* dat. 1918)

teten Stilen ist eine Zuordnung zu den Funktionskreisen üblich, allerdings in unterschiedlicher Weise. So gibt es z. B. die Zuordnung des Tiger-Spiels zur Wandlungsphase Wasser (Fk Niere, o. renalis, *shen*) wie auch zur Wandlungsphase Feuer (Fk Herz, o. cardialis, *xin*), je nach Ausformung der Bewegungsmuster und Betonung bestimmter Übungsinhalte.

Die im Folgenden beschriebene Form von Jiao Guorui (2012) eignet sich sehr gut für die therapeutische Anwendung, da hierbei Übungen des Inneren (Vorstellungskraft *[yi]*, Vorstellungsbilder, Blick nach innen) und des Äußeren (Haltung, Bewegung, Blick nach außen) in Ausgewogenheit praktiziert werden. Der Tradition Hua Tuos folgend werden die Konzepte der chinesischen Medizin ganz konkret einbezogen, der Tradition des Yangsheng folgend wird ebenso großer Wert gelegt auf die Einbeziehung von philosophischen und mythologischen Inhalten sowie auf das „Nähren“ der Übungen mit Merksätzen, Gedichten, Malerei und Kalligrafie und natürlich dem Beobachten der Tiere in ihrer natürlichen Umgebung.

Die einzelnen Spiele stehen in enger Verbindung zu den Fünf Funktionskreisen, in denen körperliche, seelische und geistige Funktionen zusammengefasst werden. Mit jedem Tierspiel, seinen Haltungen, Bewegungsmustern und Vorstellungsbildern wird ein bestimmter Funktionskreis in besonderem Maße reguliert und gestärkt. Beispielsweise kann durch die majestätische Haltung der 3. Tiger-Form Furchtlosigkeit eingeübt werden, die in Zusammenhang mit dem Fk Niere (o. renalis, *shen*) steht.

Neben den allgemeinen Übungsprinzipien (▶ Kap. 3) gelten darüber hinaus noch folgende Anforderungen:

- **Einheit von Gestalt, Gestik und Mimik:** Die Eigenschaften und Wesensmerkmale der Tiere wie z. B. die „Tapsigkeit des Bären“ oder die „Leichtigkeit des Kranichs“ werden mit allen Mitteln des Ausdrucks dargestellt. Haltung, Bewegung, Bewegungsart, Blick und Gesichtsausdruck werden zu einem Ganzen verbunden.
- **Vorstellung und Aussehen, Innen und Außen in Einklang:** Die äußere Darstellung beruht auf der Vorstellung, die der Übende von dem jeweiligen Tier hat. Die Vorstellung kann auf vielfältige Weise entstehen und gefördert werden – durch direkte Anschauung, Erzählungen, Bilder, Gedichte. Auch die Umgebung, in der ein Tier lebt, fließt dabei mit ein.
- **Nachahmung:** Sie umfasst die Wesensmerkmale und den Charakter eines Tieres, seine äußere Erscheinungsform, seine typischen Körperhaltungen und Bewegungen, seine Art der Kraftentfaltung und auch die jeweils typische Art, in Ruhe zu sein: Die Ruhe des Bären ist schwerfällig, die Ruhe des Kranichs leicht und sorglos, die Gestalt des Hirschs ist aufrecht, die des Tigers kraftvoll und geschmeidig. Der Blick des Bären ist einfach, der des Affen wachsam.
  Zunächst versucht man, die Merkmale eines Tiers nachzuahmen, später geht man über die Nachahmung hinaus und bringt seine individuellen Eigenarten mit ins Spiel. Das „gespielte“ Tier wird somit symbolhaft und zugleich inspiriert von der eigenen Kreativität dargestellt.
- **Wildheit:** Damit sind Ursprünglichkeit, Einfachheit, Natürlichkeit und Unbefangenheit der Tiere gemeint und auch die daraus entstehenden Kräfte, die sich gewandt und geschmeidig zeigen.
- **Spiel:** Die Bewegungsmuster der Tier-Spiele werden zunächst sehr exakt erlernt, bis man in der korrekten Ausführung große Sicherheit erlangt hat. Dann kommt das Spielerische hinzu: die Natürlichkeit und Grazie der Bewegungen. Das „Spiel der Fünf Tiere“ gleicht dann einem Tanz in Anmut und Kraft.

- **Übungsweisen:** Das „Spiel der Fünf Tiere“ gehört zu den Übungen im Gehen. In den Übungsbeschreibungen sind jeweils Ruhehaltungen angegeben, in denen man kurz innehalten kann. Die Zeit des Innehaltens kann jedoch auch verlängert werden, sodass die Zeiten der Ruhehaltungen als Pfahlübungen praktiziert werden, die durch Bewegung miteinander verbunden werden. Bei den Pfahlübungen werden Ruhe, Feinregulation und Übung des Inneren besonders betont. Werden die Bewegungsmuster fließend, ohne merkliche Ruhehaltungen geübt, können spielerische Kräfte und spielerisch ausgedrückte Emotionen besonders betont werden.

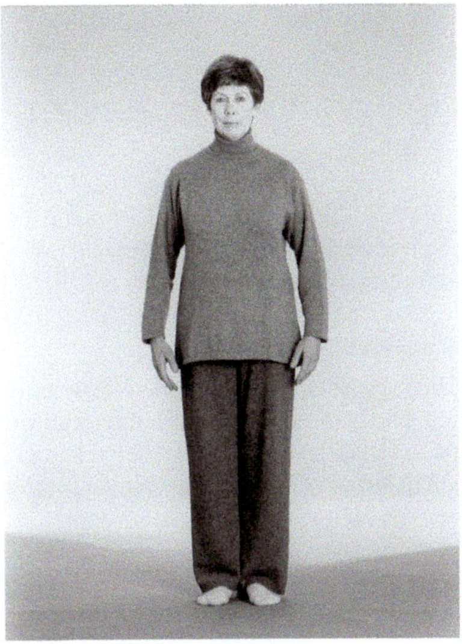

Abb. 7.166

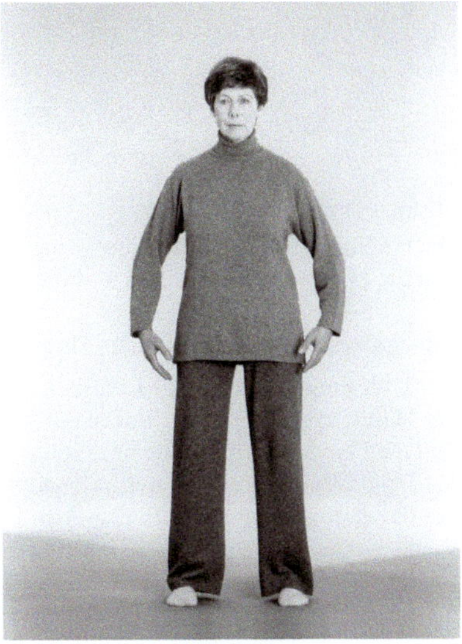

Abb. 7.167

Vorbereitungsübungen

Vorbereitungsübungen dienen der Regulierung der Körperhaltung und dem Eintreten in die Ruhe *(rujing)*. Die hier beschriebene Abfolge stammt aus dem Übungssystem Qigong Yangsheng von Jiao Guorui (2012) und leitet die verschiedenen Übungsformen dieses Systems ein. Die Übungen bestehen aus drei Standhaltungen und zwei Übergangsbewegungen. Eine genaue Beschreibung der Details bei den Standhaltungen findet sich unter „Grundhaltungen“ (▶ Kap. 7.1.1).

Diese Vorbereitungsübungen können auch alleine oder in Verbindung mit den Abschlussübungen als eigenständige Übungsmethode praktiziert werden. Sie können auch als Vorbereitung für andere Methoden dienen.

Natürlicher Stand

Man beginnt mit einer natürlichen Standhaltung, die Fersen sind geschlossen, die Fußspitzen leicht zur Seite gestellt (in V-Form). Der Körper ist locker, entspannt und aufrecht (▶ Abb. 7.166).

1. Vorbereitungshaltung: Hängende Arme mit aufspannender Kraft

Den rechten Fuß gerade drehen, das Gewicht nach rechts verlagern und den linken Fuß nach links in einen schulterbreiten Stand stellen, die Füße stehen parallel. Das Gewicht gleichmäßig auf beide Füße verteilen. Rücken und Lendenbereich entspannen. Das Becken leicht senken, als wolle man sich setzen, dadurch beugen sich auch die Knie ein wenig.

Auf der Grundlage dieses stabilen Stands die Arme leicht zur Seite aufspannen, sie bilden einen Kreis, die Handflächen zeigen zum Körper (▶ Abb. 7.167).

Der Kopf ist aufrecht, der Blick entspannt, der Mund ist leicht geschlossen. Die Aufmerksamkeit wird im unteren Dantian bewahrt.

Beachtenswertes bei der Übung

Man stellt sich vor zu stehen wie eine Kiefer, auf festem Grund, die Wurzeln gut verankert. Äste und Kiefernnadeln sind leicht beweglich. Stabilität und innere Lebendigkeit verbinden sich.

Wirkungsschwerpunkte

Die Übung fördert vor allem das Sichsammeln und Verdichten von Qi. Zugleich werden die Hand-Yin-Leitbahnen und die Hand-Yang-Leitbahnen besonders reguliert.

Übergangsbewegung: Die fünf Finger zeichnen ein Taiji

Der Übergang von der 1. zur 2. Vorbereitungshaltung ist eine langsame Kreisbewegung der Hände mit Steigen und Sinken des Körpers: Die Handflächen nach hinten wenden und die Hände in Kreislinien nach hinten, zur Seite, nach vorne und wieder neben die Hüften führen, dabei die Handflächen nach unten wenden. Der Körper sinkt zu Beginn der Bewegung, steigt mit dem Zur-Seite-Führen der Hände und sinkt dann wieder.

Beachtenswertes bei der Übung

- Man achte auf den Einklang von Kreisbewegung der Hände und Steigen und Sinken des Körpers.
- Man stellt sich vor, die Hände durch Wasser zu bewegen und mit den Händen, aber auch mit den einzelnen Fingern, Kreise zu zeichnen.

Wirkungsschwerpunkte

Durch das Lenken der Aufmerksamkeit auf alle Finger hat diese Übung eine umfassende Wirkung auf das Leitbahnsystem.

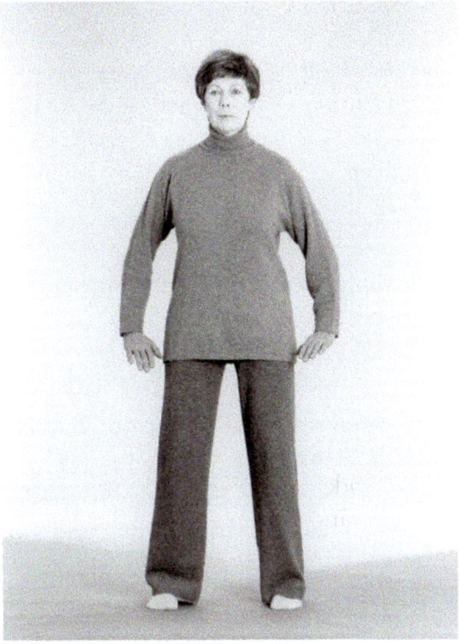

Abb. 7.168

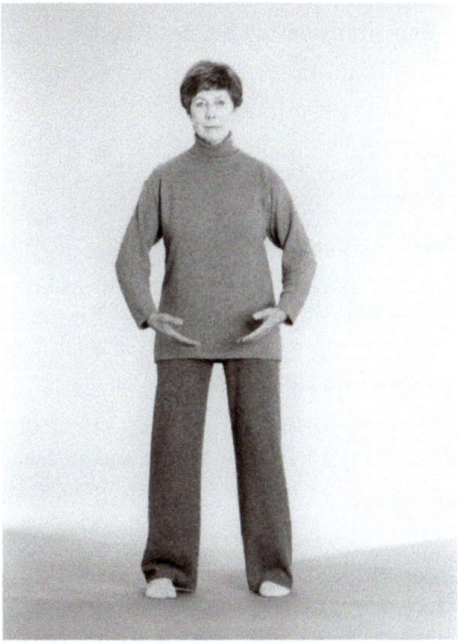

Abb. 7.169

7

2. Vorbereitungshaltung: Zwei Bälle ins Wasser drücken

Die Hände befinden sich neben den Hüften, die Handflächen zeigen nach unten. Die Arme bilden Bogenlinien (▶ Abb. 7.168).

Man stellt sich vor, im Wasser zu stehen und zwei Bälle im Wasser nach unten zu halten. Die Hände drücken mit elastischer Kraft gegen den Widerstand des Wassers. Die Finger beider Hände werden durch die Vorstellung elastischer Kräfte miteinander verbunden. Alle Vorstellungskräfte sind im unteren Dantian und den *Yongquan*-Bereichen („Die emporsprudelnde Quelle“, Ni 1/R 1) verankert.

Beachtenswertes bei der Übung

Alle Kraftvorstellungen werden weich und dynamisch geübt: Man „spielt“ mit den Bällen, dem Wasser und den „Seidenfäden zwischen den Fingern“.

Wirkungsschwerpunkte

Diese Übung bewirkt eine Ausgewogenheit von Steigen, Sinken, Öffnen und Schließen des Qi-Flusses. Durch Betonung des Drückens der Bälle nach unten bzw. des Auseinanderziehens der Seidenfäden lässt sich die Wirkrichtung Steigen – Sinken bzw. Öffnen – Schließen betonen.

Übergangsbewegung: Die fünf Finger zeichnen ein Taiji

Der Übergang von der 2. zur 3. Vorbereitungshaltung ist wiederum eine langsame Kreisbewegung der Hände mit Steigen und Sinken des Körpers: Die Hände vor die Mitte des Körpers führen, dann nach vorne, zur Seite und wieder vor den Unterbauch zurück. Dabei wenden sich die Handflächen nach oben. Der Körper sinkt zu Beginn der Bewegung, steigt mit dem Zur-Seite-Führen der Hände und sinkt dann wieder.

Beachtenswertes bei der Übung

- Man achte auf den Einklang von Kreisbewegung der Hände und Steigen und Sinken des Körpers.
- Man stellt sich vor, die Hände durch Wasser zu bewegen und mit den Händen, aber auch mit den einzelnen Fingern, Kreise zu zeichnen.

Wirkungsschwerpunkte

Durch das Lenken der Aufmerksamkeit auf alle Finger hat diese Übung eine umfassende Wirkung auf das Leitbahnsystem.

Tragen und Umfassen

Die Arme formen einen Kreis vor dem Körper. Man stellt sich vor, einen Ball aus dem Wasser herauszuheben und zu tragen (▶ Abb. 7.169).

Gleichzeitig wirkt eine den Ball umfassende Kraft; zwischen den Fingern werden „Seidenfäden auseinandergezogen“. Diese Kräfte in den Armen, Händen und Fingern beruhen auf einem stabilen Stand.

Die Vorstellung wird im unteren Dantian und den *Yongquan*-Bereichen („Die emporsprudelnde Quelle“, Ni 1/R 1) bewahrt.

Beachtenswertes bei der Übung

In allen Ruhehaltungen achte man besonders darauf, kein Gefühl von Starre aufkommen zu lassen. Die ganze Haltung darf „atmen“, d. h. leichte Bewegungen des Öffnens, Schließens, Steigens und Sinkens können sich ganz natürlich einstellen.

Wirkungsschwerpunkte

Diese Übung wirkt besonders auf das Sichausbreiten und Sammeln von Qi und stärkt die Mitte des Körpers.

7.7.1 „Spiel des Bären“

Der Bär ist Symbol für Stärke, Erdverbundenheit und Einfachheit.

Im „Spiel des Bären“ werden vor allem Stattlichkeit und Stabilität zum Ausdruck gebracht, Gewandtheit und Klugheit in tapsiger Gestalt. Das „Spiel des Bären“ steht am Anfang der Tierspiele, es stellt gleichsam ihr festes Fundament dar.

„Der Bär bummelt am Winterstrand, sein Brummen ist so gewaltig, dass es scheint, als berste das feste Eis.“

Haltungen, Bewegungen, Vorstellung, Blick

- In Bewegung und Haltung übt man das Gesammeltsein, das Innehalten (entspricht dem Yin).
- Kreisförmige Bewegungsmuster und spiralige Bewegungen kennzeichnen das „Spiel des Bären“.
- Handhaltungen sind die Hohlfaust und die gewölbte Handfläche als „Bärentatze“. Hierin zeigt sich die sammelnde und speichernde Funktion des Bären-

Spiels. Typische Kraftentfaltungen sind das Rütteln und Schütteln auf der Grundlage eines stabilen Standes.

- Der Blick ist hauptsächlich nach innen gerichtet, zum unteren Dantian. Der Blick, der nach außen dringt, ist von gesetzter Ruhe.
- Die Vorstellungskraft *(yi)* wird im Bereich des vorderen Dantian (Nabelbereich, „Mitte des Nabels“, Ren 8/Rs 8, *shenque, qizhong*) bewahrt. Da dieser Bereich leicht wahrnehmbar ist, wird er auch „Türgriff in das Haus des Qigong“ genannt.

Wirkungsschwerpunkte

Das „Spiel des Bären“ hat eine ausgezeichnete Wirkung auf die Balance von Yin und Yang. Der Charakter des Bären entspricht Yin (schwer, gesetzt, langsam), aber innerlich ist er in üppigem Yang-Zustand (kräftig, gewandt, flink). Die Übungen dienen besonders dem Stärken der „Mitte“ (Fk Milz und Magen, oo. lienalis et stomachi, *pi wei*). Dies entspricht der Wandlungsphase Erde, die „allen zehntausend Wesen Nahrung gibt“.

Das „Spiel des Bären“ ist universell einsetzbar und eignet sich aufgrund der sanften, milden, aber auch kräftigen Bewegungen für Menschen unterschiedlichster Konstitution. Für geschwächte Menschen bietet es eine schöne Möglichkeit des Kräfteaufbaus.

In der therapeutischen Anwendung wird das „Spiel des Bären“ häufig zur Behandlung von Schmerzen und Bewegungseinschränkungen in Muskeln und Gelenken, zur Regulation von zu hohem, zu niedrigem und labilem Blutdruck und zur Behandlung von „Nervenschwäche“ angewandt.

Anmerkung: In der chinesischen Medizin werden unter „Nervenschwäche“ Beschwerden und Befindlichkeiten zusammengefasst, die auch in unserem Verständnis auf „schwache Nerven“ hinweisen wie Schlafstörungen, Reizbarkeit, Neigung zu Ärger und Zorn, Schreckhaftigkeit, Sich-leicht-aus-der-Ruhe-bringen-Lassen, wenig Stabilität bei unerwarteten oder größeren Anforderungen.

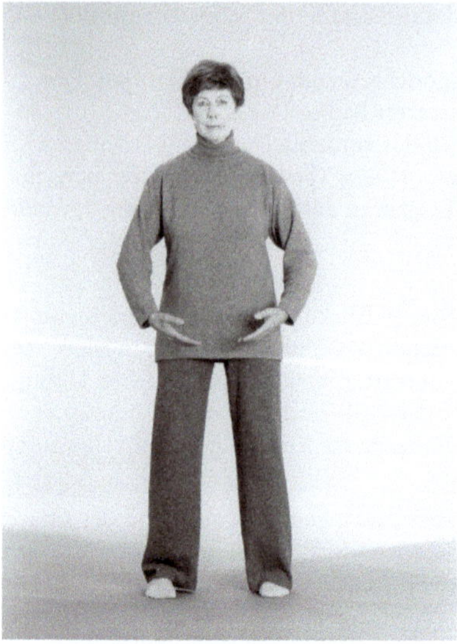

Abb. 7.170

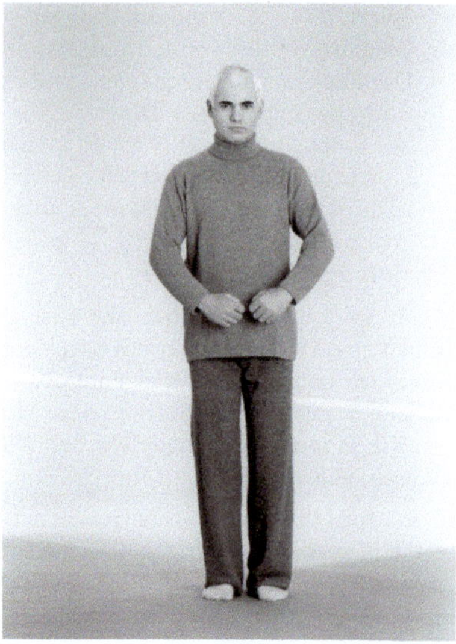

Abb. 7.171

1. Form: „Der Schritt des Bären"

Beginn

Der letzte Teil der Vorbereitungsübung ist das „Tragen des Balles" (▶ Abb. 7.170).

Die Hände in runder Bewegung nach unten wenden und zu Hohlfäusten formen. Das Gewicht ganz nach rechts verlagern und den linken Fuß zum rechten stellen (▶ Abb. 7.171).

Die Arme bilden eine sanfte Bogenlinie, die Hohlfäuste haben einen Abstand von einer Faustbreite voneinander und vom Unterbauch.

Hohlfaust des Bären

- Die Hohlfaust des Bären ist locker geschlossen, der Daumen drückt leicht auf das Mittel- oder Endglied des Zeigefingers.
- Zwischen den gekrümmten Fingern und der Handfläche ist eine Fingerdicke Raum, die Finger liegen locker aneinander. Man stellt sich eine bewegliche, lockere Bärentatze mit sanften Krallen vor.

Schritt nach links

Den Körper etwas senken, mit dem linken Fuß einen halben Schritt nach links vorne machen, dabei zunächst den Vorderfuß aufsetzen (Sitz-Bogen-Schritt mit der Gewichtsverteilung: hinten 9 oder 8, vorne 1 oder 2; ▶ Abb. 7.172).

Die Hohlfäuste zeichnen eine Kreislinie entlang der gesunkenen Kraft des Handgelenks, nach hinten, zur Seite und wieder nach vorne. Gleichzeitig wird der linke Fuß ganz aufgesetzt, und das Gewicht wird nach vorne verlagert zum Bogen-Schritt (Gewichtsverteilung: vorne 6, hinten 4, ▶ Abb. 7.173).

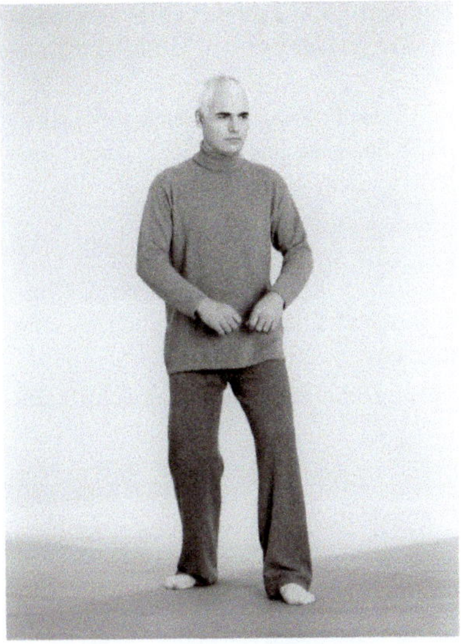

Abb. 7.172

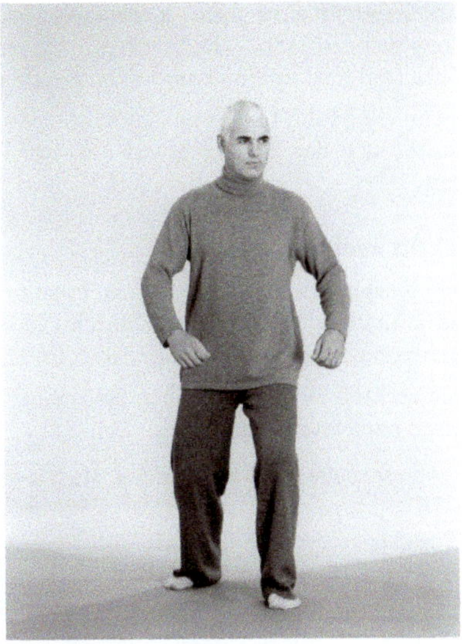

Abb. 7.173

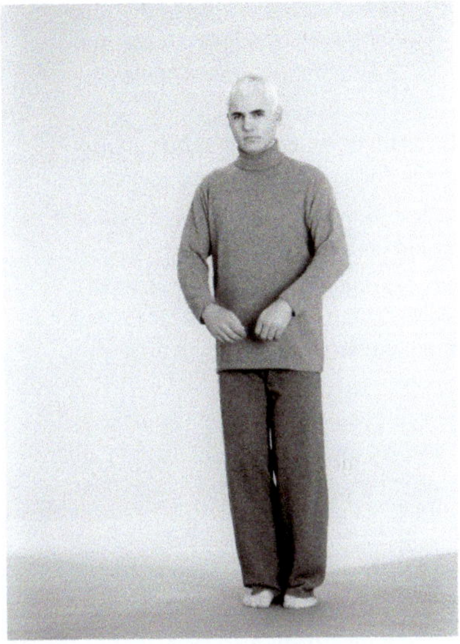

Abb. 7.174

Das Gewicht ganz nach vorne verlagern, mit den Hohlfäusten den begonnenen Kreis weiterführen – nach vorne, nach innen und wieder vor den Unterbauch zurück. Den rechten Fuß zum linken heranholen.

Wenn die Hohlfäuste vor dem Unterbauch und die Füße zusammengestellt sind, richtet sich der Körper etwas auf, der Rumpf hat eine leicht hochragende Gestalt.

Schritt nach rechts

Den Körper etwas nach rechts wenden und senken (▶ Abb. 7.174). Durch die Entspannung der Schultern und durch die „hängenden" Ellenbogen ergibt sich eine leichte, nach unten drückende Kraft im Handgelenk.

Den rechten Fuß einen halben Schritt nach vorne rechts setzen und den Schritt des Bären nach rechts ausführen.

- Abwechselnd nach links und rechts je 4-mal.

Beachtenswertes bei der Übung

- Charakteristisch für den Schritt des Bären ist das Leiten der Vorstellung nach unten, d. h. das Sinken des Qi, wie es dem schweren, gesetzten Charakter des Bären entspricht. Dazu werden hauptsächlich spiralige, nach unten kreisende, „schraubende", „bohrende" Vorstellungen geübt.
- Die Vorstellungskraft *(yi)* wird während der gesamten Übung im unteren Dantian bewahrt, hier befindet sich gleichsam die „Quelle" des Qi. Daneben ist die Aufmerksamkeit auch im Bereich der *yongquan* („Die emporsprudelnde Quelle", Ni 1/R 1).
- Eine wichtige Vorstellung ist das Gehen im Wasser oder sogar im Schlamm. Dadurch wird das Qi ebenfalls stabilisiert, und die Fuß-Leitbahnen werden reguliert.
- Die runde Bewegung der Arme und die langsame Gewichtsverlagerung sollen in Einklang stehen und wie eine einzige Bewegung empfunden werden.
- Die lockere Hohlfaust umschließt die entspannte Handfläche, in der sich das Qi, insbesondere im *Laogong*-Bereich („Mitte des Handtellers", Pe 8/Pc 8), sammelt. Während der Kreisbewegung der Fäuste öffnen und schließen sie sich ein wenig, gleichsinnig mit der Gesamtbewegung der Arme.
- Die Vorstellung vom tapsigen Gang des Bären führt zum Sinken des Qi. Dabei ist darauf zu achten, dass diese Vorstellungsübungen immer in Verbindung mit aufrichtenden Übungselementen geübt werden. Die Beine sollen sich nicht schwer anfühlen, das Gehen im Wasser darf nicht mühsam sein.

Wirkungsschwerpunkte

Wie bei allen Tierspielen kommt der ersten Bewegungsform, also hier dem „Schritt des Bären", eine besonders wichtige therapeutische Bedeutung zu. Die Übung erfordert nicht viel Körperkraft und beinhaltet doch alle wesentlichen Aspekte des Bärenspiels, vor allem die Stärkung des Qi der „Mitte" (Fk Milz und Magen, oo. lienalis et stomachi, *pi wei*). Die langsamen, kreisenden Armbewegungen mit der gedanklichen Anbindung an die Schrittbewegungen haben regulierende Wirkung auf die Gesamtheit der Leitbahnen.

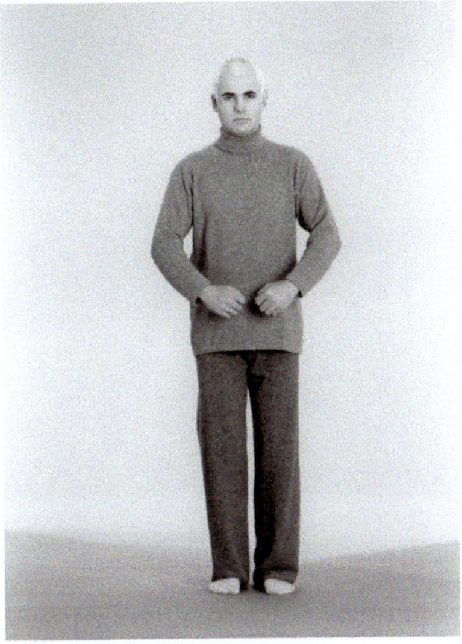
Abb. 7.175

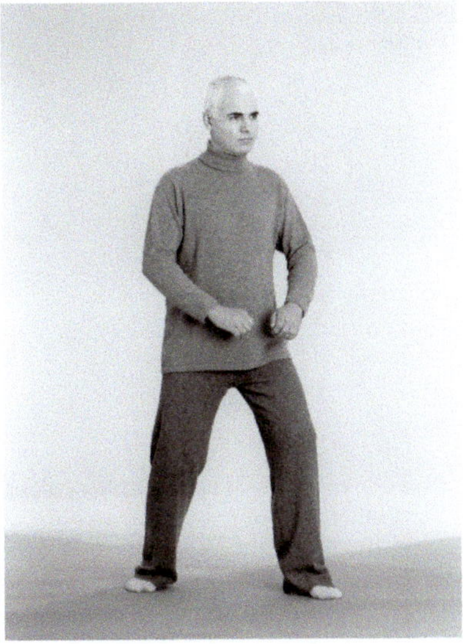
Abb. 7.176

2. Form: „Der Bär schwankt, rüttelt und schüttelt“

Beginn

Die Haltung ist geschlossen, die Arme bilden Bogenlinien.

Die Hohlfäuste befinden sich in faustbreitem Abstand vor dem Unterbauch und üben eine leichte, nach unten drückende Kraft aus (▶ Abb. 7.175).

Schritt nach links

Das Gewicht nach rechts verlagern und den Körper etwas senken. Den linken Fuß einen halben Schritt nach links vorne setzen, dabei zunächst den Vorderfuß aufsetzen (Sitz-Bogen-Schritt).

Das Gewicht langsam nach vorne verlagern (▶ Abb. 7.176). Die Hohlfäuste auseinanderziehen und auf gegenläufigen Kreislinien bewegen (▶ Abb. 7.177).

Die linke Faust zeichnet eine Kreislinie nach vorn, zur Seite und nach hinten. Die rechte Faust zeichnet eine Kreislinie nach hinten, zur Seite und nach vorn.

Nach je einem Halbkreis stehen die Fäuste seitlich neben den Hüften (▶ Abb. 7.178). In dieser Ruhehaltung etwas verweilen.

Dann die Kreise zu Ende zeichnen, das Gewicht ganz nach vorn verlagern und den rechten Fuß heranholen.

Schritt nach rechts

Den Körper etwas nach rechts wenden (▶ Abb. 7.179), das Gewicht nach links verlagern, die leicht nach unten drückenden Hohlfäuste befinden sich vor dem Unterbauch.

Den Schritt und die gegenläufig kreisenden Armbewegungen nach rechts ausführen.

- Abwechselnd nach links und rechts je 4-mal.

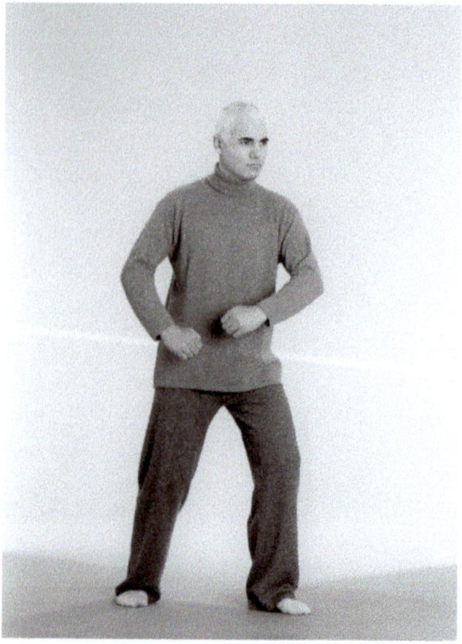

Abb. 7.177

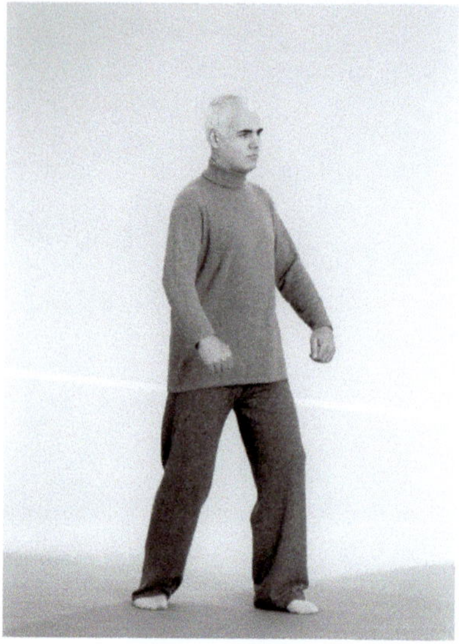

Abb. 7.178

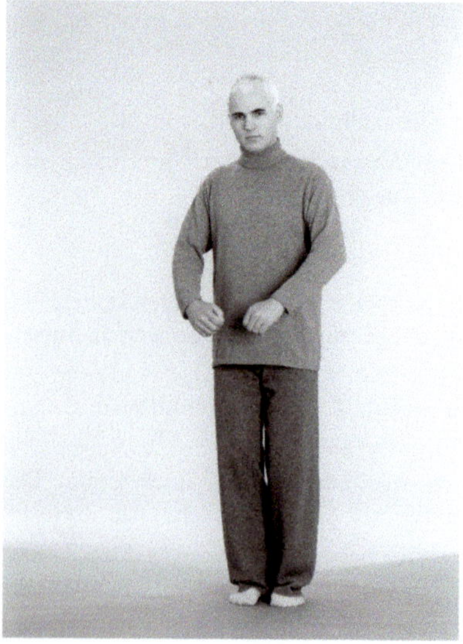

Abb. 7.179

Beachtenswertes bei der Übung

- Die leicht nach unten drückende Kraft in Handgelenken und Fäusten entsteht durch Lockerung in den Schultern, „hängende“ Kraft in den Ellbogen und Entspannung im Becken.
- Während des Auseinanderziehens der Arme wirken widerstreitende Kräfte: nach vorn an der Handrückenseite des linken Armes und nach hinten an der Handflächenseite des rechten Armes. Die nach hinten und nach vorn gerichteten Kräfte stehen etwa im Verhältnis 7:3.
- Die kreisenden Bewegungen werden mit der Vorstellung von spiraligen Kräften geübt, die sich nicht auf Arme und Beine beschränken, sondern sich im ganzen Körper ausbreiten.
- Die Vorstellungskraft *(yi)* wird im unteren Dantian und den *yongquan* („Die emporsprudelnde Quelle“, Ni 1/R 1) bewahrt.

Wirkungsschwerpunkte

Die spiraligen Kräfte, die durch äußere Bewegung und Vorstellung im Inneren angeregt werden sollen, fördern die Fähigkeit der Qi-Umwandlung (Qi-Transformation, *qihua*), eine Funktion, die allen Bereichen des Organismus zugute kommt. Spiralige Kräfte regulieren alle Leitbahnen in ausgewogener Form.

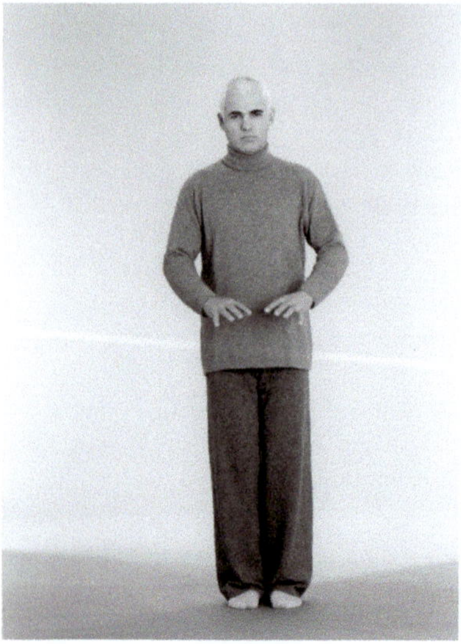

Abb. 7.180

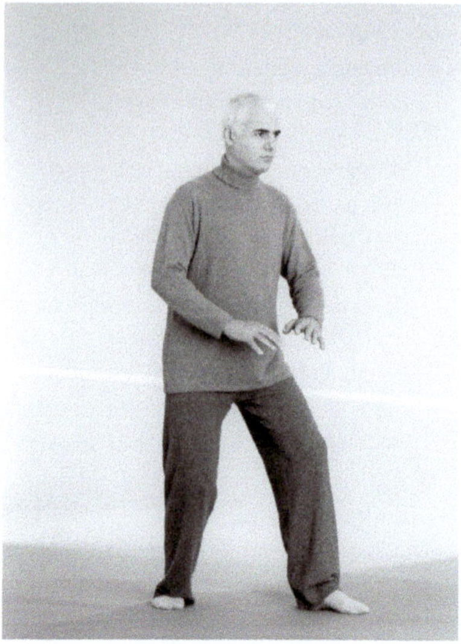

Abb. 7.181

3. Form: „Der Bär schwankt, rüttelt und drückt nach unten“

Beginn

Die 3. Form stellt bezüglich Kraftentfaltung und Bewegung eine Erweiterung der 2. Form dar, deren Bewegungsmuster sie übernimmt.

Hohle Bärentatze

Bei der geöffneten oder „hohlen“ Bärentatze sind die Finger leicht gebogen und gespreizt. Die Entfaltung der Hand geht von einem entspannten *Laogong*-Bereich („Mitte des Handtellers“, Pe 8/Pc 8) aus. Man stellt sich eine kraftvolle, aber weiche Bärentatze vor (▶ Abb. 7.180).

Schritt nach links

Das Gewicht nach rechts verlagern, den Körper etwas senken und einen Schritt nach links vorne machen, das Gewicht bleibt dabei zunächst hinten (Sitz-Bogen-Schritt, ▶ Abb. 7.181).

Mit der Verlagerung des Gewichts nach vorn beschreiben die Hände gegenläufige Kreisbewegungen: Die linke Bärentatze bewegt sich nach vorn, zur Seite und nach hinten; die rechte Bärentatze bewegt sich nach hinten, zur Seite und nach vorn. Die Hände bewegen sich mit widerstreitender und nach unten drückender Kraft.

Nach der halben Kreisbewegung stehen die Hände neben den Hüften. In dieser Ruhehaltung (▶ Abb. 7.182) etwas verweilen.

Dann die Kreise zu Ende zeichnen, das Gewicht ganz nach vorne verlagern und den rechten Fuß heranholen.

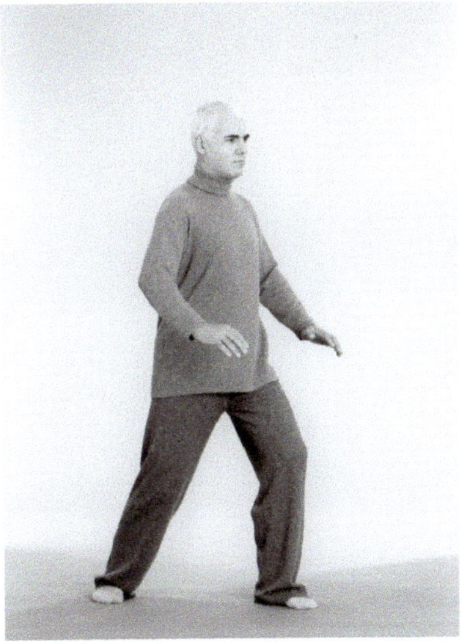

Abb. 7.182

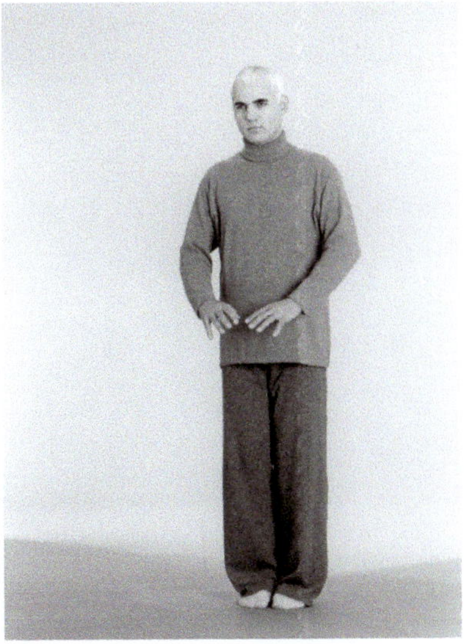

Abb. 7.183

Schritt nach rechts

Den Körper etwas nach rechts wenden und senken (▶ Abb. 7.183).

Den Schritt nach rechts eröffnen und die kreisenden Bewegungen der Bärentatze mit der Gewichtsverlagerung nach rechts ausführen.

- Abwechselnd nach links und rechts je 4-mal.

Beachtenswertes bei der Übung

- Die 3. Form des Bärenspiels wird mit mehr Kraft und Stattlichkeit ausgeführt als die ersten beiden Formen: der Schritt ist etwas größer, die Haltung etwas majestätischer, die Bewegungen der Arme ausgeprägter.
- Die Vorstellungskraft *(yi)* wird während der gesamten Übung im unteren Dantian und den *yongquan* („Die emporsprudelnde Quelle“, Ni 1/R 1) bewahrt. Von diesen Bereichen aus entfaltet sich die Form.
- Die gegenläufigen Bewegungen der Hände übt man mit der Vorstellung von spiraligen Kräften. Zusammen mit der Gewichtsverlagerung kann so das Gefühl von Schwanken und Rütteln entstehen.
- Öffnen und Schließen, Sammeln und Entfalten als ein Hauptthema des Bärenspiels zeigt sich in dieser Form in kraftvoller Dichte und großer Weite.

Wirkungsschwerpunkte

Durch die spiraligen Kräfte wird die Gesamtheit der Leitbahnen beeinflusst. Die schwankenden, rüttelnden Bewegungen, mit der weichen, sanften Kraft des Bären ausgeführt, dienen der allgemeinen Beweglichkeit.

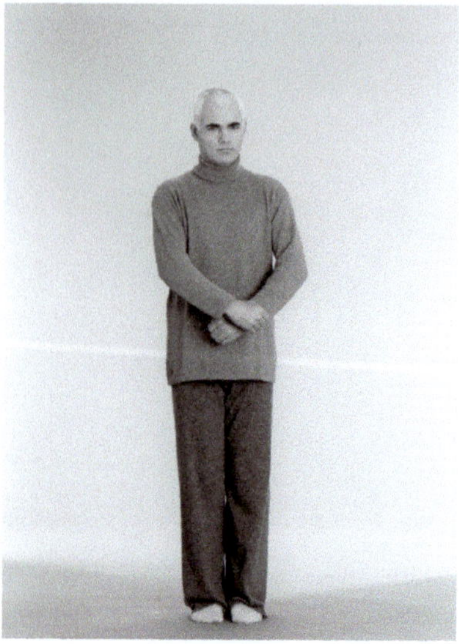

Abb. 7.184

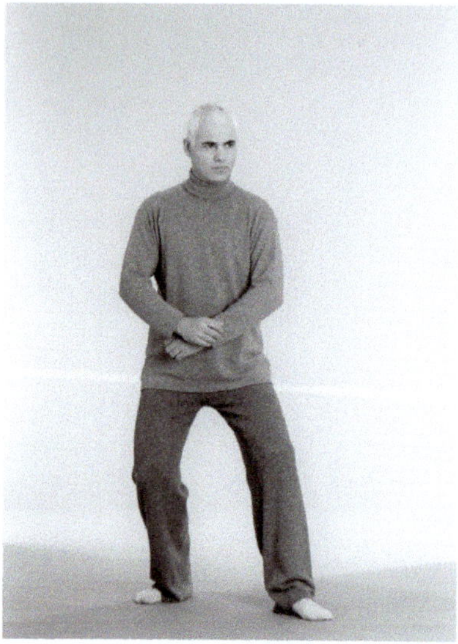

Abb. 7.185

4. Form: „Sich anlehnen und widersetzen"

Beginn

Die Hände zu Hohlfäusten formen; die Handgelenke, rechts über links, vor dem Unterbauch überkreuzen (▶ Abb. 7.184).

Die Arme bilden eine sanfte Bogenlinie.

Schritt nach links

Das Gewicht nach rechts verlagern. Mit dem linken Fuß einen halben Schritt nach links vorne machen, das Gewicht verbleibt auf dem rechten Bein. Körper und Qi sinken, der Schritt kann sich etwas verbreitern (▶ Abb. 7.185).

Aus dieser kraftgeballten Haltung entfalten sich die polaren Kräfte, „sich widersetzend" nach vorne, „sich anlehnend" nach hinten: Das Gewicht langsam nach vorne verlagern, die Fäuste mit widerstreitender Kraft trennen und auf Bogenlinien auseinanderführen. Den linken Arm bis Brusthöhe heben, die rechte Faust nach unten vor die rechte Hüfte führen (▶ Abb. 7.186). In dieser Ruhehaltung kurz verweilen.

Den Körper dann etwas mehr in Schrittrichtung drehen und die untere Faust zur oberen führen. Das Gewicht ganz nach vorne verlagern (▶ Abb. 7.187), die Fäuste trennen und auf Bogenlinien vor den Unterbauch zurückführen.

Schritt nach rechts

Den Körper etwas nach rechts wenden und senken, das Gewicht nach links verlagern.

Einen tapsigen Bärenschritt nach rechts vorne machen und die Übung nach rechts ausführen.

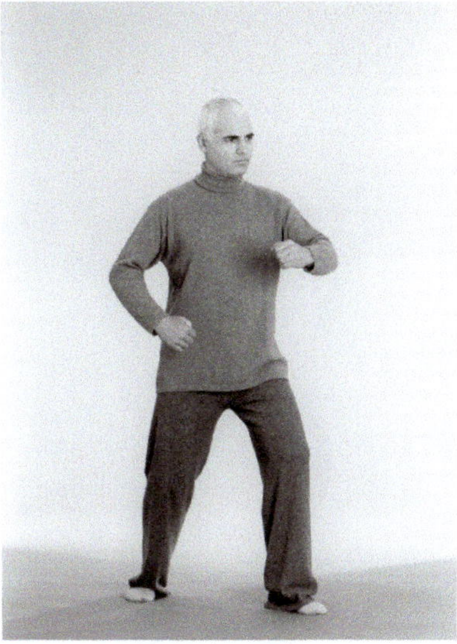
Abb. 7.186

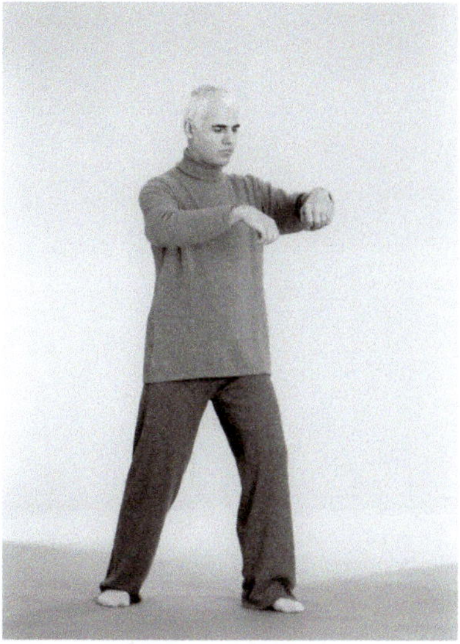
Abb. 7.187

- Abwechselnd nach links und rechts je 4-mal.

Beachtenswertes bei der Übung

- Die 4. und 5. Übung des Bärenspiels sind sehr kraftvoll. Alle Kraftentfaltungen – nach unten sinken, sich widersetzen, sich anlehnen – werden auf der Grundlage von Entspannung geübt.
- Die Entfaltung von Form und Kraft vollzieht sich in allen Bären-Übungen spiralig, was bei dieser Form äußerlich nicht so deutlich sichtbar ist wie bei Form 2 und 3; man denkt sich die spiralige Kraft gleichsam nach innen gewandert und in tiefen Schichten wirksam.
- Die nach vorne sich widersetzende Kraft zeigt sich im linken Arm, die sich anlehnende im gesamten Rückenbereich; diese Kräfte gehen von einer stabilen Verwurzelung und vom unteren Dantian aus und sind dort verankert.
- Die Gewichtsverteilung in der Ruhehaltung ist: vorne 6, hinten 4. Der Bären-Schritt ist ein modifizierter Bogen-Schritt mit etwas weniger ausgeprägter Gewichtung nach vorn.

Wirkungsschwerpunkte

Diese kräftige Übung mit inneren spiraligen Kräften dient gleichermaßen der Kräftigung und der inneren und äußeren Beweglichkeit. Die Entfaltung der Kraft und damit Verbreitung des Qi im Körper vollzieht sich vor allem in den Diagonalen, womit der Ausgleich rechts – links gefördert wird.

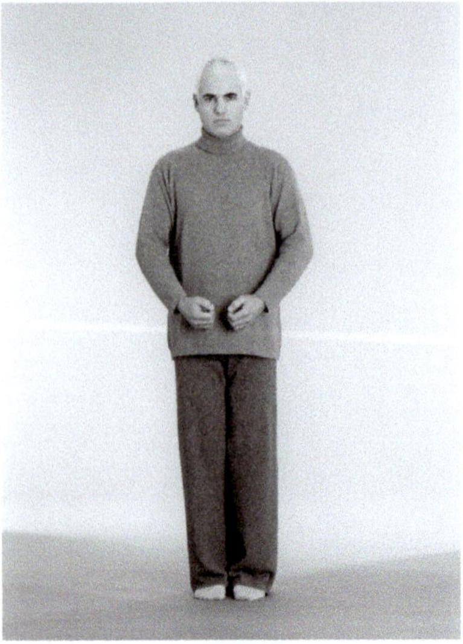

Abb. 7.188

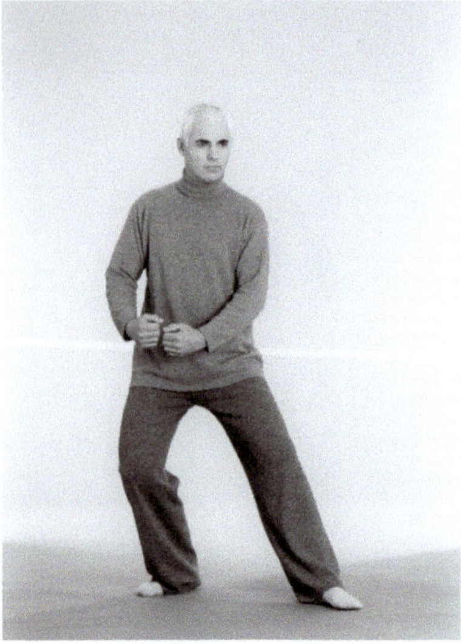

Abb. 7.189

5. Form: „Nach vorn stoßen"

Beginn

Die Hände, zu Hohlfäusten geformt, vor den Unterbauch führen.

Die Handrücken zeigen zur Seite, die Faustaugen nach oben (▶ Abb. 7.188).

Schritt nach links

Das Gewicht nach rechts verlagern. Mit dem linken Fuß einen halben Schritt nach links vorne machen, das Gewicht verbleibt auf dem rechten Bein. Den Körper senken und den Schritt etwas verbreitern (▶ Abb. 7.189).

Dann das Gewicht langsam nach vorne verlagern und die Fäuste auf Bogenlinien mit schiebender, stoßender Kraft nach vorne oben führen bis etwa Brusthöhe. Die Fäuste haben etwa drei Faustbreiten Abstand von der Brust, die Kleinfingerkanten zeigen nach vorne (▶ Abb. 7.190). In dieser Ruhehaltung etwas verweilen.

Dann das Gewicht ganz nach vorne verlagern, den hinteren Fuß heranholen, die Fäuste trennen und auf Bogenlinien wieder vor den Unterbauch führen, dabei die Achse des Körpers etwas nach rechts drehen.

Schritt nach rechts

Den Körper etwas nach rechts wenden (▶ Abb. 7.191). Das Gewicht nach links verlagern und den Körper senken.

Einen halben Schritt nach rechts vorne machen, den Schritt etwas verbreitern in eine Bären-Haltung und mit der Gewichtsverlagerung nach rechts die Fäuste nach vorne stoßend auf Brusthöhe heben.

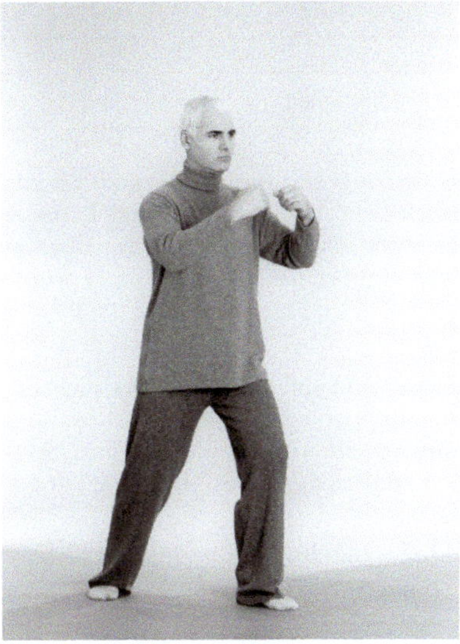

Abb. 7.190

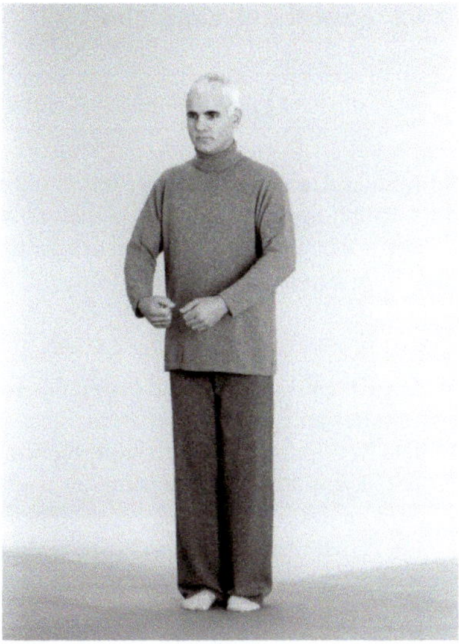

Abb. 7.191

- Abwechselnd nach links und rechts je 4-mal.

Beachtenswertes bei der Übung

- In der 5. Form des Bärenspiels übt man große Stabilität und mächtige Kraftentfaltung. Das Sinken des Körpers und das Verbreitern des Schritts sind gleichsam der Anlauf für die Entfaltung der Kraft.
- Sowohl in der 4. wie auch in der 5. Form wird die Kraft von unten „geholt“ und nach oben, außen entfaltet.
- Das Anlaufnehmen und das Nach-oben-Stoßen wird mit der Vorstellung von wringenden, spiraligen Bewegungen ausgeführt.
- Noch mehr als in der 4. Übung werden hier die spiraligen Kräfte nach innen wandernd gedacht.

Wirkungsschwerpunkte

Diese kraftvolle Übung mit nach innen genommenen spiraligen Bewegungen dient gleichermaßen der Kräftigung und der inneren und äußeren Beweglichkeit. Die Entfaltung der Kraft und damit Verbreitung des Qi im Körper betont die Regionen vorne-hinten. In der Ruhehaltung werden besonders die Herz- und Dünndarm-Leitbahnen (cc. cardialis et intestini tenuis, *xin xiaochang jing*) sowie die Nieren- und Blasen-Leitbahnen (cc. renalis et vesicalis, *shen pangguang jing*) angesprochen und damit die in der chinesischen Medizin so elementare „Verbindung von Herz und Niere“.

7.7.2 „Spiel des Kranichs“

Der Kranich ist Symbol für Reinheit, Ruhe und Friedfertigkeit.

Im „Spiel des Kranichs“ werden besonders Leichtigkeit und fester Stand, Eleganz und Ruhe, Sorglosigkeit und Unbeschwertheit zum Ausdruck gebracht. Diese erstrebenswerten Eigenschaften des Kranichs leiten als Vorstellungen das Üben an und kommen in den Körperhaltungen und -bewegungen zur Darstellung.

Haltungen, Bewegungen, Vorstellung, Blick

- Die Körperhaltungen im „Spiel des Kranichs“ sind aufrecht und leicht, nichts erinnert an Enge und Schwere.
- Die Bewegungen sind elegant, fein und durch weite Ausdehnung gekennzeichnet. Typische Bewegungsmuster sind das Entfalten der Flügel, das Heben und Senken der Schwingen.
- Die Vorstellungskraft *(yi)* wird während des Übens im *qihai* („Meer des Qi“, Ren 6/Rs 6, ▶ Abb. 2.8) bewahrt.
- Der Blick des Kranichs ist entspannt, sorglos, klar und weit.

7

Wirkungsschwerpunkte

Die Wirkung des Kranich-Spiels zielt vor allem auf die Regulierung des Qi-Flusses und das Durchgängigmachen der Leitbahnen für Qi und Xue ab. Daraus ergibt sich eine gute Wirkung bei Beschwerden, die auf Stauung und Stagnation, auf verminderter Beweglichkeit, im körperlichen wie auch im psychisch-geistigen Bereich, beruhen. Das Bewahren der Vorstellungskraft *(yi)* im *qihai* („Meer des Qi“, Ren 6/Rs 6) hat eine allgemein stärkende Funktion.

Die leichten anmutigen Bewegungen schulen Geschicklichkeit und Beweglichkeit auf spielerische Weise. Besonders Menschen höheren Alters, deren Beweglichkeit eventuell schon eingeschränkt ist, können großen Nutzen daraus ziehen. Das Kranich-Spiel ist angezeigt bei allgemeiner Schwäche, Ermüdung und Erschöpfung.

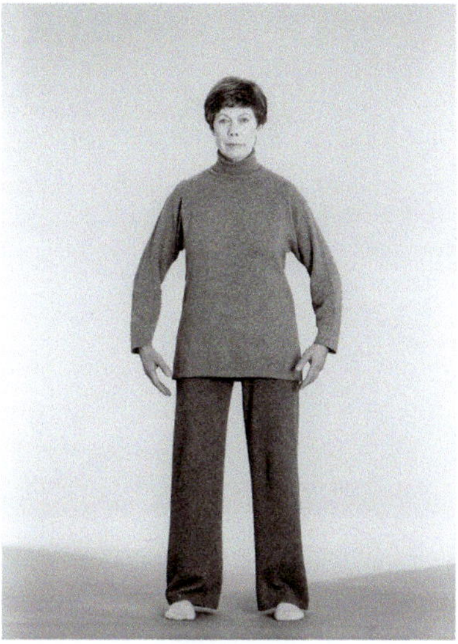

Abb. 7.192

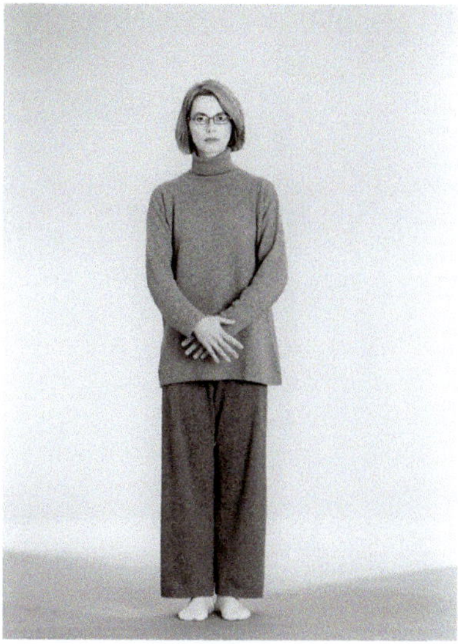

Abb. 7.193

1. Form: „Der Schritt des Kranichs“

Beginn

Von der Vorbereitungshaltung „Stehen wie eine Kiefer“ (▶ Abb. 7.192) ausgehend den Körper etwas lockern, senken und das Gewicht nach rechts verlagern.

Die Hände auf Bogenlinien vor den Unterbauch führen und überkreuzen, rechts über links; gleichzeitig den linken Fuß zum rechten stellen (▶ Abb. 7.193).

Zwischen den Händen ist ein fingerbreiter Abstand, die Handflächenmitten („Mitte des Handtellers“, Pe 8/Pc 8, *laogong*) sind in der Vorstellung miteinander verbunden; zwischen Körper und Händen bleibt eine Faustbreite Abstand, die Hände sind in der Vorstellung mit dem unteren Dantian verbunden.

Die Finger sind, gleich Federn, locker ausgedehnt und leicht gespreizt.

Schritt nach links

Den Körper lockern, das Gewicht stabil nach rechts verlagern und die Achse etwas nach links drehen.

Den linken Fuß mit leichtem, stelzendem Schritt nach links vorne stellen, dabei nur mit dem Vorderfuß aufsetzen. Das Gewicht bleibt zu 90 % auf dem rechten Bein. Der Schrittwinkel beträgt etwa 60 Grad (▶ Abb. 7.194).

Nun die Hände auf Bogenlinien zu beiden Seiten des Körpers führen, die Handflächen wenden sich nach vorne.

Körper und Arme entfalten sich in dieser Bewegung, der Körper richtet sich auf.

In der Ruhehaltung (▶ Abb. 7.195) etwas verweilen.

Dann den linken Fuß ganz aufsetzen, den Körper lockern und das Gewicht langsam nach ganz vorne verlagern.

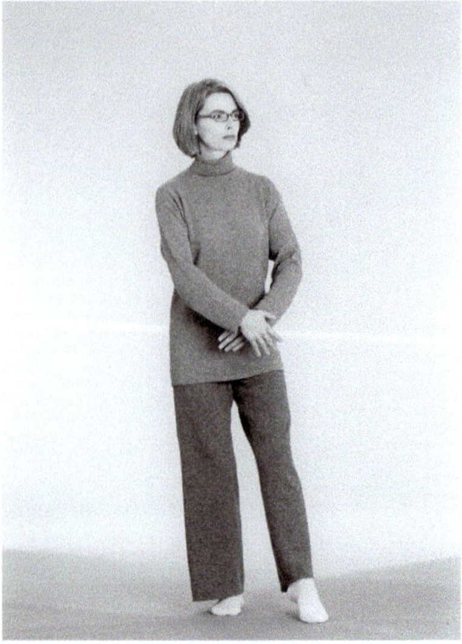
Abb. 7.194

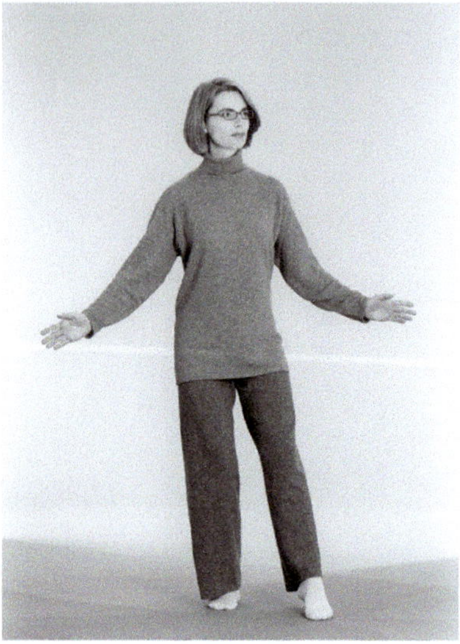
Abb. 7.195

Die Hände auf Bogenlinien vor den Unterbauch zurückführen und den rechten Fuß heranholen.

Die Handflächen überkreuzen sich, links über rechts.

Der Körper nimmt die hochragende, stolze Gestalt des Kranichs an.

Schritt nach rechts

Den Körper lockern, das Gewicht nach links verlagern und den Körper leicht nach rechts wenden (▶ Abb. 7.196).

Den rechten Fuß nach rechts vorne stellen und die Hände zu beiden Seiten des Körpers führen, als entfalte man die Flügel. Die Ausdehnung, vom unteren Dantian ausgehend, durchdringt den ganzen Körper.

Das Gewicht langsam nach rechts vorne verlagern, die Hände wieder zum unteren Dantian schließen, rechts über links, und den linken Fuß heranholen.

- Abwechselnd nach links und rechts je 4-mal.

Beachtenswertes bei der Übung

- Charakteristisch für das Kranich-Spiel sind die entfalteten Hände mit ausgedehnten, leicht beweglichen Fingern, gleich den Federn von Flügelspitzen. Das Auseinanderführen der Hände übt man mit der Vorstellung „einen Fächer zu entfalten". Die Finger werden dabei der Reihe nach geöffnet, es führt der Zeigefinger.
- Die öffnende Bewegung bedeutet Aufrichtung und Ausdehnung des ganzen Körpers – der Kranich entfaltet seine Flügel in der Morgensonne. Bei allen dehnenden Bewegungen besonders auf innere Entspannung achten.
- In der Ruhehaltung (▶ Abb. 7.197) liegt das Hauptgewicht stabil auf dem rechten Bein, dabei auf Entspannung in Hüften und Knien achten.

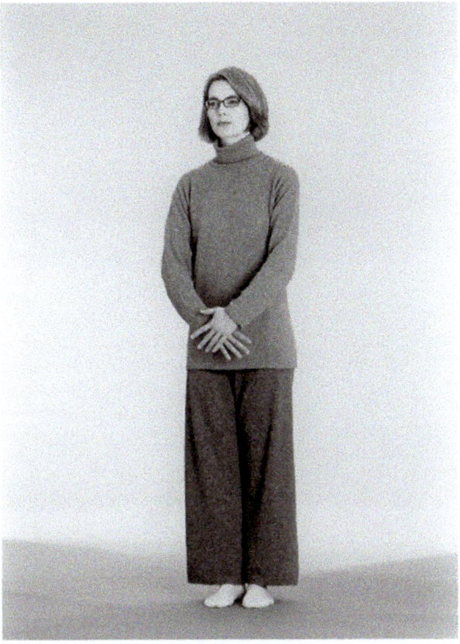

Abb. 7.196

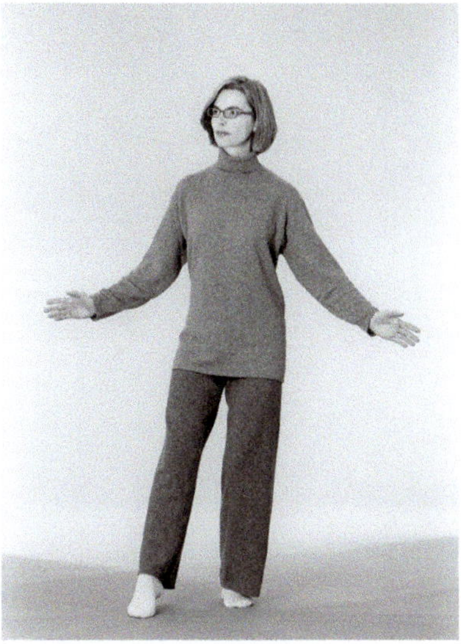

Abb. 7.197

- In den Armen wirkt insgesamt eine nach unten gehende Kraft. Die Vorstellung wird im *qihai* („Meer des Qi“, Ren 6/Rs 6) bewahrt und zu den *yongquan* („Die emporsprudelnde Quelle“, Ni 1/R 1) geleitet.
- In den Armen stellt man sich feine schlängelnde Bewegungen vor, die sich wie Wasserwellen vom unteren Dantian ausbreiten. Der Kranich schüttelt die Federn vor dem Fliegen, als wolle er Tautropfen aus seinem Gefieder schütteln. Die Festigkeit des Stands ermöglicht die leichte Bewegung der Flügel.

Wirkungsschwerpunkte

Diese Übung ist besonders wirksam bei allen Anzeichen von Stauung und Stagnation im Fluss der Lebenskräfte. Bei Ermüdung und Erschöpfung aufgrund von Überanstrengung und Überforderung lassen sich Kräfte wieder aufbauen. Zur Aufhellung des Gemüts leistet das Entfalten der Federn gute Dienste.

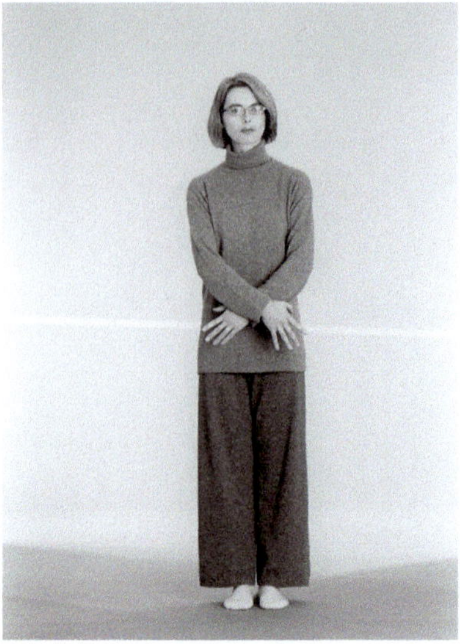

Abb. 7.198

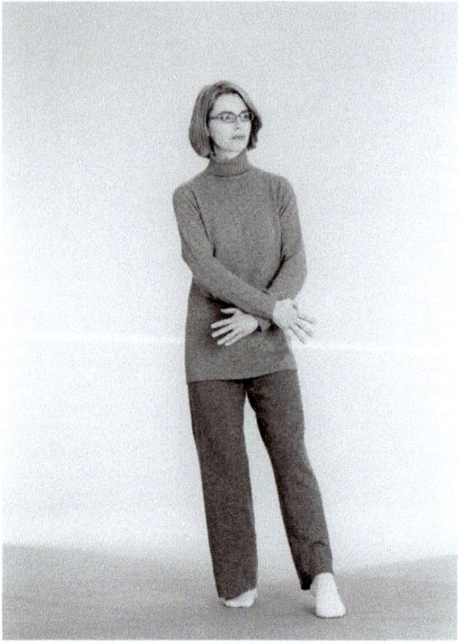

Abb. 7.199

2. Form: „Der Kranich breitet seine Schwingen aus“

Beginn

Die Handgelenke vor dem Unterbauch überkreuzen, rechts über links.

Die Arme bilden Bogenlinien, die Finger sind locker und ausgedehnt, zwischen Körper und Händen besteht ein faustbreiter Abstand (▶ Abb. 7.198).

In der Vorstellung sind die Handgelenke miteinander verbunden, obwohl zwischen ihnen eine Fingerbreite Abstand ist.

Schritt nach links

Das Gewicht langsam und stabil nach rechts verlagern, den Körper entspannen und die Körperachse ein wenig nach links wenden.

Den linken Fuß „leichtfüßig“ nach links vorne stellen, dabei nur den Vorderfuß aufsetzen, das Hauptgewicht bleibt auf dem rechten Bein (▶ Abb. 7.199).

Nun die Hände langsam mit „schneidender“ Handkantenkraft auseinanderführen; neben den Hüften angekommen zeigen die Handflächen nach unten.

Dann die Arme zu beiden Seiten des Körpers heben – „der Kranich breitet seine Schwingen aus“, er entfaltet sie bis zu den Flügelspitzen. Die Arme sind locker ausgedehnt und bilden große Bogenlinien. Der Körper steigt mit der Armbewegung, das Hauptgewicht bleibt auf dem rechten Bein (▶ Abb. 7.200).

Am Ende der steigenden und ausbreitenden Bewegungen sinkt der Körper wieder etwas zu einer tieferen Sitzhaltung. Dies ist die Ruhehaltung, in der man etwas verweilen kann (▶ Abb. 7.201).

Dann das Gewicht langsam nach vorne verlagern zu einem Bogen-Schritt (70 % des Gewichts sind auf dem vorderen Bein) (▶ Abb. 7.202) und die Arme, die Bogenform

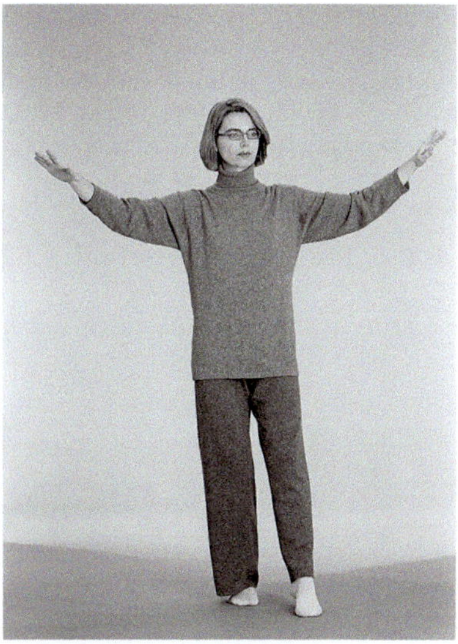

Abb. 7.200

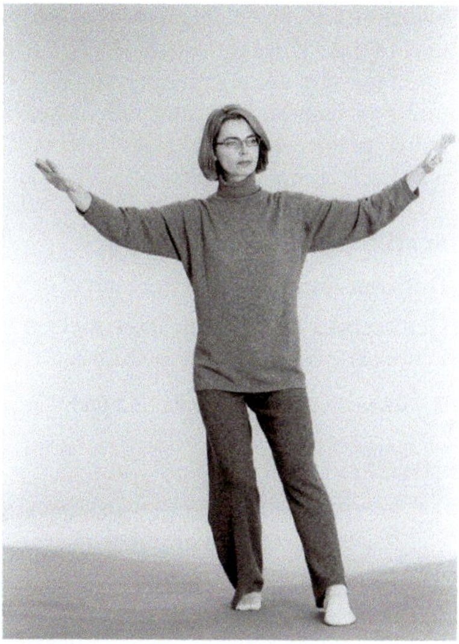

Abb. 7.201

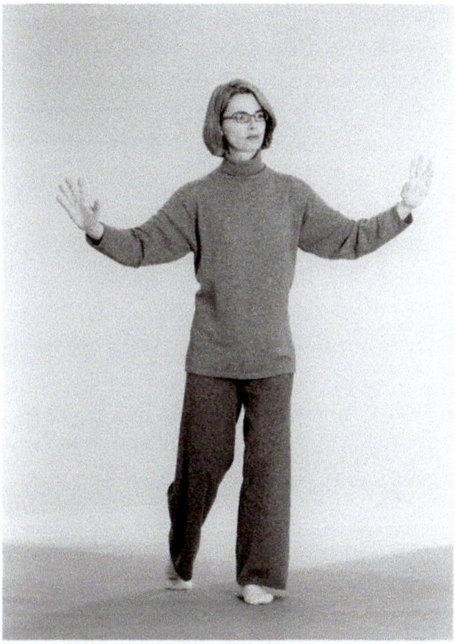

Abb. 7.202

beibehaltend, zu beiden Seiten des Körpers senken. In der Vorstellung werden Arme und Hände langsam durch Wasser nach unten bewegt. Der Körper senkt sich in Einklang mit der Armbewegung. Das Gewicht ganz auf den linken Fuß verlagern und den rechten Fuß zum linken heranstellen, die Hände wieder vor dem Unterbauch überkreuzen, links über rechts. Die Körperachse für den nächsten Schritt etwas nach rechts wenden.

Schritt nach rechts

Das Gewicht nach links verlagern, den Körper etwas nach rechts wenden.

Den rechten Fuß mit leichtem, stelzendem Schritt nach rechts vorne stellen und die Übung zur rechten Seite ausführen.

- Abwechselnd nach links und rechts je 4-mal.

Beachtenswertes bei der Übung

- Entsprechend der stolzen und anmutigen Haltung des Kranichs sind Oberkörper, Kopf und Nacken aufrecht und gleichzeitig entspannt.
- Beim Heben und Senken der Arme bewegen sich die Flügel in der Vorstellung gegen den Widerstand von Wasser, sodass eine Empfindung auf der Außenseite (Yang) bzw. der Innenseite (Yin) erzeugt wird.
- Man achte auf den Einklang von Körper- und Armbewegungen, sodass beim Nach-vorn-Schreiten das Gefühl einer fließenden, wogenden Bewegung entsteht.
- In der Haltung mit ausgebreiteten Schwingen (▶ Abb. 7.201) kann man ein wenig innehalten, will man Kraft aufbauen, sogar mehrere Minuten. Die Entspannung im Brustkorb, in Schultern und Armen sowie eine „fallende“ Kraft in den Ellbogen sind dabei sehr wichtig. Vom unteren Dantian bis in die Fingerspitzen stellt man sich schlängelnde Bewegungen vor.
- Das Gewicht ruht hauptsächlich auf dem hinteren Bein (Sitz-Schritt). Wichtig ist dabei die Entspannung von Lenden- und Kreuzbereich sowie der Hüftgelenke. Je nach den eigenen Bedingungen übt man mit 90–60 % des Gewichts auf dem hinteren Bein. Das Gesäß wird nicht nach hinten gestreckt, sondern bildet mit der hinteren Ferse eine Linie. Das vordere Bein ist ein wenig gebeugt und wird zur Stabilisierung ganz leicht nach innen gedreht.
- Äußerlich gesehen betont diese Übung das Steigen und Ausbreiten. Deshalb ist es wichtig, die sinkenden und sammelnden Übungselemente zu beachten (fester Stand, Bewahren der Vorstellung im unteren Dantian, Entspannung). Steigen und Aufrichten erwächst aus Sinken und Entspannung.

Wirkungsschwerpunkte

Durch die Leichtigkeit und Weite dieser Bewegung werden Schmerzen und Bewegungseinschränkungen im Bereich von Nacken, Schultern und Armen gut beeinflusst. Auf Atembeschwerden, Husten und Engegefühl im Bereich des Brustkorbs wirken sich die Bewegungen dieser Form ebenfalls besonders aus. Eine weitere Indikation stellen alle Erscheinungen geistiger Ermüdung dar, wie z. B. schlechtes Gedächtnis, Schlaflosigkeit, instabile Stimmungslage, Missmut und Neigung zu Ärger und Zorn.

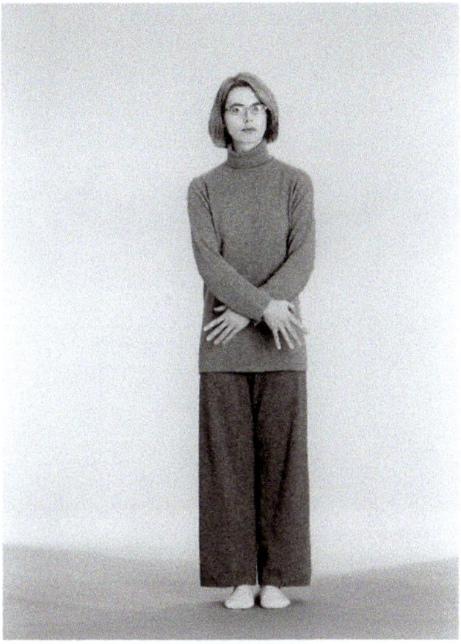

Abb. 7.203

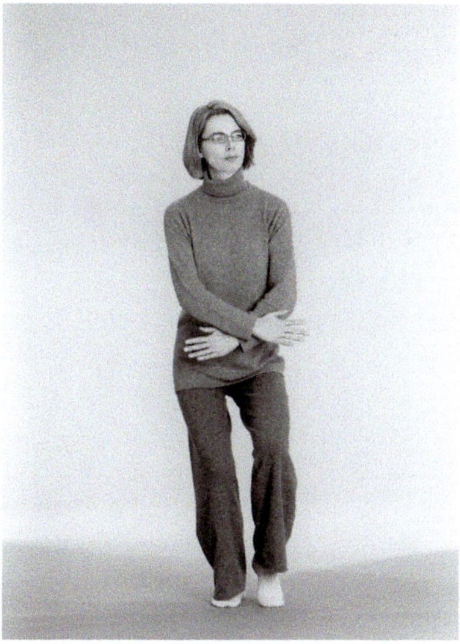

Abb. 7.204

3. Form: „Der Kranich steht auf einem Bein“

Beginn

Diese Form stellt eine Erweiterung der 2. Form dar und beginnt in der gleichen Haltung mit vor dem Unterbauch überkreuzten Handgelenken, rechts über links.

Die Arme bilden Bogenlinien, die Finger sind locker und ausgedehnt, zwischen Körper und Händen ist ein faustbreiter Abstand (▶ Abb. 7.203).

Schritt nach links

Das Gewicht stabil nach rechts verlagern, den Körper entspannen und etwas senken, die linke Ferse hebt sich, die Handkanten „schneiden“ nach unten (▶ Abb. 7.204).

Die Hände langsam auseinanderführen und die Arme zu beiden Seiten des Körpers nach oben heben. Die Arme haben Bogenform und gleichen den ausgebreiteten Flügeln des Kranichs. In Einklang mit der Bewegung der Arme wird das linke Bein gehoben, der Körper aufgerichtet (▶ Abb. 7.205).

Den Körper etwas nach links drehen und senken, den linken Fuß nach links vorne absetzen, dabei nur mit dem Vorderfuß auftippen, das Hauptgewicht bleibt auf dem rechten Bein (▶ Abb. 7.206).

Nun den linken Fuß ganz auf den Boden setzen und das Gewicht nach vorne verlagern, die Arme zu beiden Seiten des Körpers senken. Das rechte Bein heranholen und den rechten Fuß zum linken stellen, die Hände vor dem Unterbauch überkreuzen, links über rechts. Den Körper für den nächsten Schritt etwas nach rechts ausrichten und aufrichten (▶ Abb. 7.207).

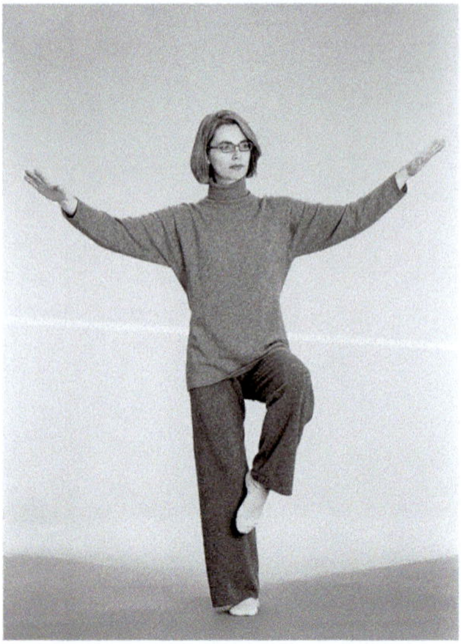
Abb. 7.205

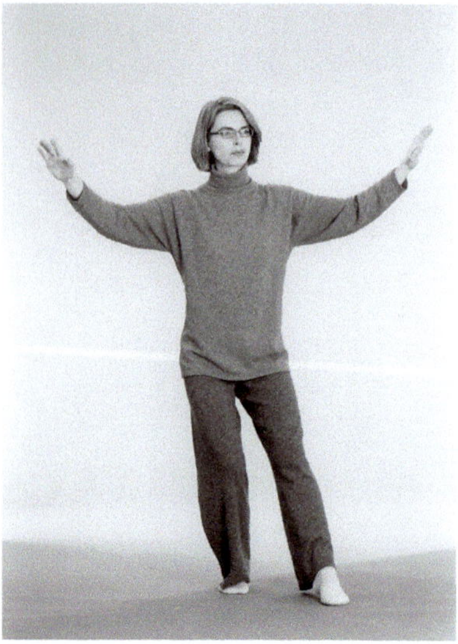
Abb. 7.206

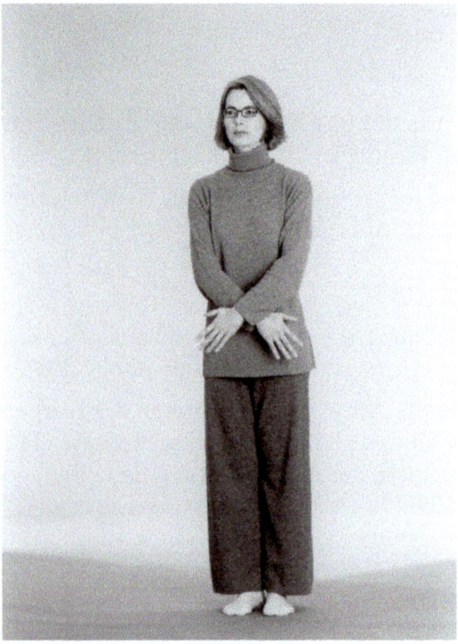
Abb. 7.207

Schritt nach rechts

Das Gewicht nach links verlagern, den Körper senken und die Übung, das rechte Bein anhebend, ausführen.

- Abwechselnd nach links und rechts je 4-mal.

Beachtenswertes bei der Übung

- Durch das Stehen auf einem Bein benötigt man wesentlich mehr Stützkraft des Körpers und große Sicherheit im Stehen. Entsprechend den eigenen Möglichkeiten kann man mit mehr oder weniger Kraftaufwand üben, d.h. das Bein mehr oder weniger hochheben, längere oder kürzere Zeit auf einem Bein stehen bleiben.
- Wenn man nicht sicher stehen kann oder über wenig Körperkraft verfügt, braucht man das Bein gar nicht vom Boden abzuheben, sondern hebt nur die Ferse an.
- Der Körper hat eine hochragende Gestalt, die Leichtigkeit und Anmut ausdrückt. Man achtet auf einen festen Stand, wobei das Standbein aufrecht, aber nicht starr durchgestreckt ist.
- Will man besonders Kraftzuwachs erreichen, kann man, auf einem Bein stehend, den Körper in langsamen Bewegungen leicht senken und heben.
- Der Blick ist klar und weit, die Aufmerksamkeit gesammelt im mittleren Dantian und gefestigt in den Wurzeln, d.h. dem Bereich der *yongquan* („Die emporsprudelnde Quelle“, Ni 1/R 1) .

Wirkungsschwerpunkte

Zusätzlich zu den Wirkungen, die in den beiden ersten Formen beschrieben wurden, kann mit dieser Form der Fk Niere (o. renalis, *shen*) gestärkt werden, d.h. z.B. auch, dass Beschwerden in den Beinen und im Rückenbereich besonders gut beeinflusst werden.

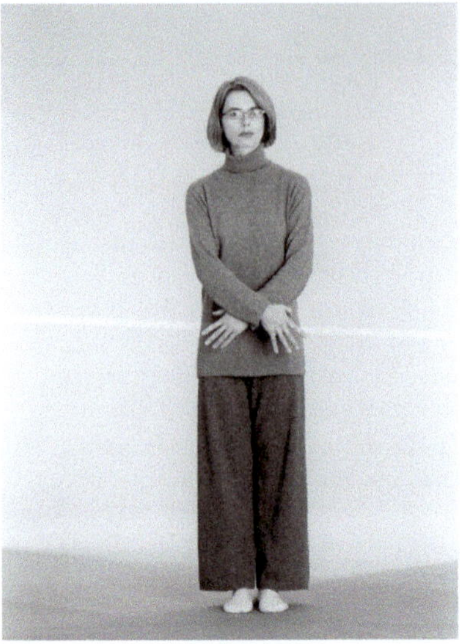

Abb. 7.208

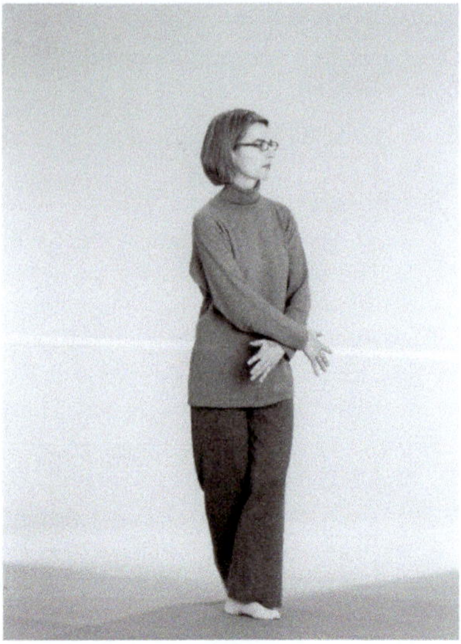

Abb. 7.209

4. Form: „Der Kranich landet am Strand/Das Wasser berühren wie eine Wildgans"

Beginn

Die Haltung ist geschlossen, der Körper ist aufgerichtet.

Die Handgelenke sind vor dem Unterbauch überkreuzt, rechts über links.

Die Arme bilden Bogenlinien, die Finger sind locker und ausgedehnt, zwischen Körper und Händen besteht ein faustbreiter Abstand (▶ Abb. 7.208).

Schritt nach links

Das Gewicht nach rechts verlagern, der Körper sinkt etwas und wendet sich dabei leicht nach rechts. Den linken Fuß anheben und quer vor den rechten stellen, dabei die Ferse mit fester, „tretender" Kraft aufsetzen. Die linke Fußspitze zeigt nach links. Der Körper hat sich mit diesem Schritt nach links gedreht.

Den linken Fuß ganz aufsetzen und dabei das Gewicht nach links vorne verlagern, den hinteren Fuß etwas nachsetzen, sodass die Fußspitzen beider Füße nach links zeigen (▶ Abb. 7.209).

Dann den Körper senken, die überkreuzten Hände nach oben führen (▶ Abb. 7.210).

Die Arme zur Seite entfalten, nach unten führen und den Körper nach links drehen und senken (▶ Abb. 7.211). Die rechte Hand hat etwa Kopfhöhe, die linke Hand senkt sich etwa auf Hüfthöhe. Die Arme bilden Bogenlinien, wie große ausgebreitete Flügel, die Handflächen und Finger sind entfaltet.

Der Blick ist entsprechend der Körperhaltung nach links hinten unten gerichtet.

Den Körper langsam wieder gerade drehen und dabei aufrichten (▶ Abb. 7.212).

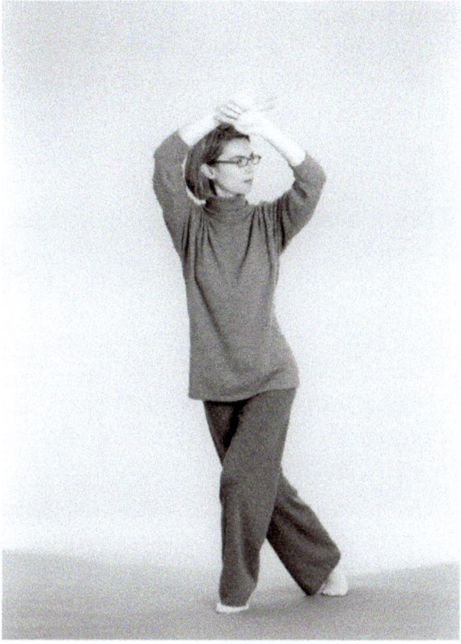

Abb. 7.210

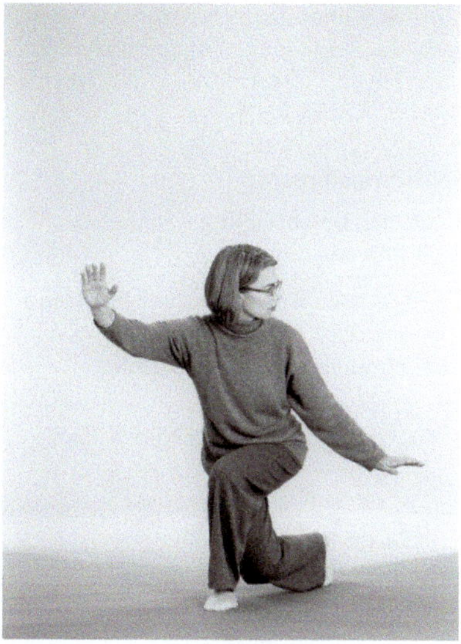

Abb. 7.211

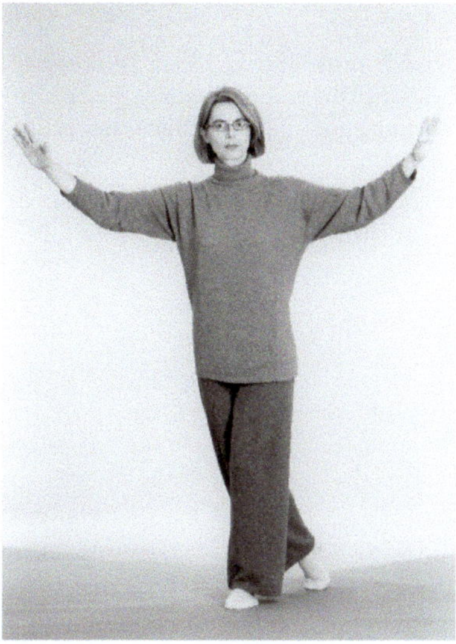

Abb. 7.212

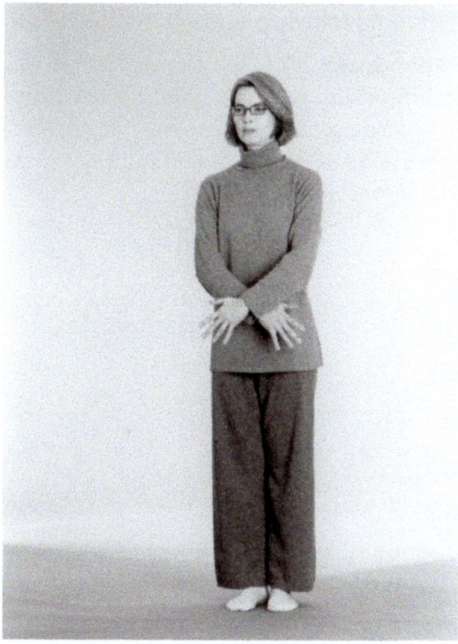

Abb. 7.213

Mit der Wendung nach vorne das Gewicht langsam ganz auf den linken Fuß verlagern, die Arme senken und den rechten Fuß heranholen. Die Handgelenke vor dem Unterbauch überkreuzen, die rechte Hand ist innen, die linke darüber (▶ Abb. 7.213).

Schritt nach rechts

Nach der Beschreibung „Schritt nach links" die Übung in der entgegengesetzten Richtung ausführen.

- Abwechselnd nach links und rechts je 4-mal.

Beachtenswertes bei der Übung

- „Das Wasser berühren wie eine Wildgans" bedeutet, dass das Sinken nicht zum langen Verweilen in der tiefen Position oder gar zum Sichhinsetzen führt, sondern man berührt das Wasser nur kurz, man bleibt leicht und behende, um mühelos wieder aufsteigen zu können.
- Die 4. Form des Kranich-Spiels ist die Vorbereitung für die 5. Form, „Der Kranich fliegt". In der 4. Form wird das Qi zum unteren Dantian gesenkt und damit eine stabile Wurzel geschaffen. Nur mit einer guten „Wurzel" gelingt das „Fliegen".
- Die Tiefe des Sinkens kann entsprechend der Möglichkeiten variieren.

Wirkungsschwerpunkte

Hauptaspekt der Übung ist das Leiten des Qi nach unten und damit ein Stärken der Stabilität und der Kraft im unteren Körperbereich. Durch die spiraligen Bewegungen hat diese Übung eine sehr umfassende Wirkung auf alle Leitbahnen, insbesondere auch auf die Gürtelleitbahn (s. zonalis, *daimai*).

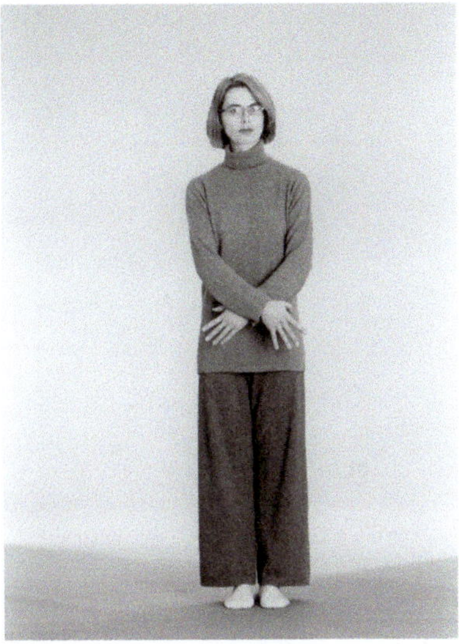

Abb. 7.214

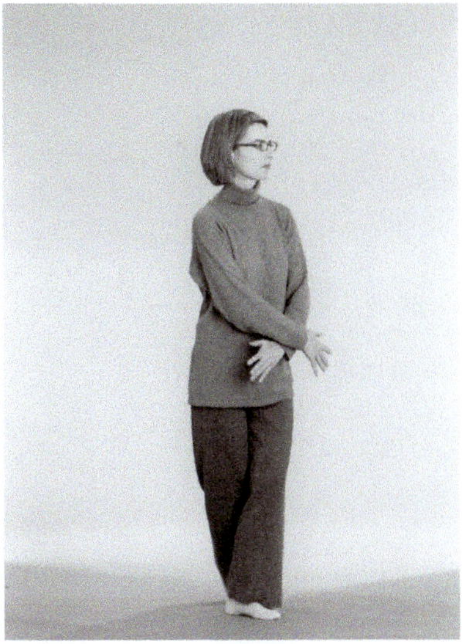

Abb. 7.215

5. Form: „Der Kranich fliegt"

Beginn

Die Anfangshaltung gleicht derjenigen der 4. Form: Der Körper ist aufgerichtet, die Handgelenke überkreuzen sich vor dem Unterbauch, rechts über links.

Die Arme bilden Bogenlinien, die Finger sind leicht gespreizt, entspannt und ausgedehnt.

Der Abstand zum Bauch beträgt eine Faustbreite (▶ Abb. 7.214).

Schritt nach links

Das Gewicht nach rechts verlagern, der Körper sinkt etwas, die linke Ferse hebt sich. Den linken Fuß anheben, die Fußspitze nach links drehen und den Fuß mit fester, „tretender" Kraft aufsetzen. Den Körper mit diesem Schritt etwas nach links drehen (▶ Abb. 7.215).

Das Gewicht nach links vorne verlagern und den hinteren Fuß nachsetzen, sodass die Beine sich überkreuzen und die Fußspitzen beider Füße nach links zeigen.

Den Körper senken und dabei weiter nach links drehen. Das rechte Knie schiebt sich hinter und unter das linke Knie (▶ Abb. 7.216).

Die Hände langsam auseinanderführen, die Schwingen ausbreiten und den Körper dabei steigen lassen (▶ Abb. 7.217). Die obere rechte Hand erreicht Kopfhöhe, die untere linke Hand kommt etwa auf Hüfthöhe. Auf der Grundlage eines stabilen Stands den Körper und die „Flügel" weit ausdehnen, dabei die Aufmerksamkeit stabil im unteren Dantian bewahren.

Den Körper zurückdrehen, bis er geradeaus gerichtet ist, die Arme kommen auf gleiche Höhe, etwa Schulter- bis Kopfhöhe (▶ Abb. 7.218).

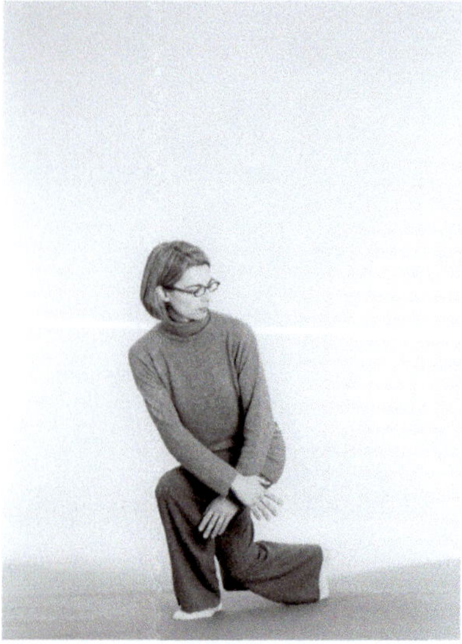

Abb. 7.216

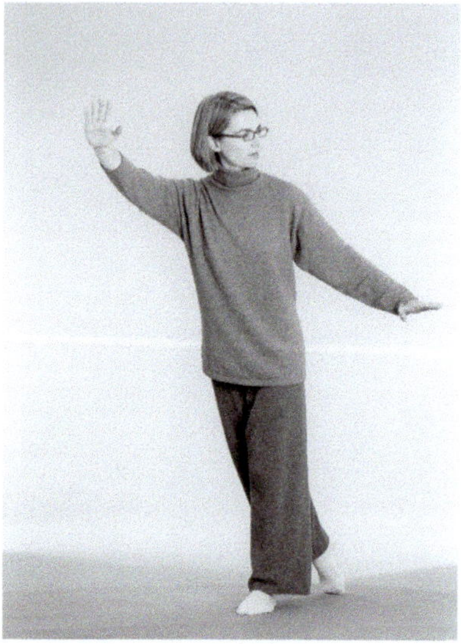

Abb. 7.217

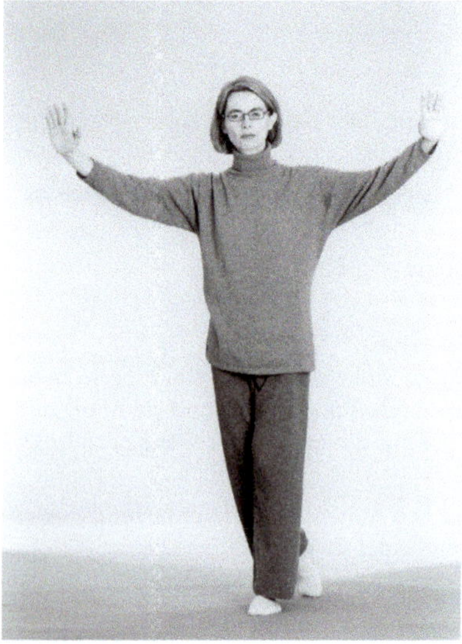

Abb. 7.218

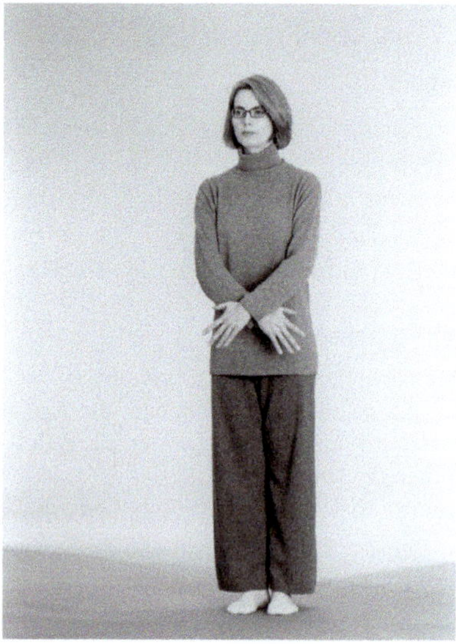

Abb. 7.219

Den rechten Fuß zum linken heranholen, die Schwingen senken und die Flügel zusammenlegen, links über rechts (▶ Abb. 7.219).

Schritt nach rechts

Nach der Beschreibung „Schritt nach links“ die Übung in der entgegengesetzten Richtung ausführen.

- Abwechselnd nach links und rechts je 4-mal.

Beachtenswertes bei der Übung

- In der 5. Form übernimmt man viele Bewegungsmuster der 4. Form, aber der Hauptaspekt ist „erst sinken, dann steigen (fliegen)“. Das Sinken und Sammeln des Qi in der „Wurzel“ ist Vorbereitung und Voraussetzung für das Steigen, für den Flug des Kranichs.
- Wichtig sind die Stimmungsbilder, die die Übung anleiten: Der Kranich ist der Meister des Fliegens, sorglos schwebt er in den Lüften, leicht und frei, kein Gedanke stört seinen Flug.
- Bei aller Ausdehnung des Körpers, der Gliedmaßen und Finger achte man auf Entspannung und das Gefühl der Leichtigkeit. Die Finger sind wie die Federn von Flügelspitzen, gestreckt und doch jederzeit beweglich.
- Alle Bewegungen werden aus Zentrum und Achse des Körpers heraus gedacht, sodass sich Bewegung und Blick harmonisch verbinden.
- Anfangs übt man mit relativ kleinem Schritt und senkt den Körper nicht zu tief. Mit zunehmender Übungspraxis kann man den Schritt größer machen, beim Nachstellen des hinteren Fußes die Beine weiter überkreuzen und vor dem Fliegen in einen tiefen „spiraligen Sitz-Schritt“ gehen.

Wirkungsschwerpunkte

Diese Übung hat eine sehr umfassende Wirkung auf alle Leitbahnen durch das Führen des Qi über die ausgebreiteten Schwingen und damit zu allen Extremitäten. Die Ausbreitung über die Arme ist immer verbunden mit einer Ausbreitung in den Beinen. Mit den ausgebreiteten Schwingen und der steigenden Kraftentfaltung werden vor allem die drei Yang-Leitbahnen der Hand beeinflusst. Durch die Drehung des Körpers erreicht man eine gute Wirkung im Bereich der Gürtelleitbahn (s. zonalis, *daimai*). In der entfalteten Haltung werden vor allem die Leitbahn Überstrahlung des Yang (splendor yang, *yangming*) des Fußes (Magen-Leitbahn, c. stomachi, *wei jing*) und die Leitbahn Kleines Yin (yin minor, *shaoyin*) des Fußes (Nieren-Leitbahn, c. renale, *shen jing*) reguliert.

„Spiel des Bären“ – „Spiel des Kranichs“

Der Bär ist tapsig, schwerfällig und erdverbunden, der Kranich ist leichtfüßig und gewandt, schwerelos fliegt er in den Lüften. Mit dem „Spiel des Bären“ übt man das Innehalten und Schließen, mit dem „Spiel des Kranichs“ übt man das Ausdehnen und Öffnen. Die Unterschiede zwischen den Spielen von Bär und Kranich sind sehr deutlich. Deshalb werden sie häufig als sich ergänzende Übungen zusammengestellt, um so eine gute Ausgewogenheit von Yin und Yang zu erreichen. Das „Spiel des Bären“ legt die Grundlage durch das Sinken und Bewahren des Qi im unteren Dantian. Auf dieser Grundlage kann man die leichte, „fliegende“ Übung des Kranichs ausführen.

7.7.3 „Spiel des Tigers“

Der Tiger ist Symbol für Autorität, Kraft und Geschmeidigkeit.

Der Tiger ist der König der Tiere. In den Haltungen und Bewegungsformen des Tigerspiels kommen Tapferkeit, Furchtlosigkeit und Stärke zum Ausdruck; Ruhe und Geschmeidigkeit verbergen sich darin.

„Wenn der Tiger faucht, gleicht sein Fauchen dem Sturm, der den Regen peitscht,
wenn der Tiger läuft, klingt es wie heranbrausender Sturm,
wenn der Tiger ruht, gleicht seine Ruhe dem klaren Mond am Himmel.“
(Jiao Guo-rui, 1992:128)

Haltungen, Bewegungen, Vorstellung, Blick

- In Bewegung und Haltung zeigt sich deutlich eine große Kraftentfaltung. Eine nach vorne stürmende Tendenz wird zum Ausdruck gebracht. Die Bewegungen sind ernst, ohne Eile und manchmal auch kampflustig, blitzschnell.
- Typische Handhaltung sind die Tigertatzen, eine Verbindung von mächtiger, entfalteter Hand und Krallenkraft, geschmeidig und fein beweglich.
- Der Blick ist klar, furchtlos und ruhig. Die Ruhe des Tigers erwächst aus der Gewissheit seiner Stärke.
- Die Vorstellungskraft *(yi)* wird im Bereich des hinteren Dantian („Pforte des Lebensloses“, Du 4/Rg 4, *mingmen*) bewahrt.

7

Wirkungsschwerpunkte

Im „Spiel des Tigers“ wird die Kraft des Rückens und der Beine betont, und besondere Aufmerksamkeit gilt dem Bereich des *mingmen* („Pforte des Lebensloses“, Du 4/Rg 4). Somit wird hauptsächlich der Fk Niere (o. renalis, *shen*), der das Struktivpotenzial *(jing)* für alle anderen Funktionskreise speichert, angesprochen.

In der therapeutischen Anwendung wird das „Spiel des Tigers“ häufig zur allmählichen Wiedergewinnung von Kräften, zum Kraftaufbau, angewandt. Dies gilt auch für den seelischen Bereich, dem der Mut und die Furchtlosigkeit des Tigers neue Sicherheit zufließen lassen können.

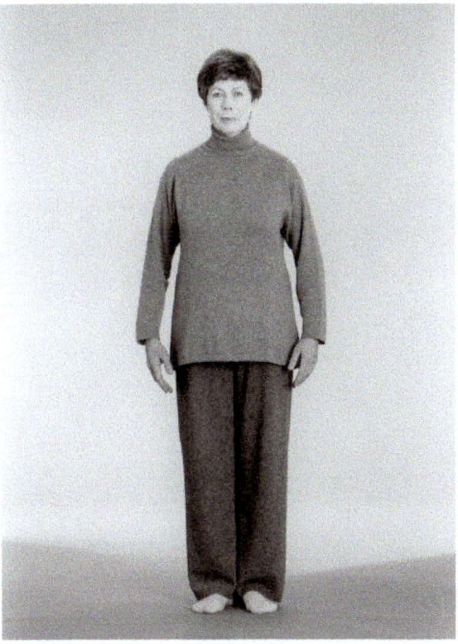

Abb. 7.220

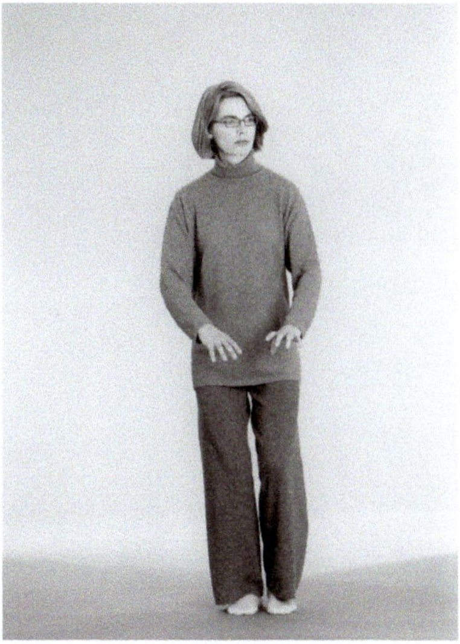

Abb. 7.221

1. Form: „Der Schritt des Tigers"

Beginn

Von einer Vorbereitungshaltung (▶ Abb. 7.220) ausgehend das Gewicht langsam nach rechts verlagern und den linken Fuß zum rechten stellen.

Die Hände zu Tigertatzen formen und vor den Unterbauch führen.

Tigertatzen

Die Handfläche ist entspannt, Finger und Daumen sind etwas gekrümmt mit deutlicher, aber nicht starrer Tigerkrallenkraft. In der Tigertatze wirkt eine aufspannende Kraft, die sich zwischen Daumen-, Zeigefinger- und Kleinfingergrundgelenk entfaltet. Diese öffnenden Kräfte werden ergänzt durch zurückhaltende, innehaltende Kräfte, die gedanklich in den *laogong* („Mitte des Handtellers", Pe 8/Pc 8) und im unteren Dantian „befestigt" sind.

Im Vergleich zur Bärentatze ist die Tigertatze in ihrer Kraft hohler, d. h. die Finger sind mehr gekrümmt und haben außerdem mehr Krallenkraft.

Schritt nach links

Den Körper etwas senken und nach links wenden (▶ Abb. 7.221).

Das Gewicht ganz nach rechts verlagern und schräg nach links vorne einen Schritt machen, dabei kräftig auftreten (▶ Abb. 7.222).

Die Tigertatzen zeichnen eine Kreislinie nach vorn und zur Seite, das Gewicht wird gleichzeitig nach vorn verlagert (vorne 7, hinten 3), und die Schrittstellung wird leicht entfaltet (▶ Abb. 7.223). In dieser Ruhehaltung etwas verweilen.

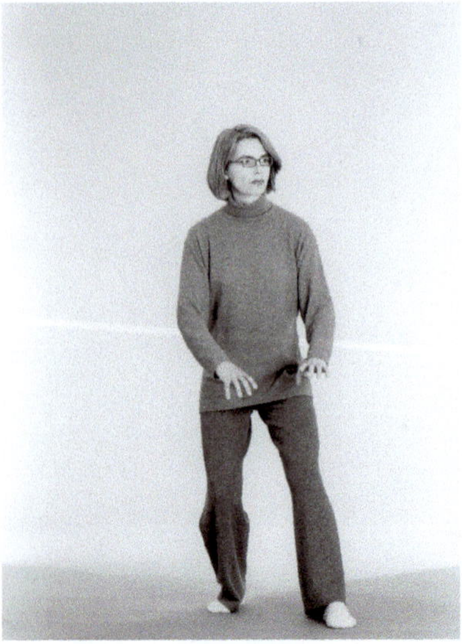

Abb. 7.222

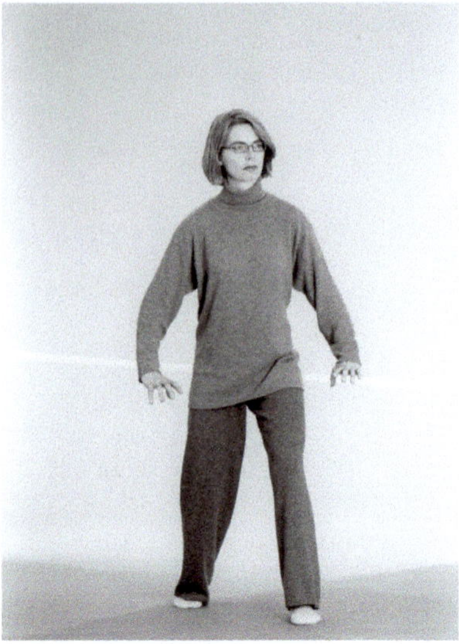

Abb. 7.223

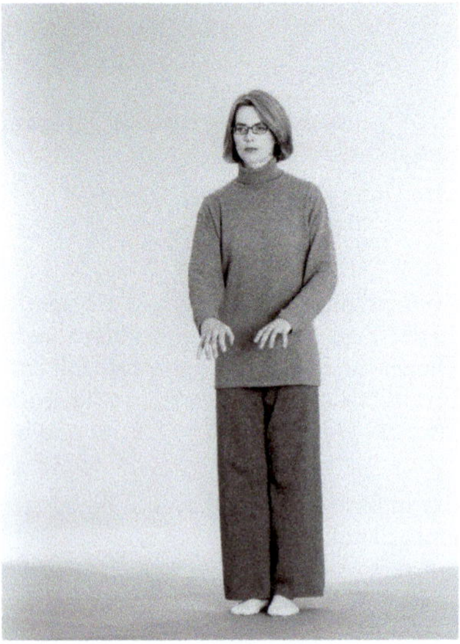

Abb. 7.224

Dann das Gewicht ganz nach vorne verlagern, mit den Tigertatzen den begonnenen Kreis weiterführen – nach hinten und wieder vor den Unterbauch zurück. Den rechten Fuß zum linken heranholen.

Wenn die Tigertatzen vor dem Unterbauch und die Füße zusammengestellt sind, richtet sich der Körper etwas auf.

Schritt nach rechts

Den Körper etwas nach rechts wenden, senken und den Schritt des Tigers mit angedeuteter nach vorn stürmender Kraft nach rechts ausführen (▶ Abb. 7.224).

- Abwechselnd nach links und rechts je 4-mal.

Beachtenswertes bei der Übung

- Die Kraft der Beine spielt eine große Rolle, und man benutzt zu deren Stärkung die Vorstellung, „durch Wasser zu gehen“. Der Fuß wird fest und doch lautlos mit der ganzen Fußsohle aufgesetzt.
- Die äußerlich zum Ausdruck gebrachte Kraft und Macht des Tigers wird ergänzt durch innere Weichheit und Sanftheit.
- Auf Entspannung im kämpferischen Ausdruck ist zu achten, besonders auch in den Tigertatzen. Ihre Krallenkraft und Ausdehnung beruht auf Entspannung.

Wirkungsschwerpunkte

Durch die Aufmerksamkeit auf festen Schritt und Tigertatzen werden besonders die Leitbahnen Weichendes Yin (yin flectens, *jueyin*) der Hand und dabei besonders der *Laogong*-Bereich („Mitte des Handtellers“, Pe 8/Pc 8) sowie die Nieren-Leitbahn (c. renale, *shen jing*) reguliert.

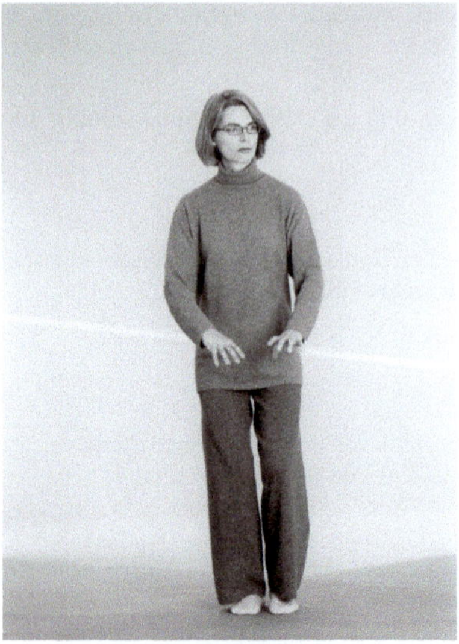

Abb. 7.225

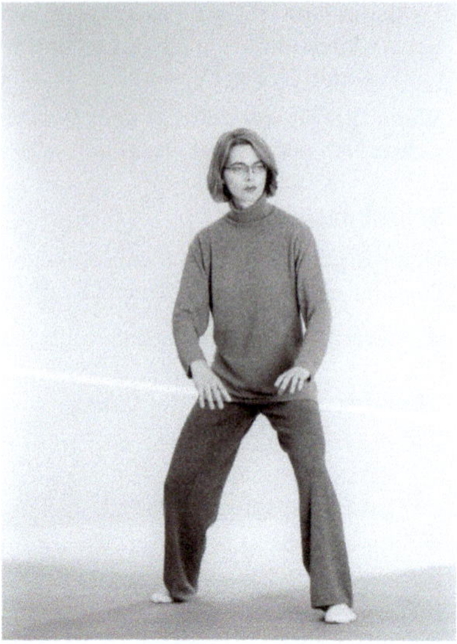

Abb. 7.226

2. Form: „Der Tiger stürmt aus seiner Höhle"

Beginn

Diese Form beginnt wiederum in geschlossener Haltung mit den Tigertatzen vor dem Unterbauch, die Arme bilden Bogenlinien.

Das Gewicht langsam ganz nach rechts verlagern, etwas sinken und den Körper leicht nach links drehen (▶ Abb. 7.225).

Schritt nach links

Einen kräftigen Schritt nach links vorne machen, der Stand ist stabil. Den Schritt etwas verbreitern durch kleines Ausdrehen von linker Ferse und rechter Fußspitze (▶ Abb. 7.226).

Die Tigertatzen entspannen, dann langsam steigen lassen und in Schulter- bis Kopfhöhe auseinanderziehen, die Krallen wieder schärfen. Die Handflächen zeigen nach vorn und leicht nach unten.

Im Entfalten der Arme das Gewicht zu 60–70 % nach vorn verlagern (▶ Abb. 7.227). In dieser Ruhehaltung etwas innehalten.

Dann den Körper mehr in Schrittrichtung drehen, aufrichten und die Hände auf gleiche Höhe bringen (▶ Abb. 7.228). Das Gewicht ganz nach links verlagern, die Hände auf Bogenlinien vor den Unterbauch führen und den rechten Fuß heranholen.

Schritt nach rechts

Den Körper etwas nach rechts wenden (▶ Abb. 7.229), senken, einen Tigerschritt nach rechts machen und mit der Gewichtsverlagerung nach vorne die Arme steigen lassen und auf Bogenlinien zur Seite entfalten.

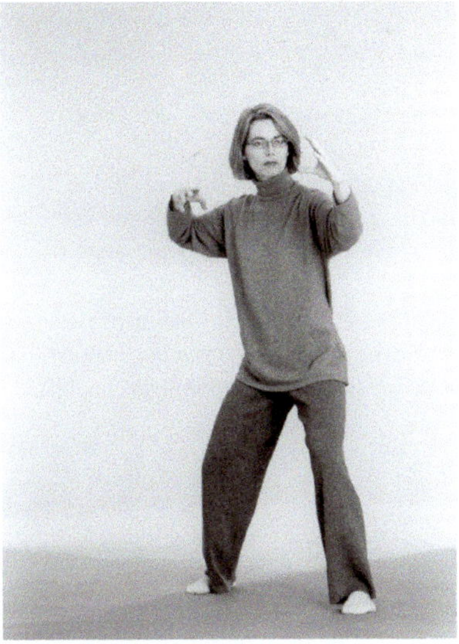

Abb. 7.227

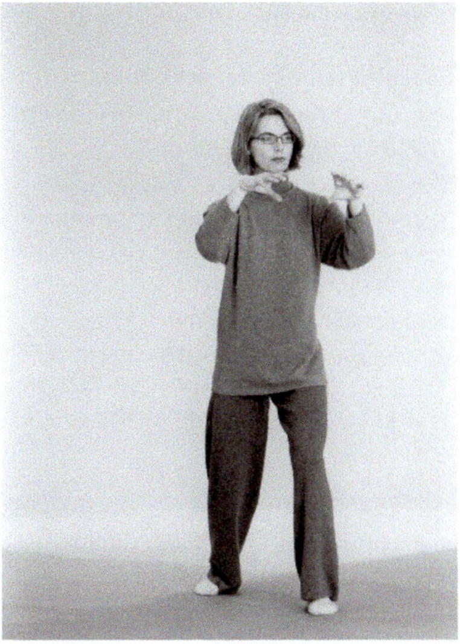

Abb. 7.228

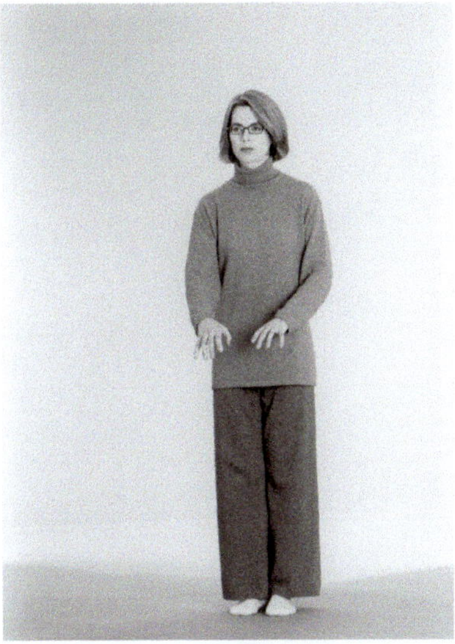

Abb. 7.229

- Abwechselnd nach links und rechts je 4-mal.

Beachtenswertes bei der Übung

- In dieser Form übt man, auf der Grundlage einer stabilen Wurzel, ein Sich-Öffnen und Nach-vorne-Stürmen.
- In dieser und der 3. Form kann besonders gut die Verbindung der „Fünf Herzen/ Zentren“ *(wuxin)*, d. h. der fünf zentralen Bereiche *laogong* („Mitte des Handtellers“, Pe 8/Pc 8), *yongquan* („Die emporsprudelnde Quelle“, Ni 1/R 1) und dem unteren Dantian, geübt werden.
- In der Ruhehaltung kann der Tiger mit seinen Krallen spielen, d. h. ein Wechselspiel von An- und Entspannung in Zehen und Fingern, ausgehend von den *laogong* („Mitte des Handtellers“, Pe 8/Pc 8) und *yongquan* („Die emporsprudelnde Quelle“, Ni 1/R 1), „angebunden“ an das untere Dantian.

Wirkungsschwerpunkte

Die Richtung des Qi-Flusses, die hier besonders geübt wird, ist die Richtung nach oben und außen. Die Hand- und Fuß-Yin-Leitbahnen werden hier besonders ausgewogen angesprochen.

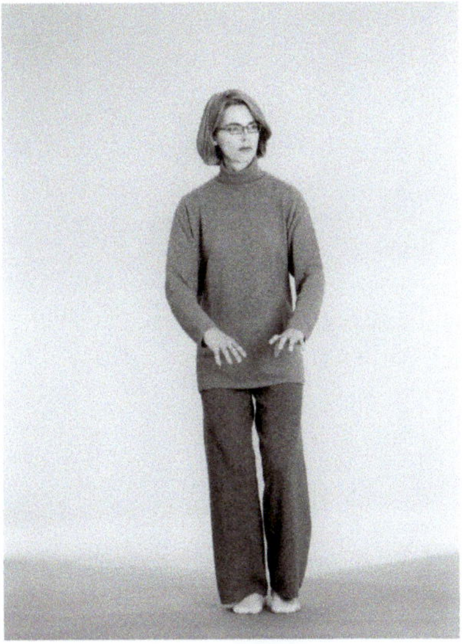

Abb. 7.230

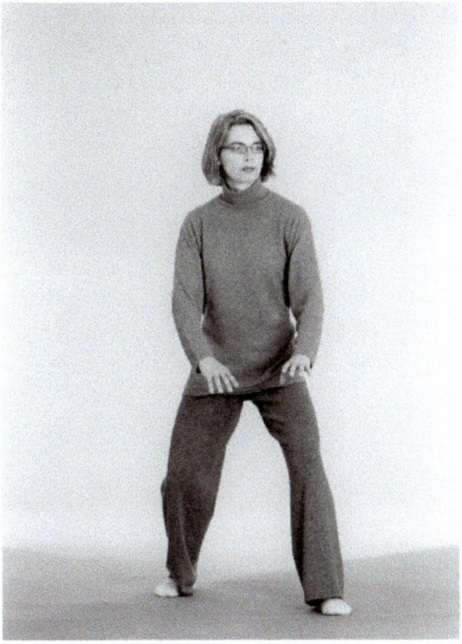

Abb. 7.231

3. Form: „Der Tiger zeigt seine Macht“

Beginn

Die Tigertatzen befinden sich vor dem Bereich des unteren Dantian.

Das Gewicht langsam ganz nach rechts verlagern, etwas sinken und den Körper leicht nach links drehen (▶ Abb. 7.230).

Schritt nach links

Das Gewicht ganz nach rechts verlagern, den Körper weiter senken und einen mächtigen Tigerschritt nach links vorne machen, dabei kräftig auftreten (▶ Abb. 7.231).

Die Hände vor dem Körper heben bis Brust- oder Schulterhöhe (▶ Abb. 7.232), zur Seite ziehen und senken bis vor die Hüften (▶ Abb. 7.233). Mit den Armen hebt und senkt sich der Körper.

In der Ruhehaltung (▶ Abb. 7.233) drücken die Tigerpranken mächtig nach unten, der Schritt kann sich etwas verbreitern, etwas innehalten.

Dann den Körper aufrichten, mehr in Schrittrichtung drehen, die Hände vor die Schultern führen und das Gewicht ganz nach vorne verlagern (▶ Abb. 7.234).

Das hintere Bein heranholen und die Hände auf Bogenlinien vor den unteren Dantian-Bereich führen.

Schritt nach rechts

Den Körper etwas nach rechts wenden (▶ Abb. 7.235), das Gewicht nach links verlagern, einen mächtigen Tigerschritt nach rechts machen und die Macht und Autorität des Tigers im Heben und Senken des Körpers mit Entfaltung der Hände und kräftigen Tigerpranken zum Ausdruck bringen.

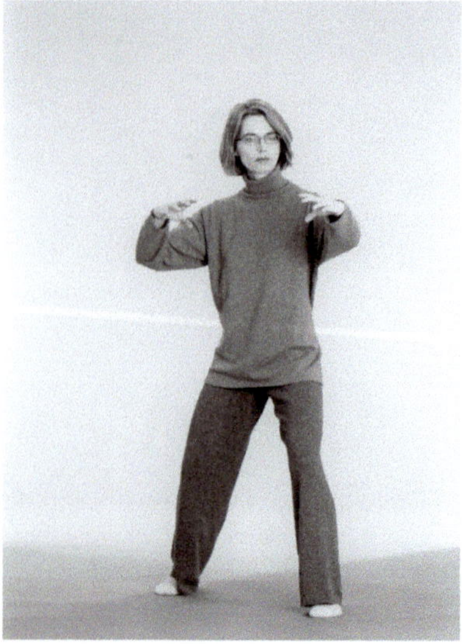

Abb. 7.232

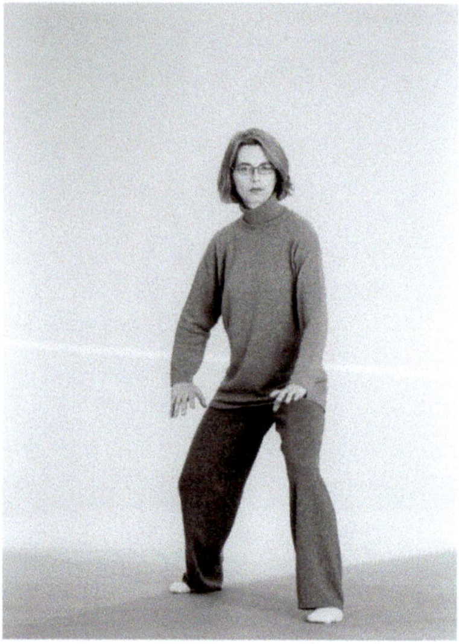

Abb. 7.233

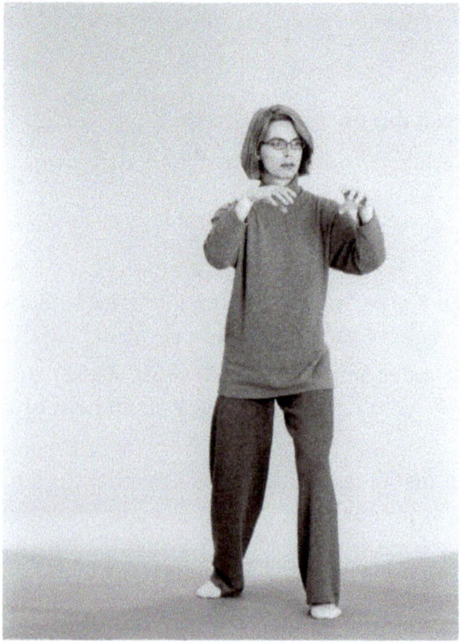

Abb. 7.234

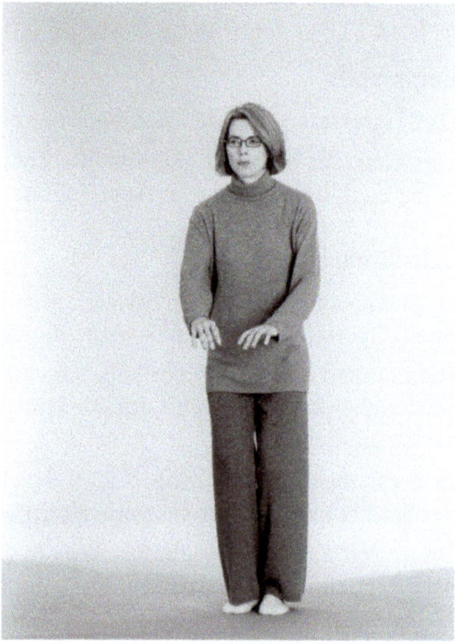

Abb. 7.235

- Abwechselnd nach links und rechts je 4-mal.

Beachtenswertes bei der Übung

- In der 3. und 4. Form sind die Bewegungsabfolgen durch „erst nach oben, dann nach unten“ gekennzeichnet.
- In den Bewegungen achte man auf die für das Tiger-Spiel charakteristische umschließende Kraft, die in allen Körperteilen, besonders ausgeprägt in Schultern, Armen, Becken und Knien, wirksam wird.
- In dieser Form zeigt der Tiger seine Macht, er ist sich seiner Stärke bewusst; ohne Eile, in geschmeidigen Bewegungen bringt er seine Autorität zum Ausdruck.

Wirkungsschwerpunkte

In allen Tiger-Formen werden die Yin-Leitbahnen besonders angesprochen, in der 3. Form sind es vor allem die drei Fuß-Yin-Leitbahnen.

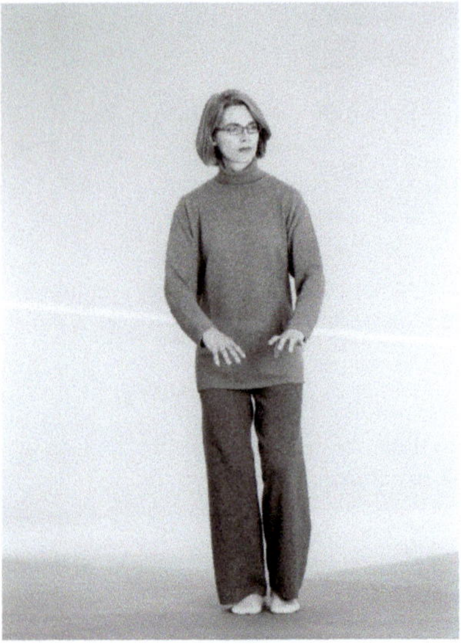

Abb. 7.236

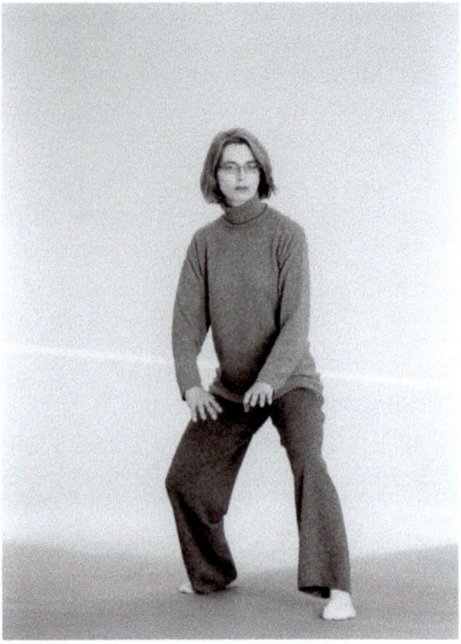

Abb. 7.237

4. Form: „Der Tiger stürzt sich auf seine Beute“

Beginn

Diese Form beginnt in geschlossener Haltung mit den Tigertatzen vor dem Unterbauch, die Arme bilden Bogenlinien.

Das Gewicht ganz nach rechts verlagern, etwas sinken und den Körper leicht nach links drehen (▶ Abb. 7.236).

Schritt nach links

Den Körper etwas senken. Das Gewicht ganz nach rechts verlagern und den linken Fuß kräftig nach links vorne absetzen. Das Hauptgewicht bleibt auf dem hinteren Bein (▶ Abb. 7.237).

Den Körper aufrichten, die Tigertatzen vor dem Körper nach oben ziehen, im Bogen nach links vorne bewegen und mit dem Sinken des Körpers nach unten drücken, die „Beute zudeckend“ (▶ Abb. 7.238). Die Tigertatzen sind dann innerhalb der linken Beinlinie, entsprechend der Körperdrehung versetzt. In dieser Ruhehaltung etwas innehalten.

Den Körper aufrichten und die Hände auf Brust- bis Schulterhöhe heben (▶ Abb. 7.239). Das Gewicht ganz nach vorne verlagern und die Hände auf Bogenlinien wieder vor den Unterbauch führen, gleichzeitig den rechten Fuß zum linken heranholen.

Schritt nach rechts

Den Körper etwas nach rechts wenden (▶ Abb. 7.240), senken und einen kräftigen Tigerschritt nach rechts machen.

In steigender und sinkender Bewegung von Körper und Armen die Beute packen.

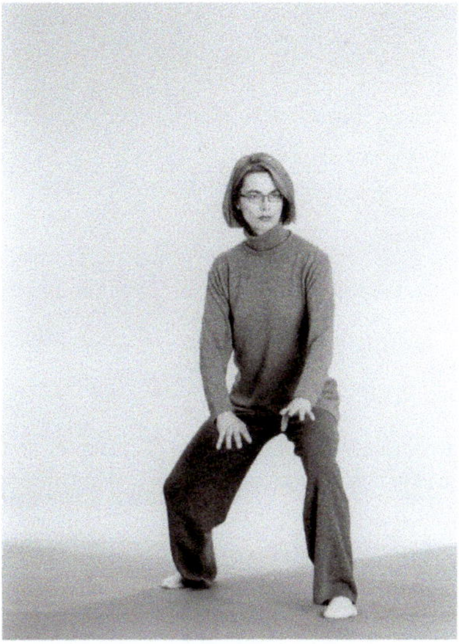

Abb. 7.238

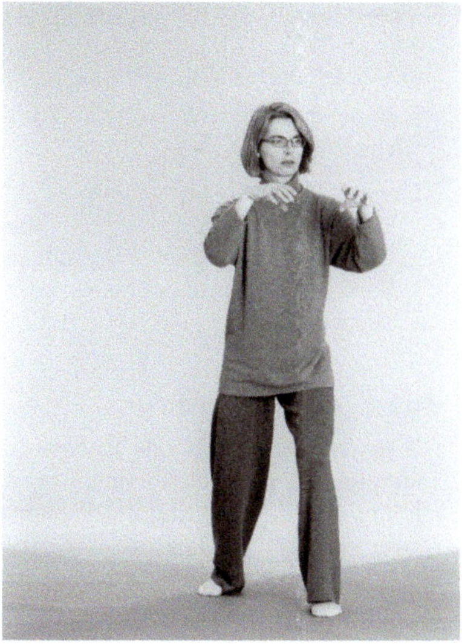

Abb. 7.239

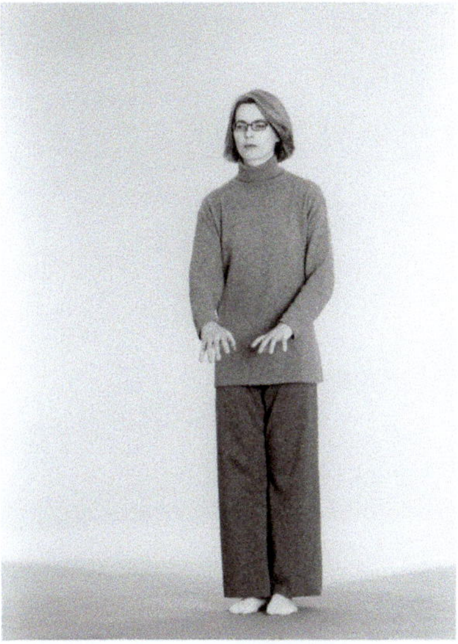

Abb. 7.240

- Abwechselnd nach links und rechts je 4-mal.

Beachtenswertes bei der Übung

- Beim Packen der Beute geht die Kraftrichtung hauptsächlich nach unten mit deutlicher Tendenz nach vorn.
- Die äußerlich gezeigte Angriffslust des Tigers wird ergänzt durch innere Weichheit und Geschmeidigkeit.
- Der Blick folgt ein wenig der Handbewegung und wird nach dem Niederdrücken der Beute mit einer kleinen inneren Aufrichtung des Körpers wieder entspannt in die Weite gerichtet.

Wirkungsschwerpunkte

Die geschmeidige Auf- und Abbewegung reguliert, neben den im Tigerspiel stets angesprochenen Yin-Leitbahnen, auch die Aufnehmende Leitbahn (s. respondens, *renmai*) und die Leitbahn der Steuerung (s. regens, *dumai*). Die widerstreitenden Kräfte zwischen Rückenbereich („Pforte des Lebensloses", Du 4/Rg 4, *mingmen*) und nach vorn stürmender Tendenz stärkt den Fk Niere (o. renalis, *shen*).

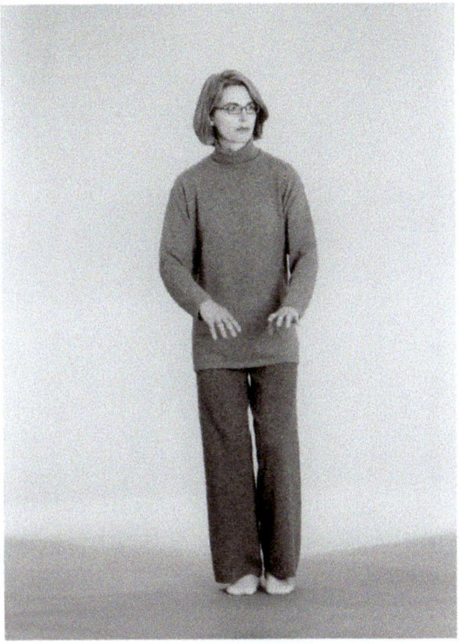

Abb. 7.241

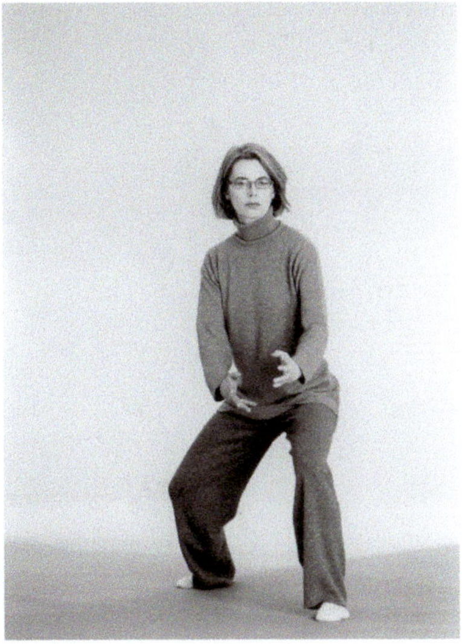

Abb. 7.242

5. Form: „Der Tiger kämpft“

Beginn

Die Haltung ist geschlossen, die Tigertatzen befinden sich in Faustabstand vor dem Unterbauch, die Arme bilden Bogenlinien.

Den Körper etwas senken und leicht nach links drehen (▶ Abb. 7.241).

Schritt nach links

Das Gewicht ganz nach rechts verlagern und schräg nach links vorne einen kräftigen Schritt machen.

Den Körper weiter senken, den Schritt etwas verbreitern und die Hände mit „in den Sand grabender Handkantenkraft“ ebenfalls senken, die Handrücken zeigen dann nach außen (▶ Abb. 7.242).

Nach diesem „Anlauf nach unten“ steigen Körper und Tigertatzen. Von hier aus entfaltet sich die kämpferische Kraft: Das Gewicht wird nach vorne verlagert, der Körper senkt sich, und die Handflächen wenden sich nach vorne (▶ Abb. 7.243). In dieser Endhaltung etwas verweilen.

Dann den Körper aufrichten und die Hände nebeneinander führen (▶ Abb. 7.244). Das ganze Gewicht nach vorne verlagern, die Hände auf Bogenlinien vor den unteren Dantian-Bereich führen und den hinteren Fuß heranholen.

Schritt nach rechts

Den Körper etwas nach rechts wenden (▶ Abb. 7.245), senken und einen kämpferischen Schritt nach rechts machen; die Übung nach rechts entfalten (▶ Abb. 7.246).

Die „geballte“ Tigerprankenkraft mit Heben und Senken des Körpers nach rechts entfalten.

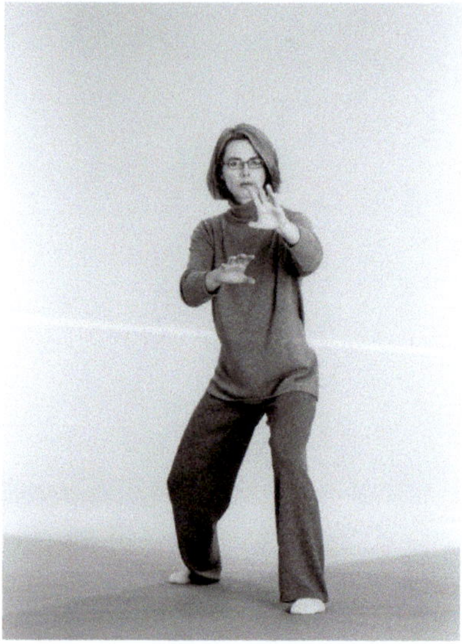

Abb. 7.243

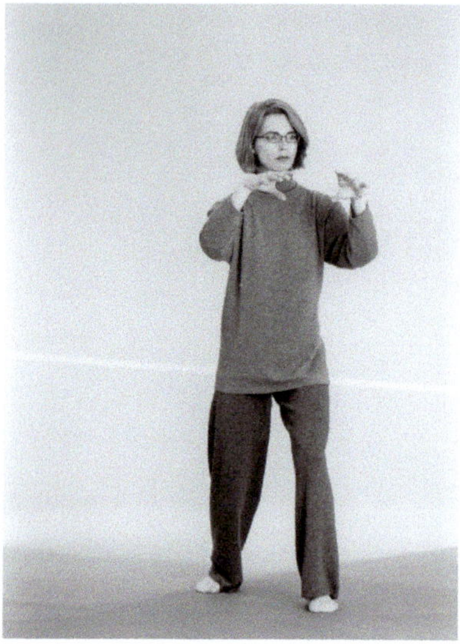

Abb. 7.244

- Abwechselnd nach links und rechts je 4-mal.

Beachtenswertes bei der Übung

- Die Übungsintensität steigert sich von der 1. zur 5. Form. Kraft und Stärke basieren dabei auf Entspannung und Weichheit.
- Das Ballen und Entfalten der Handkräfte geschieht mit „wringenden" und „spiraligen" Kräften.
- Die entfalteten Hände stehen ungefähr übereinander vor der Körpermitte, der Achse Aufnehmende Leitbahn (s. respondens, *renmai*) und Leitbahn der Steuerung (s. regens, *dumai*) (▶ Abb. 7.243).

Wirkungsschwerpunkte

Durch die große Dynamik der Übung ist die Beeinflussung der Leitbahnen sehr ausgeprägt. Neben den im Tiger-Spiel immer angesprochenen Yin-Leitbahnen wird hier auch besonders die Aufnehmende Leitbahn (s. respondens, *renmai*) reguliert.

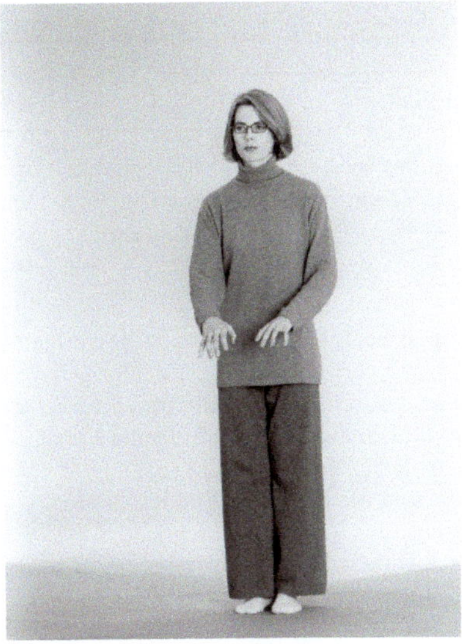

Abb. 7.245

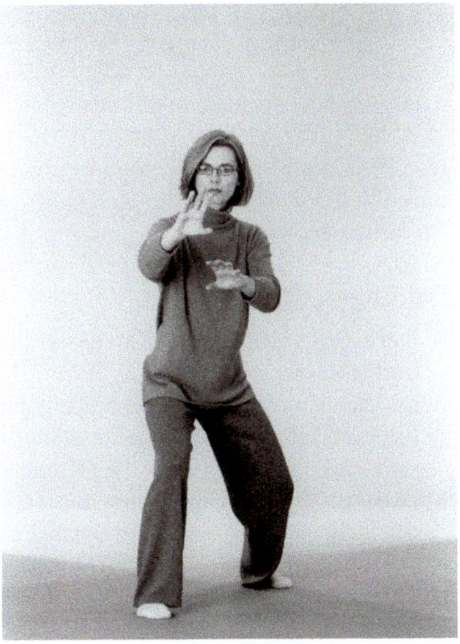

Abb. 7.246

7.7.4 „Spiel des Hirschs"

Der Hirsch ist der Meister des schnellen Laufs.

Im „Spiel des Hirschs" werden besonders entspannte, mühelose Beweglichkeit, die durch keinerlei Beschränkungen gehemmt ist, sowie geistige „Hochstimmung" zum Ausdruck gebracht.

Haltungen, Bewegungen, Vorstellung, Blick

- Der Körper des Hirschs ist aufrecht und gestreckt, seine Haltung ist hochragend und stolz.
- Die Bewegungen im „Spiel des Hirschs" sind durch Ausdehnung und Streckung gekennzeichnet. Die ausdehnenden Bewegungen der Arme, Hände und Finger sehen aus, als wolle man die „Knochen ziehen".
- Die typischen Bewegungsmuster sind Strecken des Körpers, Wenden des Kopfes, kräftiges Auftreten und Springen.
- Die Vorstellungskraft *(yi)* wird im unteren Dantian und den *yongquan* („Die emporsprudelnde Quelle", Ni 1/R 1) bewahrt.
- Der Blick ist sehr entspannt und weit.

Wirkungsschwerpunkte

Im „Spiel des Hirschs" trainiert man hauptsächlich Sehnen, Knochen und Muskeln im Sinne einer Ausdehnung und eines „Nährens". Mit dem Alterungsprozess neigen die Sehnen dazu, zu schrumpfen, sich zu verkürzen und sich zu verkrampfen, worunter Beweglichkeit und Geschicklichkeit leiden. Das „Spiel des Hirschs" wirkt hier vorbeugend und wiederherstellend.

Der Fk Leber (o. hepaticus, *gan*), der für Beweglichkeit sowohl im körperlichen wie auch psychischen Bereich zuständig ist, wird besonders angesprochen.

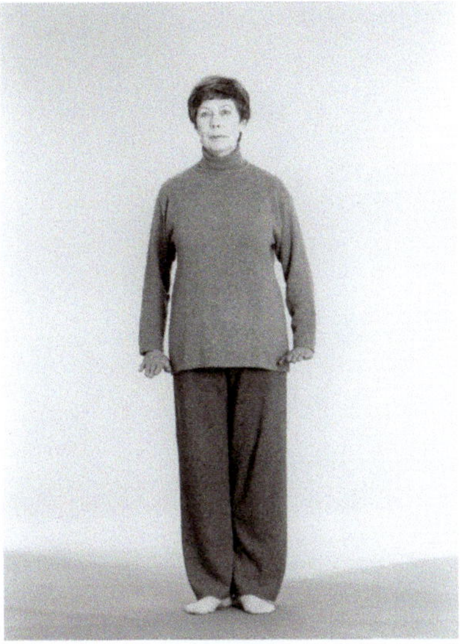

Abb. 7.247

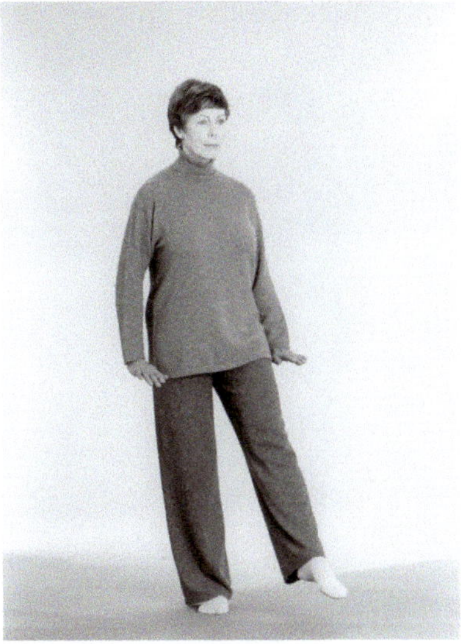

Abb. 7.248

1. Form: „Der Schritt des Hirschs“

Beginn

Von einer Vorbereitungshaltung ausgehend das Gewicht langsam nach rechts verlagern und den linken Fuß zum rechten stellen.

Die Hände auf Bogenlinien neben die Hüften führen.

Anfangshaltung

Der Körper ist aufgerichtet und gestreckt.

Die Handflächen zeigen nach unten und sind flach durchgestreckt, die Finger sind eng zusammengelegt, die Fingerspitzen zeigen nach vorne. Die Hände üben eine nach unten gerichtete, drückende Kraft aus. Der Daumen kann leicht abgespreizt werden. Nach längerer Übungspraxis legt man den leicht angewinkelten Daumen eng an den Zeigefinger (▶ Abb. 7.247).

Schritt nach links

Das Gewicht nach rechts verlagern, den Körper leicht nach links wenden.

Das linke Bein nach links vorn strecken, die Fußspitze ist gestreckt, der Abstand zum Boden beträgt drei Fingerbreiten. Der Bauch wird etwas eingehalten, der untere Rückenbereich entspannt. Den Körper in dieser Haltung stabilisieren (▶ Abb. 7.248).

Es folgen Drehbewegungen des Fußes aus dem Fußgelenk heraus: Mit der Vorstellung, „etwas zuzudecken“, macht der linke Fuß eine bogenförmige Bewegung nach innen. Den Fuß auf der gleichen Bogenlinie wieder zurückbewegen und in die gestreckte Haltung bringen. Es folgt eine bogenförmige „zudeckende“ Bewegung nach außen, die ebenfalls wieder zurückgeführt wird. Dann mit der Ferse kräftig

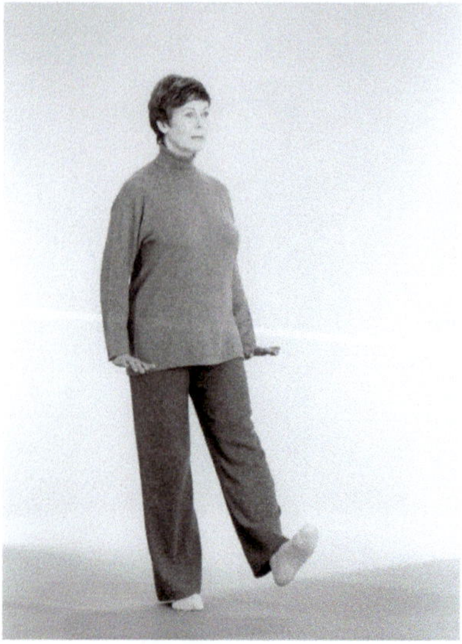

Abb. 7.249

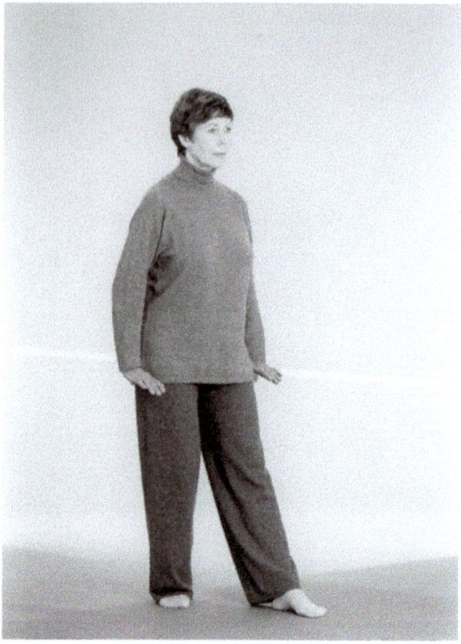

Abb. 7.250

nach vorn treten und die Fußspitze zum Körper heranziehen (▶ Abb. 7.249). Danach die Fußspitze wieder nach vorn strecken.

Stabil, fest und doch lautlos den ganzen Fuß auf die Erde setzen (▶ Abb. 7.250). Die Arme und den Körper entspannen, das Gewicht langsam nach vorne verlagern (▶ Abb. 7.251), die Hände auf Bogenlinien nach vorne, zur Seite und wieder neben die Hüften führen, den rechten Fuß heranholen.

Schritt nach rechts

Den Körper ein wenig nach rechts wenden (▶ Abb. 7.252), strecken und die Handflächen nach unten drücken.

Das Gewicht nach links verlagern und das rechte Bein ausstrecken. Die Drehbewegungen des Fußes ausführen, danach den rechten Fuß fest und lautlos absetzen. Körper und Arme entspannen und das Gewicht zum hohen Bogenschritt langsam nach vorne verlagern.

Die Hände auf Bogenlinien nach vorn und wieder neben die Hüften führen, den hinteren Fuß heranholen und wieder die aufgerichtete, gestreckte Haltung des Hirschs einnehmen.

- Abwechselnd nach links und rechts je 4-mal.

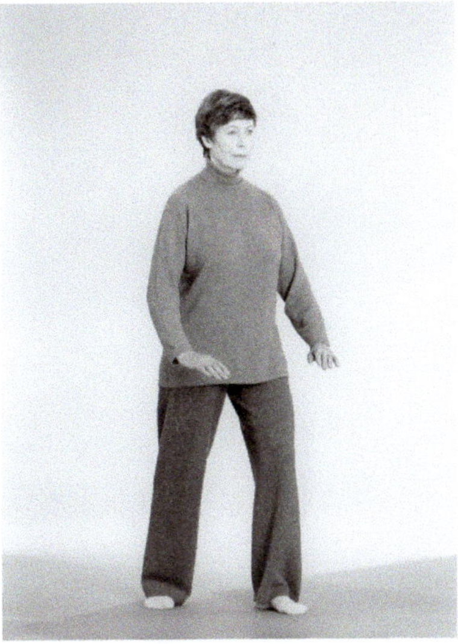

Abb. 7.251

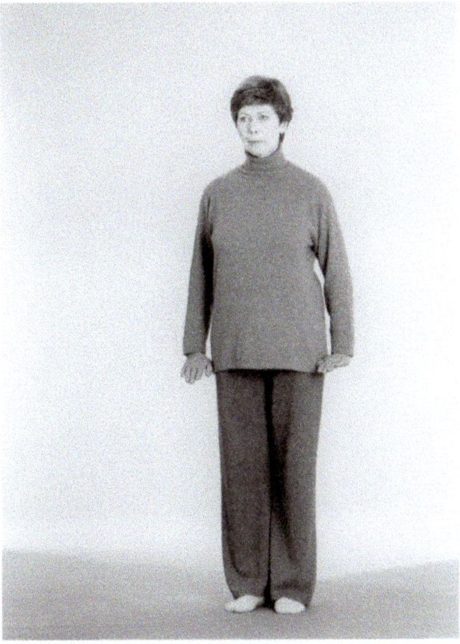

Abb. 7.252

Beachtenswertes bei der Übung

- Die ganze Körperhaltung drückt Streckung und Anspannung aus, darin wird aber vor allem Entspannung geübt.
- Typisch für diese und alle weiteren Formen des Hirsch-Spiels sind die flachen, gedehnten Handflächen und die gestreckten Finger, die eine „nach vorne stechende“, „nach vorne streckende“ Kraft ausüben, die „Knochen werden gezogen“.
- Insgesamt übt man beim „Spiel des Hirschs“ einen ausgeprägten Wechsel von Anspannung und Entspannung.

Wirkungsschwerpunkte

Diese Übung wirkt besonders bei geschwächtem Yin, das besonders im höheren Alter auftritt und häufig zu Schrumpfungsprozessen in Knochen, Sehnen und Bändern führt.

Die gedehnte Haltung der Arme und die flach ausgestreckten Handflächen haben eine stark regulierende Wirkung auf die Leitbahnen Weichendes Yin (yin flectens, *jueyin*) der Hand, die „durchstechende“ Kraft der Fingerspitzen aktiviert die Anfangs- und Endpunkte aller Hand-Leitbahnen. Die tretende Bewegung mit dem Fuß regt besonders die Blasen-Leitbahn (c. vesicalis, *pangguang jing*) an und darin den Bereich „Die Mitte des Staugewässers“ (Bl 40/V 40, *weizhong*).

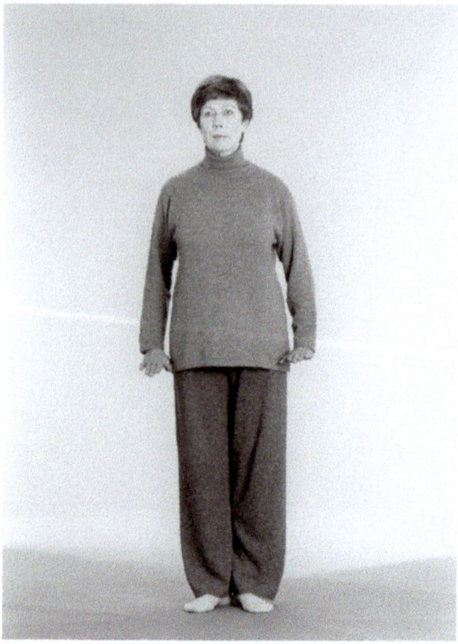

Abb. 7.253

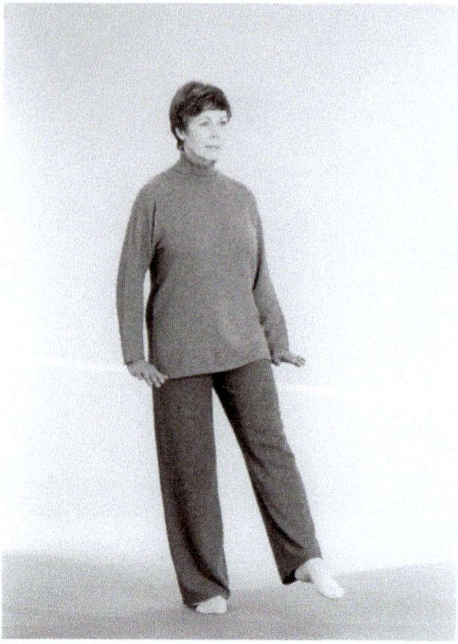

Abb. 7.254

2. Form: „Der Hirsch reckt seinen Rumpf"

Beginn

Der Körper ist hoch aufgerichtet und emporragend (▶ Abb. 7.253).

Die Arme sind nahe an der Seite des Körpers, die Handflächen zeigen nach unten und sind flach durchgestreckt, die Fingerspitzen zeigen nach vorne. Die Hände üben eine leichte, nach unten gerichtete, drückende Kraft aus. Die leicht angewinkelten Daumen legt man eng an die Zeigefinger an.

Schritt nach links

Das Gewicht nach rechts verlagern, das linke Bein nach vorne strecken, der Abstand der Fußsohle zum Boden beträgt drei Fingerbreiten.

Den Bauch leicht einhalten, den unteren Rückenbereich entspannen. Den Körper in dieser Haltung stabilisieren (▶ Abb. 7.254).

Dann den linken Fuß mit der ganzen Fußsohle fest und lautlos absetzen (▶ Abb. 7.255), das Gewicht bleibt auf dem hinteren Bein.

Das Gewicht langsam nach vorne verlagern. Dabei die Handgelenke und Hände entspannen und eine kreisförmige Bewegung machen: nach vorne, nach oben (▶ Abb. 7.256), zum Körper zurück und an den Seiten des Brustkorbs wieder nach unten neben die Hüften.

Mit dem Drücken der Hände nach unten den Rumpf nach oben recken (▶ Abb. 7.257). In dieser gedehnten Ruhehaltung etwas verweilen. Die Hände sind wieder flach durchgestreckt, die Finger nach vorne „ausgezogen" und aneinandergelegt und die gebeugten Daumen angewinkelt und an die Zeigefinger gedrückt.

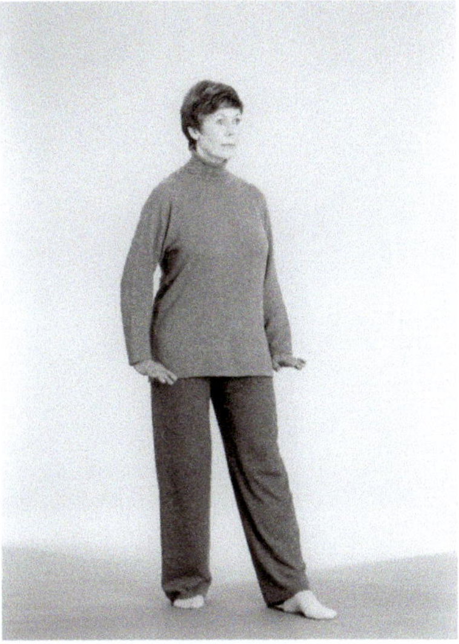
Abb. 7.255

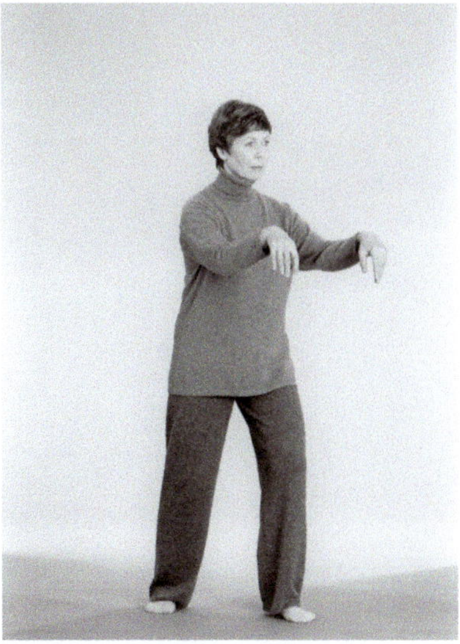
Abb. 7.256

Körper, Arme und Hände lockern, das Gewicht nach vorn verlagern, die Hände auf Kreislinien nach vorne, zur Seite (▶ Abb. 7.258) und wieder neben die Hüften führen, das rechte Bein heranholen. Den Körper wieder recken (▶ Abb. 7.259).

Schritt nach rechts

Das Gewicht nach links verlagern, das rechte Bein nach vorne strecken und dann absetzen.

Mit der Entspannung in Körper, Armen und Händen das Gewicht langsam nach vorne verlagern.

Gleichzeitig die Kreisbewegung der Arme nach vorne, oben, wieder zum Körper und nach unten neben die Hüften ausführen, den Rumpf dabei recken, die Arme dehnen.

Etwas innehalten und dann die Übung auflösen.

- Abwechselnd nach links und rechts je 4-mal.

Beachtenswertes bei der Übung

- Da in dieser Übung in ausgeprägter Weise der Wechsel von Anspannung und Entspannung, Recken nach oben und Dehnen nach unten geübt wird, besonders auf eine stabile Verankerung der Vorstellungskraft *(yi)* im unteren Dantian achten.
- Das Recken des Rumpfes und die dehnende Bewegung der Arme nach unten geschieht mit der Vorstellung von tiefer innerer Entspannung.
- In der emporragenden Haltung die Brust nicht herausstrecken, der Brustkorb ist aufgerichtet und ausgedehnt, vor allem aber entspannt.

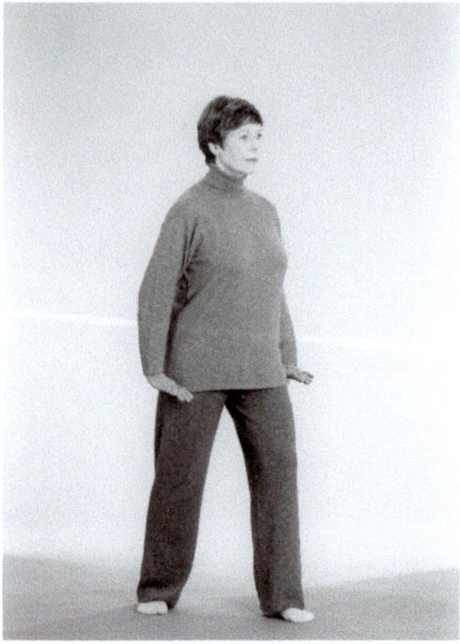

Abb. 7.257

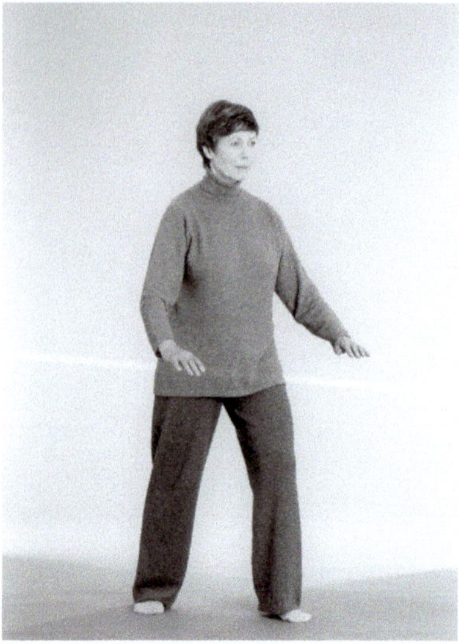

Abb. 7.258

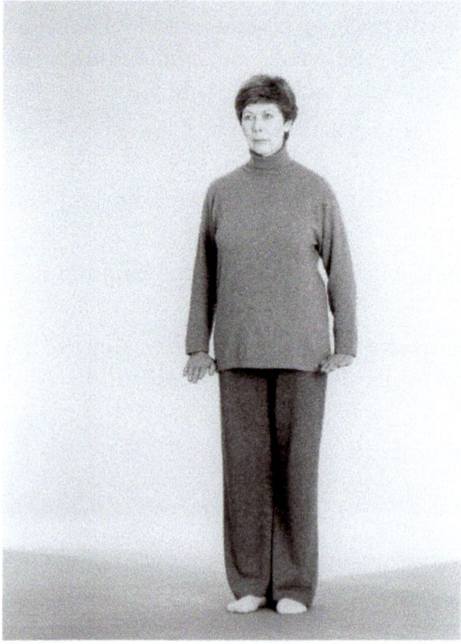

Abb. 7.259

Wirkungsschwerpunkte

Diese Übung eignet sich gleichermaßen zur Regulierung und zur Stärkung des Organismus. Durch den ausgeprägten Wechsel von Dehnung und Entspannung wird Raum geschaffen für die inneren Funktionen, für Atmung und Eingeweide. Die Wirkung auf das gesamte System der Leitbahnen ist sehr stark, besonders auf die Leitbahn der Steuerung (s. regens, *dumai*) und die Aufnehmende Leitbahn (s. respondens, *renmai*).

Der Wechsel von Yin und Yang, besonders in Form von Steigen und Sinken, Dehnung und Entspannung, ist sehr deutlich, wodurch „Wandlungsfähigkeit" und Beweglichkeit besonders geschult werden. Der Fk Leber (o. hepaticus, *gan*) wird reguliert und gestärkt.

Neben dem Wechsel wird in sehr deutlicher Form auch die Gleichzeitigkeit von Yin und Yang in Form von Streckung und Entspannung und Bewahren der Vorstellung in der Körpermitte und Ausdehnung geübt, ein grundlegendes Prinzip des Qigong.

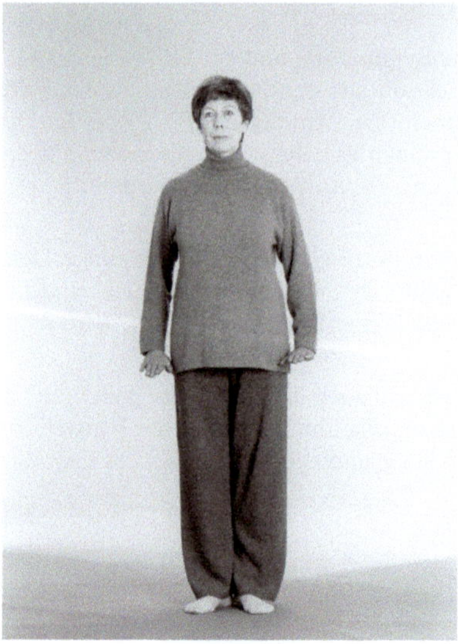

Abb. 7.260

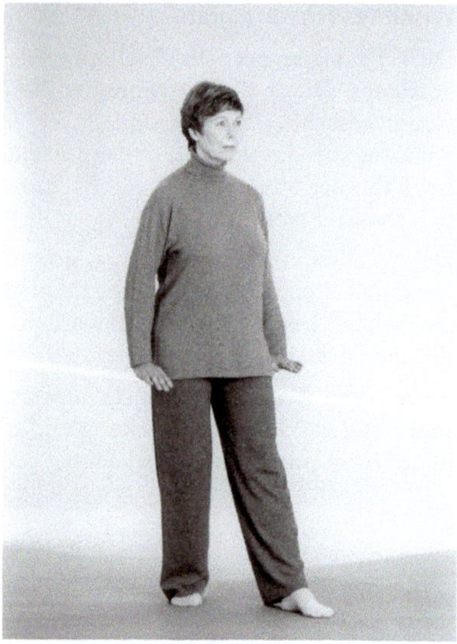

Abb. 7.261

3. Form: „Der Hirsch reckt sich nach vorn“

Beginn

Von einer Vorbereitungshaltung ausgehend das Gewicht nach rechts verlagern und den linken Fuß zum rechten stellen.

Die Hände auf Bogenlinien neben die Hüften führen.

Die hochragende, gestreckte Haltung des Hirschs einnehmen, die flachen Hände drücken nach unten (▶ Abb. 7.260).

Schritt nach links

Das Gewicht ganz nach rechts verlagern und den Körper etwas nach links wenden. Körper und Arme entspannen, das linke Bein nach vorn strecken und wieder eine hochragende Körperhaltung einnehmen.

Der Bauch wird leicht eingehalten, der untere Rückenbereich entspannt.

Dann den linken Fuß kräftig und lautlos absetzen (▶ Abb. 7.261).

Die Ellenbogen entspannen und hängen lassen, die Arme und Hände entspannen, dadurch steigen die Hände ganz natürlich an den Seiten des Körpers nach oben.

In Brusthöhe die Hände auf Bogenlinien nach vorne führen und ausstrecken, das Gewicht gleichzeitig nach vorne verlagern (▶ Abb. 7.262). In dieser Ruhehaltung etwas verweilen.

Dann das Gewicht ganz nach vorne verlagern, die Hände zum Körper zurückziehen (▶ Abb. 7.263) und an den Brustkorbseiten nach unten führen, den rechten Fuß zum linken stellen.

Zum Schluss den Körper wieder hochrecken und die Handflächen leicht nach unten drücken (▶ Abb. 7.264).

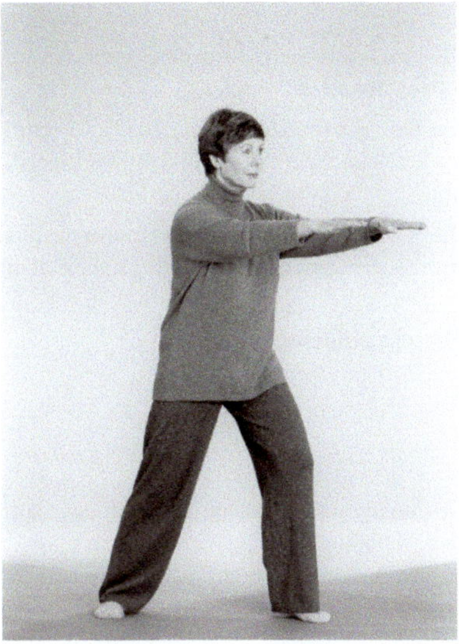

Abb. 7.262

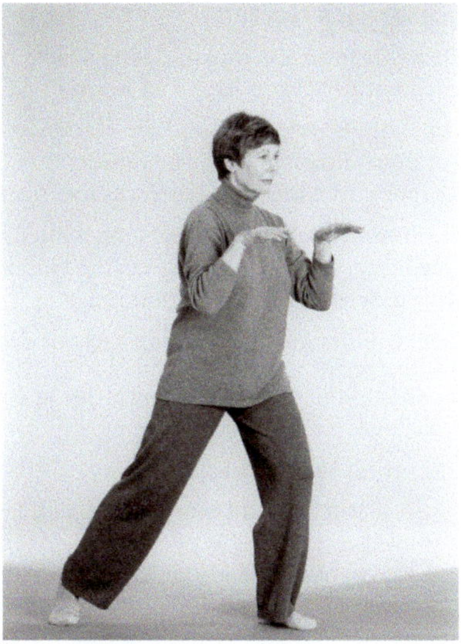

Abb. 7.263

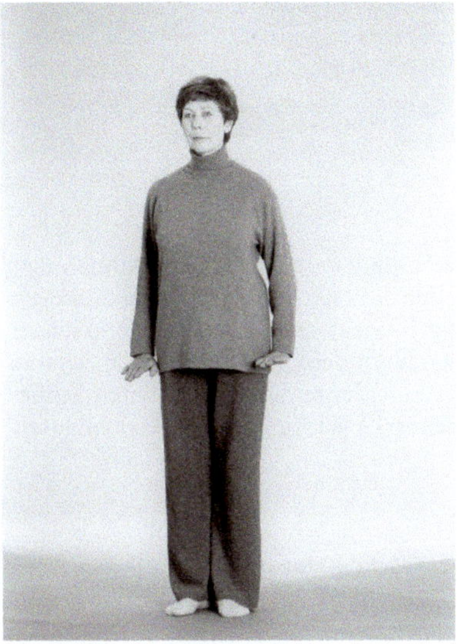

Abb. 7.264

Schritt nach rechts

Den Körper entspannen, das Gewicht nach links verlagern und den rechten Fuß nach vorn strecken. Den Fuß kräftig und lautlos absetzen.

Die Arme entspannen und die Hände an den Brustkorbseiten nach oben und dann auf Bogenlinien nach vorne führen. Das Gewicht gleichzeitig nach vorne verlagern. Körper und Arme sind gestreckt und gedehnt.

In dieser Ruhehaltung etwas innehalten. Dann Arme und Körper entspannen, das Gewicht nach vorne verlagern, die Hände zum Körper heranziehen und neben dem Körper wieder nach unten führen.

Zum Schluss die hochragende Gestalt des Hirschs einnehmen.

- Abwechselnd nach links und rechts je 4-mal.

Beachtenswertes bei der Übung

- In dieser Form übt man sehr deutlich einen ständigen Wechsel von Anspannung und Entspannung in Händen und Armen: Die Handflächen drücken nach unten (anspannen), die Hände lockern sich mit der Aufwärtsbewegung (entspannen), sie werden nach vorne gereckt (anspannen), sie lockern sich auf dem Weg zurück (entspannen), sie drücken wieder nach unten (anspannen).
- Bei diesen stark streckenden und dehnenden Bewegungen besonders auf die stets gültige Kraftverteilung „oben 3, unten 7“ achten: Die ausdehnende Kraft der Hände erhält die Aufmerksamkeit 3, die nach unten dehnende und stabilisierende Kraft zu den *yongquan* („Die emporsprudelnde Quelle“, Ni 1/R 1) die Aufmerksamkeit 7.
- Die 3. Form des Hirsch-Spiels baut bezüglich Körperhaltung und Kraftentfaltung auf der 2. Form auf und bereitet die 4. Form vor.

7

Wirkungsschwerpunkte

Der Wechsel von Yin und Yang wird hier besonders in Form einer Ausdehnung nach vorn und hinten unten geübt. Das in der 2. Form besonders betonte Steigen und Sinken ist darin integriert. Die Übung bewirkt so einen sehr umfassenden Wechsel von Dehnung und Entspannung, wodurch der Qi-Fluss in seiner Gesamtheit reguliert und gestärkt wird. Durch das Hochführen und Nach-unten-Senken der Hände an den Brustkorbseiten wird eine starke Wirkung auf die Gallenblasen-Leitbahn (c. fellea, *dan jing*) ausgeübt.

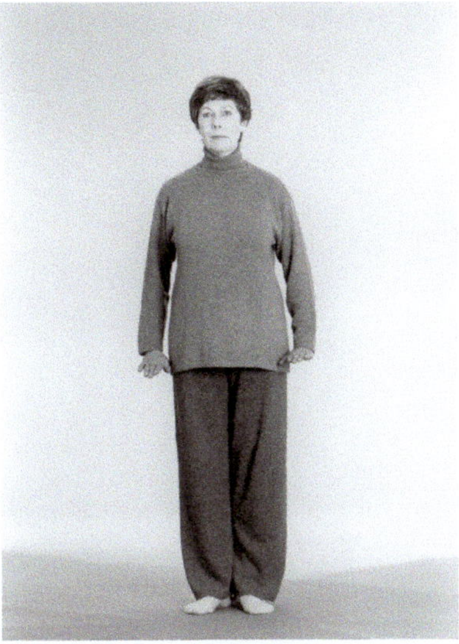

Abb. 7.265

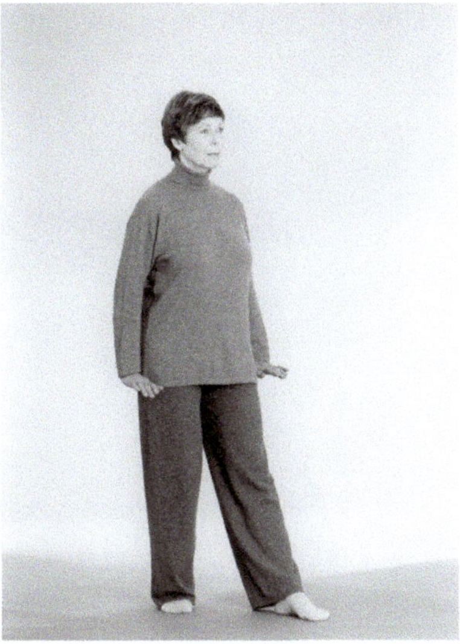

Abb. 7.266

4. Form: „Der Hirsch wendet den Kopf“

Beginn

Von der Vorbereitungshaltung ausgehend das Gewicht nach rechts verlagern und den linken Fuß zum rechten stellen. Die Hände neben die Hüften führen, die aufrechte, emporragende Haltung des Hirschs einnehmen, die flachen Handflächen zeigen nach unten, die Fingerspitzen nach vorne (▶ Abb. 7.265).

Schritt nach links

Das Gewicht nach rechts verlagern, Körper und Arme entspannen und etwas senken, sich leicht nach links wenden. Das linke Bein nach vorne strecken und dann fest und lautlos absetzen (▶ Abb. 7.266).

Das Nach-vorne-Recken wie in der 3. Form ausführen: Körper und Arme entspannen, das Gewicht langsam nach vorne verlagern und die Hände an den Körperseiten nach oben und dann nach vorne führen (▶ Abb. 7.267).

Die rechte Hand zur Pfeilhand formen: Zeige- und Mittelfinger bleiben gestreckt, der Daumen legt sich auf den gebeugten Ring- und kleinen Finger. Auf diese Weise umschließen Daumen, Ring- und kleiner Finger einen Kreis.

Die rechte Hand auf einer Bogenlinie langsam neben die rechte Hüfte senken und mit dieser Bewegung den Kopf nach rechts hinten wenden (▶ Abb. 7.268). In dieser Ruhehaltung etwas verweilen.

Den Kopf wieder nach vorne wenden und die Pfeilhand neben dem Körper nach oben führen (▶ Abb. 7.269), die rechte Hand wieder nach vorne strecken und dabei die Pfeilhand auflösen (▶ Abb. 7.270).

Das Gewicht nach vorne verlagern, die Hände zum Körper heranziehen, an den Körperseiten nach unten führen und den rechten Fuß heranholen.

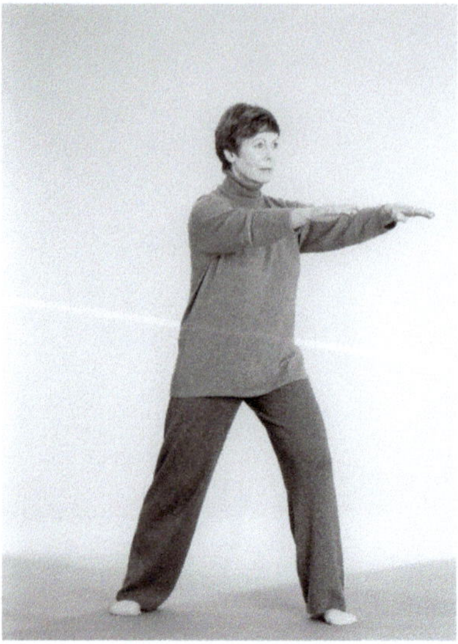

Abb. 7.267

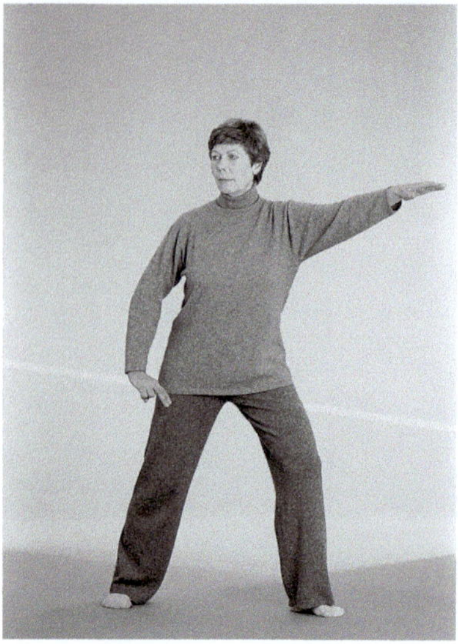

Abb. 7.268

Schritt nach rechts

Aus der hochragenden Haltung des Hirschs mit nach unten drückenden Handflächen (▶ Abb. 7.271) den Körper entspannen und das rechte Bein nach vorne strecken, den Körper wieder dehnen. Das rechte Bein absetzen, das Gewicht langsam nach vorne verlagern und die Hände an den Körperseiten nach oben und dann nach vorne führen.

Die linke Hand zur Pfeilhand formen und neben die Hüfte nach unten führen, dabei den Kopf nach links wenden. Nach kurzem Innehalten die Pfeilhand nach oben und vorne führen und dabei auflösen.

Den Kopf zurückwenden. Dann das Gewicht nach vorne verlagern und die Übung auflösen.

- Abwechselnd nach links und rechts je 4-mal.

Beachtenswertes bei der Übung

- Kopf- und Handbewegung sollen gut koordiniert werden.
- Das Wenden des Kopfes geschieht natürlich, ein zu weites Drehen vermeiden.
- Mit dem Wenden des Kopfes und Senken der Pfeilhand wird das Becken leicht nach rechts gedreht und geweitet, auch die Schrittstellung kann sich etwas weiten.
- Mit dem Einnehmen der Ruhehaltung (▶ Abb. 7.267) wird die Vorstellung über den Bereich des *weilü* (Steißbeinende) zu den *yongquan* („Die emporsprudelnde Quelle“, Ni 1/R 1) geleitet, dies geschieht auf der Grundlage des Bewahrens der Vorstellung im unteren Dantian.
- Die Arme üben in der Ruhehaltung eine leichte, nach außen gehende, aufspannende Kraft aus.

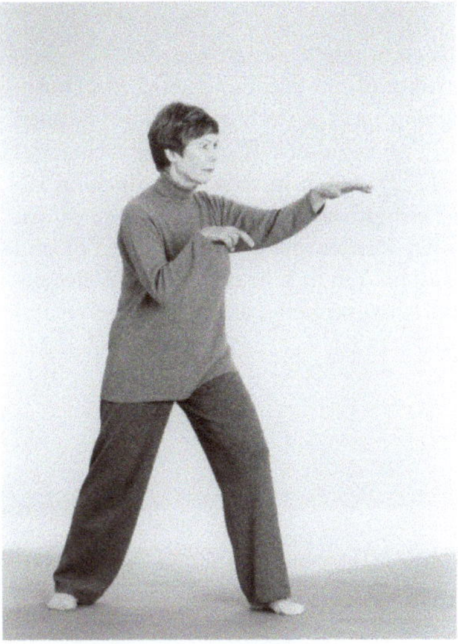
Abb. 7.269

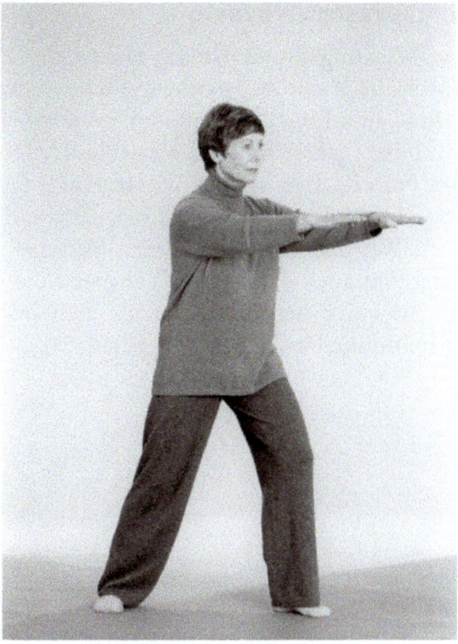
Abb. 7.270

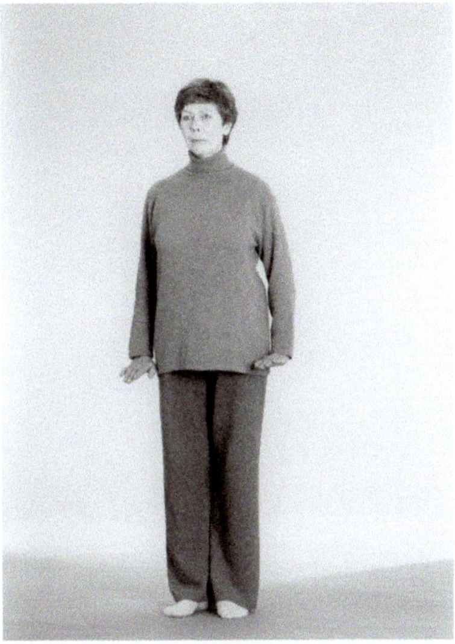
Abb. 7.271

Wirkungsschwerpunkte

Die Wirkung dieser Übung entspricht im Wesentlichen derjenigen der 3. Form. Durch die leicht aufspannende Kraft der Arme und die Pfeilhand wird die Dünndarm-Leitbahn (c. intestini tenuis, *xiaochang jing*) und darin besonders der Bereich von *houxi* („Der hintere Wasserlauf", Dü 3/IT 3) reguliert. *Weilü* (Steißbeinende) und *houxi* („Der hintere Wasserlauf", Dü 3/IT 3) stehen in enger Verbindung zueinander und bewirken eine Regulation der Leitbahn der Steuerung (s. regens, *dumai*). Wie auch in den anderen Hirsch-Formen werden der Wechsel von Yin und Yang und auch das Yin im Yang und das Yang im Yin in sehr deutlicher Weise geübt, was sich besonders auf die gemeinsame Anwesenheit von Entspannung und Anspannung bzw. Festigkeit bezieht.

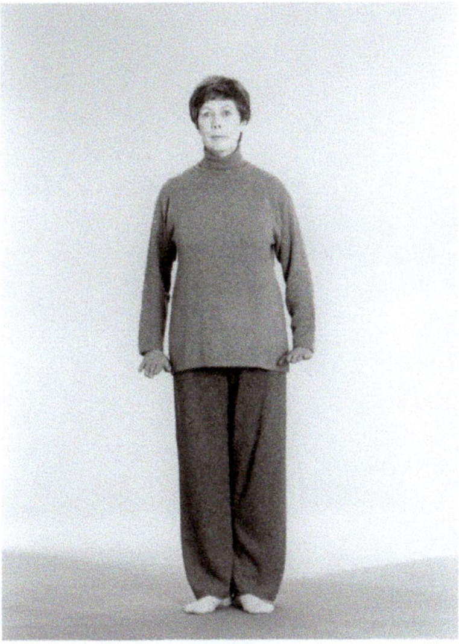
Abb. 7.272

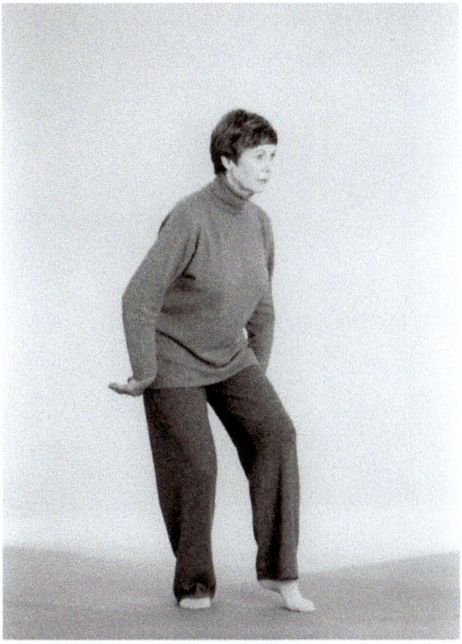
Abb. 7.273

5. Form: „Der Hirsch springt“

Beginn

Man begibt sich in die Ausgangshaltung des Hirschs, hochaufragend, „hochgestimmt“, gedehnt und innerlich sehr entspannt (▶ Abb. 7.272).

Schritt nach links

Den Körper lockern und senken, die Handflächen drücken nach unten, die Finger sind nach vorne gerichtet.

Mit dem Sinken des Körpers beugen sich die Knie, das Gewicht wird auf den rechten Fuß verlagert, das rechte Bein wird „voll“, das linke „leer“. Die linke Ferse hebt sich.

Die Handgelenke entspannen und die Fingerspitzen mit etwas Kraft nach hinten wenden. So entwickelt sich eine stürmische Kraft nach vorne (▶ Abb. 7.273). In dieser Haltung etwas verweilen – die Ruhe vor dem Sprung.

Dann den linken Fuß etwas anheben und leichtfüßig nach vorne springen. Der rechte Fuß folgt sofort nach.

Mit dem Sprung die Hände stürmisch nach vorne „schleudern“ und die Finger nach vorne ausstrecken (▶ Abb. 7.274). In dieser Ruhehaltung ebenfalls etwas innehalten.

Den Körper wieder aufrichten, die Hände entspannt zum Körper heranführen und neben die Hüften senken. Eine emporragende Haltung einnehmen für den Sprung mit dem rechten Fuß (▶ Abb. 7.275).

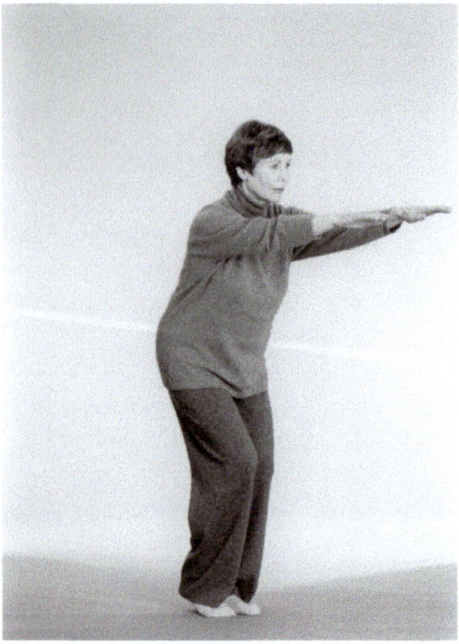

Abb. 7.274

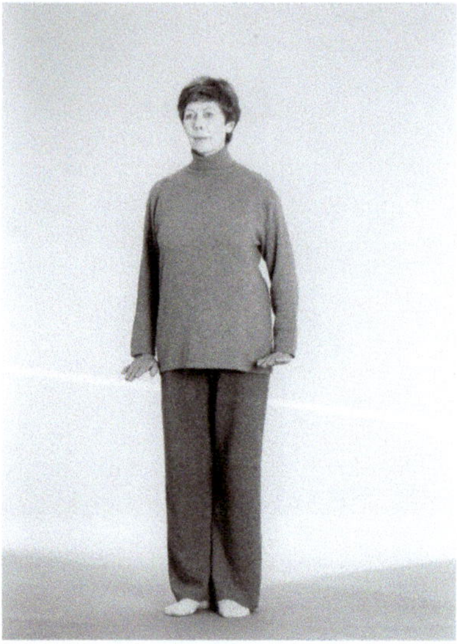

Abb. 7.275

Schritt nach rechts

Die gedehnte Haltung entspannen, den Körper weit senken und das Gewicht auf den linken Fuß verlagern, die rechte Ferse hebt sich, die Fingerspitzen kraftvoll nach hinten wenden – das Kauern vor dem Sprung.

Einen leichten Sprung nach vorne machen und die Hände nach vorne schleudern, das linke Bein gleich nachholen. Dann den Körper aufrichten und die Übung auflösen.

- Abwechselnd nach links und rechts je 4-mal.

Beachtenswertes bei der Übung

- Vor dem Springen achtet man sorgfältig auf das Senken und Verdichten von Qi. Beim Springen achtet man darauf, dass die Hauptrichtung von Bewegung und Qi nach vorne geht, nicht nach oben.
- Sprung und Nach-vorne-Schleudern der Arme sollen koordiniert werden.
- Der Sprung soll leichtfüßig aussehen und lautlos sein. Die Leichtigkeit im Springen resultiert aus guter „Wurzelkraft“, die durch Vorstellung in den *yongquan* („Die emporsprudelnde Quelle“, Ni 1/R 1) erzeugt wird.
- Man kann diese Übung auch ohne Springen ausführen: Statt eines Sprungs macht man einen etwas schnelleren Schritt nach vorne.

Wirkungsschwerpunkte

Mit der Übung des Springens erreicht man eine gute Wirkung auf alle 14 Hauptleitbahnen. Besonders ausgeprägt ist die Wirkung auf die Leitbahn der Steuerung (s. regens, *dumai*) und die Aufnehmende Leitbahn (s. respondens, *renmai*) und damit auf die Leitbahnen, die den Yin- und Yang-Aspekt generell vertreten.

7.7.5 „Spiel des Affen"

Der Affe ist Symbol für den menschlichen Geist, widersprüchlich, schwer zu zähmen, wandlungsfähig, strebend nach Höhe und Weite.

Das „Spiel des Affen" ist gekennzeichnet durch flinke und gewandte, kräftige und feine Bewegungen. Man übt die Beweglichkeit der Gelenke, die Flinkheit und Geschicklichkeit der Bewegungen des ganzen Körpers, die Beweglichkeit des Geistes, die Klugheit und Geistesgegenwärtigkeit, die Wachsamkeit und Reaktionsfähigkeit.

Das „Spiel des Affen" wird als letzte Form innerhalb des „Spiels der Fünf Tiere" praktiziert, weil es mehr Übungsfertigkeit erfordert als die anderen Spiele und auch ein tieferes Verständnis, z. B. für Bedeutung und Wirkung des Bewahrens der Vorstellungskraft *(yi)*. Das Üben der anderen Tier-Spiele schafft eine gute Grundlage für das „Spiel des Affen".

Haltungen, Bewegungen, Vorstellung, Blick

7

- Die Bewegungen im Affen-Spiel sind verhalten, nicht ausladend. In den nicht zu großen Bewegungsentfaltungen stellt man sich eine große innere Weite vor.
- Der Blick des Affen ist wachsam, neugierig, manchmal ein wenig verstohlen, nicht immer eindeutig. Wichtig ist, dass der Blick „innen angebunden" ist, wobei mit „innen" der Bereich des unteren Dantian gemeint ist.
- Kreisförmige und spiralige Bewegungen kennzeichnen das „Spiel des Affen", die nicht so offensichtlich sind wie im „Spiel des Bären", sondern gleichsam nach innen genommen werden.
- Die hohle und geschlossene Hakenhand lenkt die Aufmerksamkeit sehr bewusst auf alle einzelnen Finger, die alle gleich wichtig, gleichsam wie fünf Persönlichkeiten, behandelt werden.

Wirkungsschwerpunkte

Das „Spiel des Affen" wird dem Fk Herz (o. cardialis, *xin*) und damit den geistigen Fähigkeiten des Menschen zugeordnet. Durch das Üben von innerer Weite und äußerer Geschlossenheit im körperlichen können ebensolche Eigenschaften im geistigen und seelischen Bereich angeregt werden. Das sehr ausgeprägte Üben der einzelnen Finger fördert ganz allgemein die Beweglichkeit geistiger Funktionen.

Die tiefe innere Ruhe, die im Affen-Spiel geübt wird, stellt den Anker und das Fundament für die geistige Beweglichkeit dar. Diese Ruhe wird angestrebt durch das Bewahren der Vorstellungskraft *(yi)* im unteren Dantian. Dabei soll diese Vorstellung eine besondere Intensität und gleichzeitig eine besondere Leichtigkeit und Flexibilität haben.

Der Fk Niere (o. renalis, *shen*) stellt das Fundament, den stabilen Halt für den Fk Herz (o. cardialis, *xin*) dar. Im „Spiel des Affen" wird der Fk Niere (o. renalis, *shen*) durch tiefere Sitzhaltungen geübt, bei denen bis zu 90 % des Gewichts auf dem hinteren Bein ruhen.

7

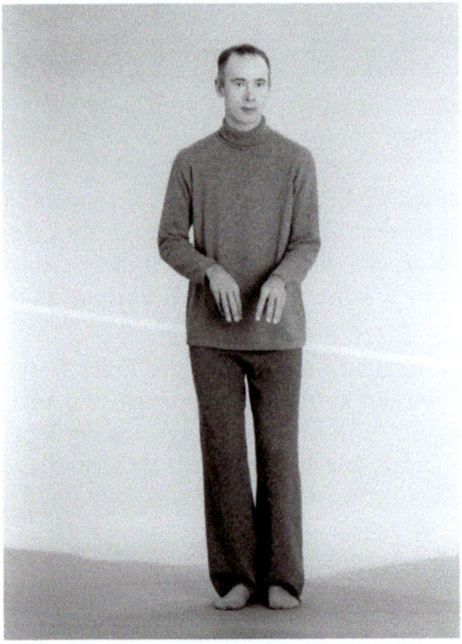

Abb. 7.276

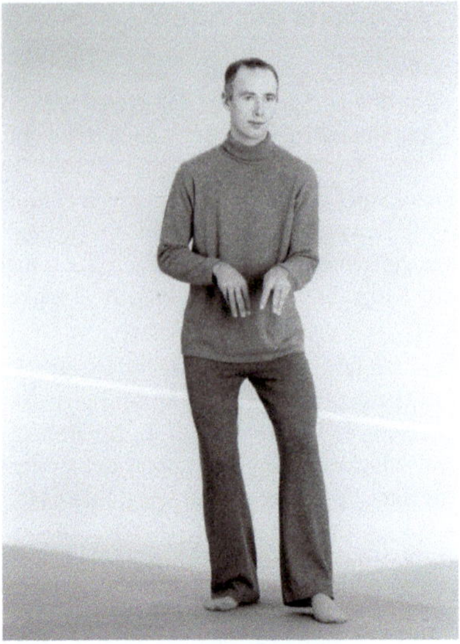

Abb. 7.277

1. Form: „Der Schritt des Affen“

Beginn

Von einer Vorbereitungshaltung ausgehend das Gewicht langsam nach rechts verlagern und den linken Fuß zum rechten stellen.

Die Hände vor den Unterbauch führen und zu hohlen Hakenhänden formen (▶ Abb. 7.276).

Hohle Hakenhand

Das Handgelenk ist abgewinkelt; trotz der relativ starken Beugung ist es locker und beweglich.

Der Daumen hängt nach unten und ist gerade, alle anderen Finger haben eine leichte Bogenform, die Handfläche zeigt nach unten.

In allen Fingern wird eine leichte, ausdehnende Kraft wirksam. Dies ist die „öffnende“ Komponente der Hakenhand.

Die hauptsächliche Kraft ist eine „nehmende“, „aufnehmende“, d.h. nach innen gerichtete Kraft, die ein „Schließen“, Sammeln und Verdichten des Qi bewirkt.

Schritt nach links

Das Gewicht ganz nach rechts verlagern, den Körper etwas senken und leicht nach rechts wenden.

Die Hüften leicht nach innen schließen, die Kniekraft nach innen richten. Dann den linken Fuß einen kleinen Schritt nach links vorne setzen, dabei nur den Vorderfuß aufsetzen.

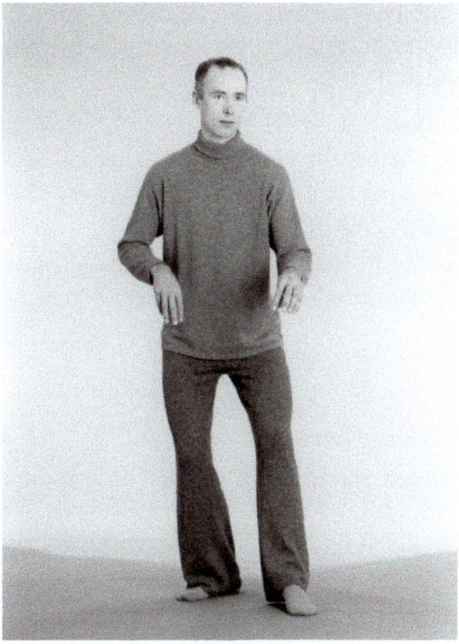

Abb. 7.278

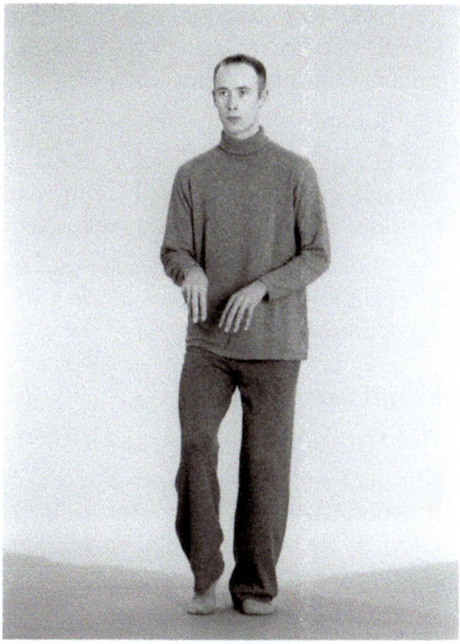

Abb. 7.279

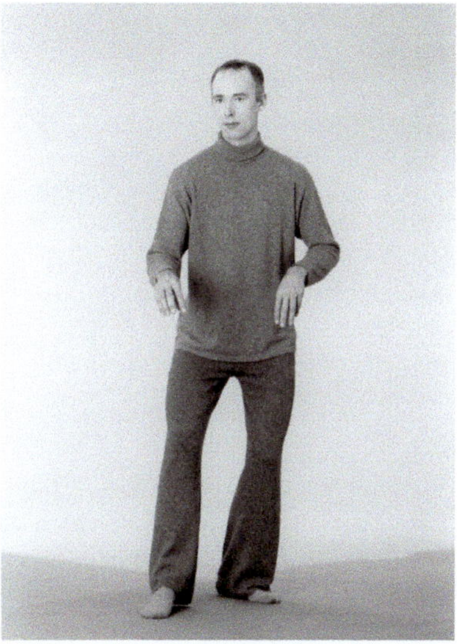

Abb. 7.280

Die Hohlfäuste sind vor dem Unterbauch und entsprechend der Achsendrehung des Körpers etwas versetzt (▶ Abb. 7.277). Die Schultern sind gelockert, die Ellenbogenkraft nach unten und ein wenig zur Seite gerichtet.

Den Rumpf etwas aufrichten und die Hakenhände entspannen.

Die Hände auf Bogenlinien zur Seite führen, dabei die Finger wie Fächer entfalten und wieder schließen. Das Hauptgewicht verbleibt auf dem rechten, hinteren Bein. In dieser Ruhehaltung etwas verweilen (▶ Abb. 7.278).

Den linken Fuß ganz aufsetzen und das Gewicht nach vorne links verlagern, den hinteren Fuß heranholen und die hohlen Hakenhände auf Bogenlinien wieder vor den Unterbauch führen.

Schritt nach rechts

Den Körper etwas senken und leicht nach links wenden.

Mit dem rechten Fuß einen kleinen, behänden Schritt nach rechts vorne machen (▶ Abb. 7.279) und die bogenförmige Bewegung der Arme zur Seite ausführen. Das Gewicht bleibt auf dem linken Bein (▶ Abb. 7.280).

Dann den vorderen Fuß ganz aufsetzen und die Hakenhände, die Kreislinien vollendend, wieder vor den Unterbauch führen.

- Abwechselnd nach links und rechts je 4-mal.

Beachtenswertes bei der Übung

- Das Sinken des Körpers zu Beginn der Übung ist beim „Spiel des Affen“ tiefer als bei anderen Tierspielen.
- Der Schrittwinkel ist relativ klein und beträgt etwa 30 Grad.
- Der nach vorne gesetzte Fuß tippt, gemäß der leichten, behänden Beweglichkeit des Affen, nur leicht auf dem Boden auf, und die Sitzhaltung ist ziemlich tief. Somit erfordert diese Haltung viel Kraft im Standbein.
- Der Blick des Affen ist stets wachsam und klug; selbst beim Ausruhen drückt sein Blick Wachsamkeit und Neugier aus.
- Beim Entfalten und Wiederschließen der Hakenhand werden alle Finger einzeln nacheinander bewegt und mit Aufmerksamkeit bedacht.

Wirkungsschwerpunkte

Die feinen, leichten Bewegungen dieser Form, das aufmerksame Auffächern der Finger und der behände Schritt fördern den Fluss des Qi im ganzen Körper. Die tieferen Sitzhaltungen stärken die Beinkraft und damit den Fk Niere (o. renalis, *shen*).

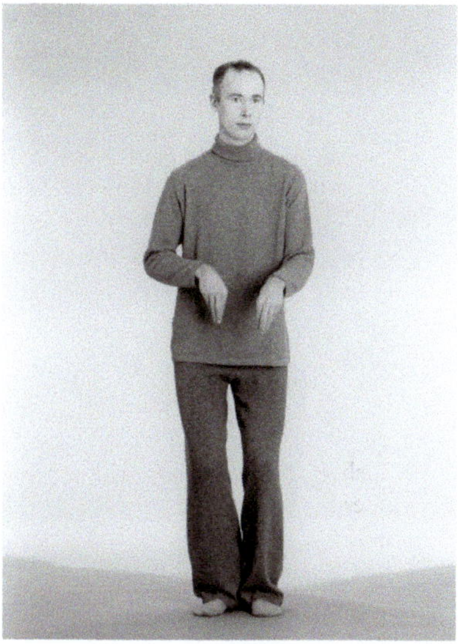

Abb. 7.281

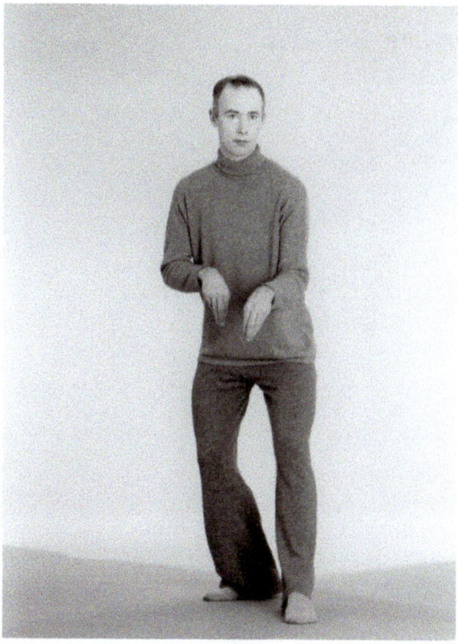

Abb. 7.282

2. Form: „Der Affe blickt verstohlen um sich“

Beginn

Die Haltung ist geschlossen, die Hände befinden sich vor dem Unterbauch und sind zur geschlossenen Hakenhand geformt.

Die Unterarme sind entspannt und leicht abwärts geneigt.

Geschlossene Hakenhand

Das Handgelenk ist angewinkelt, trotzdem ganz locker und beweglich.

Daumen- und Kleinfingerbällchen aneinanderlegen, darauf mit sanftem Druck die Fingerbällchen von Ring- und Zeigefinger und darauf den Mittelfinger legen. Der Daumen ist locker gestreckt, alle anderen Finger sind leicht ausgedehnt und etwas nach innen gebogen.

Die Hauptkraft ist eine nach innen gerichtete „schluckende“ Kraft.

Schritt nach links

Das Gewicht nach rechts verlagern, den Körper senken und etwas nach rechts drehen. Dabei die Hüften leicht nach innen schließen und die Kraft der Knie nach innen richten (▶ Abb. 7.281).

Mit dem linken Fuß einen Schritt nach links vorne machen, den Vorfuß aufsetzen, das Gewicht bleibt auf dem hinteren Bein („Sitz-Schritt“), der Körper senkt sich noch weiter (▶ Abb. 7.282).

Die linke Hand beschreibt eine Bogenlinie nach rechts und nach oben, die Hakenhand öffnet sich, die Handfläche wendet sich zum Körper (▶ Abb. 7.283).

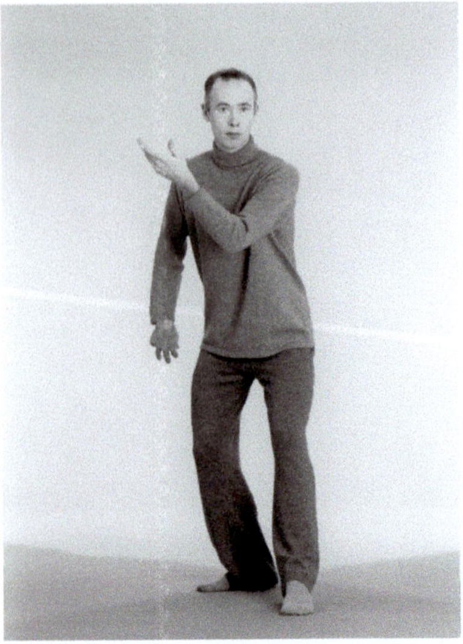

Abb. 7.283

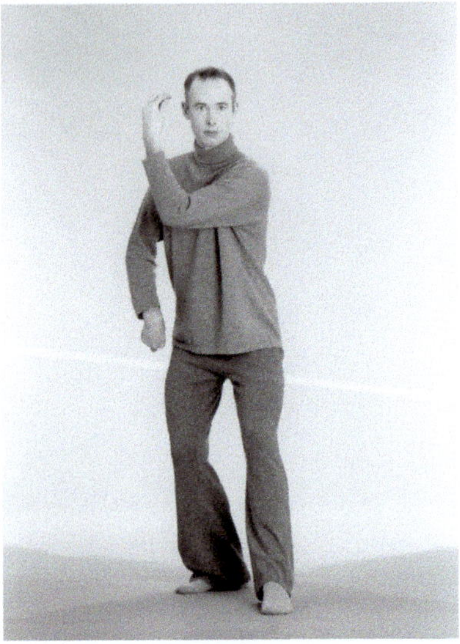

Abb. 7.284

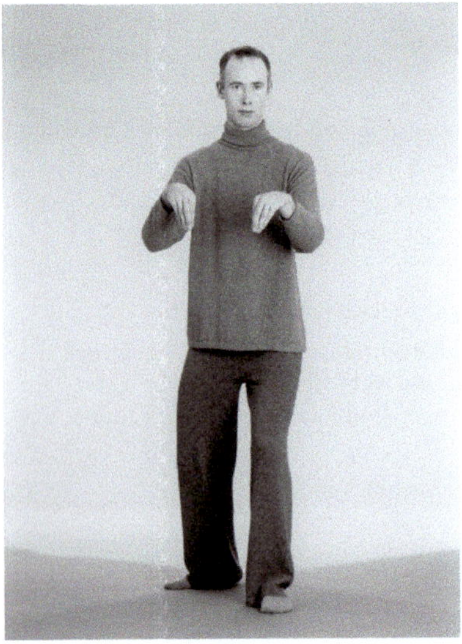

Abb. 7.285

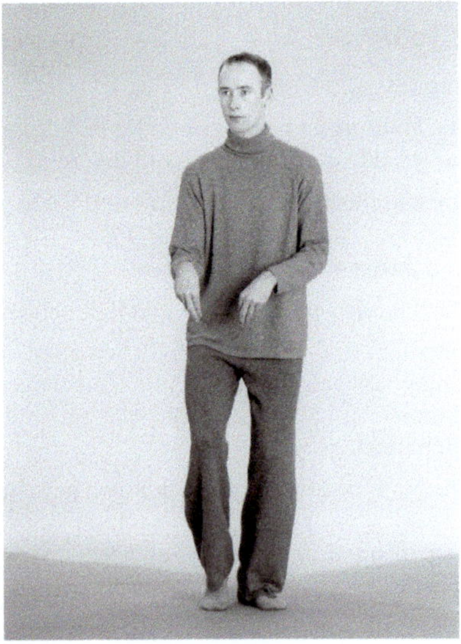

Abb. 7.286

In Kopfhöhe angekommen dreht sich die Hand im Handgelenk, sodass die Fingerspitzen auf einer Kreislinie langsam nach oben und dann nach links zeigen; die Finger schließen sich wieder zur festen Hakenhand (▶ Abb. 7.284).

Der Affe blickt verstohlen aus dem linken Armrund, der das Gesicht schützend umrahmt. Der rechte Arm wird im Einklang mit der Bewegung des linken etwas gesenkt und leicht nach innen gedreht. In dieser Ruhehaltung verweilen.

Nun die Haltung auflösen, indem man die spiralige Kraft in den Armen entspannt, die dann wie von selbst auf gleiche Höhe wollen.

Den vorderen Fuß ganz aufsetzen und das Gewicht langsam nach vorne verlagern (▶ Abb. 7.285). Die Hände auf Bogenlinien zu beiden Seiten des Körpers nach unten führen, das hintere Bein heranholen und die Hakenhände wieder vor den Unterbauch führen.

Schritt nach rechts

Das Gewicht nach links verlagern, den Körper senken und einen Schritt nach rechts vorne machen (▶ Abb. 7.286).

Den Körper weiter in den Sitz-Schritt senken, die rechte Hand beschreibt eine große Bogenlinie nach links und oben unter Öffnung der Hakenhand.

Mit dem Eindrehen des Handgelenks schließt sich die Hakenhand wieder, und der Affe blickt verstohlen durch das Armrund nach vorn. Der linke Arm hat sich nach innen schraubend gesenkt. Die schraubenden Kräfte entlassen und die Übung abschließen.

- Abwechselnd nach links und rechts je 4-mal.

Beachtenswertes bei der Übung

- Das Sinken des Körpers zu Beginn der Übung geschieht beim „Spiel des Affen“ stets mit der Vorstellung von spiraligen Kräften.
- In dieser Form sind die spiraligen Kräfte deutlich zum Ausdruck gebracht. Die gegenläufigen Bewegungen der Arme erscheinen zunächst kompliziert, sind aber einfach gegeneinander bewegte Drehungen.
- Eine gute untere Festigkeit durch einen stabilen Sitz-Schritt ermöglicht den flinken, behänden Ausdruck in allen Bewegungen des Affen-Spiels. Der unteren Festigkeit dient auch die zeitliche Abfolge von Bewegungen: Die abwärts gerichteten Bewegungen beginnen in der Vorstellung immer ein wenig vor den nach oben geführten.
- Beim Affen-Spiel werden in allen Formen die Hüften nach innen geschlossen und die Kniekraft nach innen gerichtet. Das bedeutet, mit einer Vorstellung von „Bewahren“, „Verdichten“ in diesen Bereichen zu üben. Das heißt aber nicht, ein Gefühl von Enge zu erzeugen, sondern einen entfalteten Raum zu bewahren.

Wirkungsschwerpunkte

Durch die schraubende Drehung der Arme ergibt sich eine ausgeprägte Wirkung auf den Bereich der Drei-Wärmebereiche-Leitbahn (c. tricalorii, *sanjiao jing*) und damit eine allgemeine Wirkung zur Auflösung von Stauungen und Blockaden. Da die schraubende Kraft hauptsächlich von der Innenseite (Yin-Seite) der Arme und der „nehmenden“, „schluckenden“ Kraft der Affenhände ausgeht, ist die Wirkung auf die Leitbahn Weichendes Yin (yin flectens, *jueyin*) der Hand besonders groß und somit die allgemein regulierende und den Fk Herz (o. cardialis, *xin*) schützende Wirkung dieser Leitbahn. Alle Formen des Affen-Spiels unterstützen durch die tiefen Haltungen auch besonders den Fk Niere (o. renalis, *shen*).

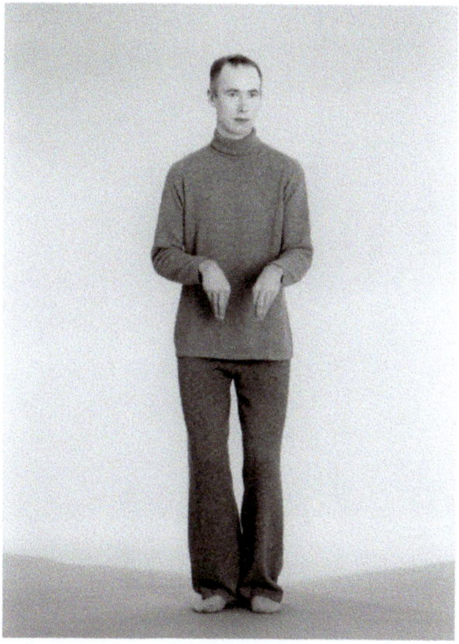

Abb. 7.287

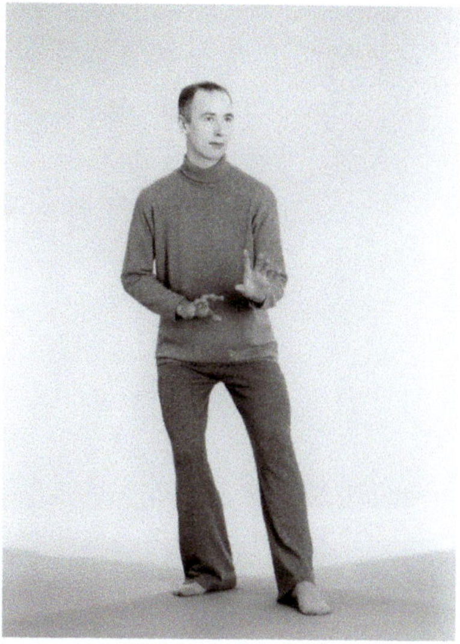

Abb. 7.288

3. Form: „Der Affe pflückt Pfirsiche“

Beginn

Diese Form beginnt wieder in der geschlossenen Haltung mit geschlossenen Hakenhänden vor dem Unterbauch (▶ Abb. 7.287).

Schritt nach links

Das Gewicht nach rechts verlagern und im Einklang mit dem Sinken des Körpers die Hakenhände etwas enger zusammenführen.

Einen Schritt nach links vorne machen, dabei nur den Vorfuß aufsetzen, das Gewicht bleibt hauptsächlich auf dem rechten Bein.

Den Körper noch weiter sinken lassen, dabei die Hände entspannen und die Finger etwas entfalten (▶ Abb. 7.288), die Handflächen wenden sich dadurch nach vorn und oben.

Den Körper, gleichsam als Anlauf, noch etwas weiter in einen tieferen Sitz-Schritt senken und dann aufrichten und gleichzeitig die Hände auf leichten Bogenlinien nach oben führen.

Die Hände etwas über Kopfhöhe heben, der Affe blickt wachsam und erwartungsvoll und sucht den schönsten Pfirsich aus (▶ Abb. 7.289). In dieser Haltung, in der das Hauptgewicht immer noch auf dem rechten Bein ruht, kann man etwas verweilen.

Nun den Pfirsich pflücken: Die Finger machen eine leichte abzupfende Bewegung, und der Körper senkt sich in die Sitzhaltung zurück (▶ Abb. 7.290). Auch in dieser Ruhehaltung etwas verweilen.

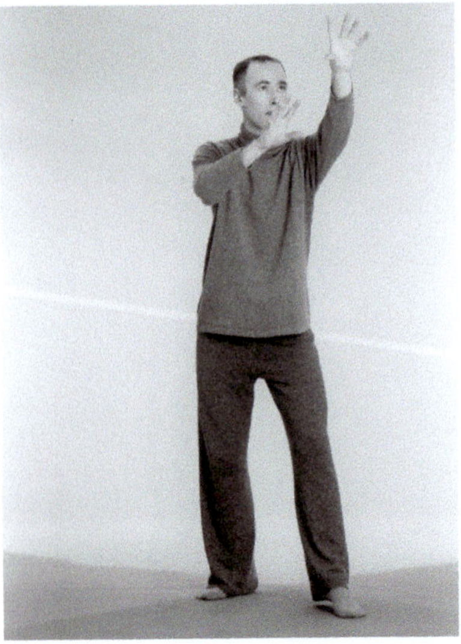

Abb. 7.289

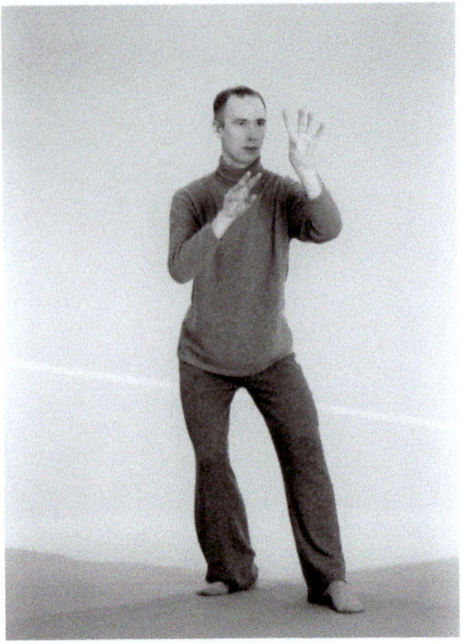

Abb. 7.290

Dann die Übung auflösen: das Gewicht langsam nach vorne verlagern, die Hände entfalten und zur Seite bewegen (▶ Abb. 7.291), das hintere Bein heranholen und die geschlossenen Hakenhände wieder vor den Unterbauch führen.

Schritt nach rechts

Den Körper etwas nach rechts wenden, das Gewicht nach links verlagern und einen leichtfüßigen Schritt nach rechts machen (▶ Abb. 7.292).

Den Körper senken, die Hakenhände entfalten und sich den Pfirsich aussuchen.

Dann den Körper aufrichten, sich dem Pfirsich nähern und ihn mit „schluckender" Kraft pflücken.

Im Weitergehen die Übung auflösen.

- Abwechselnd nach links und rechts je 4-mal.

Beachtenswertes bei der Übung

- Für diese Übung stimmt man sich mit Vorstellungsbildern ein: In einem Pfirsichgarten atmet man den Duft dieser Früchte. Der Garten liegt an den steilen Hängen eines Gebirges. Die Berge sind ruhig, die Sommerluft milde. Man streift durch den Garten und sucht nach den schönsten Pfirsichen. Man möchte sie einer verehrten Person darreichen.
- Die 3. und 4. Form des Affen-Spiels gehören eng zusammen und werden unmittelbar hintereinander geübt.
- Die groben Bewegungsabläufe sind relativ einfach, die feinen, flinken Bewegungen der Finger und Hände sowie der Einklang von Blick und Körperhaltung erfordern lange Übung.

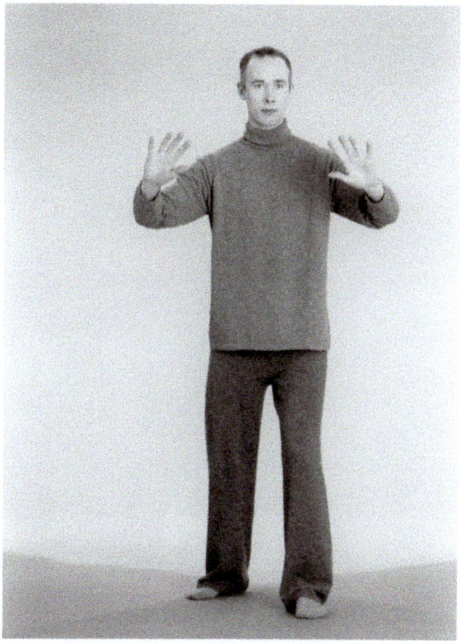

Abb. 7.291

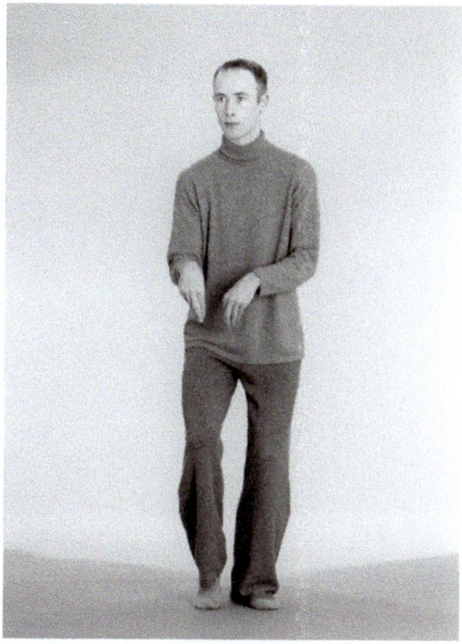

Abb. 7.292

- Die Verbindung der „Fünf Herzen/Zentren“ (*wuxin*) (unteres Dantian, *laogong* [„Mitte des Handtellers“, Pe 8/Pc 8] und *yongquan* [„Die emporsprudelnde Quelle“, Ni 1/R 1]) kann hier sehr gut geübt werden. In der Vorstellung sind es nicht nur die Handflächen mit den *Laogong*-Bereichen („Mitte des Handtellers“, Pe 8/Pc 8), die den Pfirsich pflücken, sondern es wird auch eine leichte, greifende Kraft in den *yongquan* („Die emporsprudelnde Quelle“, Ni 1/R 1) ausgeübt. Alle diese Kräfte sind im unteren Dantian verankert.

Wirkungsschwerpunkte

In dieser Form werden auf vielfältige Weise die Fk Herz und Niere (oo. cardialis et renalis, *xin shen*) miteinander in Beziehung gesetzt. Die greifenden Kräfte in Füßen und Händen verbinden diese Funktionskreise, ebenso die Übung feiner Beweglichkeit von Fingern und Händen in Verbindung mit den Sitz-Schritt-Haltungen. Es werden besonders die Leitbahnen Weichendes Yin (yin flectens, *jueyin*) der Hand und Kleines Yin (yin minor, *shaoyin*) des Fußes reguliert und gestärkt.

7

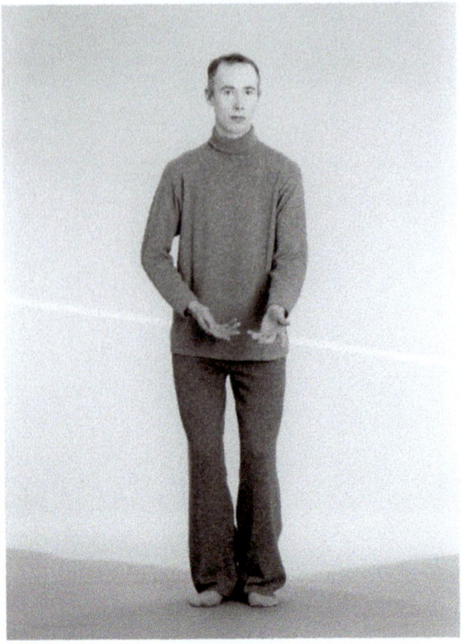

Abb. 7.293

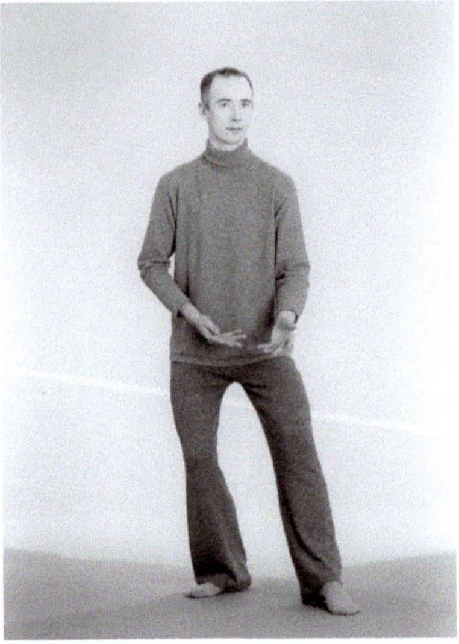

Abb. 7.294

4. Form: „Der Affe bietet Früchte dar“

Beginn

Die Übung wird unmittelbar im Anschluss an das Pflücken geübt.

Nach der Bewegung des Pflückens entspannt man die Hände und senkt die Arme zu beiden Seiten des Körpers.

Wenn die Hände in Hüfthöhe angekommen sind, fühlt man wieder die Pfirsiche in den Händen, hält sie mit „saugender“, „an sich ziehender“ Kraft fest und wendet dann die Hände, sodass die Handflächen nach oben zeigen (▶ Abb. 7.293).

Schritt nach links

Den Körper senken, das Gewicht nach rechts verlagern. Die Hände halten runde Pfirsiche vor der Körpermitte.

Den linken Fuß nach links vorne stellen, dabei nur den Vorfuß aufsetzen, das Hauptgewicht bleibt hinten. In dieser Ruhehaltung etwas verweilen (▶ Abb. 7.294).

Dann den Körper aufrichten und die Hände auf Bogenlinien nach oben und vorne führen. Die Handflächen öffnen und entfalten sich noch weiter zu einer „darbietenden“ Handhaltung. In dieser Ruhehaltung ebenfalls etwas verweilen (▶ Abb. 7.295).

Nun die Vorstellung des Früchtedarbietens auflösen, die Hände lockern und die Handflächen langsam nach unten und dann nach außen drehen und das Gewicht nach vorne verlagern (▶ Abb. 7.296), den rechten Fuß zum linken holen und dabei die entspannten Hände auf Kreislinien nach unten und wieder vor die Körpermitte führen. Die Handflächen langsam nach oben drehen, sie tragen schöne runde Pfirsiche.

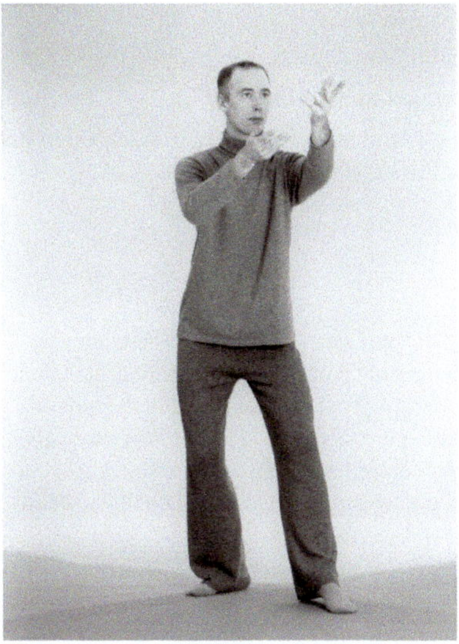

Abb. 7.295

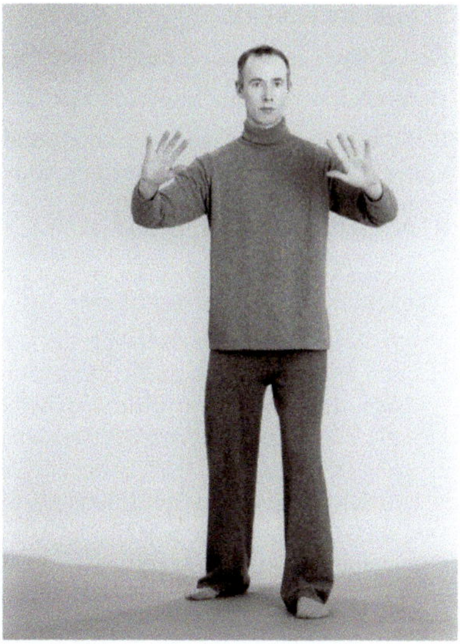

Abb. 7.296

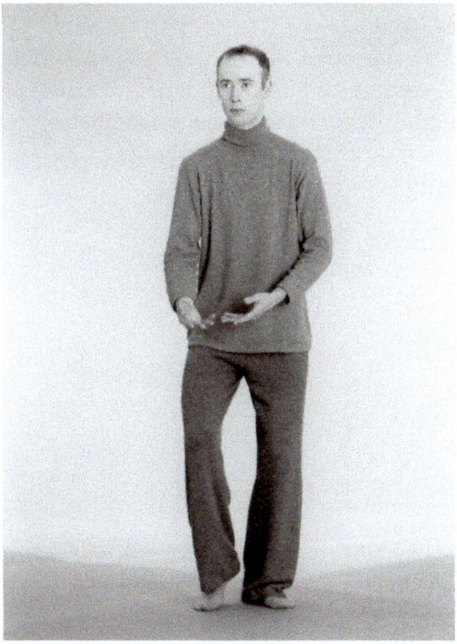

Abb. 7.297

Schritt nach rechts

Den Körper senken und das Gewicht nach links verlagern.

Den rechten Fuß behände nach rechts vorne setzen (▶ Abb. 7.297).

Dann den Körper etwas aufrichten und die Hände auf Bogenlinien nach oben und vorne bewegen, einer verehrten Person die Pfirsiche darreichen.

- Abwechselnd nach links und rechts je 4-mal.

Beachtenswertes bei der Übung

- Im Affen-Spiel und speziell bei der 3. und 4. Form wird besonders die Einheit von Bewegung und Blick geübt: Der Blick ist leicht nach oben gerichtet und drückt aus, dass der Affe gerne etwas darreichen möchte. Aber es ist auch Zweifel in seinem Blick und in seiner ganzen Gestalt. Möchte er die Pfirsiche wirklich darreichen oder nicht doch lieber für sich behalten? Der Affe ändert seine Meinung schnell, trägt alle Schattierungen des Charakters in sich, die freundlichen und die, die es noch zu kultivieren und zu veredeln gilt.
- Bei allem, was er tut, ist der Affe wachsam und aufmerksam, er horcht in alle „Acht Richtungen“ (symbolisch für alle Richtungen).

Wirkungsschwerpunkte

In besonderem Maße wird hier die Ausgewogenheit von Yin und Yang geübt: Die Handflächen als Yin-Seite der Hand zeigen nach oben, was dem Yang entspricht. Die Yin-Leitbahnen werden also in Yang-Position und damit in einem besonderen Spannungsfeld geübt. Die aufrichtenden und absenkenden Bewegungen beim Darreichen der Früchte regulieren besonders die Aufnehmende Leitbahn (s. respondens, *renmai*) und die Leitbahn der Steuerung (s. regens, *dumai*).

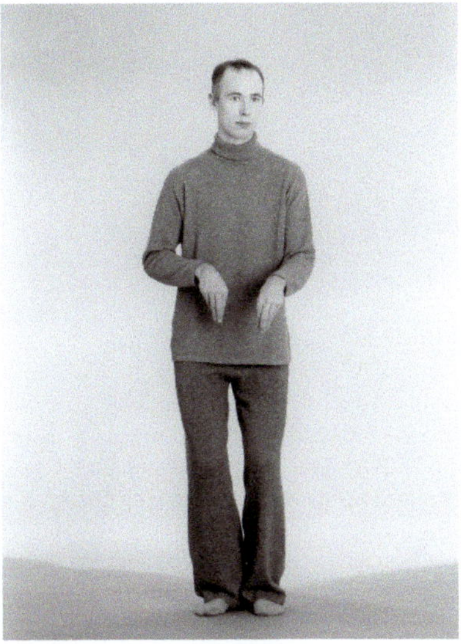

Abb. 7.298

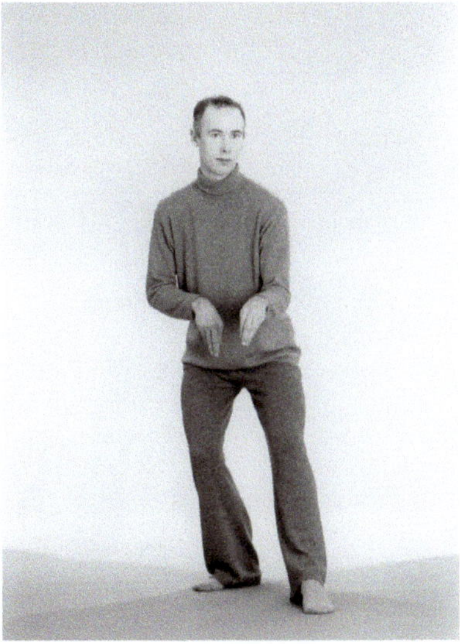

Abb. 7.299

5. Form: „Der Affe nimmt Reißaus und versteckt sich“

Beginn

Diese Form beginnt in einer geschlossenen Haltung mit geschlossenen Hakenhänden vor der Körpermitte (▶ Abb. 7.298).

Schritt nach links

Das Gewicht ganz nach rechts verlagern und den Körper ziemlich tief sinken lassen und dabei etwas nach rechts drehen. Entsprechend der Drehung des Körpers kommt die linke Hakenhand etwas nach vorne.

Den linken Fuß nach links vorne setzen und nur mit dem Vorderfuß aufsetzen (▶ Abb. 7.299).

Die rechte Hakenhand auf einer Bogenlinie nach vorne und oben führen und dabei entfalten und dann wieder auf Hüfthöhe senken, mit der Vorstellung, Gräser und Halme beiseite zu schieben und einen Weg frei zu machen. Die Kraftentfaltung ist nach hinten und unten gerichtet. Die Bewegung der linken Hand zeichnet die Bewegung der rechten Hand nach. Mit Zeitverzögerung beginnt sie ihren Weg auf einer Bogenlinie. Wenn die rechte Hand sich schon gesenkt hat, befindet sich die linke Hand noch auf Gesichtshöhe (▶ Abb. 7.300).

Beim Abschluss der Bewegung nach hinten und unten haben sich die Hände wieder angenähert (▶ Abb. 7.301), und der Blick geht in Richtung der Handkräfte.

Dann richtet sich der Körper ein wenig auf, die Ellenbogenkraft sinkt, die Hakenhände bilden sich wieder, und der Blick wird nach vorne gewendet (▶ Abb. 7.302).

Zum Auflösen der Übung das Gewicht nach vorne verlagern, die Hakenhände auf gleiche Höhe bringen (▶ Abb. 7.303). Dann auflösen und auf Bogenlinien vor den

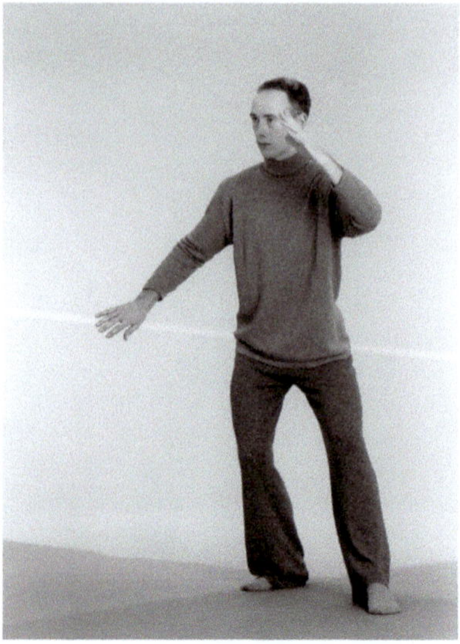

Abb. 7.300

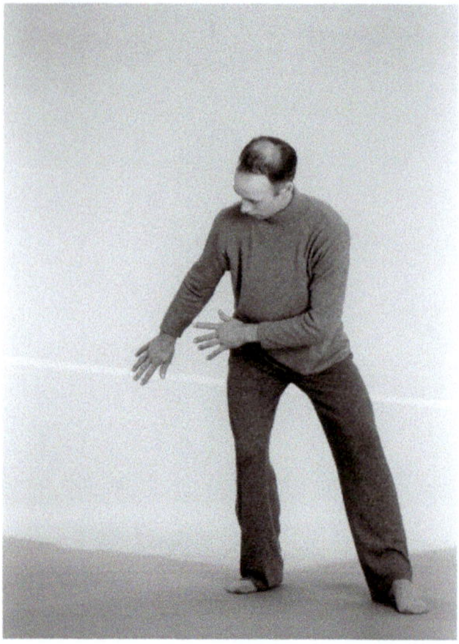

Abb. 7.301

Unterbauch führen. Dort wieder Hakenhände bilden, den hinteren Fuß gleichzeitig heranholen.

Schritt nach rechts

Nach dem Sinken des Körpers (▶ Abb. 7.304) einen Schritt nach rechts vorne machen.

Die linke Hakenhand beginnt mit der Bogenbewegung nach vorne und oben und entfaltet sich dabei, die rechte folgt ihr in der Bewegung.

Beide Hände machen mit einer wegschiebenden Kraft den Weg frei und senken sich nach links hinten unten, der Blick geht den gleichen Weg.

Mit Aufrichtung des Körpers bilden sich wieder Hakenhände, der Blick wendet sich nach vorne.

Dann folgt die Auflösung im Weiterschreiten.

- Abwechselnd nach links und rechts je 4-mal.

Beachtenswertes bei der Übung

- Bei dieser tiefen Haltung, die viel Stützkraft des Standbeins erfordert, besonders auf Entspannung und Weichheit achten.
- Die Hände machen feine und leichte, sich abwechselnde Bewegungen von Ausdehnung und Zusammenziehen, von sich verbreitenden Kraftentfaltungen zu „schluckender Kraft“.
- Man achte darauf, Blick, Hand, Körperhaltung und Bewegung in Einklang zu bringen, diese Gesamtheit von Bewegung ist verankert im unteren Dantian und den *yongquan* („Die emporsprudelnde Quelle“, Ni 1/R 1).

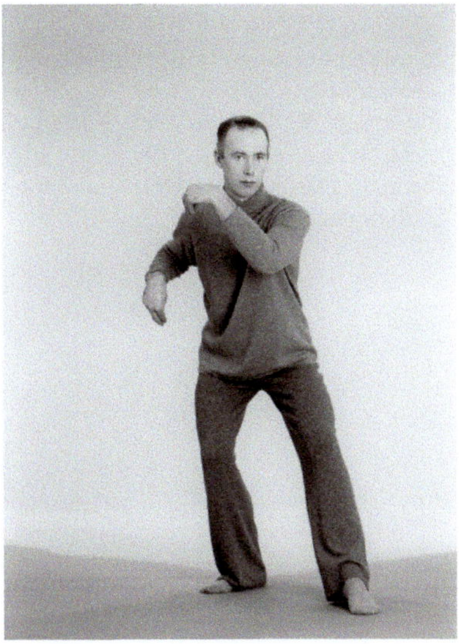

Abb. 7.302

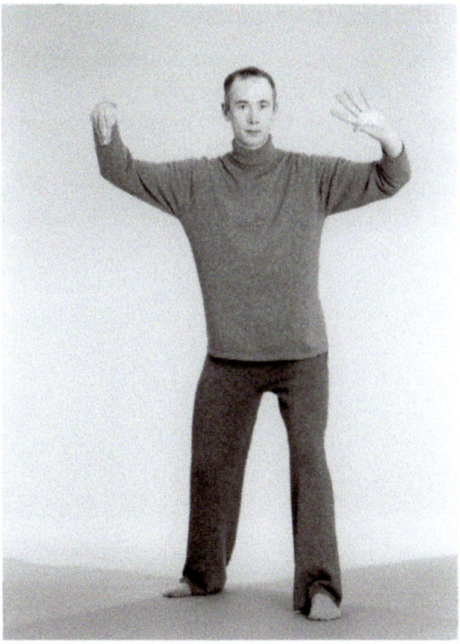

Abb. 7.303

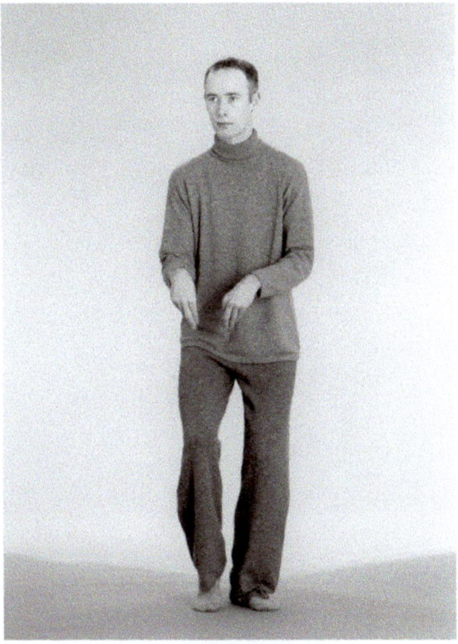

Abb. 7.304

Wirkungsschwerpunkte

Durch die große Dynamik dieser Übung ist die Beeinflussung der Leitbahnen sehr ausgeprägt. Besonders wird auch die Breite Trossstraße (s. impedimentalis, *chongmai*) und damit die Verbindung von oben und unten, die Fk Herz und Niere (oo. cardialis et renalis, *xin shen*), reguliert. Die tiefe Haltung stärkt die Beine und fördert leichte Beweglichkeit im oberen Körperbereich. Das Spiel der Hände und Finger regt den Fluss im gesamtem System der Leitbahnen an.

Anhang

Weiterführende Informationen und Ausbildungsadressen

Internationale Gesellschaft für Chinesische Medizin
SMS Societas Medicinae Sinensis
Franz-Joseph-Str. 38, 80801 München
Aus- und Fortbildungen in Qigong, Taiji, Tuina und Diätetik:
Tel. 089/759057–85, Fax: 089/759057–86
Ärztliche Ausbildung in Chinesischer Medizin:
Tel: 089/388880–31, Fax: 089/388880–66
sms@tcm.edu
www.tcm.edu

Medizinische Gesellschaft für Qigong Yangsheng e. V.
Colmantstr. 9, 53115 Bonn
Tel: 0228/6960–04, Fax: 0228/6960–06
info@qigong-yangsheng.de
www.qigong-yangsheng.de

Carl von Ossietzky Universität Oldenburg
Projekt Traditionelle Chinesische Heilmethoden und Heilkonzepte (PTCH)
Ammerländerheerstr. 114–118, 26129 Oldenburg
Postfach 2503, 26111 Oldenburg
Tel.: 0441/798–4703, Fax: 0441/798–194703
ptch@uni-oldenburg.de

Taijiquan & Qigong Netzwerk Deutschland e. V.
Oberkleener Str. 23, 35510 Ebersgöns
Tel.: 0700/888666–55, Fax: 0700/888555–66
Netzwerkbüro: Tel.: 06447/885937
info@taijiquan-qigong.de

Deutsche Qigong Gesellschaft e. V.
Guttenbrunnweg 9, 89165 Dietenheim
Tel.: 07347/3439 (Mo + Fr: 9:00–12:30 Uhr), Fax: 07347/921806
contact@qigong-gesellschaft.de

Literaturverzeichnis

Achterberg, J. et al.: Rituale der Heilung. Die Kraft von Phantasiebildern im Gesundungsprozess. Goldmann, München 1996

AWMF-Leitlinie Tinnitus 2010

Bartl, M.: Die Abhandlungen zur Lebenspflege des chinesischen Gelehrten Su Dongpo. *Zeitschrift für Qigong Yangsheng* 2003, 88–94

Bartsch, H. H., Bengel, J. (Hrsg.): Salutogenese in der Onkologie. Karger, Basel – Freiburg 1997

Basler, H.-D. et al.: Schmerz im Alter, Band 1 – Grundlagen der schmerztherapeutischen Versorgung älterer Menschen. Lukon, Puchheim 1999

Baumann, U.: Wissenschaftliche Psychotherapie auf der Basis wissenschaftlicher Psychologie. *Report Psychologie* 9/1996

Belschner, W.: Salotugenese im Qigong – Entwicklung subjektiver Gesundheitskonzepte. In: Hildenbrand, G., Geißler, M., Stein, S. (Hrsg.): Das Qi kultivieren – Die Lebenskraft nähren. Medizinisch Literarische Verlagsgesellschaft, Uelzen 1998, 116–130

Berne, P.: Das Qi des gesungenen Tons – Die Atemtechniken des Qigong Yangsheng und ihre Anwendung beim Singen. *Zeitschrift für Qigong Yangsheng* 2008, 91–105

Berne, P.: Qigong Yangsheng für Sänger. *Zeitschrift für Qigong Yangsheng* 2004, 142–146

Biesinger, E., Kipman, U., Schätz, S., Langguth, B.: Qigong for the treatment of tinnitus: a prospective randomized controlled study. *Journal of psychosomatic research* 3/2010, 299–304

Biesinger, E., Lendle, T.: Die subjektive Bewertung von Tinnitus-Therapiemöglichkeiten. Eine Auswertung der Tinnitus-Fragebögen der Deutschen Tinnitus-Liga. Forum Deutsche Tinnitus-Liga 3/1997, 56–61

Blankenburg, W.: Grundlagen für die Bewegungstherapie in der Psychiatrie. In: Krankengymnastik-Taschenlehrbuch. Bd. 10. Thieme, Stuttgart 1990

Blankenburg, W.: Psychiatrie. In: Physiotherapie. Bd.11. Thieme, Stuttgart 1998

Boente, D.: Qigong und Psychotherapie (Schwerpunkt: Suchtklinik). *Zeitschrift für Qigong Yangsheng* 1999, 91–96

Boente, D.: Qigong Yangsheng in der Behandlung suchtkranker Frauen – erste Erfahrungen. In: Hildenbrand, G., Geißler, M., Stein, S. (Hrsg.): Das Qi kultivieren – Die Lebenskraft nähren. Medizinisch Literarische Verlagsgesellschaft, Uelzen 1998, 228–230

Brady, M. J., Petermann, A., Fitchett, G., Mo, M., Cella, D.: A case for including spirituality in quality of life measurement in oncology. *Psycho-Oncology* 8/1999, 417–428

Braun, E.: Bewegungstherapie in der Psychiatrie. In: Physiotherapie. Band 11. Thieme, Stuttgart 1998

Brismee, J.-M. et. al.: „Group and Home-Based Tai Chi in Elderly Subjects with Knee Osteoarthritis: A Randomized Controlled Trial“, in *Clinical Rehabilitation,* 2007; 21: 99–111

Chenchen, W. et al.: „A randomized Trial of Tai Chi for Fibromyalgia“, N Engl J Med 2010, 363; 8: 743–754

Cobos-Schlicht, C.: Zur Einheit von Mensch und Natur in den *emei*-Merkversen. *Zeitschrift für Qigong Yangsheng* 1997,16–30

Dahmer, M: Lass die Bilder klingen. Gedichte aus dem Chinesischen. Medizinisch Literarische Verlagsgesellschaft, Uelzen 2007.

Darga, M.: Das Zinnoberfeld-Dantian. *Zeitschrift für Qigong Yangsheng* 2004, 90–94

De Bruyn, E.: Qigong und Instrumentenspiel. *Zeitschrift für Qigong Yangsheng* 1994, 61–64

Delb, W.: Tinnitus, Pathophysiologie und Behandlung. Vortrag am 29.10.2010, gehalten auf der 44. Fortbildungsveranstaltung für HNO-Ärzte in Mannheim

Despeux, C.: Das Mark des Roten Phönix. Medizinisch Literarische Verlagsgesellschaft, Uelzen 1995
Despeux, C.: Gymnastics: The Ancient Tradition. In: Kohn, L. (ed.): Taoist Meditation and Longevity Techniques, University of Michigan, Center for Chinese Studies Publications, Ann Arbor 1989, 224–261
Despeux, C.: L'expiration des six souffles d'après les sources du canon taoique. Un procédé classique du Qigong. In: Diény, J.-P. (ed.): Hommage à Kwong Hing Foon. p. 129–163. Collège de France, Institut des Hautes-Études Chinoises, Études d'histoire culturelle de la Chine, Paris 1995; dtsch. Übers.: Eine klassische Methode des Qigong: Die sechs Laute dargestellt anhand der Quellen im Daoistischen Kanon (übers. von Stephan Stein). *Zeitschrift für Qigong Yangsheng* 1997, 31–50
Despeux, C.: La Gymnastique *daoyin* dans la Chine ancienne. In: Études chinoises, vol XXIII, 2004, 46–86
Despeux, C.: Le Qigong, une Expression de la Modernité Chinoise. In: Gernet, J., Kalinowski, M.: En suivant la Voie Royale. Mélanges en hommage à Léon Vandermeersch. Ecole Francaise d'Extreme Orient 1997; dtsch. Übers.: Qigong – Ein Ausdruck des modernen China. *Zeitschrift für Qigong Yangsheng* 2003, 57–67
Despeux, C.: Prescriptions d'acuponcture valant mille onces d'or – Traité d'acuponcture de Sun Simiao du VIIe siècle. Guy Trédaniel, Paris 1987
Dietrich, S: Das Qi in der körperorientierten Psychotherapie. *Zeitschrift für Qigong Yangsheng* 1997, 102–107
Düwall, H.: Aufrichtung und Beweglichkeit im Alter. In: Hildenbrand, G., Geißler, M., Stein, S. (Hrsg.): Das Qi kultivieren – Die Lebenskraft nähren. Medizinisch Literarische Verlagsgesellschaft, Uelzen 1998, 195–197
Emrich, I.: Qigong mit lernschwachen und verhaltensauffälligen Schülern. *Zeitschrift für Qigong Yangsheng* 2005, 149–154
Engelhardt, U.: *Daoyintu* und *Yinshu* – Neue Erkenntnisse über die Übungen zur Lebenspflege in der frühen Han-Zeit. *Monumenta Serica* 49/2001, 213–226
Engelhardt, U.: Der Gelehrte Ji Kang und die „Lebenspflege" *(yangsheng)*. *Zeitschrift für Qigong Yangsheng* 2004, 83–87
Engelhardt, U.: Die Behandlung bestimmter Krankheitsbilder mit *Yangsheng*-Methoden – Eine Untersuchung anhand des *Zhubing yuanhou lun* („Abhandlung über Ursprung und Verlauf sämtlicher Krankheiten") aus dem 7.Jh in *Zeitschrift für Qigong Yangsheng*. Hildenbrand, G., Geißler M. (Hrsg.): Vorträge der 4. Deutschen Qigong-Tage, Bonn. Medizinisch Literarische Verlagsgesellschaft, Uelzen 2002, 33–38
Engelhardt, U.: Die klassische Tradition der Qi-Übungen (Qigong). Münchner Ostasiatische Studien, Bd. 44, 1987, 2. Aufl. Medizinisch Literarische Verlagsgesellschaft, Uelzen 1997
Engelhardt, U.: Frühe archäologische Funde zum Qigong. In: Hildenbrand, G., Geißler, M., Stein, S. (Hrsg.): Das Qi kultivieren – die Lebenskraft nähren. Medizinisch Literarische Verlagsgesellschaft, Uelzen 1998, 11–17
Engelhardt, U.: Longevity Techniques and Chinese Medicine. In: Kohn, L. (ed.): Daoism Handbook. Brill, Leiden 2000, 74–108
Engelhardt, U.: Qi for Life: Longevity in the Tang. In: Kohn, L. (ed.): Taoist Meditation and Longevity Techniques. University of Michigan, Center for Chinese Studies Publications, Ann Arbor 1989, 263–297
Engelhardt, U.: Zur Bedeutung der Atmung im Qigong. *Chinesische Medizin* 11/1996, 17–23
Engl, V.: Erfahrungen mit Qigong in der Arbeit an einer psychosomatischen Klinik. *Zeitschrift für Qigong Yangsheng* 1994, 35–37
Fatrai, A., Uhrig, S. (Hrsg.): Chinesische Medizin in der Augenheilkunde. 2. Aufl. Tipani-Verlag, Wiesbaden 2012
Feldmann, H.: Tinnitus – Grundlagen einer rationalen Diagnostik und Therapie. Thieme, Stuttgart – New York 1998
Fischer, C.: Qigong Yangsheng – eine heilsame Körpertherapie als komplementäres

gruppentherapeutisches Verfahren in der klinischen Behandlung traumatisierter PatientInnen. *Zeitschrift für Qigong Yangsheng* 2003, 129–139

Flaws, B., Lake, J.: *Chinese Medical Psychiatry*. Boulder: Blue Poppy Press, 2003

Frick, E., Roser, T.: Spiritualität in der Sterbebegleitung. In: Heußner, P. et al. (Hrsg.): Manual Psychoonkologie. Zuckschwerdt, München, Wien, New York 2009: 265–269

Friedrichs, E.: Bericht von einer Patientin mit einer depressiven Erkrankung. *Zeitschrift für Qigong Yangsheng* 1999, 103–104

Friedrichs, E.: Qigong Yangsheng, ein übendes Verfahren der Traditionellen Chinesischen Medizin als Komplementärtherapie von Kopfschmerzen und Migräne – Pilotstudie im single-case-design. Dissertation, Universität Witten-Herdecke 2003a

Friedrichs, E.: Qigong-Yangsheng-Übungen in der Begleitbehandlung bei Migräne und Spannungskopfschmerz – Ergebnisse einer multizentrischen Studie. *Zeitschrift für Qigong Yangsheng* 2003b, 101–112

Friedrichs, E.: Qigong-Yangshen-Übungen als Begleittherapie bei Migräne und Spannungskopfschmerz – Ergebnisse einer multizentrischen prospektiven Pilotstudie. *Chinesische Medizin* 1/2004, 16–30

Fuzhong, L. et al.: „Tai Chi and Postural Stability in Patients with Parkinson's Disease", N Engl J Med 2012, 366; 6: 511–519

Gagliese, L., Melzack, R.: Chronic Pain in Elderly People. *Pain* 70/1997, 3–14

Geißler, M.: Qigong aus psychotherapeutischer Sicht. *Zeitschrift für Qigong Yangsheng* 1993, 19–28

Geißler, M.: Qigong Yangsheng und Integrative Therapie. In: Hildenbrand, G., Geißler, M., Stein, S. (Hrsg.): Das Qi kultivieren – Die Lebenskraft nähren. Medizinisch Literarische Verlagsgesellschaft, Uelzen 1998, 155–165

Grabowitz, M.: Qigong Yangsheng im psychosozialen Dienst – interdisziplinäres Tumorzentrum der Eberhard-Karls-Universität Tübingen. In: Hildenbrand, G., Geißler, M., Stein, S. (Hrsg.): Das Qi kultivieren – Die Lebenskraft nähren. Medizinisch Literarische Verlagsgesellschaft, Uelzen 1998, 224–225

Hammerstein, G.: Energetische Prozesse bei C. G. Jung – Verbindungen zu Prinzipien des Qigong. In: Hildenbrand, G. 1998 (s. S. 296), Geißler, M. (Hrsg.): Qigong und Yangsheng, Vorträge der 4. Deutschen Qigong-Tage, Bonn. Medizinisch Literarische Verlagsgesellschaft, Uelzen 2002, 113–117

Happel, S.: Neue Möglichkeiten Übungsmethoden des Qigong in Hessen im Sportunterricht der gymnasialen Oberstufe zu unterrichten. *Zeitschrift für Qigong Yangsheng* 2003, 151–152

Harper D.: Early Chinese Medical Manuscripts: The Mawangdui Medical Manuscripts. Wellcome Asian Medical Monographs, London 1998

Henricks, R.: Philosophy and Argumentation in Third-Century China – The Essays of Hsi K'ang. Princeton University Press, New Jersey 1983

Hildenbrand, G., Geißler, M. (Hrsg.): Qigong und Yangsheng. Vorträge der 4. Deutschen Qigong Tage Bonn. Medizinisch Literarische Verlagsgesellschaft, Uelzen 2002

Hildenbrand, G.: Konzepte der traditionellen chinesischen Medizin (TCM). In: Qigong und China. Institut für Internationale Zusammenarbeit des Deutschen Volkshochschul-Verbandes e. V., Materialien 41. Bonn 1998

Hildenbrand, G.: Qigong Yangsheng; Das Gute stützen – das Schlechte vertreiben. In: Pothmann, R. (Hrsg.): Systematik der Schmerzakupunktur. Hippokrates, Stuttgart 1998

Hildenbrand, G.: Zur Rolle der Vorstellungskraft im Lehrsystem Qigong Yangsheng von Jiao Guorui. In: Hildenbrand, G., Geißler, M., Stein, S. (Hrsg.): Das Qi kultivieren und die Lebenskraft nähren. Medizinisch Literarische Verlagsgesellschaft, Uelzen 1998, 172–185

Hofmann, H.: Fit im Schulalltag – mit Qigong. *Zeitschrift für Qigong Yangsheng* 2012, 116–127.

Hoffmann, M., Fatrai, A. (Hrsg.): Chinesische Medizin in der Hals-Nasen-Ohrenheilkunde. Elsevier, München 2011

Hoffmann, M.: Aspekte der Tinnitusbehandlung mit chinesischer Medizin. *Chinesische Medizin* 2012, 59–67
Hoffmann, S., Hochapfel, G.: Neurosenlehre, Psychotherapeutische und psychosomatische Medizin. Schattauer, Stuttgart 1999
Hofmann, H.: Qigong im Rahmen des Sportunterrichts an Schulen. In: Hildenbrand, G., Geißler, M. (Hrsg.): Qigong und Yangsheng. Vorträge der 4. Deutschen Qigong Tage Bonn. Medizinisch Literarische Verlagsgesellschaft, Uelzen 2002, 118–125
Hofmann, H.: Qigong im Schulalltag – Eine Konkretisierung des notwendigen Schulwandels. *Zeitschrift für Qigong Yangsheng* 1998, 55–62
Hofmann, H.: Qigong mit Kindern. In: Hildenbrand, G., Kahl, J., Stein, S. (Hrsg.): *Qigong und China*. Institut für Internationale Zusammenarbeit des Deutschen Volkshochschulverbandes, Materialien 41, Bonn 1998, 148–149
Hofmann, H.: Qigong Yangsheng – Unterrichtshilfe und Wegweiser zu einem körperorientierten Unterricht an Schulen. *Zeitschrift für Qigong Yangsheng* 1996, 63–69
Holzman, D.: La vie et la penseé de Hi K'ang. Leiden: Brill 1957
Hsing Hsia Chen et al. „The Effects of Baduanjin Qigong in the Prevention of Bone Loss for Middle-Aged Women" in *American Journal of Chinese Medicine*, 2006; 34 (5): 741–747
Illi, U., Weckerle, K.: Sitzen als Belastung. PmSi Holdings Deutschland. Ismaning 1993, 58–65, 92–95, 175–178
Iwao, M. et al.: Effects of Qigong Walking on Diabetic Patients: A Pilot Study. *Journal of Alternative and Complementary Medicine* 5/1999, 353–358
Jämlich, M.: Qigong und Psychotherapie – Westliche Perspektiven. *Zeitschrift für Qigong Yangsheng* 2000, 76–81
Jiao Guorui: Qigong Yangsheng. Gesundheitsfördernde Übungen der traditionellen chinesischen Medizin. Uelzen, 8. Aufl. 2013
Jiao, G.: Das Spiel der 5 Tiere. 5. Aufl. Medizinisch Literarische Verlagsgesellschaft, Uelzen 2012
Jiao, G.: Die 15 Ausdrucksformen des Taiji-Qigong. 6. Aufl. Medizinisch Literarische Verlagsgesellschaft, Uelzen 2001
Jiao, G.: Die 8 Brokatübungen. Medizinisch Literarische Verlagsgesellschaft, Uelzen 1996
Jiao, G.: Imagination und Inspiration in der Übungspraxis des Qigong Yangsheng – Kalligraphien und Bemerkungen zu dem Gedichtzyklus „Die Huangshan-Kiefer". *Zeitschrift für Qigong Yangsheng* 1996, 36–40
Jiao, G.: Leitgedanken zu Qigong und Yangsheng in Kalligraphien. Medizinisch Literarische Verlagsgesellschaft, Uelzen 2000
Jiao, G.: Qigong Yangsheng – ein Lehrgedicht. Medizinisch Literarische Verlagsgesellschaft, Uelzen 1993
Jiao, G.: Qigong Yangsheng. Gesundheitsfördernde Übungen der traditionellen chinesischen Medizin. 8. Aufl. Medizinisch Literarische Verlagsgesellschaft, Uelzen 2013
Jones, B. M.: Changes in cytokine production in healthy subjects practicing Guolin Qigong: a pilot study. *BMC Complementary and Alternative Medicine* 1/2001, 8
Kämmerer, W.: Gedanken eines Psychosomatikers zur Praxis des Qigong. *Zeitschrift für Qigong Yangsheng* 1996, 31–35
Kirschbaum, B.: Die Acht außerordentlichen Gefäße in der traditionellen chinesischen Medizin, Medizinisch Literarische Verlagsgesellschaft, Uelzen 1995
Kohn, L.: Seven Steps to the Tao: Sima Chengzhen's Zuowang lun. Steyler, Nettetal 1987
Krafft, C.: Bär und Tiger aus dem Spiel der 5 Tiere nach Prof. Jiao Guorui während der Schwangerschaft. Ein persönlicher Erfahrungsbericht. *Zeitschrift für Qigong Yangsheng* 1998, 73–74
Krafft, C.: Fallbericht über die Arbeit mit einem Patienten mit Schädelhirntrauma in der rehabilitativen Orthopädie. *Zeitschrift für Qigong Yangsheng* 1997, 91–93

Krafft, C.: Klinik für Anschlussheilbehandlung, Rehabilitation und Nachsorge Dr. Franz Dengler, Baden-Baden. In: Hildenbrand, G., Geißler, M., Stein, S. (Hrsg.): Das Qi kultivieren und die Lebenskraft nähren. Medizinisch Literarische Verlagsgesellschaft, Uelzen 1998, 250–251

Kraft, H.-W.: Qigong in der Tinnitustherapie. *Chinesische Medizin* 2005, 81–84

Krämer, J.: Bandscheibenschäden. Vorbeugen durch Rückenschule. 4. Aufl. Heyne, München 1986

Krämer, J.: Rückenschule und Halswirbelsäule. In: Nentwig, C. G. et al.: Die Rückenschule. Enke, Stuttgart 1990

Krebsinformationsdienst (KID): Immunsystem, Heidelberg, 2012 www.krebsinformation.de/Fragen_und_Antworten/immunsystem.html

Lansinger, B. et al.: „Qigong and exercise therapy in patients with long-term neck pain: a prospective randomized trial". *Spine*, 2007; 32 (22): 2415–2422

Lewis, R.: The Infertility Cure, The Ancient Chinese Wellness Program for Getting Pregnant and Having Healthy Babies. Little, Brown & Company, New York 2005

Lienau, D.: Psychologische Aspekte des Qigong Yangsheng in der Arbeit mit Krebspatienten. *Zeitschrift für Qigong Yangsheng*, Medizinisch Literarische Verlagsgesellschaft, Uelzen 1999, 97–102

Lienau, D.: Übungsgruppen für Qigong Yangsheng in der psychologischen Krebsberatung. In: Hildenbrand, G., Geißler, M., Stein, S. (Hrsg.): Das Qi kultivieren – Die Lebenskraft nähren. Medizinisch Literarische Verlagsgesellschaft, Uelzen 1998, 226–227

Liu, Y.: Innen Nährendes Qigong – Neiyanggong. Elsevier Verlag, Urban & Fischer, München–Jena 2008

Lo, V.: The influence of nuturing life culture on the development of the Western Han acumoxa therapy. In: Hsu, E. (ed.): Innovation in Chinese Medicine. Needham Research Institute Studies 3. Cambridge University Press, Cambridge 2001, 19–51

Ma Litang: *Yang qigong jianshen fa* („Gesundheitsfördernde Methoden des Nährenden Qigong"). Renmin weisheng chuban she, Beijing 1985a

Ma Litang: *Yang qigong wenda yu shijian* („Fragen und Antworten sowie Praxis zum Nährenden Qigong"). Zhongshan Jianshen hui 1985b

Maciocia, G.: Die Grundlagen der Chinesischen Medizin. Verlag für Ganzheitliche Medizin Dr. Erich Wühr, Kötzting 1994

Maciocia, G.: Die Gynäkologie in der Praxis der chinesischen Medizin. Verlag für Ganzheitliche Medizin Dr. Erich Wühr GmbH, Kötzting 2000

Martin, S.: Qigong Yangsheng im Zentrum für Rheumatologie Schlangenbad. In: Hildenbrand, G., Geißler, M., Stein, S. (Hrsg.): Das Qi kultivieren – Die Lebenskraft nähren. Medizinisch Literarische Verlagsgesellschaft, Uelzen 1998, 240–242

Mehrtens, L.: Im Spannungsfeld von innerer Einstellung und äußerer Haltung. *Taijiquan und Qigong Journal* 3/2000, 24–29

Melzack, R., Wall, P. D.: Pain mechanism: A new theory. *Science* 150/1965, 971–976

Miura, K.: The Revival of Qi: Qigong in Contemporary China. In: Kohn, L. (ed.): Taoist Meditation and Longevity Techniques. Michigan University Press, Ann Arbor 1989, 331–362

Möhler, H.: Der positive Einfluss des Qigong auf die menschliche Stimme. *Zeitschrift für Qigong Yangsheng* 1993, 37–41

Neuhaus, E.: Überlegungen zum Einsatz von Qigong Yangsheng im Rahmen bewegungstherapeutischer Verfahren bei chronischen psychiatrischen Störungen. *Zeitschrift für Qigong Yangsheng* 2001, 102–110

Nillies, M.: Bericht über den Einsatz von Qigong Yangsheng bei einem Schädel-Hirn-traumatisierten Patienten. *Zeitschrift für Qigong Yangsheng* 2000, 88–92

Palmer, D.: Qigong Fever. Body, Science and Utopia in China. Hurst & Company, London 2007.

Passloer, B.: Übertragung und Gegenübertragung – Aspekte des Unbewussten und ihre Bedeutung in der Vermittlung von Qigong Yangsheng. *Zeitschrift für Qigong Yangsheng* 2000, 71–75

Petzold, H.: Integrative Leib- und Bewegungstherapie. Junfermann, Paderborn 1988

Petzold, H.: Integrative Therapie. Junfermann, Paderborn 1993

Pilgramm, M., Rychlik, R., Lebisch, H., Siedentop, H., Goebel, G., Kirchhoff, D.: Tinnitus in der Bundesrepublik Deutschland. Eine repräsentative epidemiologische Studie. *HNO aktuell* 7/1999, 261–265

Pomeranz, B.: Acupuncture research related to pain, drug addiction and nerve regeneration. In: Pomeranz, B., Stux, G. (ed.): Scientific basis of Acupuncture. Springer, Berlin – Heidelberg – New York 1989

Porkert, M.: Hua T'uo. Sonderdruck aus Bd. II der Enzyklopädie: Die Großen der Weltgeschichte. Kindler, Zürich 1972

Reuther I., Aldrigde D.: Qigong Yangsheng as a Complementary Therapy in Asthma Management – a single Case Appraisal. *Journal of Complementary and Alternative Medicine* 4/1998a, 173–183

Reuther I.: Qigong bei der Behandlung von Asthma. *Chinesische Medizin* 13/1998b, 18–27

Reuther I.: Qigong Yangsheng als komplementäre Therapie bei Asthma – eine Pilotstudie (Dissertation). Deutsche Hochschulschriften, Egelsbach-Frankfurt 1997

Reuther, I.: Qigong bei chronischen Erkrankungen: Das Gute stützen, das Schlechte vertreiben. AKU 28/2000, 78–85

Reuther, I.: Über Spezifität und Ganzheitlichkeit von Qigong-Übungen (Vortrag ICMART-Kongress 2001). *Zeitschrift für Qigong Yangsheng* 2001, 79–85

Reuther, I.: Über Spezifität und Ganzheitlichkeit von Qigong-Übungen. *Deutsche Zeitschrift für Akupunktur* 47/2004, 26–34

Ritter, C.: Qigong Yangsheng als Zusatztherapie bei Bluthochdruck im Vergleich zu einer westlichen Entspannungstherapie. Eine randomisierte, kontrollierte Pilotstudie. *Zeitschrift für Qigong Yangsheng* 2000, 82–87

Ritter, C.: Qigong Yangsheng in der Anwendung bei essentieller Hypertonie im Vergleich mit einer westlichen Muskelentspannungstherapie. *Chinesische Medizin* 2/2001, 48–63

Rohrmoser, E.: Die Wirkung von Qigong Yangsheng, insbesondere des „Spieles der Fünf Tiere", bei Kindern, die unter Lernblockaden und Verhaltensstörungen leiden. *Zeitschrift für Qigong Yangsheng* 1996, 73

Rohrmoser, E.: Qigong in der Arbeit mit lerngestörten Kindern. *Zeitschrift für Qigong Yangsheng* 1993, 29–30

Ryu Hoon et al.: Acute Effect of Qigong Training on Stress Hormon Levels in Man. *American Journal of Chinese Medicine* 2/1996, 193–198

Schaaf, H., Gaußmann C., Hesse, G.: Aspekte der Akzeptanz und Wirksamkeit des Taiji-Qigong im Rahmen einer stationären Tinnitusbehandlung. *Zeitschrift für Qigong Yangsheng* 2008, 106–117

Schaller, K. J.: Tai Chi Chih: An Exercise Option for Older Adults. *Journal of Gerontological Nursing* 10/1996, 12–17

Schläpfer, R., Sandleben, I.: Die Wirkung von Qigong Yangsheng nach kurzer Übungspraxis – Befragungsergebnisse nach 44 Qigong-Kursen. *Zeitschrift für Qigong Yangsheng* 1997, 108–117

Schlombs, A., Ströber,E. (Hrsg.): Quellen. Das Wasser in der Kunst Ostasiens. In: Schlombs, A., Ströber, E. (Hrsg.): Katalog. Museum für Ostasiatische Kunst, Köln 1992

Schlömer-Doll, U., Doll, D.: Zeit der Hoffnung – Zeit der Angst: Psychologische Begleitung von Krebspatienten. Springer, Wien–New York 1996

Schubert, S.: Psychotherapeutische Wirksamkeitsfaktoren im Qigong Yangsheng. *Zeitschrift für Qigong Yangsheng* 2000, 65–70

Schwarz, R.: Psychotherapeutische Grundlagen der psychosozialen Onkologie. *Psychotherapeut* 40/1995, 313–323

Sebkova-Thaller, Z.: Lächelnd gebären, Qigong zur Geburtsvorbereitung. Hernoul-le-Fin Verlag, Markt Berolzheim 1998

Seemann, H.: Freundschaft mit dem eigenen Körper schließen. 2. Aufl. Pfeiffer bei Klett-Cotta, Stuttgart 1999

Shi, Changyong: „Zhangjiashan Hanjian ‚Maishu' ‚Yinshu' shiwen tongxun" (Erläuternder Bericht zu den Han-zeitlichen Bambustäfelchen *Moshu* und *Yinshu* aus Zhangjia shan). *Zhonghua yishi zazhi* („Chinese Journal of Medical History") 3/1992, 129–136

Simeone, R.: Qi Gong für Schwangere. Aurum, Braunschweig 1996

Simonton, C. et al.: Wieder gesund werden. Rowohlt, Reinbek 1995

Skoglund, I. et al.: Qigong training and effects on stress, neck-shoulder pain and life quality in a computerised office environment. *Complementary Therapies in Clinical Practice,* 2011; 17 (1): 54–57

Statistisches Bundesamt: Bevölkerungsentwicklung Deutschlands bis zum Jahr 2050. Pressemitteilung, 6. Juni 2003

Stein, S.: Qi-Übungen in der Yangsheng-Literatur der Ming-Zeit. In: Hildenbrand, G., Geißler, M., Stein, S. (Hrsg.): Das Qi kultivieren – Die Lebenskraft nähren. Medizinisch Literarische Verlagsgesellschaft, Uelzen 1998, 31–54

Stein, S.: Zwischen Heil und Heilung: Zur frühen Tradition des Yangsheng in China. Medizinisch Literarische Verlagsgesellschaft, Uelzen 1999

Stüwe, M.: Gymnastik und Yoga in der Geburtsvorbereitung. Hippokrates, Stuttgart 2003

Traue, H. C.: Emotion und Gesundheit. Die psychobiologische Regulation durch Hemmungen. Spektrum, Heidelberg–Berlin 1998

Tschuschke, V.: Psychoonkologie. Psychologische Aspekte der Entstehung und Bewältigung von Krebs. Schattauer, Stuttgart 2002

Tsujiuchi, T. et al.: The Effect of Qi-Gong Relaxation Exercise on the Control of Type 2 Diabetes mellitus. *Diabetes Care* 1/2002, 241–242

Verband Deutscher Rentenversicherungsträger, Rahmenkonzept zur medizinischen Rehabilitation in der gesetzlichen Rentenversicherung, 1996, 10

Wang, B. et al.: *Zhongguo qigong xueshu fazhan shi* („Geschichte über die Entwicklung des Chinesischen Qigong"). *Hunan, Hunan kexue jishu* 1989

Weber, Ch.: Qigong Yangsheng in der Schwangerschaft. *Zeitschrift für Qigong Yangsheng* 1996, 60–62

Zeitschrift für Qigong Yangsheng, Medizinisch Literarische Verlagsgesellschaft Uelzen, 2013

Zenz, M., Jurna, I.: Lehrbuch der Schmerztherapie. 2. Aufl. Wissenschaftliche Verlagsgesellschaft, Stuttgart 2001

Zumfelde-Hüneburg, C., Hüneburg, H.: Auswirkungen der Qigong-Übungsmethode „Tuna" auf Energieverbrauch und Atmung. *Zeitschrift für Qigong Yangsheng* 1996, 51–55

Zumfelde-Hüneburg, C.: Einfluss der Qigong-Übungsmethode „Tuna" auf Parameter der Kreislauf- und Atemfunktion. *Zeitschrift für Qigong Yangsheng* 1994, 13–19

Zumfelde-Hüneburg, C.: Qigong Yangsheng in der Schmerztherapie. *Deutsche Zeitschrift für Akupunktur* 1/2004, 18–24

Zumfelde-Hüneburg, C.: Übungsprinzipien und Wirkungen von Qigong Yangsheng aus physiologischer Sicht. In: Hildenbrand, G., Geißler, M., Stein, S. (Hrsg.): Das Qi kultivieren, die Lebenskraft nähren. Medizinisch Literarische Verlagsgesellschaft, Uelzen 1998, 131–142

Akupunkturpunkte (deutsche Bezeichnung)

Akupunkturpunkte (lateinische Bezeichnung)

Akupunkturpunkte (deutsche Übersetzung des chinesischen Namens)

Akupunkturpunkte (Pinyin-Umschrift)

Sachregister

R

S